運動器外傷治療学

編集 **糸満盛憲** 北里大学医学部主任教授・整形外科

医学書院

運動器外傷治療学

発　　行	2009年5月15日　第1版第1刷Ⓒ
編　者	糸満盛憲 _{いとまんもりとし}
発行者	株式会社　医学書院 代表取締役　金原　優 〒113-8719　東京都文京区本郷1-28-23 電話 03-3817-5600(社内案内)
印刷・製本	横山印刷

本書の複製権・翻訳権・上映権・譲渡権・公衆送信権（送信可能化権を含む）は㈱医学書院が保有します．

ISBN978-4-260-00761-0　Y32000

JCLS 〈㈱日本著作出版権管理システム委託出版物〉
本書の無断複写は著作権法上での例外を除き，禁じられています．
複写される場合は，そのつど事前に㈱日本著作出版権管理システム
（電話 03-3817-5670，FAX 03-3815-8199）の許諾を得てください．

執筆者一覧

〈編集〉

糸満盛憲　　　　北里大学医学部主任教授・整形外科

〈執筆〉(五十音順)

相川　淳　　　　北里大学医学部整形外科
糸満盛憲　　　　北里大学医学部主任教授・整形外科
内野正隆　　　　北里大学医学部講師・整形外科
内山勝文　　　　北里大学医学部講師・整形外科
占部　憲　　　　北里大学医学部准教授・整形外科
小林明正　　　　相模台病院・副院長
小宮宏一郎　　　横浜総合病院・整形外科部長
新藤正輝　　　　帝京大学医学部准教授・救急医学講座
高崎純孝　　　　北里大学医学部整形外科
高相晶士　　　　北里大学医学部診療准教授・整形外科
高平尚伸　　　　北里大学医療衛生学部教授・リハビリテーション学科
成瀬康治　　　　北里大学医学部講師・整形外科
藤田　護　　　　北里大学医学部講師・整形外科
峰原宏昌　　　　北里大学医学部講師・整形外科
横山一彦　　　　町田市民病院・リハビリテーション科部長

序

　運動器の外傷，特に骨関節外傷の治療の目標は，傷害された運動機能を遅滞なく受傷前の状態に回復させることです．そのために古くから多くの治療法が取り入れられてきました．骨折部を固定しておけば癒合することは，古代からよく知られていた事実であり，長いあいだ保存的治療が広く行われてきました．しかし，軟部組織を介して行われる外固定では骨折部に対する固定性は必ずしも十分なものではなく，遷延癒合や偽関節，変形癒合が多発しました．また，骨癒合までの長期間の外固定による関節拘縮，筋・骨の萎縮，循環障害による障害などが大きな問題となり，18世紀になって骨折に対する手術的な治療法が取り入れられるようになりました．骨接合術の先駆者たちの涙ぐましい努力は，20世紀に入って科学技術の進歩に支えられ，近代骨接合術としてやっと日の目を見るようになり急速に発展してきたのは周知のとおりです．

　「整形外科は骨折に始まり骨折に終わる」とまで言われるように，運動器外傷の治療は整形外科の基本をなすものであるにもかかわらず，わが国の卒前・卒後の教育において，運動器外傷の教育が実際の症例をもとに包括的・系統的になされている大学はきわめて少ないのが現状です．近代骨接合術の導入以来，骨関節外傷に対する考え方は大きく変化し，現在も急速に進歩していますが，整復・固定・リハビリテーションの基本的な原則は古くから変わりはありません．このような中で，ごく基本的な骨折の治療から，数々の整形外科治療手段を駆使しなければならない，高度な技術を要する多発外傷や重度の軟部組織損傷を伴う骨関節の損傷までを治療する機会が増えています．個々の外傷を科学的な判断力を持って評価し，最も適切な治療法を選択してそれを正しく患者に適応するのが私たち外傷外科医に与えられた使命です．日進月歩の骨折の癒合過程に関する研究と診断・治療手段の発展に関する知識と技術を修得することを怠ってはならないでしょう．

　この本は，北里大学医学部整形外科学の関係者のみによって執筆されたものです．私たちは救命救急センターを有していますので，日常生活における小さな外傷から交通事故や高所からの転落による重度の外傷まで，365日24時間対応で受け入れて治療に携わっており，病院開設以来，北里大学整形外科のすべてのスタッフは，一貫した方針のもとに外傷治療に当たっています．このような中，従来の方法に問題を感じて，それを解決するべく開発したいくつかのユニークな骨折治療機器についても紹介しています．この本は私たちの運動器外傷に対する考え方を紹介するものであると同時に，それに基づいた治療の実際をお示しするものです．

　北里大学整形外科の根底に流れる骨折治療の考え方は，初代山本真教授，当時の真角昭吾助教授（大分医科大学名誉教授）らによって打ち立てられたものであり，教室のモットーである「小さくても創意を」のもと，後に続く私たちが引き継いできたすばらしい伝統であります．北里における髄内釘ねじ横止め法の開発以来，cylinder nail，unreamed nail などと続く新しい発想は先達の輝かしい業績であり，ずっと私たちの中に大きな誇りとして息づいています．偉大な先輩たちに敬意と感謝を申し上げたい．

　骨折に関する基礎的な研究の進展によって，骨癒合過程に関する知識は著しく増えましたが，まだまだ解決されていない問題が山積しています．この本が外傷外科医を目指す若い医師たちの骨折に対する理解の助けとなり，研究の糸口になることを期待しています．

　最後になりましたが，この本の企画から完成に至るまで，ご指導，ご協力を賜りました多くの方々に心からお礼を申し上げます．

2009年　桜をめでながら

糸満　盛憲

目次

総論

第1章　骨折と骨折治療　　3

- A．骨折治療の歴史と治療の基本的考え方　　糸満盛憲　4
- B．骨の構造と恒常性維持機構　　占部憲　28
- C．骨折の治癒過程　　成瀬康治　34

第2章　外傷患者の救急管理　　47

- A．初期評価と全身管理　　新藤正輝　48
- B．根本的治療の計画　　内野正隆　63

第3章　開放骨折の(初期)治療　　横山一彦　67

第4章　骨折　　91

- A．四肢の骨折の種類とバイオメカニクス　　占部憲　92
- B．骨折の症状, 診断　　内山勝文　98
- C．骨折の分類　　105
- D．急性期合併症・副損傷　　峰原宏昌　110
- E．遅発性合併症　　藤田護　137

第5章　骨折の治療法　　149

- A．骨折の整復法　　小林明正・糸満盛憲　150
- B．骨折の固定法　　糸満盛憲　156
- C．遷延癒合と偽関節の治療法　　内野正隆　177
- D．外傷性骨髄炎の治療　　185

目次

| 第6章 | 運動器外傷のリハビリテーション | 高平尚伸 191 |

| 第7章 | 関節部損傷 | 占部 憲 201 |

| 第8章 | 靱帯損傷・腱損傷 | 成瀬康治 213 |

| 第9章 | 小児の骨折と骨端線損傷 | 小宮宏一郎 221 |

| 第10章 | 高齢者の骨折 | 高平尚伸 227 |

| 第11章 | 脊椎・脊髄損傷 | 高相晶士 237 |

A．脊椎・脊髄の解剖 … 238
B．脊髄損傷 … 249
C．胸・腰椎損傷 … 254
D．脊椎・脊髄損傷の治療法 … 269

各論

| 第1章 | 肩甲帯の骨折・脱臼 | 高崎純孝 279 |

A．鎖骨骨折 … 280
B．胸鎖関節脱臼 … 286
C．肩鎖関節脱臼 … 289
D．肩甲骨骨折 … 294

第2章　上肢の骨折・脱臼　　301

- A．外傷性肩関節脱臼・脱臼骨折　　内野正隆　302
- B．上腕骨近位部骨折　　307
- C．上腕骨骨幹部骨折　　313
- D．成人の肘関節部骨折・脱臼　　藤田　護　318
- E．小児の肘関節周囲骨折・脱臼　　小宮宏一郎　329
- F．前腕骨骨折・脱臼　　峰原宏昌　347
- G．手根骨骨折・手指骨折・脱臼　　小林明正　359

第3章　骨盤・寛骨臼の外傷　　371

- A．骨盤の外傷　　新藤正輝　372
- B．寛骨臼の外傷　　内野正隆　391

第4章　下肢の外傷　　399

- A．大腿骨近位部骨折　　内山勝文　400
- B．小児の大腿骨近位部骨折　　糸満盛憲　418
- C．大腿骨骨幹部骨折　　425
- D．大腿骨遠位部（顆部・顆上部）骨折　　高平尚伸　445
- E．膝蓋骨骨折　　460
- F．膝関節骨軟骨折　　467
- G．外傷性膝関節脱臼　　472
- H．膝関節靱帯損傷　　占部　憲　477
- I．大腿四頭筋損傷と膝蓋腱損傷　　492
- J．脛骨近位部骨折　　495
- K．下腿骨骨幹部骨折　　糸満盛憲　513
- L．足関節骨折（果部骨折）　　相川　淳　525
- M．下腿遠位部骨折（pilon 骨折）　　535
- N．足関節捻挫，靱帯損傷，脱臼　　540
- O．足根骨骨折・脱臼　　545
- P．前足部骨折・脱臼　　藤田　護　563
- Q．アキレス腱損傷　　成瀬康治　567

目次

資料 ·· 高平尚伸	573
索引 ··	587

●コラム（糸満盛憲）

γネイルの起源は Küntscher	27
炎症は仮骨形成に不可欠	33
自然の治癒能力	46
Débridement	89
Primary fracture healing ?　Direct fracture healing ?	104
Never Events	136
Post-traumatic morbidity	147
金創医による骨接合術	212
Lister の石炭酸による制腐法	253
世界で最初に行われた骨移植は犬の頭蓋骨	285
X 線の発見	293
Hospital と Hotel	306
Hippocrates と開放骨折	346
Biological osteosynthesis	390
ギプスはパリのモンマルトルの丘の石	476
Smith-Petersen の三翼釘にガイドワイヤ用の孔はなかった	494
Ambroise Paré 自身の下腿開放骨折	534
Osteosynthesis の先駆者たち	562

総論

1 骨折と骨折治療
2 外傷患者の救急管理
3 開放骨折の(初期)治療
4 骨折
5 骨折の治療法
6 運動器外傷のリハビリテーション
7 関節部損傷
8 靱帯損傷・腱損傷
9 小児の骨折と骨端線損傷
10 高齢者の骨折
11 脊椎・脊髄損傷

1

骨折と骨折治療

CONTENTS

- A 骨折治療の歴史と治療の基本的考え方
- B 骨の構造と恒常性維持機構
- C 骨折の治癒過程

総論1　骨折と骨折治療

A 骨折治療の歴史と治療の基本的考え方

■ はじめに

　骨折部を動かさずにいると癒合して機能を回復する事実は，非常に古くから知られていた．したがって骨折治療の歴史はヒトの歴史と重なる．古代人にとって骨折は受傷したその瞬間から食料を獲ることができなくなるため，生命を脅かすきわめて危機的な出来事であったに違いない．椰子の葉柄で固定された前腕骨骨折を有する紀元前3000年のミイラがエジプトで発見されたことは[1]，"骨折部を固定しておけば癒合する"ということが5000年以上も古代から広く知られた知識であり，実際に人間の医療の一環として行われていたことを示すものである．骨折の治療は部族の長や祈祷師，産婆，後に接骨師など種々の民間治療師によって行われていた．

　医学の歴史を語る際にHippocrates（460-377 B.C.）を除外することはできないが，骨折はその当時から整復固定術が行われ，副子には樹皮や木片が用いられていた．18世紀初頭にbone setter（接骨師）が出現するまではあまり大きな進歩はなかった．英国でbone setterは特殊な技能を神から授かったものとして世襲されていたようで，Evan Thomasに始まりRichard Thomas，Evan Thomas II，Hugh Owen Thomasと続くThomas家がその代表的なものであった．Bone setterはヨーロッパ各地でも誕生し，フランスではrebouterまたはbailleuil，オランダではscherpregeter ledenzetter，ドイツではknocheneinrichter，イタリアではconcia ossiなどと呼ばれていた．

　現在の骨折の治療は格段の進歩を遂げているように思うかもしれないが，整復-固定-後療法（最近はリハビリテーションという）の原則はいささかも変わってはいない．整復法，固定の方法や手段，リハビリテーションの進め方などは確かに改良・改善され続けてきたが，骨折部を"固定"しなければ癒合しないことに変わりはなく，骨折治療の歴史は固定法模索の歴史であったといっても過言ではない．整復の方法も種々変化してきたが，ここでは，主に骨折部固定法に関する歴史を振り返ってみたい．

1 外固定の歴史

1 ギプス包帯の発明

　古くは木片，樹皮，紙，革バンドなどが固定に使われていたが，木の板や竹などは四肢に適合しないことから，次第に紙や布，包帯，革バンドなど，四肢の形状にぴったりと適合する材料が使われるようになってきた．後にギプスが導入されるまではこのような種々の素材が外固定のために工夫されていた．Spicaは穀物の穂を意味する（図1）．穀物の穂に似た形状に四肢や指を巻き上げて固定する包帯，ギプスをspicaと呼ぶのはここから

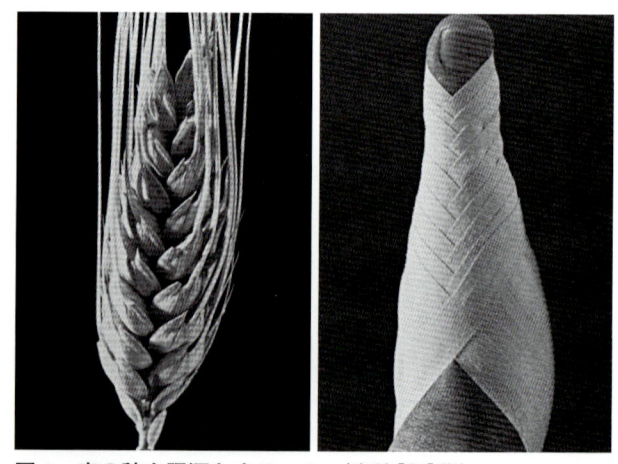

図1　麦の穂を語源とするspica（麦穂［包］帯）
〔Peltier LF : Fractures—A History and Iconography of their Treatment. Norman Publishing, San Francisco, 1990から〕

A. 骨折治療の歴史と治療の基本的考え方

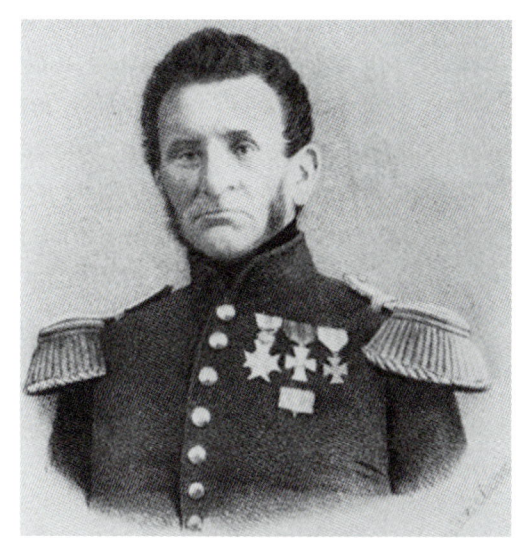

図2　Mathijsen A（1805-1878）

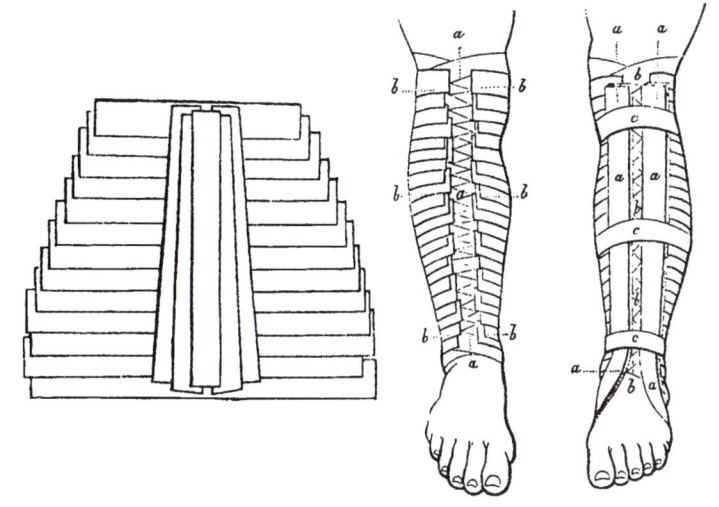

図3　Mathijsen の plaster of Paris bandage
〔Peltier LF : Fractures—A History and Iconography of their Treatment. Norman Publishing, San Francisco, 1990 から〕

きており，整形外科学用語集では麦穂[包]帯（ばくすい ほうたい）という訳語を当てている．古くはガーゼや包帯などの布にデンプンの糊などを含ませて巻き込んで固めることによって固定する方法が行われていたが，固まるのに長時間を要すること，汗や尿で軟化して固定性が失われることなどの問題があった．

その後，糊に変わって石灰の粉末を用いたギプス包帯が使われるようになり，大きな進歩を遂げた．ギプス包帯はオランダの軍医 Mathijsen A（1805-1878）が考案したものであり[2]，整形外科治療に不可欠なものとなり現在でも広く使われている．ギプス包帯を plaster of Paris と呼ぶのは，石膏粉末を作るためには良質の石灰岩が必要であり，パリのモンマルトルの丘から採れた石灰岩が利用されたことによるものである．Mathijsen はギプスの利点として以下の14項目をあげている（図2,3）[2]．

1) 単純：包帯とギプス粉があれば簡単に利用できる．
2) 包帯の装着も簡単である．
3) 戦場でも骨折をギプス包帯で固定することで輸送することができる．
4) 助手がいなくても装着できる．
5) 装着は数分で可能である．
6) 固定ができれば骨折部は外部からの衝撃にも耐える．
7) ギプスは貝殻のように除去も可能．
8) 患部を確実に固定する．
9) 包帯で固定する際に患部の牽引，圧迫のために別に器械は不要．
10) 通気性がある．
11) 水や尿にも抵抗し崩れない．
12) 水で柔らかにすると包帯を解くことも可能．
13) 価格が安い．
14) 外観もよく，普通の形である．

2 ギプス包帯の日本への渡来

日本にギプス包帯を最初に紹介したのはオランダの海軍軍医で，長崎養生所の医学教師として来日したPompe van Meerdervoort（1829-1908）であるといわれている[3]．蒲原によると，Pompe は1860年（万延元年）に長崎に開設された長崎養生所で骨関節の外傷や疾患の講義をしていた．その中でギプス包帯の実施指導もしていたことが彼の著書，"Vijf Jaaren in Japan（日本5カ年間滞在記）"（1866）に，「包帯学に関する教育も進んだ．この包帯学には学生は大いに興味を覚えたようだが，それは私があらゆる包帯を用意していたからである．糊付き包帯およびギプス包帯は勿論学生にとって初めてのものだったので……」と，ギプス包帯を紹介したことを記載している[4]．

しかし Mathijsen の著書"Nieve Wijze van Aanwending van Het Gips-Verband bej Beenbrenken. Eeme Bijdraze Tot de Militare Chirurugie"（1852）が日本に紹介されたのは，明治維新の前年の1867年（慶応3年）であった．従来の日本の文化のほとんどが中国から朝鮮半島を経由して移入されたいわゆる中国文化であったのと同様に，医学もまた中国医学が広く普及しており，整骨師が骨折・脱臼の治療に取り組んでいた．Pompe に学んだ多くの蘭学者のうち柏原学而が，Mathijsen の著書

総論1　骨折と骨折治療

を末帝仙著『祇布斯繃帯軍中必読之書』として訳した．Mathijsenによるギプス包帯の発明と臨床応用は骨折治療において革命的なことであり，蒲原によると[4]，柏原はその翻訳本『祇布斯繃帯軍中必読之書』の序文を以下のように翻訳している．「……余カ刻苦シテ簡易且ツ要用ナル骨傷ノ処置ヲ求ムル所ナリ．……其良法ヲ得ン事ヲ思ヒ遂ニ古来数々興廃セル假製大理石ヲ施用事ヲ試験シ因テ之ヲ書ニ筆シ以テ世ノ済生ニ問ヒ，此法ノ速ニシテ且ツ用ヒ易ク價廉ニ〆直ニ功ヲ奏スル事明カニ他ノ諸法ニ同シカラサル事ヲ證シ古人ノ神速兼備ノ繃帯ト稱セシ者ノ用法ヲ得セシム」．Mathijsenを末帝仙，硫酸カルシウムを假製大理石と訳しており，その苦労がしのばれるところである．

このギプス包帯は，西南戦争の際に西郷隆盛軍で多く用いられたが，あまり成績が芳しくなく決して評判のよいものではなかった．これはギプス包帯そのものに問題があったというよりも，用いた衛生兵が技術的に十分修練を積んでいなかったことによるものであったようである．結局，1906年（明治39年）東京大学に田代義徳が整形外科学講座を開設して，ギプスを本格的に用いるようになるまで広く普及するには至らなかったのはこのためである．

3　外固定の基本

長管骨骨折をギプス包帯で外固定（external immobilization）する際には，Böhler（図4）の"二関節固定の原則"[5]に則って行われるべきであることは，すべての整形外科医が骨折治療の基本として学んできたことである．四肢の関節はさまざまな形態を有し，特に体幹と四肢を連結する肩関節と股関節は，きわめて自由度の高い球関節である．また骨には多くの筋肉の起始部・停止部が存在するため，骨折部を安定化するためには長管骨の両端の関節を固定する必要があることは容易に理解できる．前腕骨骨折，下腿骨骨折などの整復位をギプス包帯で保持することは比較的容易であるが，上腕骨，大腿骨は豊富な筋肉に覆われており，近位部の関節が可動域の大きな球関節であるため，整復位の保持がきわめて困難である．また，二関節固定の原則からギプス包帯を体幹から巻く必要があるため，固定期間中の体動や生活に大きな支障をきたすことになる．

軟部組織を隔てて骨折部を体外から固定するため，骨折部の不安定性による遷延癒合（delayed union）や偽関節（nonunion, pseudoarthrosis），変形癒合（malunion）などが頻発した．特に上腕骨や大腿骨のように豊富な筋肉を有する部位では高率に発生した．

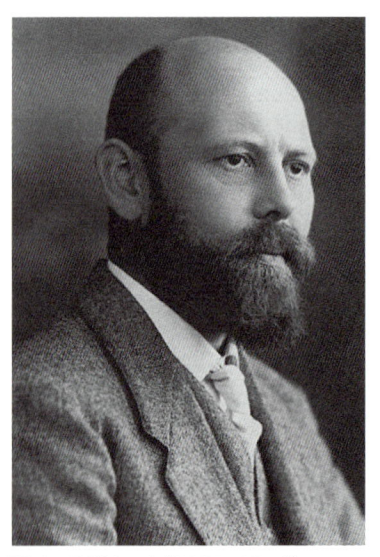

図4　Böhler L（1885-1973）

外固定に伴うもっと大きな問題は，長期間の固定によってたとえ骨折部が癒合したとしても，外固定による不動化のために発生する関節拘縮（joint contracture），骨・筋の萎縮（bone and muscle atrophy），循環障害による反射性交感神経性萎縮（reflex sympathetic dystrophy），複合性局所疼痛症候群（complex regional pain syndrome：type I）など，固定に伴う軟部組織の障害が原因となって著しく社会復帰が遅延することであった．このようなことから骨癒合が得られたとしても，その後に長いリハビリテーションを必要とした．したがって一般の人たちが抱いている骨折の保存的治療のイメージ，特に大腿骨や脛骨，上腕骨などの大きな四肢の長管骨の骨折治療のイメージは，入院，牽引や麻酔下での徒手整復，その位置を保持するための長期間のギプス固定，やっと骨が癒合してギプスが取れたらその固定期間よりはるかに長い気の遠くなるような後療法，リハビリテーションを経てやっと家庭や社会生活に復帰できるようになる，といった姿であろう．

これらの外固定に伴う軟部組織の問題をLucas-Championnièreは"fracture disease"と称して，骨折の保存療法における最も大きな問題であると指摘し[6]，Danis[7]，MüllerとAllgöwerら[8]は骨折した骨だけを強靱なプレートを用いて内固定（internal fixation）することによって疼痛を除去し，早期の関節運動を可能にすることが重要であるとの立場から，圧迫骨接合術（compression osteosynthesis）を導入した．

4　早期運動を可能にした保存療法

Salmientoによるfunctional castやbrace[9]は，たと

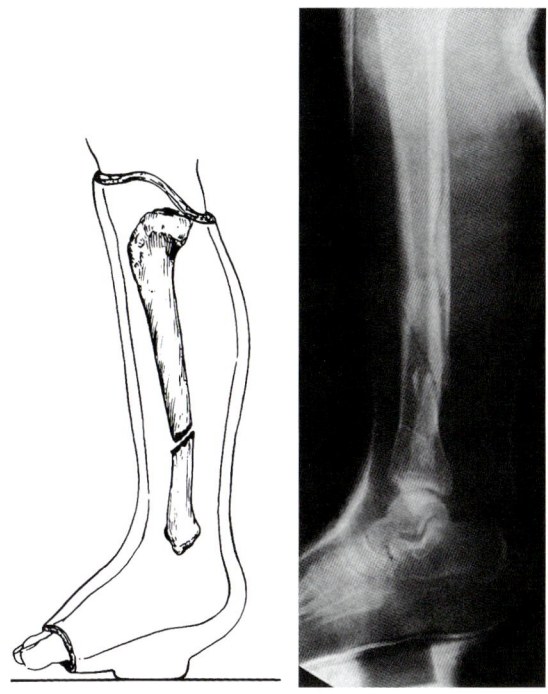

A．骨折治療の歴史と治療の基本的考え方

図5　SalmientoのPTB cast
〔Salmiento A, Lata LL：Closed Functional Treatment of Fractures. Springer-Verlag, Berlin, Heidelberg, 1981 から〕

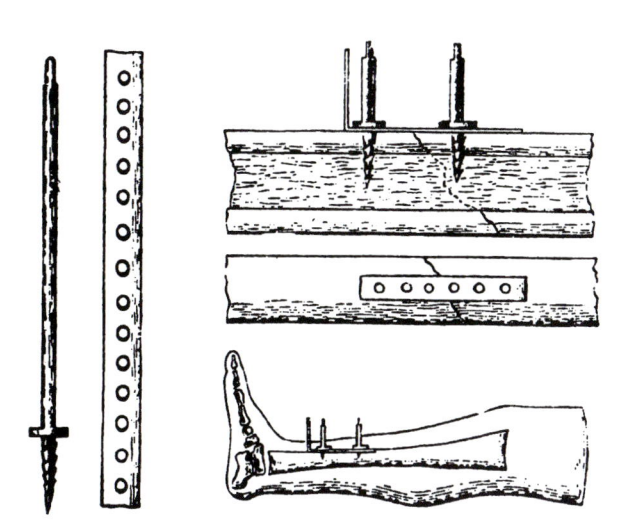

図6　Hansmannの骨折部固定法
スクリューとプレートは体外に出ているため，骨癒合後手術することなく抜去が可能．

えばPTB（patella tendon bearing）タイプのギプスのようにごく早期から荷重歩行が可能であり，膝関節や足関節をある程度動かしながら治療することができるため，固定中あるいは骨癒合後の四肢機能の低下を防止することが可能となった．この方法は脛骨骨折，上腕骨骨折，前腕骨骨折など多くの部位の骨折に応用されて効果を発揮した（図5）．受傷直後の腫脹が軽減するまでは，ギプス副子と患肢の挙上による腫脹の軽減を待ってfunctional castを装着して荷重を開始する．その際にbraceの採型をしておいて，骨折部が安定してきたらギプスを除去し着脱可能なbraceに変更して，荷重・歩行しながら骨癒合まで観察を続ける．Castやbrace装着後は外来通院で治療可能な方法である．

この方法は骨の周囲の筋肉の静水圧を利用して整復位を保持する一方，荷重によって骨折部に生じる微妙な動きによって豊富な外仮骨を形成して癒合するのが特徴である．しかし，骨折部の再転位や短縮，屈曲変形などをきたすことがあるので，外来治療中の入念なチェックを怠ってはならない．この方法は，保存的治療における二関節固定の原則と相反している点，骨折治癒過程におけるmicromovementや圧迫力などの力学的な作用と，それに対する生物学的な反応の観点からも考えさせられる多くの問題を提起してくれる．

2 内固定，骨接合術の歴史

古くは骨折部に対して手術を行うことは開放骨折を作るものとして非難された．石炭酸による制腐手術を始めたListerは，膝蓋骨骨折を鉄の針金で固定して癒合に失敗し，その後骨折の手術を行っていない．一方，ドイツのvon Langenbeck（1810-1887）は1878年に銀メッキした錐を，当時治療の最も困難であった大腿骨頚部骨折に大転子から打ち込んで固定したが，不幸にして感染し患者は死亡した[10]．その他，Hansmann[11]のニッケルメッキした鉄の副子などの工夫があった（図6）が，いずれも錆による瘻孔形成や組織反応などの障害のために失敗に終わった．骨折治療の歴史，特に骨接合術の歴史はきわめて複雑に入り組んでいるため，すべてを網羅することは困難である．したがって，ここでは骨折手術の歴史で欠くことのできない2人，Lane WAとLambotte Aについて，天児民和の『整形外科を育てた人達』[3]からほとんどを引用させていただいた．また，骨接合術に関する歴史的記述は，主にPeltierの"Fractures-A History and Iconography of their treatment"[12]を参考にした．感謝申し上げる．

1 William A. Lane（1856-1943）

Lane（図7）は，スコットランドで軍医Benjamin Laneの息子として生まれた．Laneは早くから骨に注目して骨折の治療についての研究を行い，当時の骨折治療がは

総論1　骨折と骨折治療

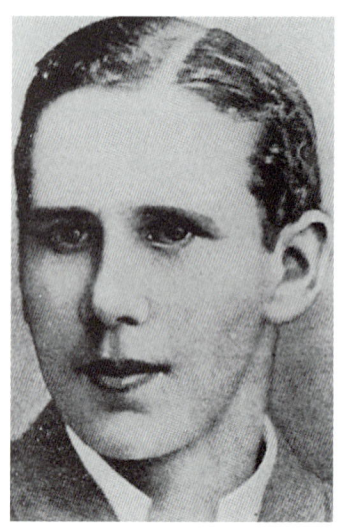

図7　Lane WA（1856-1943）

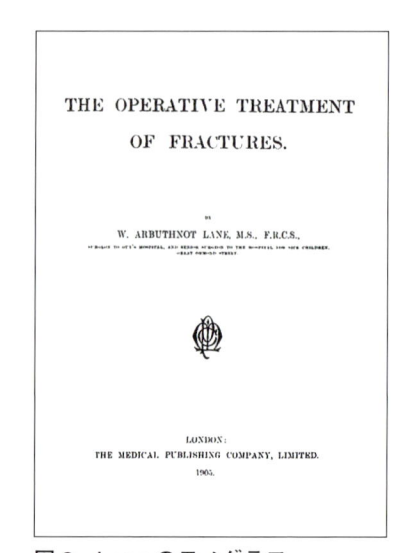

図8　Lane のモノグラフ
"The Operative Treatment of Fractures"
(1905)

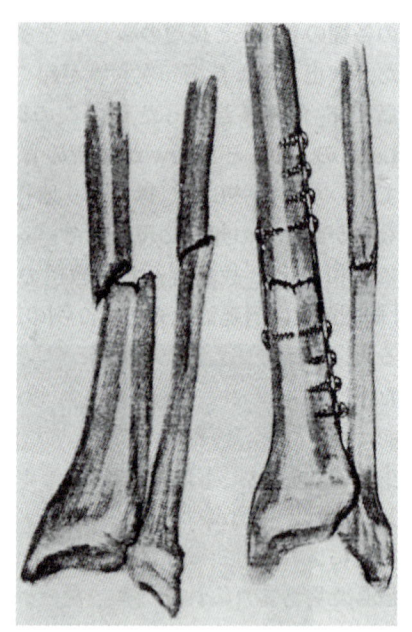

図9　Lane のプレートとスクリューで固定した脛骨骨折
〔天児民和：Antonius Mathijsen.（天児民和著：整形外科を育てた人達）九州大学整形外科学教室同窓会，1999 から〕

はなはだ幼稚であることに不満を感じていた．特に保存的治療の予後調査で下肢の短縮変形が多く，荷重線の変化のために関節障害を起こしていることを公表し，手術的に"正確に整復して固定する"必要があることを強調した．はじめ，鉄のプレートとスクリューを用いたため錆による瘻孔を形成して感染し失敗に終わったが，後に金メッキすることで錆を軽減することに成功した．しかし，硬い骨にスクリューをねじ込む際やプレートとスクリューの接触部でのメッキの剥脱は防止できず，腐食による錆の問題は完全に克服できたわけではなかった（図8, 9）．

感染には特に注意を払い，石炭酸を噴霧して手術室の空気を清浄化したうえ，石炭酸に浸した手術衣を着て，患者の皮膚も石炭酸で消毒し皮膚切開に用いたメスは捨てて，創内には手指を入れずすべてピンセットで操作する no touch technique で行っていた．Koch が化膿の原因は細菌にあることを明らかにし，1886 年に蒸気消毒法を開拓したことに続いて，Lane は石炭酸による制腐手技から蒸気消毒法を取り入れて乾いた手術衣を着用するようになった[12]．このようにして金メッキによって錆を防ぎ，no touch technique で化膿が少なくなり，Lane の internal splint は世界中で使われるようになった．日本でも第一次世界大戦の際に野戦病院で Lane の internal splint が最新の骨折治療機器としてたくさん使われたといわれている．神中正一の著書『骨折治療学』[13]にも，Lane の internal splint の記載がみられる（図10, 11）．

2 Albin Lambotte（1866-1955）

英国における Lane とほぼ同じ時代を生きた Lambotte（図12）[12]は，ブリュッセルの大学で医学と生物学，解剖などを教えていた Henri Lambotte の 9 番目の子供としてベルギーに生まれた．英語よりフランス語になじんでいたため，Lane とはほとんど接触がなく，独立して骨折に対する金属副子による固定の研究を行っていたといわれている．ちなみに"osteosynthesis"は Lambotte による造語である．

Lambotte は機械いじりが好きで，大きな工房で自らいろいろな手術器具やインプラントを製作していた．時代は制腐手術から無腐手術の時代へと発展していた．無菌的な操作が完全であれば手術は成功するはずであるが，金属の錆は最も困った問題であった．鉄だけでなく，銅，アルミニウム，真鍮，銀などを利用したが，力学的強度が弱いため固定性不良から結果は思わしいものではなかった[3]．そこで Lane と同じく鉄に金メッキしたプレートやボルト，スクリューなどを用いたが，錆の問題は完全に克服するまでには至らなかった．そのために Lambotte は骨折部位に金属のプレートを置かないようにするために，1902 年に創外固定副子（fixateur externe）を考案した（図13, 14）．すなわち 4 本の太い釘を骨折部の上下に経皮的に打ち込み創外に出し，これを金

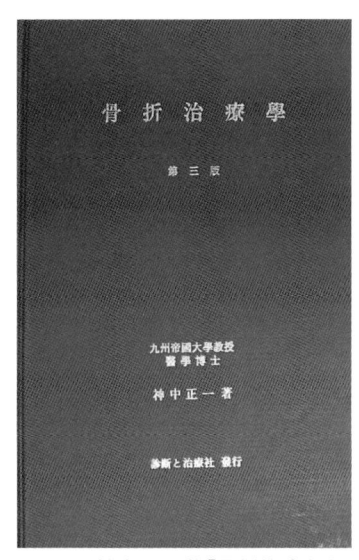

A. 骨折治療の歴史と治療の基本的考え方

図10　神中正一著『骨折治療學』

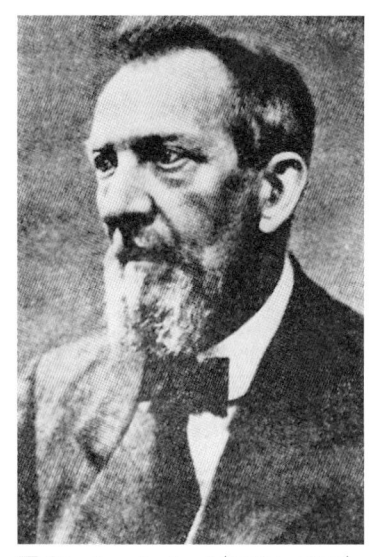

図12　Lambotte A（1866-1955）

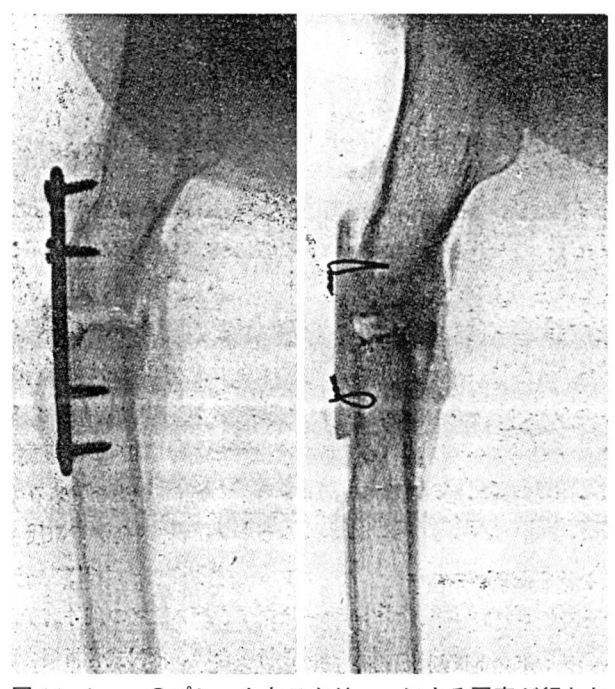

図11　Lane のプレートとスクリューによる固定が行われたが遷延癒合をきたしたため，自家骨移植と不銹鋼鋼線で固定し癒合を得た症例
〔神中正一：骨折治療学．診断と治療社，1931から〕

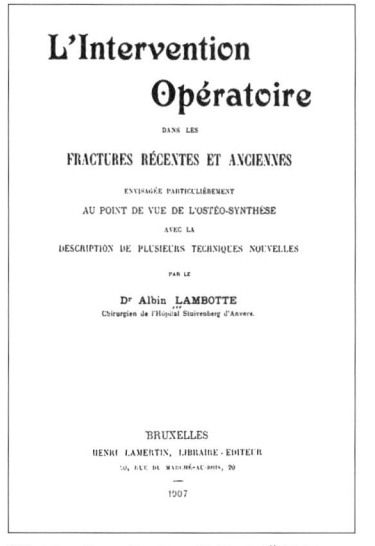

図13　Lambotte のモノグラフ
"L'Interventioin Opératoire dans les Fractures Récentes et Anciennes"
（1907）

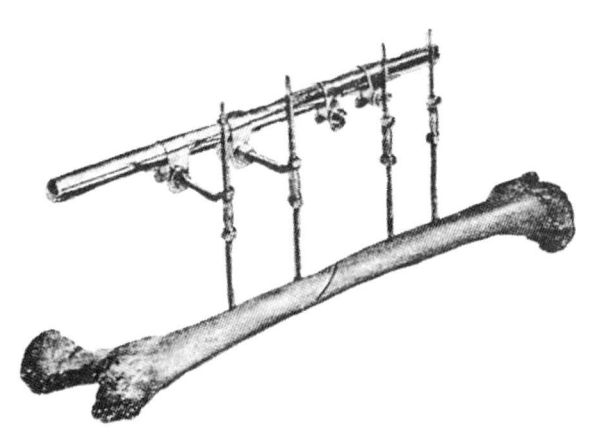

図14　Lambotte の創外固定器

> 総論 1　骨折と骨折治療

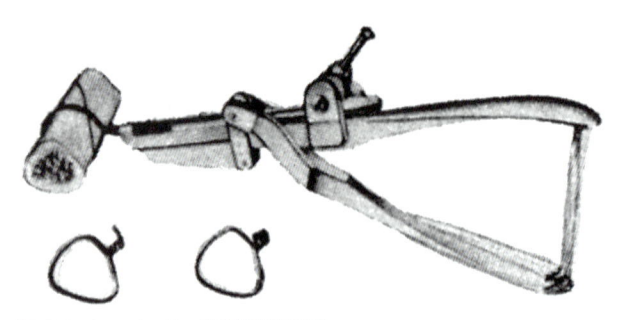

図 15　Lambotte の鋼線締結器
鋼線は V2A 不銹鋼．

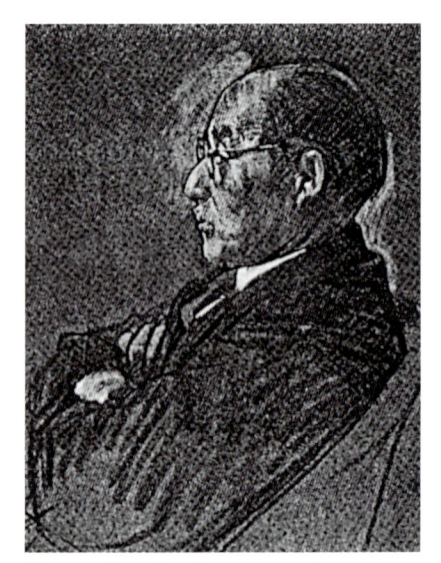

図 16　神中正一（1890-1953）

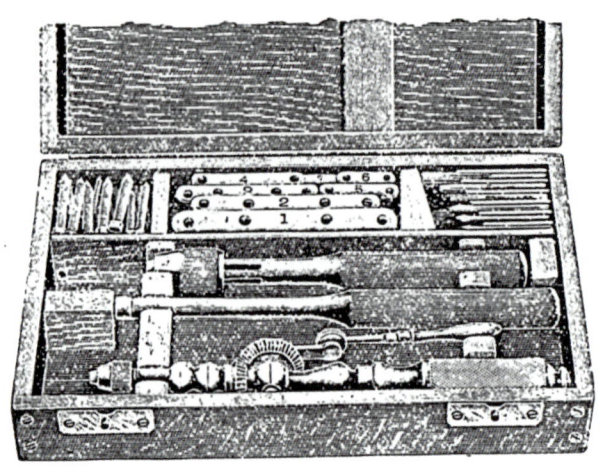

図 17　神中の牛骨副子セット
〔神中正一：骨折治療学．診断と治療社，1931 から〕

属板で固定する方法である．骨折が癒合すれば釘を抜去するので体内に長期間異物を留置しないことが利点である．この術式でも釘が錆びて固定力が低下したが，幸いに骨折部が癒合して釘を抜くと瘻孔となることは少なかったといわれている．

Lambotte の鋼線締結器は筆者が医師になった 1970 年頃までは，まだ手術室で使われていた（図 15）．

3　不銹鋼（stainless steel）の発見

金属副子やスクリューの錆による瘻孔形成に悩まされて，神中（図 16）は牛骨副子を作成して用いたが（図 17）[13]，脆弱で固定性が十分でないことが問題で，安全で確実に骨折部を固定する手術法が強く求められていた．海洋王国英国では海水でも錆びない軍艦や兵器のための金属の研究が続けられており，1913 年頃になって二大製鉄所の共同研究所長であった Brealey H が 13% のクロムを含む鉄の合金を作り，耐腐食性であることから stainless steel と命名して特許をとった[3]．

この研究に刺激されて不銹性の合金の研究は急速に進歩し，ドイツでは Mauer と Strauss がクロム 20%，ニッケル 6% の鋼を V2A と称して市販した．米国でもピッツバーグの Johnson がクロム 18%，ニッケル 8% の鋼を 18-8 stainless steel の名で発売し，ドイツの Benno Straus がさらにモリブデンを少量入れるとよいことを発見し，18-8 SMo と命名した．これらの金属によって骨折治療用のインプラントの製作が盛んになった．18-8 stainless steel や 18-8 SMo はその表面を $FeNiCO_2$ の被膜で覆われることによって耐腐食性が向上する．

1929 年ニューヨークの Austenal 研究所でコバルト 65%，クロム 30%，モリブデン 5% の非鉄合金（Co-Cr 合金）が作られ，Vitalium と命名された．現在では鋳造用（HS-21）と加工用（HS-25）があるが，鋳造用の Vitalium はステンレス鋼に比べて弾性率や耐腐食性に優れているが疲労強度は低い．加工用 Vitalium はモリブデンの代わりにタングステン，クロムの一部をニッケルに代えた合金である．この合金は非常に硬くて細工が困難であり，一時，骨折治療材料として注目されたが，最近では適応が少ない．またステンレス鋼に比べて高価である．

最近，チタン（Ti）およびチタン合金が骨折治療用インプラントの材料として広く用いられている．この金属は前二者に比べて軽量で，生体親和性に優れ，耐腐食性にも優れている．これらの金属の優れた耐腐食性は生体内で表面に酸化チタンの被膜を形成することによるものである．一方，力学的強度が低く，磨耗に弱いこと，変形能が低いため手術野で形成が行えないことが欠点である．生体親和性が優れていることは長所でもあるが，生体親和性がよいだけにインプラント周囲に形成された豊富な仮骨にインプラントが埋没して固着し，抜去困難あ

A. 骨折治療の歴史と治療の基本的考え方

るいは抜去不能になる場合があることは，骨折治療材料としては大きな欠点である．

4 骨接合術の発展

Lange F（1864-1952）が"Ohne Gips keine Orthopadie"（ギプスなき処に整形外科はない）といったように，ギプスは整形外科，特に骨折治療には欠くことのできない固定材料である．しかし，前述のようにギプス包帯を長期間装着すると関節の拘縮，筋肉・骨の萎縮，四肢の循環障害などの障害を残すことが多いことに鑑みて，Listerの石炭酸による制腐法が導入される以前から骨折部を手術的に整復して内固定する試みが果敢に行われていたが，感染や金属材料の錆によって惨憺たる結果になっていたことは前述したとおりである．

近代骨接合術への大きな飛躍を可能にした要因は，①X線の発見，②Listerの石炭酸による制腐法から蒸気消毒法への発展，③錆びない金属・不銹鋼の発見，さらには④麻酔技術の発達などの科学技術の発展と，その医学への導入である．②③についてはすでに述べた．

1895年Röntgen WC（1845-1923）によるX線の発見は，特に硬組織である骨の映像化を可能にしたことで，骨折の有無や形態，骨折の治癒経過を観察することを可能にする大きなイベントであった．Röntgenの業績に対して世界各国から賞賛と栄誉が贈られ，1901年にNobel賞が発足した際には，第1回物理学賞が授けられた．現在でも，X線検査は整形外科診療では不可欠の診断手段として日常診療に広く用いられている．

中国では元の時代に危亦林が著した当時の骨関節疾患の治療法をまとめた『世医得効方』に，整骨の際の内服全身麻酔薬として曼陀羅華（マンダラゲ）と烏頭（ウズ）を用いたことが記載されているが，これはやがて華岡流外科における内服全身麻酔下の乳がん手術へと発展することとなった[4]．体内に直接注入される麻酔としては，1885年にConway JRが骨折部の血腫にコカイン溶液を注入して，整復時の疼痛除去に成功したのが最初であるといわれている．1926年にはコカインに代わってプロカインが導入され，その後種々の麻酔薬，麻酔法が発達したことによって，大きな侵襲を伴う手術であっても安全に施行することが可能になった．

5 髄内固定の先駆者たち

骨幹部骨折を骨髄内から固定するというアイデアは古くからあり，象牙，骨，動物の角などで作った短いペグで固定が行われていた（図18）[14]．その後，これらの脆いペグが金属材料に代わるとともに，より長いロッドが使用されるようになってきた．1913年にはSchoneが2.8〜4.0 mmの銀製のピンを用いて尺骨骨折を固定し[15]，ピンは十分に長く髄腔にフィットするべきであると述べている．

その1年前に，Laneの後継者である英国のHey-Grovesは，骨と金属のペグを用いた実験的研究と臨床的研究の報告を行っていた．この方法は骨折部を展開して逆行性にペグを打ち込む方法で，髄内固定の長所について以下のように結論した[16]．
1）この方法は簡便で迅速に施行可能である．
2）切開は小さく，軟部組織の展開はより少ない．
3）骨膜の損傷は最小限である．
4）骨折部を正確に適合させることが可能である．
5）骨癒合に有利な骨折部における微小な動きを残すことができる．
6）術後の外固定は不要で，創が治癒したら早期にマッサージと運動を開始できる．

抗菌薬が存在しない時代であったため，小切開から最小限の軟部組織の展開で骨折部を固定することは重要であった．やがて第一次世界大戦でたくさんのペグが使われるようになったが，米国でも英国におけると同じように，骨のペグは用いられなくなり金属製の長いロッドが広く使われるようになった（図19）．Hey-Grovesは髄内固定の特筆すべき先駆者である．

6 Smith-Petersenの三翼釘

大腿骨頚部骨折は難治性であり，Whitmanの内旋位整復・固定法[17]やLeadbetterの改良した整復法によって70％近い骨癒合が得られるようになったものの，なお30％程度の失敗例があった．これを改善するために大腿骨頚部骨折においても骨髄内から固定する試みがなされており，Smith-Petersen（1886-1953）（図20）は不銹鋼を用いて，骨頭の回転を防ぐために3枚の翼を有する三翼釘を開発して，股関節を展開して整復し大腿骨頚部骨折を固定した．これによって長期間のギプス固定の必要がなくなり，骨癒合率も大きく改善した[18]．当初の三翼釘はガイド鋼線を通す孔がなかったために股関節を展開する必要があった（図21）．

Johansson SはX線透視下にWhitmenn法かLeadbetter法で整復して股関節を開かずに固定するために，三翼釘にガイドワイヤを通す孔を作る改良を行った（図22）[19]．適当と思われる位置に2，3本のKirschner鋼線を打ち込んでおいて，最も適切な位置にあるKirschner鋼線をガイドとして三翼釘を打ち込む方法である．しかし，この釘が開発された1932年当時のX線透視装置の

11

総論1　骨折と骨折治療

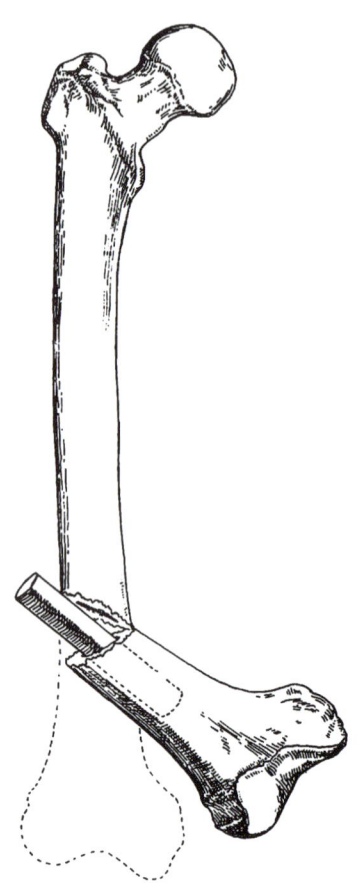

図18　Bircherによって行われた短い髄内ペグによる固定
〔Bircher : Eine neue Methode unmittelbare Retentiion bei Frakturen der Rohrenknochen. Arch Klin Chir Med 34 : 410-422, 1893 から〕

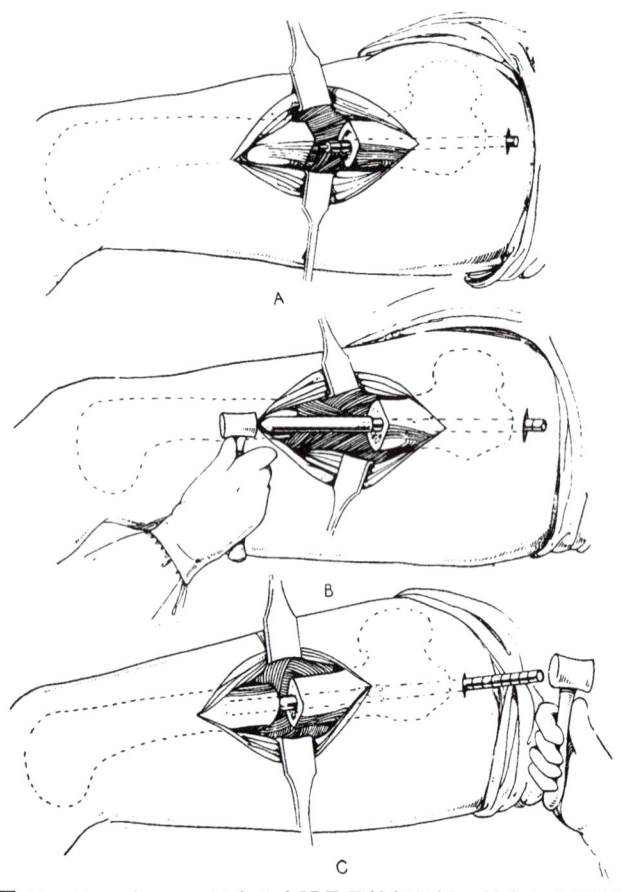

図19　Hey-Grovesによる大腿骨骨幹部骨折に対する逆行性髄内釘固定法
〔Hey-Groves : Some clinical and experimental observations on the operative treatment of the fractures with special reference to the use of the intramedullary pegs. Brit Med J 2 : 102-105, 1912 から〕

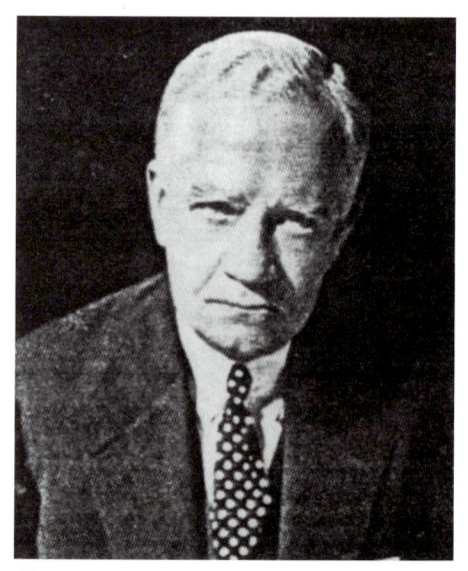

図20　Smith-Petersen MN（1886-1953）

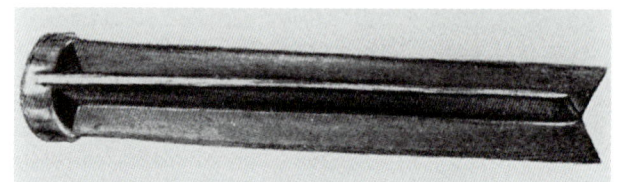

図21　Smith-Petersenの三翼釘
ガイドワイヤのための孔がない．
〔Smith-Petersen MN : Intracapsular fracture of the neck of the femur. AMA Arch Surg 23 : 715-759, 1931 から〕

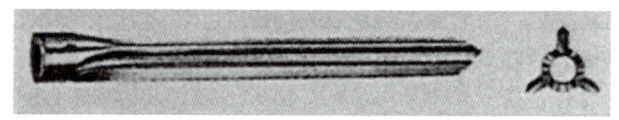

図22　Johanssonによって改良された三翼釘
ガイドワイヤのための孔を有する．
〔Johansson S : On the operative treatment of medial fracture of the neck of the femur. Acta Orthop Scand 3 : 362-392, 1932 から〕

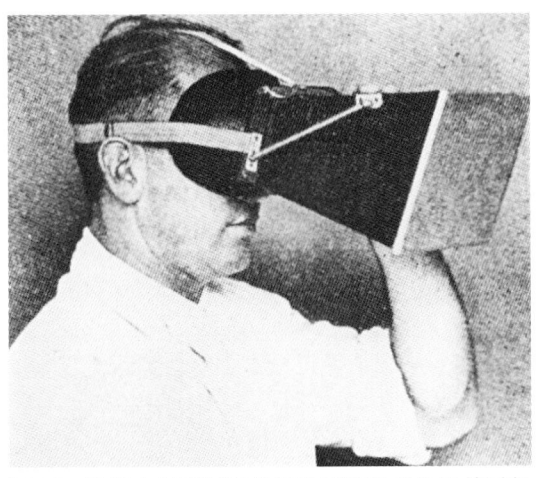

A. 骨折治療の歴史と治療の基本的考え方

図23 手術中に頭に取り付けて透視するX線透視装置
〔Peltier LF : Fractures—A History and Iconography of their Treatment. Norman Publishing, San Francisco, 1990 から〕

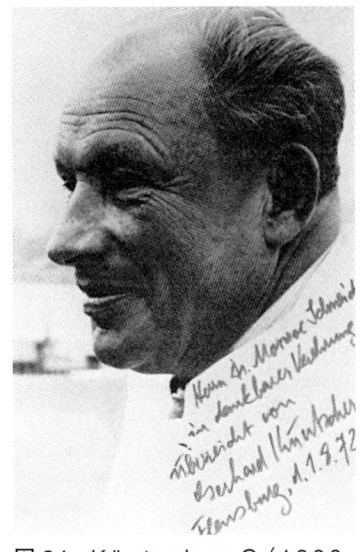

図24 Küntscher G (1900-1972)

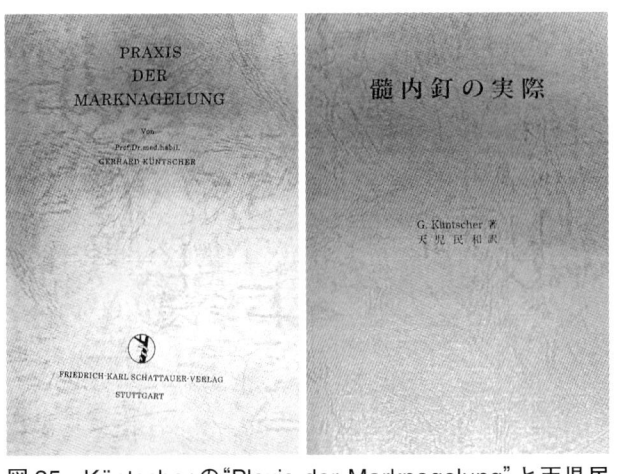

図25 Küntscher の"Plaxis der Marknagelung"と天児民和訳『髄内釘の実際』

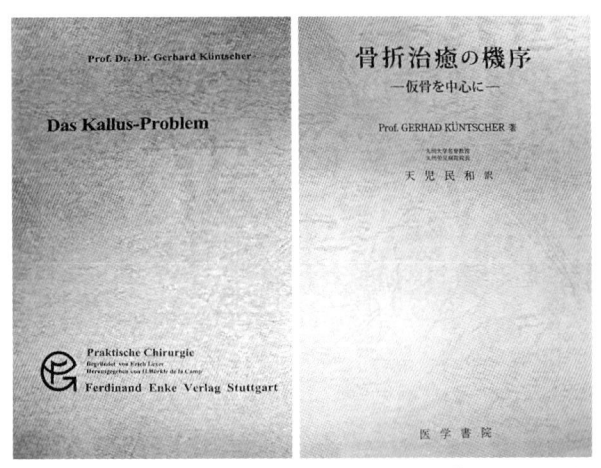

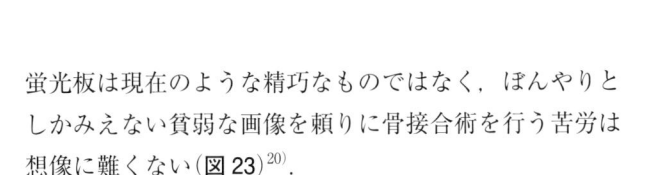

図26 Küntscher の"Das Kallus-Problem"と天児民和訳『骨折治癒の機序―仮骨を中心に』

蛍光板は現在のような精巧なものではなく，ぼんやりとしかみえない貧弱な画像を頼りに骨接合術を行う苦労は想像に難くない(図23)[20].

7 Küntscher の Marknagelung

Küntscher G (1900-1972)(図24)は Kiel 大学で股関節と股関節部骨折のバイオメカニクスの研究をしていたが，大腿骨頚部骨折を小切開から骨髄内固定することによって感染のリスクを減らし，強固な固定性によって外固定が不要になることを思いついた．また実験的な研究から，髄内釘を打ち込むことで内骨膜は損傷されるが，骨癒合に支障がないことも確認していた．外科教室の骨折病棟の主任をしているときに米国から Smith-Petersen の三翼釘が輸入され，大腿骨頚部骨折の優れた治療成績を得たことに刺激されると同時にヒントを得て，大腿骨転子下から骨幹部骨折に大転子から釘を打ち込むアイデアをもつに至ったといわれている[12]．しかし，細い釘や短い釘では固定力が弱く，また骨髄内で回転することがあるので，独自のV字型の釘から V2A steel を用いたクローバー型の長い釘を作り，これを Marknagelung と称して1940年に発表した[21]．

彼の著書"Praxis der Marknagelung"は天児民和によって『髄内釘の実際』として翻訳され(図25)，さらに1970年に出版された"Das Kallus-Problem"は『骨折の治癒機序―仮骨を中心に』として翻訳されてわが国でも出版された(図26)[22-25]．これらのモノグラフによってKüntscher の骨折治療の考え方や技術がわが国に正しく伝えられたのであって，その意義はきわめて大きい．わが国には日本整形外科学会の招待をはじめ3回来訪し，骨折治療の真髄を教えてくれた．その後，わが国でも長

総論1　骨折と骨折治療

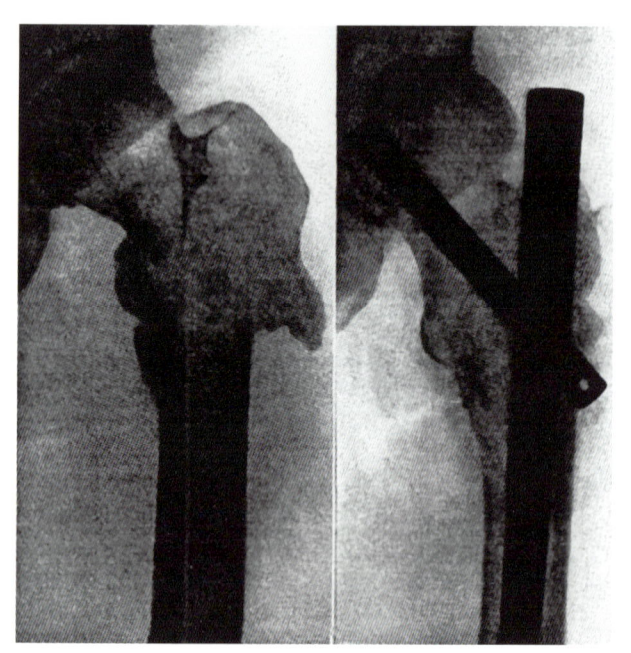

図27　Küntscher による Y-Nagel
〔Küntscher G : Plaxis der Marknagelung. FK Schattauer-Verlag, Stuttgart, 1962 から〕

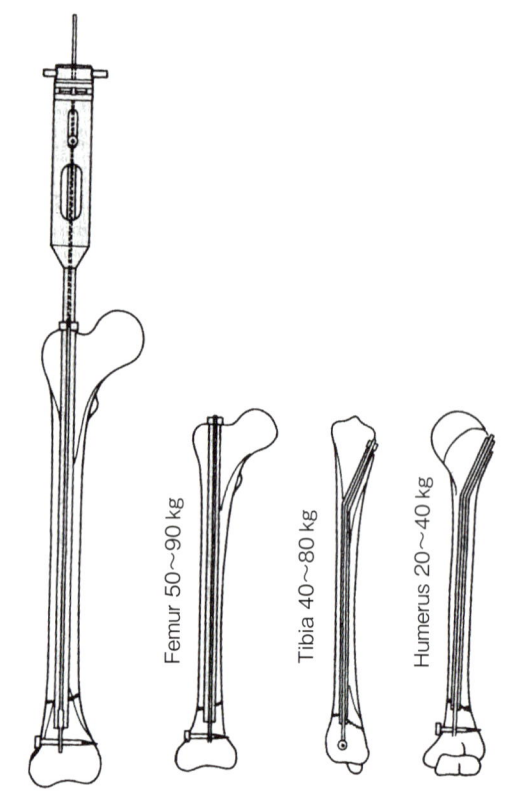

図28　Kaessmann の Kompression Nagel
〔Kaessmann HJ : Stabiele Osteosynthese durch den Kompression nagel. Br Beitr Klin Chir 217 : 434, 1969 から〕

管骨骨折の治療の第一選択として髄内釘法が発展していった．Küntscher はあらゆる骨折を髄内釘で固定しようとした偉大な先人であり，現在，大腿骨転子部骨折や転子下骨折の治療に広く用いられているγ-nail タイプの釘は髄内釘を2本組み合わせた Küntscher の Y-nailing にその起源を求めることができる(図27)[22]．

髄内釘法の発表直後に第二次世界大戦に突入したが，Küntscher は米国兵の捕虜にも分け隔てなく髄内釘による治療を施し，終戦後，髄内釘で治療されて帰国した負傷者たちの結果をみた医師たちがその治癒状態に感心したといわれている．Küntscher はナチス党を支援していたために戦犯として捕らえられ服役していたが，ドイツ軍の捕虜になっていた連合軍の兵士たちの釈放運動によって釈放された．その後，米国の整形外科学会の招きによって髄内釘に関する講演をしたことで，1947年に MacAusland WR が初めて髄内釘を骨折治療に用いたのをきっかけに，米国中で使われるようになった[26]．

8　髄内釘ねじ横止め法(interlocking nailing)の発展

Küntscher の閉鎖性髄内釘法は，X線透視を用いて骨折部を整復し，骨髄腔をリーミングして太いクローバー釘を打ち込み，釘の反発力(発条性)によって内側から皮質骨に咬み込むことで強固に固定されるというものであった．しかしこの力は期待されるほど強固なものではなく，特に回旋力と粉砕骨折における短縮にはきわめて弱いことが明らかになった[27]．これを強化する目的で複数の釘を重ねて打ち込む，あるいは釘の先端から Kirschner 鋼線を突出させて海綿骨に咬み込ませるなどの方法が行われたが，あまり普及するには至らなかった．

Küntscher の弟子の1人であった Kaessmann が，クローバー釘に先端に横止め用の孔の開いた spandorn を組み合わせた Kompression Nagel を開発して大腿骨と脛骨骨折に用いて，骨髄腔拡大部であっても回旋変形の防止に成功した(図28)[28]．Küntscher 自身も1968年に ditensor と称して，髄内釘をボルトで横止めすれば粉砕骨折の短縮を防止できるというアイデアを公表した(図29)[29]が，晩年であったため臨床例に用いたことはなかったといわれている．1972年に北里大学の山本真らによって「髄内釘ねじ横止め法」が発表され(図30, 31)[30,31]，時を同じくして Frankfurt BG Krankenhause の Klemm が「static and dynamic interlocking」(図32)[32]を発表し，少し遅れてフランスの Gross と Kemp ら[33]も同様の interlocking nail を商品化して，髄内釘骨接合術は新しい時代に入ったのである．この横止め髄内釘の導入によって，髄内釘の適応は骨幹端部の骨髄腔拡大部の骨折や粉

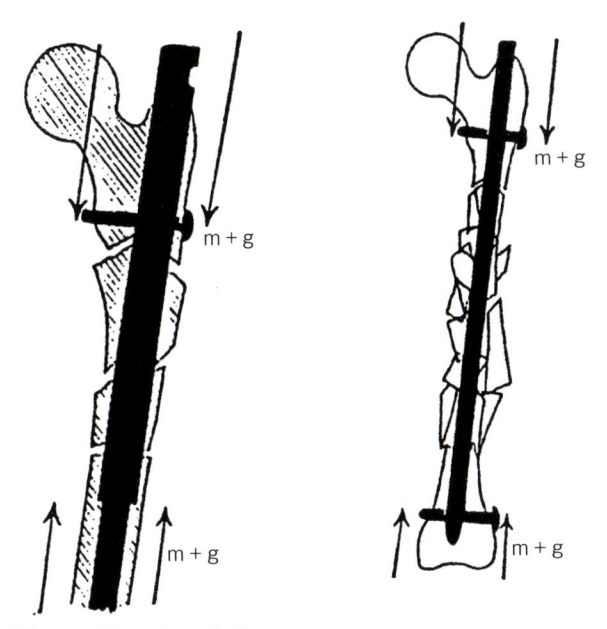

A. 骨折治療の歴史と治療の基本的考え方

図 29 Küntscher の ditensor
〔Küntscher G : Die Marknagelung des Trummerbruches. angenbecks Arch Chir 322 : 1063-1073, 1968 から〕

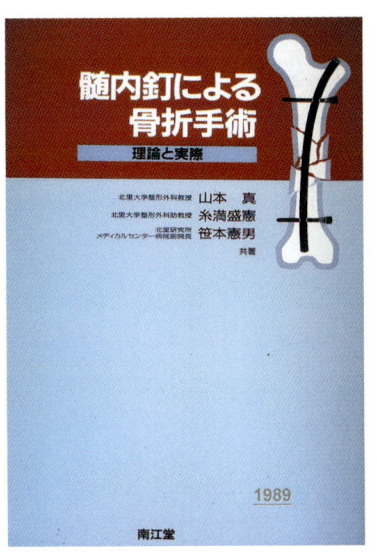

図 30 山本真, 糸満盛憲, 笹本憲男著『髄内釘による骨折手術：その理論と実際』

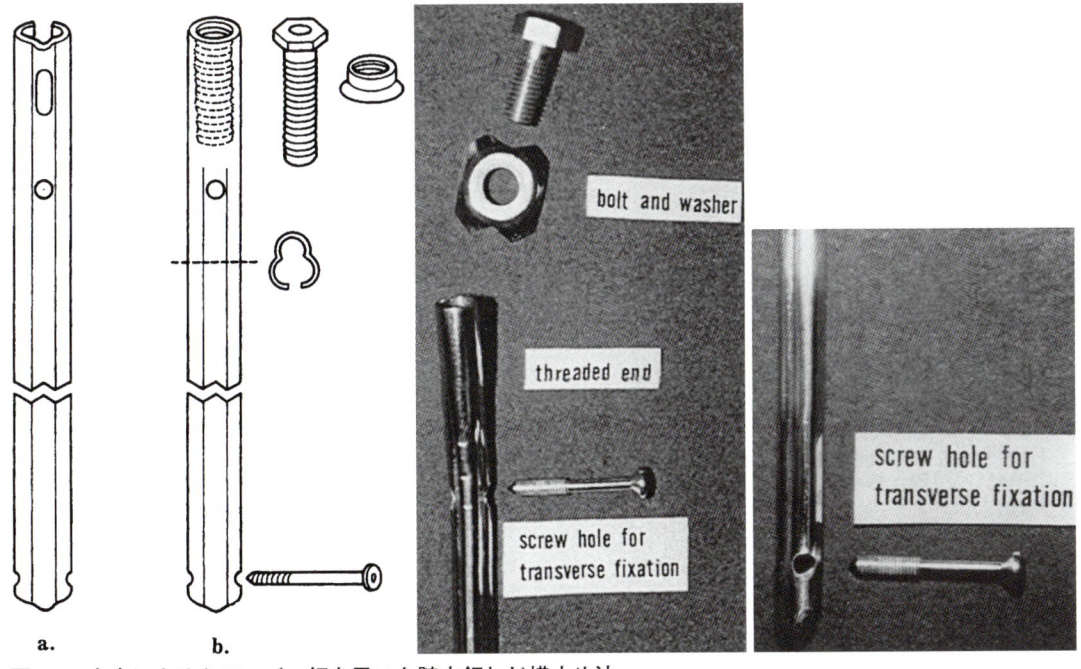

図 31 山本によるクローバー釘を用いた髄内釘ねじ横止め法
〔山本真, 糸満盛憲, 笹本憲男：髄内釘による骨折手術：その理論と実際. 南江堂, 1989 から〕

砕骨折にまで拡大されることになった．

9 プレート骨接合術の発展

骨折の内固定について最初に記載したのは Berenger-Feraud (1832-1900) である．彼は 1870 年に著書 "Traite de l'Immobilisation Directe des Fragments Osseux dans les Fractures" (図 33)[34)] を著し，その中で骨折を固定する 6 つの方法について記載している．すなわち，① 下顎骨骨折をワイヤで直接固定するか，Hippocrates と同様に隣接する歯に締結する．② Malgaigne の point (尖頭器) を用いる．③ Malgaigne の圧着器を用いる．④ 尖った骨折端を他方の骨髄腔に押し込んで安定させる．⑤ 骨縫合 (suture)．⑥ 周囲締結法 (cerclage) である．Bérenger-Féraud のこのような萌芽的な仕事が，

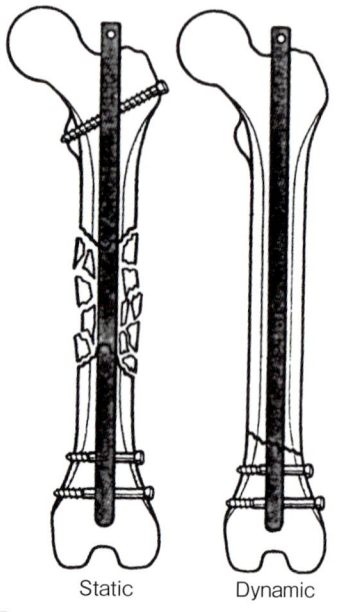

総論 1　骨折と骨折治療

図32 Klemm の interlocking nail
Static　Dynamic
〔Klemm K, et al：Dynamische und statische Verriegelung des Marknagels. Unfalheilkinde 75：568-575, 1972 から〕

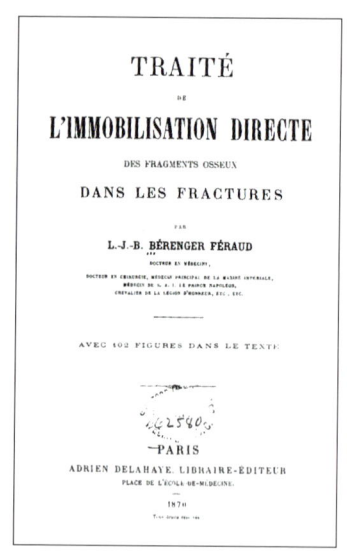

図33 Bérenger-Féraud のモノグラフ
"Traité de l'immobilisation directe des fragments osseux dans les fractures" (1870)〔Peltier LF：Fractures—A History and Iconography of their Treatment. Norman Publishing, San Francisco, 1990 から〕

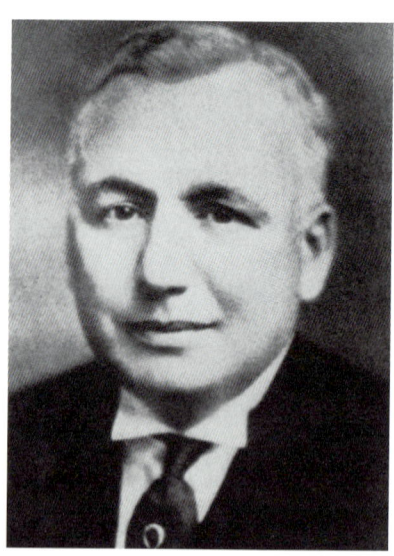

図34 O'Neill Sherman W (1880-1979)

後にピンや釘，創外固定，髄内釘，プレート，周囲締結法を発展させるのに大きく貢献した．

　先に述べた Lane や Lambotte の時代は，すでに Lister の石炭酸による制腐技術が利用できるようになっており，鉄のプレートやスクリュー，ワイヤあるいはこれに金メッキを施したものが用いられていたが，錆による瘻孔形成，逆行性感染などで必ずしも期待された成果が得られなかったことはすでに述べた．

10 Sherman プレートの導入

　Lane に引き続いて米国では Steinbach や Beckman らがプレートを用いた長管骨骨折の治療に取り組んでおり，Mayo Clinic の Beckman は骨幹部骨折にはプレート固定が好ましいと述べている[35]．米国で骨折の内固定法を最も普及させる原動力になったのは，O'Neill Sherman W である（**図34**）．Sherman の骨接合術の適応は，①牽引や副子固定で治療できない皮下骨折（前腕骨の橈尺骨の骨折を含む），②開放骨折，③整復不能な骨折，④変形癒合骨折であり，手術のタイミングは骨折局所の状態が安定する1週間から10日であるとしていた．最初はプレートの材質が劣悪なため術後早期の破損が多発して失敗したが，彼はピッツバーグの Carnegie Steel Company の外科医でもあったことから Vanadium 合金を入手し，プレートやスクリューをデザイン

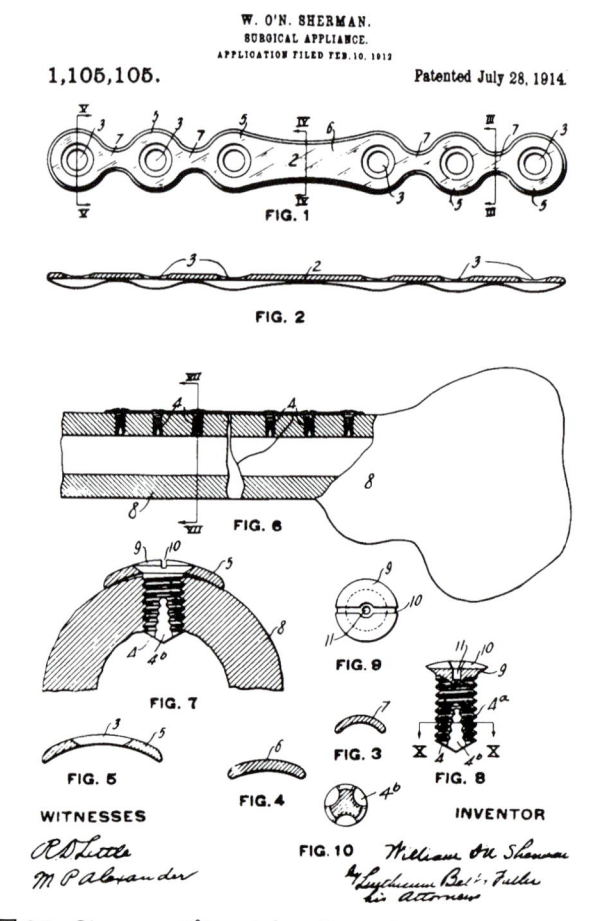

図35 Sherman プレートと self-tapping screw
〔Sherman ON：Vanadium steel bone plates and screws. SGO 14：629, 1912 から〕

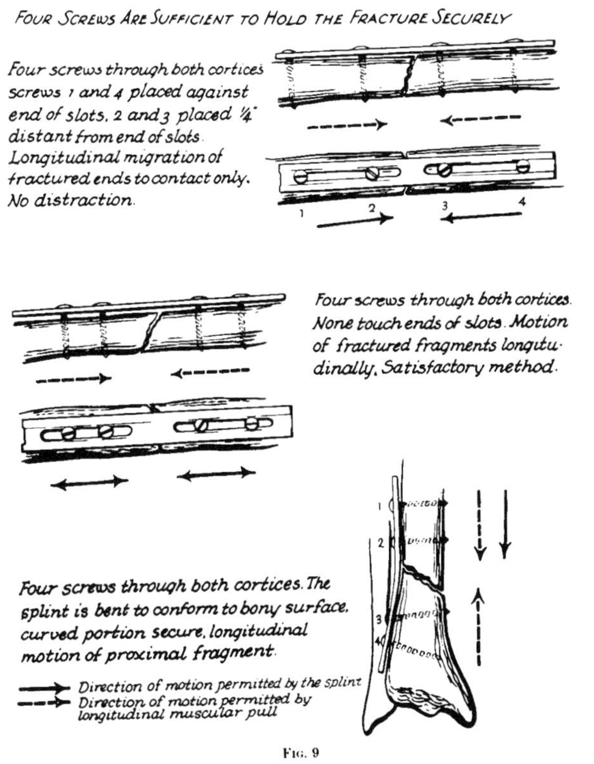

A. 骨折治療の歴史と治療の基本的考え方

図36 Eggers の contact splint
〔Eggers GWN : Internal contact splint. J Bone Joint Surg 30A : 40-51, 1948 から〕

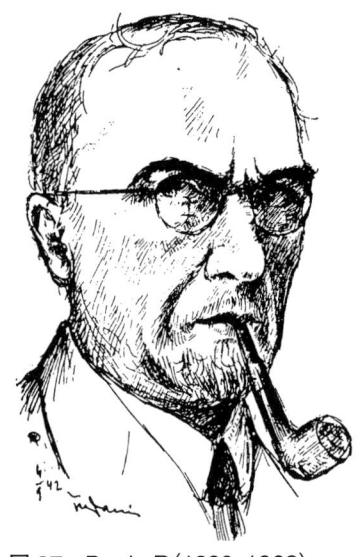

図37 Danis R（1880-1962）
〔Peltier LF : Fractures—A History and Iconography of their Treatment. Norman Publishing, San Francisco, 1990 から〕

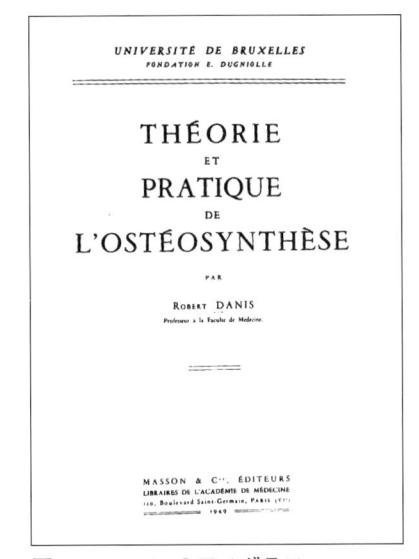

図38 Danis のモノグラフ
"Théories et Pratique de l'ostéosynthése"
〔Peltier LF : Fractures—A History and Iconography of their Treatment. Norman Publishing, San Francisco, 1990 から〕

することができるようになって一気に成績が向上した（**図35**）[36]．この頃から不銹性の合金が入手できるようになって骨接合術が飛躍的に発展する契機となった．

11 骨折端に圧迫力を加える骨接合法

Lane や Sherman のプレートは円形のねじ孔を有するため，骨折端を整復した位置で安定化させるものであった．Eggers は筋収縮や体重負荷によって骨折端に圧迫力を作用させて骨癒合を促進する目的で長いスロットを有する internal contact splint を開発した（**図36**）[37,38]．Eggers のシステムはラット頭蓋骨骨切り部における圧迫力が骨形成を促進するという実験的な研究[38]に基づいてデザインされたものであるが，圧迫力の程度は定量化されておらず，したがってこの論文では骨癒合に適切な圧迫力は，おそらく生理的な筋力程度であろうと推論するにとどまっている．骨折端に圧迫力を作用させる，あるいは吸収された骨折端が接近することが可能なようにといった考えから，楕円形のねじ孔を有するプレートを用いることはすでに1914年に Henry Strart MacLean によって創始されていた[39]．しかし当時の骨接合用プレートおよびスクリューは，デザイン，金属の硬度，製作にばらつきが多く質の管理も不十分であり，骨折部に圧迫負荷を加える，double-onlay plating を行って固定性を増す努力はなされていたが，外固定を除去するまでには至らなかった．

圧迫骨接合法を理論的に追究し，これを初めて『骨接合術の理論と実際』(1949)として1冊の本にまとめたのが Danis R（1880-1962）である（**図37**）．この本の中で Danis は骨接合術成功の要件を次の3つにまとめている（**図38**）[40]．

1）術直後から患肢の筋肉を収縮させ，隣接関節の運動

総論 1 骨折と骨折治療

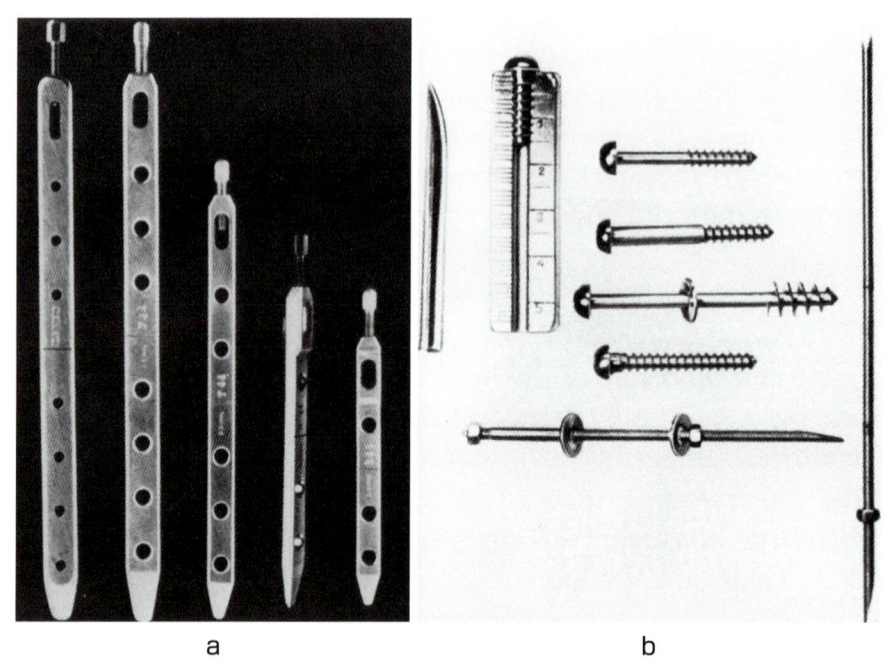

図 39 Danis の compression plate とスクリュー
a：compression plate（coapteurs）：楕円形の孔の端に挿入したスクリューにプレート上端のボルトを押し付けることで骨片間圧迫を行う．
b：皮質骨スクリューと海綿骨スクリュー

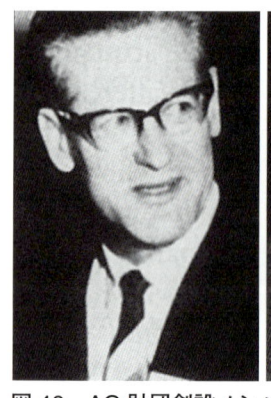

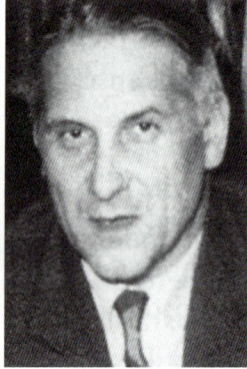

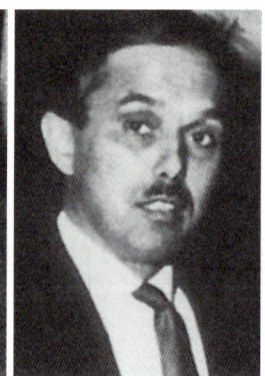

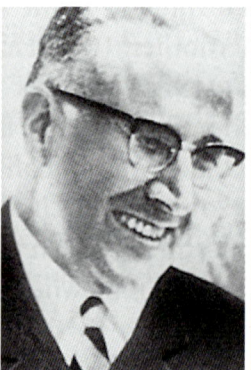

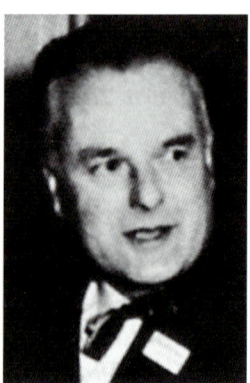

図 40 AO 財団創設メンバー
左から Allgöwer，Willenegger，Müller，Bandi，Schneider．
〔Uls FA Heim：The AO Phenomenon. Hans-Huber, Bern, 2001 から〕

を許容できること．
2) 骨折部をその元の状態に完全に修復すること．
3) 仮骨形成を伴わない一次性骨癒合（union, per primum［soudure autogéne］）を得ること．

これらの要件は，厳格な無菌手術と軸圧を加えることによる強固な固定性を達成するための金属のデザインとが不可欠である．Danis の coapteurs（compression plate）は，骨片間圧迫と強固な固定（rigid fixation）の概念を組み合わせた骨幹部骨折固定用にデザインされた初めてのプレートであった（図 39a）．この延長線上に皮質骨スクリューと海綿骨スクリューがデザインされたのである（図 39b）．その後，Scott C や Bagby GW らによって種々の圧迫プレートが開発された．

12 AO グループの誕生と圧迫骨接合術

従来の骨折治療に不満を抱き，Danis の圧迫骨接合法に心酔した Müller ME をはじめとする Bern 大学の外傷外科グループは，「atraumatic な手技で骨折部の解剖学的な整復を得て強固な内固定（rigid fixation）を行うことによって，術後 10 日以内に患肢の自動運動（active mobilization）を行うこと」で完全な機能回復を実現することを目標にして，骨折に関する研究グループ Arbeitgemeinschaft für Osteosynthesefragen（AO）/Association for the Study of Internal Fixation（ASIF）を 1958

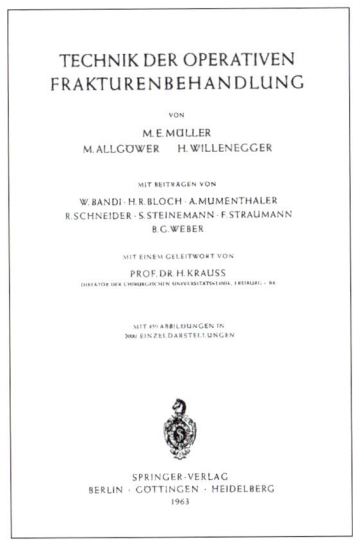

A. 骨折治療の歴史と治療の基本的考え方

図41　AO法による骨折治療手技のモノグラフ"Technik der Operativen" Frakturenbehandlung

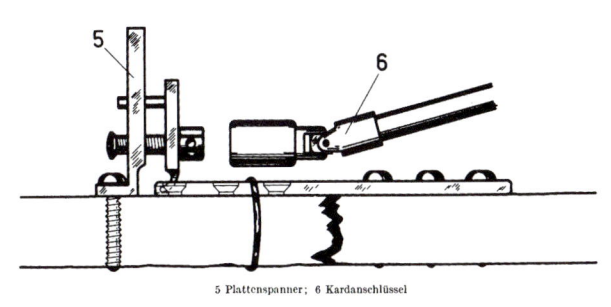

図42　AOによるtension deviceを用いた圧迫骨接合法
〔Müller ME, et al：Technik der Operativen Frakturenbehandlung. Springer-Verlag, Berlin, 1963から〕

年に創設した．創設当時のメンバー（図40）[41]は，系統的な基礎的研究と膨大な臨床症例の集積から圧迫プレートによる骨接合術を完成の域に至らしめ，その結果を包括的な骨折治療のモノグラフ"Technik der Operative Frakturenbehandlung"にまとめた（図41, 42）[42]．

AO財団は最初スイスの外傷外科医の研究集団として創設されたが，教育を重視し，1960年に第1回が開催された後，引き続き世界各国でAOコースを開催して熱心に外傷外科医，整形外科医の教育を展開していった．わが国でも1987年に柏木大治が第1回コースを開催して以来，AO財団による外傷教育のコースが20年にわたって継続的に開催されてきた．最初はbasic courseのみであったが，やがて手術室勤務者を対象としたORP course，より高度の教育を行うadvanced course，専門分野としてspine, hand, pelvic courseなどが加えられて充実した内容の教育が展開されており人気が高い．この間に6,000名を超える整形外科医と，1,300名にのぼる手術室勤務の看護師がAOコースで教育を受けて現場で活躍している．

しかし，骨折部を大きく展開して解剖学的に整復し，強靱なプレートを骨に圧着してrigidに固定するため，外仮骨を作らずに骨単位（osteon）が骨折部を貫通して癒合する，いわゆる直接（一次性）骨癒合〔direct (primary) fracture healing〕をきたし（図43a），プレートによる皮質骨の血流障害の結果起こった骨壊死に対するリモデリング（remodeling）によって海綿骨化が起こるため（図43b）[43]，骨の強度が低下し，プレート抜去後に再骨折を起こすことが問題となった．

13 K-U compression plate

AO圧迫プレートは，骨折部を密着させて圧迫をかけるためにプレートの端に捨てねじを打って，これに連結したtension deviceでプレートを引き寄せる操作を行うものである．このため，大きな皮膚切開が必要であり，またその圧迫もあまり強力に行うと骨折部の骨壊死が起こるなど，いろいろな問題点もあった．

そこでtension deviceなどの特殊な器具を必要とせず，骨折面に適度な圧迫力が負荷されることを期待したK-U compression plateが考案された（図44）．これは熊本大学の玉井達二らによるもので，K-Uは熊本大学を意味している．このプレートは楕円形のスクリュー孔に傾斜をつけ（滑り孔；sliding hole），スクリューを締めていくことによって骨折部に圧迫を加えるものである（図45）[44]．これは特殊な圧迫用の機器を必要とせず操作が簡単で，切開もそれほど大きくする必要がないことが利点であり，後にAO compression plateにもdynamic compression plateとして採用された．AOのプレートは日本人には大きすぎる嫌いがあったが，K-U compresasion plateは日本人の体格に適合する点でも有利であった．しかし，欧米人には小さすぎたことから，筆者がウィーン大学のAllgemeine Krankenhauseに留学中の1977年に訪ねたInsbruck大学外傷外科のOtto Russeは，"前腕骨折の治療"にちょうどK-U compression plateが適しているとして多くの症例に用いていたのが印象的であった．

14 Tension band wiring (Zuggurtungsosteosynthese)

Pauwelsは建築工学で利用されているコンクリートの強化手段であるZuggurtungといわれる針金の締結法を骨折の固定に応用してZuggurtungsosteosyntheseと称

総論1　骨折と骨折治療

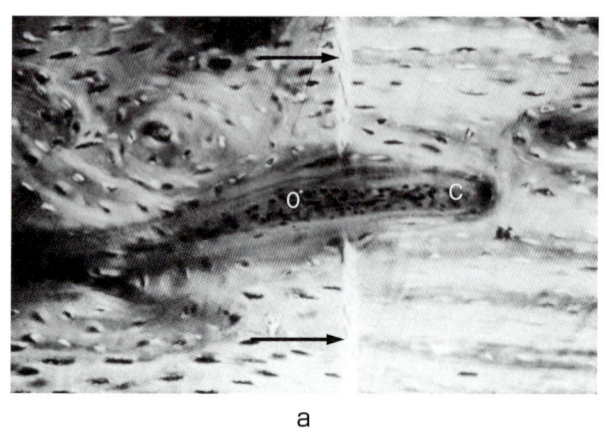

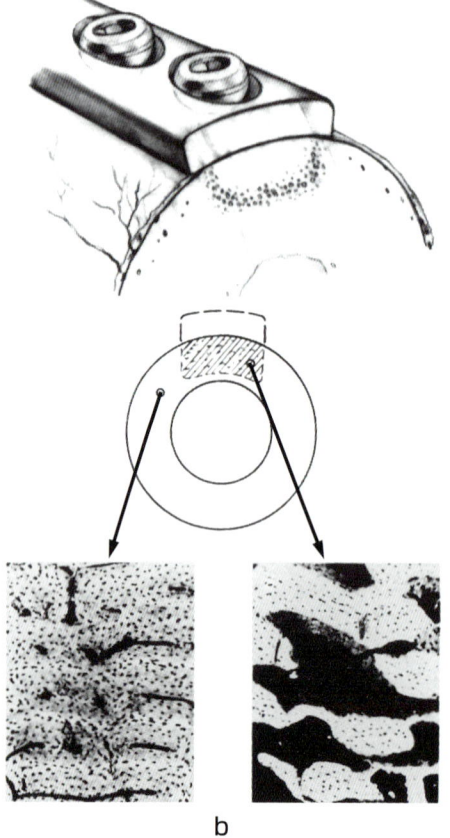

図43　圧迫骨接合術に伴う直接骨癒合とプレート下の骨萎縮像
a：直接骨癒合の組織像．O；osteon，C；cutter head，矢印；骨切り線
b：プレート下の骨壊死部のリモデリングによる海綿骨化

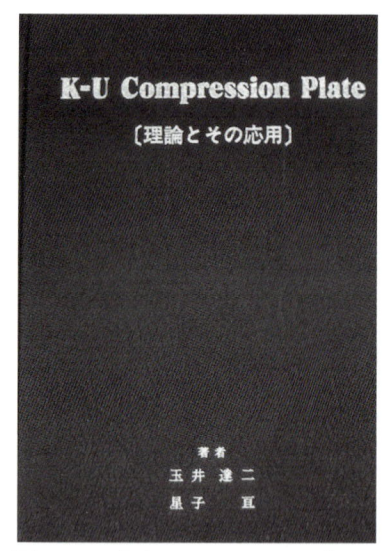

図44　玉井達二らによるモノグラフ
『K-U Compression Plate』

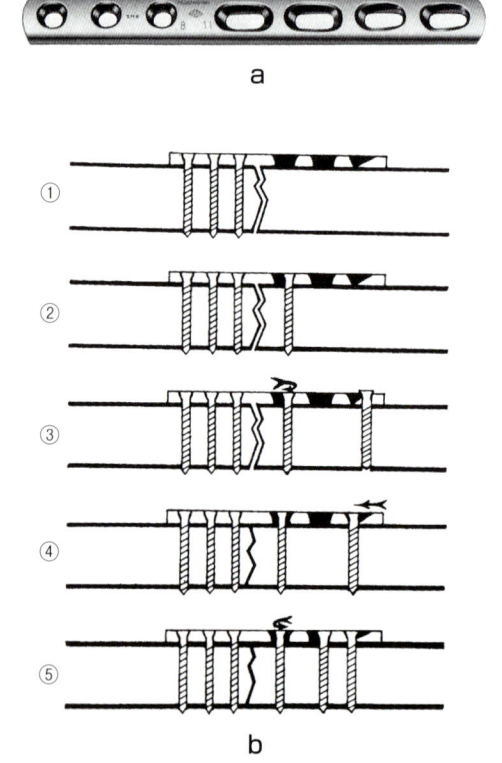

図45　K-U compression plate
a：滑り孔を有するK-U compression plate
b：すべり孔にスクリューをねじ込むことによって骨折に圧迫を加える．

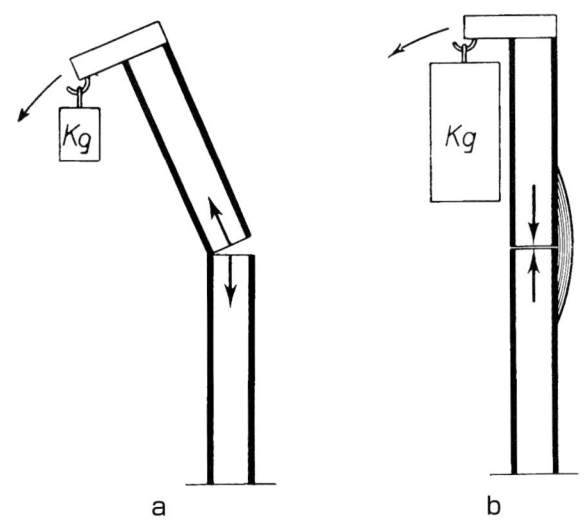

A. 骨折治療の歴史と治療の基本的考え方

図46 tension band wiring の理論
〔Pauwels F : Der Schenkelhals bruch : ein mechanishes Problem. Ferdinand-Enke-Verlag, Stuttgart, 1935 から〕

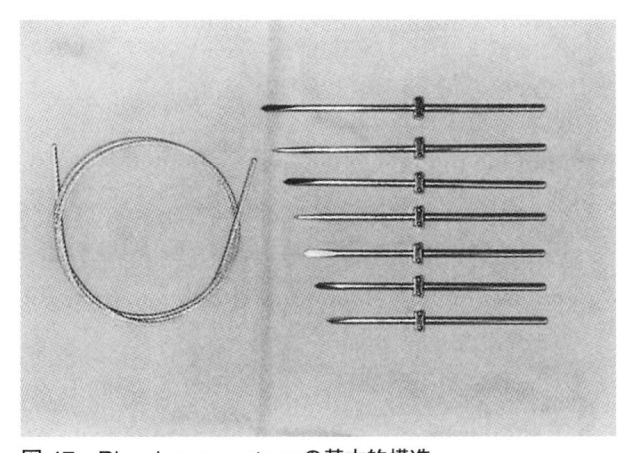

図47 Pin-sleeve system の基本的構造
〔糸満盛憲ほか：新しい tension band wiring system (pin-sleeve system) の開発．臨整外 34：735-744, 1999 から〕

する方法を開発した (図46)[45]．この方法は肘頭や膝蓋骨のように，筋肉の収縮によって骨折部が離開する骨端の海綿骨部の骨折に用いられる．通常2本のピン (Kirschner 鋼線) によって骨折部に生じる剪断方向の動きを抑制し，これにかけた軟鋼線を骨折部の伸側を回して締結する．自動運動を行うことによって骨折部に生じる引っ張り応力を圧迫応力に変換することで，骨折部の安定性を増し骨癒合が促進される．

しかし，この方法は皮下組織の少ない骨端部に用いられることから，Kirschner 鋼線の逸脱による皮膚の刺激痛，穿孔による感染，固定性の低下，軟鋼線の断裂による固定性の破綻などの合併症がかなりの頻度に発生する．AO グループは肘頭骨折に対する tension band wiring の際に骨髄内に挿入した Kirschner 鋼線の逸脱が頻発するので，Kirschner 鋼線の先端を尺骨腹側の皮質を貫通させることを提案しているが，これでも逸脱による合併症は防げない．これを克服するために pin-sleeve system が開発された (図47)[46]．Pin と sleeve を一体化し，sleeve の孔に通した cable を締結した後，sleeve を圧着することで固定が完成する．最終的に pin と sleeve および cable の三者が一体化するために pin の逸脱の心配がなく，軟鋼線と異なり 7×7 の細いフィラメントを縒りあわせた cable を用いることで，その弾性によってより有効に骨折部に動的圧迫力が作用する特徴がある (図48)．

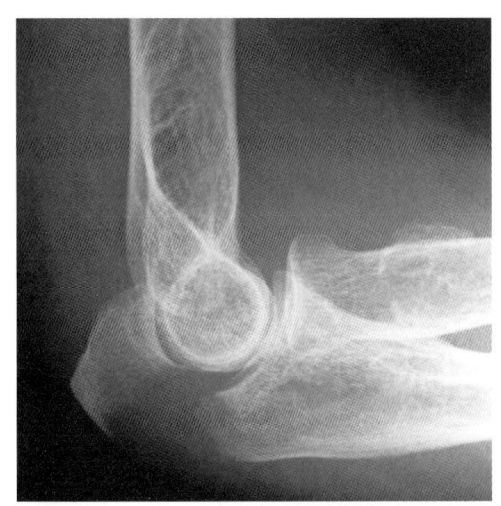

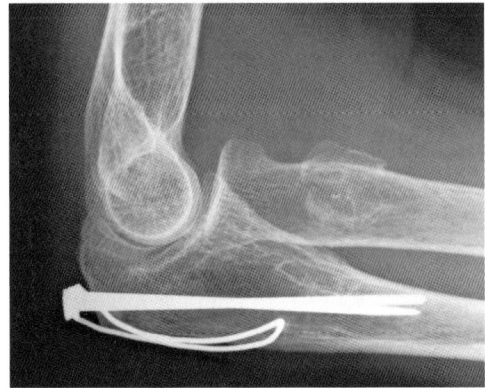

図48 肘頭骨折に対する pin-sleeve system による tension band wiring の症例

15 Ender ピン

1970 年 Ender は撓屈性のピンによる condylocephalic

総論1　骨折と骨折治療

図49　Ender ピン

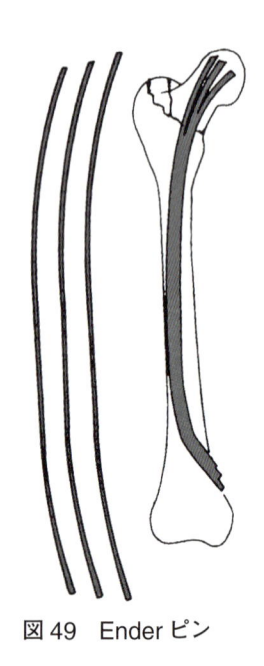

nail を考案した(図49)[47]．これは大腿骨転子部骨折を大腿骨顆上部から挿入した数本のピンを，骨髄腔を通して大腿骨頭まで打ち込んで骨折部を固定するものである．弾力性を有するピンによる固定という概念を開いた方法であり，大腿骨，脛骨骨幹部骨折にも適応が拡大された[48]．Flexible fixation によって旺盛な外仮骨を形成して癒合することが特徴とされたが，回旋変形に対する固定性が弱く，粉砕骨折における短縮に対してはきわめて固定性が弱い．

③ 骨折治療の基本と早期運動療法

錆びない金属の発見，制腐手術から無腐手術手技の発展，麻酔技術と全身管理の進歩などの科学技術の発展に支えられて，骨折を安全に手術によって固定することが可能となった．Küntscher の髄内釘法[23] や AO の圧迫骨接合術[42] によって骨折部を強固に固定することができるようになって，骨折部はその局所で固定されるようになり骨癒合の条件はそのままで満たされるようになった．

1) 骨折部の強固な固定

歴史的にもいわれてきたように骨折部は強固に固定されなければならない．骨折部におけるいかなる動きも骨癒合を阻害するというのは Böhler の原則としてよく知られている．しかしあまりにも強靱なプレートで固定すると，その部分は応力が遮蔽されるため海綿骨化が起こり，骨癒合後にプレートを抜去して歩行を開始すると再骨折を起こすことがある．骨折部に起こる微小な動き(micromovement)や動的圧迫力(dynamic compression force)は骨癒合を促進し，骨の萎縮を改善することが明らかになり，強靱すぎる固定はむしろ有害であると考えられるようになった．

2) 外固定は不要

しかし，原則的には骨折部は強固(rigid ではなく stable)に固定されていなければならない．したがって長管骨の両端の関節を固定する必要はまったくなくなる．早期運動が可能になれば，長期間の外固定による四肢の障害の大部分は生じなくてすむことになる．

3) 早期運動，荷重による社会復帰

Lucas-Championnière は，患肢の長期固定による骨・筋の萎縮，関節拘縮，血流障害による骨萎縮などの障害を fracture disease と称して，これを予防するためには骨折の治療はあまりにも骨折部の固定のみにこだわるのではなく，早期に運動療法を併用する必要があることを強調した[6]．Böhler も骨折治療は骨折部の固定のみに専念して筋肉の萎縮，関節の拘縮を軽視することを戒め，骨折部固定とともに筋萎縮，関節拘縮の防止のために早期から各種の運動を行わせることを推奨した[5]．

近年の骨接合術では安定した固定性が得られるため，術直後から骨折部の疼痛が消失し，早期の運動，荷重歩行，早期の家庭ないし社会への復帰が可能となってきた．これを私たちは clinical fracture healing と呼んでおり，安定した固定によって骨折部の疼痛が消失し，日常生活を営みながら生物学的な骨癒合(biological fracture healing)を待つことが可能になってきた[31]．

4) 骨折部を可及的に切開しないこと

Küntscher の閉鎖性髄内釘法は，X 線透視の力を借りることによって骨折部を展開することなく，長管骨の骨端部の小切開からすべての手術操作を行うことに成功した[23]．骨折部を開かないことが骨折の癒合を確実なものとすることは明らかな事実である．骨折部の血腫の温存，骨膜や筋肉の血行の保全，骨髄の未分化細胞および骨形成因子の流出防止によって骨癒合に適した環境を温存することが重要である．その他，まだ私たちが知らない多くの要因があるのかも知れない．

最近は locking plate が開発されたことによってプレート骨接合術も大きな変化を遂げ，小切開から骨膜を

剥離することなく骨膜と筋肉の間にプレートを滑り込ませて固定する方法(minimally invasive plate osteosynthesis；MIPO)が広く普及するようになってきた[49]．これによって，閉鎖性髄内釘法と同様に骨折部に触れることなくプレートを設置することが可能になった．

5) 軟部組織損傷の程度の観察

骨折を起こす際には，その吸収されるエネルギーの大きさによってさまざまな程度に軟部組織が損傷される[49]．しかし，この軟部組織の損傷を正確に判断するのはきわめて難しい．たとえば，加えられたエネルギーによる骨折部の破裂そのものによる軟部組織の損傷以外にも，下腿骨折でコンパートメント症候群が生じるか否かは，症状と内圧測定である程度知ることはできても正確な診断は容易ではない．しかし骨折そのものよりも，軟部組織の損傷が四肢の機能的予後を左右する大きな因子となることが多いので，注意深く評価する必要がある．骨は軟部組織から血行を受けており，軟部組織の健全さが骨の血行を左右し骨折の治癒過程に大きな影響をもつからである．"骨は軟部組織に根を張った樹木"のような存在である．

4 関節内骨折治療の基本

関節内骨折は当然のことながら関節機能に大きな影響を与える．関節周辺の骨折も治療の如何によっては関節機能を大きく障害する．このような関節内骨折の治療の基本は簡潔にいえば，関節摺動面を解剖学的に完全に整復し強固に内固定し，早期の関節運動を開始することによって関節機能を再建することである[49]．これを実現するためには，関節面を再建するために手術によって解剖学的に整復する必要があり，早期の運動を許容するためには絶対的安定性(absolute stability)をもった強固な内固定を行う必要がある[50]．このことは言うは易くして行うのは決して容易なものではない．スポーツによる単純な関節部骨折と異なり，近年は交通事故や高所からの転落外傷あるいは自殺企図による飛び降りによるものが増加しているからである．関節部骨折に限らず，すべての骨折は受傷直後が最も整復しやすい．しかし，これらの高エネルギーの受傷機序による外傷は多発外傷になることが多く，しばしば手術的治療のタイミングを逸する．また関節面の高度な粉砕を伴う外傷であることも，整復位を得ることをきわめて困難にする要因となっている．

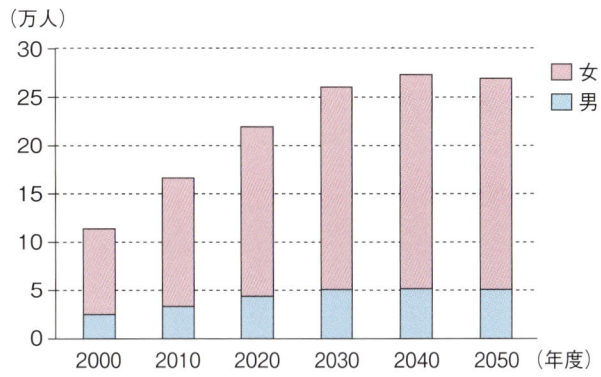

図50 わが国における大腿骨頸部骨折推計発生数
〔日本整形外科学会診療ガイドライン委員会・大腿骨頸部/転子部骨折ガイドライン策定委員会編：大腿骨頸部/転子部骨折診療ガイドライン．南江堂，2005から〕

5 高齢者骨折治療の基本

わが国は急速な少子高齢化が進行しており，2030年には人口の35％以上を65歳以上の高齢者が占めると予測されている．高齢者は骨の質の低下(骨粗鬆症)に加えてバランス・反射機能が低下するため，転倒しやすく，骨折を起こしやすい．代表的な骨粗鬆症性骨折である橈骨遠位端骨折や大腿骨近位部骨折の発生数も年々増加し，特に大腿骨頸部骨折は2000年には11万人であったが，2010年には17万人，2030年には26万人の患者が見込まれている(図50)[51]．本骨折は寝たきりの原因として注目されており，高齢者医療費・介護費用の増大が大きな社会問題となっている．政府もこのことに注目し，「健康日本21」キャンペーンの中に運動器の機能保全を取り込んで要介護高齢者の減少に向けて動き出したところである．

高齢者骨折の治療の基本はほかの領域の疾患の治療と原則的には同じである．すなわち，骨折の治療が全身状態の悪化や新たな合併症を作らないことである．高齢者の多くはなんらかの合併症を有しており，骨折による運動器の障害は四肢そのものよりも，全身的な合併症の悪化の原因となることが多い．また長期の臥床は老人性の認知症を悪化させる．これらの合併症の悪化による寝たきりの発生を防止するために，骨折部に手術的侵襲を加えてでも早期の離床，行動の自由を獲得したほうがはるかに利点は大きい．

総論1　骨折と骨折治療

6 小児骨折治療の基本

　新生児を含む小児骨折の治療が成人と大きく異なる点は，成長する骨格であることである．小児の骨は骨膜が厚く，皮質骨は成人に比べて血管孔が豊富で，撓屈性に富んでおり，骨端成長帯を有するといった特徴がある．この特徴から，骨折の治癒能力は旺盛で，回旋変形を除く屈曲・短縮変形などはその旺盛な自家矯正能によって見事に復元される[52]．したがって，上腕骨顆上骨折などの特殊な例を除いては正確な整復を必要としないことが多いことから，小児骨折の大部分は徒手整復や牽引などで保存的に治療されることが多い．

　しかし成長を司る骨端成長帯の損傷は成長障害の原因になり，成長に伴って増悪する変形や関節の機能障害を残す原因となるので，保存的であろうと手術的であろうと，基本的には正確な整復が要求される．そのため，X線透視下に徒手整復後Kirschner鋼線による経皮的固定を行うか，手術的に整復して内固定する．骨端成長帯を貫通して差しつかえないものは，Kirschner鋼線のみである．

7 開放骨折治療の基本

　開放骨折は基本的には皮下骨折の形にすることである．そうすることによって上記の基本に沿った多様な治療手段を講じることが可能となる．しかしそのためには多くの条件を整える必要がある．すなわち，受傷からの正確な時間的経過，受傷機序の正確な把握，軟部組織の正確な評価，骨折の状況，他部位の損傷の有無とその評価など，多くの条件を考慮しなければならない[50]．開放創の程度についてはGustiloとAndersonの分類[53]が広く用いられているが，再現性が悪く，検者間の一致率も乏しいことから，種々の分類法が提案されている．

　迅速な移送とgolden hour内の大量の生理的食塩水による洗浄や徹底的な外科的デブリドマンは不可欠な要因であり，その優劣が感染の成立に大きく影響する．適切な抗菌薬を適切なタイミングで適切な期間使用することも大切であるが，いたずらに抗菌薬に頼りすぎる嫌いがあることには注意を要する．漫然と行われる全身的な抗菌薬の投与は，開放骨折の感染対策にはならず，むしろ耐性菌の発生を助長する．最近では，開放骨折に発生する感染は受傷時に付着した細菌によるものよりも，搬送後の検査，処置の間に起こる院内感染である可能性が高いという指摘もあり，対応には最大限の注意を払う必要がある．

　さらに大きな問題は，的確な創の閉鎖の時期と方法の選択である．創の汚染の程度とデブリドマン後の局所の所見，全身状態，特に大量出血，大量輸血に伴う免疫能の低下の有無と程度などの多くの要因を考慮して決定する必要がある．最近では，軟部組織損傷の軽度な開放骨折ではデブリドマン後に一期的な創閉鎖と骨接合術が推奨されているが，汚染の高度な開放骨折は徹底したデブリドマン後に創外固定で骨折部を安定化し，創は開放処置として48～72時間後のsecond look時の創の状態が良好であれば閉鎖するのが原則である．すなわち血流の豊富な軟部組織による可及的早期の創閉鎖が感染を減少させるといわれている．

　開放創は直接縫合閉鎖することが可能なこともあるが，開放処置を要する高度な軟部組織損傷がある例がほとんどであるので，局所の筋肉弁，筋皮弁，遊離植皮移植による閉鎖が必要となることが多く，組織の欠損が大きい場合には血管柄付き筋皮弁あるいは骨を含めた複合組織移植を要することもある．開放骨折は骨折血腫が失われ，骨折端も壊死になっていることが多く，骨癒合にはきわめて不利な条件があるので，いたずらに長期に開放処置を続けることなく，可及的早期に血流豊富な軟部組織で被覆することが求められる．

8 創外固定の基本

　創外固定は骨折部から離れた位置に，皮膚を貫通して骨に挿入されたピンあるいはワイヤを体外に存在するクランプあるいはリングなどに固定し，骨折部を整復してバーをクランプに固定して骨折部の安定化を保持する器具である．Lambotteに始まる創外固定法は，骨折部に異物を留置したくない開放骨折の一時的な固定に威力を発揮し，多くの機種が販売されている．その利点は以下のようなものである．

1) 骨の血行障害が少ない．
2) 軟部組織の損傷が最小限である．
3) 開放骨折の安定化に有用である．
4) 装着後にも調整可能な強固な固定が得られる．
5) 手術的な内固定より技術的に容易である．

A. 骨折治療の歴史と治療の基本的考え方

6) 骨折部の感染例でも強固な固定性が得られる．

このような利点の反面，体外にピンあるいはワイヤが露出している，関節可動性を制限することがある，かさばって扱いにくい，ピン挿入路の汚染をきたすことがある，成人の大腿骨骨折など特定の部位では固定力に限界がある，などの欠点もある．特にピン挿入路の汚染による感染には細心の注意が要求される．

開放骨折に対する一時的固定方法としては，創外固定がgold standardであり，特に外傷によって障害された軟部組織や骨への血行のさらなる障害を増すことなく安定化することが可能である．また重度の多発外傷患者では，創外固定は骨折部の最初の安定化に最も適した方法であり，皮下骨折に対しても用いることができる[50]．

9 物理学的・生物学的刺激による骨折治療の促進の可能性

電気仮骨は保田岩夫(1909-1983)が骨に種々の刺激を与えて電気現象が発生する圧電現象を発見し，これと仮骨の発生に関係があることを研究したことに始まる[54]．保田は骨に電流を流すことによって発生する仮骨をelectrodynamic callusと称して骨折治療に利用した．これはBrightonらによる電磁場刺激に引き継がれ，多数の偽関節や遷延癒合などの臨床例に応用されたが，基礎的研究の裏づけが乏しく最近ではあまり利用されなくなった．

一方，1983年に米国のDuarteは動物実験を通じて1.5 MHzの正弦波からなるバースト幅200 μsec，繰り返し周期1 KHz，平均出力 30 mW/cm^2 の低出力超音波パルスを1日20分間骨折部に照射するだけで骨癒合が促進されることを見出した[55]．その臨床的有効性はXavierとDuarteによって初めて報告され[56]．その後，低出力超音波パルス(low intensity pulsed ultrasonic stimulation ; LIPUS)は，新鮮骨折，遷延癒合・偽関節などに対する有効性が多くの多施設無作為試験で証明され[57]．わが国でも，難治性骨折を対象とした米国Exogen社の治療機器 sonic accelerated fracture healing system (SAFHS)が健康保険に収載され広く用いられている．LIPUSは in vivo 実験的研究で骨折治癒のすべての過程に有効に作用することが証明され，また in vitro の実験から細胞にメカニカルな刺激として作用し，Ca^{2+} の細胞内流入には関与せず，integrinを介して細胞内シグナル伝達を活性化し，活性化された転写因子が核の遺伝子の特定領域と結合して基質蛋白の合成に関与していることが明らかになりつつあるが，単一の経路ではなく複数の経路で作用していると考えられている[58,59]．また，LIPUSは細胞の増殖にはほとんど関与せず，細胞分化に関与して骨折治癒過程に有効な影響を及ぼしていることも明らかになってきており，今後のより詳細な作用機序の解明が期待されている．

骨形成蛋白(bone morphogenetic protein ; BMP)などの成長因子が骨形成に大きくかかわっていることは，Urist[60]のBMP発見以来多くの研究から明らかになり，多くのBMPが発見され，また遺伝子組み換え技術によって作ることが可能となった[61]．わが国では治験がうまくいかなかったことが原因で臨床に用いることはできないが，米国ではすでに臨床応用され，偽関節や開放骨折などの難治性骨折の治療に威力を発揮している．BMPのほかにも骨芽細胞あるいはその前駆細胞に作用する成長因子やサイトカインなど，骨折治癒過程を修飾する物質が登場するものと期待されるところである．

最近研究が進んでいる再生医療の分野では，足場材と細胞および/あるいは成長因子を用いて骨欠損部の修復を促す試みが行われており，細胞として骨髄未分化細胞や線維芽細胞，臍帯血細胞などを骨形成細胞に分化させて骨形成を促そうとする試みがたくさん行われており[62]，臨床応用も近い．再生医療のような新しく発展してきた分野の方向性は未確定ではあるが，骨癒合過程を飛躍的に促進する方法をもたない現在の整形外科医に大きな期待を抱かせるものであることは間違いない．

おわりに

骨折治療の長い歴史について述べてきたが，もちろんすべてを網羅することはできていない．骨折は外傷の大部分を占めるものであり，骨は人体の支持組織であるので，これが損傷されればただちに生活活動に大きな支障をきたす．そのため可能なかぎり早期に治癒させるべきで，治療に伴う筋肉や関節の障害はできるかぎり避けるべきであるという原則を常に頭に置いて治療するべきである．

現代の科学技術の進歩はめざましく，また通信技術の発達によってその情報が世界中で即座に入手可能となり，医療の世界に持ち込まれることも早くなっている．とかく新しいものに目を奪われがちな世相ではあるが，私たちはいまだに骨折治癒過程を飛躍的に促進する方法を手にしていない．先人たちの骨折治療における苦闘とそこから得られる教訓をよく理解し，さらに骨折治療の進歩に努力するべきであろう．

総論 1　骨折と骨折治療

文献

1) Hey Groves : On Modern Methods of Treating Fractures. John Wright and Sons, Bristol, 1916.
2) Mathijsen A : New method for application of Plaster of Paris bandage.（英語訳 Bick EM）Clin Orthop 38 : 3, 1965.
3) 天児民和：Antonius Mathijsen.（天児民和著：整形外科を育てた人達）九州大学整形外科学教室同窓会，1999.
4) 蒲原宏：18世紀及び19世紀初頭の西洋外科書の影響を受けた整骨術と整骨書．p437, pp531-544（蒲原宏：整骨・整形外科典籍大系，第13巻　日本整形外科前史），オリエント出版社，大阪，1984.
5) Böhler L : Technik der Knochnbuchbahandlung. Wilhelm Maudrich, Wien, 1932.
6) Lucas-Championniére J : Les dangers de l'immobilization des membres-fagilité des os-altération de la nutrition du membre-conclusions pratiques. Rev Méd Chir Pratique 78 : 81, 1907.
7) Danis R : Théorie et Pratique de Ostheosynthèse. Masson, Paris, 1949.
8) Müller ME, Allgöwer M, Willenegger H : Technik der operativen Frakturenbehandlung. Springer-Verlag, Berlin, Heidelberg, New York, 1963.
9) Salmiento A, Lata LL : Closed Functional Treatment of Fractures. Springer-Verlag, Berlin Heidelberg, 1981.
10) Langenbeck BRK : Volstellung eines Folles von veralten Querbruch der Patella. Verh Dtsch Ges Chir 7 : 72-93, 1878.
11) Hansmann : Eine neue Methode der Fixation des Fragment in der komplizierter Frakturen. Dtsch Ge Chir 15 : 134-137, 1886.
12) Peltier LF. : Fractures-A History and Iconography of their Treatment. Norman Publishing, San Francisco, 1990.
13) 神中正一：骨折治療学．診断と治療社，東京，1931.
14) Bircher : Eine neue Methode unmittelbare Retentiion bei Frakturen der Rohrenknochen. Arch klin Chir Med 34 : 410-422, 1893.
15) Schone G : Zur Behandlung von Vorderarmfrakturen mit Bolzung. Munch med Wschr 60 : 2327-2328, 1913.
16) Hey-Groves : Some clinical and experimental observations on the operative treatment of the fractures with special reference to the use of the intramedullary pegs. Brit Med J 2 : 102-105, 1912.
17) Whitman R : The abduction treatment of fracture of the neck of the femur. Ann Surg 81 : 374, 1925.
18) Smith-Petersen MN : Intracapsular fracture of the neck of the femur. AMA Arch Surg 23 : 715-759, 1931.
19) Johansson S : On the operative treatment of medial fracture of the neck of the femur. Acta Orthop Scand 3 : 362-392, 1932.
20) Böhler L : Technik der Knochnbuchbahandlung im Frieden und im Kriege. Maudrich W, Wien, 1943.
21) Küntscher G : Die Marknagelung von Knochenbruch. Klin Wschr 19 : 6-10, 1940.
22) Küntscher G : Plaxis der Marknagelung. FK Schattauer-Verlag, Stuttgart, 1962.
23) Küntscher G 著，天児民和訳：髄内釘の実際．永井書店，大阪，1969.
24) Küntscher G : Das Kallus-Problem. Ferdinad Enke-Verlag, Stuttgart, 1970.
25) Küntscher G 著，天児民和訳：骨折治癒の機序―仮骨を中心に．医学書院，東京，1971.
26) MacAusland WR : Medullary nailing of fractures of the long bones. SGO 84 : 85-89, 1947.
27) 笹本憲男：クローバー型髄内釘の骨折部固定機序に関する研究．日整会誌 58 : 171-188, 1984.
28) Kaessmann HJ : Stabiele Osteosynthese durch den Kompressionagel. Br Beitr Klin Chir 217 : 434, 1969.
29) Küntscher G : Die Marknagelung des Trummerbruches. Langenbecks Arch Chir 322 : 1063-1073, 1968.
30) 山本真，ほか：髄内釘骨接合術の新展開．整外と災外 21 : 376-379, 1972.
31) 山本真，糸満盛憲，笹本憲男：髄内釘による骨折手術：その理論と実際．南江堂，東京，1989.
32) Klemm K, et al : Dynamische und statische Verriegelung des Marknagels. Unfallheilkinde 75 : 568-575, 1972.
33) Gross A : L'encouage centro-médullaire avec verrouillage. Rev Chir Orthop 69 : 362-365, 1983.
34) Bérenger-Féraud : Traité de l'immobilisation directe des Fragments Osseux dans les Fractures. Adrian Delahaye, Paris, 1870.
35) Beckman EH : Repair of fractures with steel splint. SGO 14 : 71-76, 1914.
36) Sherman ON : Vanadium steel bone plates and screws. SGO 14 : 629, 1912.
37) Eggers GWN : Internal contact splint. J Bone Joint Surg 30-A : 40-51, 1948.
38) Eggers WGN, et al : The influence of the contact-compression force on osteogenesis in surgical fractures. J Bone Joint Surg 31-A : 693-716, 1949.
39) MacLean HS : A modification of Lane's plates. Trans South Surg Assoc 27 : 99-109, 1914.
40) Danis R : Théories et Pratique de l'ostéosynthèse. Masson, Paris, 1949.
41) Uls FA Heim : The AO Phenomenon. Hans-Huber, Bern, 2001.
42) Müller ME, et al : Technik der Operativen Frakturenbehandlung. Springer-Verlag, Berlin. 1963.
43) Goutier E, et al : Porosity and remodelling of plated bone after internal fixation : Results of stress shielding or vascular damage?（Perren SM : Scientific Bulletins of the AO Group : Basic Aspects and Scientific Background of Internal Fixation）Elsevier Science Publishers, Amsterdam, 1984.
44) 玉井達二，星子亘：KU compression plate［その理論と応用］．イトウ企画印刷，1985.
45) Pauwels F : Der Schenkelhals bruch : ein mechanisches Problem. Ferdinand-Enke-Verlag, Stuttgart, 1935.
46) 糸満盛憲，ほか：新しい tension band wiring system（pin-sleeve system）の開発．臨整外 34 : 735-744, 1999.
47) Ender J, Simon-Weinder R : Die Fixierung der trochanteren Bruche mit runden elastischen Condylennageln. Acta Chir Austrca 1 : 40, 1970.
48) 安藤謙一，ほか：下肢長管骨骨折に対する Ender nailing 法―特にその適応について．整形外科 32 : 349-356, 1985.
49) Salter RB, et al : The biological effect of continuous passive motion on the healing of full-thickness defect in the articular cartilage : An experimental investigation in the rabbit. J Bone Joint Surg 62-A : 1232-1251, 1980.
50) 糸満盛憲，日本語版総編集：AO 法骨折治療．医学書院，東京，2003.
51) 日本整形外科学会診療ガイドライン委員会・大腿骨頚部/転子部骨折ガイドライン策定委員会編：大腿骨頚部/転子部骨折診療ガイドライン．南江堂，東京，2005.
52) Beaty JH, Kasser JR, eds : Rockwood and Wilkins' Fracture

in Children. 6th Ed, Lippincott Williams & Wilkins, Philadelphia, 2006.
53) Gustillo RB, et al : Problems in management of type-Ⅲ (severe) open fractures: A new classification of type Ⅲ open fractures. J Trauma 24 : 742-746, 1984.
54) Yasuda I : Electrical callus and callus formation by elctret. Clin Orhtop 124 : 295-298, 1977.
55) Duarte LR : The stimulation of bone growth by ultrasound. Arch Orthop Trauma Surg 101 : 153-159, 1983.
56) Xavier CAM, et al : Estimulaci ultra-sonica de callo osseo : Applicaca clinica. Rev Brasileira Orthop 18 : 73-80, 1983.
57) Hadjiargrou M, et al : Enhancement of fracture healing by low intensity ultrasound. Clin Orhtop 355 : S216-255, 1998.
58) Naruse K, et al : Distinct anbolic response of osteoblast to low intensity pulsed ultrasound. J Bone Miner Res 18 : 360-369, 2003.
59) 成瀬康治, 糸満盛憲：骨髄間質細胞に及ぼす低出力超音波パルスの作用. 整・災外 43：259-264, 2000.
60) Urist MR : Bone formation by autoinduction. Science 150 : 893-899, 1960.
61) Wang EA, et al : Recombinant human bone morphogenetic protein induced bone formation. Proc Natl Acad Sci U S A 87 : 2220-2224, 1990.
62) Miyamoto S, et al : Polylactic acid-polyethylene glycol block copolymer : A new biodegradable synthetic carrier for bone morphogenetic protein. Clin Orhtop 294 : 333-343, 1993.

（糸満盛憲）

γネイルの起源は Küntscher

Küntscher は骨幹部骨折だけでなく，あらゆる骨折を髄内釘で固定することに生涯を捧げた．大腿骨転子部骨折を2本の髄内釘を組み合わせて固定する方法を Y-Nagelung (Y-nailing) と呼び発表した．転子部骨折の固定に用いた Y-nail は，骨頭に打ち込む太いネイルに開けた孔に通した細めの髄内釘を骨幹部まで打ち込んで固定したが，後にこの写真のように骨頭に打ち込むネイルを細くして太い髄内釘の中を通すように変更した．
〔Küntscher G : Plaxis der Marknagelung〕

（糸満盛憲）

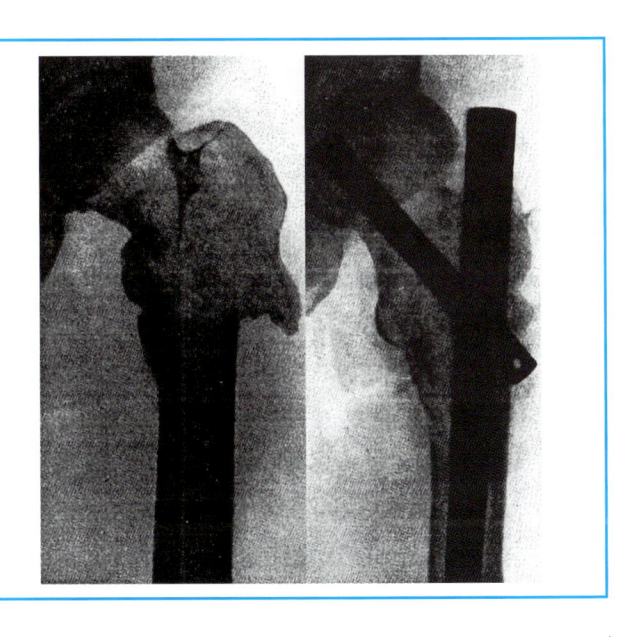

総論1　骨折と骨折治療

B 骨の構造と恒常性維持機構

1 骨の構造と機能

　成人の骨は体幹骨と体肢骨に大別され，体幹骨には頭蓋骨，脊柱骨，胸骨，肋骨が含まれ，体肢骨には上肢骨と下肢骨が含まれる．これらの骨は形態によって，長管骨，短骨，扁平骨，方形骨に分類される．長管骨は上下肢の円筒状の骨で，円筒部は厚い皮質骨であり，内部に骨髄腔が存在する．短骨は中手骨，中足骨，指骨などの短い円筒状の骨である．扁平骨は頭蓋骨，肩甲骨，腸骨，鎖骨などであり，厚い皮質骨からなる内板外板があり，内部に海綿骨を有する．方形骨は脊椎椎体，手根骨，足根骨である．

1 長管骨の構造と機能

　発育期の長管骨には縦軸方向に関節軟骨，骨端，骨端軟骨板，骨幹端，骨幹があり，骨の周囲は骨膜に覆われている（図1）．

1）骨端（epiphysis）

　長管骨の両端で，軟骨性の骨端は中央から骨化して骨端核となる．表層は関節軟骨に覆われ，内部は海綿骨梁からなる．発育期の骨端には骨端軟骨板が存在し骨幹端と区別されるが，成長が終了すると骨端と骨幹端の境界は不明確となる．

2）成長軟骨板（growth plate）

　発育期には軟骨内骨化（endochondral ossification）によって長径の成長が起こる．骨端から骨幹端に向かっ

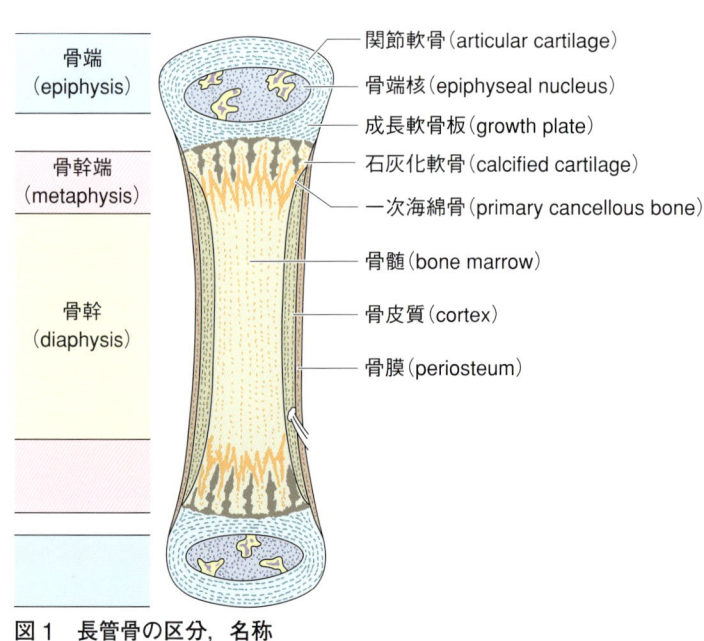

図1　長管骨の区分，名称

B. 骨の構造と恒常性維持機構

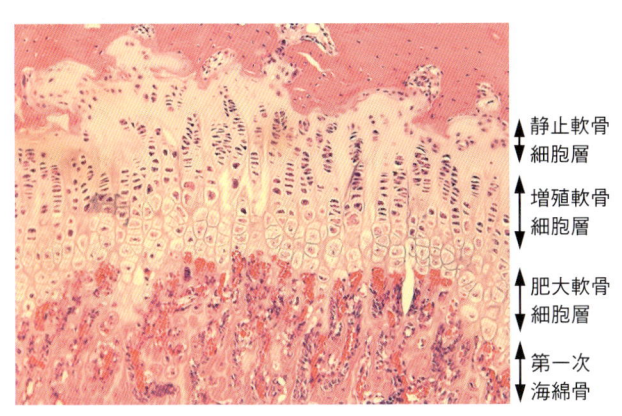

図2 成長軟骨板の組織像

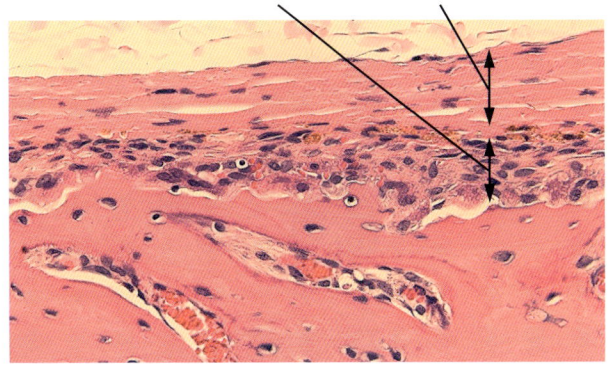

図3 骨折部に近い骨膜の組織像

て，①静止軟骨細胞層，②増殖軟骨細胞層，③肥大軟骨細胞層が配列する（図2）．

① 静止軟骨細胞層：未分化な軟骨細胞であり，細胞間基質はコラーゲン線維，プロテオグリカンともに乏しい．
② 増殖軟骨細胞層：細胞が扁平化し縦に柱状に配列している．細胞分裂が盛んで，また細胞によるコラーゲン線維やプロテオグリカン産生が増加しはじめる．
③ 肥大軟骨細胞層：細胞外基質を産生しながら，細胞が次第に肥大化し成熟する．その後，細胞柱間の軟骨基質に石灰化が起こり，軟骨内骨化によって骨組織に置換される．力学的に最も弱い部分であり，外力によって肥大軟骨細胞層で骨端線離開を起こす．

3）骨幹端（metaphysis）

骨端軟骨板から骨幹に移行する部分である．骨端軟骨板が存在している時期には，軟骨性骨梁に骨基質が添加された第一次海綿骨とリモデリング（remodeling）されて成熟した第二次海綿骨が形成される．また骨吸収とリモデリングによって骨幹が形成される．

4）骨幹（dyaphysis）

厚い緻密骨で囲まれた管状をなし，内腔は骨髄腔である．力学的の負荷に対し強い抵抗性を示す．

5）骨膜（periosteum）

皮質骨の外側に存在する．関節軟骨面や腱・靱帯の付着部には存在しない．骨膜は骨皮質とコラーゲン線維束（Sharpey fiber）で密に結合しており，外側の線維層（fibrous layer）と内側の胚芽層（cambium layer）からなる（図3）．胚芽層は骨形成能に富み，成長期における骨の横径成長を司るとともに，炎症や骨折に伴い膜性骨化（intramembranous ossification）や軟骨形成（chondro-

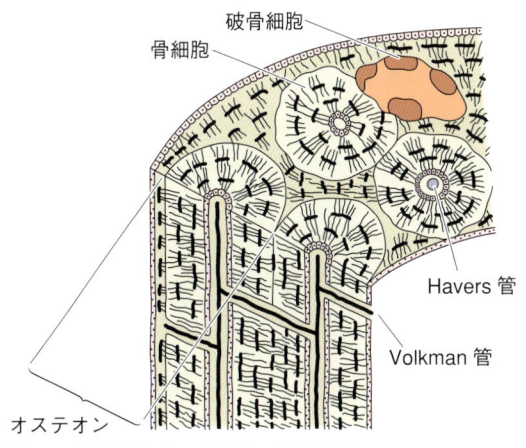

図4 皮質骨とオステオンの模式図

genesis）を起こす．一方，皮質骨の骨髄面は骨芽細胞と骨表面細胞（bone lining cell）の連結体で覆われ，内骨面と呼ばれる．通常，膜性組織は存在しないが，骨折などでは骨髄組織から骨形成能を有する細胞が増殖し，内骨膜を形成する．

2 皮質骨（cortical bone）

皮質骨は層板構造（lamella）からなる．皮質骨の層板構造は3つの層からなる（図4）．骨膜直下の皮質骨で骨幹を円周上に取り巻く外環状層板，骨髄内面で骨髄腔を同心円状に取り巻く内環状層板とその中間層である．中間層には骨内を縦走する血管（Havers管）を中心に同心円状の層板を形成するオステオン（osteon）と呼ばれる基本構造と，オステオンの間隙を埋める破壊されたオステオンの断片（介在性層板骨）からなる．オステオンは直径200～300 μm，長さは2～3 mmで，3～20数層の層板をなし，骨の長軸方向に配列している．この層板の中でコラーゲンは同一方向に走行しているが，各オステオン内でのコラーゲンの線維方向は異なるため，圧縮や引っ張り力に対する抵抗性をあげている．また各オステオンの

29

総論1　骨折と骨折治療

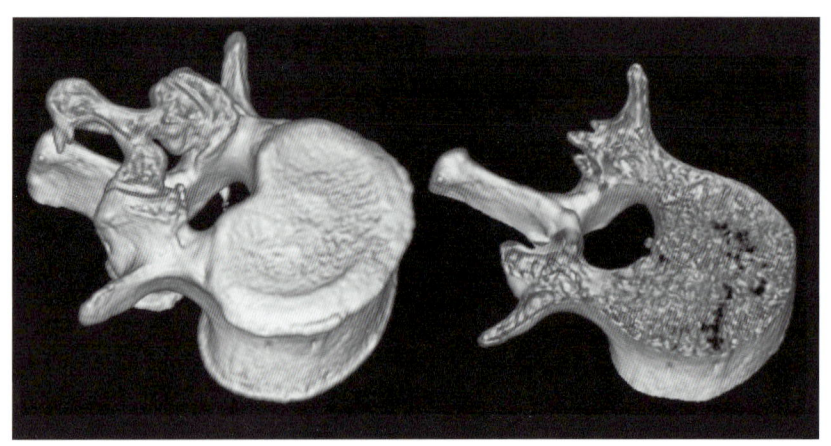

図5　マイクロCTでみた椎骨の三次元骨梁構造
〔九州大学整形外科学教室馬渡太郎先生から供与〕

石灰化度は異なるため，石灰化度が低いオステオンは衝撃を吸収できると考えられている．1つのオステオンが形成され消失するまでには100〜300日かかる．皮質骨を縦走するHavers管は皮質骨を斜走あるいは横走するVolkmann管と連結し，皮質骨外の血管とつながっている．

3 海綿骨（cancellous bone）

海綿骨は軟骨内骨化によって作られる骨梁からなる．骨梁は三次元の網目構造を呈し，その中に骨髄が存在する（図5）．海綿骨には軟骨性骨梁に骨基質が添加された第一次海綿骨とリモデリングされて成熟した第二次海綿骨がある．海綿骨にも骨層板はみられるが，その数は少なく円柱構造をしたオステオンは形成されない．しかし第二次海綿骨の骨梁表面には，半円柱状構造を呈する厚さ50〜70μmの層板が存在する．これは第二次海綿骨を構成する基本単位であり，パケットと呼ぶ．

2 骨代謝と恒常性維持機構

1 骨代謝

骨組織では常に骨形成と骨吸収が行われている．この形成と吸収という2つの相反する機能が連携されて，骨の代謝が行われている．成人の骨の代謝には，1）骨リモデリング，2）骨モデリング，3）損傷修復がある．

1）骨リモデリング

成長終了後の皮質骨や海綿骨はオステオンやパケットなどの骨単位が80〜90％を占める．この骨単位を吸収し形成する代謝機能を骨のリモデリングという．リモデリング過程は，①破骨細胞の活性化（activation），②吸収（absorption），③逆転（reversal），④形成（formation），⑤休止（quiescence）の5つの相からなる（図6）[1]．

① **破骨細胞の活性化**：内分泌環境や力学的環境あるいは損傷などの信号によって，骨髄由来の単核破骨細胞前駆細胞が骨表面細胞（bone lining cell）に覆われた骨表面に遊走され，前破骨細胞に分化して骨表面に付着する．
② **吸収**：前破骨細胞は，骨芽細胞系細胞であるストローマ細胞の作用によって融合して多核の成熟破骨細胞となる．破骨細胞は骨組織を吸収しながら移動し，吸収窩を形成する．1オステオンでの骨吸収はわずか2〜3週で行われる．
③ **逆転**：吸収窩で骨芽細胞前駆細胞が骨芽細胞に分化し増殖する．この骨芽細胞前駆細胞は類洞壁細胞あるいは血管内皮細胞であると考えられている．この吸収から形成への転換を共役（カップリング）という．
④ **形成**：骨芽細胞が類骨を形成し，その後ハイドロキシアパタイトが沈着し石灰化する．骨形成には3か月以上かかる．
⑤ **休止**：骨面は骨表面細胞で覆われ，骨形成が終了する．

2）骨モデリング

骨リモデリングでは骨の細胞活動は活性化→吸収→形成と進むため骨の外形は変わらないが，骨モデリングでは活性化→吸収あるいは活性化→形成と進むため骨の外形が変化する．成長期の外形の拡大や成長終了後の形態の修正といった骨の造形機能の総称である（図7）．骨は新たな静力学的条件に対して一定の法則に従ってその構

B. 骨の構造と恒常性維持機構

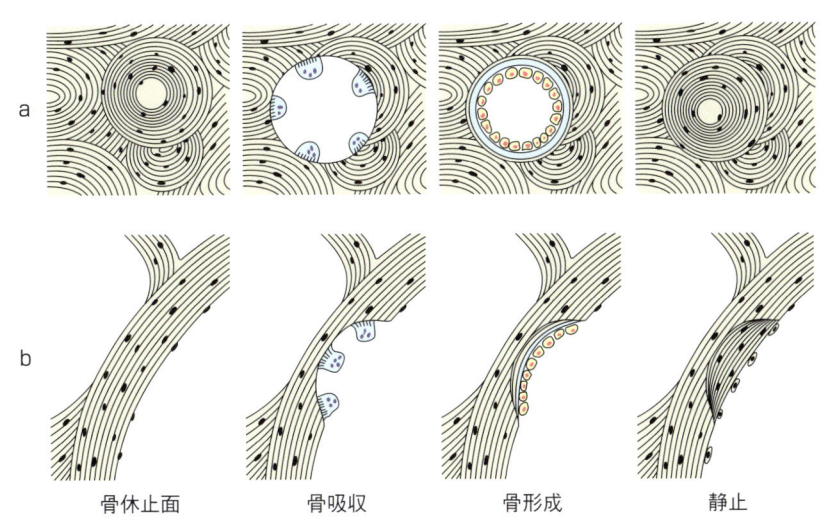

図6 骨のリモデリング
a：皮質骨の内部での骨単位の新生．吸収円錐にある破骨細胞が骨を吸収し，その後骨芽細胞が吸収腔周辺から求心的に骨を形成する．中央に Havers 管を残して骨新生は終わる．
b：海綿骨の骨梁での骨梁単位の新生．破骨細胞によって吸収腔ができ，骨芽細胞が新しい骨量単位を形成する．吸収した骨量とほぼ同じ骨量を形成すると骨形成を中止する．

〔高橋榮明：骨のリモデリング．骨の科学．医歯薬出版，1985 から〕

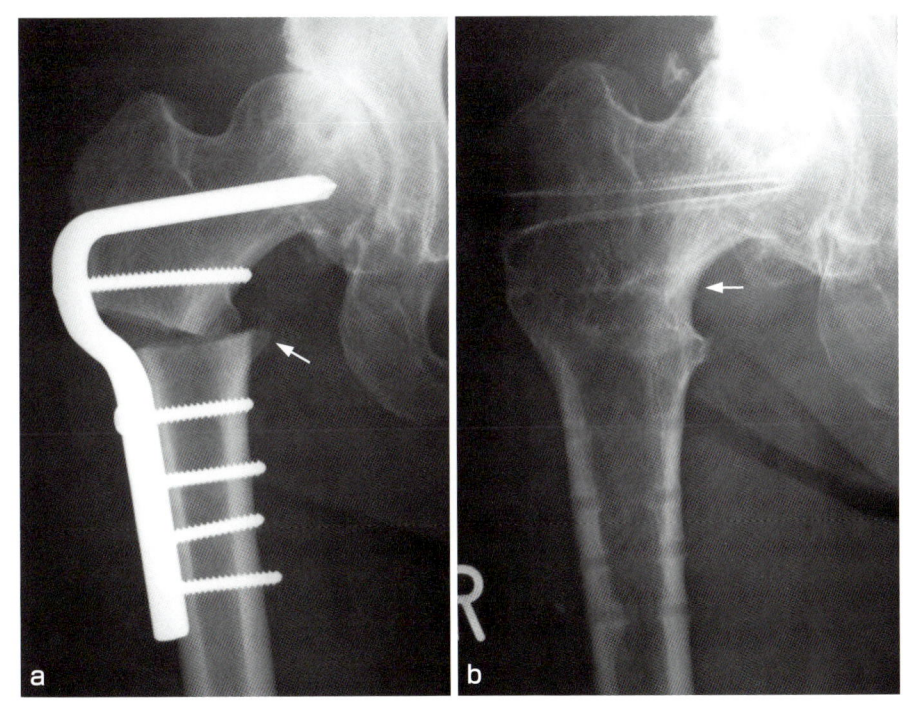

図7 骨のモデリング
内反骨切り術後に頚部が再形成されている．
a：術直後
b：抜釘時

造を順応させる能力がある(Wolff の法則)．すなわち，圧迫力が増加した側の骨皮質は肥厚し海綿骨も密となるが，圧迫力が減少した側では骨皮質は菲薄化し海綿骨も疎となる．

3) 損傷修復

骨折など非生理的な損傷が生じた場合に起こる．膜性骨化や軟骨内骨化によって形成された線維性骨は骨リモデリングにより層板骨に置き換わる．

総論1　骨折と骨折治療

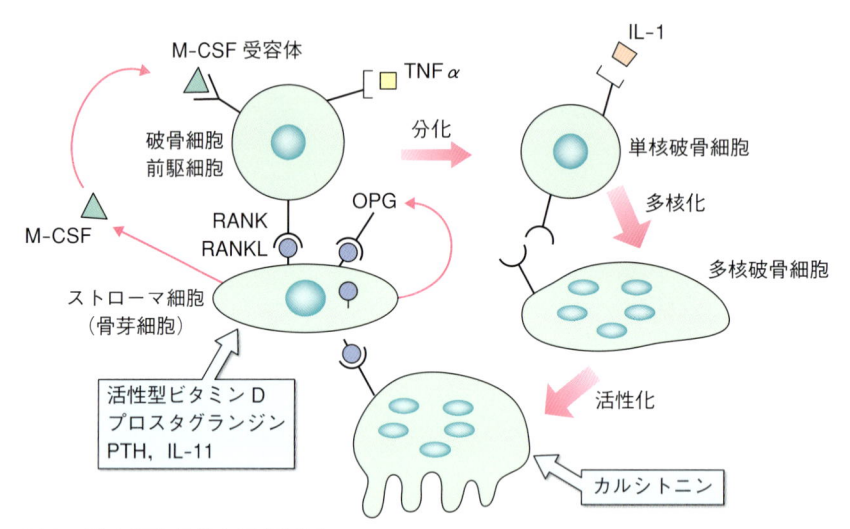

図8　破骨細胞分化と制御因子
RANK：receptor activator of NF-xB, RANKL：リガンド, 破骨細胞形成促進因子（osteoclast differentiation factor；ODF), OPG：osteoprotegerin, 破骨細胞形成抑制因子, M-CSF：マクロファージコロニー刺激因子, TNFα：tumor necrosis factorα, IL-1：interleuikn-1, PTH：parathyroid hormone, IL-11：interleukin 11.
〔神宮司誠也：骨の基礎科学, 神中整形外科学. 南山堂, p309, 2004から〕

2　恒常性維持機構

1）カルシウム恒常性

カルシウムは骨塩として骨格の力学的強度を保つとともに，細胞外液ではカルシウムイオンとして神経-筋の興奮，血液凝固，内分泌細胞の分泌などに重要である．また細胞内ではサイクリック AMP とともに細胞内の情報伝達に重要な役割をもつ．そのため細胞外液中のカルシウム濃度を一定に保つことは，生体が通常機能を維持するうえできわめて重要である．

体内でカルシウム代謝を行うのは，吸収をする小腸，貯蔵をする骨，排泄をする腎臓の3つの器官である．これらの3つの器官でのカルシウム代謝を調節する物質として，副甲状腺ホルモン PTH（parathyroid hormone），カルシトニン，ビタミンDがある．

(1) 副甲状腺ホルモン〔parathyroid hormone（PTH）〕

血清カルシウム濃度の変化を副甲状腺細胞のカルシウム受容体が感知し，PTHの合成・分泌を調節する．PTHの標的器官は主に骨と腎臓であるが，間接的には腎臓におけるビタミンDの活性化を介して小腸にも働く．

PTH は骨芽細胞の PTH 受容体に作用し，RANKL（receptor activator of NF-κB ligand）の発現を誘導するとともに，OPG（osteoprotegerin）の産生を抑制する．RANKL は破骨細胞の RANK と結合し破骨細胞の分化や活性化を促進する（図8）．OPG は RANKL と結合し RANKL と RANK の結合を阻害するため，OPG 産生の抑制もまた破骨細胞の分化や活性化を促進する．つまり PTH は骨芽細胞を介して骨細胞の分化や活性化を促進し，破骨細胞が骨からカルシウムを遊離させることで血中カルシウムを上昇させる．

PTH は腎臓では近位および遠位尿細管でカルシウムの再吸収を促進すること，また近位尿細管でのビタミンDの活性化を促進することで血中カルシウムを上昇させる．

(2) カルシトニン

甲状腺濾胞細胞から分泌される．カルシトニンが成熟破骨細胞のカルシトニン受容体に作用すると，破骨細胞の波状縁（ruffled border）の動きが停止し，最終的に骨表面から破骨細胞がはがれる．結果としてカルシトニンは破骨細胞の骨吸収を阻止し，骨からのカルシウムの遊離を減少させる．腎臓では遠位尿細管に作用し，カルシウムの排泄を促進する．これらの作用で血中カルシウムを低下させる．

(3) ビタミンD

活性型ビタミンDは，ステロイドホルモンや甲状腺ホルモンと同様に，標的細胞の核内に存在する受容体と複合体を形成しシグナルを伝達する．

小腸では粘膜上皮細胞を介するカルシウム吸収を促進する．骨では破骨細胞の形成と活性を促進し，骨吸収を促進する．腎臓では遠位尿細管に働き，カルシウムの再吸収を促進する．これらの作用で血中カルシウムを上昇させる．

2) リン恒常性

リンは骨の石灰化に必要であり，また核酸の合成，エネルギー代謝，細胞膜の透過性，血液の緩衝性などに重要である．血液中ではリン脂質，リン酸エステル，無機リン酸として存在する．無機リンとして腸から吸収され，近位尿細管から再吸収される．PTHはこれを抑制し，尿中へのリン酸の排泄を促進する．

文献

1) 高橋榮明：骨のリモデリング．骨の科学．医歯薬出版，東京，1985．
2) 神宮司誠也：骨の基礎科学．南山堂，東京，p309，2004．

（占部　憲）

炎症は仮骨形成に不可欠

犬の脛骨の骨髄内に軟鉄の針金を入れておくと，骨は大量の骨膜性仮骨によって包まれるが，骨折は全然ない（写真左）．これは針金が骨髄内で発錆しており，化学的炎症と思われる．刺激の弱いニッケル鋼線を挿入した腓骨にも同様の仮骨がみられるが，少量である．Küntscherは種々の化学的刺激が，その刺激の程度によってさまざまな大きさの仮骨を形成することから，髄内釘の突出部に形成される仮骨帽の形成も同じ機序によるものと考えた．

〔Küntscher G：Plaxis der Marknagelung〕

（糸満盛憲）

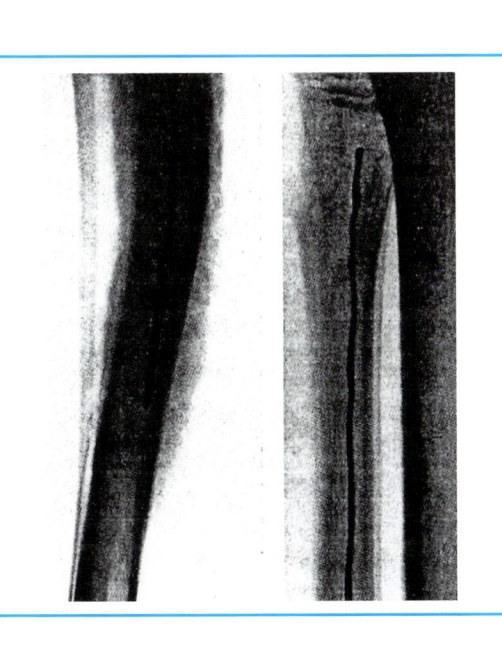

総論1　骨折と骨折治療

C　骨折の治癒過程

1　骨折治癒の組織学的過程

　骨折治癒は創傷治癒の1つであり，その生体反応は骨折直後から始まる．骨組織の自己修復能はきわめて高く，連続する段階を経て治癒する．骨折治癒の生体修復反応は時間的・空間的に重複あるいは連続して起こり，これらを骨折治癒過程と呼んでいる．骨折治癒過程は異なった細胞性事象が生じ，その特徴によって分類される．すなわち，骨折直後の血腫形成，炎症性細胞浸潤から始まり，膜性骨化，線維性仮骨形成，軟骨形成，内軟骨性骨化，硬性仮骨架橋，リモデリング（remodeling）の各段階を経て骨折治癒過程は進行する．特に，内軟骨性骨化は未分化間葉系細胞の軟骨細胞分化，石灰化軟骨細胞までの最終分化，破軟骨細胞による細胞外基質吸収と新生骨添加など，著しい細胞性事象が短期間に進行する特徴をもつ．

1　血腫形成，炎症性細胞浸潤

　骨折直後から軟部組織損傷，骨膜，骨組織の部分あるいは全周に及ぶ連続性の途絶によって（図1a）出血し血腫が形成される（図2a）．血腫は骨折部の軟部組織側，骨折部間隙および骨髄腔側に形成される（図2a, b）．この血腫には血液成分のみでなく，骨髄，軟部組織や骨組織の断片が含まれている（図1b）．形成された血腫からtransforming growth factor-β（TGF-β），platelet derived growth factor（PDGF）や脂質メディエータなどが放出，徐放されることで骨折治癒に働きかけることが報告されている．これらの成長因子やサイトカインは，種々の細胞遊走を促進することが知られ，骨折部へ好中球などの炎症性細胞遊走，浸潤を惹起させる（図1b）．

骨折部周辺へ遊走した炎症性細胞は，さらに種々のサイトカインを放出することで骨折部周囲の新生血管形成，膜性骨化を起こす（図1c, d）．また，血腫のサイズは骨折部仮骨サイズと相関関係があることから，血腫のサイズと軟部組織損傷の程度や骨折部の不安定性との関係[1]があることも示されている．

　骨折部皮質骨に存在する骨細胞は，骨折断端部から数μmから数十μmの範囲で消失し，多数の空虚化骨小腔を認める（図1c, d）．骨細胞の消失は，骨折後数時間から骨細胞アポトーシス由来の細胞死の結果生じたものと考えられている．これらの現象と骨折治癒過程における種々の細胞性事象との関係は明らかにされていない．しかし，骨芽細胞/骨細胞間の情報伝達による骨形成制御が行われていることから，骨細胞アポトーシスと骨折治癒との相関関係が存在する可能性がある．

2　膜性骨化

　膜性骨化は，骨折部から少し離れた骨膜組織の肥厚から始まり，組織内骨化とも呼ばれる（図2b）．骨膜は数層の細胞から構成される組織で，骨組織側は胚芽細胞層，軟部組織側は線維芽細胞層と呼ばれている．骨膜肥厚は，胚芽細胞層の細胞増殖による重層化を生じ（図1d），数日で細胞周囲に類骨形成を認める（図2c）．類骨と骨芽細胞から形成される新生骨の一部は，次第に皮質骨側に層板骨を認めるようになり，そのほかの新生骨内には骨髄腔と類洞を形成するようになる．未熟骨組織からなる一次海綿骨組織（係留仮骨）は骨折両脇に次第に盛り上がるように形成されていく．膜性骨化の結果，形成された新生骨に接する軟部組織境界部には旺盛な新生血管を認めるようになるが，その役割については不明である（図2c）．

C. 骨折の治癒過程

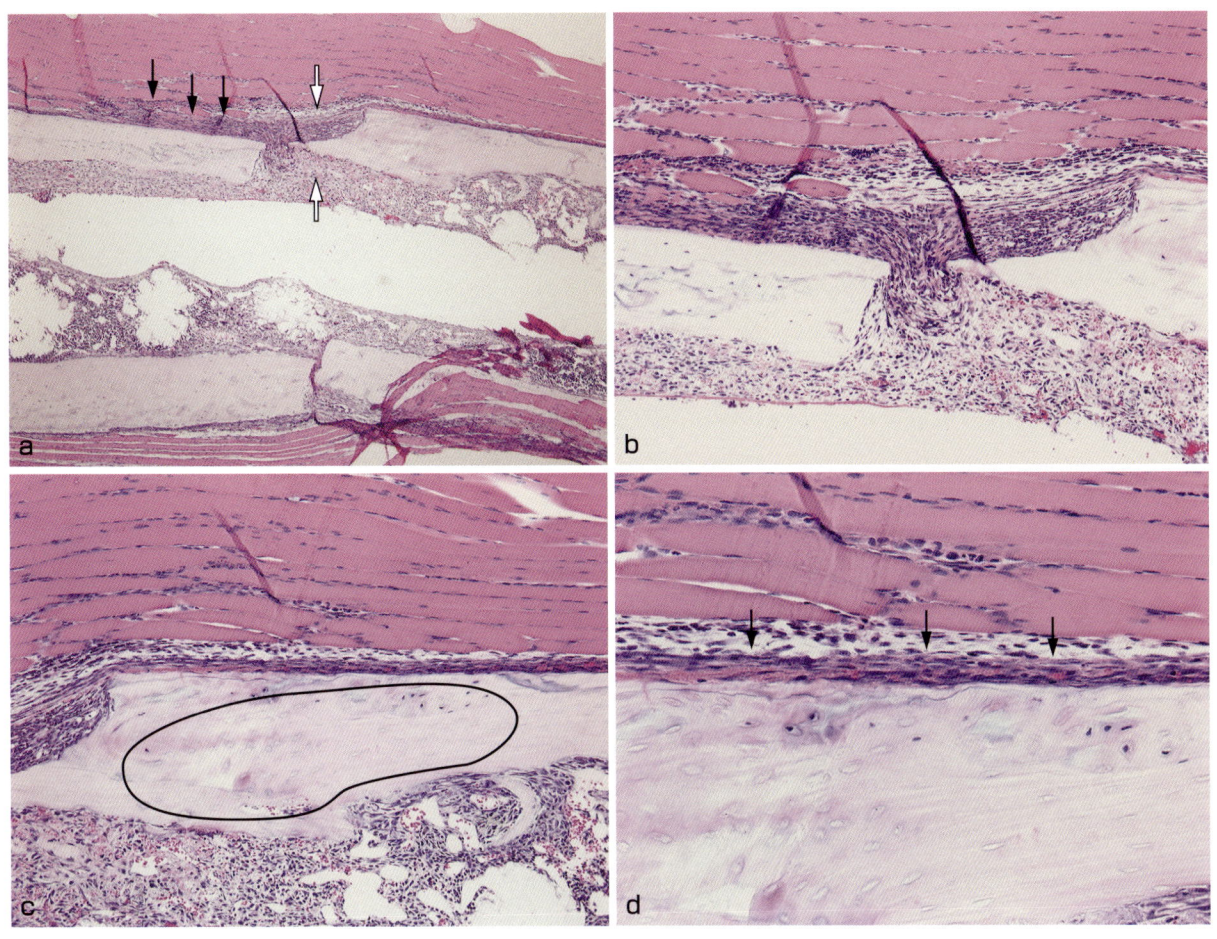

図1　マウス大腿骨骨折後3日の組織所見
a：（×100）骨折部と骨髄腔への炎症性細胞浸潤（⇨で示した部分）と骨膜の重層化（→で示した部分）が認められる．
b：（×200）骨折部には，骨髄組織，軟部組織や骨組織片が存在する．
c：（×200）骨折部皮質骨断端には，空虚化した骨小腔を多数認める（◯で囲んだ部分）．
d：（×400）骨折部近傍の骨膜細胞は重層化を示し肥厚している（→で示した部分）．類骨形成はまだ認められない．

3 線維性仮骨形成と軟骨形成

　骨折部と膜性骨化を生じた部位との間に挟まれた領域には，骨膜細胞由来の線維芽細胞からなる軟性仮骨が形成される（図3）．線維芽細胞が増殖して軟性仮骨が徐々に増大すると，骨折端付近の皮質骨表面に接する細胞群は軟骨細胞へと変化する（図4a, b）．この変化は，線維芽細胞に含まれる未分化間葉系細胞の軟骨細胞分化によるものとされており，その軟骨細胞分化制御にはfibroblast growth factors（FGFs）[2,3]，hypoxia-inducible factor 1α（HIF-1α），heme oxygenase-1（HO-1），vascular endothelial growth factor（VEGF）[4-6]などが関与していると報告されている．軟骨細胞分化は骨折治癒過程の進行とともに進み，線維性仮骨中の軟骨組織で占める範囲は徐々に広がっていく．この過程を軟骨形成と呼んでおり（図4c），膜性骨化による新生骨との境界部分において肥大軟骨細胞，石灰化軟骨細胞へと最終分化する．

4 内軟骨性骨化

　膜性骨化の一次海綿骨類洞静脈や，軟骨組織との境界面に存在する微小血管から供給されるマクロファージ由来の破軟骨細胞は，石灰化軟骨細胞周囲の細胞外軟骨基質を貪食する（図4d）．この破軟骨細胞作用によって局所へ活性化VEGFが放出され，作用することによって血管内皮細胞や前駆細胞の細胞遊走が促進され血管新生が生じる．新生血管が軟骨組織内に侵入することで内軟骨性骨化が進行していく．内軟骨性骨化境界部の硬性仮骨側では，骨芽細胞増殖，新生骨添加，類洞静脈形成を認める（図4d）．
　一方，線維性仮骨が徐々に軟骨組織に置き換わり軟骨形成が進むと（図4e），骨折部の左右で形成された軟骨組織が癒合する（図5a）．軟骨組織と膜性骨化の一次海綿骨境界線では，扇を閉じるように内軟骨性骨化が進行し，結果的に硬性仮骨架橋が形成される（図5b）．硬性

総論1　骨折と骨折治療

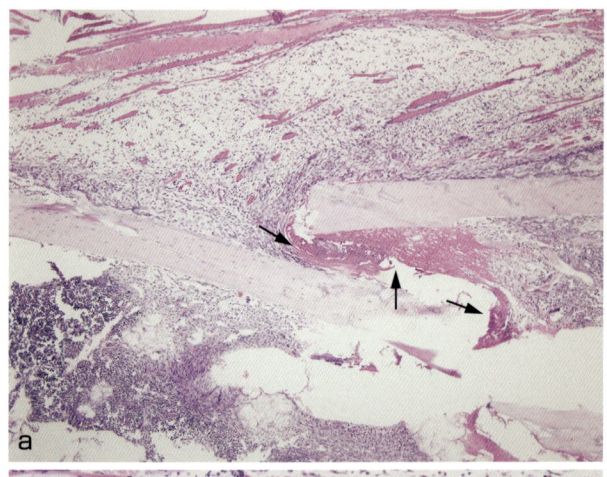

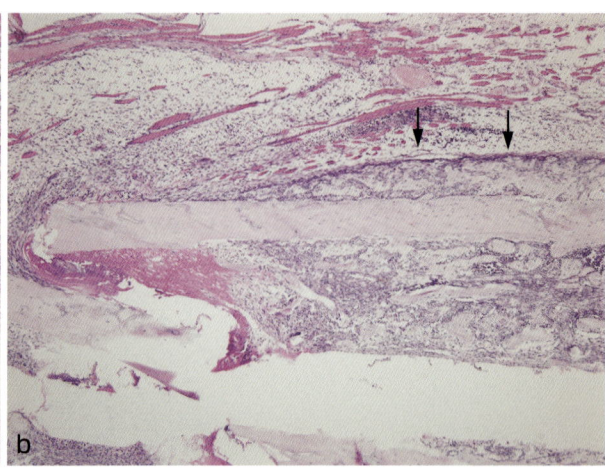

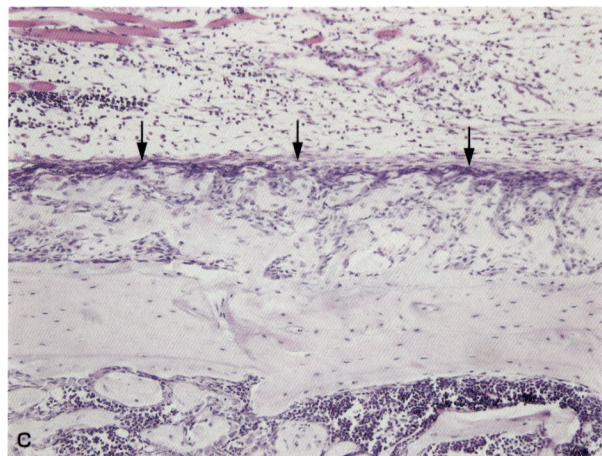

図2　マウス大腿骨骨折後5日の組織所見
a：（×100）血腫は骨折部間隙だけでなく，骨膜上や骨髄腔など広範囲に形成される（矢印）．
b：（×100）骨膜の重層・肥厚を示した部分は，膜性骨化を認めている（矢印）．
c：（×200）骨芽細胞による類骨形成が認められ，膜性骨化の一部に類洞静脈形成も認められる．未熟な骨組織からなる一次海綿骨組織の形成を認める（矢印）．

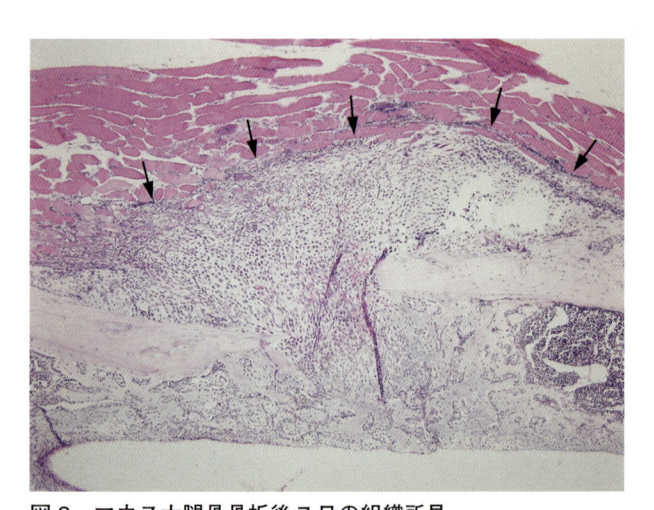

図3　マウス大腿骨骨折後7日の組織所見
（×100）膜性骨化を生じた部位に挟まれた領域には，骨膜細胞由来の線維芽細胞で構成された軟性仮骨が形成される（矢印）．

仮骨内に取り残された島状軟骨組織は破軟骨細胞によって新生骨へと次第に吸収置換されて内軟骨性骨化は終了する．この段階の仮骨は血管に富む幼若な線維骨（woven bone）であるため（図5c），十分な支持性は期待できない．仮骨の形成には全身的調節因子のほかに，局所的因子としての生化学的，生理的，力学的因子の作用によって制御されている．これら調節因子を利用して骨折治癒を制御し，促進作用を得る治療が試みられている．

5　リモデリング（再造形）

形成された幼若な線維骨は，徐々に吸収・新生を繰り返しながら皮質骨と海綿骨の構造を整えていく．この過程をリモデリングと呼んでいる．膜性骨化や内軟骨性骨化によって形成された一次海綿骨組織はリモデリングによって成熟しながら，同時にその中に骨髄が形成されてくる．リモデリングは仮骨下の皮質骨にも及び，次第に全体が癒合し，さらにリモデリングが進行していくと元の構造，形と力学的強度をもった骨に復元されていく．また，骨折仮骨が局所の力学的要請に応じてリモデリングしていく過程には力学的刺激が大きく関与している．その基本法則は，Wolffの法則に従って進行する．

C. 骨折の治癒過程

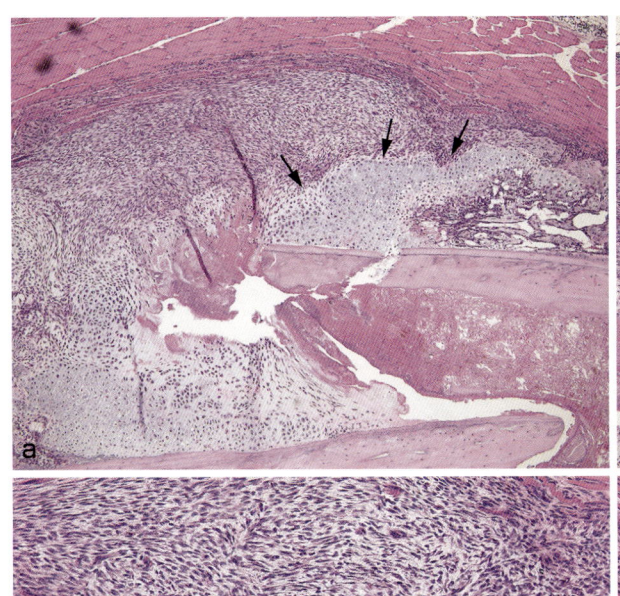

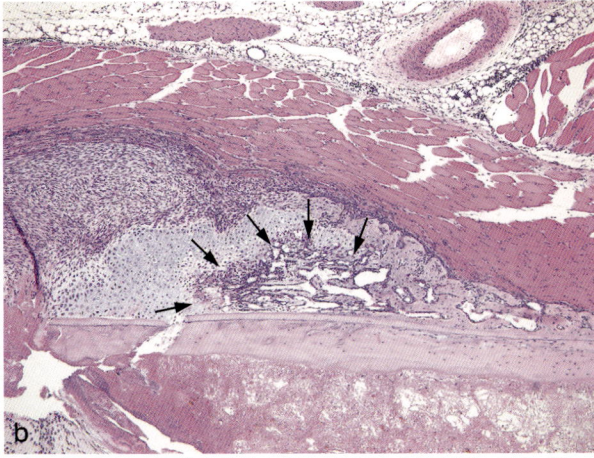

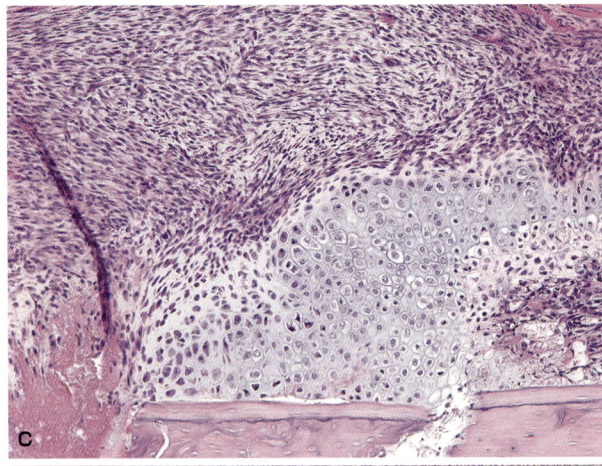

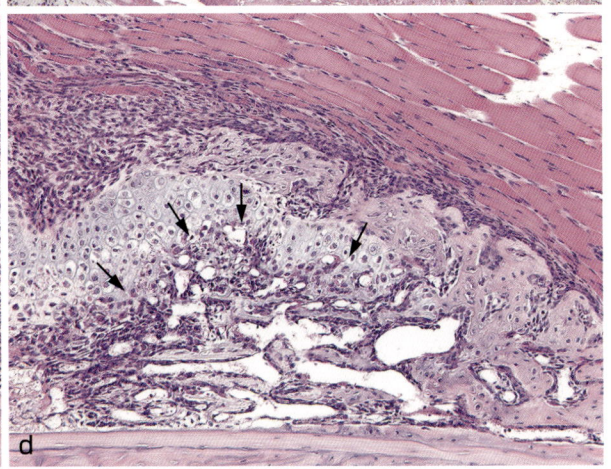

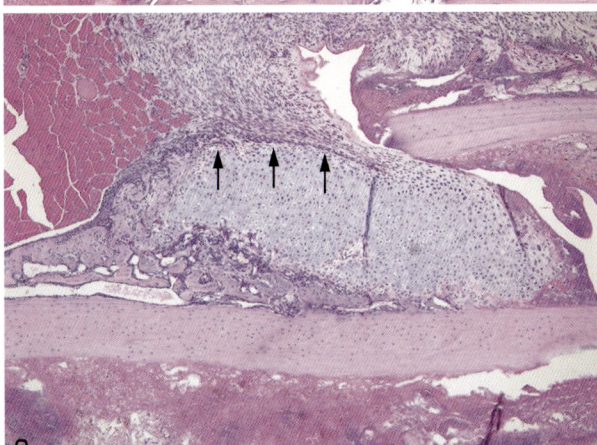

図4 マウス大腿骨骨折後10日の組織所見

a：(×100) 軟性仮骨内の骨折端近傍皮質骨表面に接する部分に軟骨形成を認め（矢印），徐々に領域は拡大する．

b：(×100) 軟骨形成と膜性骨化による一次海綿骨組織との関係．軟骨形成による軟骨組織と膜性骨化により生じた一次海綿骨組織は接して存在し，境界部では内軟骨性骨化を生じている（矢印）．

c：(×200) 軟骨形成により生じた軟骨組織は，比較的未熟な軟骨細胞から石灰化軟骨細胞まで種々の分化度を示す細胞が認められる．線維芽細胞に接している細胞は比較的未熟で，内軟骨性骨化部には石灰化軟骨細胞が認められる．

d：(×200) 内軟骨性骨化の最前線では，石灰化軟骨細胞と周囲軟骨基質が吸収・置換されて骨化が進む．一次海綿骨組織には，類洞静脈形成を認める（矢印）．

e：(×100) 線維芽細胞により構成される軟性仮骨は，徐々に軟骨細胞へと分化することで軟骨組織領域を拡大していく（矢印）．

> **Point**
> 骨モデリングとは骨組織が発生後に骨の正常形態発育維持される機構である．一方，骨リモデリングとは，骨組織の傷害に伴い生じた新生骨が吸収・新生を繰り返して皮質骨・海綿骨構造を整える機構である．

総論1　骨折と骨折治療

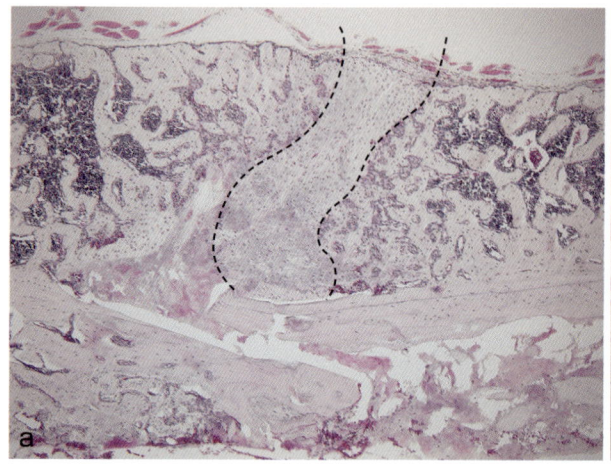

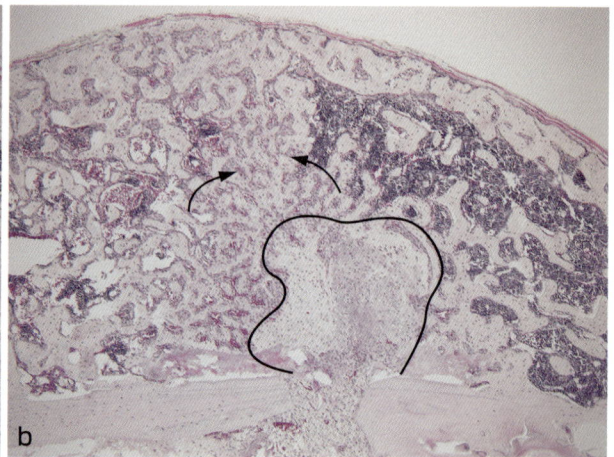

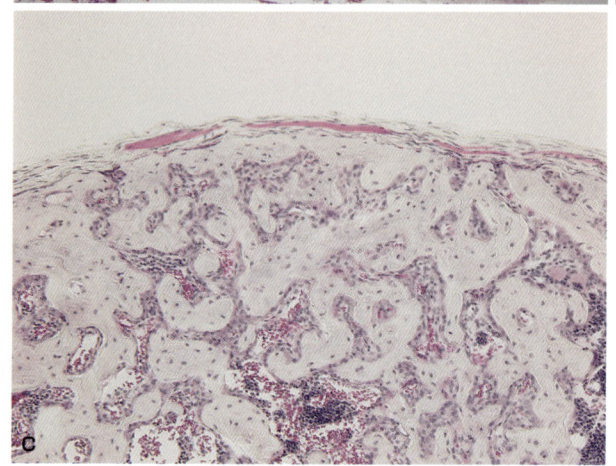

図5　マウス大腿骨骨折後14日の組織所見
a：（×100）骨折部を中心に左右で形成された軟骨組織は癒合して連続性をもつようになる（矢印）．この時点では硬性仮骨架橋は完成していない．
b：（×100）骨折部を中心に左右で，内軟骨性骨化が扇を閉じるように進行し（矢印），硬性仮骨架橋が形成される．この時点では仮骨内に一部軟骨組織が残存している（○で囲んだ部分）．
c：（×200）硬性仮骨架橋後の一次海綿骨は，血管に富む幼若な線維骨（woven bone）であり，十分な力学的強度はもっていない．

② 骨折治癒過程の細胞，分子メカニズム

　骨折治癒過程にみられる結合織内骨化，軟骨形成，軟骨内骨化の細胞反応に応じて，異なった成長因子の発現が認められる．骨折直後には，骨折部や骨折部を中心とする骨膜上に血腫が形成される．TGF-βやPDGFは血小板に貯蔵されており，血腫形成時に血小板から放出され炎症性細胞の遊走や細胞増殖に寄与している．また，COX2由来PGE2やスフィンゴシン-1-リン酸などの脂質メディエータの関与が指摘されている．軟骨形成，軟骨内骨化が認められる過程においては，骨芽細胞や軟骨細胞が局所で産生し，自己の細胞や近傍の細胞に働く（オートクライン，パラクライン）TGF-β，FGFs，PDGF，BMP2，BMP4，IGF-1，PTHrP，HIF-1α，HO-1，VEGFなどが骨折仮骨において発現していることが報告されている．発現時期や局在など，時間的・空間的に重複しながら多種類の成長因子が発現し，細胞群の細胞増殖，分化制御にかかわっているものと推察されている．

　近年，シクロオキシゲナーゼ2（cyclooxygenase2；COX2）由来プロスタグランジン E_2（PGE_2）が骨折治癒過程において必須であることが臨床研究，基礎的研究の双方で示されている[7,8]．プロスタグランジン類（PGs）は，アラキドン酸カスケードを通して産生される．ヒスタミン，ブラジキニン，ロイコトリエン，アンギオテンシン，トロンビンや種々のサイトカイン，成長因子がホスホリパーゼ A_2 を活性化する．その結果，細胞膜成分であるリン脂質からアラキドン酸が切り出される．切り出された遊離アラキドン酸は，脂肪酸シクロペルオキシダーゼにより2分子の酸素が添加されてエンドペルオキシドとヒドロペルオキシドをもつ PGG_2 に変換される（脂肪酸シクロペルオキシダーゼ反応）．PGG_2 は，PGヒドロペルオキシダーゼによって還元されて水酸基をもつ PGH_2 に変換される（ヒドロペルオキシダーゼ反応）．これら2つの酵素反応は，同一酵素によって触媒されることが知られており，正確にはPGエンドペルオキシド合成酵素あるいはPGH合成酵素と呼ばれるべきであるが，一般的にはシクロオキシゲナーゼと呼んでいる．生成された PGH_2 は種々の組織に応じて PGE_2，PGD_2，

PGD$_2\alpha$, PGI2, TX(トロンボキサン)A$_2$ などに変換される. シクロオキシゲナーゼはCOX1とCOX2の2つのアイソフォームをもつ. 1991年, COX2は発癌プロモータ, ホルモン, 成長因子(EGF, PDGF, TGF-β), サイトカイン(IL-1β, TNF-α, IFN)などで誘導される初期応答遺伝子として報告された[9]. 一般的に炎症作用を惹起することで知られるCOX2由来PGE$_2$は, 骨芽細胞に対して分化促進作用, 骨形成作用などアナボリックな効果を示す. また, マクロファージからの破骨細胞分化作用や血管新生作用を有することからも, COX2由来PGE$_2$は骨折治癒過程における重要な役割があることが予想されていた. 近年, ゲノミクスの手法によるノックアウトマウスを用いた研究が進んできたことで, COX2由来PGE$_2$の骨折治癒過程における役割も明らかになってきている.

私たちもCOX2ノックアウトマウス大腿骨骨折モデルを作成し, 骨折治癒過程におけるCOX2由来PGE$_2$の役割を検討している. COX2ノックアウトマウス骨折治癒過程において, 骨折直後から軟骨形成までの期間は若干の遅延を示すものの, 比較的正常な過程をたどる. 一方, 内軟骨性骨化から硬性仮骨架橋までの期間は著しく遷延する. これら内軟骨性骨化の遷延は10週齢前後の若週齢よりも40週齢以降の高週齢に認められる傾向が強かった. さらに, 骨折部にPGE$_2$や受容体アゴニストを投与することで内軟骨性骨化の遷延が改善することが解明されている. これらの結果は, 骨折治癒過程におけるCOX2由来PGE$_2$の役割が内軟骨性骨化に重要であること, 加齢に伴って役割が変化することなどを示している. また, 高齢者における骨折治癒過程にはCOX2由来PGE$_2$が必須であり, COX2阻害によって内軟骨性骨化を著しく遷延させる可能性が高いことを示唆している. これら基礎的研究によって得られた事実は, 近年COX2選択的阻害薬やその他の非ステロイド性消炎鎮痛薬の投与によって骨折治癒が遷延したとの多くの臨床報告の裏づけになっている[7]. よって, 臨床診療における非ステロイド性消炎鎮痛薬の使用は, 特に高齢者に合併して生じる脆弱性骨折治療の際に十分考慮して行われるべきものと考えられる.

③ 骨折治癒に影響を及ぼす因子

1 全身的因子

性別の骨折治癒への影響については, 定説がなく男女差はないものと考えられている. 年齢は若年者ほど骨癒合が早く, 特に骨膜が厚く血流が豊富であり, 皮質骨に存在する血管が豊富である乳幼児の骨折治癒は早い. また, 高齢者における骨折治癒期間の延長が報告されているが, 加齢による骨折治癒遷延の詳細なメカニズムは明らかでない.

私たちは, 高齢者における骨折治癒過程の特性について動物骨折モデルを用いて検討している. 8週齢と40週齢のマウス大腿骨骨折モデルを作成し, 骨折治癒過程にみられる結合織内骨化, 軟骨形成, 軟骨内骨化の細胞反応について検討した. その結果, 40週齢マウス骨折治癒過程における種々の細胞反応すべてが, 8週齢マウスと比較して遷延することが明らかになった. 特に, 軟骨形成から軟骨内骨化終盤に認められる硬性仮骨架橋までにかかる期間が延長を示した. このほかに, 貧血, 低タンパク, 電解質異常など栄養状態が低下した状態では細胞の活性が低下して骨癒合が遅延する. これらのことから, 加齢は骨折治癒に対して負の影響を及ぼすものと考えられる.

2 局所的因子

■ 物理的因子

骨折治癒に及ぼす物理学的局所因子には, 骨折断端間の距離や介在物の有無, 骨折部安定性などがあげられる. 骨折端の接着は骨折治癒過程で非常に重要で, 骨折端同士が離れていると骨折部安定性も悪く, 仮骨架橋距離が長くなるために骨癒合は遅延する. このような環境は, 骨折部過剰転位, 整復不良, 骨欠損, 過牽引などによって生じる.

骨折部を固定することは, 骨癒合を得るための最低限の条件である. 副子, ギプス, 装具などによる外固定, 鋼線, 髄内釘, スクリュー, プレートなどを用いた内固定や創外固定が行われる. 固定性が不良な外固定, 牽引療法や拙劣な手術による不安定な内固定は, 骨折部に大きな動き(macromovement)を生じて骨癒合を遷延させる. 骨折部の微細な動き(micromovement)は骨新生を促すといわれている. 一般に骨折部に形成される仮骨を破壊しない程度の動きと考えられ, 線維性仮骨, 軟骨形成期の仮骨, 硬性仮骨架橋時期の仮骨ではそれぞれ許容範囲は異なり, その大きさは定量的には明らかになっていない. 一般的に骨軸方向への適切な圧迫負荷は, 骨癒合に有利であると考えられている. 骨癒合が遷延した際に創外固定器を緩める, 髄内釘の横止めスクリューを抜去して骨軸方向の圧迫力を作用させるなどのダイナマイ

総論1　骨折と骨折治療

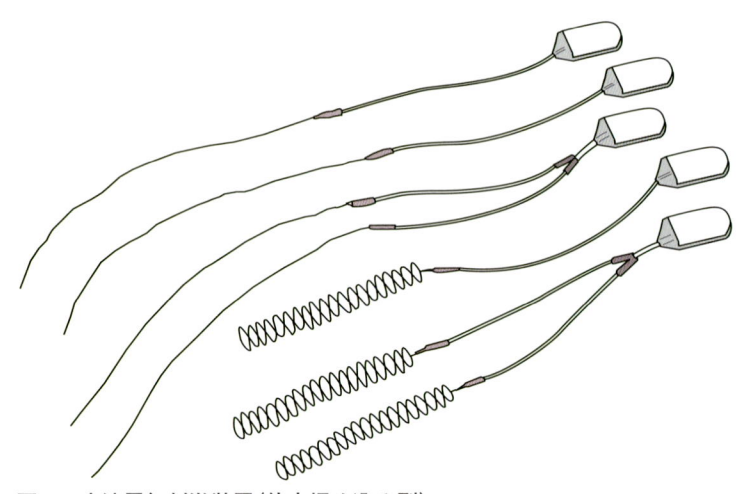

図6　直流電気刺激装置（体内埋め込み型）
電極を骨折部へ設置し，発生装置も体内に設置する．

ゼーション（dynamization）は骨癒合促進を期待する方法である．一方，捻転応力，剪断応力はかなり小さくても骨癒合を遅延させ，また過度の屈曲も骨癒合には不利とされている．

■ 生物学的因子

生物学的因子には，感染の有無，局所血流，骨折部周囲組織の生物学的活性などがあげられる．開放骨折は，高エネルギー外傷により生じることが多く，骨組織の粉砕にとどまらず骨膜や周囲軟部組織の損傷によって血行障害が広範囲に及ぶ．組織修復には良好な血流が不可欠である．また，開放創からの骨折部血腫の喪失，広範な骨膜の剥離，デブリドマンに伴う組織の切除などの操作によってさらに骨形成が障害される．開放骨折では感染を併発する頻度が高い．感染によって骨組織，軟部組織が破壊され，骨形成能が低下して骨新生が障害される．大腿骨骨頭下骨折，上腕骨解剖頚骨折，手舟状骨，距骨頚部・体部骨折などの関節内骨折では血行不全に陥りやすく骨折治癒障害，骨壊死に移行しやすい．また，脛骨中下1/3部では筋付着が少ないことから，骨癒合に不利であるとされている．

正常に進行している骨折治癒過程を飛躍的に促進することは困難であるが，骨癒合が遷延あるいは偽関節を形成した場合には，その原因を除去して局所環境を整えること，また局所的因子を応用してなんらかの刺激を加えることによって骨折治癒を促進することは可能である．現在試みられている手法をあげる．

1）力学的刺激を利用した骨折治癒促進

（1）電気刺激，変動電磁場刺激

物理的刺激を応用する方法には，低出力超音波パルス刺激，電気刺激，電磁場パルス刺激などがあり，遷延癒合や偽関節などの難治性骨折の治療に広く用いられている．微小電流による仮骨形成の研究，骨折治療への応用は，保田の直流電気刺激による作用発見に始まる．1953年保田は，ウサギ大腿骨の近位部と遠位部に2.5 cmの距離を置いて電極を挿入し，電圧1.5 Vの直流電流を3週間通電した結果，陰極周辺に多量の新生骨が形成されることを報告した[10]．その後，数多くの報告がなされ骨折治癒促進効果や骨形成作用が報告されている．微小電流発生装置を体外，電極を骨折部へ配置する機種や，装置から回路，電極まですべての部品を体内に埋め込むものまである（図6, 7）[11-15]．直流電気刺激の作用機序は，マイナス極に集まるCa^{2+}，K^+，Mg^{2+}などの陽イオンの影響と報告されている．Brightonらは，直流電流による局所酸素分圧の低下やpHの上昇など微小環境の変化の関与を報告している．またNortonらは細胞内Caイオンの上昇とcyclic AMP代謝，DNA合成への影響を述べているが，その細胞分子レベルでの詳細な機構は明らかでない．

直流電気刺激による方法論に引き続き開発されたのが，Bassettによるパルス電磁場刺激（pulsing electromagnetic fields；PEMFs）を用いた方法である[12]（図8）．この方法は，装置，回路，電極などを手術的に埋め込む必要がなく，体外から専用コイルを装着するだけで簡便である．また，内固定材料や創外固定の有無にかかわらず使用できる．骨折部に一致する体表の周囲に変動磁場を発生させる専用コイルを置いて，骨内に誘導電流を発生させて骨形成を促進するものである．また，Brightonは1981年に，CCEF刺激（capacitively coupled electric fields；CCEF）を開発した[15]（図9, 10）．骨折部を挟む2か所の皮膚に電極を貼付し電極間に低電圧交流波をかけ

C. 骨折の治癒過程

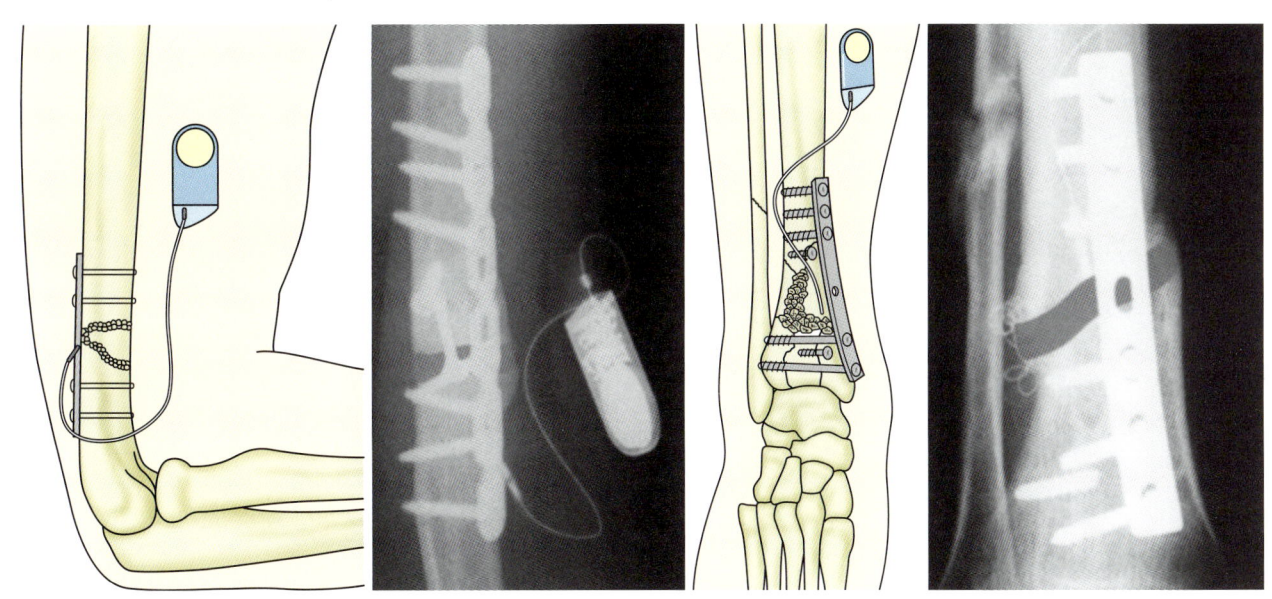

図7　直流電気刺激装置(体内埋め込み型)の使用例
上腕骨骨折と脛骨遠位端骨折への使用例で，電極，発生装置をともに体内へ埋め込んで使用する．

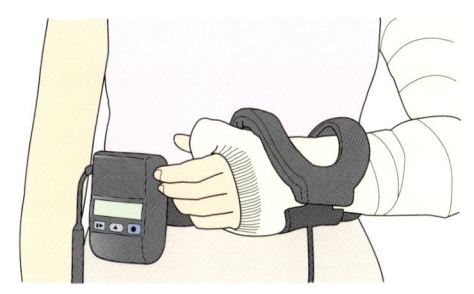

図8　パルス電磁場刺激装置(発生装置と専用コイル)
橈骨遠位端骨折への使用例．内固定材料，創外固定やギプス固定などの有無にかかわらず使用できる．

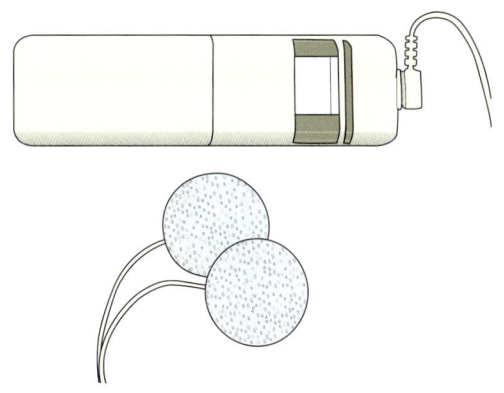

図9　CCEF刺激装置
発生装置と専用電極により，低電圧交流波を経皮的に骨折部へ加える．

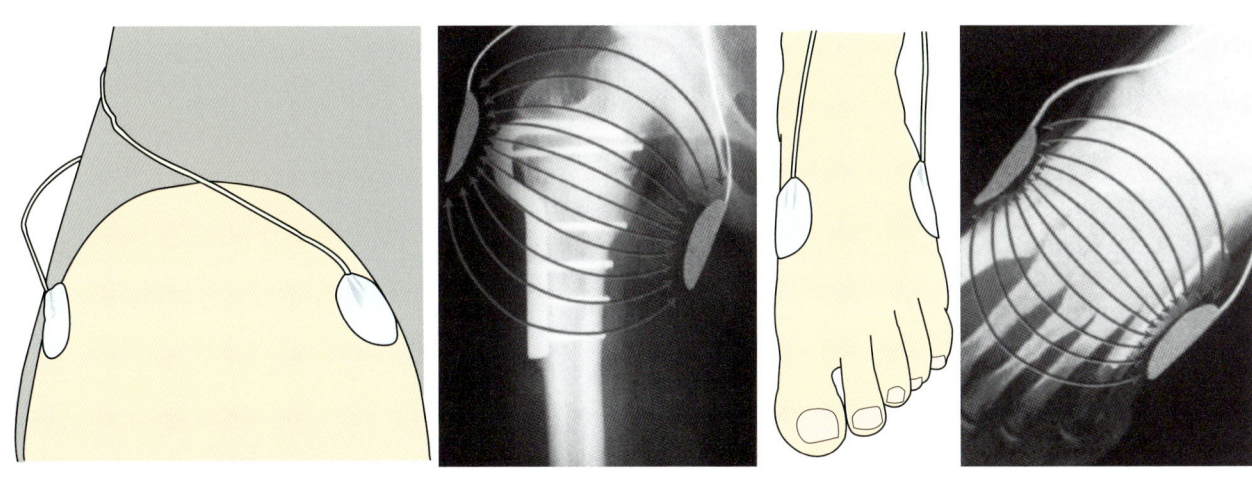

図10　CCEF刺激装置の使用例
電極は骨折部を挟むように経皮的に設置して使用する．

総論1　骨折と骨折治療

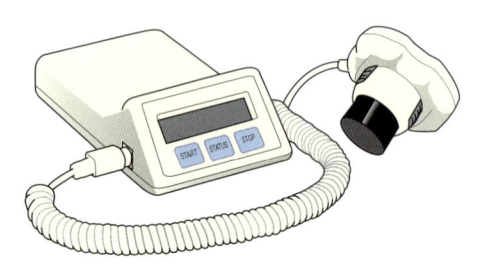

図11 低出力超音波パルス発生装置（Sonic Accelerated Fracture Healing System；SAFHS セーフス®）とそのプローブ

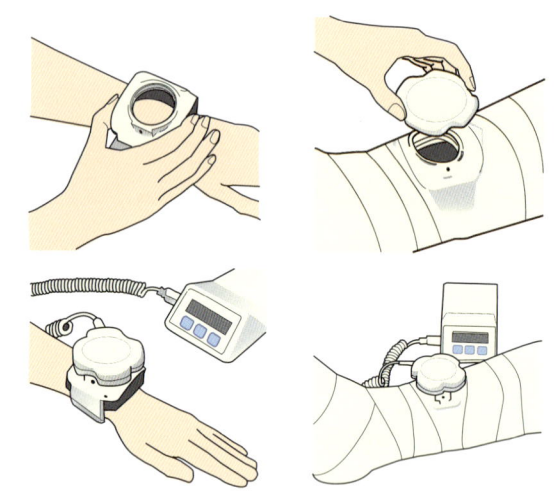

図12 低出力超音波パルス発生装置（セーフス®）のプローブ設置方法
専用ホルダーとバンドで固定する方法と，専用ホルダーとギプスを組み合わせる方法とがある．

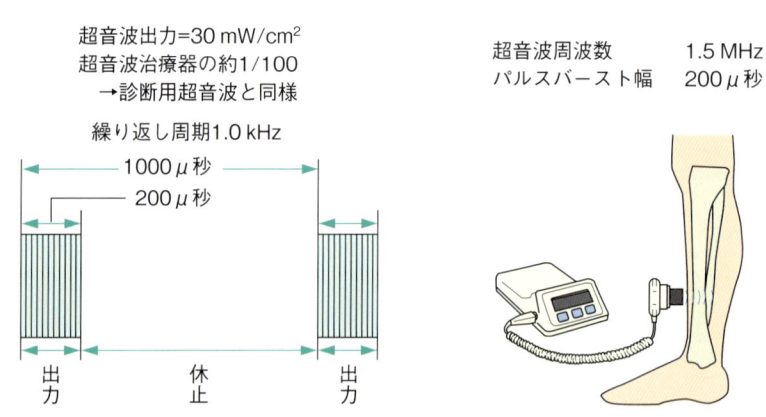

図13 低出力超音波パルス（LIPUS）の超音波特性と使用方法のシェーマ
超音波特性は，出力 30 mW/cm^2，繰り返し周期 1.0 kHz，バースト幅 200 μ秒，周波数 1.5 MHz である．超音波出力は，診断用超音波発生装置のそれとほぼ同等とされている．

る方法である．磁場強度，パルス周波数などが異なる数種の機種が市販されているが，骨内に生じる誘導電流はおおよそ 10〜15 mV/cm，10 μA であり，直流電気刺激で用いられる微小電流と同等である．本方法を用いた偽関節治療に関する報告では，8割程度の治癒率があったとの報告が多いが，1日10時間程度の治療時間がかかるという欠点がある．

（2）低出力超音波パルス

1950年代，超音波による骨折治癒への影響は，出力 5,000〜25,000 mW/cm^2 の超音波を照射すると，壊死や線維性組織形成を促し有害であると数多く報告されている．一方 Maintz らは，500 mW/cm^2 の超音波照射によってウサギ骨折治癒を促進することを報告しており，同じ超音波であっても高出力と低出力では得られる効果が異なることを示している．その後，さらに 30 mW/cm^2 と低出力で，パルス波である超音波に著しい骨折治癒促進効果があることが示された．

低出力超音波パルス（low intensity pulsed ultrasound；LIPUS）（図11〜13）の骨折治癒促進効果は，1983年ブラジルの Xavier と Duarte が26症例の偽関節症例に用いて70%治癒させた[16]との報告を筆頭に数多く存在する．また，同年に Duarte らはウサギ脛骨骨切りモデルにおいて治癒が促進されたと基礎研究データを報告している[17]．特に，LIPUS の骨折治癒促進効果の信憑性の高さは，アメリカで行われた無作為二重盲検臨床試験によって示された．1994年には Heckman らが脛骨新鮮骨折症例に対して無作為二重盲検プラセボ比較臨床試験を行い，LIPUS の治癒促進効果が統計学的に明らかであることを証明した[18]．1997年には Kristiansen らが橈骨遠位端骨折症例に対して同様の試験を行い，LIPUS

C. 骨折の治癒過程

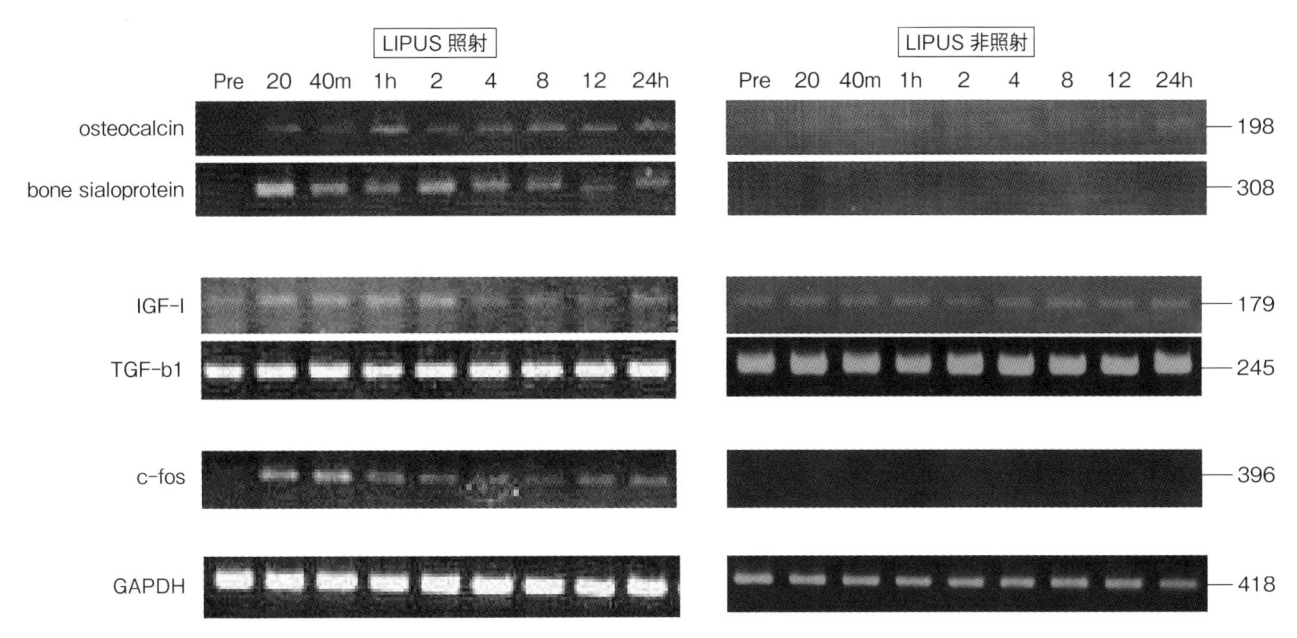

図14 マウス骨髄間質細胞株 ST2 に LIPUS を照射した際の遺伝子発現パターン
LIPUS 照射により osteocalcin や bone sialoprotein などの骨基質蛋白の遺伝子発現が二峰性の増加を示した.
〔Naruse K, et al : Anabolic response of mouse bone-marrow-derived stromal cell clone ST2 cells to low-intensity pulsed ultrasound. Biochem Biophys Res Commun 268(1) : 216-220, 2000 から〕

照射群で癒合期間が40%近く短縮したと報告し, 変形癒合が少ないことを示している[19].

わが国では, 1998年6月に難治性骨折に対する保険適用が認められて以来臨床使用されており, 主に偽関節や遷延癒合の治療に使用され LIPUS の有効性が認識されている. また, 骨延長の際に用いることで仮骨形成や延長仮骨の強度が増強されるとの報告もあり, 骨折以外での有効性も明らかとなっている. 神宮司らは, ラット大腿骨骨折モデルを用いて LIPUS の骨折治癒に対する効果について詳細に検討している[20]. 使用した LIPUS は, 臨床使用されているものと同等の超音波特性を有していた. LIPUS を照射した群ではコントロール群と比較して仮骨サイズに差が認められなかったものの, 骨折部骨塩量が高くなっていたと報告している. ねじり試験による力学的強度測定においても LIPUS 照射群で, より早く強度が回復しており, このときのマイクロ3D-CT 画像において外仮骨癒合(硬性仮骨架橋)がすでに認められていたとしている. すなわち, LIPUS 照射によって仮骨サイズは変わらないものの, 骨折治癒促進の結果として仮骨の癒合が早く起こり, 力学的な強度の回復が早まったものと報告されている. さらに, 骨折治癒過程において, どの細胞性事象が LIPUS によって影響を受けているのか検討するために, 骨折治癒の時期を骨折後1～8日目, 骨折後9～16日目, 骨折後17～24日目の3つの時期に分けて LIPUS を照射してその効果を検討した. その結果, どの時期に照射した群でも力学的強度は早期に回復を示し, さまざまな細胞性事象に効果があることが示唆された.

これら骨折治癒促進効果の分子細胞レベルにおける詳細な作用機序についてはいまだ不明な点もある. しかし, その作用機序は機械的刺激の一種であるとされており, 超音波流によるずり応力説, 圧力説, パルス波による振動説などが提唱されている. これに引き続く細胞内への力学的刺激受容と細胞内情報伝達が検討されている. これらの報告は, 骨芽細胞, 軟骨細胞, 骨髄細胞などを用いて行われた異なった研究であり, 細胞の種類によってその結果も異なっていることが示されている.

私たちも, 1999年から LIPUS の骨折治癒促進効果と骨形成作用に着目し, そのメカニズム解明のために研究を行ってきた. まず私たちは, 1日1回, 20分間の LIPUS 照射が, なぜ翌日まで効果を示すのかに興味をもった. 骨芽細胞に分化能をもつマウス骨髄間質細胞 ST2 を用いて, LIPUS 1回照射後の遺伝子発現パターンを解析した(図14)[21]. その結果, 骨シアロ蛋白(bone sialoprotein)や osteocalcin などの骨基質蛋白や IGF-1 の遺伝子発現が二峰性増加を示すことが判明した. このような二峰性増加を示すアナボリックな反応は, COX2 由来 PGE_2 が関与することを示唆していた[21]. そこで, COX2 選択的阻害薬 NS398 を添加したところ, osteocalcin の遺伝子発現パターンが変化した(図15). LIPUS

総論1　骨折と骨折治療

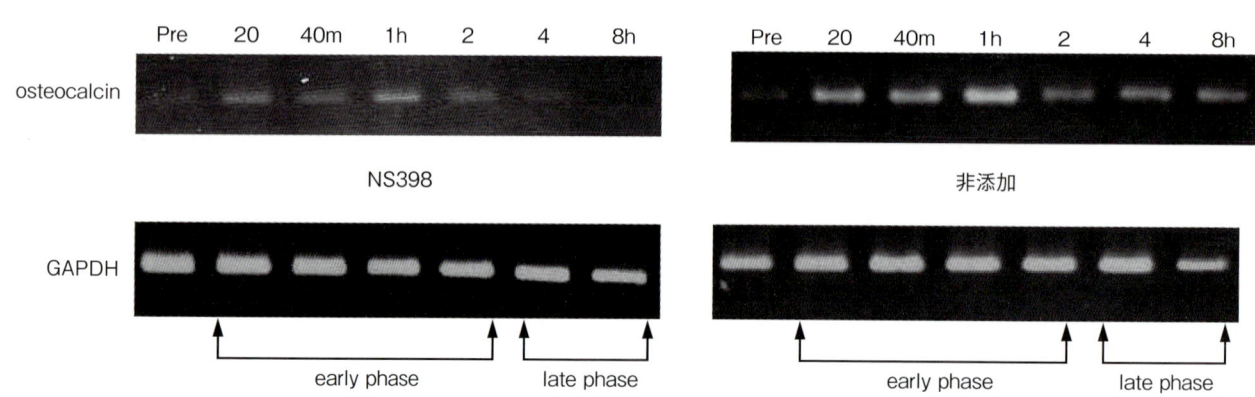

図15　ST2細胞におけるLIPUS照射によるosteocalcin遺伝子発現変化
COX2選択的阻害薬であるNS398添加により，osteocalcin遺伝子発現の二峰性変化は消失した．すなわち，LIPUS照射後4時間，8時間の発現にはCOX2が関与していることが明らかになった．
〔Naruse K, et al : Anabolic response of mouse bone-marrow-derived stromal cell clone ST2 cells to low-intensity pulsed ultrasound. Biochem Biophys Res Commun 268(1): 216-220, 2000 から〕

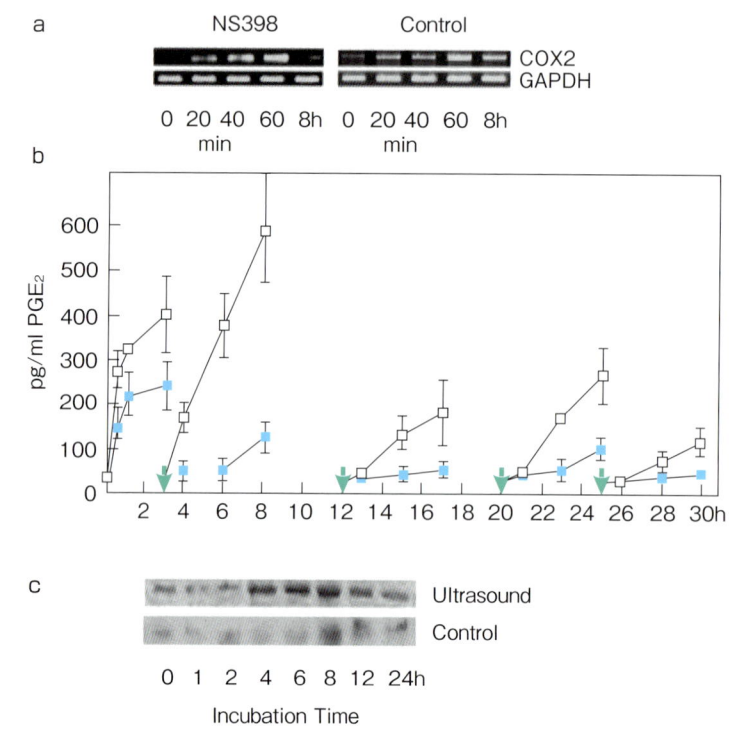

図16　ST2細胞におけるLIPUS照射によるCOX2遺伝子発現，産生およびPGE$_2$合成
a：COX2遺伝子発現パターンは，NS396添加によってLIPUS照射後8時間の遺伝子発現を抑制した．
b：LIPUS照射後30時間までのPGE$_2$合成変化は，照射後8時間でピークを示し，その後16時間，24時間でもコントロールと比較して高値を示した．
c：LIPUS照射後24時間までのCOX2産生変化は，照射後8時間でピークを示した．
〔Naruse K, et al : Distinct anabolic response of osteoblast to low-intensity pulsed ultrasound. J Bone Miner Res 18(2): 360-369, 2003 から〕

照射後1時間以内の遺伝子発現増加は認めたものの，それ以降の二峰性増加が消失した．すなわち1時間以降の2回目の遺伝子発現機序には，1時間以内に発現したCOX2由来PGE$_2$により再び誘導されるCOX2が必要だったことになる（図16）．さらに，蛋白合成阻害薬を添加してもLIPUS照射後1時間以内の遺伝子発現増加に変化を与えなかった．この結果から，osteocalcin遺伝子発現機序には新たな蛋白合成を必要としない直接経路によって細胞内情報伝達が生じていることが判明した．

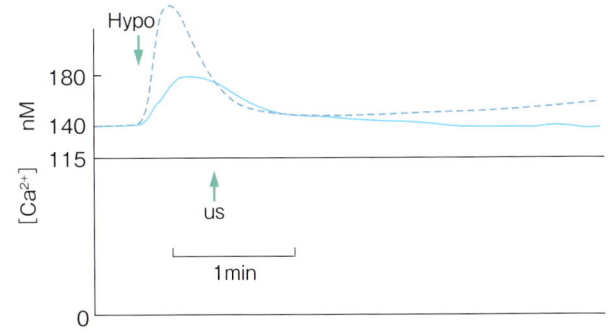

図17 ST2細胞を用いた細胞内Caイオン濃度変化
細胞を低浸透圧液へ浸液すると，細胞が膨張(伸展)し細胞内Caイオンは一過性上昇を示した．しかし，LIPUSを照射しても一過性上昇は認められなかった．
〔Naruse K, et al : Distinct anabolic response of osteoblast to low-intensity pulsed ultrasound. J Bone Miner Res 18(2) : 360-369, 2003 から〕

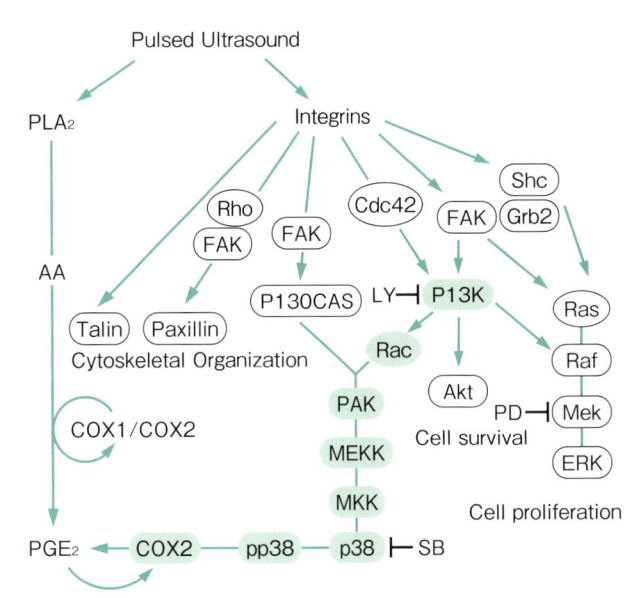

図18 LIPUSのインテグリンを経由した細胞内情報伝達系のシェーマ
ST2細胞に対してLIPUSを照射した際のosteocalcin，COX2遺伝子発現パターン変化を指標にMek阻害(PD)，PI3K阻害薬(LY)，p38阻害薬(SB)を用いて阻害した．その結果，LY，SB添加後に遺伝子発現パターンが変化したことから，LIPUSの細胞内情報伝達系にはPI3K経路が関与していることが解明された．
〔Naruse K, et al : Distinct anabolic response of osteoblast to low-intensity pulsed ultrasound. J Bone Miner Res 18(2) : 360-369, 2003 から〕

　また，LIPUSの機械的刺激受容がいかなる機構で行われているかを検討するためにST2細胞を用いて検討した．その結果，LIPUS照射によるCaイオンの細胞内流入は認められず(図17)，インテグリン経由のPI3K経路による細胞内情報伝達が行われていることが解明された(図18)[22]．すなわち，LIPUSの機械的刺激は，細胞膜の伸展刺激や圧縮刺激などを代表するCaチャンネルを介した受容ではなく，細胞骨格を直接刺激することで受容していることが明らかになった．しかし，軟骨細胞培養系ではCaイオンの細胞内流入が認められたとする報告もあり，細胞の種類によってLIPUS刺激の情報受容形式は異なるのかもしれない．
　最近COX2ノックアウトマウスを用いて大腿骨閉鎖性骨折モデルを作成し，LIPUSによる骨折治癒に及ぼす効果について検討している．その結果，COX2ノックアウトマウスの骨折治癒期間は遷延し，LIPUS照射によっても治癒期間の短縮は認められなかった．この結果からも，LIPUSによる骨折治癒促進効果の機序にはCOX2由来PGE$_2$は必須であると推測される．

2) その他の局所的因子(生物学的因子)

　骨折部局所における骨折治癒促進，骨形成促進を示す誘導因子としては，BMPsが最も有名であるが，そのほかにFGFs，IGFs，TGF-βなども含まれる．これらの骨形成誘導因子は骨組織中に含まれているが，その量はわずかとされている．近年，遺伝子組み換え技術の発展によって骨形成誘導を示す成長因子が多量に生成できるようになり，薬剤として使用できる可能性が高くなってきた．特に，rhBMP7(osteogenic protein-1 ; OP-1)，rhBMP2は欧米で臨床使用可能となっている．しかし日本においてはいまだ臨床使用は許されていない．これらの骨形成誘導因子を効率よく局所投与する際に必要なのが徐放システムである．また，骨折治癒過程の異なる細胞反応に合わせて骨形成作用を得るためには，多種類の誘導因子を同時，または連続して選択投与する必要がある．さらに，予想以上に骨形成誘導因子の大量投与が必要であり，コスト面の問題や全身への影響が検討されている．
　一方，1965年にUristらが骨を塩酸処理し，得られた骨基質を筋肉内に移植することで骨組織や軟骨組織が誘導されることを示し，骨組織内に骨形成誘導因子が含まれていることを報告した．彼らは骨組織に含まれるコラーゲン以外の骨形成蛋白をbone morphogenic protein(BMP)と命名した．この蛋白は，現在のBMPsのほかにFGFs，PDGF，TGF-β，IGFsを含んでおり，移植することによって複数種類の成長因子が局所に徐放され，または破骨細胞による移植骨吸収による活性化を受けて周囲に放出されると考えられている．古くから行われている骨移植手技は，実は骨形成誘導因子を利用する優れた骨再生，骨誘導方法なのである．私たちは，1971年北里大学病院開院以来，病院内に骨バンクを設立して同種骨移植に取り組んでいる．北里大学骨バンク

総論1　骨折と骨折治療

(Kitasato University Hospital Bone Bank ; KUBB)では，当初手術中に切除された大腿骨頭や切断肢の骨を冷凍保存して移植に用いていた．現在は，東日本組織移植ネットワーク，日本臓器移植ネットワークと連携し，日本組織移植学会を中心に全国的な組織として非生体ドナーからの骨採取を行っている．現在，非生体ドナーからの骨組織採取を行っているのは，KUBB，東海骨バンク，熊本骨バンクの3施設のみである．同種骨移植によって得られる骨形成誘導は，すでに今日の骨折治癒促進法の1つとして確立されており，安全で良質な同種骨移植を全国民が享受できる全国的基盤整備が望まれている．

❖ 文献

1) Minehara H, et al : Cell proliferation and TGF-b1 expression in fracture callus: Influence of stability at the fracture site. Kitasato Med 29(5) : 266-275, 1999.
2) Schmid GJ, et al : Fibroblast growth factor expression during skeletal fracture healing in mice. Dev Dyn 22 ; 238(3) : 766-774, 2009.
3) Zakrzewska M, et al : FGF-1: from biology through engineering to potential medical applications. Crit Rev Clin Lab Sci 45(1) : 91-135, 2008.
4) Towler DA : Vascular biology and bone formation : hints from HIF. J Clin Invest 117(6) : 1477-1480, 2007.
5) Mori S, et al : Axial shortening during distraction osteogenesis leads to enhanced bone formation in a rabbit model through the HIF-1alpha/vascular endothelial growth factor system. J Orthop Res 24(4) : 653-663, 2006.
6) Komatsu DE, et al : Activation of the transcription factor HIF-1 and its target genes, VEGF, HO-1, iNOS, during fracture repair. Bone 34(4) : 680-688, 2004.
7) Fracon RN, et al : Prostaglandins and bone: potential risks and benefits related to the use of nonsteroidal anti-inflammatory drugs in clinical dentistry. J Oral Sci 50(3) : 247-252, 2008.
8) Herbenick MA, et al : Effects of a cyclooxygenase 2 inhibitor on fracture healing in a rat model. Am J Orthop 37(7) : E133-137, 2008.
9) Wong WY, et al : Evidence for two antigenically distinct molecular weight variants of prostaglandin H synthase in the rat ovary. Mol Endocrinol 5(9) : 1269-1279, 1991.
10) 保田岩夫，骨折治療に関する基礎的諸問題．京都医師会誌4：395-406, 1953.
11) Bassett CA, et al : Generation of electric potentials by bone in response to mechanical stress. Science (137) : 1063-1064, 1962.
12) Bassett CA, et al : Effects of electric currents on bone *in vivo*. Nature 14(204) : 652-654, 1964.
13) Brighton CT, et al : Direct-current stimulation of non-union and congenital pseudarthrosis. Exploration of its clinical application. J Bone Joint Surg 57(3)-A : 368-377, 1975.
14) Brighton CT, et al : Treatment of nonunion with constant direct current. Clin Orthop Relat Res (124) : 106-123, 1977.
15) Brighton CT, et al : *In vivo* growth plate stimulation in various capacitively coupled electrical fields. J Orthop Res 1(1) : 42-49, 1983.
16) Xavier CAM, et al : Stimulation of bone callus by ultrasound. Rev Brasil Orthop 18 : 73-80, 1983.
17) Duarte LR : The stimulation of bone growth by ultrasound. Arch Orthop Trauma Surg 101(3) : 153-159, 1994.
18) Heckman JD, et al : Acceleration of tibial fracture-healing by non-invasive, low-intensity pulsed ultrasound. J Bone Joint Surg 76(1)-A : 26-34, 1994.
19) Kristiansen TK, et al : Accelerated healing of distal radial fractures with the use of specific, low-intensity ultrasound. A multicenter, prospective, randomized, double-blind, placebo-controlled study. J Bone Joint Surg 79(7)-A : 961-973, 1997.
20) Azuma Y, et al : Low intensity pulsed ultrasound accelerates rat femoral fracture healing by acting on the various cellular reactions in the fracture callus. J Bone Mineral Res 16(4) : 371-681, 2001.
21) Naruse K, et al : Anabolic response of mouse bone-marrow-derived stromal cell clone ST2 cells to low-intensity pulsed ultrasound. Biochem Biophys Res Commun 268(1) : 216-220, 2000.
22) Naruse K, et al : Distinct anabolic response of osteoblast to low-intensity pulsed ultrasound. J Bone Miner Res 18(2) : 360-369, 2003.

（成瀬康治）

自然の治癒能力

……人体を物質的な部品として分断し，病気をその部品の局所の故障としてとらえ，それを機械的に修理し交換することを最優先に追求する現代医学の考え方は，全面的に正しいともいえない．……

「自然は医師である」「自然はその中に自分の道を見つける」「自然は医者なしでも働く」というHippocratesの言葉は，決して医療放棄ではない．治療とは，人間が本来持っている治癒能力に対する積極的な介助であるとするHippocratesの精神には，医師と患者の双方に人間的な生命力への信頼が失われかけた現代医療の中で，もう一度振り返ってみる大切な何かがあるのではないか．

〔立川昭二：神の手人の手，1995〕

（糸満盛憲）

2 外傷患者の救急管理

CONTENTS

A 初期評価と全身管理
B 根本的治療の計画

総論2　外傷患者の救急管理

A 初期評価と全身管理

　外傷患者の初期診療には共通した手順がある．その中でも，米国の American College of Surgeons, Committee on Trauma が展開する Advanced Trauma Life Support (ATLS)は世界標準的な初期診療手順とされている．このガイドラインをもとに作成された外傷初期診療教育コースは，ATLS コースとして世界各国で開催されている．

　一方，わが国では，日本外傷学会の外傷研修コース開発委員会が中心となって作成された外傷初期診療ガイドラインが，2002年に JATEC (Japan Advanced Trauma Evaluation and Care)として発行された[1]．JATEC とは，ATLS のほか欧州外科学会が展開する European Course on Trauma Care (ECTC)などを参考に，日本の医療現状に即した内容で作成された外傷診療標準化プログラムである．そして，日本外傷学会と日本救急医学会の連携の下，JATEC コースが全国各地で開催されるようになった．JATEC コースは，外科系・内科系医師にこだわらず外傷患者を診療する機会のあるすべての医師を対象とした，日本における「避けられた外傷死 (preventable trauma death)」の減少を目的とした外傷初期診療教育コースである．

　本稿では，外傷患者に対する JATEC の診療理論と実際[2]を基本とした外傷診療について述べるとともに，外傷診療時のポイントについて記載した．

1 外傷初期診療の流れ

　外傷患者の初期診療手順は図1に示すような大きな流れがあり，これは世界共通の考え方である．外傷患者を受け入れた施設は，まず致死的損傷の発見と，それに

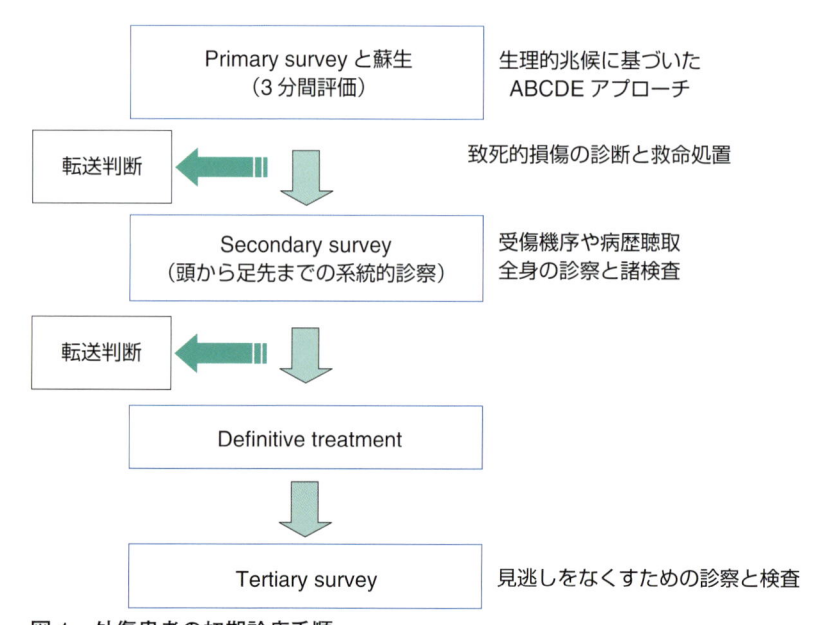

図1　外傷患者の初期診療手順

- Primary survey と蘇生（3分間評価）… 生理的兆候に基づいた ABCDE アプローチ
- 転送判断／致死的損傷の診断と救命処置
- Secondary survey（頭から足先までの系統的診察）… 受傷機序や病歴聴取，全身の診察と諸検査
- 転送判断
- Definitive treatment
- Tertiary survey … 見逃しをなくすための診察と検査

A. 初期評価と全身管理

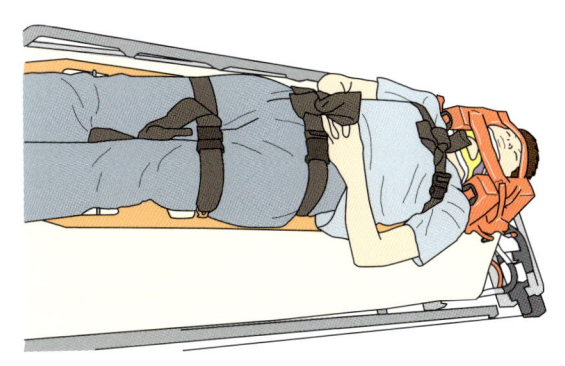

図2 バックボード固定

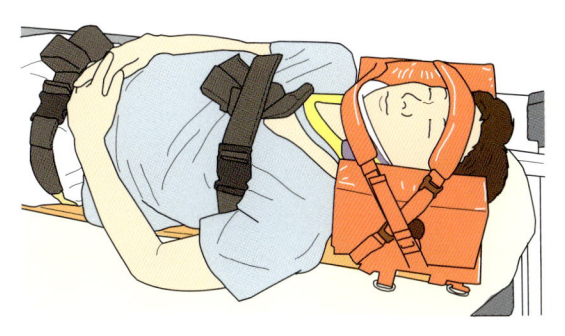

対する処置を迅速に行い，バイタルサインの安定に全力を尽くす(primary survey と蘇生)．バイタルサインが安定したら，全身の系統的な診察と検査による確定診断を行い(secondary survey)，その後に損傷に対する根本的治療(definitive treatment)を行うことになる．また重症多発外傷患者では，必ず全身状態が安定した時点で再度診察を行い(tertiary survey)，見逃し損傷のないように心がける．

2 Primary survey と蘇生

外傷患者に対して致死的損傷の有無を数分以内にチェックし，同時に救命のための蘇生処置を行う超急性期の救命処置のフェーズである．

Primary survey では，常に診断・治療の優先順位を考えながら迅速に診察を進める．ここでいう蘇生とは，血胸に対する胸腔ドレナージや不安定型骨盤輪損傷に対する外固定など，致死的損傷に対するすべての救命処置を包括している．

検者は問診・視診・触診・聴診を最大限に活用し，外傷患者の致死的損傷の有無と重症度を手際よくチェックする．primary survey は，気道(Airway)と頚椎の保護，呼吸状態(Breathing)，循環動態(Circulation)，中枢神経障害(Disability)，および脱衣(Exposure)と体温環境(Environment)の評価と管理を迅速に行う一連の診察と救命処置であり，別名 ABCDE アプローチとも呼ばれる．

> **Point**
> 外傷初期診療は，まず ABCDE アプローチで開始する．

1 気道確保と頚椎の保護

1) 頚椎の保護

すべての高エネルギー外傷患者は，初期診療時には頚椎損傷があるものとして必ず保護を行う．近年，高エネルギー外傷患者は，現場で救急隊員によりバックボード固定されるか，スクープストレッチャー搬送でも頚椎カラーが装着されていることがほとんどである(図2)．しかし，頚椎カラーのみでは頚椎の固定力は不十分であるため，移動の際には必ず頚部の固定を追加する．

初期診療時にはバックボードのストラップは外し，頚椎カラーをつけたまま診察するのが原則である．バックボードにつけられた患者固定用ストラップを外す場合は，頭部固定用のストラップから外すように心がける．胴体部のストラップを先に外すと，昏迷状態の患者では，暴れ回ったときに頚部に強い捻れ外力が生じる危険性があるためである．

> **Point**
> すべての高エネルギー外傷患者は，頚椎損傷があるものとして保護する．

2) 気道の観察と気道確保

患者の搬入と同時に，息苦しくないかを尋ね，顔面や口腔内損傷の有無を目でみながら，ゴロゴロとした気道の狭窄音がないかを耳で聞き確認していく．気道に問題がなければ100%酸素投与を開始するため，リザーバー付きフェイスマスクで10〜15 l/分の酸素を吸入させる．

気道の状態が血液や吐物による閉塞が疑われたら速やかに吸引し，適切な気道確保を選択する．気道確保の方法は，用手的な下顎挙上法，鼻腔エアウェイ，気管挿管などがあり，患者の状態に応じて選択する．このうち，確実な気道確保の第一選択は経口気管挿管である．

総論2　外傷患者の救急管理

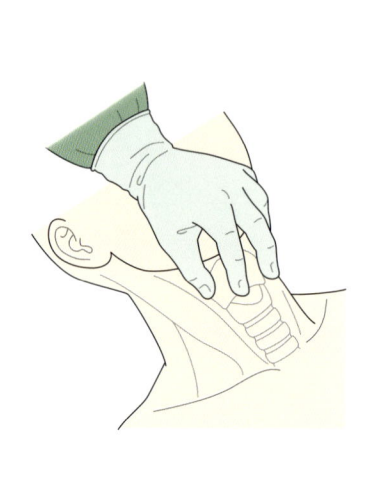

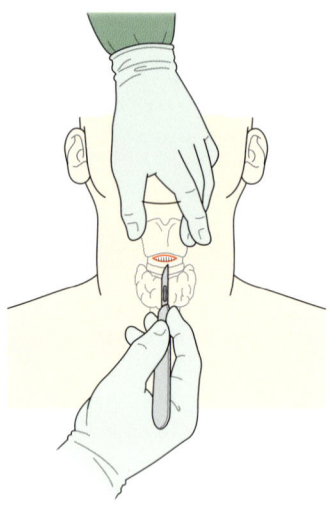

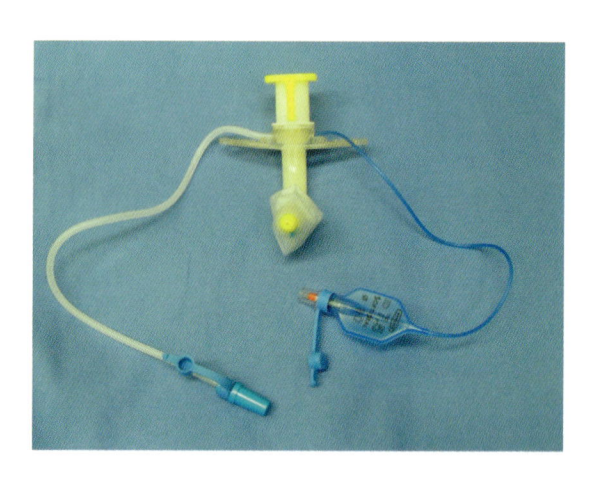

図3　輪状甲状靱帯切開
輪状甲状靱帯上を約3cm横切開し，気管切開チューブを挿入する．

顔面外傷や口腔内損傷のため気管挿管が困難であると判断した場合，外科的気道確保の適応となる．外科的気道確保は通常，輪状甲状靱帯切開（図3）が行われるが，12歳以下の小児では14Gの血管留置針による輪状甲状穿刺の適応となる．しかし，実際の診療では顔面骨骨折でも外科的気道確保が必要となることはまれである．

> **Point**
> すべての外傷患者に対して，100％酸素を投与しながら適切な気道確保を選択する．

3）換気の維持

どのような気道確保を選択したかによって換気方法は異なる．自発呼吸があるが弱い場合には，マスク・バッグ換気を選択する場合があるかもしれない．

しかし，頭部外傷患者では不十分な換気による低酸素血症や高二酸化炭素血症は脳浮腫の原因となる．このため，重症頭部外傷患者に対する早期の気管挿管と適切な換気の維持は，二次頭部損傷の発生を未然に防ぐ大切な手段であることを銘記しなければならない．

また，気管挿管後に陽圧換気を行うと，存在していたわずかな気胸を緊張性気胸へと発展させる危険性がある．このため，気管挿管後に左右の呼吸音をチェックした後も，呼吸状態の観察を怠らないようにする．

> **Point**
> 換気不全は頭部外傷の予後を悪化させる．

4）頸椎の画像診断

Primary surveyでは，かつては頸椎側面の単純X線写真による頸椎損傷の評価を行っていた．しかし，放射線科専門医が読影したとしても頸椎損傷の正診率は80％程度であるため，頸椎の画像診断は原則として行わないことになった．

ただし，他部位の緊急手術のため頸椎に負担のかかる体位をとる必要がある場合には，ポータブル頸椎側面単純X線写真を撮影し，明らかな不安定型頸椎損傷の有無を確認することは許容される．

> **Point**
> Primary surveyにおける頸椎側面単純X線撮影は必ずしも必要ない．

2 呼吸の評価と致死的胸部外傷の処置

適切な気道確保を行うとともに，呼吸状態を観察する．胸部の打撲痕や挫傷の有無を観察しながら，呼吸時の胸部痛や息苦しさの有無について尋ねる．胸部の皮下気腫や肋骨骨折を示唆する軋轢音の有無についてもチェックする．胸郭運動の左右差，そして聴診による呼吸音の左右差は血気胸を示唆する重要な所見である．

この時点で，明らかな呼吸音の左右差と頸静脈の怒脹を伴うショック状態の患者では，緊張性気胸を強く疑い，X線写真で確認する前に第4または5肋間（乳頭線上）から胸腔ドレーンを挿入するか（図4），準備に時間がかかるようなら鎖骨中線上第2肋間からの太い静脈カテーテルによる胸腔穿刺を行った後に胸腔ドレーンを挿入する（図5）．したがって，緊張性気胸の胸部X線写真の存在は，初期診療の手順が誤っていることを表す証拠となる．

胸部外傷の80〜90％は胸腔ドレーンを挿入すること

A. 初期評価と全身管理

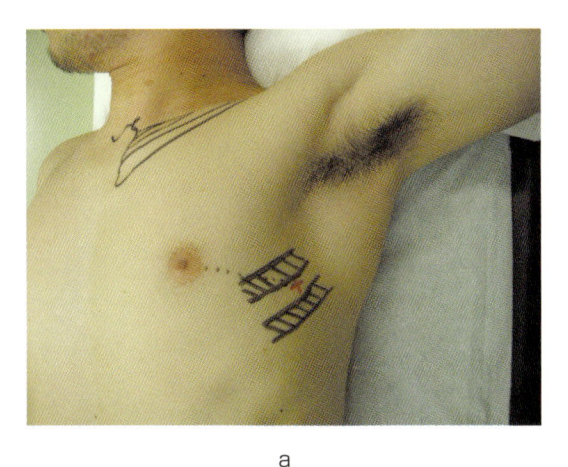

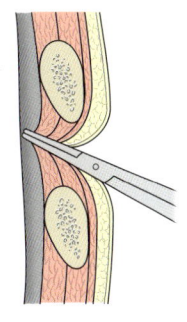

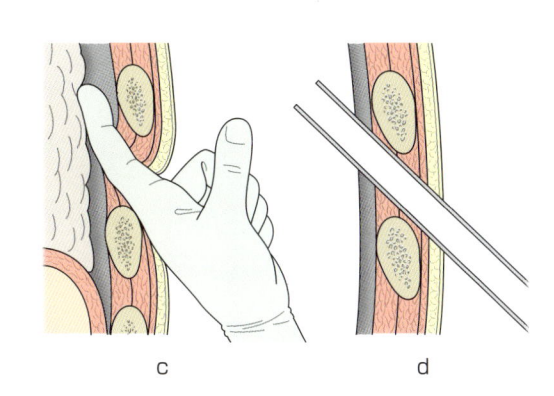

図4 胸腔ドレーンの挿入
a：第4または第5肋間が挿入部であるが，男性では乳頭ラインが挿入部の目安となる．消毒，局所麻酔後に3〜4cmの横切開を加える．
b：皮下組織，肋間筋，胸膜を鈍的に剥離する．
c：指を胸腔内まで挿入し，十分に剥離する．
d：胸腔ドレーンチューブを鉗子で把持して胸腔内に挿入する．

で救命可能であるため，その手技は整形外科医であっても是非習得しておいてもらいたい．

　胸郭の一部が吸気時に突出，呼気時に陥没する動揺胸郭（flail chest）は気管挿管の適応となる．またまれな損傷ではあるが，胸部の大きな開放創を伴う開放性気胸では，胸腔ドレナージを行うとともに創閉鎖が必要となる．

　パルスオキシメータによる動脈血酸素飽和度のチェックも大切であり，SpO_2 90の値は PaO_2 80 mmHgと相関し，呼吸不全の一歩手前を示していることに留意する．

> **Point**
> 致死的胸部外傷とは大量血胸，緊張性気胸，動揺胸郭，開放性気胸が代表的損傷であり，いずれも気管挿管と胸腔ドレーンの挿入で救命可能である．

3 循環の評価と止血

　外傷に起因するショックの原因は，出血性ショックと非出血性ショックに大きく分類される．非出血性ショックは，さらに緊張性気胸や心タンポナーデなどの閉塞性ショック，心筋挫傷などによる心原性ショック，脊髄（頸髄）損傷による神経原性ショックに分けられる．しかし，実際には90％以上が出血性ショックであることから，primary surveyでは出血源の検索とそれに対する止血が最重要課題となる．

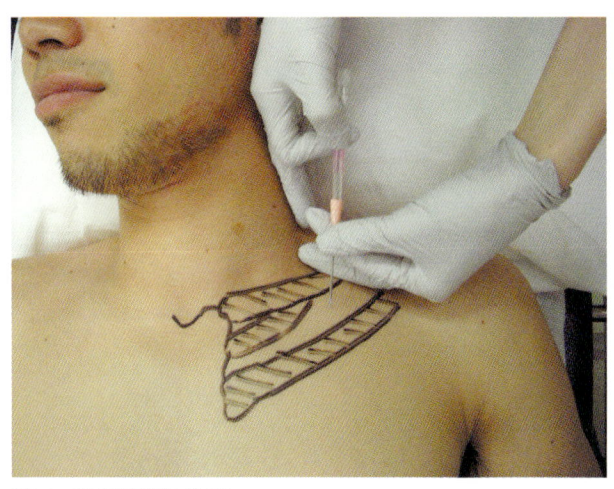

図5 胸腔穿刺の位置
鎖骨中線上の第2肋間が刺入点．

> **Point**
> 外傷性ショックの原因の90％は出血である．このため，primary surveyでは出血源の検索と治療が優先される．

1）外傷性ショックの診断

　ショック状態であるか否かの評価は，視診による顔面の蒼白，触診による皮膚の冷汗，頻脈，毛細血管の再充満時間を観察するcapillary-refilling time（2秒以内が正常），そして血圧低下，意識の変調などの総合所見で判断することが大切である．

　血圧の低下は，出血による血管内容量の低下が頻脈で代償できなくなった状態ではじめて出現する．このため，血圧低下のみをショックの指標とすると，対処が遅れ急激な血圧低下から心停止に至ることがある．

総論2　外傷患者の救急管理

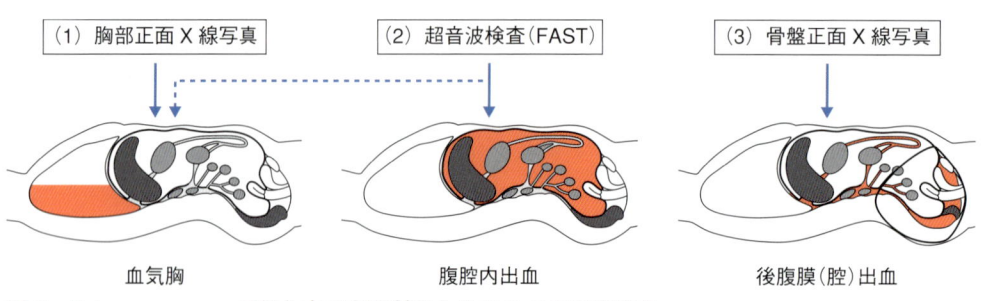

図6　Primary surveyで行う内出血診断のための3つの画像検査
(1) 胸部正面X線写真　血気胸
(2) 超音波検査（FAST）　腹腔内出血
(3) 骨盤正面X線写真　後腹膜（腔）出血

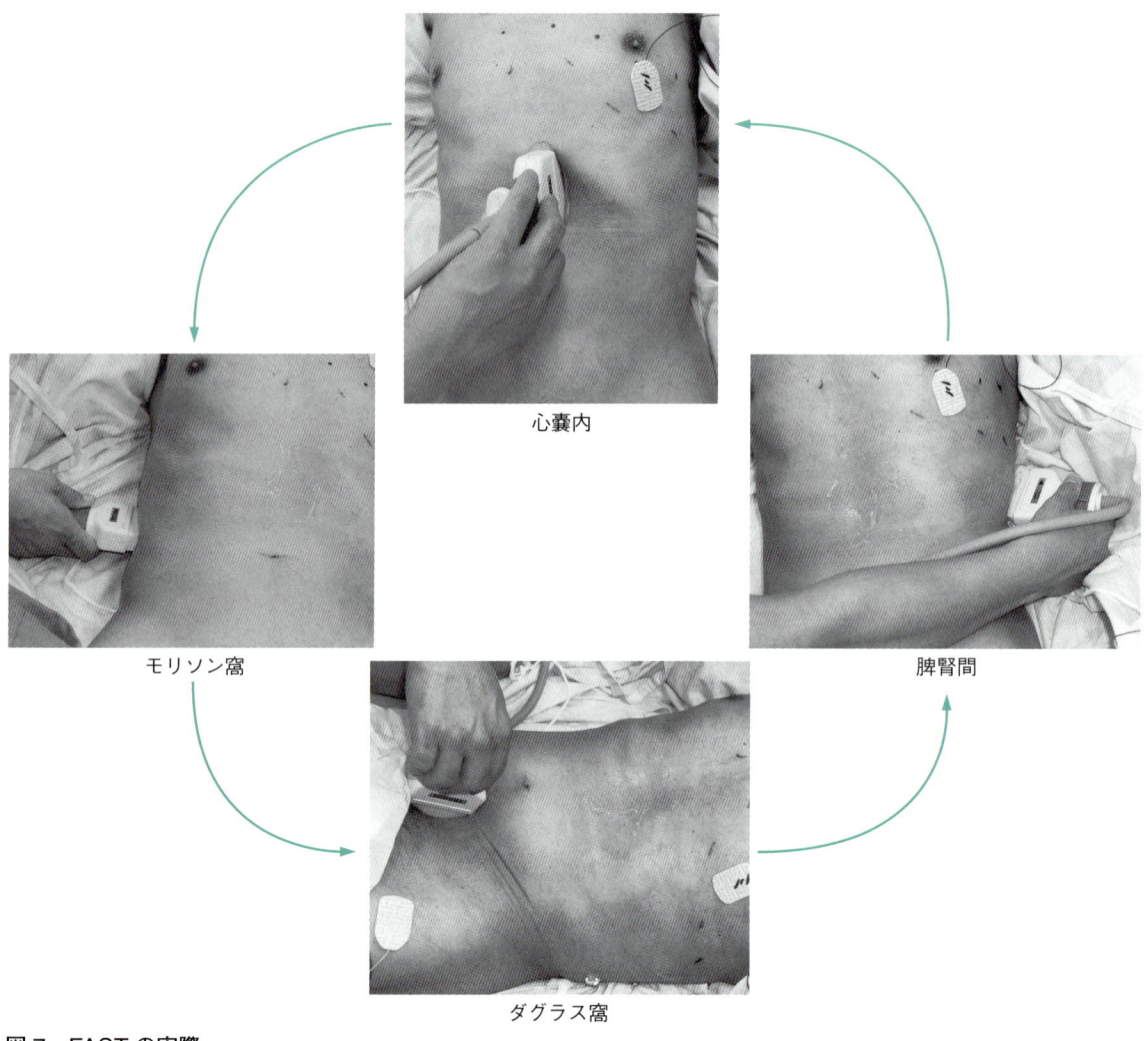

図7　FASTの実際
　プローベを順番に当てることにより，心タンポナーデ，腹腔内出血，血胸の診断が可能である．

心嚢内
モリソン窩
脾腎間
ダグラス窩

　近年，高齢社会となったわが国では，種々の合併症を有する高齢者の外傷が増加している．高齢者やβ遮断薬服用患者では血管内容量が減少しても脈拍が正常であり，出血性ショックの診断が遅れることがあるため注意が必要である．

　Primary surveyに必要な画像検査は，確定診断を目的としたものではなく，病態診断のために信頼性が高く，短時間で行える検査のみを選択する．したがって，ショックの原因検索に必要な画像検査は，胸腹部超音波検査，胸部正面X線写真，骨盤正面X線写真の3つである（図6）．

　超音波検査は，ショックの主原因を鑑別するために行う簡単なものでFAST（focused assessment with sonography for trauma）と呼ばれる．FASTは，ベッドサイドで繰り返し行うことができる非侵襲的な検査であり，心タンポナーデ，腹腔内出血，血胸の鑑別診断にきわめ

A. 初期評価と全身管理

表1 出血性ショックの分類

	クラスI	クラスII	クラスIII	クラスIV
＊出血量	<15%	15〜30%	30〜40%	>40%
脈拍	<100	>100	>120	>140
収縮期血圧	不変	不変	低下	低下
意識状態	軽度不安	中等度不安	不安〜昏迷	昏迷〜嗜眠
時間尿量	>30	20〜30	5〜15	0

＊循環血液量あたりの％出血量

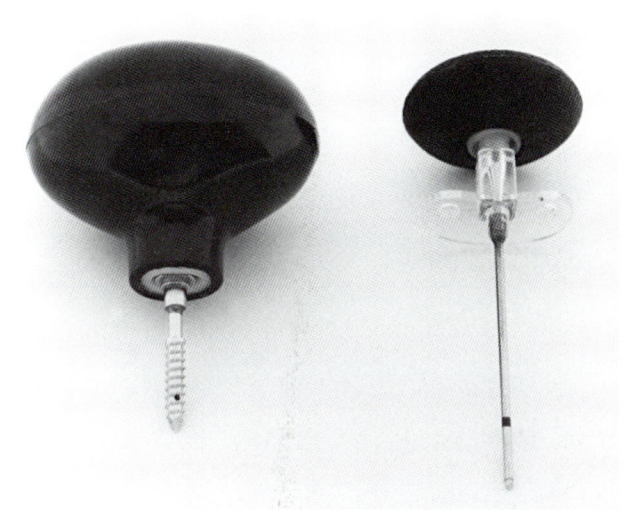

図8 骨髄内輸液針

て有用な方法である(図7).

これらの検査はすべて，患者を移動させることなく蘇生室のストレッチャー上で行うことを原則とする．

> **Point**
> ・ショック状態の判断を血圧低下のみを指標にすると落とし穴に落ちる．
> ・ショックの原因として，出血，緊張性気胸，心タンポナーデの3つを，まず鑑別する．
> ・Primary survey に必要な画像検査は，FAST，胸部・骨盤正面X線写真の3つである．

2) 静脈路の確保

高エネルギー外傷が疑われる患者にはすべて，急速輸液，輸血の可能性を考慮して18G以上の太さのカテーテルで静脈確保を行う．穿刺部位は上肢(肘静脈)を第一選択とし，2本以上の静脈路を確保する．下肢からの静脈確保は，腹腔内出血や骨盤骨折症例では，損傷静脈から輸液・輸血が漏出し輸液効率が悪いため避けるようにする．静脈確保が困難な小児では，骨髄内針(図8)による骨髄内輸液路の確保も考慮する．

初期輸液の内容は乳酸または酢酸リンゲル液を選択し，初期の急速輸液量は成人で1,000〜2,000 ml，小児で20 ml/kgを目安とする．血圧，脈拍の安定化に，これ以上の輸液が必要な場合には輸血を考慮する．大量輸液による体温低下予防のため，輸液は39℃に加温したものを用いる．

> **Point**
> ・静脈ラインは太いカテーテル(18G以上)を用いて，上肢(肘静脈)を第一選択とする．
> ・初期急速輸液は，39℃加温リンゲル液2,000 ml(成人)，20 ml/kg(小児)を目安とする．

3) ショックの重症度評価

搬入時ショック状態の患者の循環動態(血圧，脈拍)が，初期の急速輸液にどのように反応するかによって，出血性ショックの重症度評価が可能である．

初期輸液が終了するまでに循環動態が安定するようならば，持続性の出血はないと判断できる(responderと呼ばれる)．一方，輸液，輸血のポンピングによっても循環動態が安定しない症例は non-responder と呼ばれ，大出血が持続していると判断できる．急速輸液によって一時的に安定化した血圧が，その後再び徐々に低下する症例は transient responder と呼ばれる．ただし，non-responder と transient responder の境界は必ずしも明確ではない．

その他のショックの重症度評価法として，動脈血ガス所見のアシドーシス，尿量減少などがあるが，primary survey で評価可能な出血性ショックの指標として脈拍，血圧，意識レベルを用いた分類法が簡便である(表1).

> **Point**
> 出血性ショックの重症度は，初期輸液に対する循環動態の反応で評価する．

4) 出血の制御

出血部位は大きく外出血と内出血に分けられる．primary survey における外出血に対する止血の第一選択

総論2　外傷患者の救急管理

表2a　Glasgow Coma Scale（GCS）

評価項目	分類	スコア
E：開眼	自発的に	4
	音声により	3
	疼痛により	2
	開眼せず	1
V：言語音声反応	見当識あり	5
	混乱した会話	4
	不適当な単語	3
	理解不明な声	2
	発声せず	1
M：最良運動反応	指示に従う	6
	痛み刺激部位に手足をもってくる	5
	四肢逃避屈曲	4
	除皮質肢位	3
	除脳肢位	2
	まったく動かず	1

表2b　Japan Coma Scale（JCS）

Ⅰ．刺激しなくても覚醒している
　1．大体清明だが，今ひとつはっきりしない
　2．時・人・場所がわからない（見当識障害）
　3．名前，生年月日がいえない

Ⅱ．刺激すると覚醒する
　10．呼びかけで容易に開眼する
　20．痛み刺激で開眼
　30．呼びかけ，痛み刺激で辛うじて開眼する

Ⅲ．刺激しても覚醒しない
　100．痛み刺激ではらいのけ動作をする
　200．痛み刺激で手足を動かしたり，顔をしかめる
　300．痛み刺激に反応しない

表2c　AVPU法

Alert	意識が清明な状態
Response to **V**ocal Stimuli	呼びかけなどの音声刺激に反応する状態
Response to **P**ainful Stimuli	痛み刺激に反応する状態
Unresponsive	まったく無反応

は，直接圧迫止血である．指で直接に出血部位を圧迫するか，ガーゼを開放創部に当て，その上を指で強く圧迫する．

　鉗子などを用いた外科的止血は，盲目的に行うと伴走神経を損傷する危険性があるため，出血血管をしっかりと確認しながら行う．

　四肢切断など，圧迫止血で制御できない大血管からの出血に対しては，空気止血帯が有用である．しかし，完全阻血となるため装着時間は短時間にとどめ，装着時間がわかるよう開始時間を必ず記載しておく．

　胸腔内出血，腹腔内出血，後腹膜出血などの内出血に対する止血は，外科的止血を要することが多い．primary surveyにおける止血可能な内出血は，不安定型骨盤骨折に対する固定である．骨折部の整復と安定化による後腹膜出血の止血効果についてはいまだ議論があるが，種々のpelvic binderによる固定は簡便で有用な方法である．

> **Point**
> 外出血に対する止血の第一選択は直接圧迫止血，第二，三選択は空気止血，外科的止血を術者の技量で決定する．

4　中枢神経障害の評価

1）意識レベルの評価

　Primary surveyで評価すべき神経学的所見は，意識レベル，瞳孔不同，対光反射（直接・間接）などの瞳孔所見および片麻痺の有無である．

　意識レベルの評価指標として，世界的に使用されているGlasgow Coma Scale（GCS）（表2a）および，わが国独自のものとしてJapan Coma Scale（JCS）（表2b）がある．また，簡単な評価法としてはAVPU法がある（表2c）．この方法は，音声刺激と疼痛刺激による反応から，4段階に分類している．

　Primary surveyにおいて，GCS 8以下，JCS 30以上の意識障害（重度の意識障害と呼ばれる）がみられた場合や，脳ヘルニア症状である瞳孔不同や片麻痺を認めた場合には，直ちに脳外科専門医にコンサルトする．そして，初期診療中にGCSスコアで2点以上の急速な悪化がみられた場合も同様である．

　しかし，GCS，JCSの指標は慣れない者にはわかりにくく，GCSは評価者による不一致が起こりやすいことも指摘されている．

　このため，専門医に意識レベルを伝える時には，必ずしも評価指標にこだわらず，「意識はありますが，名前が言えません」「目は開けませんが，痛み刺激で払いのけをします」など具体的な表現をしたほうが，むしろ理解しやすいかもしれない．

2）意識障害の原因（表3）

　意識障害の原因は，大きく頭蓋内因子と頭蓋外因子に分類できる．頭蓋内因子には，脳挫傷など脳実質が外力によって直接損傷を受けたもの（一次性脳損傷）や，急性硬膜外血腫のように脳実質には損傷はないが，血腫などの占拠性病変によって正常脳が圧迫されて生じる損傷（二次性脳損傷）がある．

　一方，頭蓋外因子には，さまざまなものがある．アル

表3 意識障害の原因
A. 頭蓋内因子
1. 一次性脳損傷：脳挫傷
2. 二次性脳損傷：占拠性病変による圧迫（例：急性硬膜外血腫）
B. 頭蓋外因子
1. 低酸素血症
2. 低/高二酸化炭素血症
3. 低血圧
4. 貧血
5. 体温異常（低体温，高体温）
6. 血糖異常（低血糖，高血糖）
7. アルコール
8. 薬物
9. 種々の基礎疾患（脳血管障害，心疾患など）

コールや薬物服用後の事故による外傷や，脳動脈瘤破裂などの脳血管障害が外傷の原因となっていることもある．また前述したように，ショックによる脳血流低下が原因となる意識障害も，primary survey では鑑別すべき重要な病態である．

このため，意識障害の原因をただちに頭蓋内損傷とするのではなく，常に頭蓋外因子も考慮した診断アプローチを行わなければならない．

> **Point**
> 外傷患者の意識障害においても，頭蓋外因子の鑑別を忘れてはならない．

3）頭蓋内圧亢進の制御

頭蓋内圧亢進をコントロールするには，その原因を除去しなければならない．血腫による頭蓋内占拠病変は，開頭手術によって可及的早期に除去する．

また，一次性脳損傷の運命は受傷時にある程度決定しているため，周囲の脳組織の浮腫を増悪させる頭蓋外因子をコントロールすることが要となる．頭蓋内圧亢進に大きく関与する頭蓋外因子として，遷延するショック状態（低血圧），出血による貧血や凝固異常，胸部外傷による低酸素血症，不適切な換気による高二酸化炭素血症や低二酸化炭素血症などがある．

Primary survey では換気不全を原因とする低酸素血症，高二酸化炭素血症が起こりやすく，これは適切な気道確保と換気を行うことで速やかに解決できる．このことが，GCS 8点以下の重症頭部外傷に対して，早期に気管挿管などの確実な気道確保と適切な換気が必要な理由である．

A. 初期評価と全身管理

> **Point**
> 頭蓋内圧亢進のコントロールには，頭蓋外因子の正常化を優先する．

5 脱衣と体温管理

高エネルギー外傷患者では，衣服を取り去り，打撲痕，開放創，変形，腫脹，叩打痛の有無などについて全身をもれなく観察する．そして，観察後は，体温の低下を防ぐため毛布などで被覆して保温に努める．

体温の低下は凝固異常を惹起し，外傷患者の予後に重大な影響を与えるため，大量輸液，輸血が必要な場合には膀胱温や直腸温をモニターして深部温を常に監視する．

> **Point**
> 低体温は諸悪の根源である．

6 急性期患者管理のためのモニタリング

外傷患者の重症度に応じて，種々のモニタリングを行うことになる．低酸素血症を早期に発見するためのパルスオキシメータ，心電図モニタ，血圧測定装置（非観血的または観血的），尿量や深部体温を監視するための膀胱内留置カテーテルなどが一般的なモニタリングである．

7 再評価

超急性期の外傷患者の容態は刻々と変化していくため，primary survey において大切なことは，時間経過とともに患者を再評価することである．そして異常を発見したら，再度 ABCDE をすばやくチェックし，原因を解明しながら蘇生を行うことが大切である．

> **Point**
> 患者の容態が変化したら，再度 ABCDE アプローチを繰り返す．

8 転送の判断

初期診療の primary survey から secondary survey にかけては，診療担当医は患者の病態の重症度と施設の診断・治療能力を客観的に判断し，自施設における治療を続行するか，高次施設へ搬送するかを速やかに決定しなければならない．そして，転送決定と判断したら，必要最低限の処置と画像診断にとどめ，速やかに転送の手

総論2　外傷患者の救急管理

表4　聴取すべき病歴の内容（AMPLE）

Allergy	アレルギー
Medication	服用薬
Past history/**P**regnancy	既往歴/妊娠
Last meal	最終食事時間
Event/**E**nvironment	受傷機序/現場の状況

配を行う．

> **Point**
> 患者の転送を決定したなら，救命のために必要最低限の処置と検査を行い速やかに転送する．

3　Secondary survey

Secondary surveyは，ショックの原因となっている致命的な損傷に対する蘇生が終了し，バイタルサインが安定した後に行うのが原則である．頭のてっぺんから足の先まで系統的に診察し，その所見に応じて確定診断に必要な検査を追加していく．

しかし，primary surveyで重症意識障害（GCS 8以下，JCS 30以上）と判断された場合には，頭蓋内損傷の評価のためのCT検査を優先する．

四肢骨折に対する画像検査や四肢主要血管損傷に対する血管造影など，ほとんどの整形外傷に対する検査はこのフェーズで行われる．Secondary surveyでは，初期には明らかではなかった損傷が，時間経過とともに重篤化することもまれではないため，常にバイタルサインに注意しながら診察を進めることが大切である．

1　局所所見のとり方

1）受傷機序・病歴の聴取

診察を開始する前に，救急隊員や患者本人から受傷機序や病歴の聴取を行う．この際，AMPLE（表4）の頭文字にしたがって質問していくと聴取内容に漏れがない．

車の破損程度やハンドルの変形状態などから，患者の身体に加わった外力の方向や大きさが推定可能であり，患者に生じた損傷の局在部位や合併損傷を推定できることがある．たとえば，車の運転手の場合，シートベルト装着やエアバッグの有無，ハンドル変形の程度から胸部に加わった外力の大きさが推定でき，心損傷などの胸部外傷を疑う根拠になる．

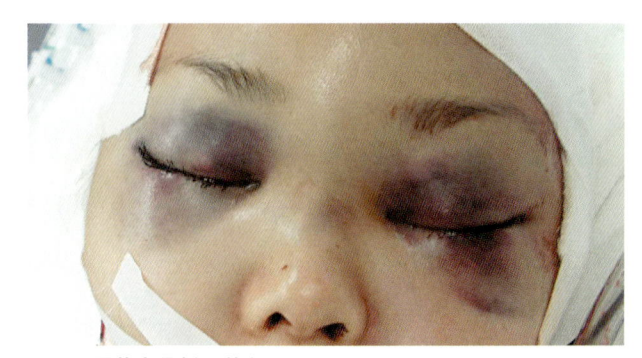

図9　頭蓋底骨折に伴うblack eyes

2）頭部・顔面の診察

視診では頭部・顔面の腫脹や変形，開放創の有無を検索する．開放創の診察時には，頭部では頭蓋開放骨折の有無，顔面では顔面神経，唾液管，涙管損傷の合併についても注意して検索する．

頭蓋底骨折のサインであるblack eyes（図9）や，Battle's signは受傷後早期には出現しない．このため耳出血，鼻出血，口腔内からの出血（胃管からの出血も含める）では，頭蓋底骨折の存在にも留意する必要がある．頭蓋底骨折が疑われた場合には，鼻からの胃管の挿入は禁忌となる．

触診では頭部の皮下血腫，顔面の圧痛の有無を丁寧に診察する．開口時の疼痛や開口障害，咬合不全の所見は，頬骨弓や下顎骨骨折を疑う手がかりとなる．特に，下顎関節突起骨折は見逃されやすいため注意を要する．

視力低下や脳ヘルニアの進行の有無についても診察する．眼球運動の左右差や複視がみられる場合，眼窩部の骨折などについても精査を進める必要がある．

3）頸部

頸部の比較的表層には，気管，血管，食道，神経など生命維持に必要な多くの重要臓器が存在する．嗄声の有無や視診による頸部腫脹，開放創，気管偏位，頸静脈怒張の有無を観察する．そして触診による皮下気腫，前・後頸部にかけて圧痛の有無，聴診による頸動脈の雑音の有無についても検索する．

それぞれの頸部損傷については，以下のように診断を進めていく．

（1）頸部開放創

頸部の開放創に対して，ゾンデなどを用いて盲目的に創の深達度をみることは行ってはならない．創が広頸筋を貫通している場合，確実な気道確保を行った後に手術室で創処置を行うのが原則である．頸部はzone I～III

A. 初期評価と全身管理

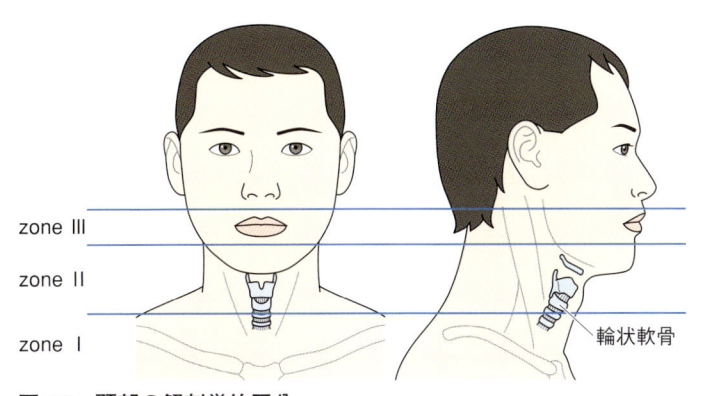

図10　頸部の解剖学的区分
Zone I　鎖骨〜輪状軟骨
Zone II　輪状軟骨〜下顎角
Zone III　下顎角〜乳様突起

の3つの区分に分けられ，創に対するアプローチは，その解剖学的区分により異なる（図10）．

（2）喉頭・気管損傷
嗄声や皮下気腫，呼吸困難などが疑われる所見である．まず適切な気道確保を行うことが重要であり，確定診断には喉頭鏡や気管支鏡が必要となる．

（3）血管損傷
頸動脈や椎骨動脈の完全または部分断裂では，頸部の著しい腫脹，出血性ショック，脳虚血に伴う中枢神経症状などを呈することが多い．しかし，内膜損傷では初期には無症状で，血栓形成による狭窄や塞栓による脳梗塞症状が遅れて出現することがある．頸椎骨折では椎骨動脈損傷の合併に常に留意し，失調，めまい，皮質盲などの椎骨・脳底動脈領域の梗塞症状の有無について確認しておく必要がある．

（4）食道損傷
多くは鋭的損傷によるものである．確定診断には食道造影や食道内視鏡が必要となる．

（5）頸椎損傷
頸部の著しい疼痛や四肢麻痺が存在する場合には診断は容易である．しかし，意識障害などで正確な身体所見がとれない場合に注意を要する．

診断にはX線単純写真3方向（正面，側面，開口位正面）から開始するのが原則である．頸椎側面X線撮影時には，第7頸椎（可能ならば第1胸椎）まで描出可能なように，患者の両上肢を尾側へ牽引しながら頸椎側面撮影を行う．

開口位正面撮影は，意識障害による不穏患者や気管挿管された患者では困難である．このため，意識障害の精査のための頭部CT撮影時に上位頸椎までスライスしてもらい，開口位正面の代用とすることもある．

4）胸部
Primary surveyに続いて視診，触診，打診，聴診による診察を行い，呼吸状態の変化について観察する．胸部の打撲痕や挫傷，開放創の位置から，胸腔内損傷のみならず腹腔内損傷の合併も疑って診察を進める．ナイフによる鋭的損傷で乳頭より尾側に創が存在する場合には，胸部損傷だけではなく腹部損傷も疑って検査を進める（図11）．

胸部単純X線写真前後像の読影は，表5の7つの解剖学的要素について順番にチェックを進め見逃しのないようにする．下位肋骨骨折がみられた場合，右では肝損傷，左では脾損傷の合併を疑って精査を進める．

5）腹部
肝臓，脾臓などの腹腔内実質臓器損傷，膵臓，腎臓などの後腹膜実質臓器損傷，小腸，結腸などの管腔臓器損傷，そして血管損傷の，大きく4つの部位に分けて損傷診断を進める．

血管損傷や腹腔内実質臓器損傷は，出血に伴うバイタルサインの変動が主要所見である．多くは経過中の頻脈や血圧低下，貧血の進行などから疑われ，腹腔内液体貯留液の有無を超音波検査で確認し，腹部CT検査や手術室での開腹所見によって確定診断と治療が行われる．

後腹膜実質臓器損傷のうち腎損傷は，膀胱内留置カテーテル挿入時に肉眼的血尿がみられた場合に，膀胱損傷とともに鑑別診断にあげられる．一方，膵損傷は初期には腹部所見に乏しく，バイタルサインに異常がない．また，血中アミラーゼも，受傷後早期には上昇しないため注意が必要である．これらの損傷の確定診断は腹部造影CT検査で行われる．

総論2　外傷患者の救急管理

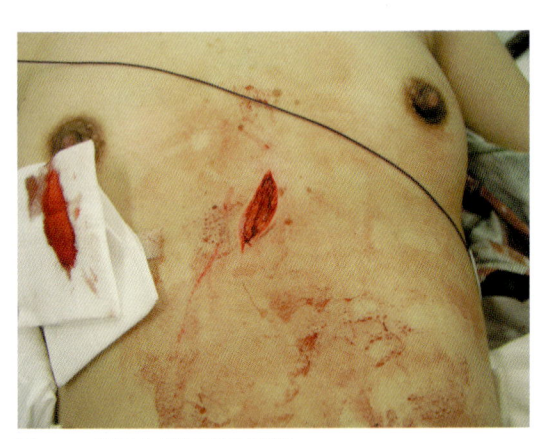

図11　呼吸と横隔膜の関係
呼気時には横隔膜は前方で第4肋間まで上昇する．

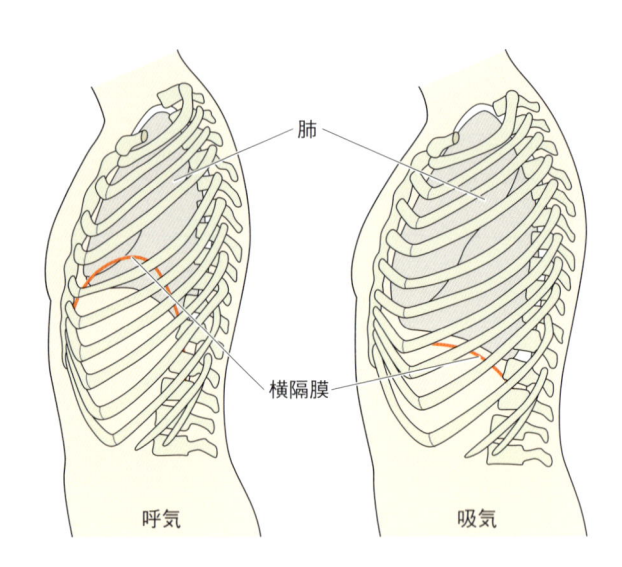

表5　胸部X線写真前後像の系統的読影
1. 気管・気管支：偏位，縦隔気腫
2. 胸腔と肺実質：血気胸，肺挫傷
3. 縦隔：縦隔拡大・気腫
4. 横隔膜：横隔膜挙上
5. 骨性胸郭：鎖骨，肋骨骨折
6. 軟部組織：皮下気腫，肥厚
7. チューブや輸液ラインの位置

　管腔臓器損傷は腹部の圧痛，反跳痛，筋性防御などの腹部症状が前面に出ることが多い．しかし，これらの所見は受傷後早期には明らかでないこともあるため，同一検者が繰り返し診察することが大切である．初期には超音波所見上，少量の腹腔内貯留液がみられ，CT上のfree airの存在や血中アミラーゼの上昇などから疑う．しかし，後腹膜腔に位置する十二指腸損傷の診断は，腹部所見が得られにくいため注意を要する．

　視診による腹部打撲痕の有無，聴診による腸管蠕動運動の有無，そして触診による腹部の圧痛，反跳痛，筋性防御の有無を診察する．

6）骨盤および会陰部，直腸の診察

　骨盤周囲の圧痛，叩打痛そして股関節の運動痛の有無から，骨盤X線撮影の必要性を決定する．骨盤X線写真正面像から骨盤輪損傷の有無を診断するとともに，骨盤周囲臓器の尿道，膀胱，直腸や腟損傷の有無についても診察を進める．

　尿道損傷を疑わせる所見は，尿道口からの出血，直腸診による前立腺高位浮動などであり，確定診断は逆行性尿道造影で行う（図12）．尿道損傷が疑われた場合，尿道留置カテーテルの挿入は専門医の判断に委ねる．女性

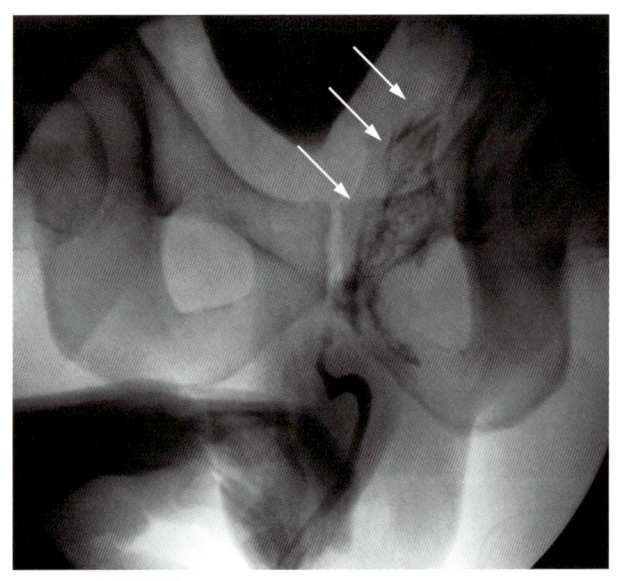

図12　尿道断裂
逆行性尿道造影で造影剤の漏出がみられる（矢印）．

で性器出血がみられた場合，産婦人科医に腟損傷などの有無について検索を依頼する．

　尿道留置カテーテル挿入後，肉眼的血尿がみられた場合は膀胱損傷，腎臓損傷が疑われる．膀胱損傷は腹腔内膀胱破裂（図13）と腹膜外膀胱破裂（図14）に分類され，逆行性膀胱造影を行い確定診断する．

7）四肢

　四肢の感覚・運動障害や変形，開放創，関節の不安定性，関節内血腫などの身体所見から，必要な画像検査を選択する．

　骨折・脱臼に伴う主要動脈損傷については，決して見逃さないように注意する．四肢の損傷では，必ず損傷部

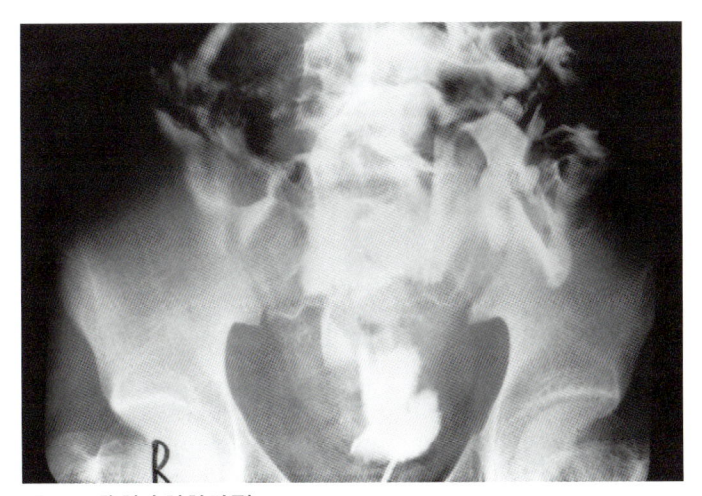

A. 初期評価と全身管理

図13　腹腔内膀胱破裂
逆行性膀胱造影で腹腔内に造影剤の漏出がみられる.

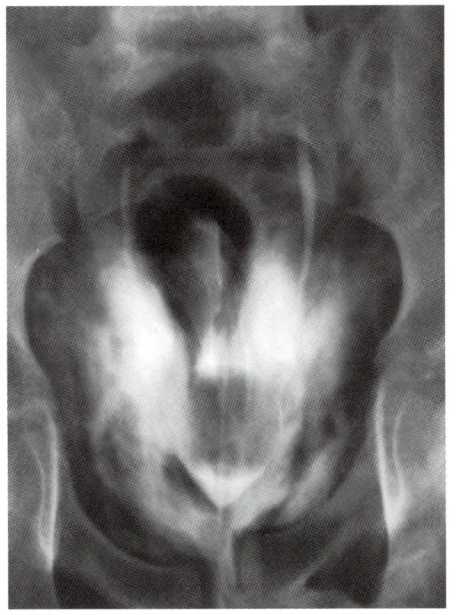

図14　腹膜外膀胱破裂
逆行性膀胱造影後の排泄像で後腹膜腔に造影剤のプーリングがみられる.

より遠位動脈の拍動を触知し左右差を比較する．膝関節脱臼は膝窩動脈損傷の合併頻度が高い損傷であるが，病院搬送までの間に自然整復されている場合があるため注意が必要である．また，四肢動脈損傷が存在したとしても，初期には明らかな虚血症状を呈さないことがある．このため，Doppler arterial pressure index (DPI)を参考にしながら，血管造影による確定診断を行うべきである．

Point
Doppler arterial pressure index (DPI)
ドプラ血流計を用いて測定した血圧比が0.9未満のときには主要動脈損傷を疑って動脈造影を施行する．

$$\frac{損傷肢の収縮期血圧}{非損傷肢の収縮期血圧} > 0.9$$

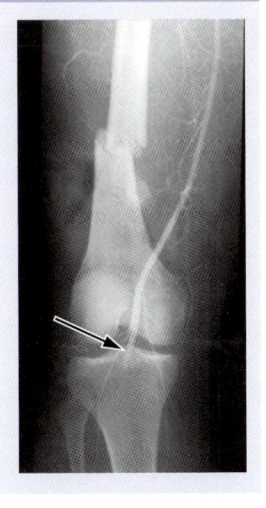

8) 神経学的診察

頭部外傷は一般的に，軽症(GCS合計点14〜15)，中等症(GCS合計点9〜13)，重症(GCS合計点1〜8)に分けられる．Secondary surveyの途中でGCS合計が2点以上低下する場合には，頭蓋内損傷の確認のために頭部CTを施行する．

意識障害の有無を診察した後，瞳孔の左右差，対光反射(直接，間接)の有無，視力，眼球運動，顔面の知覚，聴力障害についても診察を行う．

四肢の麻痺の有無について検索し，麻痺がみられたら単麻痺か，対麻痺か，四肢麻痺か，完全麻痺か不全麻痺かについて診察する．次に麻痺の高位診断を行った後に，単純X線像，CT，MRIなどによって骨折・脱臼の有無，脊髄損傷の程度について診断する．

9) 背面の観察

外傷患者の背面の観察は忘れがちであるが，脊椎損傷のスクリーニングのため打撲痕や棘突起叩打痛の有無を観察する．また刺創や銃創の場合，開放創の位置について観察する．

10) 感染予防

開放創や汚染創が存在するときには，早期に抗菌薬の投与を行うとともに，破傷風予防のための処置も行う．

④ Definitive treatment

各々の損傷の確定診断後，各科専門医によって行われ

る根本的治療である．単独損傷であれば，治療方針の決定は各科の医師の判断に委ねられる．しかし多発外傷の場合には，適切な治療優先順位の決定が患者の生命予後，機能予後に大きな影響を及ぼすことを忘れてはならない．このため，外傷に精通した医師がチームリーダーとなって，迅速に治療優先順位を決定していくことが大切である．

近年，整形外科領域においても damage control surgery（DCS）の概念が浸透してきているが，その適応についてはいまだ明確な基準はない．したがって，この新しい用語をいたずらに早期手術回避の言い訳にすることなく，各々の患者の全身状態を検討しながら，タイミングを逃すことなく早期手術を行うことが大切である．

5 Tertiary survey

Tertiary survey とは，外傷患者に対する初期治療や手術が終了した後，見落としを回避するための全身検索であり，一般的には受傷後 24 時間以内に行われる．Primary survey で致死的損傷の発見と蘇生が重点的に行われ，secondary survey で全身の系統的な診察が行われるわけであるから，理論的には損傷の見落としはないはずである．しかし，実際には 1.5〜14％ の頻度で見落としが存在するとの報告がみられ，頭部外傷合併患者や蘇生室から直接手術室に搬入した重症多発外傷患者にその頻度が高く，脊椎，腹部，四肢損傷が見落とされやすいと報告されている．

このような見落とし損傷が発生する原因として，以下のようないくつかの状況が考えられる．

1 Secondary survey に十分な時間がかけられない状況

頭蓋内血腫や腹腔内臓器損傷の緊急手術のため手術室に搬入する時間が迫っている場合など，損傷の局在診断に時間をかけることができない状況には臨床現場でよく遭遇する．この場合 secondary survey では，機能に著しい障害を及ぼす損傷の診断にとどめておき，術後に tertiary survey を行うことで見落としは回避できる．

2 患者が症状を訴えることができない状況

見落としが生じる可能性が最も高い状況である．頭部外傷や薬物服用などによる意識障害患者，そして多発外傷で気管挿管され人工呼吸管理が行われている患者では，初期には問診や触診による圧痛の有無などの情報を得ることが困難である．

この場合，薬物やアルコールなどが原因の短時間の意識障害では，意識が清明となった時点で tertiary survey を行うことで見落としを回避することができる．一方，重症頭部外傷患者や集中治療室管理が行われている多発外傷患者では，コミュニケーションがとれるまで 1 週間以上経過する場合も少なくない．この場合に問題となるのが頚椎損傷の確定診断である．

意識障害患者や頚髄・胸髄損傷患者では，腹部の身体所見から得られる情報は少ない．このため臓器損傷の診断は，超音波検査や CT などの画像診断，血液検査所見に頼らざるをえない．腹部では管腔臓器損傷，膵損傷など見落とされやすい損傷を念頭に置いて診断を進める．

意識障害遷延患者で四肢損傷が見落とされる頻度は高い．圧痛部位を同定できず，受傷当日には腫脹，皮下出血などの局所所見も明らかではない．このため，受傷後翌日に tertiary survey を行い，打撲痕，皮下出血などが認められる部位の単純 X 線写真で骨折の有無を確認する．

X 線写真では同定できない靱帯損傷，神経・血管損傷などの診断は身体所見が唯一の手がかりである．関節内血腫，関節の不安定性の有無，末梢動脈拍動の左右差，そして疼痛刺激に対する四肢の動きの左右差などから判断する．

また，精神科疾患を有する患者，乳幼児，高齢者でも症状の訴えが少なく，見落とされることがあるので注意が必要である．

3 他部位の激痛を伴う損傷にマスクされる状況

顔面骨骨折，多発肋骨骨折，大腿骨骨折など強い疼痛を生じる損傷のため，他の転位の少ない骨折や靱帯損傷，比較的小さな部位の骨折・脱臼などの疼痛がマスクされ見落とされる場合がある．例として，いわゆる floating knee に合併した同側膝の靱帯損傷や，頚椎損傷に合併した胸椎または腰椎損傷などがある．

これらの損傷の診断には，受傷機序や特徴的な損傷形態に合併しやすい損傷を理解したうえで診察を行わなければ，tertiary survey 時にも見落とす可能性がある．

生命予後に直接関係ない整形外科的損傷は見落とされる可能性が高い．しかし，1 週間以内に発見され適切な治療が行われれば機能に重大な影響を及ぼすことは少ない．むしろ問題は，患者と医師または医療施設間の信頼関係を損ねることである．Tertiary survey に限らず，

A. 初期評価と全身管理

歩行開始時，転院前などの要所要所で，患者の訴えに耳を傾け診察を行うことが大切である．

4 早期には症状が出現しにくい状況

受傷後早期にすべての症状が出現するとは限らない．肋骨骨折後の血気胸，穿孔部の小さな管腔臓器損傷，膵損傷そして四肢の動脈損傷（内膜損傷）などは，初期には症状が乏しい場合がある．このため，高エネルギー損傷が疑われた場合には，これらの損傷を念頭に置き，必ず tertiary survey を行い見落としのないように努めるべきである．

6 脊椎・脊髄損傷の評価と急性期の処置

意識が清明な外傷患者における脊椎・脊髄損傷の診断は容易であるため，診断治療の詳細については各論に委ねる．この項は，多発外傷や頭部外傷のため意思の疎通が困難な患者における脊椎・脊髄損傷診断の進め方について述べる．

1 診断の進め方

外傷患者の急性期の脊椎・脊髄損傷評価の目的は，正確な診断を下すことではなく，麻痺を悪化させる危険性のある不安定型脊椎損傷の有無を診断することにある．このため，頸椎カラーを装着したまま頸椎3方向の単純X線撮影を行うとともに，高所からの墜転落などの受傷原因の場合には，胸椎や腰椎の側面単純X線撮影を加えることによって，明らかな脊椎損傷は除外可能である．また，胸腹部損傷検索のために撮影されたCT像では，胸腰椎損傷の有無についても注意して読影すべきである．

意識障害が遷延する患者の頸椎損傷の診断法としてCT，MRI，頸椎動態撮影などの正診率が報告されているが，それぞれ一長一短がある[3,4]．最近の multiple planner reconstruction（MPR）CT 法は，頸椎の矢状面，冠状面の画像再構築が可能であり，不安定型頸椎骨折を見落とす可能性はきわめて低い．頸椎の靱帯損傷の診断にはMRIや動態撮影が優れているが，種々のモニター装置下に管理している患者に対して行うことは現実的には困難である．したがって，頸部の安静が保てない頭部外傷患者では，早期に単純X線写真とCT検査によるスクリーニングを行うのがよい．

脊椎損傷の診断アプローチは，意識障害の持続時間を推測しながら，以下のような手順で行っている．

1）意識障害の持続時間が短いと予想される場合

意識障害の原因がアルコールや薬物などによる頭蓋外因子であり，数日以内に覚醒しそうであると判断した場合，初期診療時には側面単純X線撮影のみとし，頸椎カラーによる固定を継続する．そして，覚醒した時点の神経学的検査を含めた身体所見の結果から，頸椎動態撮影やCT検査など必要な画像診断を追加する．

2）意識障害の持続時間が長いと予想される場合

意識障害の原因が脳挫傷などの頭蓋内因子であることが多く，意識障害の回復までに1週間以上を要すると判断される場合である．

意識障害の回復過程において，抑制が必要なほどの意識昏迷期を経て徐々に意識が回復してくることが多いため，全身状態が落ち着いた早い時期に頸椎CT検査を行うようにしている．

頸椎の靱帯損傷の診断には，MRIまたは頸椎動態撮影が必要となるが，どちらの検査が正診率が高いかについては，医療経済学的観点からの検証も必要であり，いまだ結論が出ていない．

2 脊椎・脊髄損傷の急性期の処置

脊髄損傷に対する薬物療法として，受傷から8時間以内にメチルプレドニゾロン 30 mg/kg を15分間で静脈内投与し，その後の23時間で 5.4 mg/kg/時間を持続投与するステロイド大量療法がある．しかし，脊髄損傷に対するステロイド大量療法の効果については否定的な意見も多い．また，感染症や高血糖などの合併症や，治療効果に対する反論もみられ，統一した見解は得られていない[5]．

7 圧挫症候群

阪神淡路大震災時に多発し，広く一般医師にも知られるようになった特殊な環境下で発症する全身性疾患である．倒壊した家屋に四肢を長時間挟まれた患者が，目立った外傷がないにもかかわらず，救出後に著明な四肢の腫脹，急性腎不全などを発症し，なかには突然，心停止を起こすこともある．

総論2　外傷患者の救急管理

1　発生機序と病態

殿部や四肢の骨格筋の長時間の圧迫虚血に伴う組織障害が先行し，その後の圧迫解除によって，主として筋組織の再灌流が原因となってさまざまな全身症状を呈する．

全身的には，崩壊した骨格筋細胞内からの逸脱物質の血管内への流入によって，急激な高カリウム血症，代謝性アシドーシスが原因による致死的不整脈，血管透過性亢進による体液シフトに続く低容量性ショック，高ミオグロビン血症による腎不全などが生じる．局所的には，血管透過性亢進による骨格筋の膨張によるコンパートメント症候群を呈する．

骨格筋圧迫の原因として，長時間の空気止血帯の装着，意識障害による長時間の同一体位による自身の体重による圧迫，災害時の重量物による圧迫などがある．

2　診断

四肢がなんらかの原因によって長時間圧迫を受けたという受傷機序から，まず本症候群を疑うことが大切である．

救出直後には，意識も清明で循環動態も安定しており，挟まれていた四肢にも挫傷を認める程度で，重症感に乏しいのが特徴ともいえる．しかし，急激な血清カリウムの上昇によって，搬送中や病院での診察中に突然，心停止を起こすことがある．

挟まれていた四肢は長時間の虚血による麻痺を呈しており，両下肢の場合には脊髄損傷と誤診されることがある．しかし，感覚・運動麻痺は脊髄のdermatome（皮膚分節）やmyotome（筋節）に一致しておらず，肛門括約筋反射も維持されている．

血液検査所見の異常として，血液濃縮（脱水），代謝性アシドーシス，高カリウム血症，CPK上昇，血性カルシウム低下，高ミオグロビン血症などがみられる．

尿所見は特徴的であり，初期には血尿のような褐色尿がみられる．尿検査では，尿検査試験紙による定性反応で潜血反応は陽性であるが，尿沈渣所見では赤血球はほとんどみられない．尿検査試験紙では，ミオグロビン尿も潜血反応は陽性となるため，このような尿沈渣所見との解離がみられる．

脱水状態を補正するため輸液を行うにつれて，圧迫されていた四肢は徐々に腫脹が著しくなる．通常のコンパートメント症候群と異なり，すでに感覚・運動麻痺が生じており疼痛は訴えないことが多い．

3　治療

電解質の補正と腎不全を予防するための大量輸液が基本となる．輸液は早期から（可能ならば現場での救出時から）行うことが望ましく，初期には細胞外補充液（乳酸リンゲル液など）1,000 ml/時間以上を必要とすることも珍しくない．

高カリウム血症による致死的不整脈に対して早期に治療を開始することは重要であり，心電図モニタ上のテント状T波の出現には十分に注意する．

四肢のコンパートメント症候群に対しては，適切な創管理ができる施設と状況（災害地ではないという状況）においては早期に筋膜切開を行うべきである．

文献

1) 日本外傷学会・日本救急医学会監修：外傷初期診療ガイドライン．ヘルス出版，東京，2002．
2) 日本外傷学会・日本救急医学会監修：改訂外傷初期診療ガイドライン．ヘルス出版，東京，2004．
3) Bolinger B, Shartz M, Marion D : Bedside fluoroscopic flexion and extension cervical spine radiographs for clearance of the cervical spine in comatose trauma patients. J Trauma 56 : 132-136, 2004.
4) Stassen NA, Williams VA, Gestring ML, et al : Magnetic resonance imaging in combination with helical computed tomography provides a safe and efficient method of cervical spine clearance in the obtunded trauma patient. J Trauma 60 : 171-177, 2003.
5) Hurlbert RJ : The role of steroids in acute spinal cord injury : an evidence-based analysis. Spine 26 : S39-46, 2001.

（新藤正輝）

総論2　外傷患者の救急管理

B 根本的治療の計画

1 受傷原因，病歴の聴取

　受傷原因，病歴を可能なかぎり詳しく聴取することは治療計画を立てるうえできわめて重要である．まず受傷原因から高エネルギー外傷(high energy trauma)か否かを判断する必要がある．

> **Point**
> 高エネルギー外傷の判断
> 以下の項目に該当した場合は高エネルギー外傷と判断する．
> ① 同乗者の死亡
> ② 車から放り出された
> ③ 車に轢かれた
> ④ 5m以上跳ね飛ばされた
> ⑤ 車両大破
> ⑥ 救出に20分以上
> ⑦ 車の横転
> ⑧ バイクと患者の距離が大
> ⑨ 歩行者対自動車の事故
> ⑩ 機械に巻き込まれた
> ⑪ 体幹部が挟まれた
> ⑫ 6m以上の墜落

　高エネルギー外傷であれば，詳細な病歴を聴取することよりもまず生理学的徴候(意識，呼吸，循環)を把握することのほうが重要である．この場合，患者の救命が最優先されるが，整形外科医は運動器外傷後の良好な機能獲得を視野に入れ，局所の損傷程度も可能なかぎり把握し積極的に治療に介入することが大切である．
　低・中エネルギー損傷であれば要点を要領よく聞き出す．

> **Point**
> 問診のポイント
> ・年齢
> ・現在の症状，疼痛部位
> ・受傷原因，受傷肢位
> ・受傷時間・時期
> ・既往歴
> ・家族歴
> ・職業・スポーツ

　年齢によって手術を行うか否かなど治療方法が異なったり，手術的治療を選択した場合も手技，固定材料が異なる場合がある．現在の症状，特に疼痛部位について聴取する．受傷原因，受傷肢位を聴取することで軟部組織損傷程度，骨折型などの推測が可能となり病態を知ることができる．受傷時間あるいは受傷時期を確認することは適切な手術時期決定に役立つ．受傷直後の腫脹は出血によるものであるため，早期手術によって血腫を除去し，転位を整復しアライメントを整えることで腫脹を軽減させることができる．したがって受傷直後は適切な手術時期(window of opportunity)である．その後は腫脹が増強し受傷後2〜3日は手術を行うべきではない．
　受傷後7〜10日で腫脹が軽減するため，これが2回目の手術時期となる．受傷後2週を経ると組織の瘢痕化が生じ手術は困難になる[1]．既往歴は破傷風免疫，薬物アレルギー，ステロイド使用の有無，糖尿病の有無などを確認しておく必要がある．整形外科では易骨折性の先天性疾患があるため家族歴を聞く必要もある．重い物をもつ，立ち仕事，手を使う，スポーツ選手など，職業によって治療方法が変わることもあるため職業を聴取することは大切である．問診によって必要な情報を手際よく入手するべきである．昨今，スポーツを愛好している人が多いため，スポーツ復帰を考慮した治療方針を計画することも重要である．

2 身体診察

高エネルギー外傷による初期評価では生理学的観点（意識，呼吸，循環）を評価するが，これは前項に譲る．局所状態を観察するポイントは皮膚，筋肉・腱，神経，血管，骨である．

> **Point**
> 高エネルギー外傷での局所状態の観察
> ① 皮膚の状態
> ② 筋肉・腱の状態
> ③ 神経の状態
> ④ 血管の状態
> ⑤ 骨の状態

皮膚は創の大きさ，深さ，汚染の程度を把握し，創閉鎖が可能か否か，開放創として処置すべきなのか判断する．筋肉・腱ではどの部分の損傷か，挫滅の程度を把握する．挫滅の程度を初療で判断することは難しいが，後に壊死に陥り感染の原因になりうるため second look を予定し，正しい評価に努める．疼痛によって神経損傷の有無を初療時には診断困難なこともあるが，pin prick などを用いた感覚検査を行い完全麻痺か否かを診断する．血管損傷に関しては動脈か静脈かを判断する．主要動脈損傷であれば血行再建するか切断するかの判断を急がなくてはならない．骨折部には著しい自発痛があり，特に骨折部に一致して圧痛を認める．また，外表上，変形，短縮を認め時間とともに腫脹が生じる．腫脹が著しい場合は水疱が形成されることもある．関節内骨折であれば関節血症が生じる．

3 検査と処置

1 検査

単純X線撮影は外傷において診断を確定し，治療方針を決定するうえで不可欠な検査である．2方向撮影が基本であるが，骨折が描出されないこともあるため斜位撮影を加える．さらに健側を同じ撮影条件で撮影することも必要である．特に小児の骨端線損傷では，骨折線の走行と骨端線の位置関係を正しく把握するために必須である．また，骨折部位によっては特殊な撮影方向で初めて骨折が明らかになることがある．たとえば，膝関節の骨軟骨骨折では顆間窩撮影や膝蓋骨の軸写，骨盤骨折では骨盤入口部（inlet）・出口（outlet）部撮影が必要となる．不顕性骨折では時間をおいて再度撮影することで骨折を確認することができるが，この場合は特に MRI は有効である．

CT は関節内骨折，骨盤骨折，骨幹・骨幹端骨折でプレート固定を予定している場合など非常に有効である．単純X線像で確認できなかったり，確認困難な骨折を診断することができる（図1）．現在では 3D-CT 像から粉砕の程度，転位の程度などを詳細に把握することができるようになった．

骨折の診断で MRI を使うことは多くはないが，不顕性骨折，病的骨折などを確認するために使われることがある．また，軟部組織の損傷程度を評価するためには有用である．

骨シンチグラフィは，MRI が不可能な場合，多発外傷で損傷部位の特定が困難な場合に使用することがある．受傷後 72 時間を経過してから行うと正確な所見が得られると報告されている[2]．

血管造影は主要動脈を損傷されやすい部位の骨折・脱臼，また開放骨折，骨盤骨折で動脈損傷が疑われる場合は緊急で行う必要がある．

> **Point**
> 主な画像検査
> ・単純X線
> 　2方向撮影あるいは4方向撮影
> 　特殊方向撮影
> 　両側撮影
> 　時間をおいての撮影
> ・CT
> ・MRI
> ・骨シンチグラフィ
> ・血管造影

2 処置

創傷は皮膚の断裂を伴わない損傷と開放性の創とに分類される[3]．さらに開放創は創縁の挫滅を伴わない鋭的損傷と創縁の挫滅を伴う鈍的損傷に分けられる．そして，創の部位，深さ，汚染の程度，神経・血管損傷の程度を含んだ軟部組織状態，骨の状態などを観察する．このとき深部に汚染を波及させないようにするため，創内にゾンデを挿入することは避けるべきである．

主要動脈損傷は緊急処置が必要である．診断を誤れば出血性ショック，損傷部位より遠位の循環障害が生じ壊

B. 根本的治療の計画

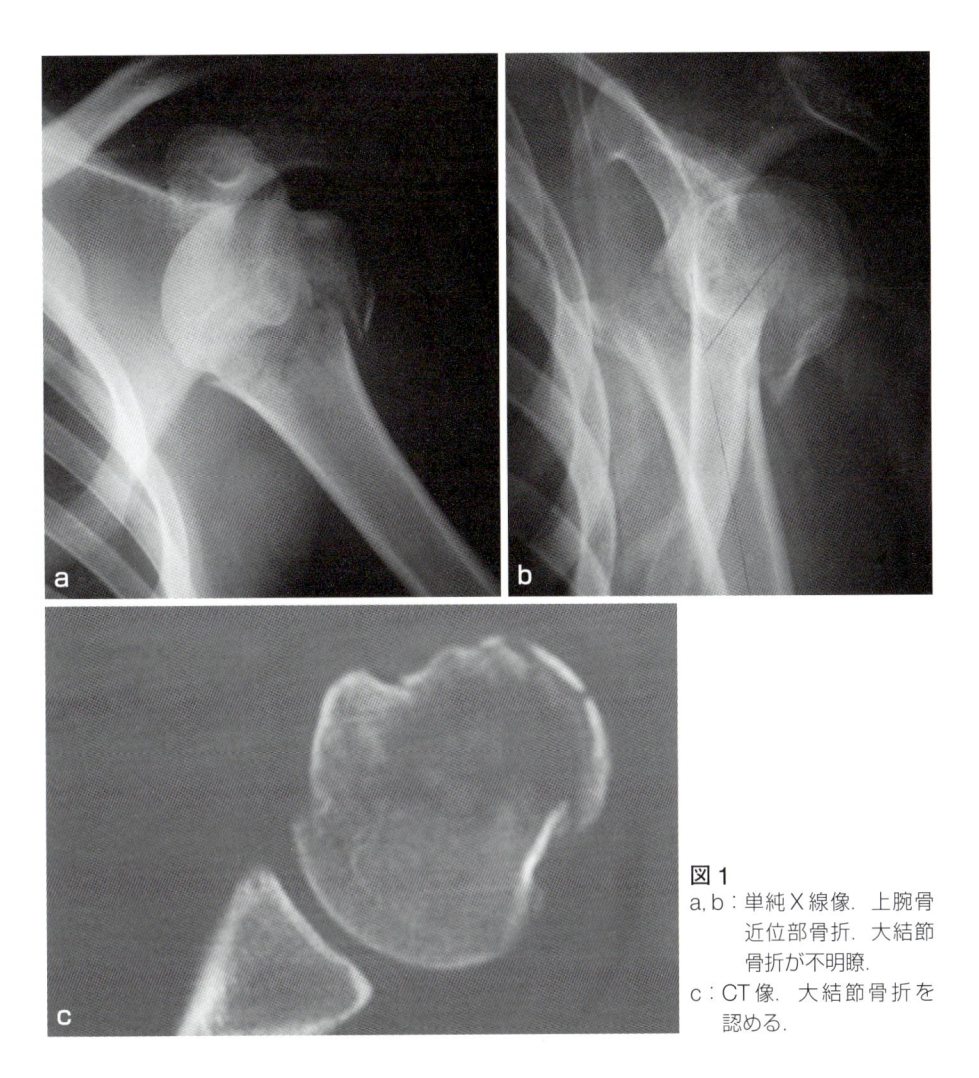

図1
a, b：単純X線像．上腕骨近位部骨折．大結節骨折が不明瞭．
c：CT像．大結節骨折を認める．

死や阻血性拘縮などの重篤な合併症につながる．したがって，直ちに再建を行わなくてはならない．全身状態がきわめて悪く再建術が行えない場合でも，点滴用の延長チューブなどを用いて一時血流を再開させる必要がある．

神経の鋭的切断では一期的に修復可能であるが，断端が挫滅を伴ったり，欠損を伴う場合には，断端にマーキングをしておき二期的に修復を行う．

感染症を合併させないために，特に骨に対して慎重かつ十分なデブリドマンが必要である．固定は内固定，創外固定，牽引，ギプス，シーネなどさまざまであるが，適切な固定法を選択しなくてはならない．多くの開放骨折では牽引，ギプス，シーネなどの不安定な外固定は不適切である．

開放創のデブリドマンを行う前に組織片の細菌培養を提出する．これは創内の血液，滲出液よりも組織の一部のほうが陽性率が高いからである．まず，ポビドンヨード液と生理的食塩水を用いて健常皮膚をブラシで洗浄する．創内は生理的食塩水で愛護的に洗浄し，確認できる汚染物や挫滅組織は除去，切除する．続いて，通常の手術と同様の手順で手洗いからドレーピングまで行いデブリドマンを開始する．デブリドマンと洗浄を徹底的に繰り返し行う．デブリドマン終了後の細菌培養を提出することを忘れてはならない．

以上を受傷後約6〜8時間（golden hour）内で行うことが重要である．感染を合併する可能性がきわめて低く創閉鎖可能な場合は，細菌の培地となる血腫を作らないように創内に吸引式ドレーンを留置する．高度な汚染・挫滅や感染の合併が懸念される場合は開放処置とし，24〜48時間後にsecond lookデブリドマンを予定する．

4 感染予防

外傷の場合，多くはグラム陽性菌が主な感染の原因となるが，初期では一般的に広範囲スペクトルの抗菌薬を静注する．具体的にはペニシリン系，第一，第二世代セ

フェム系を使用する．高度な汚染，高度軟部組織損傷を伴う場合はセフェム系と作用機序の異なるアミノグリコシド系を併用する．感染予防のための投与期間は1〜3日で十分である．外傷後の局所感染を合併した場合，デブリドマンを行わず，抗菌薬のみで治療することは間違いである．

また開放創に土壌が付着している場合は，破傷風を予防するため破傷風ヒトグロブリンを筋注する．

5 治療計画の立案

多発外傷あるいは高エネルギー外傷では開放骨折，多発皮下骨折，脱臼，脊椎骨折，骨盤骨折，同一肢複合骨折がみられる．

開放骨折の治療の原則は感染予防，軟部組織の修復，骨癒合の獲得，正常機能の回復である．Golden hour 内にデブリドマンを行い，骨再建を一期的または二期的に行うかを適切に判断する．いずれにしても関節面の解剖学的整復と軸アライメントの整復は必ず獲得しなければならない．

脱臼を診断したら可及的速やかに整復する．疼痛が強い場合は整復困難になるため麻酔下に行う．それでも徒手整復が困難な場合は，整復阻害因子が存在するため観血的整復を行う．

脊椎骨折，脱臼によって不全麻痺が認められる場合は，脊髄機能を回復させるために緊急手術を行うべきである．馬尾神経麻痺では待機可能である．

骨盤骨折で出血性ショックを伴う場合は不安定型骨盤骨折のことが多く，最優先で治療を行う．輸液，輸血，塞栓術を行い，手際よく創外固定あるいはC-クランプを用いて骨折部に圧迫をかけて血行動態を安定化させる．全身状態が安定化したところで内固定の適応があれば行う．

同一肢複合骨折の代表的なものは floating knee である．開放骨折を伴う場合はその治療に準ずる．固定順序は症例によって異なるが，一般的には不安定なため軟部組織損傷が加わりやすい大腿骨から固定する[4]．創外固定，内固定のいずれを行うにしても軸アライメントを整復することが大切である．

❖ 文献

1) 糸満盛憲，日本語版総編集：AO法骨折治療．医学書院，東京，pp78-87, 2003.
2) Holder LE, et al：Radionuclide bone imaging in the early detection of fractures of the proximal femur (hip)：Multifactorial analysis. Radiology 174(2)：509-515, 1990.
3) 杉岡洋一監修，岩本幸英編：神中整形外科学 改訂22版 上巻．南山堂，東京，pp177-192, 2004.
4) 山野慶樹：骨折と外傷 治療の考え方と実際．金原出版，東京，pp77-97, 2000.

(内野正隆)

3

開放骨折の(初期)治療

総論 3　開放骨折の（初期）治療

1　開放骨折の重症度・分類

現在，最も汎用されているのは Gustilo 分類[1]である．その概要は以下のようになる．また，その具体例を図 1 に示す．

Gustilo 分類（図 1）

Type Ⅰ：1 cm 未満の開放創で汚染がほとんどないもの．
Type Ⅱ：1 cm 以上の開放創があるが，軟部組織の挫滅が軽度のもの．
Type ⅢA：広範な軟部組織の挫滅あるいは創の大きさには関係なく，高エネルギー外傷によるものであるものの，周囲の軟部組織で被覆可能なもの．
Type ⅢB：広範な軟部組織損傷があり，その創から骨膜剥離を伴った骨露出が高度なもの．通常高度な汚染を伴い，軟部組織修復には皮弁形成を要することが多い．
Type ⅢC：修復すべき主要血管損傷を伴う開放骨折．

Gustilo の分類法は，開放骨折の予後と関係する．つまり，その grade が高いほど感染率や切断率が上昇する．しかし，受傷時の段階でどのタイプに属するか判断することは困難であり，初回または数回のデブリドマンが終了した時点で決定すべきである（図 2）．

しかし，この分類法は客観的評価に乏しいことが問題である．海外の報告[2]によれば，245 人の整形外科医に 12 例の開放骨折症例のビデオテープを見せ，どの Gustilo type に属するかを質問した結果，一致率は 60% にすぎなかったと報告している．このため，ある程度客観性も兼ね備えた scoring system による分類法が必要と考えられる．

Hannover 大学（独）のグループは骨折の程度，軟部組織損傷，虚血時間，神経損傷，汚染度，初期デブリドマン後の細菌検出数，治療時間の開始時間を点数化することによって，grade 1 から grade 4 にまで分ける分類法を開発したが[3]，その後，本分類法は四肢温存と切断決定のために使用される Hannover Fracture Scale '98[4]（表 1）に修正された．私たちもこの scale を利用して，脛骨開放骨折を対象に感染発症を予測する点数システム

表 1　Hannover Fracture Scale '98（HFS）

	points		points
1) 骨欠損		5) 骨膜剥離	
なし	0	なし	0
<2 cm	1	あり	1
>2 cm	2		
2) 皮膚損傷		6) 局所循環	
なし	0	正常な脈の触知可能	0
全周の 1/4 未満	1	四肢先端の色あり	1
全周の 1/4〜1/2	2	阻血時間＜4 hr	2
全周の 1/2〜3/4	3	阻血時間＜4〜8 hr	3
全周の 3/4 以上	4	阻血時間＞8 hr	4
3) 筋肉損傷		7) 血圧（収縮期 mmHg）	
なし	0	常に ＞100	0
全周の 1/4 未満	1	入院時までに ＜100	1
全周の 1/4〜1/2	2	手術時までに ＜100	2
全周の 1/2〜3/4	3	常に ＜100	3
全周の 3/4 以上	4		
4) 創汚染度		8) 神経損傷	
なし	0	手掌・足底の知覚　あり	0
部分的	1	なし	1
広範囲	2	手指・足趾の動き　あり	0
		なし	1

点数の範囲：0〜22
切断の cut off point：≧11

〔Krettek C, et al：Hannover Fracture Scale '98：re-evaluation and new perspectives of an established extremity salvage score. Injury 32：317-328, 2001 から〕

1. 開放骨折の重症度・分類

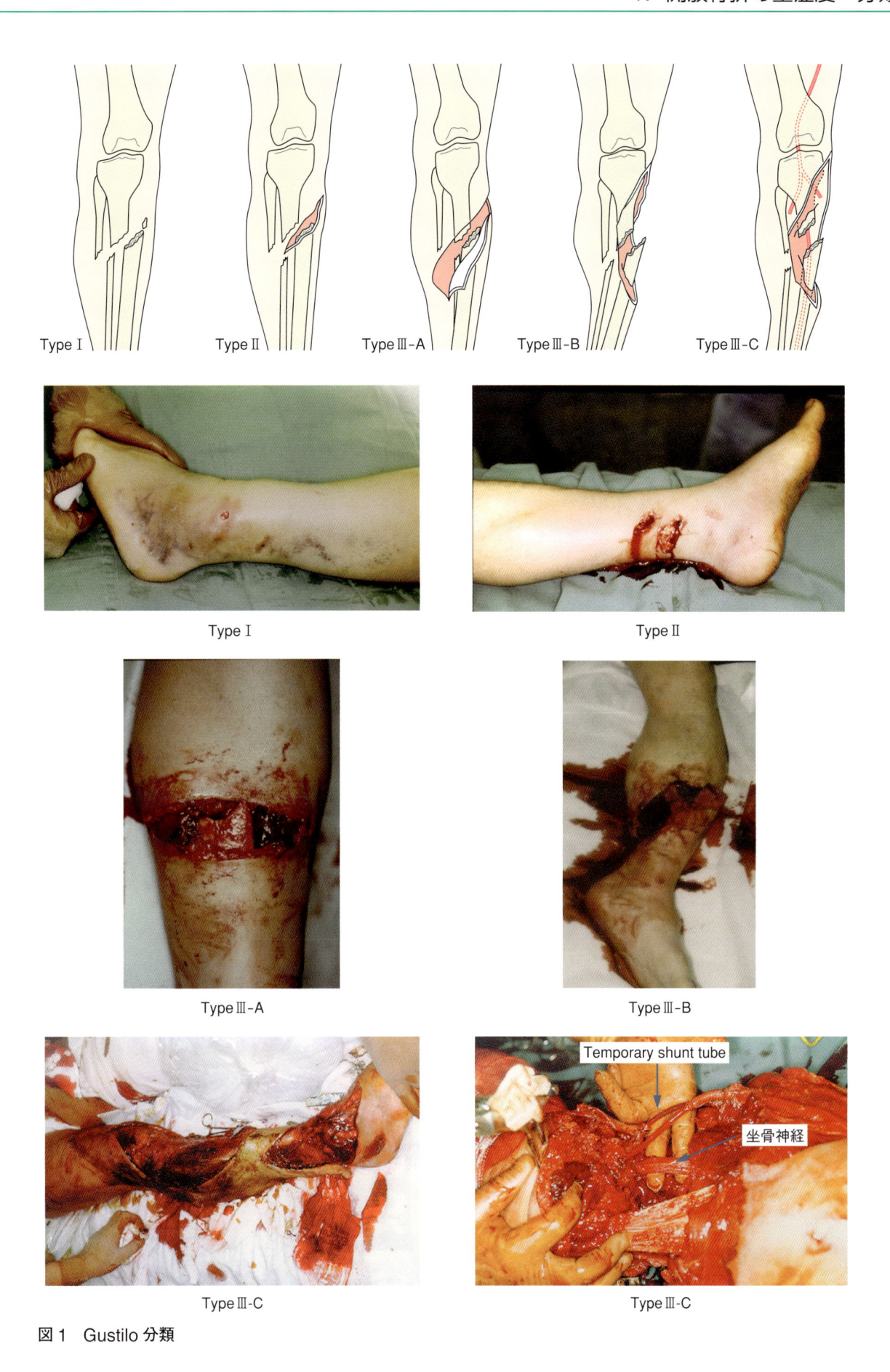

Type Ⅰ　　Type Ⅱ　　Type Ⅲ-A　　Type Ⅲ-B　　Type Ⅲ-C

Type Ⅰ

Type Ⅱ

Type Ⅲ-A

Type Ⅲ-B

Type Ⅲ-C

Temporary shunt tube

坐骨神経

Type Ⅲ-C

図1　Gustilo 分類

総論3　開放骨折の(初期)治療

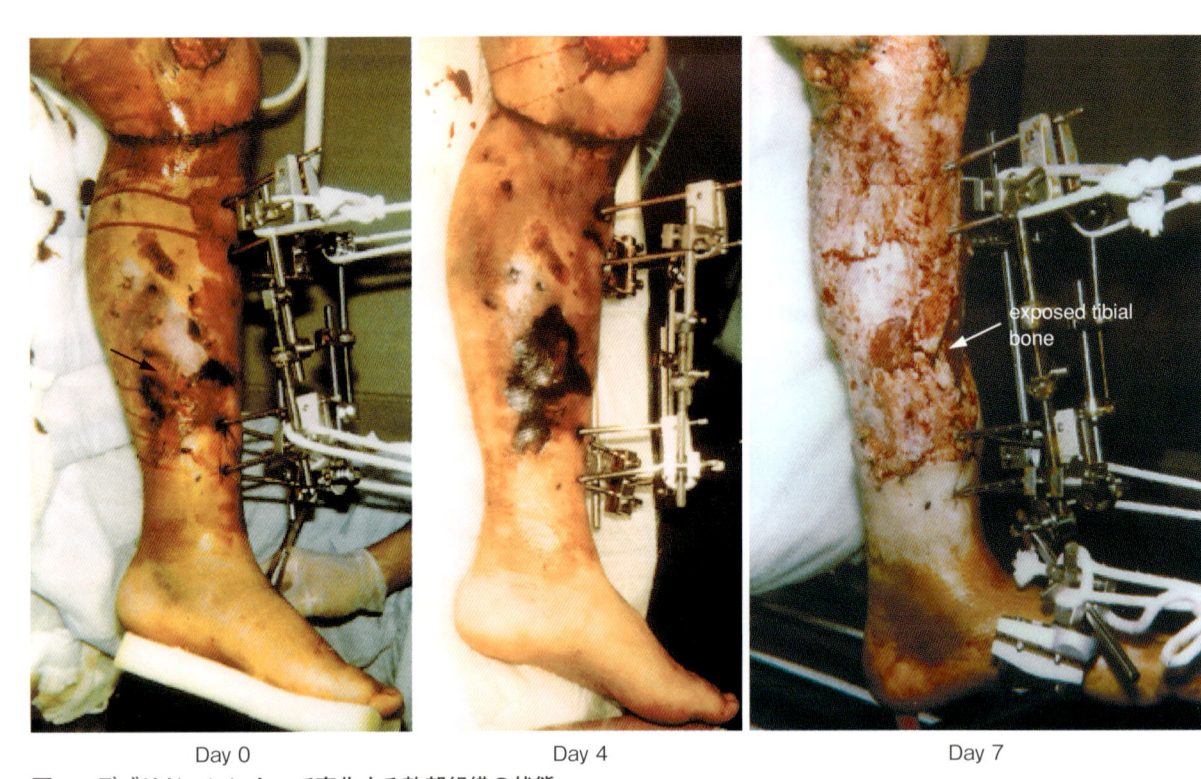

図2　デブリドマンによって変化する軟部組織の状態
デブリドマンを繰り返すことによって当初 Gustilo type II に分類されていたものが，最終的には IIIB であることが判明した．

表2　筆者らの考案した new scoring system

1）骨欠損	
なし	0
＜2 cm	10
＞2 cm	20
2）筋肉損傷	
なし	0
全周＜1/4	5
全周 1/4〜1/2	10
全周 1/2〜3/4	15
全周＞3/4	20
3）創汚染度	
なし	0
部分的	15
広範囲	30
4）局所循環	
正常な脈触知可能	0
四肢先端の色あり	10
阻血時間≦ 4 hr	20
阻血時間＞ 4 hr	30

満点：100，点数が高いほど損傷も大，60点以上にて感染率増大
〔Yokoyama K, et al : New scoring system predicting the occurrence of deep infection in open tibial fractures : preliminary report. J Trauma 63 : 108-112, 2007 から〕

を開発し[5]，60点以上で感染率が増大することを報告した．しかし，私たちのシステムの研究開発は後ろ向き調査によるものであり，他の部位の骨折例への応用や前向き研究の必要もあり，まだまだその妥当性には問題が残る．参考のために表2に示す．

さらに，最近，Rajasekaran ら[6]は，皮膚・皮下組織損傷の程度，骨・関節損傷の程度，筋腱・神経損傷の程度，並存損傷・病態の有無などを点数化した，比較的単純な Ganga Hospital injury severity score を開発し，group I〜IV に分類した（表3）．この分類は切断指標や治療法の選択に役立ち，機能成績との関連性もあり，また Gustilo type IIIA と IIIB の分類の明瞭化にも役立つと報告しており，利用する価値はあると考える．

2 全身的処置と感染の予防

1 全身的処置と局所の処置

すべての外傷に通じることであるが，派手な外表の創にとらわれることなく，まず生命の危機につながる臓器の損傷を見落とすことなく治療を開始するべきである．特に大腿骨開放骨折を伴う鈍的外傷においては，多発外傷の一部であることが少なくなく，治療の優先順位の決定は重要なことである．また，頸椎のX線像でその損傷が明確になる前は当然，頸椎カラーは装着すべきであるし，胸部損傷ならびに骨盤損傷の有無の状態把握は，これらの臓器が潜在的に出血源となるため早急な確認が必要である．

表3 Ganga Hospital injury severity score

	点数
表在組織：皮膚・皮下組織損傷の程度	
皮膚欠損を伴わない創	
骨折部の露出なし	1
骨折部の露出あり	2
皮膚欠損を伴う創	
骨折部の露出なし	3
骨折部の露出あり	4
皮膚欠損を伴う広範な皮膚・皮下組織損傷	5
骨組織損傷：骨・関節組織損傷の程度	
横・斜骨折/第3骨片＜全周の50%	1
第3骨片＞全周の50%	2
粉砕骨折/分節型骨折	3
骨欠損＜4 cm	4
骨欠損＞4 cm	5
機能組織：筋肉・腱・神経損傷の程度	
筋肉・腱組織の部分的損傷	1
筋肉・腱組織の完全損傷あるが修復可能	2
筋肉・腱組織が修復不能・筋コンパートメントの部分欠損，または後脛骨神経の断裂あり	3
筋腱コンパートメントの1つが完全に欠損	4
筋腱コンパートメントの2つ以上が完全に欠損	5
並存損傷，状態：以下の状態がある場合に各々2点を加える	
受傷からデブリドマンまでの時間＞12時間	
汚水や有機体による汚染/農場での損傷	
年齢＞65歳	
麻酔リスクを増大させる薬物療法を要する糖尿病や心臓・肺疾患（＋）	
胸部・腹部損傷を伴う多発外傷（ISS＞25），脂肪塞栓（＋）	
受傷時の収縮期血圧＜90 mmHg	
同側肢に他の大きな損傷やコンパートメント症候群（＋）	

Group I：5点以下，Group II：6〜10点，Group III：11〜15点，Group IV：16点以上

〔Rajasekaran S, et al：A score for predicting salvage and outcome in Gustilo type-IIIA and type-IIIB open tibial fractures. J Bone Joint Surg 88-B：1351-1360, 2006 から〕

上記の優先順位を考慮しながら，一連の救急蘇生および，各臓器の損傷状態の評価が終了，あるいは同時進行して運動器外傷の治療計画が進められなければならない．まず，創状態の観察を行い，可能なかぎりポラロイド写真で損傷状態の記録を残すべきである．そして，四肢の循環障害の有無，末梢神経障害の有無を正確，かつ迅速に判断するということである．一方で背部や臀部の観察を行い，潜在的脊椎・骨盤損傷を見逃してはならない．女性患者の場合は腟からの出血の有無についても確認すべきである．単なる月経であればよいが，腟裂傷を伴う開放性骨盤骨折の可能性も否定できない．

この間，どのような場所で損傷を負ったかも明確に情報を収集しなければならない．農場での損傷は糞尿との接触によって後のガス壊疽発生の危険性が高いし，湖水や泥沼池での損傷は，嫌気性菌や *Aeromonas hydrophilia* など稀有な細菌による汚染の可能性を含んでいる．さらに，患者の既往歴の情報を得ておく必要がある．たとえば糖尿病，末梢の動脈疾患，肝臓病変や免疫異常，さらには喫煙歴やステロイドの投与状況などの有無である．以上のような並存する病態によっては，その後の感染の危険性をある程度予想可能であり，後述の四肢温存か，切断かの指標としても重要な情報である．

以上の一連の評価が終了した時点で，開放創は清潔なガーゼなどで被覆して手術室へ患者を搬送するが，手術室への搬入が数時間遅れる可能性がある場合は，蘇生室においてあらかじめ開放創を1〜2*l*程度の生理的食塩水で洗浄しておくことを勧める．なお，蘇生室内において，破傷風トキソイドや次に述べる抗菌薬の投与は当然終了しているべきである．

2 全身的・局所的抗菌薬の投与

開放骨折に対する抗菌薬投与は単なる感染予防というより，むしろ治療の一貫として認識すべきである．ある前向き研究によると，開放骨折患者をセフェム系抗菌薬投与群，ペニシリン＋ストレプトマイシン投与群，抗菌薬非投与群に分け，その感染率を検討すると，各々2.3%，9.7%，13.9%という結果であった（Patzakisら，1974）．この結果から，今日，セフェム系抗菌薬が開放骨折初期治療の第一選択となっている．

全身的抗菌薬の通常の投与法は，Gustilo type I，IIに対しては広域スペクトラムの第1，第2世代セフェム系を使用し，type IIIにおいてはセフェム系に加えアミノグリコシド系抗菌薬を加えるようにするのが一般的である．先の項でも述べたが，嫌気性菌との接触の可能性が濃厚で，かつtype IIIに属する開放骨折の場合はさらにペニシリン系を投与するべきである．

また，米国のLouisville大学グループを中心に行われてきた方法であるが，デブリドマン後の皮膚欠損・骨欠損部に抗菌薬（トブラマイシン）入りセメントビーズを充填し，OpSite©など通気性のある半透膜で被覆する試み，いわゆるbeads pouch法といった局所治療によって感染率が低下したとの報告がある（Ostermannら，1993）．しかし，現時点での治療法としてのEBMとしては，やはり全身的抗菌薬に勝るものはない[9]（**表4**）．

総論3　開放骨折の（初期）治療

3 デブリドマンと骨折部の安定化

多臓器損傷を考慮し，一連の救急蘇生，あるいは同時進行して運動器外傷の治療計画が進めなければならない．まず，創状態の観察や四肢の循環障害の有無，末梢神経障害の有無を正確かつ迅速に評価し，デブリドマン操作に移る必要がある．

1 デブリドマンのタイミングとその必要性について

通常デブリドマンの golden hour は6時間以内（"six-hour rule"）とされている．しかし，その根拠は明確ではない．モルモットの汚染された軟部組織が6時間以内にデブリドマンが行われれば感染率は低下したという説（Friedrich，1989），あるいは開放骨折における感染発症限界点である 10^5 colony/g に達するのに平均5.17時間を要すという説（Robson ら，1973）が "six-hour rule" の根拠とされているようである．

臨床的にも，"six-hour rule" に関しては疑問が投げかけられている．Bedner ら[7]は，82例の下肢開放骨折において，6時間以内にデブリドマンされた群と7時間以降にデブリドマンされた群との間に感染率に差がなかったと報告している．ほかにも同様な報告がなされており[8]，最近の米国の LEAP（Lower Extremity Assessment Program）group による大規模多施設研究においても，初期デブリドマンにおける，受傷からその施行時間は感染の生じやすさとの関係はなく，興味深いことに受傷後6時間以内に搬送された群に比べ，6時間以降に搬送された群でむしろ感染率が低かったとの報告もある（Pollack ら，米国整形外傷学会抄録2003）．しかし，これらの報告から早急に結論づけることには注意を要する．というのは，潜在的にさまざまなバイアスの存在を考慮する必要があるからである．たとえば，より重症な開放骨折において，より早く治療が開始されたために，6時間以内の治療群にそういった症例が多く含まれることとなり，感染率が逆に高くなってしまった可能性などが考えられる．

一方で，重傷度の低い開放骨折（Gustilo type I，II）においては，手術室での徹底したデブリドマンを施行しなくても，抗菌薬投与を行えば感染率は低いとの報告も散見される（Orcutt ら，1988，Yang ら，2003）．

しかし，一般的にはすべての開放骨折において，通常

表4　開放骨折治療に関する EBM

推奨される治療法	推奨 Grade
抗菌薬投与	
全身的投与	A
局所的投与	B
外科的デブリドマンのタイミング	
即時	B
6時間以内	C
洗浄	
高圧パルス洗浄	I
洗浄への添加物効果	I
骨固定	
大腿骨（髄内釘）	B
脛骨	
創外固定	B
髄内釘	B
reaming	I
軟部組織修復	
primary closure	B
Vacuum-assisted closure（VAC）	I
付加的治療	
早期骨移植	C
局所的 rhBMP-2	B
創培養の必要性	B

A：行うよう推奨する．強い根拠に基づいている．
B：行うよう推奨する．中等度の根拠に基づいている．
C：行うことを考慮してもよい．弱い根拠に基づいている．
D：推奨しない．否定する根拠がある．
I：審査基準を満たすエビデンスがない，あるいは複数のエビデンスはあるが結論が一様ではない．
〔Okike K, et al : Current concepts review : Trends in the management of open fractures. A critical analysis. J Bone Joint Surg 88-A : 2739-2748, 2006 から〕

はいわゆる golden hour 内に手術室での定型的デブリドマンを行うべきである．ただ，ごく最近の欧米からの総説によれば，"six-hour rule" についての科学的根拠については低いとされている（表4）[9]．

> **Point**
> Golden hour については種々の説があり，議論があるが，現在では6〜8時間と考えるのが妥当である．

2 デブリドマンの実際

デブリドマンにおける基本操作として，① golden hour（受傷後6〜8時間以内）の創周囲の scrubbing，② 生理的食塩水による大量洗浄，③ 汚染物や異物を含む骨軟部組織の devitalized tissue の切除の3つが基本と考えられている（図3）．

1）大量洗浄

大量洗浄は，開放骨折後の感染抑制において重要な役割を果たしているといわれてきたが，大量洗浄量の目安

3. デブリドマンと骨折部の安定化

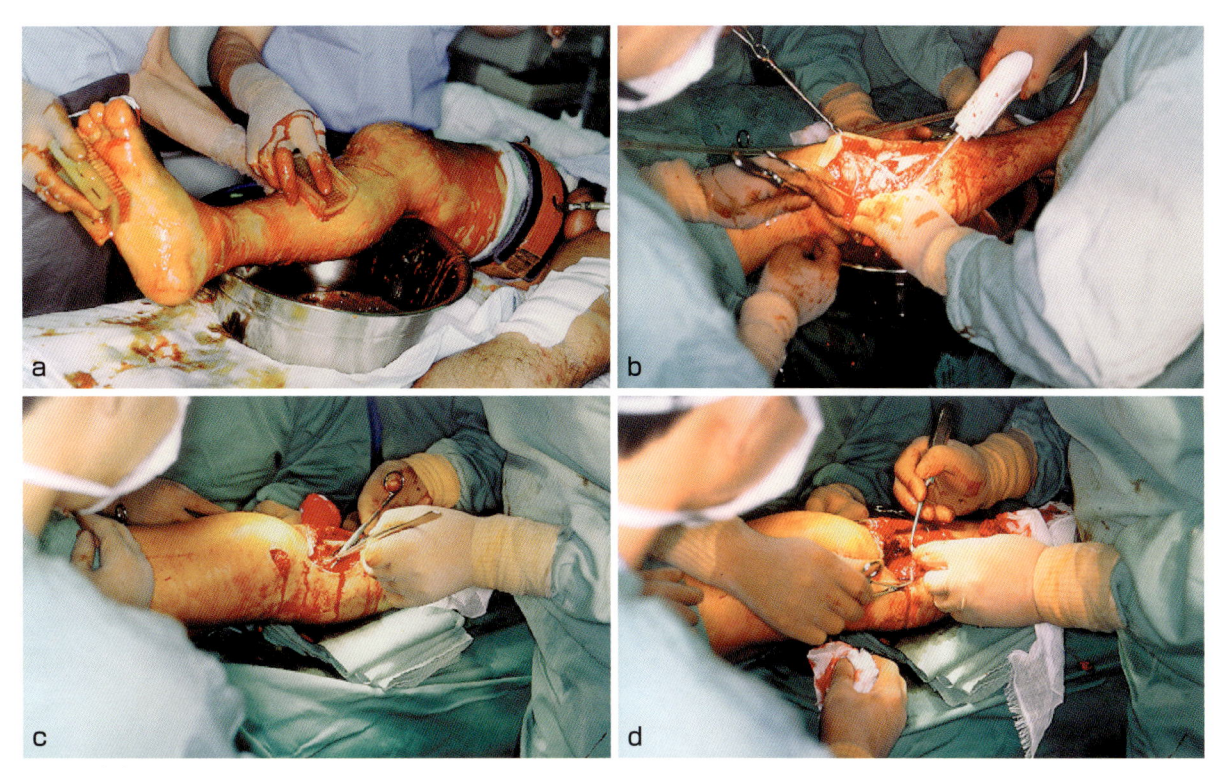

図3 デブリドマンの手順
a：創周囲の scrubbing
b：パルス洗浄器による大量洗浄
c：挫滅された軟部組織の切除
d：汚染・挫滅された骨組織の切除

は諸家によりさまざまである．たとえば，type I には3 l，type II には6 l，type III には9 l との報告もある[10]．私たちの施設では type I，II においては約10 l の洗浄量を，type III においては20～30 l 程度の洗浄量を目安としている．また，大量洗浄時には通常はパルス式洗浄器が用いられることが多い．しかし，洗浄圧が高すぎる（毎分 1050 pulse，70 lb psi）と，骨や筋肉組織への損傷が強くなり，逆にその後の細菌増殖が増大したり，骨芽細胞の増殖抑制を起こすといった報告もあり注意を要する．今のところ，高圧，低圧パルス洗浄の是非に関するEBM は明確ではない[9]（表4）．

また，洗浄液として，生理的食塩水にイソジン®液（ポビドンヨード），ヒビテン®液（クロルヘキシジングルコン酸塩），抗菌薬，石鹸水などの抗菌効果をもつ添加物を付加する試みが実験的に行われてきた．ある報告では，stainless steel スクリューに対する菌除去効果は，石鹸水のほうが抗菌薬添加生理的食塩水より優れていたという報告があり[11]，また，ある in vitro 実験によると，イソジン®液，ヒビテン®液，液状石鹸水は菌除去効果に有効であったが，液状石鹸水が骨芽細胞や破骨細胞に対する傷害程度が低かったともある[12]．しかし，現時点では，さまざまな抗菌添加物を付加することによる感染抑制効果に有利に働くことについての科学的根拠は少ないとされている[9]（表4）．またこれらの薬剤は細胞障害，組織障害をきたすことから，私たちは創内には使用していない．

2）devitalized tissue の切除

次に，devitalized tissue の切除について述べる．筋肉組織の viability の有無には戸惑うことも多いが，"4C sign"[3] すなわち Consistency（硬さ），Contractility（収縮性），Color（色調），Capacity to bleed（出血の有無）を利用するようにしている．骨組織の viability 決定についても，骨シンチグラフィ，レーザードプラ血流計やMRI などによる客観的手段もなくはないが，緊急の臨床の現場では使えない．臨床的には，①骨からの出血の有無や，②骨膜や軟部組織との連絡の有無を指標にしている．かなり大きな骨片でも明らかに骨膜の連絡が絶たれたものは切除するようにしているが，関節を構成する軟骨を含む大骨片は汚染の程度にもよるが残す努力をすべきである．ここで大切なことは，あくまで第一の目標は感染防止であるが，かつ軟部再建をイメージしな

がらその手技を行うことである．たとえば，後に局所筋弁が必要なら，その栄養血管を不用意に電気メスなどで損傷を与えないことである．もう1つ重要なこととして，四肢温存のため，重要な神経・血管はなるべく残す努力はなされるべきと考える．

また，デブリドマン前後に私たちは創内から菌の培養を行い，術後の抗菌薬選択の一助とはしているが，Lee[13]によると，その培養の意義はあまりなく，行う必要はないと結論している．

3) second look デブリドマン

デブリドマンにおいて，もう1つ重要なことは，受傷後2〜4日以内のsecond lookデブリドマンである．つまり，受傷当日だけでは軟部組織のviabilityを判定できない．初回デブリドマン時に健常にみえた組織が，鈍的外傷の影響で後日，壊死に陥ることがあり（図2），また，骨固定によって軟部組織に多少なりとも緊張がかかることがあるため，初期治療時とは血流状態が変化し，再デブリドマンを行う必要が出てくるわけである．本手技は壊死組織がなくなるまで，何度も徹底して行うべきであるが，特にtype IIIの開放骨折や即時内固定を行った場合は感染リスクが高いため，この再デブリドマンの意義は大きいと考えられている．

3 骨折部の安定化

四肢開放骨折に対し骨の安定化を図るべく，さまざまな内固定あるいは創外固定を行うことは，骨折に伴うさらなる軟部組織損傷を予防する意味で，また創処置や組織治癒の促進，リハビリテーションの促進，さらに感染リスクの軽減といった意味からも重要なことである．また，多発外傷患者における骨折の安定化は，acute respiratory distress syndrome（ARDS）や多臓器不全を予防するうえでも重要である．

4 骨折手術と軟部組織修復のタイミング

1 各部位の骨固定法およびそのタイミング

開放骨折に対する骨安定化の意義については先に述べた．その方法としては，type IIまでの四肢単独の開放骨折に対してはシーネ，ギプス，牽引治療などの保存的治療も考えられる．しかし，創周囲に余計な緊張を加え，創の悪化を招きかねないのであまり望ましい方法とはいえない．教科書的には，四肢開放骨折に対する初期固定法としては，創外固定というのが常識であった．しかし，最近の考え方としては，golden hour内に適切なデブリドマンがなされ，設備が整った施設であれば，type IIまでは即時内固定が許され，状況によってはtype III Aでも内固定をしてもよいというのが整形外科医の常識となりつつある．

ただ，農場や泥沼地など汚染度の高い現場での損傷や多発外傷で全身状態が極度に悪い状態の患者においては，当然，創外固定の適応となる．内固定としては，関節周囲のものはプレート固定もやむをえないが，その展開時にさらに軟部組織に侵襲を加え，その後の軟部組織修復にも影響を与えるという欠点や，外骨膜血行への悪影響は考えねばならない．私たちは，四肢長管骨の開放骨折では髄内釘で対処できる範囲内のものに関しては，なるべくリーミング（reaming）せずに横止め髄内釘法を施行するようにしている．以下，下肢開放骨折および上肢開放骨折など，各部位に対する骨固定について考察を加えながら述べていきたい．

1) 大腿骨骨幹部開放骨折

近年の考え方では，通常の大腿骨骨幹部開放骨折で，golden hour内のデブリドマンが自信をもってなされれば，待機的でなく，即時髄内釘法（intramedullary nailing；IMN）が許されるというのが通説になりつつある．しかし，本開放骨折に対して髄内釘法を施行する場合，Gustilo typeのどこまでが許されるのか，またリーミングをしない髄内釘法（unreamed intramedullary nailing；unreamed IMN）は従来のリーミングをしたIMN（reamed IMN）に比べてどの程度安全に行えるものかなどが，すべての整形外科医にとって最も関心の高いところであり，重要な点でもある．まず，文献から得られた歴史的情報の概略を述べてから，私たちの現時点での考え方を述べることにする．

Winquestらによれば，type I，IIに関しては，即時reamed IMNも待機的reamed IMNも感染のリスクは少なく安全に行えると述べている．また，Chapmanは多発外傷で生命危機にあるtype I，IIの大腿骨開放骨折にのみ即時reamed IMNの適応があり，type IIIの大腿骨開放骨折に関しては創外固定，あるいはEnderピン，Rushピンなどの髄内ピンを初期固定として用いるべきで，後日必要に応じてreamed IMNに変えることを勧めている．ただし，創外固定後のreamed IMNに関しては創外固定抜去後，ピン刺入部が十分乾燥し感染の危険がないことを確かめてから行うべきであると警鐘を鳴らしている．Gustiloらも，ほぼChapmanに準じた意

4. 骨折手術と軟部組織修復のタイミング

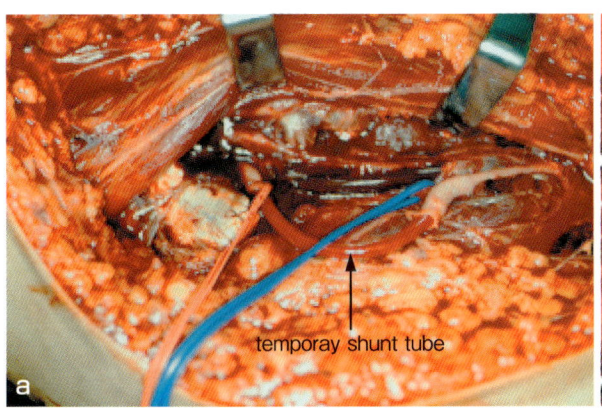

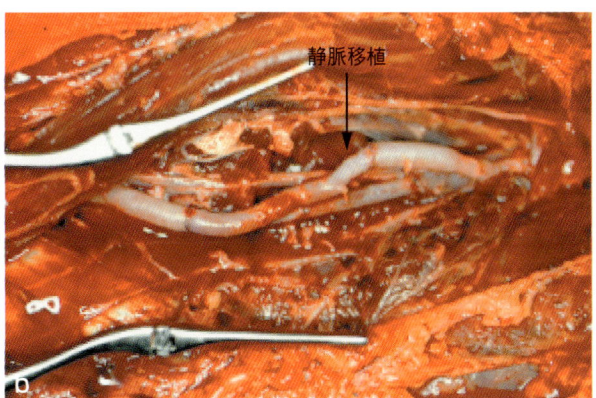

図4 一時的血行再建と最終的血行再建
a：一時的血行再建
b：最終的血行再建

見であるが，即時髄内釘の適応に関してはさらに慎重な態度で望んでいるようである．

O'Brien らは 63 例（type Ⅰ：n＝22，type Ⅱ：n＝26，type Ⅲ：n＝15）の大腿骨開放骨折に対し，即時 reamed IMN を施行し，深部感染率がわずか 4.8％（type Ⅰ，Ⅱ，Ⅲ に 1 例ずつ）で，type Ⅰ，Ⅱ および多発外傷を伴った type Ⅲ の大腿骨開放骨折に対する即時髄内釘法は有効な治療法であると述べている[14]．また，Brumback ら[15] は，46 例の type ⅢA，ⅢB の大腿骨開放骨折に対し reamed IMN を施行し，感染率という点からは type ⅢA までが即時髄内釘法の限界ではないかと述べている．さらに，Rütter らは，type ⅢA から ⅢC の大腿骨開放骨折に施行された reamed IMN 症例において感染は 1 例もなく，即時髄内釘法はすべての大腿骨開放骨折に対し安全に行いうると結論している[16]．しかし，type Ⅲ の症例数はわずか 9 例と少なく，この結果を鵜呑みにして，type ⅢB 以上の大腿骨開放骨折に対し即時 reamed IMN を行うことは危険である．一方，reamed IMN に対し，Kröpfl らは unreamed IMN（ACE 社のチタン性 AIM nail）を用い 7 例の type Ⅱ 大腿骨開放骨折に対し，即時内固定術，1 例の type ⅢB 大腿骨開放骨折に対し，創外固定後内固定術を施行し，感染はなかったと報告している[17]．しかし，多くの症例数からなる大腿骨開放骨折のみに対する即時 unreamed IMN に関してのまとまった論文は現在のところ国内外を問わず存在せず，釘折損後の抜釘の問題など安全性に関して今後検討していく必要があると思われる．私たち[18] も，本骨折に対する即時，待機的髄内釘法を行なった 89 症例について検討したが，リーミングの有無による感染率には有意な差は認められなかった．

以下に，私たちの各 type の大腿骨骨幹部開放骨折に対する治療法の考え方を簡単に述べる．

Point
大腿骨骨幹部開放骨折治療の考え方

① Type Ⅰ，Ⅱ：特に多発外傷や floating knee 骨折を含む多発骨傷を伴った type Ⅰ，Ⅱ 大腿骨開放骨折は肺合併症や敗血症などの全身合併症予防や，ICU 内での看護治療をより有効にさせる目的で，可能なかぎり unreamed IMN を原則に即時内固定術を実施しているが，全身状態が厳しい場合は躊躇なく創外固定で対応している．また，単発の同骨折は即時 unreamed IMN または，創外固定後の待機的 unreamed IMN（2 週以内）で行うかについては，救急スタッフの指示のもとに決定している．

　開放創の処置は type Ⅰ においては，primary closure する場合が多いが，type Ⅱ では，無理をせず second look 手術時に delayed primary suture を勧めている．ただし，関節面が露出している場合は，primary closure を心掛けている．

② Type ⅢA：type ⅢA 大腿骨開放骨折（特に多発外傷例）までが，即時 unreamed IMN の限界と考えて本法を実施している．開放創の処置は type Ⅱ に準ずる．

③ Type ⅢB：以前は，この type においても即時 unreamed IMN を行ってきたが，現在は慎重に適応を決めている．すなわち，適応は確実に golden hour 内のデブリドマンが自信をもってなされ，もともとの創内の汚染度が比較的軽度なものに限られる．最近では原則として創外固定で初期固定を行うようにしている．開放創の処置は，second look デブリドマン時に症例に応じて，delayed primary suture，遊離皮膚移植，局所皮弁術で対処している．

④ Type ⅢC：このタイプの大腿骨開放骨折に関しては，受傷時年齢，ショック状態の有無や合併する坐骨神経損傷の有無などによって，後で述べるが，受傷肢の salvage が可能かどうかから考えていく必要がある．salvage 可能と判断した場合，速やかに血行再建を行うわけであるが，私たちの施設では阻血時間の短縮を目的にヘパリンで内腔を特殊処理したアンスロンチューブ（東レ・メヂカル社製：図 4a）で一時的血行再建術（temporary intraluminal shunting）[19]

総論3　開放骨折の(初期)治療

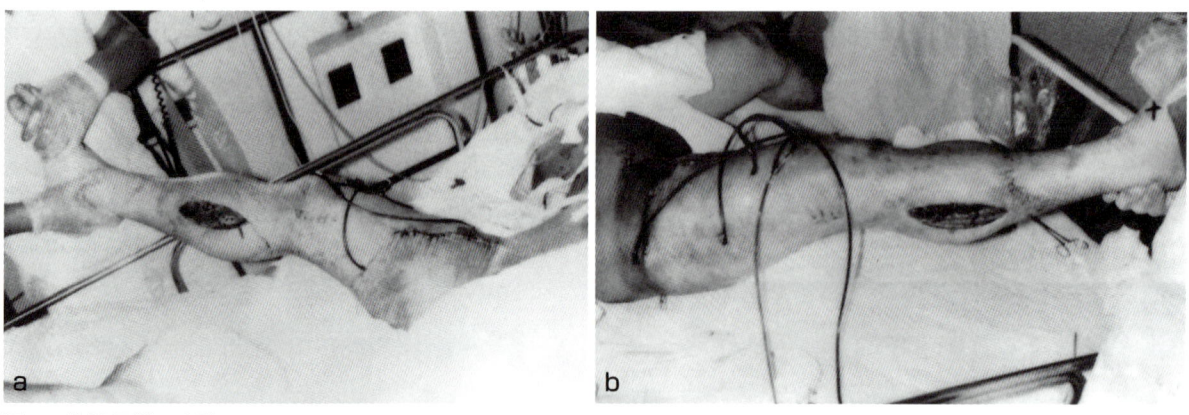

図5　筋膜切開の実際
4つのコンパートメントを2つの切開で完全に開放する．

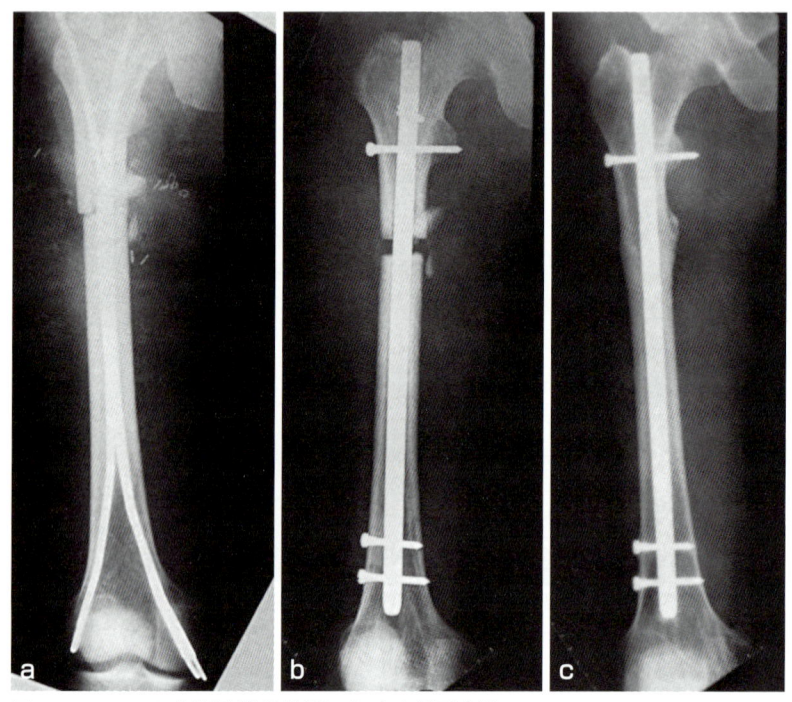

図6　type ⅢC 大腿骨開放骨折における骨固定法
Enderピンで一時的内固定後(a)に，最終的に髄内釘横止めで固定し(b)，骨癒合が完成(c)．

をまず行ってから，確実な骨固定をし，しかる後に(多くの場合，静脈移植を要することがほとんどであるが)，最終的血行再建(図4b)を行っている．

また，血行再建前に，少しでも末梢への血流を改善させるべく，また再建後の阻血後再灌流障害で生じる下腿のコンパートメント症候群に備え，あらかじめ4つのコンパートメントすべての筋膜切開を行うこと(図5)，および高カリウム血症やミオグロビン尿に伴う急性腎障害などに対する全身的処置に注意を怠ってはならない．受傷から血行再建までのgolden hour も6時間以内とされている．初期骨固定方法としては，unreamed IMN ではやはり感染リスクは高く，できれば Ender ピンあるいは創外固定による一時的固定を行ってから，unreamed IMN に変更する方法(図6)が安全であると考えている．軟部組織の修復時，特に膝窩部において再建された血管を被覆するのに局所筋皮弁を要することがある．

2) 大腿骨遠位部開放骨折

Type Ⅰ，Ⅱまでの大腿骨遠位部開放骨折までは，全身状態が許すかぎりは，受傷当日に通常のプレートシステムや dynamic condylar screw (DCS) や最近開発された less invasive stabilization system (LISS) で内固定は可能であると思われるが，type ⅢA，ⅢB程度になると，かなりの高エネルギー外傷に属すると考えられるため，

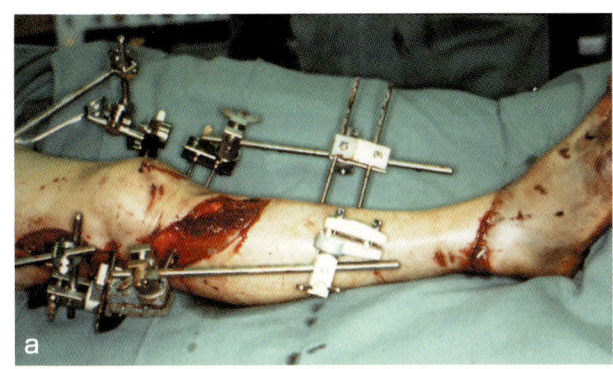

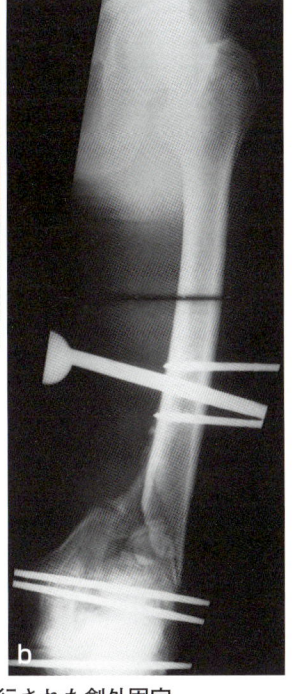

4. 骨折手術と軟部組織修復のタイミング

図7 大腿骨遠位開放骨折と，同側の脛骨開放骨折に対し施行された創外固定

膝関節をまたいだ架橋型の創外固定を含め，一時的固定を行った後（図7），軟部組織の修復を待ってから，最終的な内固定を行ったほうが安全と考える．

3）脛骨骨幹部開放骨折

1980年代までは，通常は多くの施設で創外固定が行われてきた．受傷当日に適当な内固定材が手許に常に準備されていない場合や，術者が少ない場合，または深夜の時間帯などの場合では，創外固定法は感染に関しては，現時点でも安全かつ簡便で妥当性のある方法であると考える．しかし，その装着の簡便性とは裏腹に，遷延癒合・偽関節，変形癒合や関節拘縮の発生，ピンサイト（pin site）管理の煩雑さ，ピン挿入路感染の危険性，有茎皮弁挙上時にピンが邪魔になるなど多くの問題点が指摘されている．遷延癒合・偽関節や変形癒合の解決策として，骨幹部骨折の場合は創外固定から髄内釘（IMN）へのconversionも試みられてきたが，感染率が高いという報告[20]もかつては散見され，数々の問題点をいまだ提起しているのが実情である．

1990年代に入り，多くの施設で症例を選んで，即時髄内釘固定が行われるようになり，創外固定群に比べ髄内釘群のほうが変形癒合率や再手術率が有意に低く，また感染率も有意ではないが髄内釘群のほうが低かったとの報告がなされている[21]．しかし，即時髄内釘法がGustilo分類においてどこまでが許容され，常にリーミングをせずにネイル挿入を行うべきかなど，いくつかの問題点がある．Type ⅢB脛骨開放骨折において，創外固定群と即時髄内釘（unreamed）群との間で有意な感染率や偽関節率の差はないので，type ⅢBの症例においても即時髄内釘は許されるという報告[22]もあるが，一方ではunreamed IMNで治療された脛骨骨幹部開放骨折type Ⅰ～ⅢAまでは感染率0％，ⅢBでは13％であったという報告[23]から，type ⅢB症例への本法の適応には慎重であるべきとの考えに至る．しかし，いずれの報告においてもⅢB自体の症例数が少ないし，ⅢB症例のみを集めた大規模多施設研究の報告もなく，さらに軟部組織修復法やその時期などの問題点も共存するため，どの程度のGustilo分類まで脛骨骨幹部開放骨折への即時髄内釘法が許されるかについての結論はできないのが現状である．

脛骨は解剖学的に大腿骨以上に周囲筋肉組織が乏しい．したがって，脛骨開放骨折に対するリーミング操作の可否に関しては，理論的には周囲の軟部組織が損傷を受けているため，外骨膜側の血流が乏しいところに，さらにリーミング操作を行うことで内骨膜側にも損傷を与えるため骨癒合能を低下させる可能性がある．また，この操作で骨折部周囲への汚染（contamination）拡大の危険性を増大させ，感染リスクを増大させる可能性を有するため，リーミングせずにネイルの挿入を行うことが理に適っていると考えられる．Keatingらのprospective

総論3 開放骨折の（初期）治療

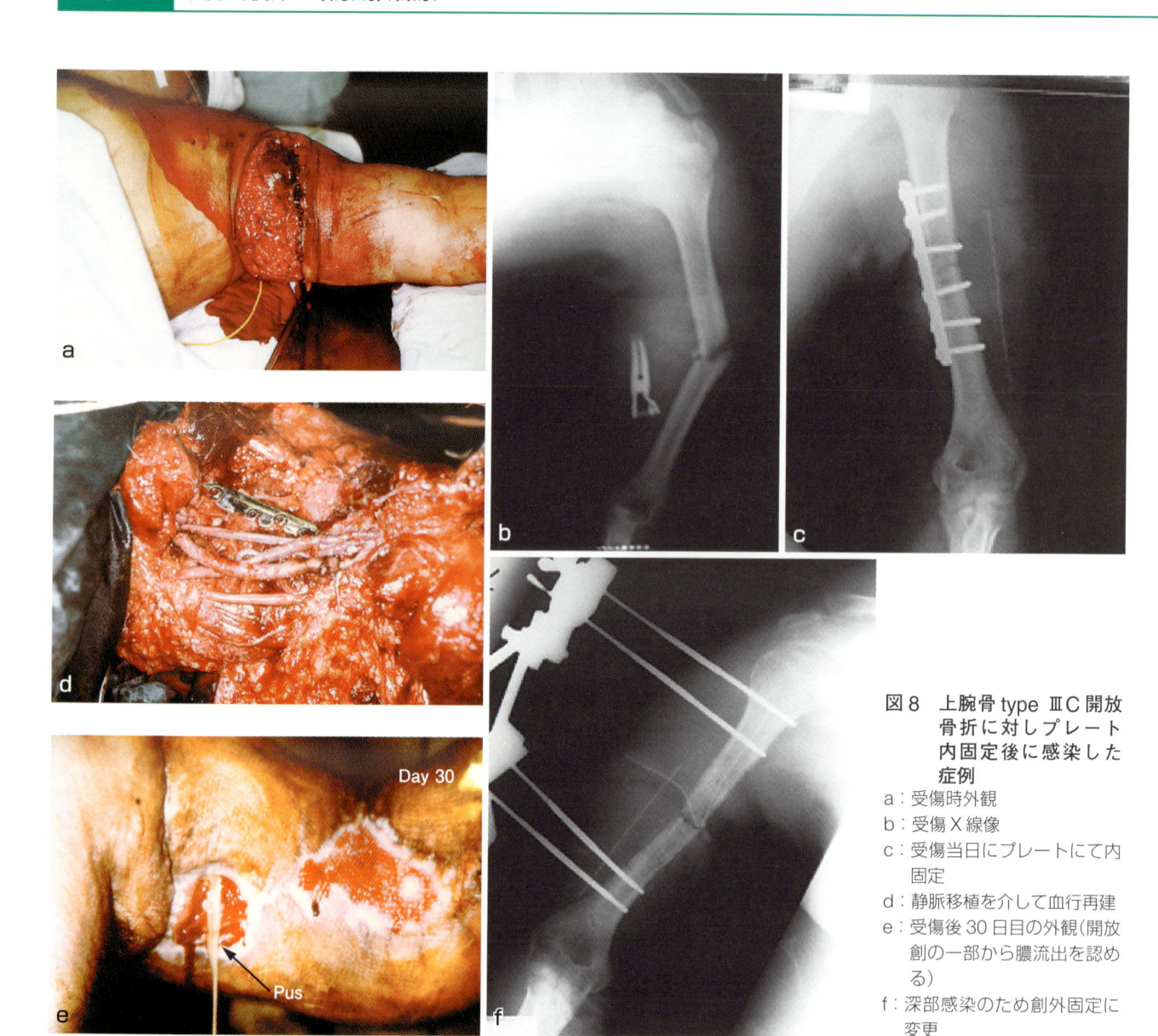

図8 上腕骨 type ⅢC 開放骨折に対しプレート内固定後に感染した症例
a：受傷時外観
b：受傷X線像
c：受傷当日にプレートにて内固定
d：静脈移植を介して血行再建
e：受傷後30日目の外観（開放創の一部から膿流出を認める）
f：深部感染のため創外固定に変更

RCT（randomized control trial）[24]によれば，リーミングを行わなかった群においては横止めスクリューの折損率が有意に高いが，感染率，偽関節率，機能成績には差がなかったと報告している．ほかの報告でも，同様な傾向である．Bhandariらのmeta-analysis[25]においても，リーミングを行った群と行わなかった群との間で感染率，偽関節率，再手術率に関して差を見出せなかったと報告している．現時点では，本骨折に対するリーミング操作の妥当性に関する確固たるEBMはない[9]（**表4，p72**）．しかし，リーミングをせずにネイルの挿入を行う場合，細い径のネイルを入れざるをえないため，遷延癒合が生じた場合は，感染の危険性がないかぎりは，ネイルの疲労折損を避けるため，リーミング下により太いネイルへの入れ替えを検討すべきである．

4）上肢の開放骨折

上肢の開放骨折は通常は下肢に比べ，その損傷エネルギーも軽度なため，損傷部位に見合った即時内固定で対応可能である．しかし，type ⅢB以上の上腕骨開放骨折においては，骨折の粉砕度や骨質も考慮に入れ創外固定で対処するほうが安全といえる．私たちもtype ⅢCの上腕骨開放骨折に対し即時プレート固定後に深部感染を生じ，創外固定に変えざるをえなかった苦い経験がある（図8）．また，肘周囲の粉砕骨折と重度軟部組織損傷を伴う，いわゆる"sidewipe"損傷は，肘関節架橋型の創外固定後に内固定，あるいはcompass-hinge型の創外固定は早期可動域訓練を行うという意味では有用である．前腕骨開放骨折ではtypeⅠ，Ⅱにおいてはプレート固定で対処可能であるが，typeⅢ以上では髄内Kirsch-

4. 骨折手術と軟部組織修復のタイミング

ner鋼線固定，ないし創外固定後に内固定に移行することが安全であるが，内固定時期を逸すると容易に偽関節となるため注意すべきである．

2 軟部組織修復のタイミング（創閉鎖時期）

開放骨折に対する創閉鎖のタイミングについては，いまだに論争の的となっているのが実情である[26,27]．

歴史的にみると，開放骨折に対する創閉鎖はクロストリジウム菌など嫌気性菌を代表にした菌の感染を防ぐという意味からも，創をしばらく開放し，待機的に創閉鎖（delayed closure）を行うことがgold standardであった．Russellらの最近の後ろ向き臨床研究においても，110例の脛骨開放骨折治療例において，即時創閉鎖例での深部感染率27%，待機的創閉鎖例での深部感染率3%との報告があり，彼らは即時創閉鎖に対して懐疑的であったが[28]，それを支持する前向き研究は現時点では少ない．

特に待機的創閉鎖が勧められるものとして，①四肢の腫脹が強い場合，②ARDSを含めた多発外傷例，③type ⅢC症例などで，筋壊死の程度，範囲が不明な場合，④糖尿病，慢性動脈閉塞性疾患，AIDSなど免疫，血管系に問題のある患者，⑤初期デブリドマン時の創からのswabで菌数が10^5個以上存在する場合などがあげられる[27]．

一方，最近では即時創閉鎖を推奨する報告も散見されるようになってきた．De Longら[29]は，119例の開放骨折を治療し，徹底的なデブリドマンを行い，パルス洗浄を行い，適切な骨固定を行えば即時創閉鎖でも，待機的創閉鎖でも，感染率や骨癒合率に差はなかったと報告している．さらに，Patzakisらの前向き研究によれば，感染例を詳細に検討すると，むしろ，待機的創閉鎖群における創開放時の創の乾燥に伴う汚染が感染に起因しており，即時創閉鎖が感染に結びつくとは限らないと結論している[30]．Rajasekaranら[6]は，type ⅢA，ⅢBであっても，Ganga Hospital injury severity score（表3，p71）における表皮スコアの点数が1ないし2点であれば，即時創閉鎖は可能であると具体的な指標を提示しているが，実際そのような症例において，表皮スコアの点数が低いとは考えにくい．

しかし，私たちの施設を含めた多くの整形外科医は，適切なgolden hour内のデブリドマン後，type ⅢA以上の開放骨折に関しては，受傷から1週以内，できればGodina[31]が推奨するように，second lookデブリドマンを行う受傷後2～4日以内に血流豊富な軟部組織で皮膚欠損部を閉鎖する，いわゆる"early closure"で行うこ

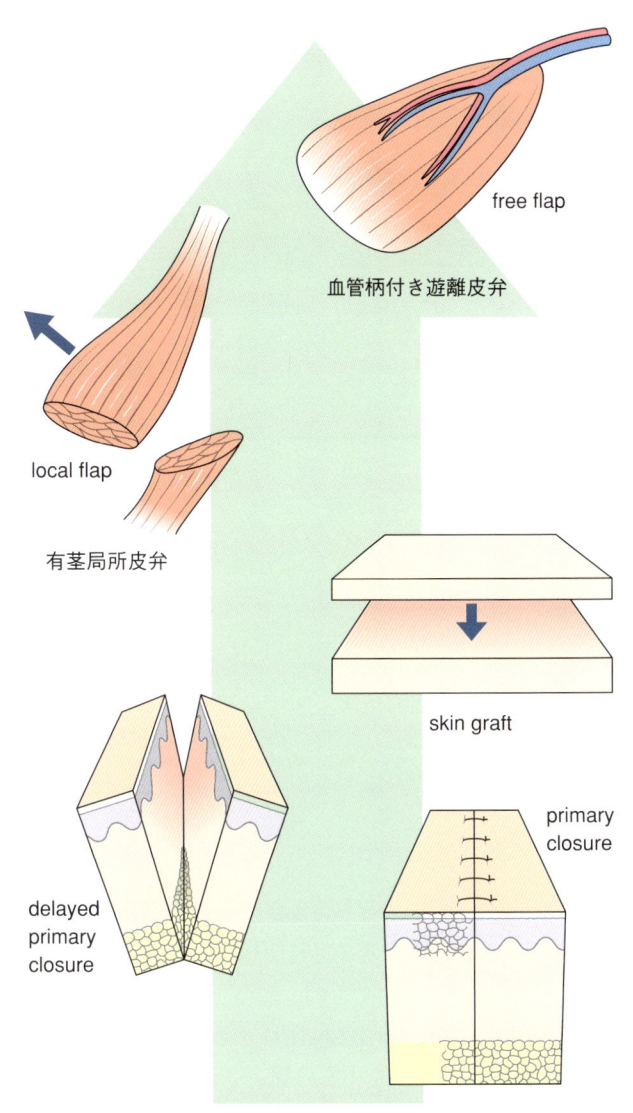

図9 軟部組織損傷に対する軟部組織再建の治療ピラミッド
損傷状態に応じて，primary closureからfree flapへと使い分ける．
〔Yaremuchuk, et al : Lower Extremity Salvage and Reconstruction. Elsevier, New York, 1989から改変〕

とが感染や偽関節を予防するうえで重要であると考えている．

3 軟部組織の修復法

開放骨折における軟部組織再建は，全身状態や軟部の挫滅の程度や汚染度を考慮して，先に述べた骨再建と同時に考えなければならない．軟部組織再建は図9で示されるようなピラミッドを基本に考えるようにしている．

Type Ⅱまでは，primary closureまたはdelayed primary closure，type ⅢAまではdelayed primary closureからlocal flap（有茎局所皮弁），type ⅢB以上では多くの場合local flapまたはfree flap（血管柄付き遊離皮

総論3　開放骨折の（初期）治療

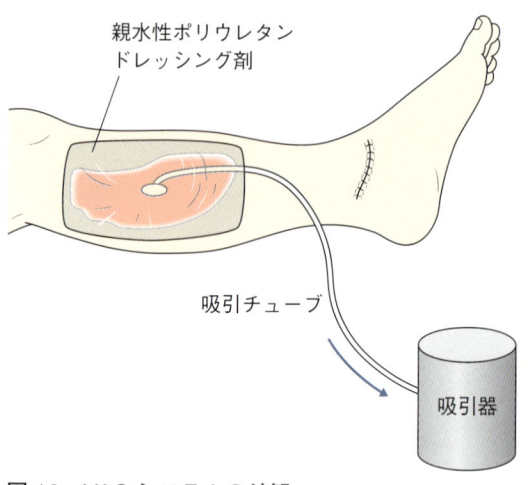

図10　VACシステムの外観
親水性ポリウレタンドレッシング剤（ハイドロサイト）で創面を被覆し，吸引チューブを介し，吸引器で持続吸引．

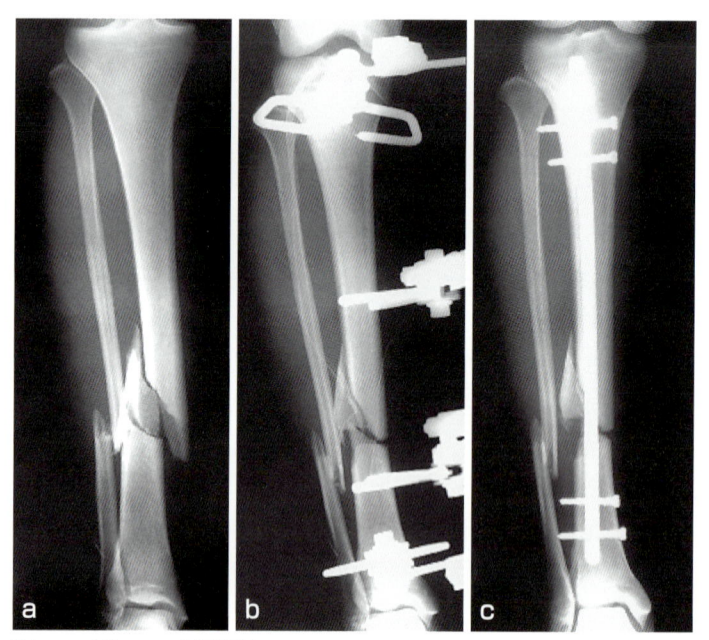

図11　ピンレス創外固定
a：受傷時X線像
b：受傷当日にピンレス創外固定にて初期固定
c：受傷後4日目に横止め髄内釘法にて内固定

弁）が私たちの基本的方針である．皮弁の種類や選択は，骨折した部位や術者の好みおよび手技の習熟度によって分かれる．その詳細は形成外科関係の成書に譲りたい．

1）VAC（vacuum-assisted closure）について

　VACは，最近欧米を中心に報告されている創傷処置法である．創面を密閉し，持続的に陰圧吸引を行って治癒を促進させる方法である．難治性の皮膚欠損に対して有用性が報告され，開放骨折における軟部組織修復法として注目されている．海外ではVACシステムは商品化（VAC；KCI, Texas）されているが，本邦ではこのシステムの使用は保険対象外で，またその商品自体は正式には輸入されていない．その代用法として，本邦では，デブリドマン後にスポンジ様の親水性ポリウレタンドレッシング剤（ハイドロサイト）で創面を被覆する．この表面に溝を作り吸引チューブを固定し，フィルムドレッシング剤で表面をさらに被覆して密封状態にし，吸引器で持続吸引するような方法がとられている（図10）．

　最近の欧米の報告[32]でも，脛骨開放骨折に対しVACを導入することによって，free flapを要する症例が徐々に減少したと報告されている．さらに，従来の皮弁形成を多用してきた症例とVACを導入した治療群とで感染率や偽関節率に差がなく，本法は治療費削減にも有効であり，これからの創傷管理体制に変革をもたらす可能性があると報告している．しかし，本治療法は，2〜3日おきにスポンジを交換しなければならない煩雑さがあること，治癒スピードが促進されたとはいえ，結局のところ従来の肉芽組織治癒療法（secondary intension）に変わりがないとも考えられる．現時点では，VACはこれからの開放骨折における創傷管理法の福音となりえる可能性は期待されるが，まだ報告例も十分ではないため，EBMが確立された治療法とはいえないようである[9]（表4，p72）．

2）Gustilo type ⅢBの脛骨開放骨折に対する再建の考え方

　軟部組織再建とともに骨欠損への対処も必要で，さまざまな高度な手技を要するのがtype ⅢB脛骨開放骨折であるので，最後に別項目として私たちの今まで行ってきたオプションも含めて述べる．

　最近の本骨折に対する基本的な考え方として，"fix and flap"プロトコールと呼ばれる概念がある．これは，①徹底的なデブリドマン，②受傷当日の骨折型に合致した強固な骨固定（できれば内固定），③超早期（72時間以内）の筋皮弁形成を基本とし，整形外科と形成外科との共同作業で治療するという考え方である．本プロトコールによって，骨癒合率の上昇，感染率の低下，機能成績の向上が認められたと報告されている[33]．本プロトコールをもとに温存可能な症例に対し，以下のさまざまなオプション[34]で重度の脛骨開放骨折に対応してきた．

4. 骨折手術と軟部組織修復のタイミング

表5 脛骨開放骨折に対する創外固定後髄内釘症例の報告

著者	症例数(内typeⅢbの数)	EFの継続期間(日)	待機期間(日)	RもしくはUR IMN	閉創の時期(日)	ピンサイト感染率	深部感染率
McGraw & Lim (1988)	16(5)	Av.59.5 (21-154)	Av.21 (10-84)	R	記述なし	44% (7/16)	44% (7/16)
Mauer, et al (1988)	24(5)	Av.52 (7-230)	Av.65 (3-360)	R	記述なし	29% (7/24)	25% (6/24)
Johnson, et al (1990)	16(2) 皮下/6	Av.84 (21-175)	Av.13 (5-30)	R:4 UR:8	記述なし	56% (9/16)	0% (0/16)
Blachut, et al (1990)	39(5)	Av.17 (6-52)	Av.9 (0-24)	R	5-7	5.1% (2/39)	5.1% (2/39)
Wu & Shih (1990)	28(28)	Av.22 (13-34)	about 14	?	3-5	記述なし	7.2% (2/28)
Wheelright, et al (1992)	開放11(3) 皮下/10	Av.44.8 (5-150)	Av.5.6	R:81% UR:16%	7以内	33% (7/21)	4.8% 1/21
Antich-Adrover, et al(1997)	17(6)	Av.27.0	Av.10	R	Av.26.3 (5-50)	20.5%	5.8% (1/17)
Siebenrock, et al(1997)	開放30(9) 皮下2	Av.46.2 (1-140)	Av.5.6 (50%; nailing at the same time of removal of EF pin)	R:81% UR:16% Ender rods:3%	記述なし	9.4% (3/32)	3.1% (1/32)
Yokoyama, et al (2006)	42(22)	Av.65.6 (0-270)	Av.27.0 (0-240)	R:27 UR:15	Av.23.6	16.7% (7/42)	16.7% (7/42)

EF : external fixation, IMN : intramedullary nailing, R : reamed, UR : unreamed

> **Point**
> **重度の脛骨開放骨折に対する治療戦略**
> Option 1：
> 一時的な創外固定の後，早期にフラップで創を閉鎖し二期的にunreamed nailで骨折部を固定する．

デブリドマン後，創外固定(external fixation；EF)で初期固定を行い，second look時に局所または遊離筋・皮弁(以下flap)を行い，そののち横止め髄内釘法(interlocking nailing，以下ILN)を原則的にリーミングせずに行うものである．この治療法は，先に述べたように，創外固定の合併症である変形癒合や遷延癒合を防止するためにILNを施行するものであるが，この内固定時の感染率は高いとする報告が多い[20]．その予防として，①短期間の創外固定装着期間，②ILNとしてはunreamed nailの使用，③ピンレス(pin less)創外固定(図11)，または大腿骨遠位部と踵骨にピンを打つspanning創外固定の使用，④創外固定抜去後に2〜3週間程度の待機期間をおくことなどが重要であると，諸家によって報告されてきた(表5)．この待機期間が有効かどうかを疑問視する報告もある．また，待機期間中の固定方法が問題であり，ギプス固定や直達牽引では，骨折の転位や関節拘縮が懸念される．待機期間を置かずに，髄内洗浄の併用でよい成績を得た報告もある[35]．また，私たちは，最近の症例では，創外固定装着期間短縮を目的として，second look時に創外固定抜去と同時にunreamed ILNの挿入し，皮弁形成を施行しても感染例がない症例も経験している(図12)．

> Option 2：
> 一時的な創外固定後に早期に皮弁で創を閉鎖し最終固定として創外固定を用いる．

デブリドマン後，創外固定で初期固定し，second look時にflapで閉創し，最終的創外固定で経過観察するものである．従来のAO式，Hoffmann式の創外固定は，偽関節，変形癒合が発生する傾向にある．より固定性の高いIlizarov式，Orthofix式が最終的創外固定としては適当である．また，膝や足関節周囲の骨折で，初診時にこれら関節をまたいだ架橋創外固定で対処後，最終的創外固定としてハイブリッド創外固定に変更する場合もある．特に，創外固定期間が延びてしまい，創外固定後のILNでは感染が不安な症例や，多発外傷でflap再建が遅れたものがその適応であると考える．

> Option 3：
> 即時unreamed nailingと皮弁による創閉鎖．

デブリドマン後，unreamed ILNで即時内固定とflapを行うもの(図13)．この利点は，①内固定の方法に

総論3　開放骨折の(初期)治療

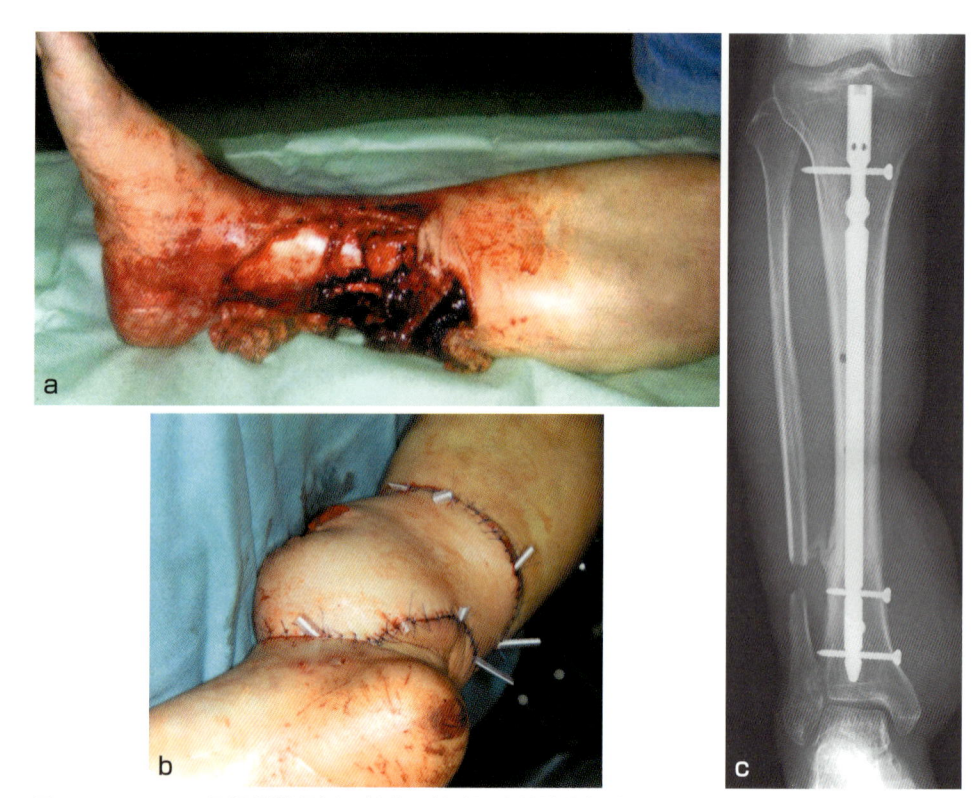

図12　Type ⅢB 脛骨開放骨折に対する創外固定後髄内釘法
a：受傷時外観
b：受傷後4日目に創外固定抜去および free flap による再試.
c：創外固定抜去と同日に髄内釘横止め(unreamed)が施行され，骨癒合が得られた.

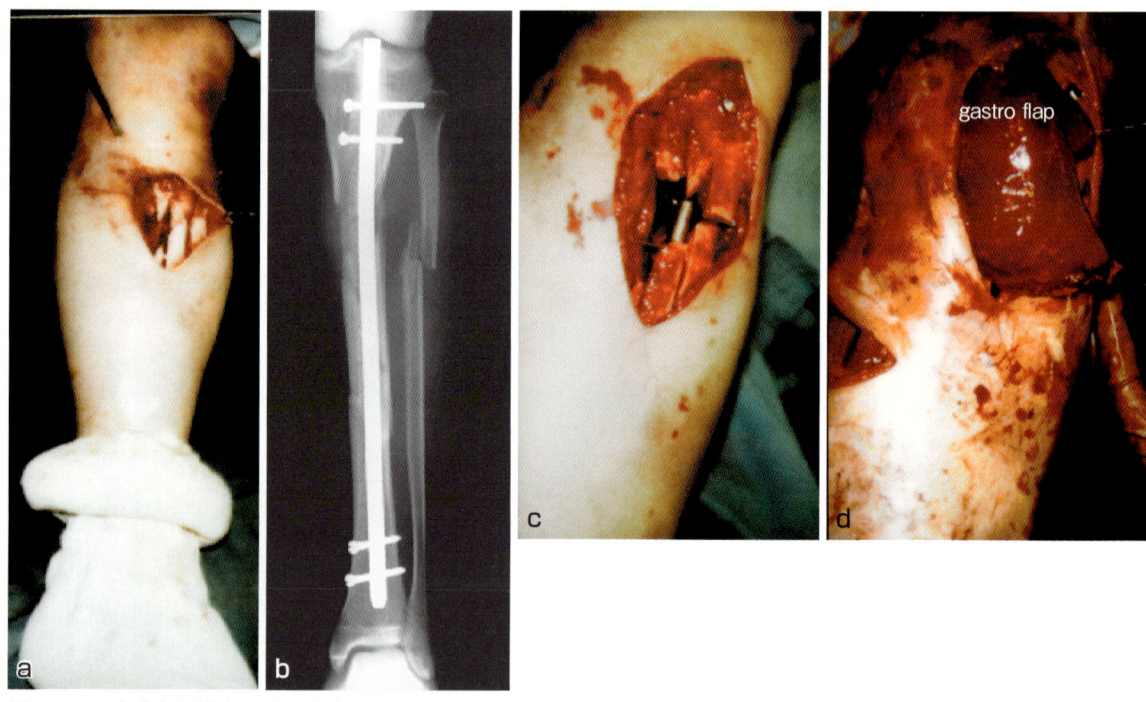

図13　即時髄内釘横止め法で治療された type Ⅲ B 脛骨開放骨折例
a：受傷時外観
b：受傷当日にリーミングせずに髄内釘で内固定.
c：内固定後に骨欠損部からネイルの露出を認める.
d：受傷当日に gastrocumius muscle flap で創閉鎖.

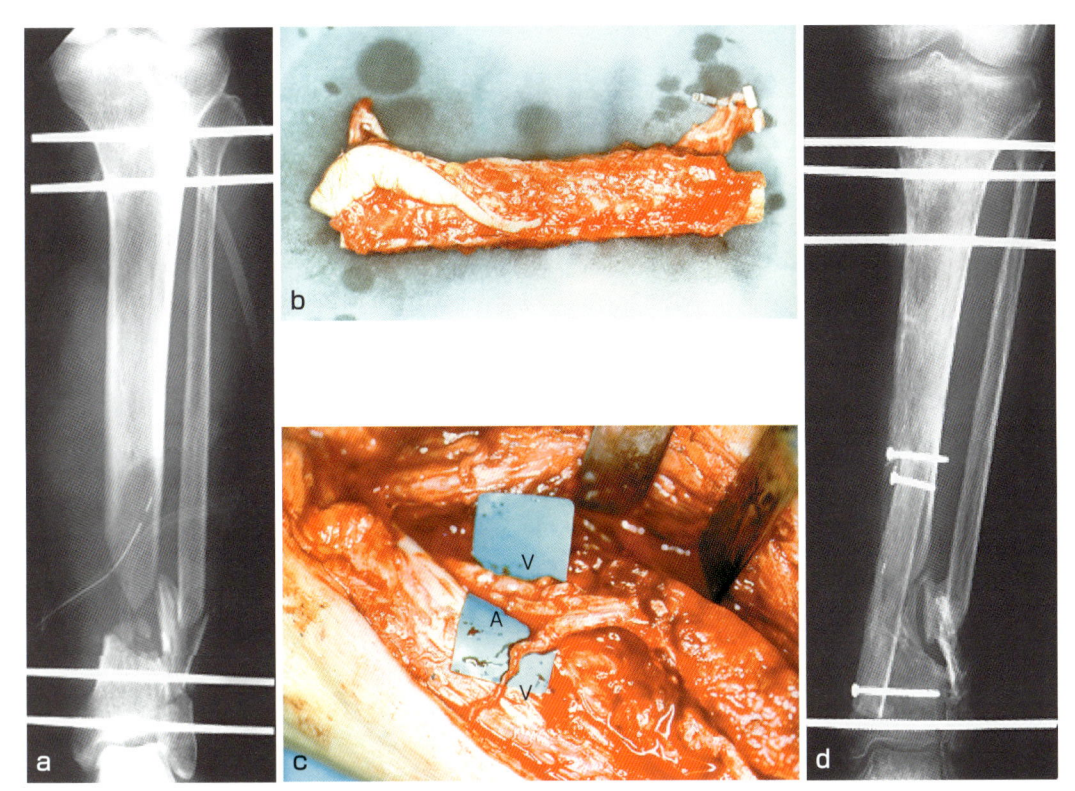

4. 骨折手術と軟部組織修復のタイミング

図14 遊離血管柄付き腓骨移植（FVFG）での再建例
a：受傷当日に創外固定にて初期固定
b：採取されたFVFG
c：動脈1本，静脈2本の吻合にて再建．
d：FVFG挿入時X線像

よっては1回の手術で骨癒合が得られる，②ARDS，脂肪塞栓症候群など肺合併症の予防，③多発外傷患者の看護が行いやすい，④入院期間の短縮，⑤創外ピンがないため，有茎筋・皮弁等を回しやすい，などであるが，その詳細は脛骨骨幹部開放骨折に対する骨固定法の項で述べたので割愛する．

> **Option 4：**
> 即時創外固定後，遊離複合組織移植による二期的再建．

デブリドマン後に7cm以上の骨欠損を生じるようなより重度のtype ⅢB症例がよい適応である．創外固定で脚長を保ちながら初期固定し，その後，一期的に遊離血管柄付き筋・骨皮弁（free vasucurizued osteocutaneous flap）を，あるいは，受傷後早期に軟部組織再建を行い，炎症反応などが沈静化した後，二期的に遊離血管柄付き骨移植などマイクロサージャリー手技を駆使して再建を行うものである（図14）．骨再建に関して，手術肢位・欠損部の形状・血管柄の長さを考慮すると脛骨開放骨折に対しては腓骨が最適である．また，二期的骨再建を行う場合には，recipient側の動脈選択が問題である．

生着率を高めるためには高度なマイクロサージャリー技術が必要であり，できるだけ短時間，安全に手術を行うには専門のチームが必要である．

> **Option 5：**
> 創外固定後早期皮弁形成，骨移植術による欠損部の再建．

デブリドマン後，骨欠損が生じたが，一時的創外固定で脚長を保ちながら初期固定し，second look時にflapあるいは同時に，延長用の創外固定器を用いて骨移動法（segmental bone transport，以下SBT）を行うもの[36]である（図15）．骨移動終了時のdocking siteの偽関節が問題となる．

> **Option 6：**
> 一期的短縮-二期的脚延長

デブリドマン後，骨欠損が生じた部位に骨短縮法を行い，その後，骨延長法を行う方法である（図16）．言い換えれば，本法によってtype ⅢBをtype ⅢAないし，typeⅡの程度の損傷形態を変える方法で，多発外傷例

総論 3　開放骨折の(初期)治療

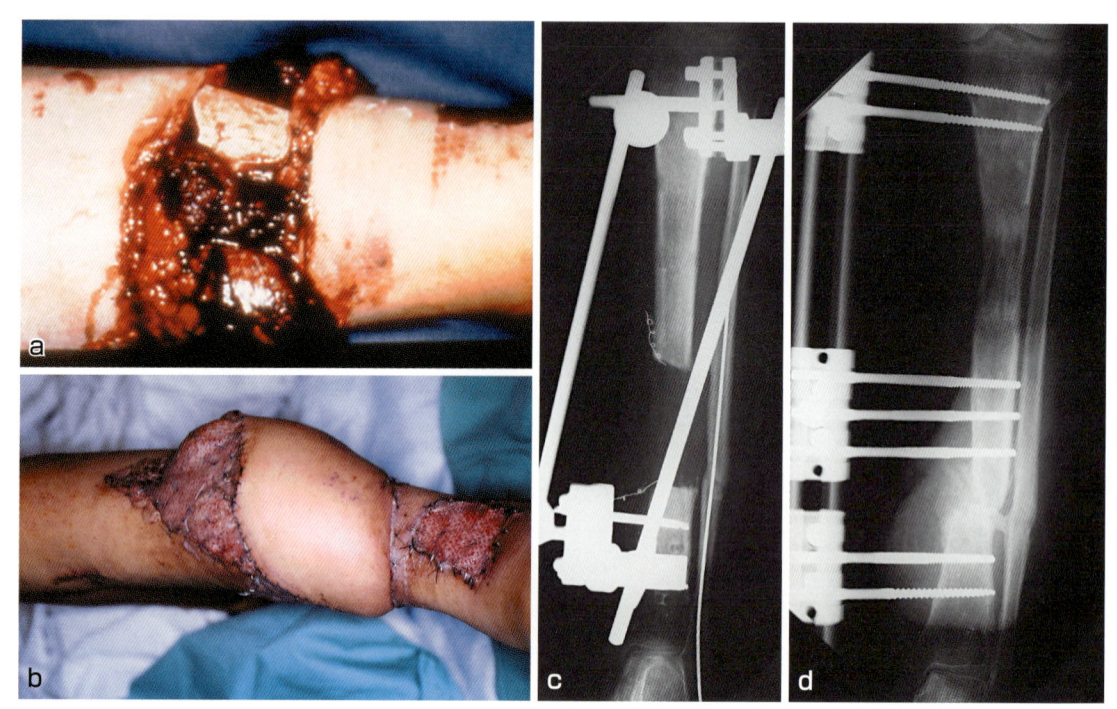

図 15　早期皮弁を併用し，骨欠損に対して骨移動法で対処した type ⅢB 脛骨開放骨折例
a：受傷時外観(明らかに骨膜の剥離した骨が露出し，軟部組織の挫滅も高度)
b：数回のデブリドマン後に遊離広背筋皮弁にて創閉鎖
c：デブリドマン後に約 8 cm の骨欠損が生じる．
d：骨移動中の X 線像

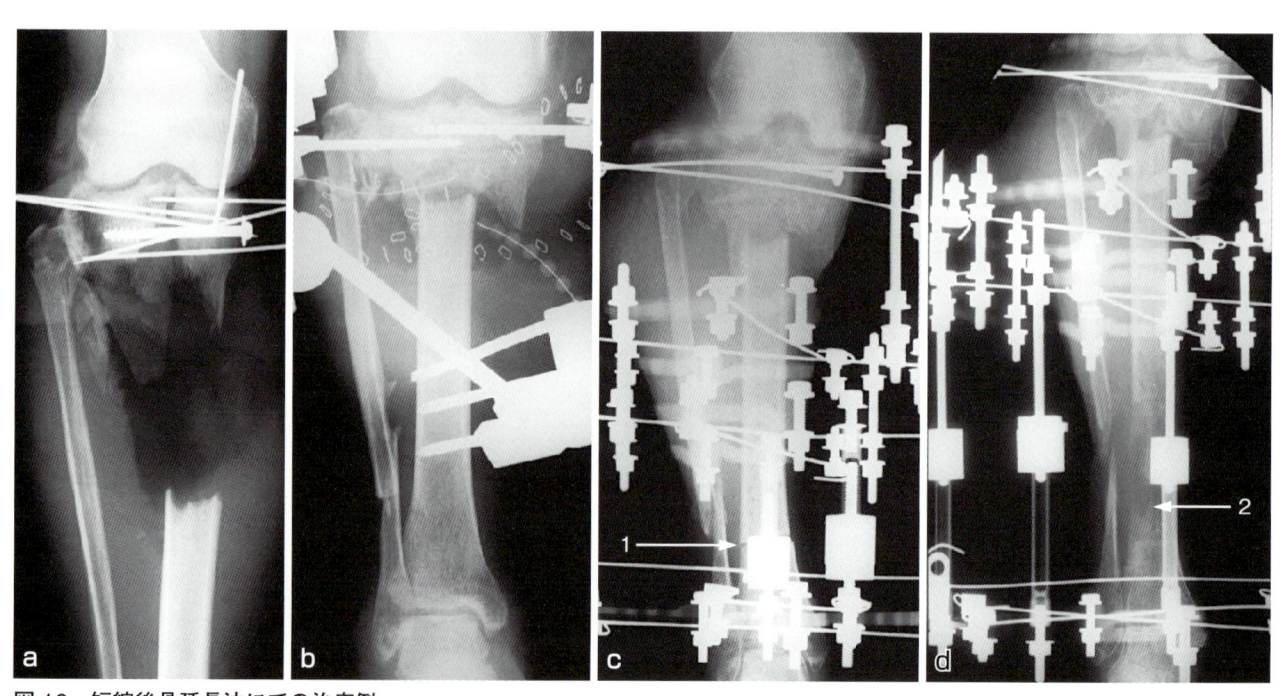

図 16　短縮後骨延長法にての治療例
a：初期デブリドマンにて巨大な骨欠損(9.5 cm)が生じる．
b：計 3 回のデブリドマンの後に骨短縮を図る．
c：軟部組織の修復後に Ilizarov 創外固定装着(矢印 1；骨切り部)
d：骨延長中の X 線像(矢印 2；骨延長部)

で複雑な軟部組織再建時期が確保できないような症例にはよい適応と考える．移動距離によるが，option 5 と同様に長期の創外固定装着を要する．問題点として，①短縮接合部での仮骨が比較的できにくい，②骨短縮長の限界（文献によってさまざまではあるが，13 cm 程度が一期的骨短縮の限界と思われる），③軟部損傷が縦軸方向だと皮膚の gapping や bulging が起こる，④高度短縮症例での骨延長後の尖足の発生などがあげられる．私たちの経験では，健側肢に対して 25％以上の骨短縮後骨延長例の機能成績が特に劣っていた[37]．

5 ダメージコントロール手術の考え方と実際

ダメージコントロール手術（damage control surgery；DCS）は開放骨折に限った問題ではないが，四肢開放骨折を伴う外傷は重症度の高いものが含まれるため，本項で述べることにする．

1）多発外傷患者の早期骨固定の重要性と疑問点

多発外傷患者における長管骨骨折に対する早期固定の重要性については 1970 年半ばから報告され始めた．1985 年，Seibel らも多発外傷患者における骨折の扱い方が予後に関係し，骨折の牽引期間が長いと肺の換気状態が悪くなり問題であると報告した．また，彼らは骨折部の血腫自体が炎症メディエタの原因にもなるため，早期骨固定がよい結果を得るために重要であると結論した．さらに，Bone ら（1989），同様に待機骨固定群においては肺合併症率が増加し，重度多発外傷患者における早期骨固定の有用性を説いている．ほかの著書にも書かれていることであるが，大腿骨骨折合併例における早期骨固定は特に重要であるとされてきた．

一方では，1995 年，Reynolds らが，大腿骨骨折への骨固定の遅れは患者の予後に影響せず，骨固定の遅れが心肺系を不安定にさせる原因とはならないことを報告し，Rogers らも単発の大腿骨骨折例への固定が 72 時間の遅れまでなら合併症を増加させないと報告している．

頭部外傷を伴う患者に対する骨固定の時期についても，多くの議論がなされてきた．Poole ら（1992）は，頭部外傷合併患者における早期骨固定が必ずしも肺合併症を減少させるとは限らず，むしろ肺合併症は頭部外傷の重傷度に関係すると報告した．Jaicks ら（1997）は，頭部外傷合併患者における早期骨固定は，むしろ術中輸液量増加や血圧低下により脳内圧を上昇させ，結果的に生命予後を脅かすことになり，必ずしも有用とはいえないと結論している．

2）ダメージコントロール手術の概念について

ダメージコントロールという用語は 1993 年に Rotoland らに命名されたもので，もともとは生命的危機状態に陥った重度腹部外傷に対する初期開腹術において腸管の stapling や gaze packing による止血後，早急に ICU に入れ全身管理を行い全身状態を安定化させ，24～48 時間後に再開腹して，最終的な腸管再建などを行うという概念で用いられたものである．この概念が腹部領域外にも，すなわち胸部領域や血管損傷を伴う四肢外傷にも拡大して使われ，さらに四肢外傷を伴う重度多発外傷においても拡大し，短時間の最小限の手術で骨折を安定化させ，全身状態を改善させ，二次的肺障害などを予防したうえで，再度手術室で最終的な骨固定を行うという手技を "Damage Control Orthopedics（DCO）" と総称するようになった．

重度多発外傷を "1st hit" とすると，四肢骨折に対する外科的処置は "2nd hit" という概念が，特に欧米の論文中において最近ではよく使われている．この 2nd hit が出血量を増大させるような早期骨固定は，さらなる炎症メディエータを放出させることになり問題である．2nd hit となる骨固定を早い段階で髄内釘などの内固定で行うのか（early total care；ETC），それとも受傷後超早期の段階では短時間以内で終了できるような創外固定のような一時的骨固定を行った後に，最終的に骨折部位に応じた内固定を行う（DCO）のがよいのかという議論がなされてきた．これは，外傷患者の状態によって決定されるべきことではある[38]（図 17）．当然，ISS（損傷重症度スコア）が高い患者においては DCO が迷わず選択されるであろう．しかし，ISS＞20，各臓器の AIS（簡易損傷スケール）＞2，両側肺損傷があり平均肺動脈圧＞20 といった，いわゆる "ボーダーライン" の患者に対して，ETC か DCO かの選択は難しいのが現実であろう．いずれにしても，6 時間以上の "2nd hit" は致命的となる可能性があること，ETC に比べ DCO において，より炎症メディエータである interleukin（IL）-6 や IL-8 の上昇が抑えられるという結果が報告されている[39]ことは注目すべきである．

3）DCO の実際

創外固定は，四肢骨折を合併する重度多発外傷患者においては，短時間で侵襲度が低い手術で骨折部を安定化させ，全身状態を安定化させるという意味では最適な方

総論3　開放骨折の（初期）治療

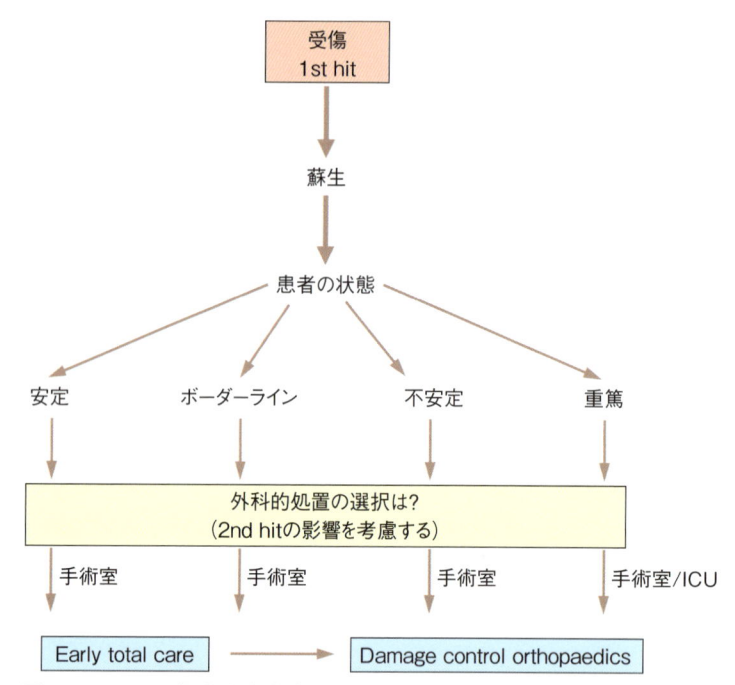

```
              受傷
             1st hit
               │
               ▼
              蘇生
               │
               ▼
            患者の状態
     ┌────────┼────────┬────────┐
     ▼        ▼        ▼        ▼
    安定   ボーダーライン  不安定    重篤
     │        │        │        │
     ▼        ▼        ▼        ▼
        外科的処置の選択は？
       （2nd hitの影響を考慮する）
   手術室   手術室   手術室   手術室/ICU
     │        │        │        │
     ▼        ▼        ▼        ▼
   Early total care  ─→  Damage control orthopaedics
```

図17　DCSの概念を臨床適応するための手順アルゴリズム
〔Giannoudis PV : Aspects of current management : surgical priorities in damage control in polytrauma. J Bone Joint Surg 85-B : 478-483, 2003から〕

法である．しかし成人の大腿骨骨折に対する創外固定はピン挿入路感染や偽関節の発生，膝関節の拘縮が高率に発生し問題となる．このため，骨幹部骨折においては，髄内釘へのconversionが必要になってくるが，脛骨開放骨折における髄内釘へのconversion methodにおける高い深部感染率はよく報告されている[20]ように，大腿骨でもまたしかりである．また，全身状態の悪い患者において，いつ最終的内固定を行うかも問題である．

Scaleaらの報告[40]では，創外固定装着期間を平均4日に短縮することによって多少なりとも感染率を低下させたとあるが，髄内釘へのconversion時期は軟部の状態や全身状態にも左右され，その最適時期の決定は困難であり，現実的には10日から2週でないと難しいともいわれている．これからの大規模な前向き研究が待たれるところである．

6　患肢温存と即時切断の判定

重度四肢開放骨折における，即時切断か，温存かを救急の臨床現場で判断することは困難なことが多い．多発外傷の程度，年齢，軟部組織損傷の状態，type ⅢCの場合には血行再建までの虚血時間，喫煙の有無，並存する慢性疾患の有無，上肢の損傷か下肢の損傷かなど，多くの要素によって決定する必要がある．下肢の場合には，成人においては，後脛骨神経の完全断裂は即，切断をすべきともいわれる．上肢の場合，下肢と違い義肢による代用には限界があり，ある程度，多数回にわたる機能再建術も考慮する必要があるであろう．

患肢温存と即時切断の判定のために，諸家によってさまざまな切断指標が開発されてきた．代表的なものとして，Mangled Extremity Syndrome Index（MESI），Predictive Salvage Index（PSI），Limb Salvage Index（LSI），Mangled Extremity Severity Score（MESS）[41]，nerve injury-ischemia-soft tissue injury-skeletal injury-shock-age（NISSSA），先にも提示したHannover Fracture Scale '98（HFS-98）[4]などがあげられる．私たちが通常用いているMESS（表6）とHFS-98（表1，p68）についてのみ，その具体的なスコア因子を示しておく．

先に述べたいずれの切断指標においても，皮膚・筋肉・骨・神経損傷の程度，虚血時間，動脈損傷の有無，深部静脈損傷の有無，ショックの程度，年齢などを考慮して作成されており，その比重の置き方に違いがある（表7）．米国のLEAP研究グループ（Bosseら，1997）が，重度脛骨開放骨折を対象に各切断指標，すなわちMESS，PSI，LSI，NISSSAについてそのcut-off値での感受性/特異度について再検討している．その結果，

6. 患肢温存と即時切断の判定

表6 Mangled Extremity Severity Score (MESS)

	points
1) 軟部組織損傷	
1：Low energy；Stab wounds, 単純閉鎖性骨折, 小径 gun shot	1
2：Medium energy；開放, 多発レベル骨折, 脱臼, 中等度 crush	2
3：High energy；近距離からの gunshot	3
4：Massive crush；電車事故, 軋轢損傷	4
2) Shock	
1：Normotensive hemodynamics；BP 常に安定	0
2：Transiently hypotensive；現場では BP 不安定, 輸液に反応	1
3：Prolonged hypotension；現場での BP＜90 mmHg, OR での輸液で反応	2
3) Ischemia (*Ischemia time＞6 hr, points X 2)	
1：None；阻血徴候なく, 脈よく触知	0*
2：Mild；阻血徴候ないが, 脈触知しにくい	1*
3：Moderate；Doppler でなんとか脈を確認, capillary refill の遅延, 知覚異常, 運動低下	2*
4：Advanced；脈なし, 冷感, 麻痺あり capillary refill もなし	3*
4) 年齢	
1：＜30 years	0
2：30～50 years	1
3：＞50 years	2

切断の cut-off 値：≧ 7

表7 各 salvage score の各因子の概略

	Skin injury	Muscle injury	Skeletal injury	Nerve injury	Ische-mia	Arterial injury	Deep Vein injury	Shock	Age
MESS	△	△	△	×	○	×	×	○	○
LSI	○	○	○	○	○	○	○	×	×
PSI	○	○	○	×	×	×	×	×	×
NISSSA	△	△	○	○	○	×	×	○	○
HFS-98	○	○	○	○	○	△	△	○	×

○：文献上明らかな記載あり　△：文献上記載はないが, ある程度考慮されている　×：文献上明らかな記載なし

　各指標の感受性/特異度は, MESS：44.6%/90.2%, PSI：37.8%/82.2%, LSI：55.4%/96%, NISSSA：37.8%/98.3% となり, いずれの指標が優れているかについて結論は出せないが, 問題点として, 16～22%の症例において, cut-off 値以下でも切断がなされていたことが指摘されている. 私たちも, 北里大学で治療された四肢開放骨折394肢を対象に, MESS と HFS-98 に関して後ろ向きに再評価すると, MESS のほうが感受性, 特異度ともに高く, HFS-98 は複雑なわりには, 報告されてきた cut-off 値での有意性が得られなかった. 現在, HFS-98 を簡略化した指標を考慮中である.

　最後にもう1つの問題点として, 特に下肢の損傷において問題となるが, 温存した場合と切断して義肢を装着した場合での機能や QOL (quality of life) に違いがあるかどうかである. 最近の米国の LEAP 研究グループは, type ⅢB 以上の下肢開放骨折においては, 受傷後2年の短期, および受傷後7年の中期成績のいずれにおいても, 両者間に QOL に差はなかったと報告している[42]. また, 同じ研究グループ(Thuan ら, 2006)が, 切断指標で切断されるべきであった点数を示したにもかかわらず温存された症例と, 切断指標で温存されるべき点数を示した温存症例との QOL も比較検討しているが, この二者の間にも有意な差がなかったと報告し, 切断指標が機能成績を必ずしも反映するものではないと結論している. しかし, 本邦においては, 重度四肢外傷における切断症例と温存症例の機能を比較した報告が存在せず, この領域についての多施設共同研究が待たれるところである. いずれにしても, 切断決定において, 切断指標を利用することも有用であるが, 本邦においては, 欧米とは倫理観や宗教観, 医療保険システムに違いがあり, その指標だけで合理的に割り切って切断を決定できるか否かは今後の課題であると思われる.

総論3　開放骨折の（初期）治療

文献

1) Gustilo RB, et al : Problems in the management of type Ⅲ (severe) open fractures : a new classification of type Ⅲ open fractures. J Trauma 24 : 742-746, 1984.
2) Brumback RJ, et al : Interobsever agreement in the classification of open fractures of the tibia : the results of a survey of two hundred and forty-five orthopedic surgeons. J Bone Joint Surg 76-A : 1162-1166, 1995.
3) Tscherne H : The management of open fractures. (Fractures with Soft Tissue Injuries.) New York, Springer-Verlag, 1984.
4) Krettek C, et al : Hannover Fracture Scale '98 : re-evaluation and new perspectives of an established extremity salvage score. Injury 32 : 317-328, 2001.
5) Yokoyama K, et al : New scoring system predicting the occurrence of deep infection in open tibial fractures : preliminary report. J Trauma 63 : 108-112, 2007.
6) Rajasekaran S, et al : A score for predicting salvage and outcome in Gustilo type-ⅢA and type-ⅢB open tibial fractures. J Bone Joint Surg 88-B : 1351-1360, 2006.
7) Bedner DA, et al : Effect of time delay from injury to primary management on the incidence of deep infection after open fractures of the lower extremities caused by blunt trauma in adults. J Orthop Trauma 7 : 532-535, 1993.
8) Ashford RU, et al : Delayed presentation is no barrier to satisfactory outcome in the management of open tibial fractures. Injury 35 : 411-416, 2004.
9) Okike K, et al : Current concepts review : Trends in the management of open fractures. A critical analysis. J Bone Joint Surg 88-A : 2739-2748, 2006.
10) Anglen JO : Wound irrigation in musculoskeletal injury. J Am Acad Orthop Surg 9 : 219-226, 2001.
11) Anglen JO, et al : The efficacy of various irrigation solutions in removing simple-producing Staphylococcus. J Orthop Trauma 8 : 390-396, 1994.
12) Bhandari M, et al : The efficacy of low-pressure lavage with different irrigating solutions to remove adherent bacteria from bone. J Bone Joint Surg 83-A : 412-419, 2001.
13) Lee J : Efficacy of cultures in the management of open fractures. Clin Orthop 399 : 71-75, 1997.
14) O'Brien PJ, Meek RN, et al : Primary intramedullary nailing of open femoral shaft fractures. J Trauma 31 : 113-116, 1991.
15) Brumback RJ, Burgess AW, et al : Intramedullary nailing of open fractures of the femoral shafts. J Bone Joint Surg 71-A : 1324-1331, 1989.
16) Rütter JE, et al : Intramedullary nailing of open femoral fractures. Injury 25 : 419-422, 1994.
17) Kröpfl A, Naglik H, et al : Unreamed intramedullary nailing of femoral fractures. J Trauma 38 : 717-726, 1995.
18) Noumi T, et al : Intramedullary nailing for open oractures of the femoral shafts : Evaluation of contributing factors on deep infection and nonunion using multivariate analysis. Injury 36 : 1085-1093, 2005.
19) 新藤正輝，ほか：四肢血管損傷に対する temporary shunt tube（アンスロンチューブ）の使用経験．骨折 16：139-144, 1994.
20) McGraw JM, Lim EVA : Treatment of open tibial-shaft fractures. External fixation and secondary intramedullary nailing. J Bone Joint Surg 70-A : 900-911, 1988.
21) Henley MB, et al : Treatment of typeⅡ, ⅢA, ⅢB open fractures of the tibial shaft : a prospective comparison of unremedinterlocking intramedullary nails and half-pin external fixators. J Orthop Trauma 12 : 1-7, 1998.
22) Tornetta P Ⅲ, et al : Treatment of grade ⅢB open tibial fractures : a prospective randomized comparison of external fixation and non-reamed locked nailing. J Bone Joint Surg 76-B : 13-19, 1994.
23) Sanders R, et al : The treatment of open tibial shaft fractures using an interlocked intramedullary nail without reaming. J Orthop Trauma 8 : 504-510, 1994.
24) Keating JF, et al : Locking intramedullary nailing with and without reaming for open fractures of the tibial shaft : a prospective, randomized study. J Bone Joint Surg 79-A : 334-341, 1997.
25) Bhandari M, et al : Treatment of open fractures of the shaft of the tibia : a systematic overview and meta-analysis. J Bone Joint Surg 83-B : 62-68, 2001.
26) Rajasekaran S : Early versus delayed closure of open fractures. Injury 38 : 890-895, 2007.
27) Levin LS : Early versus delayed closure of open fractures. Injury 38 : 896-899, 2007.
28) Russell GG, et al : Primary or delayed closure for open tibial fractures. J Bone Joint Surg 72-B : 125-128, 1990.
29) De Long Jr WG, et al : Aggressive treatment of 119 open fracture wounds. J Trauma 46 : 1049-1054, 1999.
30) Patzakis MJ, et al : Prospective randomized double-blind study comparing single agent antibiotic therapy ciprofIxacin to combination antibiotic therapy in open fracture wounds. J Orthop Trauma 14 : 529-533, 2000.
31) Godina M : Early microsurgical reconstruction of complex trauma of the extremities. Plast Reconstr Surg 78 : 285-292, 1986.
32) Parrett BM, et al : Lower extremity trauma : trends in the management of soft-tissue reconstruction of open tibia-fibula fractures. Plast Reconstr Surg 117 : 1315-1322, 2006.
33) Gopal S, et al : Fix and flap : the radical orthopedic and plastic treatment of severe open fractures of the tibia. J Bone Joint Surg 82-B : 959-966, 2000.
34) 中村光伸，ほか：Gustilo ⅢB型脛骨開放骨折の初期治療から再建まで．臨整外 38(8)：1023-1032, 2003.
35) 笹島功一，ほか：下腿開放骨折に対する創外固定後髄内釘治療について―髄内洗浄の試み．骨折 23(2)：655-658, 2001.
36) Spiro SA, et al : Reconstruction of the lower extremity after grade Ⅲ distal tibial injuries using combined microsurgical free tissue transfer and bone transport by distraction osteosynthesis. Ann Plast Surg 30 : 97-104, 1993.
37) Yokoyama K, et al : Primary shortening with secondary limb lengthening for Gustilo ⅢB open tibial fractures : a report of 6 cases. J Trauma 61 : 172-180, 2006.
38) Giannoudis PV : Aspects of current management : surgical priorities in damage control in polytrauma. J Bone Joint Surg 85-B : 478-483, 2003.
39) Pape HC, et al : Impact of intramedullary instrumentation versus damage control for femoral fractures on immunoinflammatory parameters : prospective randomized analysis by the EPOFF study group. J Trauma 55 : 7-13, 2003.
40) Scalea TM, et al : External fixation as a bridge to intramedullary nailing for patients with multiple injuries and with femur fractures : Damage control orthopedics. J Orthop Trauma 18(Suppl 8): S2-S10, 2004.
41) Johansen K, et al : Objective criteria accurately predict amputation following lower extremity trauma. J Trauma 30 : 568-573, 1990.

42) Bosse MJ, et al：An analysis of outcome of reconstruction or amputation of leg-threatening injuries. N Engl J Med 347 (24)：1924-1931, 2002.

（横山一彦）

> **Débridement**
>
> 　1700年代中頃には，開放骨折の患者は切断によって救命されることが多かった．開放骨折の創を物理的に清浄化して緊張を解除する必要性を初めて明確に述べたのは，鎖骨骨折に対するデゾー包帯固定でよく知られている，パリのl'Hotel Dieuの外科主任 Pierre-Joseph Desault (1744-1795) であった．現在でいう débridement である．Débridement の語源は desbriser "粉々にする"，すなわち単純に創内からすべての debris を除去することであるともいわれるが，実際にはもっと複雑な操作である．むしろ débrider すなわち "馬勒をはずす"，"拘束を解く" という動詞から出て，外科的な意味では切開を加えることによって圧迫・狭窄や緊張を解除することであると考えられる．現在では débridement は，創から異物を除去し，壊死組織や活性を失った組織を切除することによって創を物理的に清浄化する外科的操作と理解されている．
>
> 〔Peltier LF：Fractures, 1990〕
>
> 　　　　　　　　　　　　　　　　　　　　　（糸満盛憲）

4 骨折

CONTENTS

- A 四肢の骨折の種類とバイオメカニクス
- B 骨折の症状，診断
- C 骨折の分類
- D 急性期合併症・副損傷
- E 遅発性合併症

総論4　骨折

A 四肢の骨折の種類とバイオメカニクス

骨折は外力の大きさと骨の強度との相対的関係から，外傷性骨折（traumatic fracture），病的骨折（pathological fracture），疲労骨折（stress fracture）に分けられる．

1 外傷性骨折

1 骨のバイオメカニクス

■骨組織の力学的特性

骨は基質（matrix）と細胞からなる臓器である．基質は細胞外基質とミネラルで構成され，細胞外基質はコラーゲンと非コラーゲン蛋白を含む．骨を材料としてみた場合，骨は硬くてもろいミネラルと軟らかく弾性がある細胞外基質からなる二相系の複合材料であるといえる．このような構造体の力学的強度は量（quantity），質（quality），構造（geometry）で決まる．量とは骨塩量などの骨量であり，質は骨の石灰化度や骨疲労，構造はマクロ的には皮質骨や海綿骨などの骨形態，ミクロ的には海綿骨の骨梁構造や皮質骨の多孔性をいう．

（1）強度と剛性

骨の重要な力学的特性を示す指標として強度（strength）と剛性（stiffness）がある．強度とは破壊の起こりにくさ，壊れにくさのことであり，剛性は弾性範囲内における変形の起こりにくさである．骨に与えられた荷重とそれによって生じた変形の関係は負荷-変形曲線で表される（図1）[1]．負荷量が弾性範囲内であればその負荷を除去すると骨は変形しないが，負荷を増やしていくと骨はある時点で降伏を生じ変形する．さらに負荷を加えていくと最終的に骨は完全破壊点に達する．骨の強度を決定するのは，破断が生じるまでに骨が支えた負荷量，破断が生じるまでの変形量，破断が生じるまでに骨

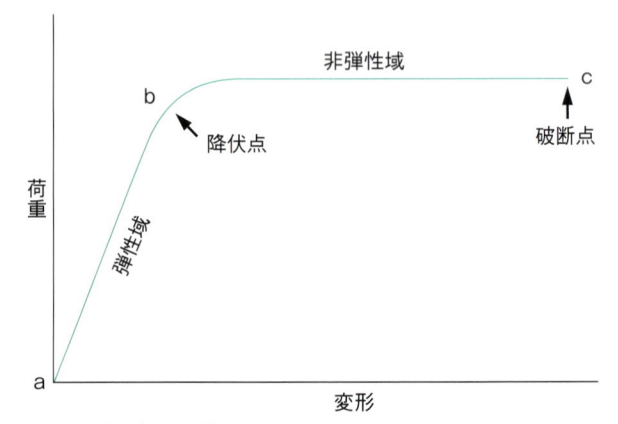

図1　負荷-変形曲線
a-b：弾性域，変形は残存しない．
b-c：非弾性域，永久的な変形が残存する非弾性域で負荷を増やし続けると完全破断点に達する．

が蓄えたエネルギーである．この曲線上では，骨の強度は負荷変形の点から完全破断点で示され，剛性は弾性域での曲線の傾きで示される．

骨組織内の骨量や骨質は骨の破断点に影響を与える．たとえば骨組織の骨塩/コラーゲン比が63％から71％に変化すると完全破壊点は6.5 kg/mm^{2}から23 kg/mm^{2}になるといわれている[2]．

（2）応力と歪み

応力（stress）は単位面積当たりの力と定義され，1N/m^2＝1Pa（パスカル）と表現される．応力は荷重の方向によって圧縮（compression），引っ張り（tension），剪断（shear），曲げ（bending），捻り（torsion）に分類される．

歪み（strain）は長さの変化率と定義され，歪みには単位はない．骨の長さが変化する場合骨の幅も変化するが，長さ方向の歪みに対する幅方向の歪みの比をポアソン比（Poisson's ratio）と呼ぶ．応力と歪みの関係は応力-歪み曲線（stress-strain curve）で表され（図2），弾性変形領域での曲線の傾きは弾性係数（elastic modulus）ある

A. 四肢の骨折の種類とバイオメカニクス

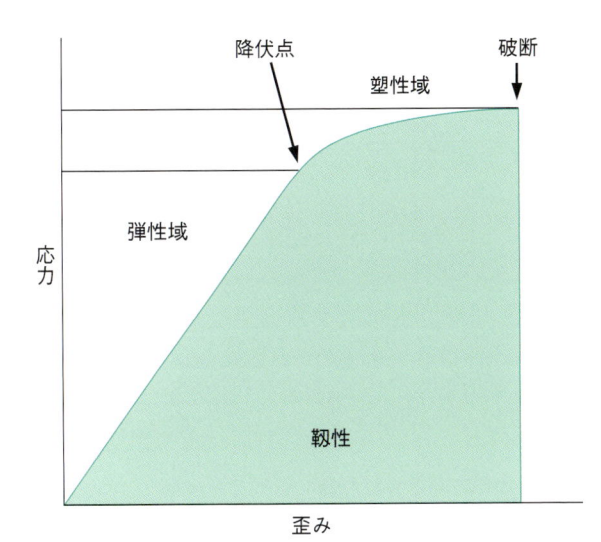

図2 応力-歪み曲線(stress-strain curve)

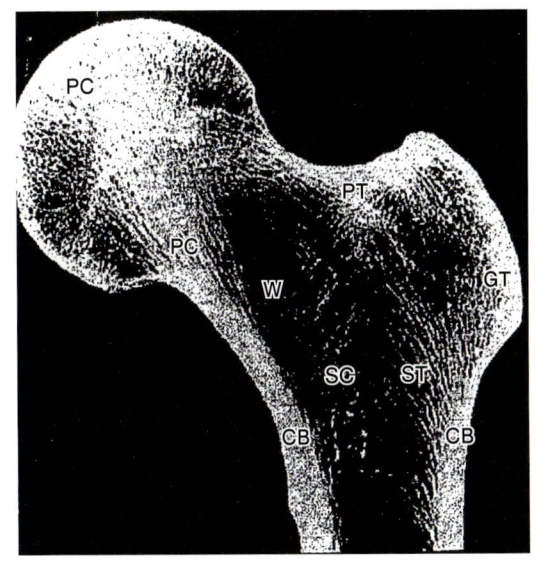

図3 大腿骨近位端の骨梁構造と圧縮弾性率測定のための標本採取部位
CB：皮質骨，GT：大転子部，PC：一次圧縮骨梁，PT：一次引っ張り骨梁，SC：二次圧縮骨梁，ST：二次性引っ張り骨梁，W：Ward三角
〔森田真史ら：海綿骨の機械的性質とその骨梁構造依存性について．材料33：1323-1329, 1984から〕

表1 大腿骨頭の各部位の海綿骨の圧縮弾性率，ポアソン比および剪断剛性率

No.	region	E_1	E_2	E_3	n_{12}	n_{23}	n_{31}	G_{12}	G_{23}	G_{31}
1	FD	272.4	66.9	210.9	0.18	0.20	0.27	71.4	56.2	98.5
2	FD	321.5	246.9	111.8	0.35	0.30	0.24	107.0	70.6	83.6
3	FD	286.4	213.4	154.6	0.21	0.18	0.32	104.1	73.5	87.1
4	PC	227.1	77.8	123.9	0.34	0.10	0.15	61.4	44.8	69.4
5	PC	235.9	194.8	126.8	0.34	0.18	0.41	85.1	78.3	73.2
6	PT	116.4	163.6	166.1	0.25	0.18	0.23	37.4	68.4	36.9
7	PT	159.0	138.4	196.7	0.37	0.18	0.11	58.7	72.9	72.4
8	PT	175.9	101.3	116.1	0.42	0.23	0.25	52.4	44.1	54.7
9	FD	146.8	207.3	48.8	0.08	0.28	0.22	74.7	51.3	42.3
10	FD	144.9	130.5	216.7	0.16	0.34	0.14	55.2	70.1	78.7
11	SC	62.1	93.4	62.9	0.13	—	—	—	—	—
12	W	4.2	3.0	4.5	—	—	—	—	—	—
13	PT	163.8	34.4	80.5	0.29	0.49	0.28	35.6	20.8	47.4
14	SC	82.5	64.4	43.1	0.22	0.06	0.12	32.0	24.4	26.7
15	PC	189.6	21.8	27.8	0.30	0.26	0.23	41.2	9.9	42.9
16	ST	10.0	14.9	35.9	—	—	—	—	—	—

1, 2, 3：大腿骨骨頭直交座標系の各軸，E：圧縮弾性率(MPa)，n：ポアソン比，G：剪断剛性率(MPa)
FD：大腿骨骨幹部，PC：一次圧縮骨梁，PT：一次引っ張り骨梁，SC：二次圧縮骨梁，W：Ward三角，ST：二次性引っ張り骨梁
〔森田真史ら：海綿骨の機械的性質とその骨梁構造依存性について．材料33：1323-1329, 1984から〕

いはヤング率(Young's module)と呼ばれる．応力が降伏点を越えると，骨構造には非可逆的な塑性変形が生じ，さらに応力が加わると破断する．応力-歪み曲線の下部の面積は骨折を起こすために必要なエネルギー量を示し，エネルギー吸収量と呼ばれる．

加齢とともに弾性係数は増加し，エネルギー吸収量が減少するため早期に破断するようになる．

また骨の多孔性(porosity)も骨強度に影響を与える．一般に皮質骨では5～30%，海綿骨では30～90%の多孔度がある．そのため皮質骨は海綿骨と比較し剛性度がある．つまり応力に対しては強いが歪みには弱い．

(3) 異方性

すべての方向に同じ弾性的性質を示す物質は等方性であるという．一方，外力を加える方向に依存して力学的特性が変化するものを異方性であるという．骨は皮質骨も海綿骨も異方性の性質をもつ．Frankelらはヒト大腿

骨骨皮質に対して，長軸方向，長軸方向に 30°，60°，90°の角度をつけて張力を加えて応力-歪み曲線を計測した場合，長軸方向が最も応力が高く，90°が最も応力が低いことを示した[1]．また森田らは大腿骨頭海綿骨の骨梁構造による力学的特性の相違を検討した（図3，表1）[3]．すなわち骨梁の走行方向に沿って立方形の海綿骨を切り出し，骨梁方向に一致した軸を1軸とし，矢状面に垂直な軸を2軸，その他の方向を3軸として材料の圧縮試験から各軸方向の圧縮弾性率などを測定した．その結果，主圧骨梁群では $E_1 = 227.1 \sim 321.5$ MPa であるのに対し，$E_2 = 66.9 \sim 246.9$ MPa，$E_3 = 111.8 \sim 210.9$ MPa であり，海綿骨に異方性があることを示した．

(4) 骨微細構造

マイクロCT などの画像機器の進歩によって骨梁の三次元微細構造の情報が得られるようになった．これらの骨微細構造やその力学的強度を表現するために bone volume fraction や trabecular thickness, trabecular separation, trabecular number などの metric な指標と，連結性，複雑性，異方性，配向性などの non-metric な指標がある[4]．馬渡らはこれらの non-metric な指標が骨粗鬆症化に伴い変化し，骨の強度と直接関連することを示している[5]．

2 外傷性骨折（traumatic fracture）とそのバイオメカニクス

骨折とは外力によって骨が降伏を生じ構造上連続性を断たれることである．この外力が骨に加わる場合，直接加わる場合（直達外力）と間接的に加わる場合（介達外力）がある．このような外力が骨に加わった場合，骨は粘弾性体であるため，外力が加わる速さによって変形の程度が異なる．すなわち，骨は負荷速度が速い場合は遅い場合に比べ大きなエネルギーを蓄積する．そのため速い速度での負荷で骨折を生じた場合，遅い速度での負荷と比較し，骨に蓄積されたより多くのエネルギーが放散され，骨や軟部組織の損傷が大きくなる（高エネルギー外傷）．

骨には異方性があるため，加わる外力と骨折形態には密接な関係がある．外力の方向と生じる骨折を以下に示す（図4）．

1) 張力（tension）

長軸方向に張力がかかると理論的には長管骨は横骨折を起こす（図4a）．しかし臨床的には，張力による骨折は通常海綿骨に多くみられ，裂離骨折（avulsion fracture）と呼ばれる．大腿直筋起始部の下前腸骨棘の骨折

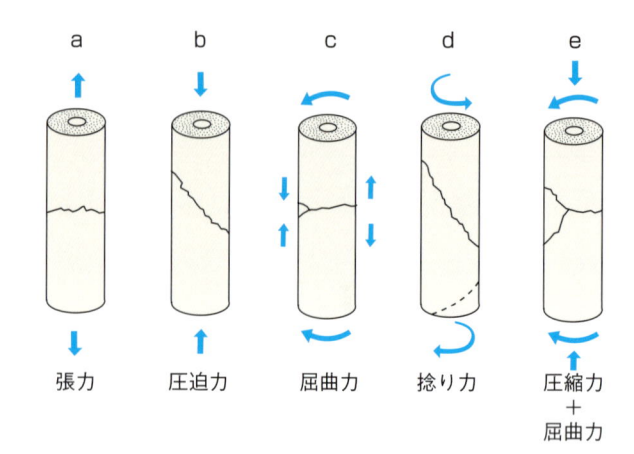

図4　外力の方向と骨折形態

や短腓骨筋腱付着部の第5中足骨基部骨折などがある．

2) 圧迫力（compression）

長軸方向の圧迫力が作用すると，長管骨は45°方向に最大剪断力が発生するため斜骨折を起こす（図4b）．臨床的には脊椎椎体の圧迫骨折（compression fracture）が最も多い．

3) 屈曲力（bending）

屈曲力の場合一側に張力，対側に圧迫力が加わるため，張力側では横骨折，圧迫力側では楔状の骨折となる（図4c）〔屈曲骨折（bending fracture）〕．

4) 剪断力（shear）

内部に角変化が生じるため，剪断応力と剪断歪みが発生して骨折を起こす〔剪断骨折（shearing fracture）〕．通常海綿骨部に多くみられる．大腿骨顆部骨折，脛骨プラトー骨折などがある．

5) 捻り力（torsion）

螺旋状に最大圧縮応力と最大引っ張り応力が発生して螺旋骨折を生じる（図4d）〔捻転骨折（torsion fracture）〕．投球や腕相撲などで起こる上腕骨螺旋骨折や，スキーによる下腿捻転骨折などがある．

6) 複合負荷（combined loading）

骨の形状は一定でなく，異方性がある．また骨には靱帯や筋肉が付着しており，さまざまな介達外力も加わるため，生体において単一の外力が加わることはなく，複合負荷となる．また外力のエネルギーは加わる速度により異なるため，複合負荷とそのエネルギーによってさまざまな骨折型を生じる．

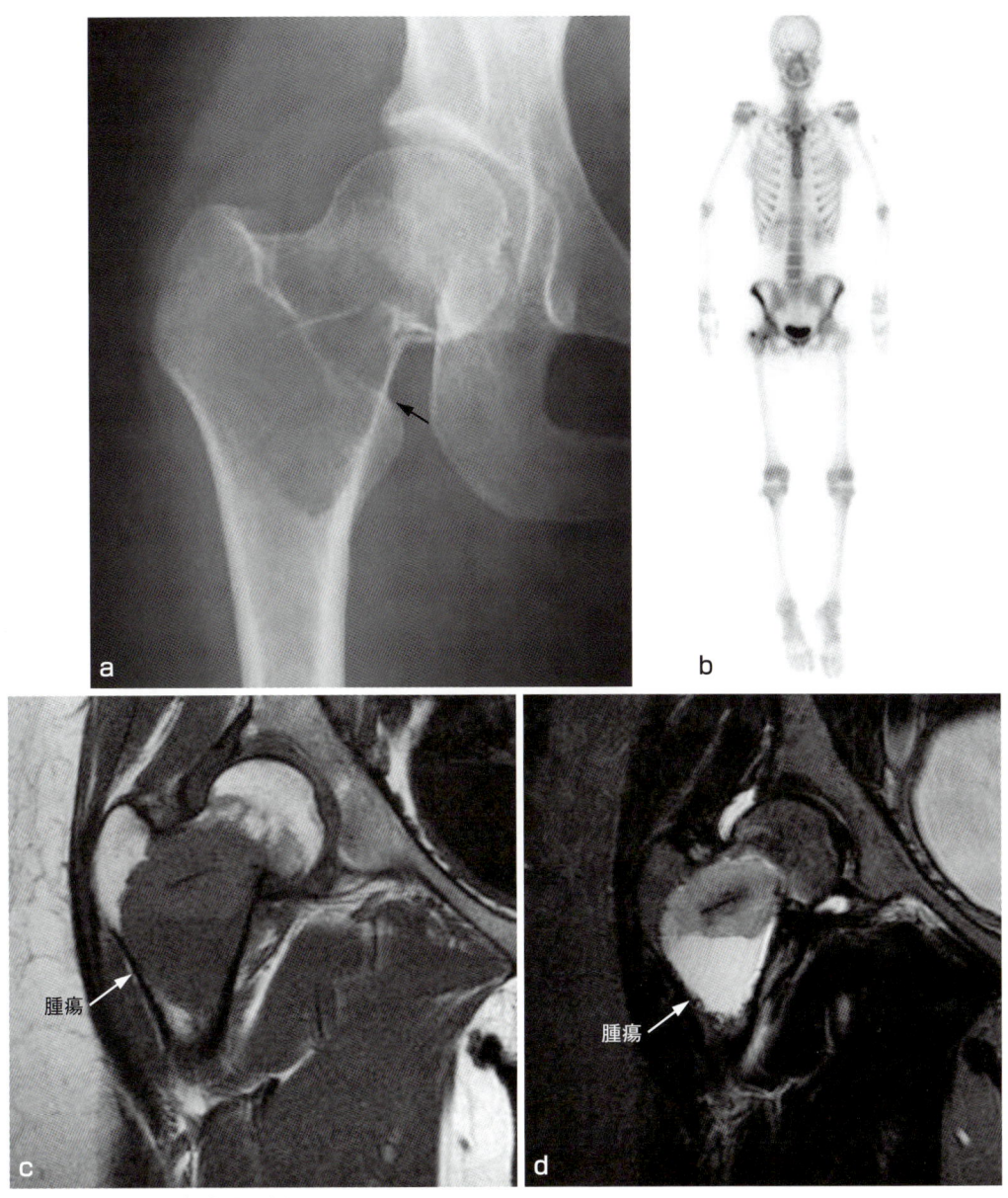

A. 四肢の骨折の種類とバイオメカニクス

図5 右大腿骨頸部病的骨折
a：単純X線像．頸部から転子部に骨透亮像を認める（矢印）．
b：骨シンチグラフィ．頸部に集積を認める．
c：MRI T1強調像
d：MRI T2強調像
T1で低輝度，T2で高輝度の腫瘍が存在し，頸部での骨折を認める．

❷ 病的骨折

なんらかの病的原因によって骨の力学的強度が低下し，通常では骨折を起こさない程度の軽微な外力で起こる骨折である．病的骨折の主な原因としては，① 骨形成不全症，大理石骨病，先天性下腿弯曲症などの先天性疾患，② 良性あるいは悪性の原発性骨腫瘍（図5）や転移性骨腫瘍などの腫瘍性疾患，③ 化膿性骨髄炎などの炎症性疾患，④ 骨粗鬆症，骨軟化症，上皮小体機能亢進症（図6）などの代謝性疾患，⑤ 外傷後の廃用性骨萎縮，麻痺性骨萎縮，慢性腎不全・長期血液透析などの廃用性萎縮，などがある．

総論4　骨折

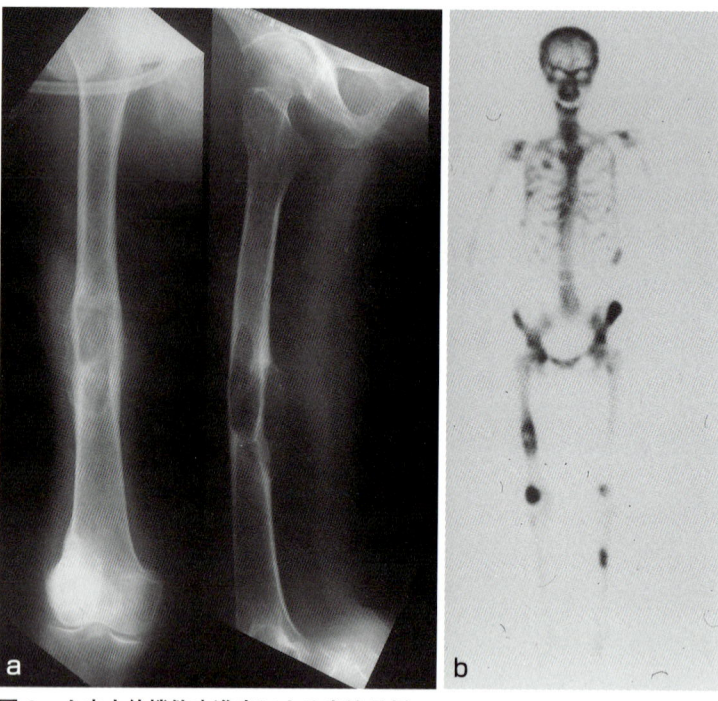

図6　上皮小体機能亢進症による病的骨折
a：単純X線像．大腿骨骨幹部に骨内から後方に膨隆する骨嚢胞形成，骨膜下骨吸収像を認める．
b：骨シンチグラフィ．右大腿骨骨幹部と遠位部，左大腿骨近位部，左脛骨，左腸骨，両上腕骨近位部，両側肋骨部に異常集積を認める．

③ 疲労骨折

疲労（fatigue）とは，材料学では破断強度以下の応力でも繰り返し荷重がかかることで材料が劣化し破断に至る過程と定義されている．繰り返しの荷重で蓄積する疲労の度合いは，荷重の大きさと荷重回数に相関する．骨では破断強度以下の負荷が同一部位に繰り返し加わると骨の疲労が蓄積し，それが治癒能力を上回った場合に骨折（狭義の疲労骨折；fatigue fracture）を生じる．材料と骨の相違点は骨には治癒能力がある点であり，骨微細損傷には骨梁に発生するmicrofractureと骨基質内に発生するmicrodamageがある．microfractureは損傷修復機序が働き，microdamageは骨リモデリングによって修復される．

好発年齢は10歳代であり，男女ともに16歳がピークである．ほとんど全身の骨に発生するが，脛骨，中足骨，腓骨で多く，これらで全体の約85％を占める．好発部位と特徴を以下に述べる．

Point
疲労骨折の好発部位と特徴
① **脛骨**：上中1/3に起こる疾走型骨折（running fracture）と下中1/3に起こる跳躍型骨折（jumping fracture）がある．
② **中足骨**：第2，3中足骨に多く，行軍骨折（march fracture）とも呼ばれる．
③ **腓骨**：陸上競技やバスケット，バレーボール時に多い．
④ **肋骨**：ゴルフや野球のスイングで生じるため，疲労骨折の中でも好発年齢が高い．

A. 四肢の骨折の種類とバイオメカニクス

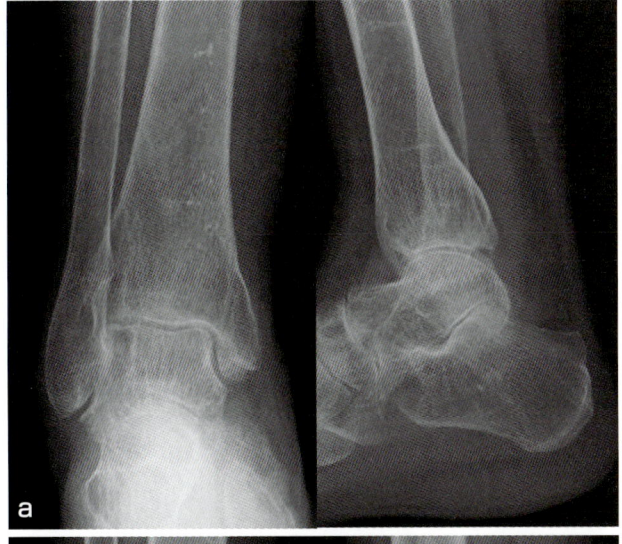

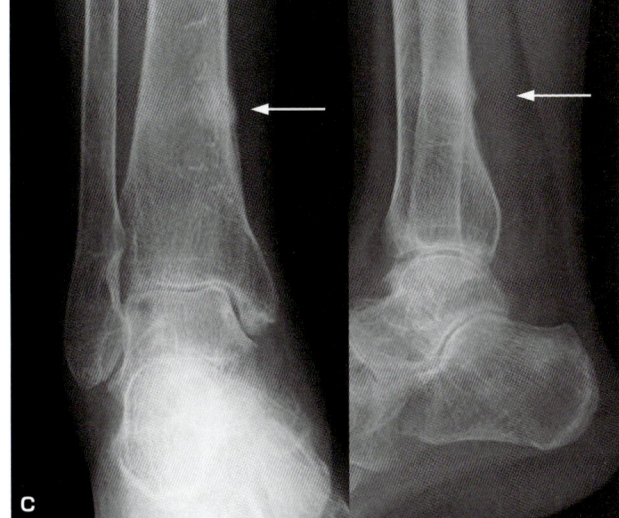

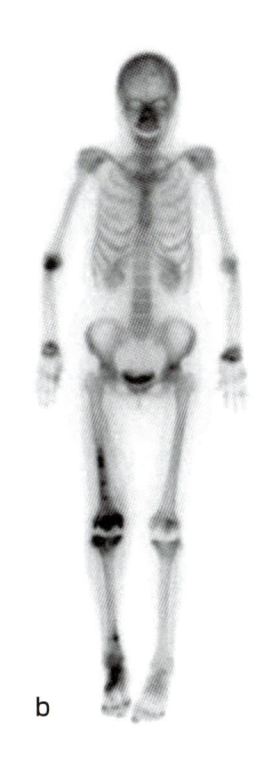

図7 右脛骨遠位部脆弱性骨折
60歳の女性，関節リウマチで治療中，右脛骨遠位部の疼痛を訴え，同部に圧痛を認めた．
a：単純X線像．明らかな骨折は認めない．
b：骨シンチグラフィ．脛骨遠位部に異常集積を認める．
c：7週後の単純X線像．仮骨の形成を認める(矢印)．

❹ 不顕性骨折，脆弱性骨折

骨粗鬆症を有する患者や慢性腎不全による長期透析患者，糖尿病や関節リウマチ患者に，特に誘因なく日常生活動作などの軽微な外力で起こる骨折があり，これを脆弱性骨折(insufficiency fracture)(図7)と呼ぶ．これを広義の疲労骨折(stress fracture)とは別な疾患と考えるか，広義の疲労骨折の一部と考えるかには異論がある．

文献

1) 尾原善和：骨の力学的特性．バイオメカニクスよりみた整形外科．金原出版，東京，pp131-142，1993．
2) 山野慶樹：バイオメカニクス，骨折と外傷 治療の考え方と実際．金原出版，東京，pp20-25，2000．
3) 森田真史ら：海綿骨の機械的性質とその骨梁構造依存性について．材料 33：1323-1329，1984．
4) Odgaard A：Three-dimensional method for quantification of cancellous bone architecture. Bone 20：315-328, 1997.
5) Mawatari T, Miura H, Higaki H, et al：Effect of vitamin K2 on three-dimensional trabecular microarchitecture in ovariectomized rats. J Bone Miner Res 15(9)：1810-1817, 2000.

(占部　憲)

総論 4　骨折

B 骨折の症状, 診断

1 骨折の症状

全身的症状

　最初の診察で確認しなければならないことは，患者の意識・呼吸・循環など全身状態の把握である．骨折部位やその程度，合併損傷の有無によって全身状態が大きく異なってくる．最も注意を要するのは出血性ショックであり，著しい疼痛によって，ショックに陥ることもある．開放創を伴う外傷患者に生じるショックは，ほとんどが循環血液量の低下に伴う出血性ショックである．しかし，頭部外傷や脊髄損傷，胸部損傷などを伴っている場合は，状態の把握が困難である．一般に四肢長管骨の骨折に伴うショックは，骨折部からの出血による循環血液量の低下である．まれに四肢長管骨の単独の皮下骨折でも低容量性ショックが起こることがある．開放骨折で軟部組織損傷が著しい高エネルギー損傷による骨折や，骨盤骨折，大腿骨骨折で，骨折部の転位が著しい場合では，ショックの程度は重症になりやすい．

　骨折部位による出血量の目安は，骨盤骨折に尿路損傷を伴わない場合 1,000～2,000 ml，尿路損傷を伴った場合 2,000～4,000 ml，大腿骨骨幹部皮下骨折で 500～1,000 ml，下腿骨幹部皮下骨折で 300～600 ml といわれており，開放性骨折になると上記の 2～3 倍の出血になると考えられるが，あくまでもおおよその推定値である．先に述べたように骨折の程度に比べて，重度のショック症状を呈する場合には，ほかの重要臓器の損傷，特に肝臓，腎臓，脾臓などの実質臓器の損傷，大血管損傷，頭部，胸部（血気胸，心破裂，心タンポナーデ），腹部，骨盤内臓器損傷などを合併していることを疑わなければならない．

> **Point**
> 外傷に伴うショックの多くは低容量性ショックである．

2 関節内骨折・脱臼骨折

局所的症状

1）疼痛（pain）と圧痛（tenderness）

　骨折部には激しい疼痛（pain）を生じ，骨折部の圧迫や動揺によって増強する．骨折部に一致して鋭い圧痛（Malgaigne 圧痛）があり，骨折部周囲にも圧痛（tenderness）を認める．横骨折の場合は限局した圧痛点として確認できるが，長管骨の長い螺旋骨折や粉砕骨折の場合には圧痛は広い範囲に及ぶ．打撲による軟部組織の損傷だけでも局所に圧痛を認めるが，骨折では軸方向への圧迫，あるいは骨折部を叩打することによって，疼痛を誘発することができる（軸圧痛，叩打痛）．

> **Point**
> 骨折では軸圧痛があり，打撲との鑑別に有用である．

2）腫脹（swelling）

　骨折直後に骨折部の転位の方向によっては変形がみられるが，時間とともに腫脹が出現し変形がわかりにくくなる．内出血によって生じた骨折部の血腫による腫脹と，引き続いて起こる炎症によって，さらに腫脹が増強する．腫脹が著しい場合は，皮膚は緊張して光沢を呈し，しばしば水疱形成や皮下出血斑を伴う（図1）．

　骨折線が関節近傍あるいは関節内に及んでいる場合，あるいは骨軟骨骨折では関節血症（hemoarthrosis）は必発である．外傷後に関節水腫穿刺し，関節内から肉眼的

B. 骨折の症状，診断

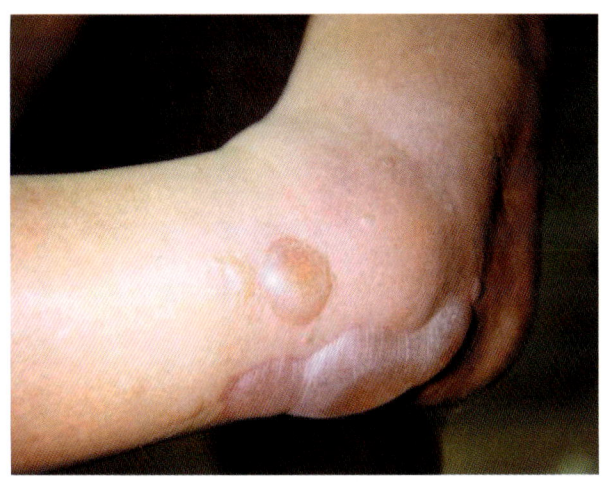

図1 距骨骨折を受傷し3日．足関節外側に皮下出血斑と水疱形成を伴う

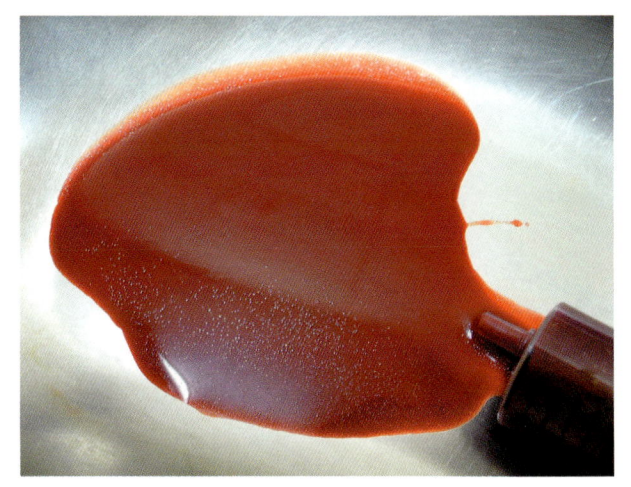

図2 関節内血腫に脂肪滴を認める

に脂肪滴が混在している血液を認めた場合には，関節内骨折であることが多い（図2）．外傷性関節血症でも膝前十字靱帯損傷や半月板断裂では肉眼的脂肪滴が認められないので，骨折と鑑別することができる．

> **Pitfall**
> 単純X線像で骨折線が明らかでなくても，関節内から得られた血液に脂肪滴が認められる場合には，さらにCTや断層撮影などで詳細に検討する必要がある．

3）変形（deformity）

骨折によって患肢の変形および肢位の異常を生じる（図3）．骨折部の転位によっては，屈曲（angulation），短縮（shortening），回旋（rotation）などの種々の変形が生じる．皮下組織の少ない下腿骨折や前腕骨折などでは，骨折部の変形を触知することができるが，筋層の厚い大腿部や骨折部の腫脹が著明な場合には，骨折部の変形や転位を把握することは困難である．脱臼や脱臼骨折では特に変形が著明であり，また筋の収縮などにより特有の肢位をとる．

4）異常可動性（abnormal mobility）

骨折部には，異常可動性が出現する．特に長管骨骨幹部の完全骨折では異常可動性が最も明瞭となる．関節近傍の骨折では，異常可動性と関節の可動とを区別しにくいことがある．また嵌入骨折，圧迫骨折，裂離骨折では異常可動性を確認しにくい．

5）軋音（crepitation）

骨折部に異常可動性がある場合には，骨折端同士が互

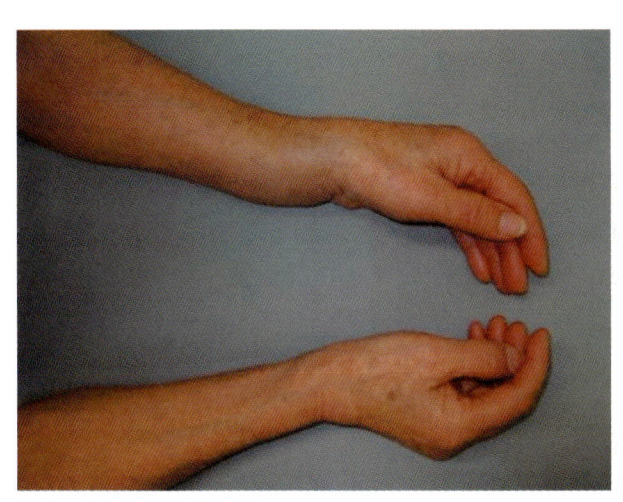

図3 左橈骨遠位端骨折
左手関節にフォーク状変形と腫脹を認める．

いに接触し，擦れ合う軋音を発したり，あるいはそれを手に感じたりすることがある．しかし，異常可動性や軋音を生じるのと同時に患者には著しい疼痛を伴う．

> **Pitfall**
> 骨折部の異常可動性や軋音をみることを繰り返すと，神経や血管の二次的損傷を引き起こす可能性があるのでむやみに行わない．

6）機能障害（loss of function）

骨折と同時に多少なりとも患肢の機能障害が認められる．下肢では疼痛のため荷重，歩行が不可能になり，跛行を生じる．上肢では挙上したり，動かしたりすることができなくなる．しかし，転位の少ない不完全骨折では機能障害が軽度であり，嵌入型の大腿骨頚部骨折の患者は歩行可能なこともある．脱臼骨折の場合，自動的・他動的運動が著しく障害され，疼痛も著しい．

総論4　骨折

3 画像診断

　骨折の診断は臨床症状とX線像をもとに総合的に判断される．皮下骨折か開放骨折か，副損傷（神経，血管損傷）の有無，骨折の転位，粉砕の程度，軟部組織損傷の程度を正確に判断することによって治療法の決定に役立てる．特に開放骨折では受傷後の時間的経過が重要である．

1 単純X線検査

　骨折の診断に単純X線検査は不可欠な検査法であり，骨片転位の状況，さらに治療方針を決めるうえで重要である．X線診断に際して最も大切なことは，適切な部位を正確に撮影することと，正しく読影することである．
　X線検査を施行する際には，患者の移動や体位変換は慎重に行わなければならない．なぜならば脊椎損傷や神経・血管が骨折部の近くに存在するような骨折では，二次的損傷をきたす可能性があるためである．また，骨折や脱臼は直達外力が作用した部位のみに起こるとは限らず，介達外力により離れた部位でも起こりうる．そこで，必要があれば，骨折した骨の近傍の関節を含めて撮影することも重要である．骨折部近傍の関節脱臼などを見落とさずにすむばかりか，骨全体の回旋転位も確認することができる．
　最低でも二方向のX線撮影が必要である．状況によっては斜位像や軸写像なども撮影することで，さらに詳しい情報を得ることができる．X線検査はあくまでも補助診断であり，患者を診察してから，適切な部位の撮影を行うべきである．読影にあたっては，鮮明で正確な画像が必要であり，透過度が不十分であったり，患者が動いて不鮮明であったり，正確でない画像の場合には，時間を惜しまず撮り直す必要がある．
　外傷による骨折や病的骨折で，骨折部の転位が生じている場合は，受傷時のX線像で明らかな骨折線を確認することができる．しかし，転位のない骨折の場合，受傷時に骨折線を確認できないこともある．診察所見から骨折が疑わしい場合には，健側の同じ部位を同じ肢位で撮影し，対比することが必要になる．1～2週間経過後に骨折部での骨吸収が生じ，骨折線が明瞭になることがある．また仮骨の出現によって初めて，骨折の存在が明らかになることもある．
　骨折の部位によっては特殊な撮影方法で骨折を診断す

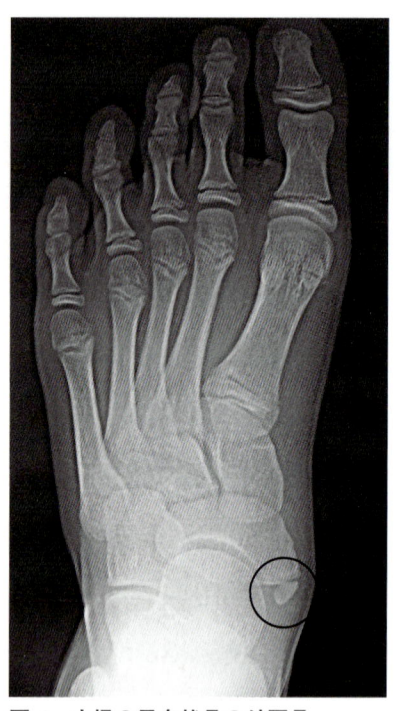

図4　小児の足舟状骨の外脛骨
9歳，女児．両側に外脛骨を認めた．

ることができる．たとえば手の舟状骨骨折に対する45°回外位斜位撮影法，有鉤骨鉤骨折に対する手根管撮影法，膝の骨軟骨骨折に対する膝屈曲位（顆間窩撮影）や膝蓋骨の軸写像，踵骨骨折に対するAnthonsen（アントンセン）撮影法，軸椎歯突起骨折に対する開口位撮影法などである．
　読影に際しては，骨端核，骨端線，骨栄養血管孔，種子骨などを骨折と誤らないように注意する．小児では両側を撮影して比較する．また，分裂膝蓋骨，距骨後突起部の三角骨，足舟状骨の外脛骨（図4）のような破格を骨折と誤認することもあるので注意が必要である．

2 その他の画像検査

1）CT

　脊椎や骨盤などの解剖学的に複雑な部位や，関節内骨折においては，診断的有用性が高く，治療方針を決定するのにも参考になる．最近では，コンピュータを用いた三次元画像構築法（3D-CT）の開発により，骨折部の状態が立体的に把握することができるようになったため，医師ばかりでなく，患者へのインフォームドコンセントにも有用である（図5）．

2）MRI

　疲労骨折，不全骨折や脆弱性骨折の早期診断に有用である（図6）．体内に金属が入っていたり，心臓のペース

B. 骨折の症状，診断

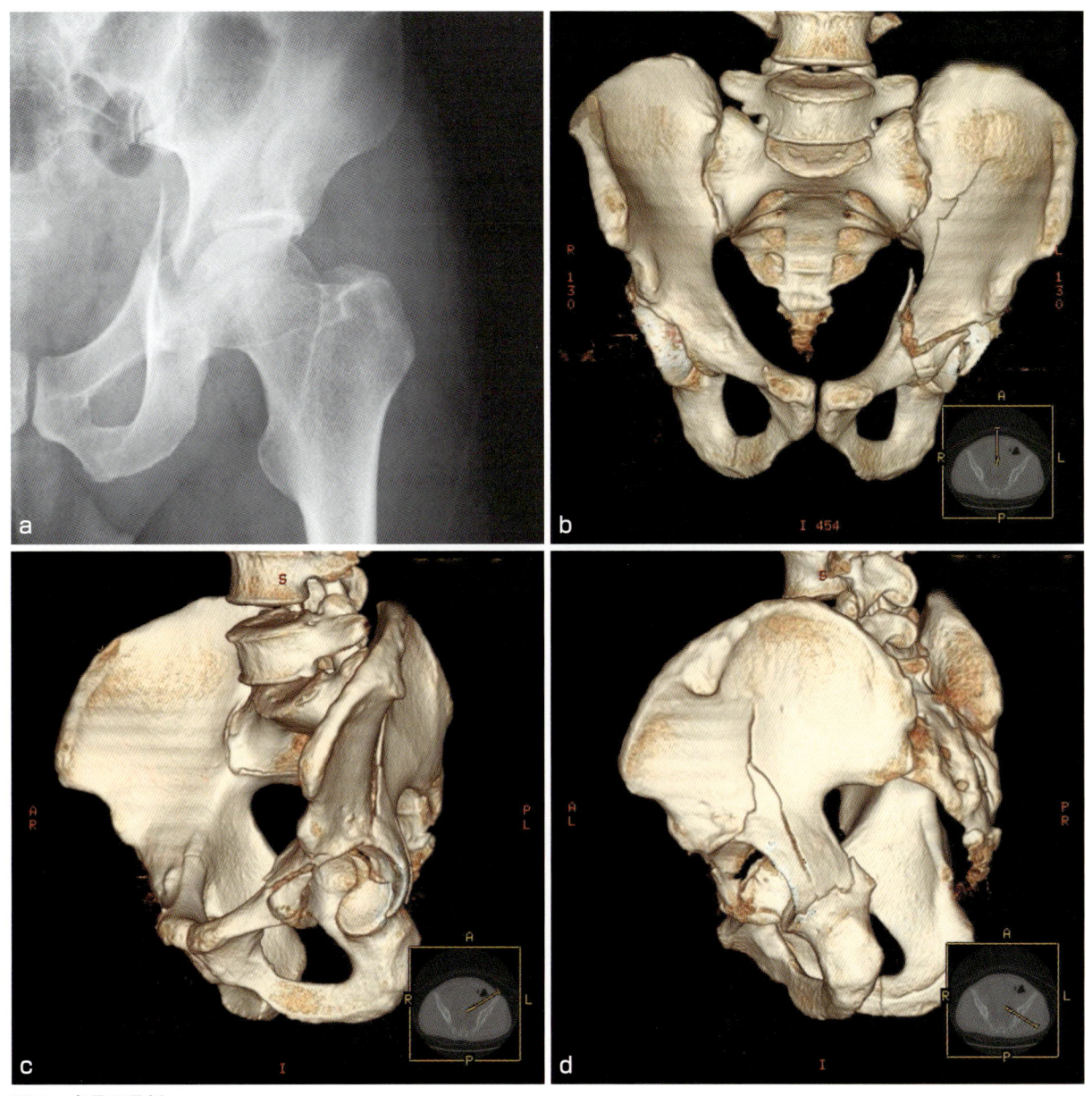

図5 寛骨臼骨折
単純 X 線像において寛骨臼骨折を認める．3D-CT では骨折線が詳細に確認できた．
a：単純 X 線像
b：3D-CT（正面像）
c：3D-CT（前方斜位像）
d：3D-CT（後方斜位像）

メーカーを使用していたりする患者には検査ができない．また，経費が高額であり，施設によってはすぐに検査ができないこともある．また，骨挫傷(bone bruise) は MRI でしか診断できない．

3）骨シンチグラフィ（図7）

骨折部位に異常集積を認めるが，受傷後 24〜72 時間以降でないと所見が得られないことがある[1]．MRI と同様に，疲労骨折，不全骨折や脆弱性骨折の早期診断に有用である．

4）血管造影

骨折に伴って主要な動脈が損傷されると，末梢の阻血が生じ非可逆性壊死が生じるため，緊急検査の対象となる．損傷が確認されたら，その程度に応じて血管修復，血行再建術が行われる．骨盤骨折で輸血しても血圧が安定しない場合は，血管造影を行い動脈損傷の有無を確認する．内腸骨動脈系の血管損傷が多く，損傷が確認されれば，経動脈性塞栓術(transcatheter arterial embolization；TAE)により，止血をはかる（図8）．

総論 4　骨折

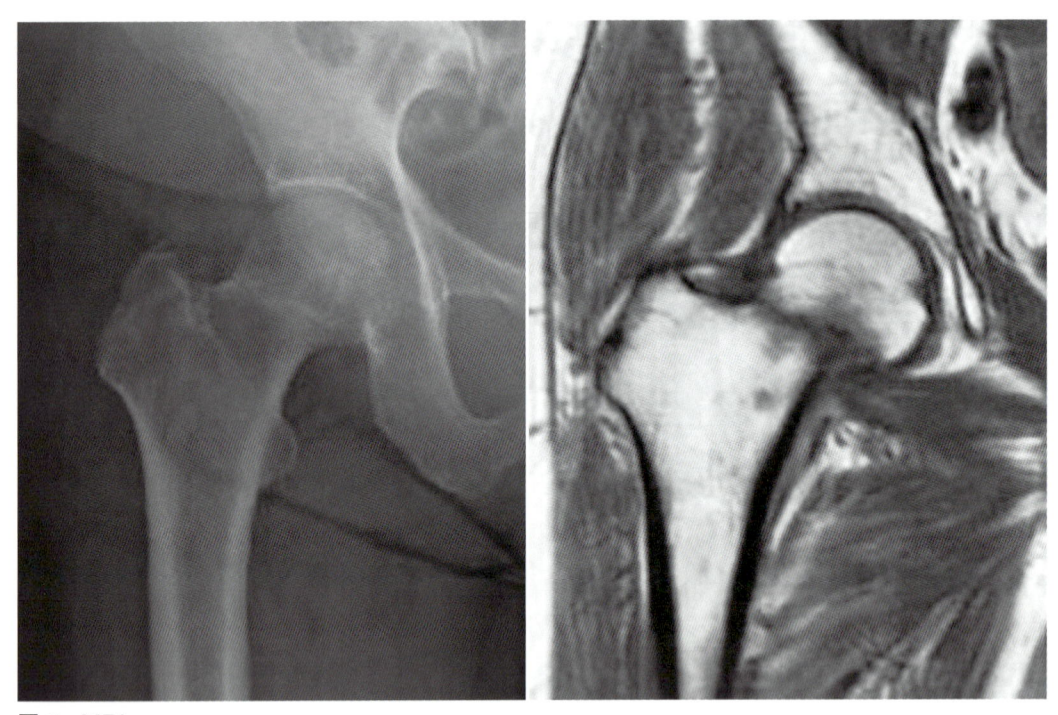

図 6　MRI
T1 強調像で大腿骨頚部の脆弱性骨折が明瞭に描出された．

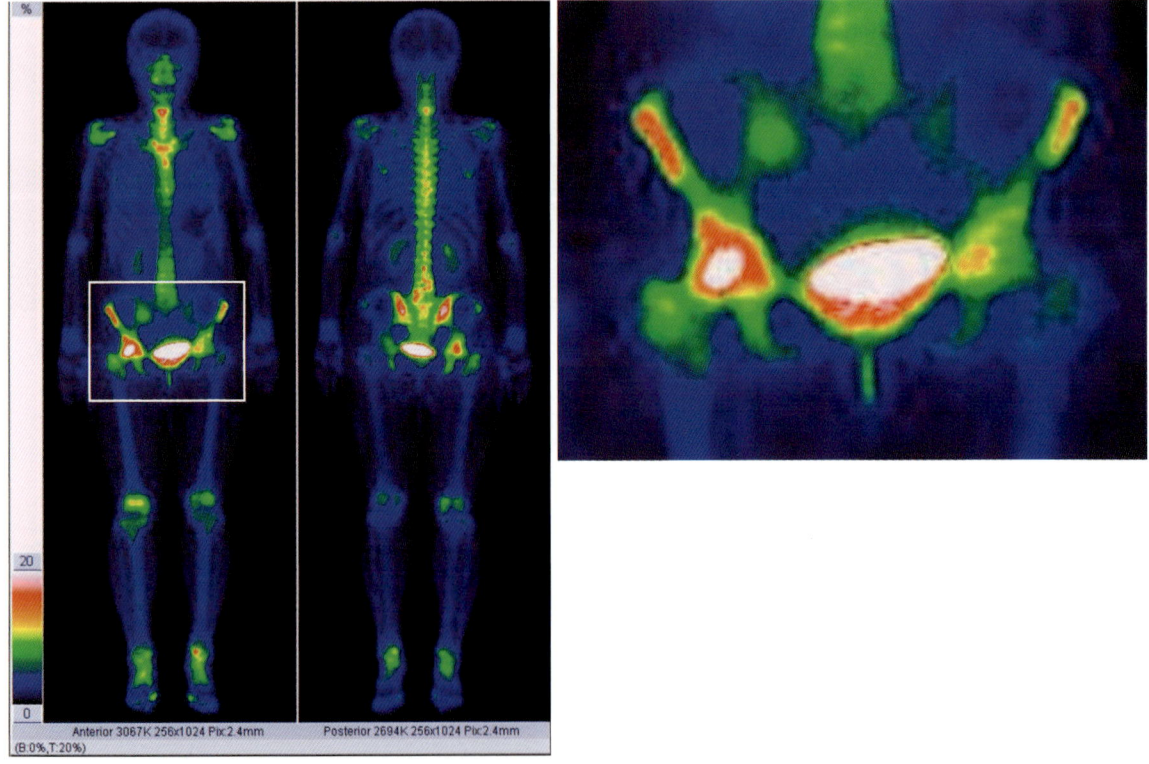

図 7　大腿骨頭骨折，寛骨臼骨折，手術後 3 か月の骨シンチグラフィ像
大腿骨頭および寛骨臼に集積を認める．

B. 骨折の症状，診断

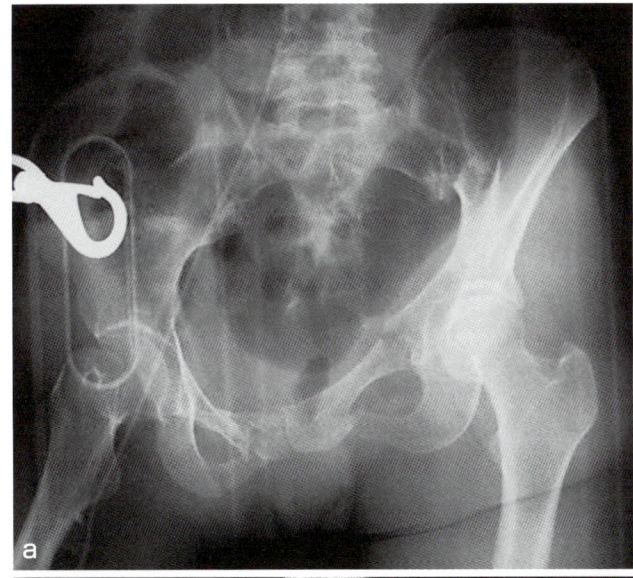

図8　骨盤骨折の動脈損傷に対する経動脈性塞栓術
a：左腸骨，両側恥骨に骨折を認める．
b：血管造影を行い動脈損傷が確認された．
c：経動脈性塞栓術（TAE）を行った．

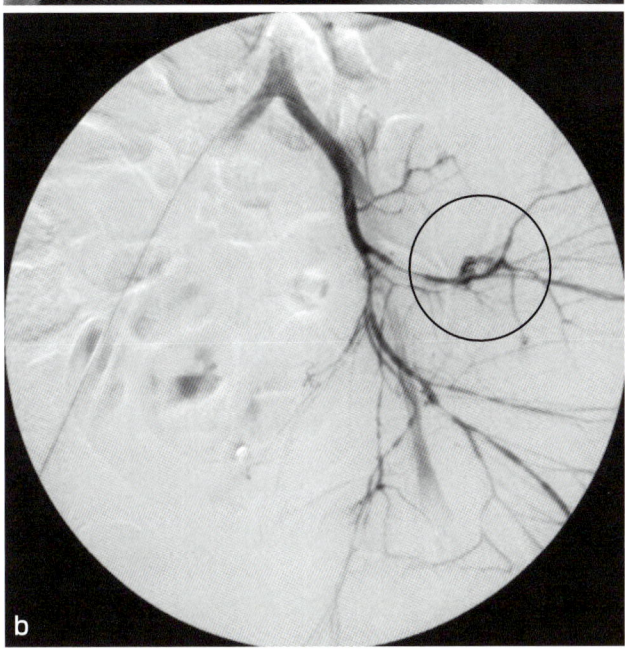

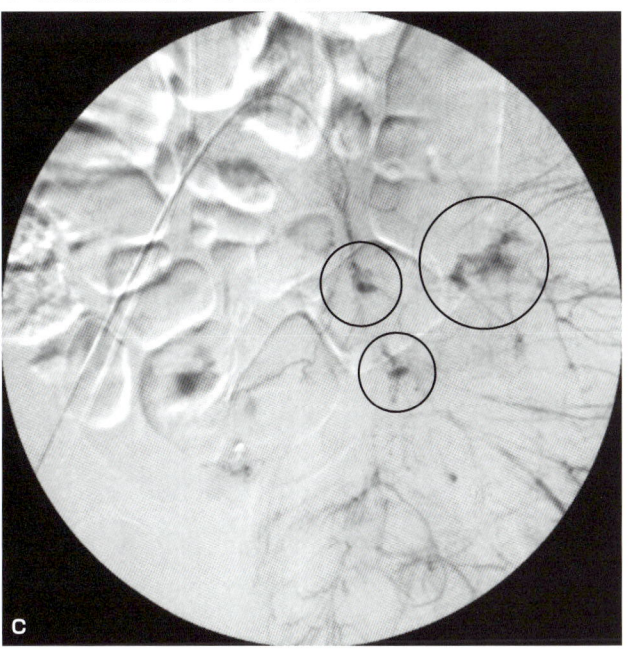

④ 臨床検査

　骨折の全身症候に出血性ショック，脂肪塞栓，圧挫された筋組織からミオグロビンが遊離し腎機能障害を生じる圧挫症候群を認めることもある．

　開放創を伴う重度外傷患者に循環血液量の減少に伴う出血性ショックをきたすことがある．出血に伴うショックのため，血液検査ではヘモグロビン値の低下やヘマトクリット（Hct）値も参考になるが，受傷後短時間ではHct値が低下していないこともある．脂肪塞栓症は骨折に伴う重要な合併症の1つである[2,3]．1〜2日の潜伏期の後，前胸部，眼瞼結膜や網膜にみられる点状出血，頭部外傷と関連のない脳・神経症状，呼吸器症状を伴う両肺野のsnow storm様陰影が三大症候である．脂肪塞栓症では早期から著明な赤沈値の亢進を認める．血小板減少や，尿中には脂肪滴の出現をみるといわれている．

　圧挫症候群では，外傷によって骨格筋が広範囲に挫滅されると，ミオグロビンが筋から血液中に遊離し下位尿細管に障害を与えて急性腎不全を生じることがある．尿検査では潜血反応は陽性となり，血液検査では高カリウム血症，代謝性アシドーシスを認める．

総論 4　骨折

文献

1) Matin P : The appearance of bone scans following fractures, including immediate and long-term studies. J Nucl Med 20 : 1227-1231, 1979.
2) 新藤正輝, 田中啓司, 糸満盛憲, ほか：脂肪塞栓症候群の治療戦略. 骨折 24(1)：88-91, 2002.
3) 新藤正輝, 田中啓司, 糸満盛憲, ほか：脂肪塞栓症候群の骨折に対する治療時期と方法. 骨折 21(2)：626-629, 1999.

（内山勝文）

Primary fracture healing ?　Direct fracture healing ?

　Danis は 1949 年に, 骨幹部骨折は骨折面に圧迫をかけて接合するとX線像上, 仮骨を形成せずに癒合しうることを発見し, この癒合機序を"soudure autogene"と命名した. これを発展させた Müller ら AO グループは, これを primary fracture healing と呼んだ.
　しかし, Küntscher はこの名称は誤りであるといっている. すなわち primary healing とは, 創傷が感染なく治癒することであって, 骨折端が直接に（仮骨が出現しないで）癒合するのであるから, direct fracture healing と呼ぶべきであると述べた.
〔Küntscher G : Das Kallus-Problem〕

（糸満盛憲）

総論4　骨折

C 骨折の分類

1 部位による分類

骨折線が解剖学的にどの位置にあるかによって，以下のように分類される．

長管骨では，①骨幹部骨折（diaphyseal fracture），②骨幹端部骨折（metaphyseal fracture），骨端部骨折（epiphyseal fracture）に大別される（図1a〜c）．

骨折線が関節内に及んでいる場合は関節内骨折（intra-articular fracture），骨折線が関節内（関節包内）に及ばない骨折を関節外骨折（extraarticular fracture）に分類する．関節内骨折は，通常，骨折線が関節軟骨を横切る．関節軟骨が小骨片とともに剥離したものは骨軟骨骨折（osteochondral fracture）という（図1d）．関節内骨折は骨折部位に骨膜を有さず，また関節液の流入によって骨癒合不全を起こしやすい．関節拘縮や関節面の変形治癒によって二次性変形性関節症をきたしやすく，関節外骨折に比べ予後が悪い．また，関節近傍の骨端部骨折に脱臼を合併するものは脱臼骨折（fracture dislocation）と呼ぶ（図1e）．

2 程度による分類

骨の連続性の有無による，骨折の程度による分類法である．骨折によって骨の連続性が完全に断たれたものを完全骨折（complete fracture）という．骨折が生じ，骨梁の連続性は断たれているが，骨の連続性は一部残っているものを不全骨折（incomplete fracture）という．不全骨折には，小児に生じる若木骨折（greenstick fracture）や竹節状の膨隆骨折（buckle fracture），また亀裂骨折（crack fracture），急性塑性変形（acute plastic bowing）などが含まれる（図2）．

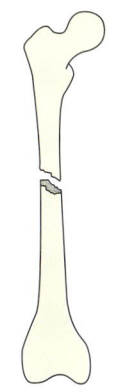

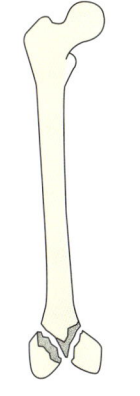

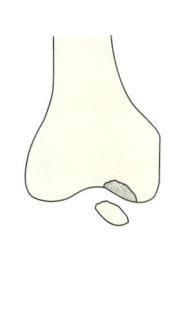

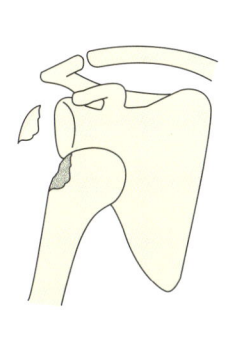

a. 骨幹部骨折　　b. 骨幹端部骨折　　c. 骨端部骨折　　d. 関節内骨折（骨軟骨骨折）　　e. 脱臼骨折

図1　部位による骨折の分類

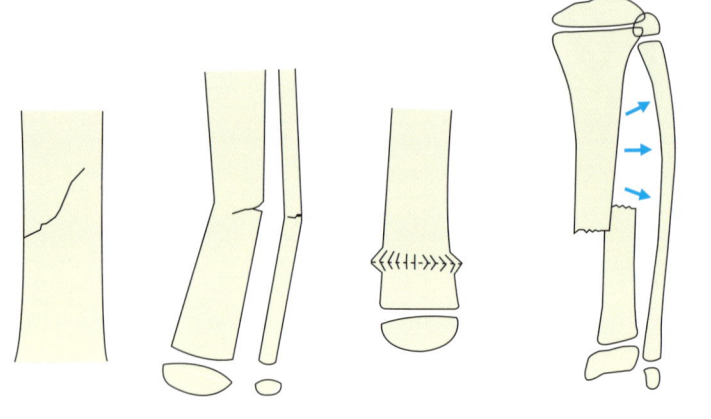

総論 4　骨折

a. 亀裂骨折　　b. 若木骨折　　c. 竹節骨折　　d. 脛骨骨折に伴う腓骨の急性塑性変形

図2　不全骨折の型

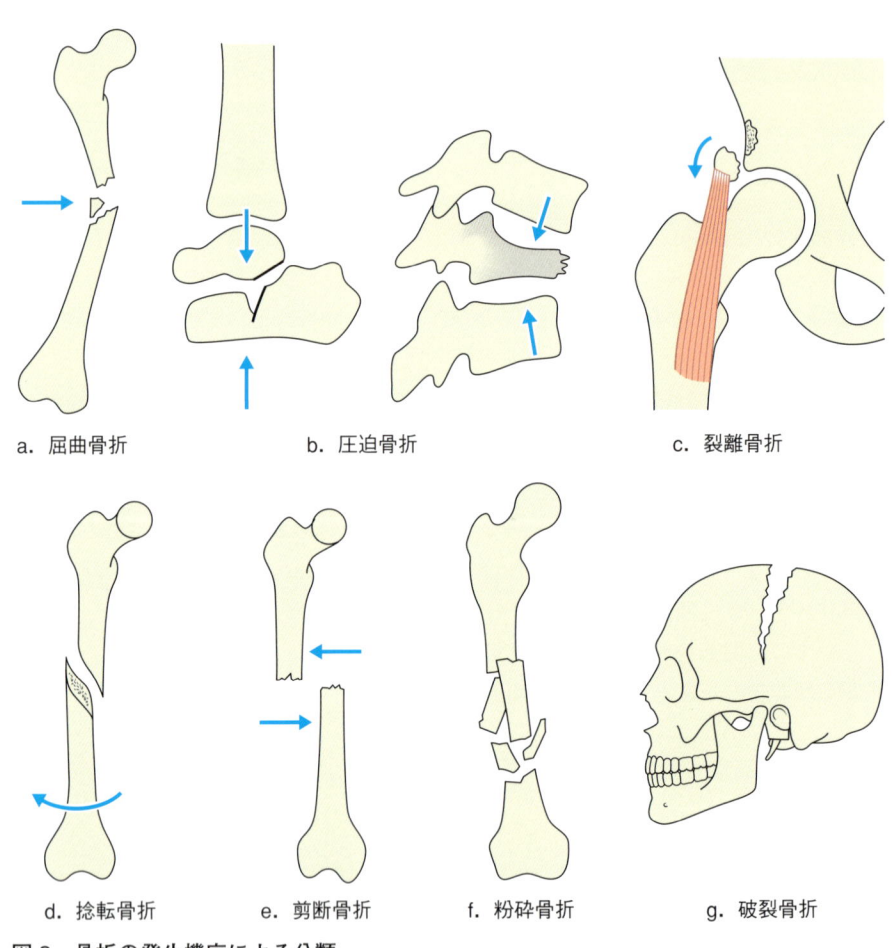

a. 屈曲骨折　　b. 圧迫骨折　　c. 裂離骨折

d. 捻転骨折　　e. 剪断骨折　　f. 粉砕骨折　　g. 破裂骨折

図3　骨折の発生機序による分類

③ 外力の作用方向による分類

外力の作用する方向により骨折の状況が異なる．また骨折線の方向によってどのような力が作用したか解析することができる．骨折が生じた発生機序による分類法である．

1）屈曲骨折（bending fracture）

骨の両端に力が生じたときに，骨の最大弯曲部分の凸

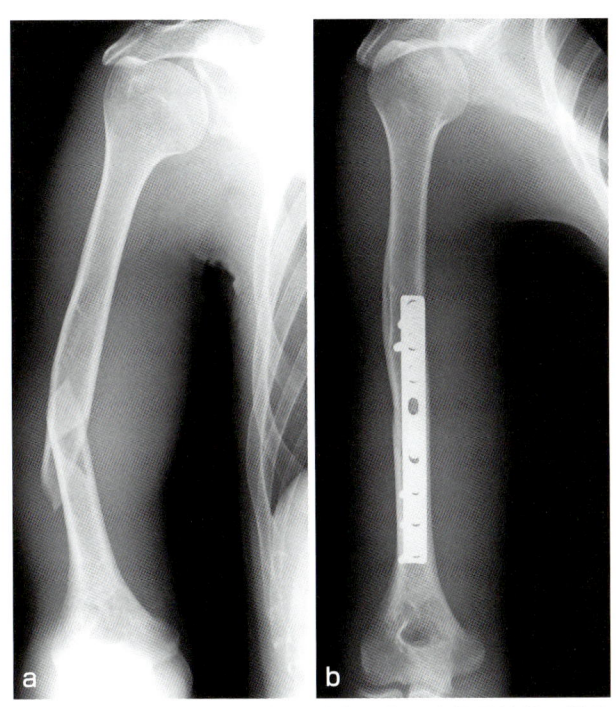

図4 31歳，男性．腕相撲で受傷．右上腕骨骨幹部に螺旋骨折を認めた
橈骨神経麻痺を認めたため，骨折部を展開し神経を確認後(a)，プレート固定(b)をした．

側に最大引っ張り応力が生じる．その反対側の凹側には，最大圧縮応力が生じて骨折が起こる．骨折線は横骨折となり，圧縮された側は，三角骨片または小さな斜骨折が生じる(図3a)．

2）圧迫骨折（compression fracture）

典型的なものは踵骨，脊椎椎体に生じる圧迫骨折である(図3b)．圧縮負荷はその垂直な面に生じる．管状骨に軸方向に圧縮負荷が加わると骨幹部に短い斜骨折が生じる．

3）裂離骨折（avulsion fracture）

筋，腱，靱帯による牽引力によって，その付着部分に骨折が生じる．スポーツによる受傷機序が多い．骨折部には引っ張り応力が生じ，負荷面に対して垂直方向に骨折が生じる(図3c)．

4）捻転骨折（torsion fracture）

長管骨の2か所に捻転力が加わるか，1か所が固定され，反対側に捻転力が加わった場合に起こり，骨折線は螺旋状になる(図3d)．上腕骨の投球骨折や腕相撲骨折(図4)などが典型例である．

5）剪断骨折（shearing fracture）

骨の限局した部位に相反する平行な外力が作用すると，外力の方向と平行に骨は剪断され横骨折となる(図3e)．海綿骨に多くみられ，大腿骨，脛骨の顆部骨折，骨端すべり症などがそうである．

6）粉砕骨折（comminuted fracture）

大きな外力によって生じ，骨が大小多数の破片に粉砕される(図3f)．

7）破裂骨折（burst fracture）

長軸方向の圧迫力が加わって破裂が生じた骨折をいう(図3g)．環椎のJefferson骨折が典型例である．椎体のほぼ中央に垂直方向の外力が加わり，椎体は全周にわたり圧壊，粉砕した骨片が脊柱管内を占拠し，しばしば脊髄損傷をきたす．

4 転位方向による分類

骨折によって骨片相互の転位が生じ，解剖学的な形状が失われる．外力が作用したことによる一次的な転位が生じ，後に筋肉の作用や，体動・重力によって二次的な転位をきたす．骨片の転位方向による分類法(図5)．実際には，これらいくつかの転位が組み合わさって生じることが多い．

転位の種類

① 側方転位（lateral displacement）
② 長軸転位（longitudinal displacement）
　a：短縮（shortening）
　b：離開（distracted）
③ 屈曲転位（angular deformity）
④ 軸転位（axial displacement）
⑤ 回旋転位（rotational displacement）
⑥ 嵌入（impacted）

骨折が生じ，骨が完全に離断された場合，側方転位に短縮を伴うことが多い．短縮は，骨の長軸に対して併走する筋群の収縮などによって生じる．また，側方転位に短縮を伴わない場合は嵌入であり，骨折端の一方がもう一方の骨折端の中に入り込んだ状態を示す．筋・腱などの付着部で骨折が生じた場合を離開という．例として，膝蓋骨骨折，肘頭骨折がある．屈曲転位には，側方転位

総論4　骨折

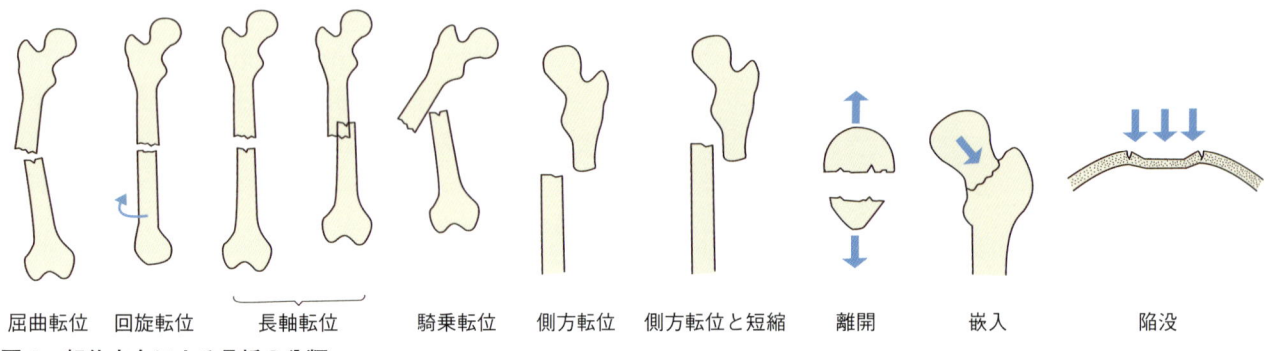

図5　転位方向による骨折の分類
屈曲転位　回旋転位　長軸転位　騎乗転位　側方転位　側方転位と短縮　離開　嵌入　陥没

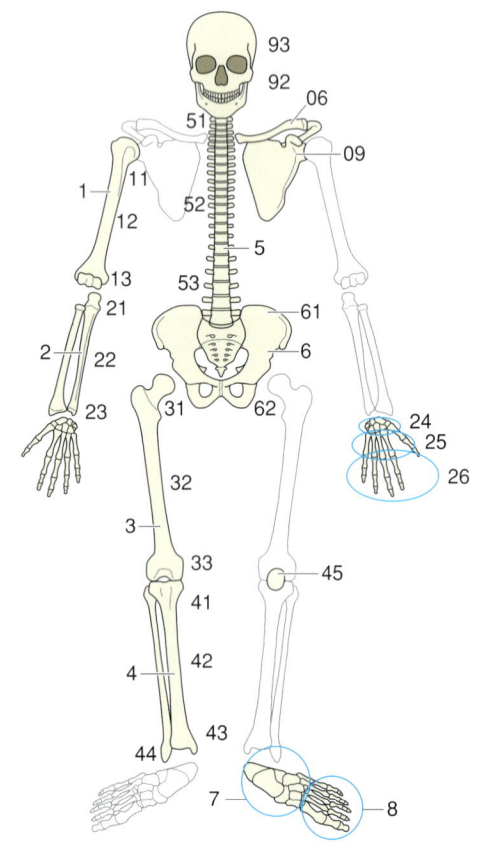

図6　AO/OTA 骨折分類のコード化①

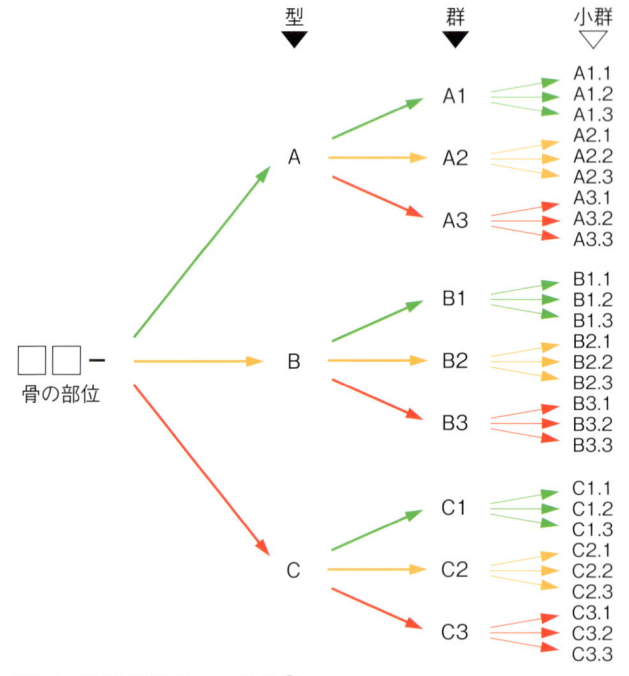

図7　骨折分類のコード化②
骨折の形態学的特徴を表現するために3つの型はA，B，Cとつけられている．それぞれの型は，さらに3つの群に分けられ，A1，A2，A3，B1，B2，B3，C1，C2，C3となる．

と短縮を伴うものが多い．回旋転位は，近位および遠位骨片に付着する筋の収縮や遠位骨片の自重によって生じる．粉砕骨折の転位はきわめて不規則である．頭蓋骨，顔面骨では陥没骨折(depression)を呈するものがある．

⑤ AO/OTA 分類

AO分類はMüllerらが発表した英数字式分類であり，多くの情報と臨床経験に基づいたものである．1970年代からMüllerらAOグループは全身の骨折の新しい分類を確立するために，蓄積された15万例のX線フイルムを検討し，1987年に初めて全身の長管骨の包括的な分類法を提唱した[1]．それぞれの骨や骨の分節は数字化され，長管骨はそれぞれ3つの部位に分けられる．それぞれの全身の骨の名称(bone)と骨折の部位(分節，segment)を数字で表記し(図6)，骨折の形態を重症度に応じてA，B，Cの3つの型(Type)に分ける(図7)．これらはさらに3つの群(Group)と小群(Subgroup)に分けられる．小群は，1つの群での3通りの特徴を示している．それぞれの群が，3つの小群に細分化され，1，2，

C. 骨折の分類

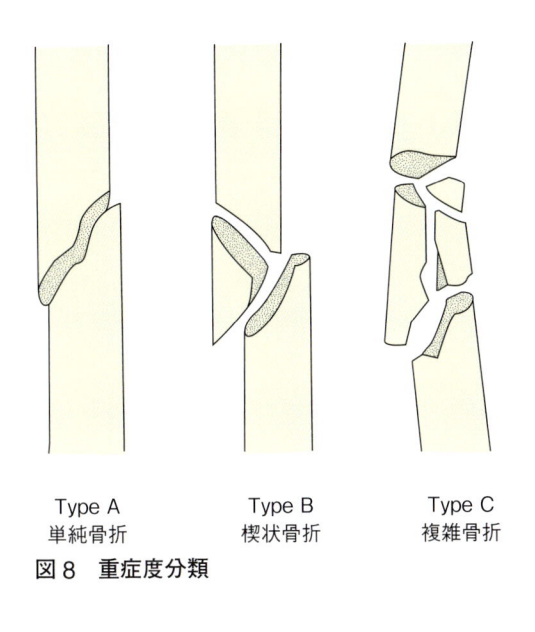

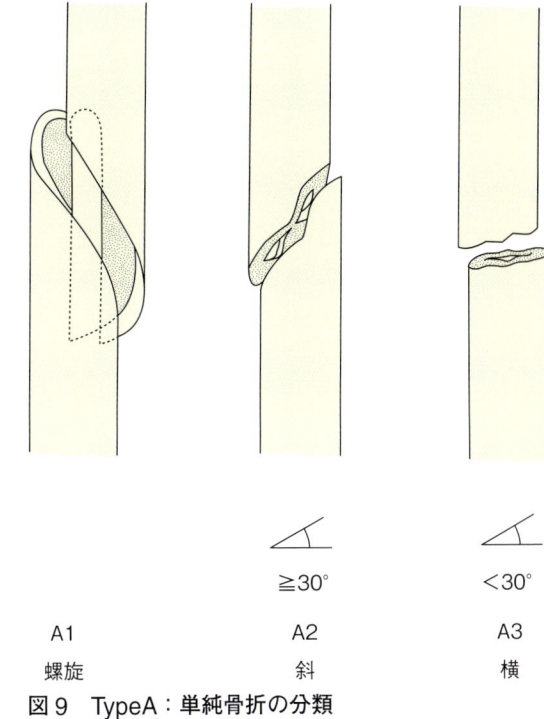

図8　重症度分類
- Type A　単純骨折
- Type B　楔状骨折
- Type C　複雑骨折

図9　TypeA：単純骨折の分類
- A1　螺旋
- A2　斜　≧30°
- A3　横　＜30°

3と番号化される．それぞれの部位で27の小群ができ，それぞれの骨では81の小群が存在する（図7）．骨と部位を決定した後，骨折を単に同定するだけでなく，その本質を確定するために二者択一の質問形式を用いる．

長管骨骨幹部での骨折の場合，「単純か複雑か」という重症度に関するものである（図8）．仮に単純骨折であった場合はType Aであり，次に「螺旋骨折か屈曲骨折か」という受傷機序に関するものである（図9）．もし螺旋骨折であった場合，分類はA1となる．もし，2つの解答から選択できない場合は画像情報が不十分であり，さらに多くの情報が必要であることを意味している．

このように文字-数字コードで表現することでコンピュータ入力が可能となり，症例の蓄積，分析，検索が可能となった．これをもとに，Orthopaedic Trauma Association（OTA）は，手根骨，中手骨，指骨，足根骨，前足部の骨にもコード番号を与えた分類に発展させ，現在はOTAの分類を参考にしてAO分類も改定，細分化され，手，足，脊椎，骨盤の骨折についても，新しい分類が作成されている[2]．

日常診療では情報の伝達に必要なものとして，診断や治療計画の段階では，主として骨，部分，型，群までの分類で十分であり，それより以下の小群の分類は，成績をまとめるときなど，多くのパラメータによる詳細な検討の際に必要となる．

長管骨は3つの部位（分節）(segment)をもち，1＝近位部，2＝中間部（骨幹部），3＝遠位部，脛腓骨遠位部には，4＝果部．果部は例外的であり，脛腓骨の第4の部位として分類する．

> **Pitfall**
> AO/OTA分類における複雑骨折（complex fracture）は骨折部の形態が複雑なものを指しており，従来の開放骨折＝複雑骨折（open fracture＝compound fracture）と混同してはならない．

文献
1) Müller ME, Nazarian S, Koch P : Classification AO des Fractures : les os longs. Springer-Verlag, Berlin, Heidelberg, New York, 1987.
2) Orthopaedic Trauma Association Committee for Coding and Classification. J Orthop Trauma 10-S.1, 1996.

〔内山勝文〕

総論4　骨折

D 急性期合併症・副損傷

1 全身的合併症

1 脂肪塞栓症候群

1 概念

1861年にZenkerらは胸腹部の重症挟圧外傷患者の病理解剖で肺内脂肪滴の所見を報告した[1]．さらに1873年にBergmannらは大腿骨骨折患者において臨床的に脂肪塞栓と診断した[2]．1970年，Gurdらがこの現象を臨床所見として特徴づけ，"脂肪塞栓症候群（fat embolism syndrome；FES）"と名づけた[3]．

脂肪塞栓症候群は，潜在性の疾患や合併する重度の外傷あるいは内科疾患によってしばしば見逃される．運動器の外傷で起こることが最も多いとされているが，重症熱傷，肝損傷，閉鎖性の胸部心臓マッサージ，骨髄移植，脂肪吸引などで発症したとの報告がある．一方，外傷と無関係に種々の内科的疾患（膵炎，糖尿病，急性骨髄炎，鎌形赤血球症，SLE，タラセミア，重傷肝炎，敗血症など）によっても発生することに注意が必要である[4,5]．最も脂肪塞栓が起こりやすいとされている外科手術は長管骨の髄内釘手術，股関節・膝関節の人工関節置換術である[6]．脂肪塞栓は肺，脳，皮膚，目，心臓など多臓器に影響を及ぼすが，呼吸器系の合併症が最も重篤で生命を脅かす[7]．

脂肪塞栓症候群では，しばしば付随する外傷や合併症のために，真の発病率や死亡率が不明瞭である．Bulgerらが10年間で長管骨骨折患者において0.9％に脂肪塞栓症候群が発症したと報告する[4]一方で，Chanらは脛骨と大腿骨骨折患者80人において前向き研究を行い，8.7％に発症したと報告している[8]．死亡率は最近の研究では10～20％とされている[9,10]．

2 原因と病態

発症機序として機械説（mechanical theory）と生化学説（biochemical theory）が提唱されている．いずれの説も単独では脂肪塞栓症候群の病態を説明することは難しく，いくつかの因子が重なり合って発症するものと考えられている[4,7,11]．

1）機械説

長管骨骨髄から出た脂肪粒子が呼吸器系と全身の血管系を機械的に閉塞するという説．外傷後に骨髄内圧が上昇して骨髄が損傷された静脈の類洞に入り，そこから脂肪滴が肺に向かい肺胞内脈管を閉塞させる．

2）生化学説

外傷あるいは敗血症によって二次的に特異な内分泌系の変化が起こり，全身性に遊離脂肪酸を誘導するという説．リポ蛋白リパーゼの活性が上昇してカイロミクロンのような体内を循環する遊離脂肪酸を解き放つ．カイロミクロンは肺胞細胞や肺の毛細血管内皮細胞に対して毒性があり，間質内出血，化学性肺炎などを引き起こす．この説は外傷に関係のない脂肪塞栓症候群にもあてはまると考えられる[1,8,11]．

3 症状

ほとんどの場合，脂肪塞栓症候群は全身性の多臓器不全を引き起こすとされているが，最も影響を受けるのは肺と脳である．心臓血管系や皮膚疾患が認められることもある．脂肪塞栓症候群の診断は患者の現病歴に基づくため，呼吸器系，脳神経系，皮膚などの異常所見に注意

D. 急性期合併症・副損傷

表1 Criteria for the diagnosis of fat embolism syndrome according to Gurd and Wilson[15]

Major criteria
1　Respiratory insufficiency
2　Cerebral involvement
3　Petechial rash

Minor criteria
1　Pyrexia（usually＜39℃）
2　Tachycardia（＞120 beats/min）
3　Retinal changes（fat or petechiae）
4　Jaundice
5　Renal changes（anuria or oliguria）
6　Anemia（a drop of more than 20％ of the admission hemoglobin value）
7　Thrombocytopenia（a drop of ＞50％ of the admission thrombocyte value）
8　High erythrocyte sedimentation rate（ESR＞71 mm/h）
9　Fat macroglobulinnemia

〔Gurd AR, Wilson RI, et al：The fat embolism syndrome. J Bone Joint Surg Br 56-B：408-416, 1974 から〕

表2　脂肪塞栓症候群の診断基準（鶴田）

大基準	1）点状出血 2）呼吸器症状および肺X線病変 3）頭部外傷と関連しない脳，神経症状
中基準	1）低酸素血症（PaO_2＜70 mmHg） 2）ヘモグロビン値低下（＜10 g/dl）
小基準	1）頻脈 2）発熱 3）尿中脂肪滴 4）血小板減少 5）血沈の促進 6）血清リパーゼ値上昇 7）血中遊離脂肪滴

臨床診断：大基準2項目以上あるいは大基準1，中・小基準4以上
疑症：大基準0，中基準1，小基準4

する．他に異常の考えられない動脈血の低酸素血症の存在で診断を確定する[4-9,12-16]．

1）呼吸器系

脂肪塞栓症候群の75％になんらかの呼吸障害がみられ，無症候性の低酸素血症から人工呼吸器が必要となる呼吸不全までさまざまである．

12～48時間の無症候性の潜伏期間が臨床症状に先行する．患者は外傷後12～72時間に換気-循環ミスマッチによって，頻呼吸，呼吸困難で低酸素血症となる．劇症型の脂肪塞栓症候群は呼吸不全で肺性心となり，外傷後数時間で死に至る[10,17]．

2）脳神経系

たいてい呼吸器系の障害があるが，2番目に脳神経系の症状が多い．中枢神経系の症状は非特異的なことが多く，単純な頭痛から硬直，錯乱，発作，昏睡状態までさまざまである．これらの所見はしばしば酸素療法単独では効果がないことが多い[10,17]．

3）心血管系

脂肪塞栓症候群における心血管系の所見は頻脈であるが，外傷患者において頻脈はまれではないため診断の助けにはならない．脂肪塞栓症候群が心筋壊死をもたらした場合は非特異的な心電図変化を呈する[7,10,14,16]．

4）皮膚

点状出血が上半身前面，腋窩，頸部，上腕，肩に現れる．口腔粘膜や結膜に現れることもある．脂肪による皮膚の毛細血管の閉塞のため発疹ができ，毛細血管が脆弱になる．

一過性の傾向にあり，多くは24時間以内に消失する．Gossling らによれば，点状出血は50～60％の患者に認められると報告されている[11]．

5）眼部

Adams は脂肪塞栓症候群の患者の50％に網膜症状を認めたと報告している[15]．これらの変化は綿花様の滲出物や，血管と斑点に沿った小出血が認められる．これらの所見のほとんどが2～3週で消失するが，斑点が残存することがある[4,7,17]．

4　診断

脂肪塞栓症候群の臨床症状は1970年 Gurd[3] らによって最初に報告され，1974年，Gurd と Wilson[14] によって改定された．彼らは，確定診断には，最低，2つの大症状か徴候，あるいは1つの大症状と4つの小症状か徴候を認めなければならないとしている（表1）．また，鶴田の脂肪塞栓症候群の診断基準（表2）も診断の際の指標として広く用いられている[18]．

1）血液検査

脂肪塞栓症候群では，ヘマトクリット値の急激な低下に伴い，血小板減少，低カルシウム血症，低アルブミン血症，凝固系異常を認めることがある．また，遊離脂肪酸の値が上昇する．5～8日以降のリポ蛋白リパーゼの上昇は診断の助けにはならない[4-7]．

2）動脈血液ガス

ガス交換の障害と低換気による低酸素血症を示す．

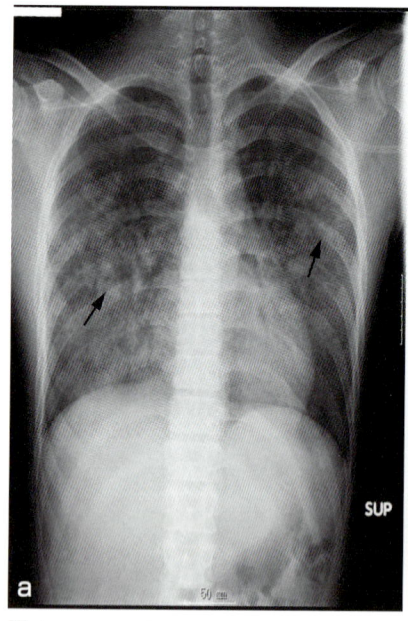

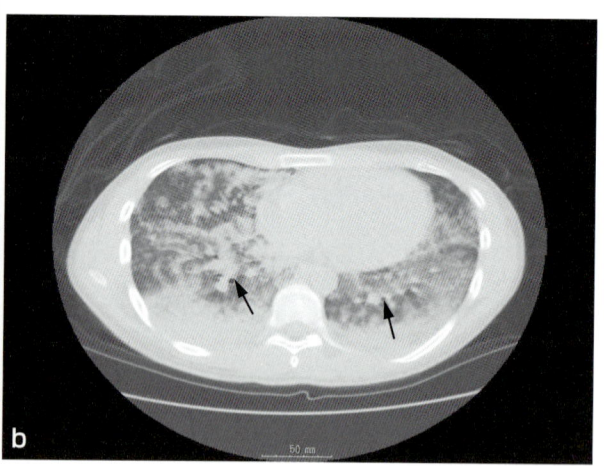

図1　snow storm appearance
a：症例は20歳，男性．右大腿骨骨幹部骨折受傷後に脂肪塞栓症候群を発症した．胸部X線にて両肺野にsnow storm appearance を呈している．
b：同一症例のCT像

3）尿検査

外傷後の尿中の脂肪滴の存在は特異的でも病的でもない．

4）画像所見

胸部X線写真にびまん性の両側の肺胞浸潤による多発性の綿状陰影を示し"snow storm appearance"と表現される（図1a）．CT（図1b）や脳のMRIでは，他の臓器の傷害の程度や，他の疾患を除外することができる．

5）ECG

心筋傷害があれば，非特異的な心電図変化として現れる．

6）気管支肺胞洗浄

多くの研究者たちが外傷患者の治療法としての気管支肺胞洗浄の役割を調査している．Oil red-O-陽性マクロファージの存在が脂肪塞栓症候群に関与している可能性があるとされている[4-8,12,15-17]．

5 治療

脂肪塞栓症候群は自然に軽快していくことが多く，治療は主に対症療法である．高脂血症薬，デキストラン，エチルアルコール，ステロイドなどを含む薬剤の治療が行われているが，決定的な効果が得られていない[8,11,16]．

一般的には，早期の骨折部の固定が脂肪塞栓症候群による呼吸器系の合併症の発症を減少させると考えられている[6,9,17]．末梢組織の酸素化が最重要であり，酸素分圧が60 mmHg以上を保てないときは呼吸器による補助が必要となる[7]．遊離脂肪酸と結合することから，ヒトアルブミン製剤を投与することもある．またデキストランは，血液粘性を減らし血小板の接着を減少させ血小板減少症を改善し，細胞凝集を減少させる効果がある．アスピリンやヘパリンは外傷による他の部位からの出血を考慮し，普通は使用を控える．鉱質コルチコイドは，遊離脂肪酸の増加を抑えて膜を安定化し，補体を介した白血球の凝集を抑制する働きがある．メチルプレドニゾロンが主に使用されている．

> **Point**
> 脂肪塞栓症候群に特異的な治療はなく，呼吸循環系の庇護療法を行う．

■脂肪塞栓症候群発症後の髄内固定について —大腿骨骨折合併例

脂肪塞栓症候群発症後の骨折に対する治療手段と時期については，一定の見解は得られていない．本症候群の発症原因は物理的脂肪塞栓のみが原因では説明できず，また，髄内固定の際のリーミングの有無にかかわらず，髄内脂肪滴の血中移行と肺脂肪塞栓に有意な差がないことが判明してきている．髄内釘手術におけるリーミングが呼吸機能を含めた全身に与える影響については現在も

D. 急性期合併症・副損傷

数多くの議論がみられる．合併損傷のない単独骨折症例に関しては，リーミング，非リーミング群ともに血行動態，肺血管透過性，肺，腎，脳組織に与える組織学的変化は有意な差がみられないことが臨床例や動物実験で報告されている[19,20]．また，新藤らは気管支肺胞洗浄液の分析および肺血流シンチグラフィによる陰影欠損の比較検討結果からは，リーミングの有無による脂肪塞栓量に有意な差は認められず，また脂肪塞栓症候群との比較においても脂肪貪食細胞比率に有意差がみられず，急性呼吸促迫症候群（acute respiratory distress syndrome；ARDS）の発症機序には物理的肺脂肪塞栓に加えて，他の因子の存在が強く示唆されたと報告している[21]．

脂肪塞栓症候群は多くの外傷性や非外傷性の疾患で起こりうる．予防として，早期の骨折部の固定と髄内釘を行う際に，髄内圧を上げすぎないことが大切である．治療としては症候に合わせて，主に対症療法を施行する．

2 肺血栓塞栓症

1 概念

肺血栓塞栓症（pulmonary thromboembolism；PTE）は，なんらかの原因によって形成された血栓によって肺動脈が閉塞され生じる疾患である．特に急性肺血栓・塞栓症では，診断が確定し抗凝固療法が実施されれば致死率は2〜8％であるのに対し，無治療の場合には致死率が30％になるともいわれることから，早期診断が要求される[22]．近年，ロングフライト症候群あるいはエコノミークラス症候群として広く一般に知られるようになってきており，多くの診療科・施設において予防ガイドラインが作成されている．

整形外科領域でもさまざまな病態に致死性の肺血栓塞栓症が合併している[23]．高平ら[24]は，骨折後の肺血栓塞栓症発症状況の現状として，777名の整形外科医に対して実施したアンケート調査結果を報告しているが，48施設からの2年間の発症例数が81例で，大腿骨頸部骨折（29.6％），大腿骨骨幹部骨折（23.5％）に多く発症したが，minor fractureでの発症も認められたとしている．また，発症時期は術後が60.5％で平均5日，術前発症は39.5％で受傷後平均8.8日，術中発症は8.6％であり，死亡率は22.2％であったと報告している．欧米では肺血栓塞栓症の発生頻度が高いとされ，予防が早くから取り組まれてきたが，上記の報告から，わが国での発生頻度も決してまれなものではないことがわかる[25]．整形外科領域では，特にリスクが高い人工関節手術だけでなく骨折の周術期にもさまざまな病態に致死性肺血栓塞栓症が合併していることを念頭に置くべきである．特に高リスク患者には十分な注意が求められ，患者自身および家族への説明と麻酔科，看護師，理学療法士などを含めた医療チームとしてのリスクマネジメントが必要とされてきている．

2 原因と病態

血栓形成には，1850年代に報告されたVirchowの3徴，すなわち，血管内皮の傷害，血液の凝固傾向の亢進，血流のうっ滞という3つの要因がある[26]．それから後，血液凝固系因子と線溶系因子が研究によって発見されて，血栓形成と消退のメカニズムが明らかにされてきた（図2）[27]．

整形外科患者にあてはめると，血流うっ滞の原因として術前術後の長期臥床，心疾患の合併などがあげられる．凝固機能亢進としては，手術による侵襲が大きい．また，低酸素血症によって凝固系の亢進および線溶系の不活化が起こり，血栓形成を促すという報告もある[28]．これらに外傷や手術による血管内皮傷害が加わり，組織からの外因系凝固因子が血管内に侵入し血液凝固が起こり，血栓が形成される．このように形成された血栓が剥離し，肺動脈を閉塞して肺血栓塞栓症となる．

塞栓子が肺動脈閉塞を引き起こすと，肺血管床が減少し，さらに自律神経反射，塞栓による血小板や内皮からの血管作動性物質放出による血管透過性亢進や血管攣縮によって，急激な肺血管抵抗の増大や肺水腫が起こる．肺動脈閉塞が重篤化すると，右心室の駆出不全による急性右心不全からショックに移行する．動脈血ガス分圧では，PaO_2と$PaCO_2$の低下（$A-aDO_2$の開大）が特徴的である．これは，局所での肺血流遮断によって換気・血流比の不均衡，肺塞栓によって生じた肺虚脱，肺水腫によると考えられる．

3 症状

無症状であることも多い．肺血栓塞栓症発症時の自覚症状は，呼吸困難，胸痛，冷汗，動悸，背部痛などであり，他覚所見としては，血圧低下，頻脈，意識消失，徐脈がみられ，パルスオキシメータによる酸素飽和度の低下，$PaCO_2$の低下が認められることもある．また，肺血栓塞栓症に注意すべき現病歴，既往歴として，長期臥床，深部静脈血栓症，外傷，手術，心不全，ネフローゼ症候群，悪性腫瘍，ピルの使用などがあげられる．

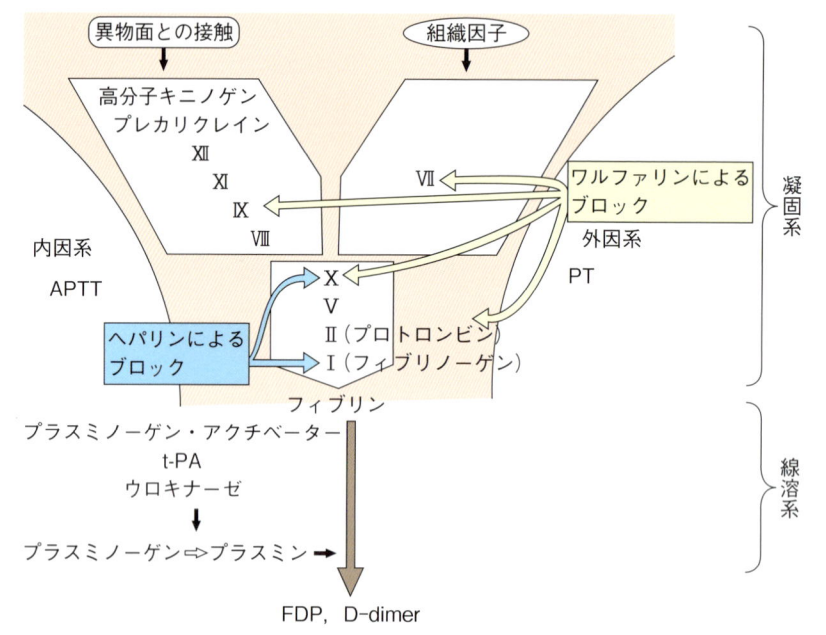

図2　凝固・線溶系の略図
生体における血液凝固には内因系はほとんど影響しない．生体では，組織因子が血中のVII因子と複合体を作ることが凝固の引き金となる．APTTは内因系凝固を，PTは外因系凝固を反映する．トロンボテストは，ワルファリン治療のコントロール時にのみ用いる．
〔矢内勝：肺血栓・塞栓症．呼吸器疾患シリーズ―呼吸器疾患の診断と治療13―．臨床医薬 19（8）：853-859, 2003から〕

4　診断

1）胸部X線所見

Elliotら[29]が心陰影の拡大，胸水，片側横隔膜の挙上，肺動脈拡張，無気肺，浸潤影をあげているが，頻度が低く，むしろ胸部単純X線所見としては非特異的であることが多い．特異的所見を示す場合は，塞栓部より末梢肺動脈の阻血によって患部の肺野の透過性亢進を認める．また，塞栓が肺門付近まで増大すると肺動脈の肺門部での拡大が起こり，それよって末梢の肺動脈の急激な狭小化を認めることがある．前者はWatermark's sign，後者はknuckle signと呼ばれる．

また，急性肺血栓塞栓症で認める無気肺は板状無気肺（plate-like atelectasis）といわれ特徴的である．この陰影は早期に出現するが，肺血流が再開すると数日で完全に消退する．

2）心電図

右心負荷の所見（右軸変位，右脚ブロックなど）を認める．

3）心エコー

右室の拡大や軽度の肺動脈圧の上昇を認めることがあるが，軽症例では，右室負荷の所見を認めないことがある．

4）動脈血液ガス分析

病態の項でも触れたが，PaO_2と$PaCO_2$の低下（$A-aDO_2$の開大）が特徴的である．

5）血液検査

肺梗塞を起こすと逸脱酵素としてLDH，ビリルビン，GOTが高値を示す場合がある．また，LDH，ビリルビンが高値で，GOT正常（Wackerの3徴という）を示すことがあるが診断的価値は高くない．

6）線溶系

D-dimer（安定化フィブリンの最終分解産物）が基準値以下であれば，肺血栓塞栓症は否定的であるとの報告もあるが[27]，致死性肺血栓塞栓症の予防の指標としては不十分である．D-dimerは深部静脈血栓症のスクリーニングに有用と言われており，塩田ら[30]はカットオフ値を10μg/mlとし，リスクファクターとして有用と報告している．

D. 急性期合併症・副損傷

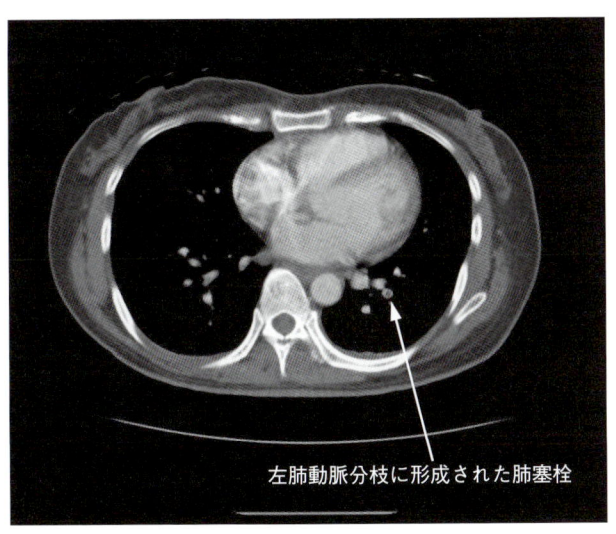

図3 肺塞栓症症例のCT像
症例は40歳，女性．骨盤骨折を認めた．2週後のCTで肺塞栓と診断された．

7) 肺シンチグラフィ

肺血流シンチグラフィ，換気シンチグラフィを施行して換気血流のミスマッチを示した場合，胸部X線像などで除外診断を行い診断する[31]．低侵襲であり造影剤アレルギー，腎機能障害などを生じにくいが，緊急時に血流と換気シンチグラフィの両方の核種を入手することは困難であり，また解像度の低さから感受性，特異性ともに肺動脈造影に及ばないのが欠点である．

8) CT

検査機器の技術的進歩によって肺シンチグラフィに代わって肺血栓塞栓症診断のスタンダードになりつつある．私たちの施設では造影CTを肺血栓塞栓症診断に用いることが多い（図3）．CTで，血栓が確認されれば肺血栓塞栓症と診断される．腎不全，喘息例やヨード造影剤禁の例は施行できないのが欠点である[32]．

9) MRI

MR angiographyを施行することによって肺血栓塞栓症の確認が可能である．X線被曝がなく，腎機能に問題がある患者にも施行できる．

5 治療

1) 循環・呼吸状態の安定

酸素吸入を試み，ショック状態の際には昇圧薬，強心薬を用いる．

2) 抗凝固剤[33]

(1) ヘパリン (unfractionated heparin)

治療開始から24時間以内に抗凝固能をコントロールできるかどうかが再発率と深い関係をもち，再発が死亡と密接な関係を有するため，投与開始時に厳密な投与量のコントロールを行う必要がある．

(2) 低分子ヘパリン (low molecular weight heparin；LMWH)

皮下注射での効果の安定性，半減期が長いこと，凝固時間のモニターが不要であることなどが有利な点である．

3) 血栓溶解療法

肺塞栓症に対して血栓溶解剤を用いた場合，血栓溶解や血行動態の改善が速いが，再発率，死亡率などには差がないことが報告されている[34]．病初期に肺塞栓と診断されて抗凝固剤で適切に治療をされた場合の死亡率は2％前後と低いため，通常の肺塞栓症に血栓溶解療法を施行しても予後改善効果は得にくい．

6 予防（表3）

骨折手術，特に股関節骨折手術のリスクレベルは，THAやTKAと同じ"高リスク"であり，具体的には間欠的空気圧迫装置あるいは低用量未分画ヘパリンが推奨されている．特に下肢骨折の場合，受傷後直ちに肺血栓塞栓症のリスクが発生するため，受傷後早期の肺血栓塞栓症予防を考える必要がある．したがって，受傷直後から弾性ストッキングや弾性包帯装着，足関節自動運動による理学的な血栓予防法を可能なかぎり開始する．実際の間欠的空気圧迫装置の使用に際しては，すでに深部静脈血栓症が存在していると肺血栓塞栓症を誘発してしまう危険性があるため，その時点で深部静脈血栓症の存在を否定してから使用しなければならない．低用量未分画ヘパリンによる抗凝固療法を行う場合には，出血などの合併症のリスクを考慮しなければならない．早期手術，早期離床，早期荷重も肺血栓塞栓症を予防するうえで望ましい[25]．

3 圧挫症候群

1 概念

この病態が1つの臨床的概念としてまとめられたのは，Bywatersら（1941）によるものである[35]．彼らは第

総論4　骨折

表3　わが国のガイドラインによる整形外科手術後の静脈血栓塞栓症の予防

リスクレベル	手術	予防法
低リスク	上肢の手術	早期離床および積極的な運動 （特別な予防の必要なし）
中リスク	脊椎手術 骨盤・下肢手術 （股関節全置換術，膝関節全置換術，股関節骨折手術を除く）	弾性ストッキング あるいは 間欠的空気圧迫法
高リスク	股関節全置換術 膝関節全置換術 股関節骨折手術	間欠的空気圧迫法 あるいは 抗凝固療法（低用量未分画ヘパリンなど）
最高リスク	「高」リスクの手術を受ける患者に，静脈血栓塞栓症の既往，血栓性素因が存在する場合	〔抗凝固療法（低用量未分画ヘパリンなど）と間欠的空気圧迫法の併用〕 あるいは 〔抗凝固療法（低用量未分画ヘパリン）と弾性ストッキングの併用〕

〔抗凝固療法（低用量未分画ヘパリンなど）と間欠的空気圧迫法の併用〕や〔抗凝固療法（低用量未分画ヘパリン）と弾性ストッキングの併用〕の代わりに，用量調節未分画ヘパリンや用量調節ワルファリンを選択してもよい．
血栓性素因：先天性素因としてアンチトロンビン欠損症，プロテインC欠損症，プロテインS欠損症など．後天性素因として，抗リン脂質抗体症候群など．
〔肺血栓塞栓症/深部静脈血栓症（静脈血栓塞栓症）予防ガイドライン作成委員会：整形外科手術．肺血栓塞栓症/深部静脈血栓症（静脈血栓塞栓症）予防ガイドライン第1版，メディカルフロントインターナショナルリミテッド，東京，pp55-64, 2004 から〕

二次世界大戦のロンドン空襲の際に，倒壊した建物から救出された人々の中に，救出時は一見軽症にみえていたのに，数時間経過するうちに全身状態が悪化して急性腎不全を主症状とし死亡する特殊な病態を発見し，圧挫症候群（crush syndrome）と命名した．ほかには1960年代後半のベトナム戦争や鉱山事故などの報告によって以前から知られていたが，わが国では，1995年の阪神・淡路大震災で，外傷によって入院した2,718人のうち372人（13.7％）が本症候群と診断され，そのうち50人が（13.4％）が死亡したことによって注目された[36]．倒壊家屋の下敷きになり死亡した総数の約10％は，圧挫症候群による死亡であったとされており，これほど多くの症例が出たのは世界でも初めてであった[37]．

また，2005年4月のJR福知山線脱線事故では，崩壊した電車内に閉じ込められた患者が，救出の際に酸素投与や輸液などの初療を実施されながら救出されたことによって，preventable death（適切な処置や治療が行われていれば救命できた可能性のある死亡）を回避できたという報告があり，圧挫症候群が再度注目された[38]．

2　原因と病態

体の一部，上肢，下肢，骨盤などの骨格筋が重量物によって長時間圧迫された後，これが解除された際に起こるショック症状に始まる一連の全身的な致死的な症候群である．地震などの災害の際に，倒壊した建物に挟まれたまま救出までに長時間が経過したときに集団災害として起こることが多い．また，交通事故でも，大破した自動車内に挟まれて救出までに長時間を要する場合に発生することがある．その他，昏睡による同一体位によって（急性一酸化炭素中毒や薬物中毒，飲酒など）自分自身の体重で体の一部を長時間圧迫した場合や，ショックパンツ着用，手術体位による局所の圧迫でも圧挫症候群を呈しうるため注意を要する．圧挫症候群は長時間の圧迫による筋損傷と圧迫解除後の虚血再灌流障害が病態の本質である全身疾患であり，しばしばショックに陥るほどの血液量減少 hypovolemia と，横紋筋融解によって起こる急性腎不全という独立した2つの病態を包括している[39]．

> **Point**
> 圧挫症候群の本態は，長時間の圧迫による筋損傷と圧迫解除による虚血再灌流障害である．

1）Hypovolemia[40]

崩壊した建物や重量物の下敷きになった患者は，数時間から数十時間飲食・飲水が不可能な状態に置かれていることが多い．さらに脱出を試みることによる発汗を考慮すると，すでにその時点で脱水状態にあることが考えられる．救助活動などによって四肢の圧迫が解除されると，下敷きになっていた筋肉への循環が回復し，損傷を受けた筋肉内へ水・電解質の移行が起こる．このような虚血・再灌流時の筋肉障害には，活性酸素，細胞内カルシウム蓄積，多角白血球などが関与していると考えられている．いったん損傷を受けた筋肉では，細胞内から電解質を運び出すメカニズム，すなわち Na^+/K^+-ATPase の障害のため電解質（Na）に随伴した水が筋肉内に入

D. 急性期合併症・副損傷

り，筋肉細胞が膨張し，筋膜に囲まれたコンパートメント内の圧力が毛細血管圧を上回り，さらに筋肉の循環障害が生じる．このような状態をコンパートメント症候群という．下敷きになっていたときから脱水状態にあるため，筋肉内へ大量の水の移動が起こると，血管内は高度の hypovolemia となり，しばしば救出直後にショック状態となる．これは主要臓器の循環不全から多臓器不全につながる．腎臓においても，こうして初期には腎前性急性腎不全が生じると考えられる．この段階で適切な輸液療法が行われないと，腎前性腎不全は急性尿細管壊死のため腎性急性腎不全に移行する．

2) 横紋筋融解による急性腎不全・多臓器不全

圧挫症候群に限らず，高度の横紋筋融解によって急性腎不全が生じうるが，この腎障害の最大の原因はミオグロビンである．ミオグロビンは主に骨格筋や心筋に存在する分子量 171,500 のヘム蛋白で，筋肉の再灌流時に，傷害された筋肉内から血中に流出する．腎臓に到達したミオグロビンは分子量が小さいために糸球体で濾過され，尿細管内に排泄される．ミオグロビンが急性腎不全を引き起こすメカニズムはいまだ解明されていない．高度の脱水状態で，尿細管内の尿がうっ滞しやすく尿が濃縮されていることは，ミオグロビンによる尿細管傷害を強める可能性がある．また，尿細管上皮細胞内ではミオグロビンのヘム蛋白に由来する大量の遊離鉄が存在することになり，hydroxyl radical 産生を介して酸化ストレスが高まり，急性尿細管壊死を伴うことになる．ヘム蛋白を取り込んだマクロファージは病原微生物に対する貪食・殺菌能が低下することが知られており，このことが本症候群症例において単に急性腎不全だけではなく，敗血症さらには多臓器不全へとつながりやすいことの一因をなしていると考えられる．

3 症状と診断

1) 臨床症状の特徴[36]

①救出後から時間経過と治療の有無によって，臨床症状が変化することに注意する．
②ほかの外傷を合併していない場合，意識は清明でバイタルサインは安定しているので，過小評価されやすい．
③受傷機序と四肢の理学的所見を重視することが必要であり，患肢の損傷や腫脹がなくても，運動麻痺と知覚異常を認める．
④脊髄損傷や高位の末梢神経損傷との鑑別が必要である．
⑤救出後，時間の経過とともにショック状態となりうる．
⑥輸液が開始されると患肢は次第に腫脹し，コンパートメント症候群となる．
⑦尿は，特徴的な赤褐色（ワインカラー）を呈したミオグロビン尿を認めて，治療が遅れると急性腎不全に至る．
⑧しばしば血小板が減少し，播種性血管内凝固症候群 (disseminated intravascular coagulation ; DIC) や肺水腫が起こる[41-43]．

2) 検査所見

著しい脱水を呈し，血液濃縮のためヘマトクリット値は上昇する．末梢循環不全から代謝性アシドーシスを認める．筋組織傷害のため高カリウム血症，低カルシウム血症，高リン血症の状態となり，血清 CPK，LDH，ミオグロビン値は上昇する．尿所見では暗褐色のミオグロビン尿が特徴的で重要であるが，試験紙を用いた潜血検査は陽性を示し，血尿やヘモグロビン尿と間違われる．治療が遅れると急性腎不全に陥る．高カリウム血症から心室性不整脈や心停止をきたすことや血管透過性亢進による肺水腫を合併することがある．また血小板数が低下し DIC に陥ることもある．

> **Pitfall**
> ミオグロビン尿は濃い血尿に外観が類似しており，潜血反応は陽性であるが，尿沈渣には赤血球を認めない．

3) 画像検査

(1) CT 検査

単純 CT では，1 週間以内の急性期に筋組織の density が低下するが，この理由として筋細胞が血流障害によって融解を起こしているという報告がある[44]．筋組織の浮腫が関与している可能性も考えられる．また，筋区画の不明瞭化や，周囲の皮下組織に炎症や浮腫による high density がみられることがある．横紋筋融解症では，腎機能が悪化していることが多いため，急性期には造影 CT 検査は行わない．1 週間以上経過した症例では，CT 上傷害された筋組織に high density area が高頻度に認められる．これは，挫滅筋肉内にカルシウムが沈着するためであると考えられている．軽症例であれば，カルシウム沈着は比較的早期に消失するが，重症例では長時間に渡って残存することがあり，急性腎不全に合併する横紋筋融解症では CT 上で high density area が高率に合併したという報告もある[45]．

総論4　骨折

(2) MRI検査
横紋筋融解症・圧挫症候群による筋損傷を鋭敏に評価しうるとされている．

① **T1強調画像**：横紋筋融解症の受傷早期にlow intensity areaを認めたという報告があり[44]，筋の炎症・浮腫などによるものと考えられる．一方で労作性横紋筋融解症の早期にhigh intensity areaを認めたという報告もあり[46]，出血からのmethemoglobinが原因と考えられる．このように，炎症・出血については，その程度や時間経過によってT1強調画像が変化することが知られているが，いまだ一定した見解が得られていない．

② **T2強調画像**：受傷早期も受傷後期も損傷筋組織がhigh intensityとなるとされている．筋組織の浮腫および壊死によるものであり，散見されるhigh intensity内のわずかなlow intensity patternは，筋組織内の出血が変性したhemosiderinによるものだという報告がある[46]．その他，T2強調画像においては，high intensityの消失または減少が臨床的な回復経過と相関していたという報告もある[47]．

(3) 骨シンチグラフィ
正常な筋組織では核種が取り込まれないが，横紋筋融解を呈した症例では損傷部位に一致し，^{99m}Tc-MDP核種の取り込みがみられる．これは，損傷組織内にカルシウムの流入および沈着が起こり，その際に同時に^{99m}Tc-MDP核種が取り込まれるためであると考えられている．血清CPK値7,500 IU/L以上の横紋筋融解症では，骨シンチグラフィによる損傷筋の同定が可能であったと報告されている[44]．

4　治療

1) 大量輸液
高度のhypovolemiaを大量輸液で補正することがまず重要である．また，輸液開始時はカリウムを含まない細胞外液に近いナトリウム濃度のもの，すなわち0.9%食塩水（いわゆる生理的食塩水）を使用する．輸液の速度および輸液量は，救出後24時間で6〜24 lという値が報告されている[48,49]．

> **Pitfall**
> 圧挫症候群のhypovolemiaとshockの治療開始時の輸液には，カリウムが含まれる輸液を使用してはならない．

2) 尿のアルカリ化
ミオグロビンは円柱を形成し尿細管を閉塞する．また，腎虚血と循環障害を起こすだけでなく，尿のpHが5.6以下のときには，ferrihemate (hematin)に分離され腎毒性を示す．Hematinは横紋筋融解症において排泄が増加する尿酸と沈殿し，尿細管を閉塞する．このhematinによる尿細管上皮障害を抑制するために尿のアルカリ化を行う．

3) 高カリウム血症対策
患肢の虚血状態からの再灌流によって，傷害された筋肉内からミオグロビンとともに大量のカリウムが血中に流出し，しばしば致死的な不整脈を誘発することがある．圧挫症候群が強く疑われる場合は，救出された後の血清カリウムの値に注意することが必要となる．高度の高カリウム血症に対する有効で確実な治療法は血液透析であるが，近隣医療機関への転送が必要な場合，透析以外の治療を行いつつ搬送する．高カリウム血症に対する治療法はグルコン酸カルシウム静注投与，グルコース・インスリン静注投与，ケイキサレート経口投与，メイロン投与，血液透析などがある．

4) 血液浄化法
急性腎不全を呈する例やコントロールが難しい高カリウム血症を認める場合は血液透析の適応となる．循環動態が不安定であれば持続血液透析，持続血液濾過透析が適している．圧挫症候群では，ミオグロビンと高度の脱水のために急性腎不全に陥りやすく，腎不全が完成してしまった症例では血液浄化が必要になる．

5) コンパートメント症候群の治療
救出後の再灌流に伴い，傷害肢において血管内水分の血管外への漏出が生じると，筋肉の腫脹が起こる．腫脹が高度になると筋肉内の圧が上昇して，血液の循環が傷害されて二次的な虚血が生じ，コンパートメント症候群を呈する．圧挫症候群の際のコンパートメント症候群に対する減張切開の適応に関しては一定した見解が得られておらず，虚血を解除するという利点と，感染の原因になることや局所からの大量の蛋白漏出の可能性があるという弊害の両面から検討する必要がある．コンパートメント内圧の減張切開適応は，従来は組織圧＞30 mmHgが適応基準であったが，最近では，患者の血圧との関係を考慮した，拡張期血圧とコンパートメント内圧の差が30 mmHg以下という基準を用いることが多い[43,50]．

D. 急性期合併症・副損傷

2 局所的合併症

1 軟部組織損傷(皮膚，筋，腱，靱帯など)

1 皮膚損傷(skin injury)

(1) 擦過傷(excoriation, abrasion)

擦りむいてできた傷，いわゆる擦り傷のことで，表皮剥脱あるいは表皮剥離のことをさす．スポーツやそれ以外の外傷でも多く認められる．砂や土などの異物が創部に付着し，感染源となる場合が多い．

(2) 切創(incised wound)

ガラスや刃物などの鋭利な器物による体表上の創傷で，切り傷のことをさす．切創は周囲組織に挫滅がないことが特徴であり，皮下組織より深部に達する場合は，筋・腱・神経・血管などの損傷に注意する．

(3) 挫傷(contusion)・挫創(contused wound)

鈍的外傷によって起こることが多く，皮膚には創がなく皮下組織に損傷があるものを挫傷といい，皮膚に創があるものを挫創という．

1) 治療

まず創部を流水か生理的食塩水で洗浄する．消毒に関しては，消毒薬が体液中のタンパク質と反応することによって殺菌するのに必要な濃度を維持できなくなること，白血球やリンパ球などや組織再生のための真皮結合組織，上皮細胞などを殺してしまうことなどから，創内に消毒液を入れない消毒法が推奨されてきている．さらに，創を乾燥させる考え方から湿潤状態に保つような創傷被覆材を使用するなど湿潤療法へと変わりつつある．

2) 創閉鎖について

受傷後6～8時間以内(golden hour)に十分なデブリドマンと洗浄が施行され，感染の可能性が少ないと判断した場合に開放創の一次閉鎖を行う．しかし，長時間経過してしまった創やデブリドマンが十分に施行できない創ではドレーンを留置して粗に縫合するか，開放創として二次的に創閉鎖を行う．

2 筋・腱損傷(musculotendinous injury)

1) 筋断裂(muscle rupture)

完全断裂と不全断裂に分けられる．不全断裂は筋挫傷(strain)，肉離れ(muscle strain)とも呼ばれる．発生部位は大腿部膝屈筋(ハムストリング)，腓腹筋，大腿四頭筋が多い．MRI，超音波検査で断裂の程度が確認しうる．治療はなるべく断裂部断端のギャップが少なくなる肢位で固定し，局所の安静，冷却を行い，3週間後から可動域訓練を開始する．手術的治療を選択した場合，吸収縫合糸で断裂部を縫合して，3～4週間の外固定を行う．

2) 腱断裂(tendon rupture)

開放損傷による場合(tendon laceration)と皮下断裂(tendon rupture)とがあり，外傷では，スポーツの他，骨折などで起こるが，退行変性した腱や関節リウマチでは軽微な外傷で腱断裂を認める例もある．アキレス腱，上腕二頭筋，膝蓋腱，手指の伸筋腱・屈筋腱に好発する．治療法は手術的治療が一般的である．手指の腱損傷部位の分類を図4[51]に示す．

(1) 腱縫合法(tendon suture)[51]

腱の機能は筋収縮を骨格へ効果的に伝達することであり，縫合された腱の十分な強度と滑動性が必須である．

腱の損傷による運動障害のため，断裂部を修復し運動機能を回復させる必要がある．開放性腱損傷では原則として断端を端々縫合する．縫合せずに放置すると，断端が退縮して縫合ができなくなる．その場合は下記の腱移植術や腱移行術を行う必要がある．

①端々縫合(図5a)

- 主縫合：修復部の張力を維持するための縫合で，数多くの縫合法が報告されている．修復部の強度は，修復部を通る縫合糸の数によっておよそ決まるとされている．屈筋腱断裂の後療法に外固定を併用する場合は，腱に対する侵襲が少ない主縫合糸2本の縫合法でよいが，早期自動運動療法を行う場合は4～6本の縫合法を用いる．
- 補助縫合：腱の断端間に隙間ができないように，細いナイロン糸で腱の周囲を連続縫合する．

②端側縫合(図5b)

腱移行術において腱の断端を他の腱に縫合する方法．

③Pulvertaft法(図5c)

腱移植術において太さの異なる腱の縫合に用いる．

④腱前進法(図5d)

腱が停止部近傍で断裂した場合は，腱断端を直接骨に固定する．

総論4　骨折

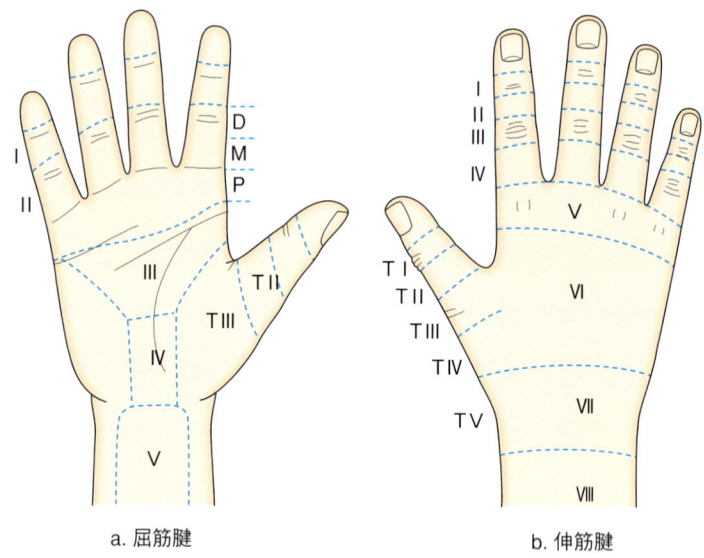

図4　手指の腱損傷部位の分類
〔国際分類，日本手の外科学会〕
a. 屈筋腱
b. 伸筋腱

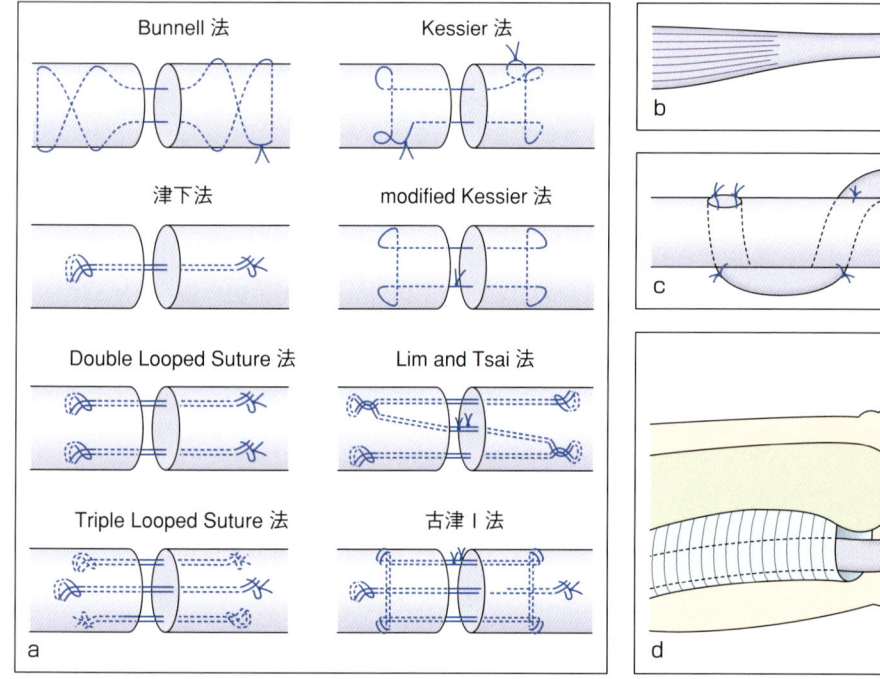

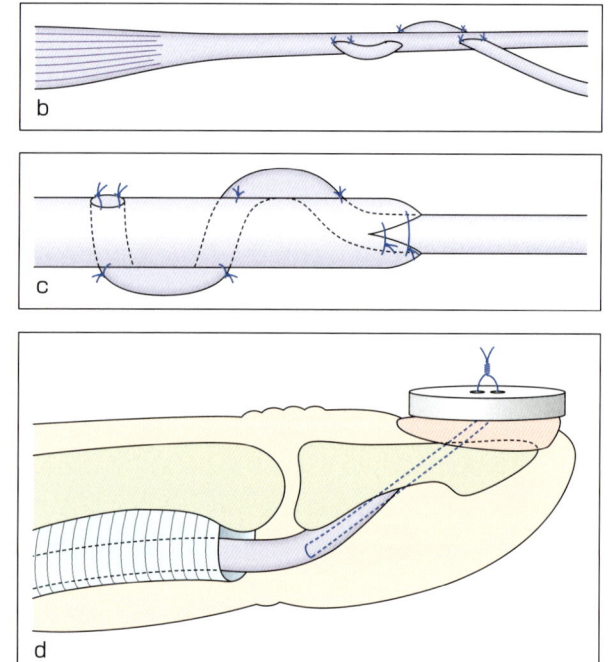

図5　腱縫合法
a：端々縫合
b：端側縫合
c：Pulvertaft法
d：腱前進法

(2) 遊離腱移植術 (free tendon graft)

腱断裂の陳旧例や高度挫滅などで腱縫合が不可能な場合に行われる．移植腱として使用する腱は，採取後の障害が少ないとされる長掌筋，足底筋腱が多い．

(3) 腱延長術 (tendon lengthening)

筋拘縮による関節の可動域制限などがある場合，原因となっている腱を延長する方法である．外傷によるものはまれであるが，麻痺性尖足に対するアキレス腱延長術，先天性内反足に対する後脛骨筋延長術などがある．

(4) 腱切り術 (tenotomy)

拘縮した筋を付着部で切離する手術である．

(5) 人工腱 (artificial tendon)

膝蓋腱の再建などで遊離腱と組み合わせて用いられることも多い．

D．急性期合併症・副損傷

（6）腱移行術（tendon transfer）
麻痺筋の機能を代償させるために，隣接した正常な機能をもった腱を移行して麻痺した腱や腱付着部の骨に縫合固定する場合や，腱断裂部の変性が強いために断端の縫合が不可能な場合に隣接した正常な腱に移行して縫合固定する．

（7）腱固定術（tenodesis）
腱断裂部を骨に直接縫合固定する方法，縫合糸付きのスクリューやフックで固定する方法，特殊なボタンで固定する Endo button 法などがある．

（8）腱剥離術（tenolysis）
腱縫合後の腱と周囲組織との癒着による可動域制限が残存する場合に癒着した腱を剥離する手術である．

3 靱帯損傷（ligamentous injury）

靱帯損傷は，関節に正常な可動域を超える運動が強制されたり，正常な運動方向と異なる方向に外力が加わることによって生じる損傷であり，一般に捻挫（sprain）という．American Medical Association（AMA）の定義[52]は以下のとおりである．

American Medical Association（AMA）の定義

Ⅰ度損傷：肉眼的には靱帯は正常であり，不安定性も認めないが，顕微鏡では出血と小断裂を認めるもの．
Ⅱ度損傷：肉眼的には靱帯の連続性は保たれているが，断裂と出血を認め，不安定性も存在するもの．
Ⅲ度損傷：靱帯の連続性が破綻し，明らかな不安定性が存在するもの．

また，O'Donnoghue は捻挫を以下のように分類している[53]．

O'Donnoghue による捻挫の分類

第1度捻挫（mild sprain）：靱帯の一部線維の断裂で，関節包は温存されている．
第2度捻挫（moderate sprain）：靱帯の部分断裂で，関節包も損傷されることが多い．ときには線維が引き伸ばされた状態になることもありうる．
第3度捻挫（severe sprain）：靱帯の完全断裂で，関節包断裂を伴うとされている．

1）原因と病態
関節が受ける外力としては自重のことが多いが，スポーツなどでの競技中での介達外力によることもある．捻挫は，全スポーツ傷害の約30％で最も多く，骨折28％，打撲・挫傷10％となっている．捻挫の部位では，足関節36.4％，手指19.0％，膝12.5％となっている[54]．

頻度の高い足関節外側靱帯損傷の病態を例にすると，ほとんどが底屈・内がえし損傷を受傷機序として起こる．足関節の外側靱帯は前距腓靱帯，踵腓靱帯，後距腓靱帯からなり，底屈位で前距腓靱帯が最も緊張する．ゆえに底屈・内がえし損傷では前距腓靱帯が最も多く損傷する．足関節の底屈・内がえしが過度に起こると，靱帯や関節包に存在する神経終末からの信号によって腓骨筋腱が収縮して動的安定性を示す．

2）症状と診断
O'Donnoghue の捻挫の分類による第1度では自発痛，圧痛，軽度腫脹と疼痛による運動制限を認めるが，関節血症はない．第2度では自発痛，圧痛，腫脹，運動制限，関節血症，軽度の異常可動性を認める．第3度では，第2度の症状の程度が強いのに加え，関節不安定性を認める．

診断においては，足関節靱帯損傷を例に取ると，第2度以上の傷害が疑われる症例では単純X線像以外に，足関節ストレスX線計測で距骨傾斜角，距骨前方移動比などを計測して足関節の不安定性を評価する．重症例では距骨の骨軟骨損傷を認めることもあり，CTやMRIによる評価が必要となる．

3）治療[55]
主に頻度が高い足関節捻挫について述べる．

（1）初期治療
捻挫によって靱帯や関節包または滑膜が損傷を受けると外傷性炎症反応が出現する．受傷直後は疼痛や圧痛のみで炎症反応は軽微であり，時間とともに損傷部位を中心に腫脹や出血が広がり疼痛や圧痛も強くなる．損傷が大きいと，腫脹や出血の広がりも大きくなり二次的に傷害を受ける組織も拡大してくる．これらを予防するために安静（rest），冷却（icing），圧迫（compression），挙上（elevation）による RICE 療法を行う．急性期の炎症反応は24～48時間でピークに達するため，この間はギプスシーネ固定をしつつ RICE 療法を行うことが望ましい．

（2）保存的治療
①装具療法：患部を清潔に保つことができ，日常生活や職場あるいはスポーツへの復帰が他の治療法より早い．欠点としては患者の自由意志によって除去できる，確実に安定性を獲得するという点では他の治療法と比較して劣ることがあげられる．治療開始からの3～4週間は就寝時にも装具を装着するように指導し，この間の荷重歩行は疼痛の耐えられる範囲内で許可する．走行は6～7週目で許可する．8～12週目でスポー

ツ活動を再開させるが，この間は装具を確実に装着するように指導する．
②ギプス固定：足関節を中間位から軽度背屈，足部を外がえしとして膝下から足尖部まで固定するが，足趾のMTP関節が背屈できるようにギプスの一部を切除しておく．固定期間は4週間であるが，2週以後は足底部にヒールなどを追加してギプスのまま荷重を許可する．ギプス除去後は外出時のみ装具を装着させ，装具療法と同様の後療法を行う．

(3) **手術的治療**(詳細は足関節捻挫の項に譲る)

足関節の安定性獲得において手術的治療は非常に優れており，①足関節の不安定性を確実に残さず，かつ早期に日常生活やスポーツ活動へ復帰を望むものを適応とする．また，②小児に多くみられる靱帯性裂離骨折においても骨片が転位している場合，保存的治療では偽関節となり不安定性を残しやすいため手術的治療の適応としている．③脛骨下端関節面の内反が強い例では陳旧化しやすいとの報告もあり手術的治療がすすめられる．さらに，④手術的治療が必要な合併症，例えば距骨の骨軟骨損傷などを伴う場合には，同時に靱帯修復を行うことがある．

2 血管損傷

1 概念

開放・非開放にかかわらず，骨・軟部組織損傷に合併した主幹動脈損傷は，損傷肢の予後にかかわる緊急性の高い外傷である．動脈損傷による分枝の途絶，阻血性変化によって軟部組織の不可逆的な変化が起こり，神経や筋の変性を引き起こし，重度の機能障害をもたらす．医療訴訟などの対象となることもあり，速やかな診断・治療が必要である．さらに，血流再開後も再潅流障害が起こり，筋の壊死やコンパートメント症候群などが起こりやすく，緊急での外科的治療が必要となる場合も多い．また，静脈損傷においても浮腫の軽減や血液の環流量を保つために修復の対象となることがある．

2 原因と病態

原因は，交通事故，労災，刃物などによる損傷に起因する．貫通創によるもの，鈍的外傷によるものが多いが，医療事故による損傷も報告されている．開放性の骨折や脱臼に合併したもの(図6)，閉鎖性の損傷に合併したものも多くみられる．

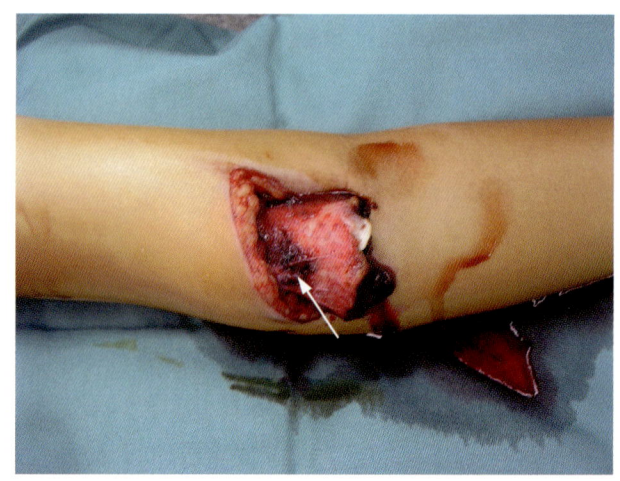

図6 左上腕骨顆上開放骨折に合併した上腕動脈断裂

血管組織の損傷は単純な穿孔から数cmに及ぶ裂傷，完全切断までさまざまである．時に切断された動脈の断端が収縮して近位部と遠位部に血栓ができることがある．また，出血した血液は筋層内あるいは筋膜内に貯留し急性の拍動性血腫となり，しばしば仮性動脈瘤と呼ばれる．もし，動脈と静脈の両方に接触する創が存在すると，直接的な交通が起こり動静脈瘻となる．

①完全損傷：動脈の一部または全周にわたり連続性が絶たれたもの．
②不全損傷：動脈壁に外力が加わり，外膜の交感神経刺激によって平滑筋が収縮して起こる動脈痙縮(spasm)と，内膜損傷に起因する血栓形成によるものがある．また，動脈穿孔や鈍的外傷によって，動脈瘤(真性・仮性)や外傷性動静脈瘻を形成することがある．
③動脈瘤：真性動脈瘤は外傷によって生じた動脈壁の脆弱部が拡張して生じるため，その壁の構造は動脈と同様の三層構造を呈する．これに対して仮性動脈瘤は，穿孔によって生じた血腫が腫瘤を形成するもので，組織学的に動脈壁構造を呈さない．

3 症状と診断

1) 局所症状

創が存在し，開放性の場合は，拍動性の出血が認められることが多いが，近位断端の動脈のspasmや血腫などによって出血を認めないこともあり注意を要する．閉鎖性の場合は内出血と浮腫による腫脹が認められる．

2) 末梢症状

Pain(疼痛), pallor(蒼白), paresthesia(知覚異常), paralysis(運動麻痺), pulselessness(脈拍欠如), poikilothermia(冷感)の6つのPが重要である．そのほかに，

D. 急性期合併症・副損傷

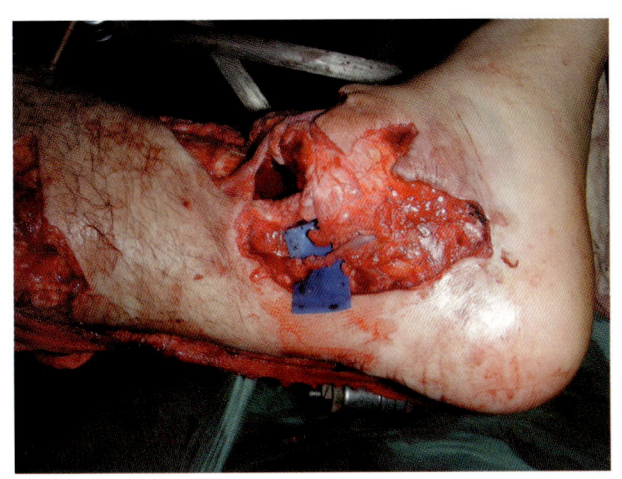

図7 左足関節開放骨折（Gustilo分類Ⅲc）に合併した後脛骨動脈断裂
後脛骨動脈は端々吻合されている．

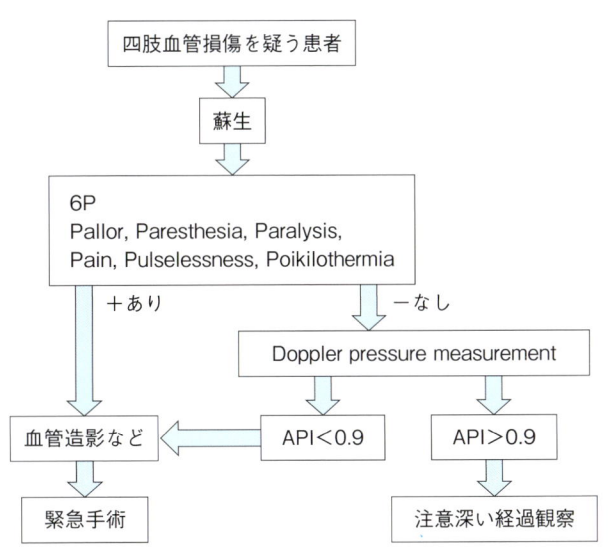

図8 血管損傷を疑った症例に対する診断と治療のアルゴリズム

末梢のチアノーゼ，皮下静脈虚脱，爪部のcapillary refillの速度遅延が認められる．しかし，典型的な症状を呈さない例も存在するため注意深い判断を要する．

感覚障害では，主に触覚と立体覚の鈍麻あるいは消失が特徴的である．上肢では手袋状，下肢では靴下状の感覚障害がみられる．

運動障害は損傷部位によって異なるが，下肢の膝窩動脈損傷では長母趾伸筋が侵されやすく，母趾の伸展が不応になる．

上肢と下肢を比較した場合，上肢では側副血行路が発達しており，主幹血行路が阻害された場合でも末梢症状は軽いことが多く，壊死例はまれである．一般に上肢での動脈結紮によって壊死発生率は，上腕動脈で4〜26％，橈骨・尺骨動脈単独では0％とされている．下肢は上肢と異なり，主幹動脈が損傷されると末梢組織が壊死に陥る確率は高くなる．特に膝窩動脈が閉塞すると40％に末梢部の壊死をきたす．下腿では，3本の主幹動脈が存在し，1本さえ開存していれば足への血行は保たれる（図7）．

3）全身症状

外傷性ショックを呈することがある．その場合，出血性ショックに神経性ショックが合併する．Pallor（蒼白），pulselessness（脈拍欠如），perspiration（発汗），prostration（虚脱），pulmonary deficiency（呼吸障害）のいわゆる5P徴候が特徴であり，蘇生を優先して行う．

穿通性外傷による血管損傷は，通常明らかなものが多く，比較的迅速に対応できることが多いため，鈍的外傷に比して切断に至る頻度が低い．一方，鈍的外傷は，診断が困難なだけでなく，周囲の軟部組織などの損傷を合併していることが多く，側副血行路を断たれるために虚血が進行して，より重症となる．

はっきりとした虚血あるいは持続する出血の徴候は"hard" signと表され，緊急の外科的治療の適応となる．また，血管損傷の可能性があるが，虚血や出血が確定されない場合，"soft" signと表され，画像検査などを施行して動脈損傷を除外する[56]．

- **超音波検査**：末梢血管の診断における超音波検査の最大のメリットは，血管の形態的な変化と同時にリアルタイムに血流動態を生理的状況下に侵襲なく観察でき，かつ定量的な評価も可能なことである．これらのメリットを生かして，さまざまな疾患の診断，治療，治療後の効果判定に応用されている．

超音波ドプラ血流計によって，arterial pressure index（API）を計測することによる血管損傷のスクリーニングが有効であるとの報告がある．APIとは，ドプラ血流計によって得られた患肢の収縮期血圧を健側の上腕での収縮期圧で割った値である．Johansenらは，貫通創や鈍的外傷による動脈損傷の除外診断にも効果的であると報告している[57]．API＜0.9の場合は95％の精度で臨床的に有意とする動脈損傷を診断できるとし，確定診断として，その後の血管造影を推奨している．

血管損傷診断のためのアルゴリズムを示す（図8）．

4 治療

1）原則

四肢血管損傷のあるすべての患者は，生命に危険を及ぼす他の外傷を評価すべきである．すなわち，気道確保

総論4　骨折

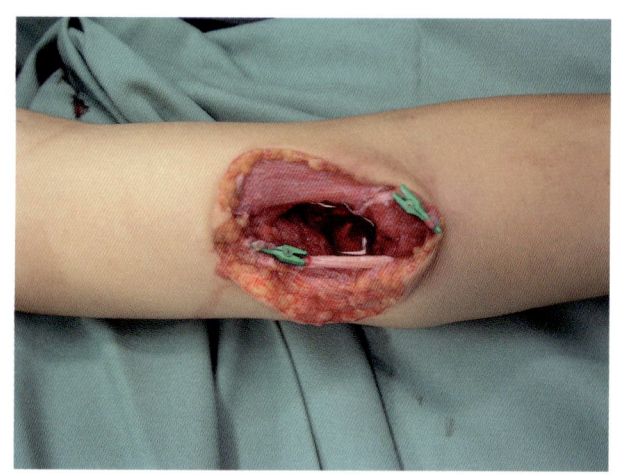

図9　断裂した上腕動脈の近位端と遠位端にクリップがかかっている状態

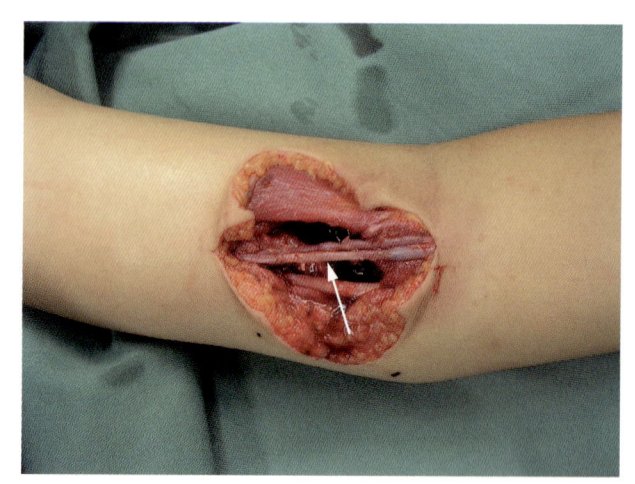

図10　大伏在静脈移植
上腕動脈断裂に対し，断端部吻合時の緊張が強いため大伏在静脈移植を行った．

に始まり，適切な換気，循環の補助と組織の酸素化などが必要である．四肢外傷によって死に至るべきではない．唯一，四肢外傷で生命に危険を及ぼす可能性がある場合は出血で，すぐに手指によって直接圧迫するか，ガーゼなどによって注意深いパッキングを行う．開放創の処置において，ブラインドで鉗子をかけるのはより大きなダメージをもたらす危険性があるため避けるべきである．

駆血帯の使用は大量出血の際に初めて行うべきである．使用によって側副血行路を閉塞させ，不可逆的な虚血をもたらす危険性があるほか，きちんと駆血されない場合は，動脈血の遮断がされずに出血量が増すばかりか静脈還流を遅らせることになる．ゆえに装着は2時間を限度とし，2時間を超えるときには1時的に駆血を解除して血行の回復を図る必要がある．

広域抗菌薬投与は受傷後ただちに行われるべきであり，特に開放骨折や高度軟部組織損傷，汚染を伴う場合などは注意する．汚染された開放創には破傷風予防も必要となる．すべての蘇生，診断を含む処置は外科手術に至るタイムラグを減らすよう努力されるべきであり，6時間以内に行えるようにする．血行再建で最も大切なことは，受傷から血流再開までの時間，すなわち阻血時間である．長時間の阻血状態におかれた四肢の血行が再開された場合，組織内に蓄積されていた有害な活性酸素種などが急速に血中に入り，急性心不全・腎不全を引き起こし死に至る可能性がある．動脈損傷の血行再建可能な時間的限界はgolden periodと呼ばれ，常温下で6〜8時間とされている．当然のことながら，損傷部位，周囲軟部組織損傷の程度，側副血行路の状態などによって異なり一様ではない．

2）手術方法

露出血管にブルドッグ鉗子あるいはクリップなどをかけた後，駆血帯を除去して出血の具合を確認する（図9）．損傷部近位での血栓形成や動脈自体のspasmが疑われる場合，すなわち血流の勢いが乏しい場合は，Fogartyカテーテルを挿入し血栓除去を行い，血流の勢いが増すのを確認する．さらに遠位側のback flowに関しても同様である．次に鏡視下に内膜の損傷程度を見極め，正常部分が露出されるまで切除していく．その際に緊張が強い場合は静脈移植を選択する（図10）．静脈移植では弁を考慮して近位と遠位を逆にして移植する．外膜の切除を必要最小限として，内膜と内膜が接するように縫合する．血管吻合終了後は，鉗子を外して，ガーゼで圧迫する．拍動性の出血が認められればさらに追加縫合を行う．

3　末梢神経損傷

1　解剖

末梢神経系は中枢外にある神経線維と細胞体からなり，興奮を中枢神経系から出入りさせる．末梢神経系は中枢神経系と末梢構造とをつなぐ神経からなる．末梢の神経線維の束は結合組織の鞘によって束ねられ，強靱な白色調の末梢神経を形成する．中枢外の神経細胞体の集まりを神経節といい，脊髄神経節はその例である．末梢神経には脳神経と脊髄神経がある．12対の脳神経のうち11対は脳から起こる．脳神経XIIの大部分は上位脊

D. 急性期合併症・副損傷

表4 神経損傷程度と臨床的予後

Sunderland分類	Seddon分類	詳細	Tinel徴候	末梢方向への回復	回復形式	回復率	手術
Ⅰ	一過性神経不動化 neurapraxia	数週間で回復する脱髄	なし	あり・早い	完全	早い（数日から12週）	不要
Ⅱ	軸索断裂 axonotmesis	完全に回復する軸索損傷	あり	あり・遅い	完全	遅い（3cm/月）	不要
Ⅲ		軸索と神経内膜損傷による乱雑な再生	あり	あり・遅い	さまざま	遅い（3cm/月以下）	さまざま
Ⅳ		神経外膜損傷はないが，神経内膜と神経周膜は損傷し再生を生じていない	あり	なし	なし	なし	必要
Ⅴ	神経断裂 neurotmesis	神経の断裂	あり	なし	なし	なし	必要

末梢神経の軸索損傷部位より末梢方向に放散するしびれ．神経の再生に伴って放散距離は延長する．

髄から起こる．31対の脊髄神経（頸神経8対，胸神経12対，腰神経5対，仙骨神経5対，尾骨神経1対）は脊髄から起こり，脊柱の椎間孔を通って出て行く．末梢神経線維は軸索，神経鞘，神経内膜などの要素を含む．軸索は，正常な状況下では興奮を細胞体から離れる方向に運ぶ．神経鞘には2つの形があり，2種類の神経線維を形成する．

①有髄神経線維をつくる神経鞘（ミエリン鞘）：神経鞘細胞（Schwann細胞）の細胞質のシートが，それぞれの軸索の周りに何重にも巻きついている．
②無髄神経線維：1つのSchwann細胞が複数の線維を抱え込んでいる．皮神経の線維のほとんどは無髄である．

末梢神経はかなり強靭であるが，それは神経線維が次の3種類の結合組織の被覆によって強化，保護されているからである．
①神経内膜：繊細な結合組織鞘で，神経鞘と軸索を包む．
②神経周膜：神経線維の束を包み，外来物質が神経線維に進入しないように効果的な障壁をなす．
③神経上膜：線維性結合組織の厚い鞘で，神経線維束を包んで保護し，神経の被覆の最外層をなす．脂肪組織，血管，リンパ管を含んでいる[58]．

■ **末梢神経障害度分類**(表4)[59]

Seddon分類[60]

1）一過性神経伝導障害（neurapraxia）
組織学的に異常のみつからないものから節性脱髄まである．軸索には異常がない．回復は髄鞘の損傷程度によって数日から数時間と幅があるが，一般的に保存的治療で完全に回復する．正座後のしびれ，運動障害や不良肢位による橈骨神経睡眠圧迫麻痺が代表例である．

2）軸索断裂（axonotmesis）
末梢はWaller変性を生じる．神経内膜，周膜・上膜の断裂はなく，Schwann細胞基底膜も損傷しないので一般に保存的治療で予後良好である．再生された軸索は末梢方向に伸長する必要があるため，損傷部のTinel徴候は時間経過とともに末梢神経に沿って遠位に移動し，神経支配の順に従って麻痺筋が回復していく．

3）神経断裂（neurotmesis）
軸索，髄鞘，Schwann細胞すべての連続性の断たれたもので，再生軸索は損傷部において別のSchwann管に入り，伸長して元来と異なった終末目的器官に到達する可能性があり，予後不良である．神経縫合術や神経移植術などの神経修復を要する．

Sunderland分類[61]

Ⅰ度：Seddonのneurapraxiaをさす．
Ⅱ度：Seddonのaxonotmesisをさす．
Ⅲ度：神経内膜の断裂を認めるものの，神経周膜は保たれている状態を示す．神経束内で軸索の過誤支配が起こるため，機能回復は不完全である．
Ⅳ度：神経周膜の連続性は断たれるが，神経上膜は保たれた状態．軸索や内膜・周膜損傷部に瘢痕が進入し，神経再生が阻害されるため神経修復を要する．
Ⅴ度：Seddonのneurotmesisをさす．神経幹の断裂，神経上膜を含めすべての連続性が断たれるため，神経修復を要する．

2 原因と病態

1）開放性損傷(図11)

ほとんどの場合が神経断裂（neurotmesis）を呈する．切創などによる鋭的損傷では診断も下しやすく，一次的

総論 4　骨折

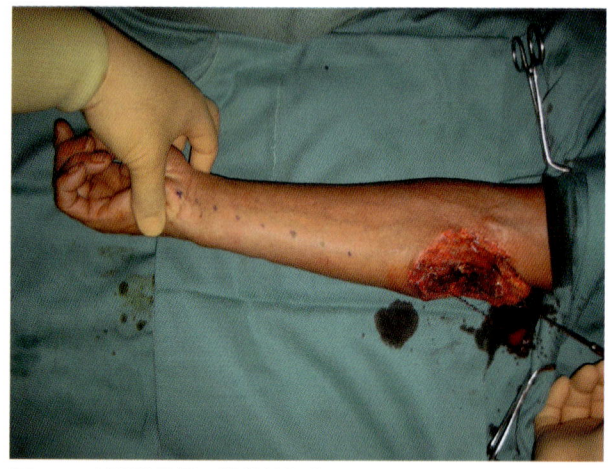

図 11　右肘部尺側の開放性損傷
尺骨神経断裂が認められた．

神経縫合が可能な例が多い．挫滅創に合併した例では神経の挫滅や創部の汚染・挫滅の程度によって，二次的神経修復を行う場合もある．

2）閉鎖性損傷

一過性神経伝導傷害（neurapraxia）から神経断裂（neurotmesis）まで損傷の程度によってさまざまな像を呈する．鈍的外傷によるものは，圧迫，牽引などで起こる．骨折や脱臼による急性の圧迫や骨折部断端での神経の損傷は，上腕骨骨幹部での橈骨神経麻痺，肩関節脱臼時の腋窩神経損傷，股関節後方脱臼時の坐骨神経麻痺，また，入院時ベッド臥床や手術麻酔時に腓骨頭への圧迫によって起こる総腓骨神経麻痺などが日常よくみられる．牽引による神経損傷では，腕神経叢麻痺が代表的である．オートバイの転倒事故の際に上肢の過度の外転，下方への牽引，頚椎の強制側屈などによって腕神経叢に高度の牽引力が加わって生じるとされる．

骨折後に筋区画内の内圧が上昇して発症するコンパートメント症候群では，虚血による神経の損傷と筋壊死が混在するため治療が困難で，早期診断によって筋膜切開を施行することが重要である．

3）骨折に続発する末梢神経障害

> **Point**
> **上肢**
> ・上腕骨近位部骨折：腋窩神経麻痺
> ・上腕骨骨幹部骨折：橈骨神経麻痺
> ・上腕骨顆上骨折：橈骨・正中神経麻痺
> ・上腕骨外顆骨折後：遅発性尺骨神経麻痺
> **下肢**
> ・骨盤・仙骨骨折：腰神経叢麻痺

> ・寛骨臼後壁骨折，股関節後方脱臼：坐骨神経麻痺
> ・腓骨近位部骨折：腓骨神経麻痺

4）末梢神経の再生[59]

神経の再生速度には，再生初期の遅れ（initial delay）と，再生軸索が終末部に達してから筋収縮を開始するまでの期間の遅れ（terminal delay）が存在し，それらを考慮して再生速度は1日1～3mmと考えられる[62]．再生速度は，年齢や損傷レベル（末梢ほど遅い），神経欠損の長さ，神経線維の種類，受傷から手術までの期間，全身状態などの影響を受ける[63]．再生神経は末梢の神経断端に向けて選択的に発育するが[64]，末梢神経には運動神経と感覚神経が混在しており，神経損傷後の再生において本来と異なる終末器官に達する過誤神経支配を生じる危険性がある．過誤神経支配は末梢よりも中枢側の損傷で多い[62]．

3 症状と診断

1）感覚障害

感覚には皮膚感覚〔cutaneous sensation（触覚，圧覚，温度感覚，痛覚）〕および深部感覚（deep sensation）がある．鋭的外傷などで起こる神経断裂の場合は，感覚脱失（anesthesia），痛覚脱失（analgesia）を呈する．また，鈍的外傷などによって起こる不完全な神経損傷では知覚鈍麻（hypesthesia），痛覚鈍麻（hypalgesia）を呈する．損傷神経の診断は，感覚障害部位を各神経の支配領域に照らし合わせてみて診断する．重複支配を呈することが多いため実際の障害部位は支配領域よりも狭くなることも考慮する．深部感覚では，筋・腱・関節包などからの位置や運動に関した感覚や深部痛覚を司っている．

> **Point**
> **Tinel 徴候**
> 1915年にTinelとHoffmannによって発表された．Tinel徴候は神経走行に沿って，遠位から近位に向かって検者の指先で神経幹を軽く叩打すると，その神経の固有知覚野を中心に蟻走感（formication）を生じることがあり，神経再生の前兆となる．蟻走感は，軸索は再生されているが，まだ十分に髄鞘に覆われておらず，露出した状態の軸索先端を叩打するためと考えられている．

2）運動麻痺

損傷を受けた神経線維の部位より遠位の支配筋において運動麻痺を生じる．神経断裂の場合は随意運動の消失が認められる．各筋肉に対する末梢神経の支配を照らし合わせることによって損傷神経を診断する．

D. 急性期合併症・副損傷

3）自律神経障害
①**発汗障害**：交感神経障害によって皮膚に存在する汗腺からの発汗の障害が認められる．診察では，触診によって皮膚の乾燥している部位を確認する．
②**血管運動障害**：交感神経支配領域の血管拡張がみられ，血流量が増えるために皮膚が紅潮して体温が上昇するが，慢性化すると皮膚はむしろ蒼白となり皮膚温は低下する．
③**その他**：支配領域の指紋が不明瞭となり，軟部組織，脂肪組織や結合組織が萎縮する．皮膚も萎縮して角質層の割合が増加する．

小児期では，損傷神経支配領域の部位の発育障害を呈することがある．

4 検査

1）臨床検査
（1）運動機能
徒手筋力テスト
（2）知覚機能
①**触覚検査**：緊急下では正確な検査は困難であるが，筆先などである程度の傷害部位は把握しておく．触覚の検査にはSemmes-Weinstein test，二点識別テスト（two-point discrimination）による検査がある．
②**痛覚検査**：安全ピンや針先を少し削った注射針などを使用し，痛覚異常部位から正常部位へ移動して境界を確認する．健側とも常に比較する．
③**振動覚**：音叉を使用して検査する．
（3）自律神経
発汗機能検査（ニンヒドリン法，コバルトクロライド法），Wrinkle test，血行検査（サーモグラフィなど）を用いる．

2）電気生理学的検査
（1）筋電図検査
緊急時に施行できる検査ではないが，神経障害の有無（たとえば，前骨間神経麻痺か長母指屈筋断裂かの診断），損傷の範囲，程度（軸索損傷の有無），脱神経の程度，回復徴候，他神経障害の合併の有無（頸椎症，内科系疾患など）を客観的に評価することができる．
（2）誘発筋電図
誘発筋電図M波を用いる運動神経伝導速度（motor nerve conduction velocity；MCV）と誘発神経活動電位を用いる知覚神経伝導速度（sensory nerve conduction velocity；SCV）がある．

3）画像検査
種々の画像検査も補助診断に有用であることが多い．X線写真，CTでは，骨折・脱臼部位の転位状態などが評価できる．超音波検査では，神経周囲の軟部組織の状態の評価が可能である．

5 治療

前述のとおり，神経損傷では切創など開放創に伴う断裂などの場合は診断が明らかであり，早急に神経修復を行うことが原則である．骨折・脱臼などに伴う閉鎖性損傷の場合，その損傷程度を的確に判断することは困難なことが多い．その場合，保存的治療を行いながら，Tinel徴候の遠位部への進行の状態，筋力・知覚の回復状況を確認し，3か月経過しても回復傾向がなければ手術的治療に移行すべきである．神経組織に損傷を伴わない一時的な麻痺の場合は自然回復が見込まれるが，断裂した場合は早期に神経を縫合しなければ機能回復は望めない．単純な，欠損を伴わない損傷の場合には顕微鏡下に神経縫合を行う．神経損傷部に欠損があり，断裂部を直接に縫合できない場合には神経移植手術を選択する．神経の中枢部が脊髄から引き抜かれた引き抜き損傷で，中枢部からの神経回復が期待できない場合は，ほかの正常神経の一部を損傷神経に縫合する．

1）保存的治療
シーネやdynamic splintなどの装具療法，可動域訓練などの運動療法，温熱療法・低周波などの理学療法，薬物療法などを行い，関節拘縮や筋萎縮予防，神経・筋の再生を促進するものである．

2）手術的治療
（1）神経剥離術
神経内剥離（intraneural neurosis）とは，不全損傷において，断裂した神経束と連続性のある神経束が混在するため，それぞれの神経束を瘢痕組織内から剥離していく方法である．神経外剥離（external neurosis）とは，神経周囲の瘢痕から神経幹を一塊として剥離していく方法である．
（2）神経縫合術（図12）
完全断裂した神経に対して行う．挫滅や汚染が高度な場合はデブリドマン，創洗浄，抗菌薬を投与し，状態の安定を待ってから二次的に修復を行ったほうがよい[65]．しかし，縫合時期が遅延すると神経再生能力が低下するため2週間以内の二次縫合が望ましい．新鮮例に対して

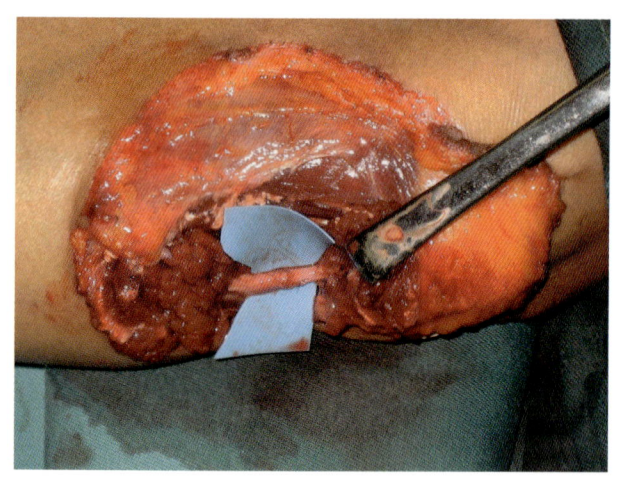

図12 開放性損傷による尺骨神経断裂に対して端々縫合を施行

行うのが理想であるが，新鮮例以外では瘢痕や神経腫が存在するため，これらを切除して断端の新鮮化を行い，正常組織が露出しているのを確認した後，神経断端同士を縫合する．緊張がかかるようなら無理をせずに神経移植に変更する．

(3) 神経移植術

神経縫合が無緊張下で不可能な場合や挫滅などによる大きな欠損が存在する場合に，原則的に自家神経移植が選択される．神経長が10％延長すると，阻血によって機能が低下する[63]．Allanら[66]は，8％の神経延長で神経内血流が50％低下して，15％の延長で80％低下すると報告している．移植に用いられる神経は腓腹神経，大腿外側皮神経，伏在神経，前腕の皮神経などが主なものである[67]．同種神経移植も行われているが，術後に免疫抑制剤の使用が必要であり普及していない[68]．その他，移植片として生体吸収性チューブ[69]や幹細胞による人工神経[70]も研究されている．

(4) 神経移行術

神経縫合や神経移植が不可能な場合に損傷した神経の機能再建をするために健常な異なる神経を切断して，その中枢端を損傷神経の末梢端に移行し縫合する．神経根引き抜き損傷などで用いられる．

4 コンパートメント症候群

1 概念

コンパートメント症候群(compartment syndrome)とは，四肢や体幹の筋膜，骨間膜，骨などに囲まれたコンパートメントすなわち筋区画内の内圧が上昇して循環障害が生じたことによって，コンパートメント内に存在する筋肉や神経が阻血性障害を受け，結果として組織の壊死に陥る病態の総称をいう．好発部位は，上肢では前腕であり，下肢では下腿である．

2 原因と病態

コンパートメント内圧の上昇の原因は，コンパートメント内の容積の縮小(ギプス固定や包帯固定，創部の縫縮による過度の圧迫など)とコンパートメント内容の増加(出血，創内の滲出，阻血後再灌流による毛細血管透過性亢進，軟部組織の腫脹など)がある．外傷によるものでは，骨折や主要血管損傷によるものが最も多い．他には骨折後のギプス固定によるものや，手術時の無理な肢位での四肢の局所の圧迫によるもの，タニケットの使用によるものなど，医原性のものも少なくない．

コンパートメント症候群の病態は，コンパートメント内の組織に生じた阻血性変化である．筋に分布する細動脈圧は約30〜40 mmHgであり，コンパートメント内圧がそれ以上に上昇した場合，細動脈の閉塞が起こるため，筋肉や神経に阻血が生じ，軟部組織は浮腫を呈し，さらに増悪して病態が進行する．阻血が浮腫を生じ，さらに阻血を進行させるという悪循環を生じるために結果として不可逆性の組織壊死に陥る．

3 症状

軟部組織の著しい腫脹と硬化を認め，障害コンパートメント部の耐え難い疼痛を訴える．疼痛は鎮痛薬にても軽減しない．阻血の進行に伴って，コンパートメント内の筋肉や神経が障害され，感覚異常や運動障害が生じてくる．程度はその部位の傷害によってさまざまであるが，感覚異常の初期症状として，前腕では1指と2指の間，下腿では1趾と2趾の間の感覚鈍麻が特徴である．

4 診断

1) Stretch test

障害されたコンパートメント内の筋を他動的に伸展させるもので，陽性の場合，傷害部位の疼痛が増強される．

2) コンパートメント内圧測定(図13)

内圧上昇を実際に確認することが必要である．Whitesideら[71]のneedle manometer法は，病院で常備されているもので作製可能であるが，検者によって測定にばらつきがあるという問題点がある．ほかにStryker社製Intra-Compartment Pressure Systemは，携帯型の簡

D. 急性期合併症・副損傷

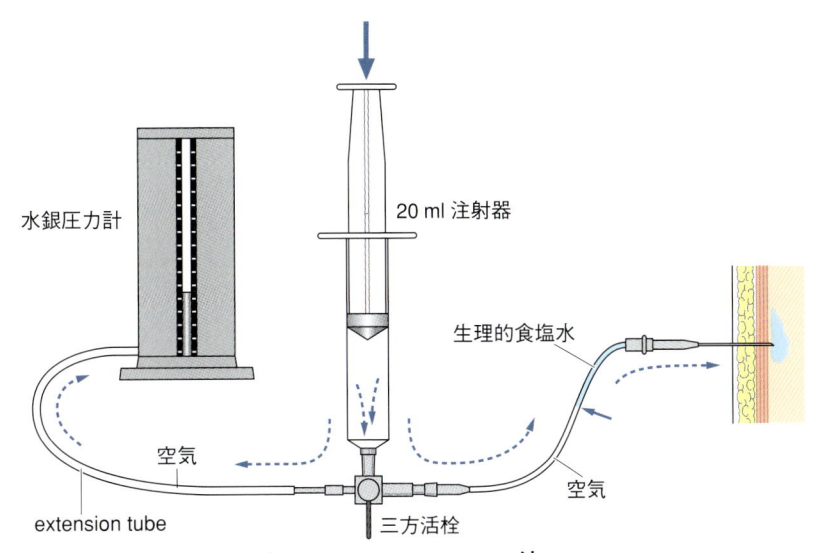

図13 Whitesides TE らの needle manometer 法
〔Whitesides TE, Haney TC, Morimoto K, et al : Tissue pressure measurements as a determinant for the need of fasciotomy. Clin Orthop Relat Res 113 : 43-51, 1975 から〕

便な装置で取り扱いが容易である[72]．動脈圧モニタリングの可能な救急医療施設においては，動脈圧モニターも同様の手技で使用可能である．私たちも，動脈圧モニターを用いて，比較的簡便に持続測定を行っている．

3）画像検査

超音波検査やCT，MRIで軟部組織の腫脹や血腫，滲出液などを確認することができる．

4）血液検査

GOT，GPTなどは筋損傷の程度を表し，経時的に把握することができる．また，CPKは高値を示す場合，圧挫症候群について注意する必要がある．

5 治療

1）原因を除去する

コンパートメント症候群を呈する原因，すなわちコンパートメントの容積を縮小させている原因がある場合（ギプス固定，包帯固定，創部の縫縮，不良肢位など）はその原因の除去を行う．

2）減張切開（筋膜切開）

発症後，数時間は注意深く保存的に経過を観察するが，上記原因の除去を行っても改善が認められない場合やコンパートメント内圧の上昇が認められる場合は，減張切開（筋膜切開術）が適応となる．筋組織の阻血に対する可逆性を考慮した場合，遅くとも8時間以内に減圧することが重要である．頭部外傷などで意識障害を合併している場合は，臨床症状が確認できず，時間経過もはっきりしないためコンパートメント内圧の測定が必要となる．減張切開の適応となるコンパートメント内圧に関しては，種々の報告がなされている[73,74]．近年では拡張期血圧とコンパートメント内圧の差が30 mmHg以下であれば，時間経過にかかわらず減張切開の適応であると報告されている[50]．

> **Point**
> 減張切開の適応
> ① stretch sign 陽性
> ② 拡張期血圧とコンパートメント内圧の差が30 mmHg以下

3）減張切開の方法

頻度の高い下腿の減張切開について述べる．

(1) Four compartment parafibular approach[75]

下腿外側部で腓骨頭から足関節外果まで皮切を行う．Lateral compartmentはそのまま皮切の位置で筋膜切開を行う．続いて前方の皮膚・皮下組織をレトラクタで引き，anterior compartmentの筋膜を露出して切開する．その際，浅腓骨神経に注意する．次に後方の皮膚・皮下組織をレトラクタで引き，superficial posterior compartmentの筋膜を露出して切開する．最後にlateral compartmentを前方に引き，ヒラメ筋を腓骨から剥離しつつ後方へ引くとdeep posterior compartmentに到達する．

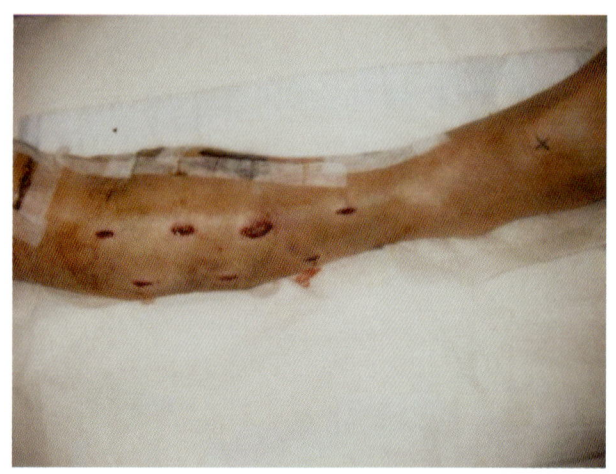

図14 Skipped incision approach による筋膜切開
右下腿コンパートメント症候群に対して，skipped incision approach にて筋膜切開を行った症例．

(2) Double incision approach[76)]

まず，前外側からアプローチする．腓骨と脛骨稜の間で皮膚切開を行って，anterior compartment と lateral compartment を開放する．続いて後内側から脛骨の後縁に沿って皮膚切開を行い，superficial posterior compartment と deep posterior compartment を開放する．

(3) Skipped incision approach

当科では，各コンパートメントを開放する際に，症例を選んで2〜3cmの皮膚切開を約5cmの間隔を空けて，skipped incision で行っている．筋膜切開は skip とせずに連続的に皮下で完全開放を行っている（図14）．
しかし腫脹が著しい例に対する減張切開の皮膚切開は全長にわたる大きなものとするのが原則である．

5 深部静脈血栓症

1 概念

近年，整形外科の周術期に発生する肺血栓塞栓症（pulmonary thromboembolism；以下 PTE）が致死的合併症として注目されているが，この PTE の90％以上は，下肢の深部静脈血栓症（deep vein thrombosis；以下 DVT）が原因といわれ，逆に DVT の15〜20％は PTE を引き起こすとされる[77)]．DVT と PTE は一連の病態として考えられ，静脈血栓塞栓症（venous thromboembolism；以下 VTE）と呼ばれる．欧米では，VTE は虚血性心疾患や脳血管障害と並んで三大循環疾患とされる頻度の高い疾患である．
整形外科の領域では人工股関節全置換術，人工膝関節全置換術あるいは股関節骨折手術（hip fracture surgery；以下 HFS）などに多く発症する．欧米ではその発生頻度は高いとされ，予防には早くから取り組みが行われてきた．HFS を行うほとんどの入院患者は VTE の危険因子を1つ以上有している．例えば，HFS 患者は通常高齢者であり，近位の下肢損傷とその他の外科的処置を受け，術後数週間にわたって可動性が著しく制限されることからリスクが特に高い．さらに癌が合併しているとリスクはさらに高くなる[78)]．手術手技操作においても軟部組織保護による静脈損傷や静脈圧迫が起こり静脈血栓のリスクが高まる[78-80)]．このように外科手術では，手術そのものが強い危険因子になるだけでなく，種々の危険因子が患者に加わるのが特徴である[25)]．一方，わが国では VTE の頻度が低いとされてきたが，DVT の発生率は血栓予防を行わなかった場合，整形外科大手術で40〜60％であり，欧米と同程度に発生し，決してまれではないことがわかってきた[24, 25)]．

2 原因と病態[80)]

直達外力によって損傷を受ける機会が少ない深部静脈に血栓症が発生するには種々の条件が必要であり，肺血栓・塞栓症の項でも述べているが，Virchow（1860年）が静脈血栓症の発生機序として，
①血流速度の遅延
②血液性状の変化（凝血機序の傷害）
③血管壁の変化
の3つをあげた．
このうち①，②の2因子は手術，外傷，分娩などの場合は当然考えられる．一般的に術後は，凝固能亢進，線溶能低下の傾向があり，血小板凝集能の亢進，フィブリノーゲンの増加，第Ⅷ因子の活性亢進のほか，特に静脈血栓症の発生要因として線溶能低下が重視されている[81)]．
しかし，深部静脈壁に損傷などの変化が起こることは考え難い．Stewart らの報告によると，人工股関節置換術によって大腿静脈などの分枝静脈接合部に顕微鏡レベルの微小の内膜裂傷が生じ，局所的に白血球や非細胞物質が沈着することを認め，外傷などによって侵襲の加わった部位から遠隔の静脈壁に損傷が起こったとしている．これが血栓形成の引き金となることを想定し，静脈血栓発生過程を4段階に分け解説している[82-84)]．
①上記のようなストレスが生体に加わると末梢の静脈が拡張し，壁が薄くなり，小静脈接合部が裂けて内膜に裂傷が起こり，そこに白血球や血小板が集合する．
②この白血球や血小板が活性化されるため，さらにこれ

D. 急性期合併症・副損傷

らの集合を促進する．
③白血球と血小板からなる白色血栓によって凝固因子が活性化され赤色血栓が生じる．
④フィブリン塊が形成され凝固が完成し，さらに活性化された白血球が静脈壁内に浸潤して局所炎症が起こる．血栓形成と同時に種々のサイトカインも産生され，サイトカインおよびケモカインによって，P-selectin, E-selectinなどの接着分子が発現し β2-integrinなどの作用によって白血球の静脈壁への固着が安定し，TGF-β, PDGFなどの成長因子が発現し，静脈壁の肥厚，内腔狭窄が起こり，主幹静脈の閉塞が完成される．

表在性静脈と異なり，深部静脈血栓症はほとんどすべて下肢静脈に発生し，左側が右側より数倍多い．その原因としては左総腸骨静脈が，下大静脈が接合する部位付近において右総腸骨動脈によって圧迫されることが考えられる．しかし，初発部位やその進展様式に関しては，統一された見解は得られていない[85]．

静脈に形成された血栓は静脈壁に固着した後，その部位で反応性炎症が起こる．そこから近位に向かって血栓が進展していく．新しく形成された血栓は部分的に遊離して大静脈を通り，右心系に入って肺動脈に塞栓を起こす可能性がある．形成された血栓は3日以上経つと遊離することはないといわれる．また，閉塞部はそのままの状態で変わらないこともありうるが，多くの場合，数か月から数年の間に部分的に再開通が起こる．この際，静脈内の弁が壊されることによって還流不全が起こり，下肢浮腫，静脈瘤，潰瘍など慢性静脈不全症状を呈する．

3 症状と診断

DVTの発症は多くが潜在性であるが，術後発生するものは5～14日前後に発症するものが最も多いとされる．発症時の症状は発生部位によって異なる．

①**下腿深部静脈**：後脛骨静脈，腓腹筋静脈では最も多く血栓が発生する．主要症状は腓腹筋周囲の疼痛および圧痛であり腫脹は目立たないことが多い．近位の大腿静脈への移行は少ないとされるが，PTEの発症頻度については議論の余地がある[86]．
②**膝窩静脈**：上記の下腿静脈血栓から二次的に起こる例が多いが，下腿，足部の腫脹が比較的強い．
③**大腿静脈，腸骨静脈**：下腿静脈血栓が二次的に進展したものが多く，症状は急性に出現することが多い．また，下肢全体が腫脹し強い疼痛を訴え，表在静脈の拡張が認められる．

術後の吸収熱が下降し，落ち着いた頃，すなわち1～

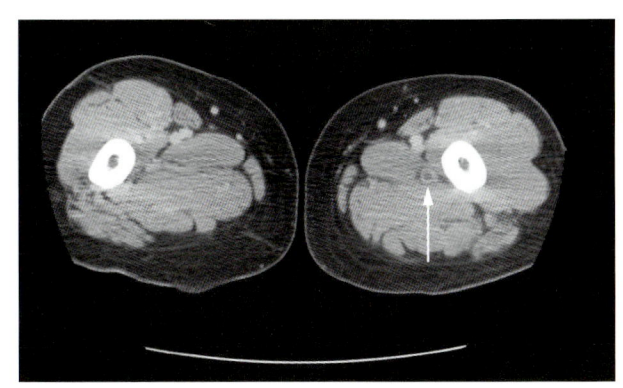

図15 造影CTで診断された左大腿部の深部静脈血栓症症例

2週間後に軽度の発熱があれば，本症を疑う必要がある．腓腹部の圧痛も局所症状として参考になる．Homan's sign（足の背屈運動に際し腓腹部に疼痛を訴える）が重視されているが，その診断的価値は低いとされる．

4 画像診断

1) 超音波画像診断法

仰臥位や座位において観察し，Bモード断層像で静脈内拡張や高エコー像として描出される．新鮮血栓と血液とは等エコーを示すため，特にカラードプラ法が用いられている[87]．超音波診断では，プローブによる圧迫で静脈還流を停止させるcompression testが広く用いられている[88]．

2) 静脈造影

Gold standardであるが，X線被曝，造影剤使用，穿刺などの侵襲性からルーチン検査，スクリーニングとしては適当でない．正確な評価のために立位斜位像を撮影する必要があるが，術直後の症例では体位の変換が困難なことが多く，また，骨盤内血栓の診断には不適である．

3) CT

近年CT機器の進歩によって空間分解能が向上している．急性期血栓が存在する静脈は，内腔が造影されず，かつ対側正常部に比較し拡張するので診断は比較的容易であり，当科でも広く用いている（図15）．特に骨盤腔内や下大静脈内の血栓の診断に有用である．

Loudらは，single helical CTを使用し静脈造影と比較し，DVTの診断敏感度97%，特異度100%と良好な成績を報告している[89]．

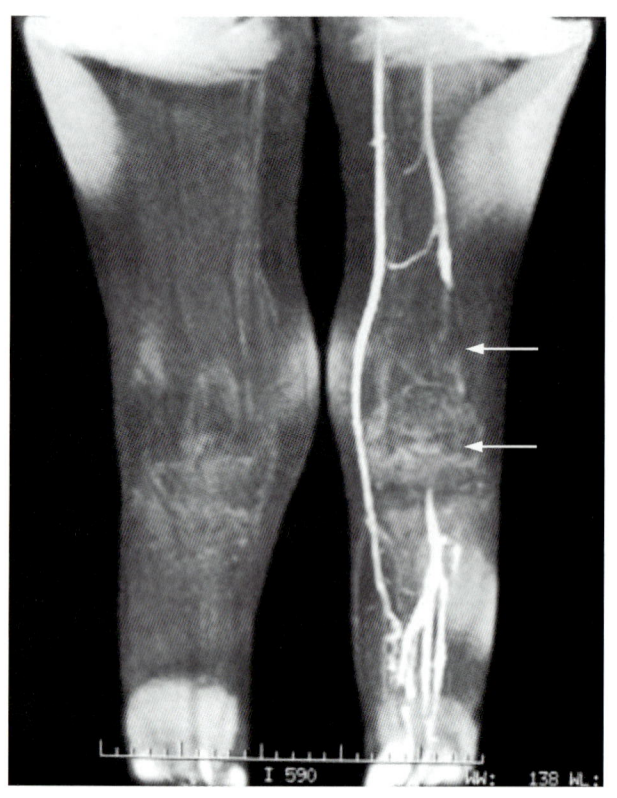

図16　MRVで認められた大伏在静脈の怒張と大腿静脈の欠損像
〔山本豪明, 高平尚伸, 内山勝文, ほか：当院の人工関節置換術周術期における深部静脈血栓症に対するMR venographyの使用経験. 関東整災誌 39(1)：23-26, 2008 から〕

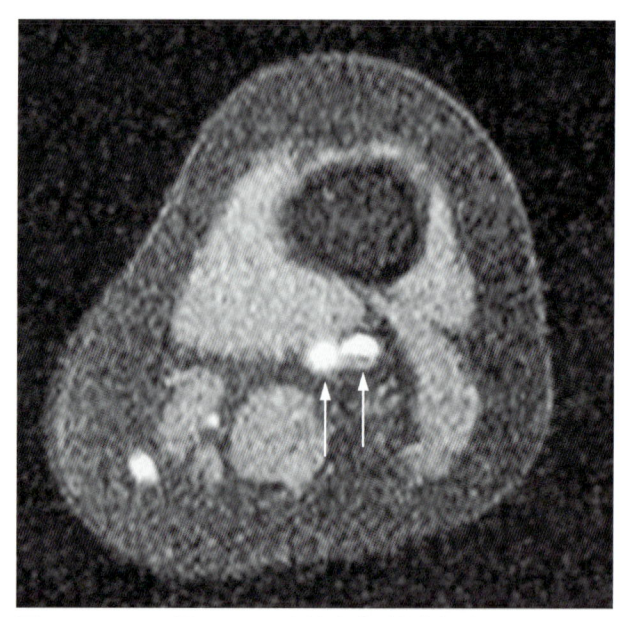

図17　MRVで認められた血管内造影剤欠損像
〔山本豪明, 高平尚伸, 内山勝文, ほか：当院の人工関節置換術周術期における深部静脈血栓症に対するMR venographyの使用経験. 関東整災誌 39(1)：23-26, 2008 から〕

4）MRI

私たちの施設では, 2001年から股関節手術の周術期におけるDVTの検出にMRV (magnetic resonance venography) を導入した[90]. 非侵襲性であり, 読影者による依存性が低いことが長所としてあげられるが, アーチファクトの出現, さらに良好な画像を得るために撮影肢位が限られること, コストが高いなどの短所もある.

私たちは, それらの欠点を補うために造影剤を使用した. 造影剤はコントラスト分解能がよく, 描出困難な下腿部の静脈も比較的良好に描出できる（図16, 17）. しかし, さらなるコストの増加, 造影剤使用による侵襲の増大, 近位部での造影剤濃度の低下などの問題点がある. 2003年にFraserらは新しい画像技術として拡散強調画像を用いて血栓そのものを描出する方法を報告した[91]. 当科でも現在その使用を検討中である.

5　予防と治療

股関節周囲骨折では高頻度にDVTが発生する[92,93]. 受傷から手術までの期間によってDVTの発生を比較した研究では, 48時間以上経過して手術が行われた例ではDVTの発生率が約5倍になると報告されている[94].

受傷48時間以内の手術, 術中・術後を通じ下肢に不要な過度の圧迫を加えないようにすること, 大腿骨頚部内側など大血管周囲でのレトラクタなどの使用に注意する, 弾性ストッキングあるいは弾性包帯によって下肢の圧迫, 患肢挙上, フットポンプの使用, 足関節・足趾の自動運動, 早期離床などが推奨される.

また, 血液検査による診断では, 血栓マーカーであるD-dimerがDVTとの間に非常に大きな関連があることがわかってきており, 塩田らは股関節手術において術後7日目でのD-dimerが$10\mu g/ml$以上であるとDVT発生が示唆されると報告している[95].

下大静脈フィルタ（IVCフィルタ）は, DVTが致死的肺塞栓症を起こすのを予防するために使用されるものである[96]. DVTが発見された場合や, ハイリスク症例の場合に, 術前に一時留置型フィルタが使用されることが多い. ただし, 一時留置型には2週間以内の抜去が必要なほか, 挿入部の感染, 出血, フィルタ移動の頻度が多いなど問題点が指摘されており[97], 術前のしっかりとしたインフォームドコンセントが必要である.

抗凝固療法

（1）ワルファリン・ヘパリン

ワルファリンは, 手術5日前に休止してプロトロンビン時間 (Prothrombin time；PT) を測定し, PTが術前の時点で40％以上になるようにビタミンK_2で補正す

D. 急性期合併症・副損傷

表5 本ガイドラインにおける静脈血栓塞栓症のリスクの階層化

リスクレベル	手術
低リスク	上肢手術
中リスク	腸骨からの採骨や下肢からの神経や皮膚の採取を伴う上肢手術 脊椎手術[*1] 脊椎・脊髄損傷[*2] 下肢手術 大腿骨遠位部以下の単独外傷[*3]
高リスク	人工股関節置換術・人工膝関節置換術・股関節骨折手術（大腿骨骨幹部を含む） 骨盤骨切り術[*4] 下肢手術にVTEの付加的な危険因子が合併する場合 下肢悪性腫瘍手術 重度外傷（多発外傷）[*5]・骨盤骨折[*5]
最高リスク	「高リスク」の手術を受ける患者に静脈血栓塞栓症の既往あるいは血栓性素因の存在がある場合

[*1]：下肢麻痺があれば高リスクとなるが，抗凝固療法は出血リスクのため適応の是非は不明．
[*2]：脊椎脊髄損傷は中リスクあるいは高リスクに分類されると考えられるが，急性期の抗凝固療法は出血リスクのために適応の是非は不明．
[*3]：エビデンスのある報告は少ないためリスクの階層化は困難であるが，報告されている発生率からは中リスクと判断される．
[*4]：キアリ骨盤骨切り術や寛骨臼回転骨切り術など．
[*5]：重度外傷と骨盤骨折は高リスクと考えられるが，安全で効果的な予防法を指摘できない．

表6 本ガイドラインにおいて推奨する予防法

リスクレベル	推奨予防法
低リスク	早期離床および積極的下肢運動
中リスク	弾性ストッキングあるいは間欠的空気圧迫法
高リスク[*1]	間欠的空気圧迫法あるいは抗凝固療法[*2]
最高リスク	抗凝固療法（間欠的空気圧迫法あるいは弾性ストッキング併用）

[*1]：高リスクに対しては間欠的空気圧迫法あるいは抗凝固療法を推奨するが，間欠的空気圧迫法にはすでに形成された血栓を遊離させて肺血栓塞栓症を惹起する可能性やコンパートメント症候群をきたす可能性が存在し，抗凝固療法には出血性リスクが存在するので，症例に応じて予防法を選択する，あるいはこれらの予防を行わないという選択も存在する．
[*2]：抗凝固療法
・エノキサパリンナトリウム：（クレキサン®皮下注キット2000 IU）2000単位を1日2回皮下注，術後24時間経過後投与開始，術後11〜14日間投与．
・フォンダパリヌクスナトリウム：（アリクストラ®皮下注2.5 mg・1.5 mg）2.5 mg（腎機能低下例は1.5 mg）を1日1回皮下注，術後24時間経過後投与，術後10〜14日間投与．
・未分画ヘパリン：（商品名「カプロシン®」）5000単位（1バイアルは2000単位）を1日2〜3皮下注，開始時期・投与期間未記載．
・未分画ヘパリン：APTTでモニタリングして使用．
・ワルファリン：PT-INRでモニタリングして使用．

る．PT40%以上を確認後にヘパリンを開始し，手術直前に硫酸プロタミンでヘパリンを中和する．術後24時間の時点でヘパリンを再開して，aPTT比1.5〜2倍で術後調整する．経口投与が可能になったらワルファリンを再開して4,5日継続してPT比が治療域に戻ったらヘパリンを中止する[98]．

ガイドライン[99]によるVTE予防ワルファリン投与の対象は，高リスク・最高リスク患者であり，ワルファリン内服後PT-INRを1.5〜2.5に調節する．

ヘパリンを使用する場合は，必ずヘパリン誘発性血小板減少症に注意する．

(2) フォンダパリヌクスナトリウム（アリクストラ®）[100]：合成Xa阻害剤

2007年4月にVTEの発現リスクの高い下肢整形外科手術施行患者を対象として認可された．凝固カスケードのXa因子を選択的に阻害することで，血栓形成を抑制させる薬剤である．成人にはフォンダパリヌクスナトリウム2.5 mgを術後24時間経過し，手術創などからの出血がないことを確認して1日1回皮下投与する．硬膜外カテーテル抜去あるいは腰椎穿刺から少なくとも2時間を経過してから行う．通常の凝固能検査では本剤に対する感度が低いため，臨床症状がモニタリングとして重要

総論 4　骨折

である．ワルファリン，アスピリン，消炎鎮痛薬，ジゴキシンなどと併用してもそれらの薬物動態には影響を与えない．重大な副作用である出血時には投与を中止して，さらに出血が継続する場合は，Xa因子を補うために輸血や血液製剤が必要となる．警告として，脊椎・硬膜外麻酔あるいは穿刺部位に血腫が生じ，神経の圧迫による麻痺出現の危険性がある場合には使用しない．

（3）エノキサパリンナトリウム（クレキサン®）[101]：低分子ヘパリン

2008年4月に発売され，下肢整形外科手術施行患者におけるVTEの発症抑制，全人工股関節置換術，全人工膝関節置換術，股関節骨折手術が適応となった．合成Xa阻害剤と同様に高リスク患者が対象であり，術中および術直後には使用できないが，出血時の中和にプロタミン硫酸塩が使用できるために，Xa阻害薬より有利と考えられる．また，未分画ヘパリンと比較したエノキサパリンナトリウムの薬理学的，薬物学的特長として，①出血助長を反映する1つの指標であるaPTTの延長作用が弱いこと，②消失半減期が長く，皮下投与時の生物学的利用能が高いこと，③凝固因子以外の血漿タンパクとの非特異的な結合能が低いため，血中濃度に及ぼす変動要因が少なく，抗凝固能の予測性が高い．このため，ヘパリンのように容量調節のためにaPTTなどをモニタリングする必要がないことがあげられる．

> **Point**
> **深部静脈血栓症のガイドライン**
>
> 日本整形外科学会肺血栓塞栓症/深部静脈血栓症（静脈血栓塞栓症）予防ガイドライン改訂委員会は，ガイドライン改訂を行い，『日本整形外科学会静脈血栓塞栓症予防ガイドライン』（2008）を発刊した．
>
> 本ガイドラインにおける静脈血栓塞栓症のリスクの階層化（表5）と本ガイドラインにおいて推奨する予防法（表6）を参考資料として掲載した[102]．

❖ 文献

1) Zenker FA : Beitrage zur anatomie und physiologic der lunge. Braunsdorf, Dresden, 1861.
2) Bergman EB : Ein fall todlicher fettembolie. Klin Wochenschr 10 : 385-387, 1873.
3) Gurd AR : Fat embolism : an aid to diagnosis. J Bone Joint Surg 52-B : 732-737, 1970.
4) Bulger EM, Smith DG, Maier RV, et al : Fat embolism syndrome. A 10-year review. Arch Surg 132 : 435-439, 1997.
5) Robert JH, Hoffmeyer P, Broquet P-E, et al : Fat embolism syndrome. Orthop Rev 22 : 567-571, 1993.
6) Johnson MJ, Lucas GL : Fat embolism syndrome. Orthopedics 19 : 41-50, 1996.
7) Mellor A, Soni N : Fat embolism. Anaesthesia 56 : 145-154, 2001.
8) Chan KM, Tham KT, Chiu HS, et al : Post traumatic fat embolism : its clinical and subclinical presentations. J Trauma 24 : 45, 1984.
9) Jenkins K, Chung F, Wennberg R, et al : Fat embolism syndrome and elective knee arthroplasty. Can J Anaesth 49 : 19-24, 2002.
10) Schonfeld SA, Ploysongsang Y, DiLisio R, et al : Fat embolism prophylaxis with corticosteroids. A prospective study in high-risk patients. Ann Intern Med 99 : 438-443, 1983.
11) Gossling HR, Pellegrin VD : Fat embolism syndrome. A review of the pathophysiology and physiological basis of treatment. Clin Orthop 165 : 68-82, 1982.
12) Fabian TC, Hoots AV, Stanford DS, et al : Fat embolism syndrome : prospective evaluation in 92 fractures patients. Crit Care Med 18 : 42-46, 1990.
13) Lindeque BGP, Schoeman HS, Dommisse GF, et al : Fat embolism and the fat embolism syndrome. A double-blind therapeutic study. J Bone Joint Surg 69-B : 128-131, 1987.
14) Gurd AR, Wilson RI, et al : The fat embolism syndrome. J Bone Joint Surg 56-B : 408-416, 1974.
15) Adams CB : The retinal manifestations of fat embolism. Injury 2 : 221, 1971.
16) Peltier LF : The classic fat embolism. An appraisal of the problem. Clin Orthop Relat Res 187 : 3-17, 1984.
17) Parisi DM, Koval K, Egol K : Fat embolism syndrome. Am J Orthop 31 : 507-512, 2002.
18) 鶴田登代志：脂肪塞栓．整形外科 MOOK 5 : 172-184, 1978.
19) Buttaro M, Mocetti E, Alfie V, et al : Fat embolism and related effects during reamed and undreamed nailing in a pig model. J Orthop Trauma 16 : 239-244, 2002.
20) Helttula I, Karanko M, Gullichsen E : Similar central hemodynamics and oxygenation in reamed and undreamed intramedullary nailing of tibial fractures. J Trauma 52 : 308-314, 2004.
21) 新藤正輝, 田中啓司, 相馬一亥, ほか：髄内釘と肺脂肪塞栓. 臨整外 38（5）: 601-606, 2003.
22) Bell WR, Simon TL, DeMets DL : The clinical features of submassive and massive pulmonary emboli. Am J Med 62（3）: 355-360, 1977.
23) 程原誠, 浅井淳, 安藤毅, ほか：アキレス腱断裂後の保存的治療中に肺塞栓症を発症した2例. 整・災外 46 : 789-792, 2003.
24) 高平尚伸, 新藤正輝, 塩田直史, ほか：骨折後の肺血栓塞栓症発症状況の現状―2001〜02年における日本骨折治療学会会員および所属施設を対象としたアンケート集計結果. 骨折 26-No.1 : 39-43, 2004.
25) 肺血栓塞栓症/深部静脈血栓症（静脈血栓塞栓症）予防ガイドライン作成委員会：整形外科手術. 肺血栓塞栓症/深部静脈血栓症（静脈血栓塞栓症）予防ガイドライン 第1版. メディカルフロントインターナショナルリミテッド, 東京, pp55-64, 2004.
26) Virchow R : Gessamelte Abhandlungen zur Wissenschaftlichen Medicin. A M von Meidinger Sohn, Frankfurt, pp 520-525, 1856.
27) 矢内勝：肺血栓・塞栓症. 呼吸器疾患シリーズ―呼吸器疾患の診断と治療 13―. 臨床医薬 19（8）: 853-859, 2003.
28) Yan SF, Mackman N, Kisiel W, et al : Hypoxia/hypoxemia-induced activation of the procoagulant pathways and the pathogenesis of ischemia-associated thrombosis. Arterioscler Thromb Vasc Biol 19 : 2029-2035, 1999.

29) Elliot CG, Goldhaber SZ, Visani L et al : Chest radiographs in acute pulmonary embolism. Chest 118(1) : 33-38, 2000.
30) 塩田直史, ほか：深部静脈血栓症と肺塞栓の早期診断法. 関節外科 19：27-32, 2000.
31) 引田裕, 立花新太郎, 油川修一, ほか：下肢手術後肺塞栓の診断—血流シンチと換気シンチの併用—. 東日本整災会誌 11：219-222, 1999.
32) 佐藤浩三, 陣崎雅弘, 栗林幸夫：肺シンチグラムおよびCT・MRI. 日本臨床 61：1739-1743, 2003.
33) 佐藤徹：静脈血栓塞栓症の臨床—静脈血栓症の内科的治療—. IVR 22(1)：27-30, 2007.
34) Anderson DR, Levine MN : Thrombolytic therapy for the treatment of acute pulmonary embolism. Can Med Assoc J 146 : 1317-1324, 1992.
35) Bywaters EGL, Beall D : Crush injuries with impairment of renal function. Br Med J 1 : 427-432, 1941.
36) 石井昇：挫滅症候群発生の機序と対策. 日本医事新報 4291：53-57, 2006.
37) 杉本侃, ほか：阪神・淡路大震災に係わる初期救急医療実態調査班研究報告書. 1996.
38) 日本集団災害医学会尼崎JR脱線事故特別調査委員会：報告書「JR福知山線脱線事故に対する医療救護活動について」. 2006年2月.
39) 中西健, 高光義博, 中川清彦：大災害における挫滅症候群と急性腎不全. 整・災外 43：1403-1410, 2000.
40) 和泉雅章, 中西健：【輸液療法の再評価. 日常治療として】クラッシュ症候群救命. 綜合臨牀 54(10)：2583-2587, 2005.
41) 横田順一郎：挫滅症候群. 日救急医会誌 8：1-16, 1997.
42) Greaves I, Porter KM : Consensus statement on crush injury and crush syndrome. Accid Emerg Nurs 1 : 47-52, 2004.
43) Gonzalez D : Crush syndrome. Crit Care Med 33 : S34-41, 2005.
44) 河田正仁, 松本奐良, 足立和正, ほか：^{99m}Tc-hydroxymethylene Diphosphonate (HMDP) 骨シンチグラフィ, X線CTおよびMRIの横紋筋融解症の筋融解部位同定に対する有用性. 愛仁会医学研究誌 27(1)：6-10, 1995.
45) Russ PD, Dillingham M : Demonstration of CT hypertensity in patients with acute renal failure associated with rhabdomyolysis. J Comput Assist Tomogr 15(3) : 458-463, 1991.
46) Stock KW, Helwig A : MRI of acute exertional rhabdomyolysis in the paraspinal compartment. J Comput Assist Tomogr 20(5) : 834-836, 1996.
47) Shintani S, Shiigai T : Repeat MRI in acute rhabdomyolysis. J Comput Assist Tomogr 17(5) : 786-791, 1993.
48) Oda J, Tanaka H, Yoshioka T, et al : Analysis of 372 patients with crush syndrome caused by the Hanshin-Awaji earthquake. J Trauma 42 : 470-476, 1997.
49) Shimizu T, Yoshioka T, Nakata Y, et al : Fluid resuscitation and systemic complications in crush syndrome. : 14 Hanshin-Awaji earthquake patients. J Trauma 42 : 641-646, 1997.
50) McQueen MM, Court-Brown : Compartment monitoring in tibial fractures : The pressure threshold for decompression. J Bone Joint Surg 78-B : 99-104, 1996.
51) 関谷勇人, 和田郁雄：整形外科的基本手技 処置 腱縫合術 上肢(解説). J Clin Rehabil 16(5)：452-455, 2007.
52) Standard nomenclature of athletic injuries. Report of the Committee on the Medical Aspects of Sports. American Medical Association, Chicago, 1966.
53) O'Donnoghue, DH : Treatment of Injuries to Athletes, 3rd ed. WB Saunders, Philadelphia, 1976.
54) スポーツ安全協会：スポーツ等活動中の傷害調査—17. スポーツ安全協会, 1999.
55) 森川潤一：新鮮足関節外側靱帯損傷の診断と治療. MB Orthop 18(11)：19-29, 2005.
56) Moore EE, Mattox KL, Feliciano DV : Peripheral vascular trauma. Trauma manual 39 : 356-367, McGraw-Hill, 2003.
57) Johansen J, Lynch K, Paun M et al : Non-invasive vascular tests reliably exclude occult arterial trauma in injured extremities. J Trauma 31 : 515, 1991.
58) Moore KL, Agur AMR : Essential Clinical Anatomy, 2nd edition. Lippincott William & Wilkins, Philadelphia, 2002.
59) 木村浩彰, 永冨彰仁：末梢神経損傷の病態と整形外科的治療. 理学療法 25(1)：319-326, 2008.
60) Seddon, H : Three types of nerve injury. Brain 66 : 237-346, 1943.
61) Sunderland, S : Nerve and Nerve Injuries. Williams & Wilkins, Baltimore, 1969.
62) Madison RD : Reinnervation accuracy of the rat femoral nerve by motor and sensory neurons. J Neurosci 16(18) : 5698-5703, 1996.
63) 山野慶樹：末梢神経の臨床 診断・治療・リハビリテーション. 医歯薬出版, 東京, pp71-98, 2007.
64) 越智光夫, 生田義和：末梢神経損傷における神経再生の基礎. 臨床リハ 2(10)：789-794, 1993.
65) Badalamente, MA, Hurst, LC, Stracher, A : Recovery after delayed nerve repair : influence of a pharmacologic adjunct in a primate model. J Reconstr Microsurg 8 : 391, 1992.
66) Allan CH, Trumble TE : Biomechanics of peripheral nerve repair. Oper Tech Orthop 14 : 184-189, 2004.
67) Myckatyn TM, Mackinnon SE : Surgical techniques of nerve grafting (standard/vascularized/allograft). Oper Tech Orthop 14 : 171-178, 2004.
68) Rowshan N, et al : Current surgical techniques of peripheral nerve repair. Oper Tech Orthop 14 : 163-170, 2004.
69) 若林良明, ほか：運動神経の再生. 炎症と免疫, 9(3)：271-277, 2001.
70) Hu J, et al : Repair of extended peripheral nerve lesions in rhesus monkeys using acellular allogenic nerve grafts implanted with autologous mesenchymal stem cells. Experimental Neurology 204 : 658-666, 2007.
71) Whiteside TE Jr, Haney TC, Morimoto K, et al : Tissue pressure measurements as a determinant for the needle of fasciotomy. Clin Orthop 113 : 8-14, 1975.
72) 小谷野誠司, ほか：コンパートメント症候群に対する新しい内圧測定法. 臨床スポーツ医学 10：1385-1388, 1993.
73) Mubarak FA, Hargens AR, et al : The wick catheter technique for measurement of intramuscular pressure. J Bone Joint Surg 58-A : 1016-1020, 1976.
74) Matsen FA, Krugmire R, et al : Increased tissue pressure and effects on muscle oxygenation in level and elevated human limbs. Clin Orthop 144 : 311-320, 1979.
75) Matsen FA, Winquist RA, Krugmire Jr. RB : Diagnosis and management of compartment syndrome. J Bone Joint Surg 62-A : 286-291, 1980.
76) Mubarak SJ, Owen CA : Double-incision fasciotomy of the leg for decompression in compartment syndromes. J Bone Joint Surg 59-A : 184-187, 1977.
77) Moser WH : Pulmonary embolism : state of art. Am Rev Respir Dis 115(5) : 829-852, 1977.
78) Geerts WH, Pineo GF, Heit JA, et al : Prevention of venous thromblism : the seventh ACCP conference on antithrom-

総論 4　骨折

botic and thrombolytic therapy. Chest 126(3 Suppl) : 338S-400S, 2004.
79) 高平尚伸, 内山勝文, 峰原宏昌, ほか：股関節手術の周術期における凝固線溶系マーカーの変動—THAと骨切り術の比較. Hip Joint 29 : 606-608, 2003.
80) 稲田潔, 松本興治, 正木久男：血管疾患の臨床. 金原出版, 東京, pp271-285, 2002.
81) Wakefield TW, Strieter RM, Prince MR, et al : Pathogenesis of venous thrombosis : a new insight. Cardiovasc Surg 5 : 6-15, 1997.
82) Schaub RG, Lynch PR, Stewart GJ : The response of canine veins to three types of abdominal surgery : A scanning and transmission electron microscopic study. Surgery 83 : 411-424, 1978.
83) Stewart GJ, Alburger PD, Stone EA : Total hip replacement induces injury to remote veins in a canine model. J Bone Joint Surg 65-A : 97-102, 1983.
84) Stewart GJ : Neutrophils and deep venous thrombosis. Haemostasis 23(Suppl 1) : 127-140, 1993.
85) May R, Thurner J : The cause of the predominantly sinistral occurrence of thrombosis of the pelvic veins. Angiography 8 : 419-427, 1957.
86) Lohr JM, Hasselfield KA, Byrne MP, et al : Does the asymptomatic limb harber deep venous thrombosis. Am J Surg 168 : 184-187, 1994.
87) Wells PS, Hirsh J, Anderson PR, et al : Accuracy of clinical assessment of deep-vein thrombosis. Lancet 345 : 1326-1330, 1995.
88) Cogo A, Lensing AWA, Coopman MM, et al : Compression ultrasonography for diagnostic management of patients with clinically suspected deep vein thrombosis : prospective cohort study. Br Med J 316 : 17-20, 1998.
89) Loud PA, Katz DS, Bruce DA, et al : Deep venous thrombosis with suspected pulmonary embolism : Detection with combined CT venography and pulmonary angiography. Radiology 219 : 498-502, 2001.
90) 山本豪明, 高平尚伸, 内山勝文, ほか：当院の人工関節置換術周術期における深部静脈血栓症に対するMR venographyの使用経験. 関東整災誌 39(1) : 23-26, 2008.
91) Fraser DG, Moody AR, Davidson IR, et al : Deep venous thrombosis : Diagnosis by using venous enhanced subtracted peak arterial MR venography versus conventional venography. Radiology 226 : 812-820, 2003.
92) Dhillon KS, Askander A, Doraismay S : Postoperative deep-vein thrombosis in Asian patients is not a rarity. J Bone Joint Surg 78-B : 427-430, 1996.
93) Geerts WH, Code KI, Jay RM, et al : A prospective study of venous thromboembolism after major trauma. N Engl J Med 331 : 1449-1450, 1994.
94) Hefley FG Jr, Nelson CL, Puskarich-May CL, et al : Effect of delayed admission to the hospital on the preoperative prevalence of deep-vein thrombosis associated with fractures about the hip. J Bone Joint Surg 78-A : 581-583, 1996.
95) 塩田直史, 佐藤徹, 松尾真嗣, ほか：外傷に伴う呼吸器合併症の予防と治療　大腿骨近位部骨折術後の深部静脈血栓症の発生と治療. 臨整外 38(5) : 593-599, 2003.
96) 榛沢和彦, 岡本竹司, 佐藤浩一, 林純一：IVCフィルター留置の予後と適応. Therapeutic Research 28(6) : 1032-1035, 2007.
97) Lorch H, Welger D, Wagner V, et al : Current practice of temporary vena cava filter insertion : a multi center registry. J Vasc Interv Radiol 11 : 83-88, 2000.
98) 菊池啓：整形外科領域における深部静脈血栓症の治療. 特集：深部静脈血栓症(DVT)の最近の治療. Angiology Frontier 7(3) : 52-57, 2008.
99) 肺血栓塞栓症／深部静脈血栓症(静脈血栓塞栓症)予防ガイドライン作成委員会・編著：整形外科手術における静脈血栓塞栓症の予防. 肺血栓塞栓症／深部静脈血栓症(静脈血栓塞栓症)予防ガイドライン 第2版. メディカルフロントインターナショナルリミテッド, 東京, 2004.
100) 合成Xa阻害剤. アリクストラ皮下注添付文書第2版. 2008.
101) Press release Sanofi-aventis：血液凝固阻止剤「クレキサン皮下注キット2000IU」～世界標準薬を日本の血栓予防へ. 2008.
102) 日本整形外科学会肺血栓塞栓症／深部静脈血栓症(静脈血栓塞栓症)予防ガイドライン改訂委員会・委員会報告：日本整形外科学会静脈血栓塞栓症予防ガイドライン. 日整会誌(J Jpn Orthop Assoc) 82 : 683-686, 2008.

（峰原宏昌）

Never Events

直訳すると「決して起こってはならない事象」(医療過誤のこと)である. この結果必要となった医療行為に対する診療報酬は支払わないとする新しいルールを, 2008年10月に米国高齢者医療保険メディケアが発効させた. Never Events は 11 項目あるが, 外科手術に関連するものの中に整形外科手術にかかわるものとして,「股・膝関節置換術後の深部静脈血栓」が含まれている. 私たちは人工関節手術後に生じる致死的な合併症である肺血栓・塞栓症の予防を念頭に術後管理を工夫するようにしているが, メディケアは深部静脈血栓症まで医療過誤として診療報酬を支払わないというのである. このような流れが日本に持ち込まれると大混乱になると思うが, 決して対岸の火事ではない.

メディケアの「Never Events」リスト

① 空気塞栓
② 血液型不適合
③ カテーテルに関連した尿路感染
④ 血糖値コントロール不良による病態の発現
⑤ 股・膝関節置換術後の深部静脈血栓あるいは空気塞栓
⑥ 転倒・外傷
⑦ 手術器具の体内取り残し
⑧ 褥瘡
⑨ ある種の整形・肥満手術後の創感染
⑩ 冠動脈バイパス手術後の創感染
⑪ 血管カテーテルに関連した感染

（糸満盛憲）

総論4　骨折

E　遅発性合併症

1　変形癒合

　骨折が転位したままであり，解剖学的なアライメントと異なった状態で癒合した状態をいう．変形癒合（malunion）は整容上の問題のみならず，疼痛，関節の可動域制限および拘縮などの機能障害の原因にもなる．転位の許容範囲は年齢，部位および機能障害の程度などによって異なる．小児の骨折における角状変形および短縮変形は良好に自家矯正されることが多い．関節内骨折における変形癒合は変形性関節症の危険因子となる．また回旋変形は見落としやすく，小児であっても自家矯正されないことが多いので特に注意が必要である．

　変形癒合はさまざまな障害を生ずることが多いために，初期治療において長さとアライメント，回旋の良好な整復位を得ることがきわめて重要である．

2　遷延癒合と偽関節

1　定義

　遷延癒合（delayed union）とは予測される骨折治癒期間が延長しているが，骨治癒機序は通常より緩慢に続いているものである．骨癒合不全を起こす因子があれば，これを改善することによって再び骨癒合は改善する．

　骨癒合における生物学的反応から，神中[1]は遷延癒合とは「骨の再生反応が量的に少なくかつ緩慢に進行しているのであって，組織の修復反応が全く消失しているのではないから，修復機序を阻害させないよう適切な治療法，たとえば強固な固定を施せば骨性癒合をなし得る性質をもつ」としている．偽関節（nonunion, pseudoarthrosis）について神中[1]は「いつまでも骨性癒合が起こらず，骨折部の修復反応が沈静化し，両骨片は厚い結合組織で隔絶され，骨折端の骨髄腔は瘢痕組織または硬化した骨組織で閉鎖され，あるいは両骨折端が全く離れて先端が萎縮する」としている．

　骨癒合に要する期間を考慮した定義としては，Uristら[2]は4～18か月で仮骨形成に異常を示すものを遷延癒合，18か月経過しても骨折部に異常可動性が残存するものを偽関節とした．また，Müller[3]は4～6か月以内に骨癒合の得られないものを遷延癒合，6～8か月経過しても骨癒合の得られないものを偽関節と定義した．このように骨折癒合期間を用いた定義は統一されておらず，現在は，一般的に3～4か月でも骨癒合が得られない場合に遷延癒合，6～8か月経過しても骨癒合の得られないものを偽関節とすることが多い[1]．また，安田ら[4]はX線像と受傷後の経過期間を基準にして，偽関節を以下のように定義した．

偽関節の定義（安田）

① X線像上，骨折端が硬化し髄腔の閉鎖が起き，骨折端の明瞭となったもの
② 骨片の転位が強く6か月経過しても骨折部に可動性のあるもの
③ 明らかに骨癒合が期待できないほどの骨欠損を伴って3か月以上経過したもの
④ 8か月経過しても骨癒合のみられないもの
⑤ 骨折部に化膿を合併し，骨折後6か月経過しても骨折部に可動性のあるもの

※以上の5基準のうち1つ以上を満たすものを偽関節とする．

　上述の定義のほか，骨折後6か月経過してもX線像上骨癒合が得られないものを遷延癒合，1年経過してもX線像上骨癒合が得られず，異常可動性や疼痛などの

総論4　骨折

臨床症状を認め，かつ^{99m}Tc MDPによる骨シンチグラフィにおいてRIの集積の明らかな低下を認めるものを偽関節としている報告[5]もある．

このように，遷延癒合と偽関節の定義は諸家により異なっている．また，骨折癒合期間は年齢，骨折部位および全身状態などの因子が関与するために明確な区別は容易ではない．

偽関節において骨折間隙に関節液様の漿液を含んだ新関節を形成すれば，真の偽関節（true pseudarthrosis）と診断することができるが，新関節の形成はまれである．

2 原因

全身的原因と局所的原因に大きく分けられるが，一般的には局所的原因がより重要となることが多い．臨床的には全身的原因と局所的原因が重複することや，各々の中の複数の因子が重複することもまれではない．

1）全身的原因[6, 7]
① 糖尿病
② 肝障害
③ 全身衰弱
④ 敗血症
⑤ 梅毒
⑥ 喫煙
⑦ 貧血
⑧ 投薬：副腎皮質ステロイド製剤，非ステロイド性消炎鎮痛薬，抗凝固剤など
⑨ ホルモン減少症など
⑩ 骨代謝障害，腎不全による血液透析など

2）局所的原因[6-8]

（1）整復および固定不良
整復位保持の不良，固定性の不良，不十分な固定期間，狭い固定範囲，固定性が不良な状態においての早期の運動および荷重などがあげられる．糸満[9]は骨欠損，軟部組織の介在，骨片除去，過牽引などによる骨折部の離開を原因にあげている．解剖学的に正確な整復，強固な固定および適切な固定期間が重要である．

（2）不適切な手術
Brashear[10]は手術適応の誤り，不適当な内固定，引き続く外固定の誤り，手術後感染，手術時の過度な軟部組織損傷をあげている．年齢，骨折型，部位などを十分に考慮して綿密な術前計画によって適切な内固定材料を選択し，術中の軟部組織に対する愛護的処置を心がけ，術式および術中所見をもとに適切な後療法を行うことが重要である．

（3）感染および骨髄炎の合併
開放骨折および皮下骨折の術後における感染や化膿性骨髄炎では仮骨形成を抑制し，化膿性肉芽が増生する．骨癒合能は低下し，周囲の骨組織は壊死に陥る．

（4）血行障害
開放骨折において軟部組織損傷が高度であり，血行障害を伴う場合[11]，術中の整復操作における骨膜剥離および軟部組織損傷による骨への血流障害によって骨癒合は障害される．

> **Pitfall**
> 骨は軟部組織に根をはった樹木のようなものであることを理解するべきである．

長管骨の骨幹端部は血行が豊富なことが多く，骨癒合が得られやすい．また，解剖学的に血行不良部位である脛骨遠位1/3の骨折では骨癒合不良となりやすい．手の舟状骨，大腿骨頸部および距骨などは，骨折型や転位の程度によっては血行不良のため骨癒合障害や骨壊死を起こしやすい部位である．

3 臨床症状と所見

1）疼痛
骨癒合とともに軽減・消失する局所の疼痛を訴えることが多い．上肢では物をもつ，捻るなどの動作時に，下肢では患肢荷重時に疼痛を認める．局所の圧痛を認めることもある．

2）変形・異常可動性
外見上，骨折部が徐々に変形してきた場合も注意が必要である．また，用手的にストレスをかける，荷重をかけるなどによって異常可動性を示したり，変形が増強する．軋音を伴うこともある．

3）機能障害
疼痛および変形・異常可動性のためにさまざまな機能障害が生じる．上肢であれば握力の低下や物がもてないなど，下肢であれば跛行や歩行時の不安定感などが生じる．

4）局所所見
軟部組織の少ない部位においては，腫脹，熱感，皮膚の色調変化などの炎症所見を認め，皮下に異常可動性を示す骨性隆起を触知することもある．瘻孔および滲出液を認める場合には感染を併発している可能性がある．

E. 遅発性合併症

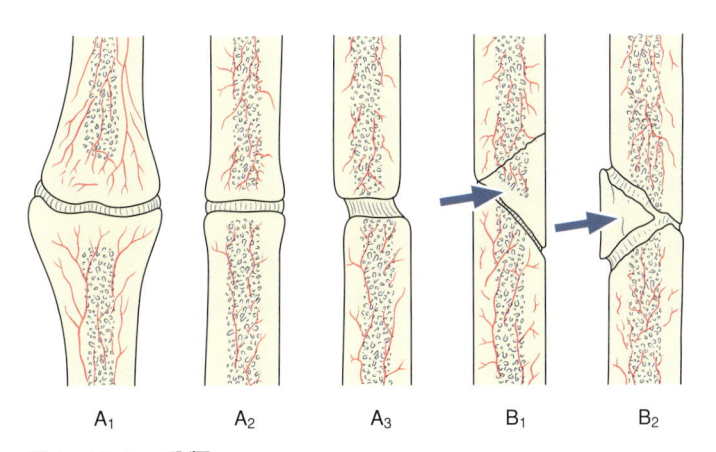

図1 Weber 分類
〔Weber BG：Pseudoarthrosis. Hans-Huber, Bern, 1976 から〕

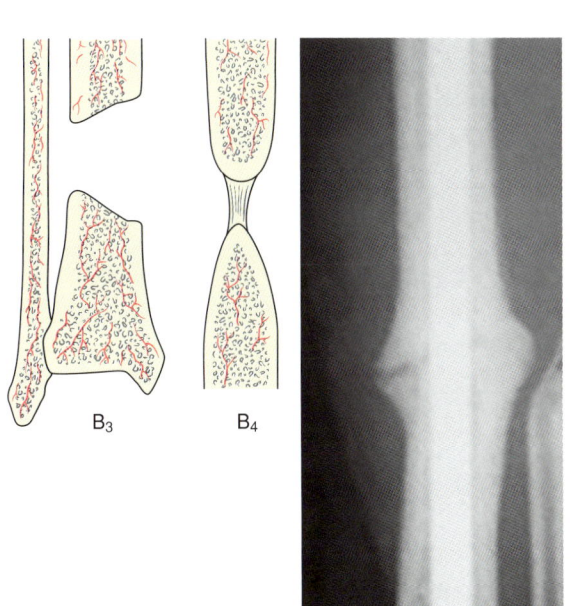

図2 象足型（elephant foot pseudoarthrosis）

以上のような臨床所見に加えて，受傷時の状況，外傷の程度，治療経過などについての詳細な病歴聴取が必要である．

4 X線所見と分類

骨折部の仮骨形成状態により，生物学的反応のある偽関節と生物学的反応のない偽関節に分類し，それらをさらに細分化したWeber分類[12]が広く用いられている．

Weberによる偽関節の分類（図1）

1) 生物学的活性のある偽関節（viable type）
   - A_1：象足型（elephant foot pseudoarthrosis）
   - A_2：馬蹄型（horse hoof pseudoarthrosis）
   - A_3：無仮骨型（oligotrophic pseudoarthrosis）
2) 生物学的活性のない偽関節（non-viable type）
   - B_1：低形成型（torsion wedge pseudoarthrosis, dystrophic pseudoarthrosis）
   - B_2：壊死型（communited pseudoarthrosis, necrotic pseudoarthrosis）
   - B_3：欠損型（defect pseudoarthrosis）
   - B_4：萎縮型（atrophic pseudoarthrosis）

1) 生物学的活性のある偽関節

(1) 象足型（図2）

増殖型（hypertrophic），過剰仮骨型ともいわれ，骨折部に大きな外仮骨が形成されているが，骨折端は硬化し，骨髄腔は閉塞している．固定性が不良であることが多く，旺盛な骨新生能を有しているために強固な内固定によって骨癒合が可能である．

(2) 馬蹄型

骨肥厚型（eutrophic）とも呼ばれ，骨折端に小さな外仮骨が認められる．骨折端は硬化し，骨髄腔は閉塞している．骨折端に骨新生能を残しているために，強固な内固定により骨癒合の可能がある．

(3) 無仮骨型

骨折端に仮骨形成を認めない．骨折端に骨硬化像は認められず，間隙を認める．骨シンチグラフィでは弱い集積を認めるために，弱いながらも修復能力を残している[1]．

2) 生物学的活性のない偽関節

(1) 低形成型

第3骨片の片側だけが癒合している状態．骨折部における血流は減少ないし消失している．

(2) 壊死型

第3骨片が壊死に陥り，仮骨形成や骨硬化を認めない．

(3) 欠損型（図3）

骨欠損を伴う開放骨折，開放骨折や骨髄炎に対するデブリドマンおよび腐骨摘出などによって起こる．

(4) 萎縮型

骨折端の骨吸収が起こり，萎縮し細くなっている．骨折間隙には骨形成能を欠いた瘢痕組織が存在している．

Müller[13]は感染と治療を考慮した以下のような分類をしている．

総論 4　骨折

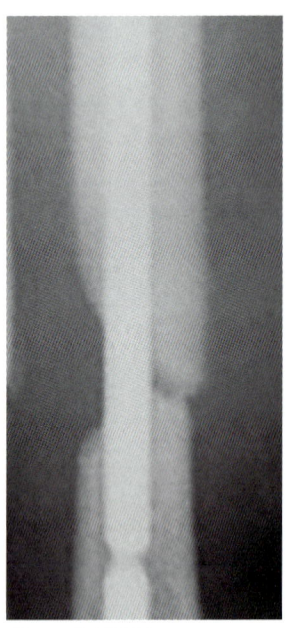

図3　欠損型(defect pseudoarthrosis)

Müller による偽関節の分類

① 非感染性偽関節(non-infected pseudoarthrosis)
② 感染治癒後の偽関節(previously infected pseudoarthrosis)
③ 感染性偽関節(infected draining pseudoarthrosis)

真角[13]は偽関節を以下のように分類している．

真角による偽関節の分類

A．生物学的活性のある偽関節
　1) 過剰仮骨型
　2) 骨硬化型
　3) 無仮骨型
B．生物学的活性のない偽関節
　1) 萎縮(吸収)型
　2) 欠損型
C．感染性偽関節
D．骨接合後偽関節

　上記の分類について真角は，A のタイプは骨折端に生物学的活性が残っており，強固な固定などの治療によって骨癒合可能なものとし，B のタイプは強固な骨接合に加え，骨形成能を賦活する骨移植術や皮質むき手術(decortication)などが必要であると述べている．

　骨シンチグラフィを用いた分類[1] (図4) では Weber 分類において象足型，馬蹄型で強い RI の集積を示し，無仮骨型においても相当の RI の集積を認める．低形成型や壊死型でも RI の集積が認められるものがある．これらは骨シンチグラフィ上での生物学的活性を認めるために，経過期間のいかんを問わず遷延癒合と分類される．このタイプにおいては適切な固定によって変則的な機械的刺激を除けば，骨移植術を行わずとも骨性に癒合すると考えられた．また，欠損型や萎縮型においては RI の集積はきわめて弱いか認めないために偽関節と分類され，骨癒合能を賦活化するために骨移植を必要とすると考えられた．

③ 外傷性骨壊死

　骨折・脱臼などによる骨への栄養血管における血流障害が原因となって阻血性壊死が生じる．手の舟状骨，距骨，大腿骨頚部骨折で起こりやすい(図5)．

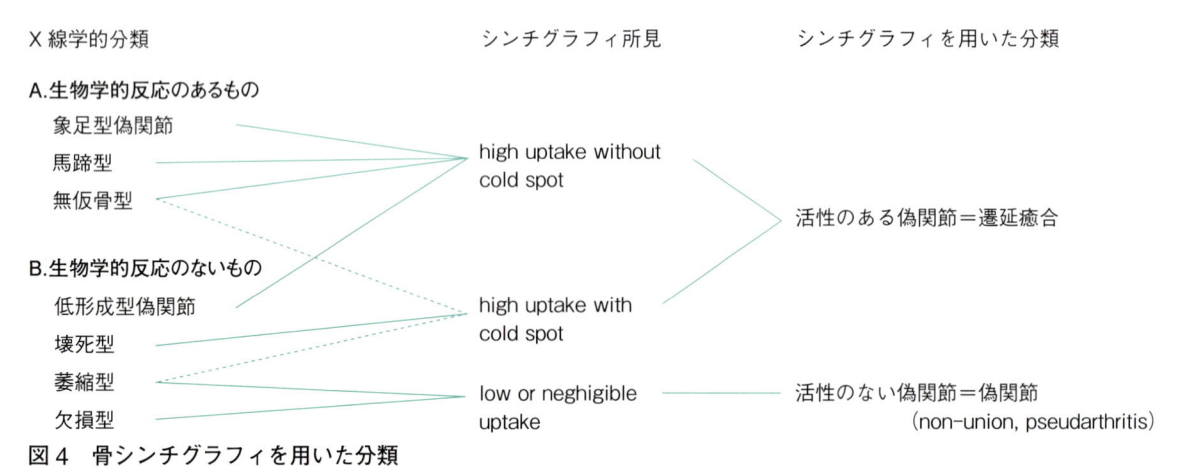

図4　骨シンチグラフィを用いた分類
〔糸満盛憲：遷延癒合骨折・偽関節．pp224-229(杉岡洋一監修，岩本幸英編：神中整形外科，改訂 22 版)，南山堂，東京，2004 から〕

E. 遅発性合併症

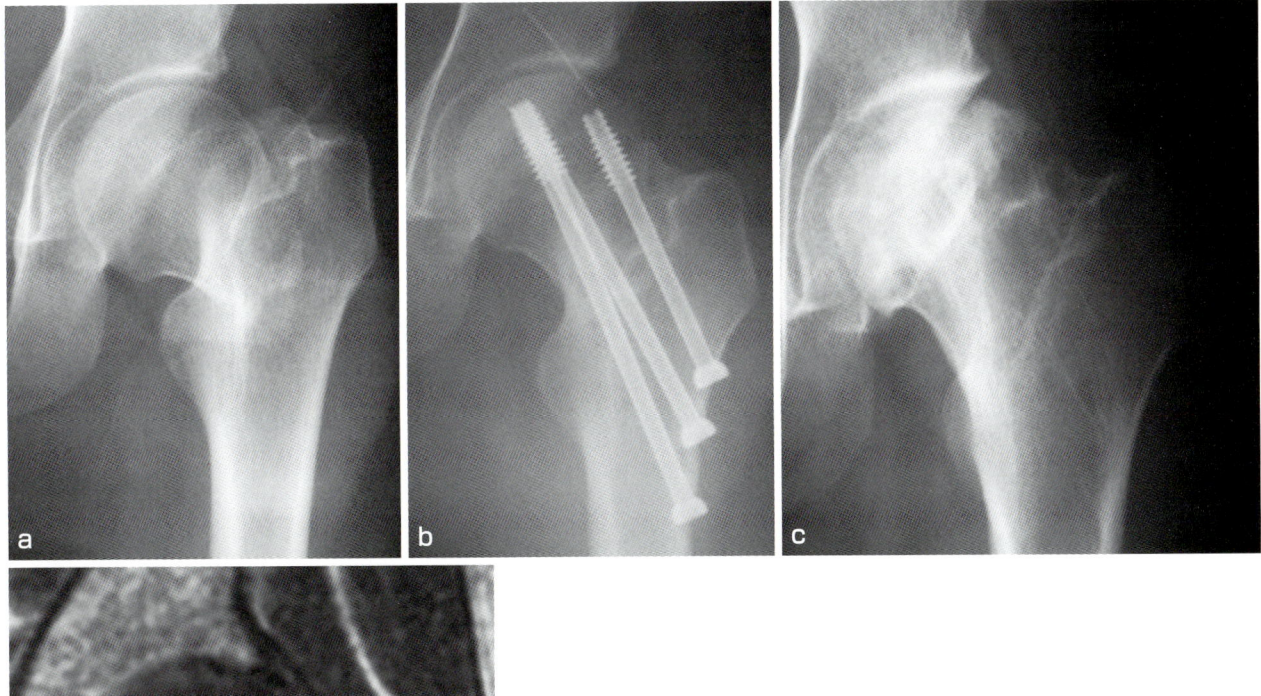

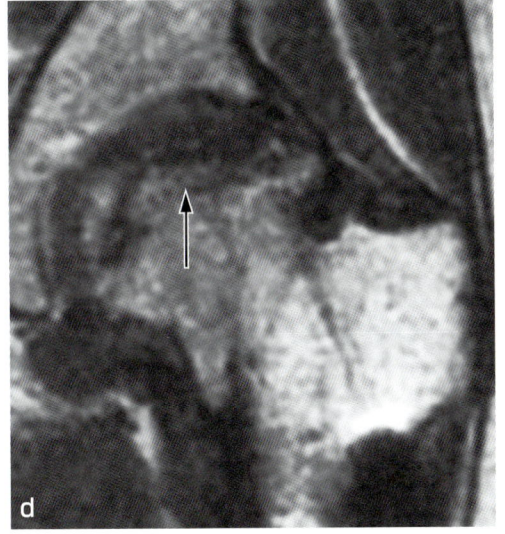

図5 大腿骨頸部骨折の術後骨壊死
a：受傷時単純X線像
b：術後単純X線像
c：関節面に不正を認める．
d：MRIで骨壊死を認める．

④ 外傷性骨化性筋炎

　外傷による損傷部あるいは関節周囲や筋組織の，本来は骨が形成されるべきでない部分に骨化が生じるものである．骨片の転位が大きく筋肉の損傷が強い場合，多くの出血が筋組織に浸潤した場合，拘縮した関節への過度な可動域訓練などで生じやすく，術後数週頃に硬結，熱感，疼痛を認め，X線像で雲状の幼弱な仮骨を認めたときにはリハビリテーションを中止し，局所の安静とインドメタシンなどの非ステロイド性消炎鎮痛薬と骨化を抑制するエチドロン酸二ナトリウムを内服させる．股関節や肘関節周囲の骨折・脱臼などで起こりやすい．骨化が進行すると関節可動域は制限される．骨化が未熟な状態で切除すると再発・悪化することがあるので，骨化が成熟してから切除する．

⑤ Volkmann 拘縮

　上腕骨顆上部あるいは前腕部の骨折や肘関節脱臼，局所の出血，長期の圧迫などによる前腕屈筋のコンパートメント内圧上昇によって循環障害が起こり，不可逆的な阻血性壊死を生じ，拘縮と神経麻痺によって重篤な機能障害をきたす．

　症状は急激に発症する．疼痛(pain)，知覚異常(paresthesia)，麻痺(paralysis)，蒼白(paleness)，脈拍消失(pulselessness)の5症状(5P)を呈するとされる．他動的に手指を伸展させる(ストレッチテスト)と前腕屈側に激しい痛みを訴える．しばしば水疱形成がみられる．橈骨動脈の拍動は微弱化するが，消失しないこともある．

141

総論4　骨折

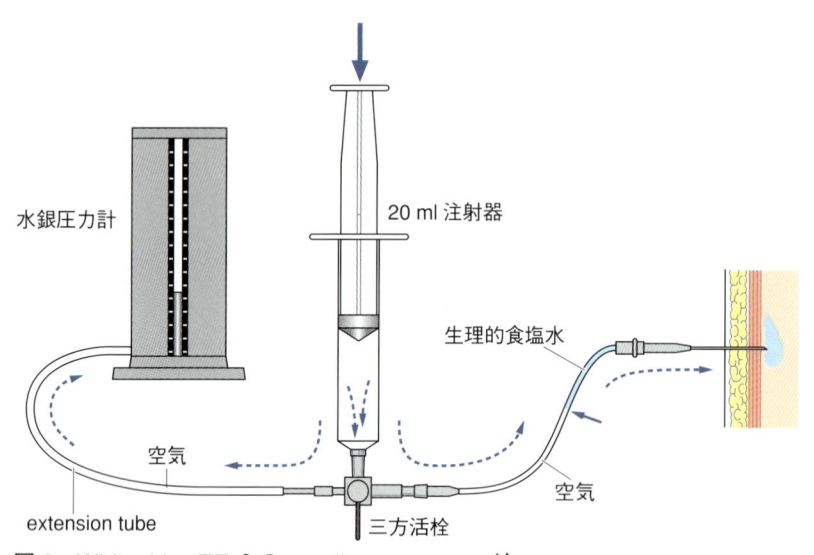

図6　Whitesides TE らの needle manometer 法
〔Whitesides TE, Haney TC, Morimoto K, et al : Tissue pressure measurements as a determinant for the need of fasciotomy. Clin Orthop Relat Res 113 : 43-51, 1975 から〕

コンパートメント内圧を測定する方法としては needle manometer法[15]（図6），wick catheter法[16]，slit catheter法[17]，動脈圧モニターを使用する方法がある．血液生化学的には CPK, GOT, LDH などの筋肉由来の酵素や血清カリウム値が上昇する．ミオグロビン尿を認めることもある．

軽症例では深層筋のみの変性であり，環指と小指の屈曲拘縮であるが，Volkmann 拘縮の完成した典型的な受傷例では前腕回内位，手関節屈曲位，母指内転位，示指から小指 MP 関節過伸展位および IP 関節が屈曲位で拘縮する．Seddon は Volkmann 拘縮における阻血は前腕骨間動脈を中心として楕円状に広がるという ellipsoid infarct concept[18] を提唱した．中心の深部筋群が早期から晩期において最も強く障害され，辺縁部は側副血行路によっていくらかの血行は残される．実際には長母指屈筋と深部屈筋がまず障害され，次いで浅指屈筋，円回内筋，尺側手根屈筋，橈側手根屈筋，長掌筋，回外筋，腕橈骨筋，橈側手根伸筋が障害される．神経では正中神経（特に前骨間神経），次いで尺骨神経が障害される．橈骨神経が障害されることは少ない．

急性期に本疾患を疑った場合には，早急に圧迫因子の除去，筋膜切開によるコンパートメントの除圧を要する．Mubarakら[19] はコンパートメント内圧が 30 mmHg 以上で適応があるとしている．6～8 時間以内での血行回復が得られないと不可逆的な拘縮を起こす．拘縮が生じてしまうとその治療はきわめて困難であり，機能障害が残るため，本疾患を疑った場合には躊躇なく筋膜切開によるコンパートメントの除圧を行うべきである．

前腕の場合，上腕遠位から前腕遠位に S 字状あるいはジグザグな皮膚切開を行い，屈筋群の筋膜を切開する．術後は生理的食塩水を浸したガーゼを用いたウェットドレッシングあるいは創傷被覆剤で覆い，肘屈曲 90°でのギプスシーネ固定および患肢挙上とする．術後に組織の腫脹が軽減してから，二期的に皮膚縫合を行う．縫合が不可能な場合には皮膚移植を要することもある．

陳旧性の Volkmann 拘縮では機能再建術が必要になる．津下は完成された Volkmann 拘縮を以下のように分類している[20]．

津下による Volkmann 拘縮の分類

- **mild type**
  変性・壊死が深層筋に限局するタイプで 2～3 本の指にのみ屈曲拘縮が発生する．拘縮の程度は軽い．知覚障害はないか，あっても軽度である．6 か月間 dynamic splint で可動域訓練を行い，必要であれば muscle sliding operation[20] を行う．

- **moderate type**
  深指屈筋と長母指屈筋が壊死となり，浅指屈筋や手関節屈筋にも変性が及んでいる．内在筋拘縮による鷲手変形，手関節の屈曲位，前腕が回内位拘縮となる．正中・尺骨神経領域の知覚異常もみられる．
  muscle sliding operation，筋移行術などを行う．

- **severe type**
  前腕屈筋のすべてと伸筋の一部に変性・壊死が及んだ状態である．正中・尺骨神経に加えて橈骨神経領域の障害も伴う．このため典型的な肢位となり，前腕筋の萎縮や瘢痕を認める．筋移行術を行うが，適当な力源がない重症例では大胸筋，薄筋，半腱様筋などを用いた遊離筋肉移植を行う．

E. 遅発性合併症

6 Fracture disease（骨折病）

骨折の治療経過中に起こる，異常な疼痛，軟部組織の腫脹，斑状の骨萎縮や関節拘縮によって特徴づけられる病態である[21]．受傷後，高度の腫脹を伴った場合や骨折の手術的治療後にも起こるが，特に長期の外固定などの保存的治療に伴って起こることが多い．骨折病は，局所の早期自動運動（早期機能的リハビリテーション）を可能にし，筋骨格系の完全回復を目指した治療計画を立てることによって避ける努力をするべきである[22]．

1 関節拘縮

関節拘縮は関節の可動域が正常よりも減少した状態である．原因が関節包，靱帯，腱，筋，皮膚などの関節外組織の癒着によって起こるものを拘縮（contracture），骨や軟骨などの関節を形成する組織そのものの関節内癒着によって起こるものを強直（ankylosis）という．しかし実際には関節内外の変化が同時に存在したり，関節拘縮による二次的変化によって関節軟骨の変性，線維性癒着を起こすこともあり，特に外傷後においては拘縮と強直を区別することは困難なことも多い．他動的に可動性がある場合を拘縮，他動的に可動性がない場合を強直とすることもある．

発症の原因は関節および関節周囲の骨折・脱臼，筋肉および腱損傷などの軟部組織損傷によることが多い．長期間のギプス包帯固定によっても関節包と靱帯の伸張性の低下や癒着をもたらし，関節拘縮の原因となる．

2 骨萎縮，筋萎縮

骨萎縮（bone atrophy）とは局所において骨量が減少した状態であり，X線像において海綿骨骨量の低下や皮質の菲薄化が認められる．骨は長期の固定，非荷重，麻痺などの運動や荷重などの力学的ストレスを除かれた場合に骨吸収亢進と骨形成低下という反応をきたす．その結果，局所的な骨量の減少である骨萎縮を起こす．予防としては荷重，可動域訓練や筋力訓練などによって負荷を加えることであるが，外傷の治療経過においては免荷や可動域制限を要することもあり，少なからず骨萎縮を認めることも多い．また，外傷後に認められる有痛性の骨萎縮をSudeck骨萎縮といい，疼痛のほかに熱感，浮腫，運動痛，関節拘縮を認める．消炎鎮痛薬の使用に加え，理学療法を行う．

筋肉も骨と同様に運動や荷重などの力学的ストレスを除かれた場合に萎縮をきたす．筋萎縮（muscle atrophy）は骨萎縮とともに認められることも多い．荷重，可動域訓練や筋力訓練などの適切な負荷を加えることが予防と治療になる．

3 外傷性骨関節症

関節面を含む関節内骨折では，関節面に間隙や不整が残存すると軟骨変性および変形性関節症（posttraumatic osteoarthritis）を二次的に生ずる．関節内骨折でなくとも脱臼による関節軟骨損傷や靱帯損傷による関節不安定性が残存した場合でも発症する．下肢の荷重関節では関節自体に損傷がない骨幹部骨折においても，変形癒合した場合には下肢のアライメント異常から関節への異常負荷が生じ，二次性の変形性関節症を生ずることがある．

4 反射性交感神経性異栄養症とCRPS

1）診断基準

1864年にMitchellは，銃創などによる神経損傷後のジリジリと焼かれるような疼痛が遷延する病態に対してcausalgia（灼熱痛）という名称をつけた[23]．また，1946年にEvansはこのような遷延する疼痛には，皮膚温や発汗の異常，発赤，腫脹などの交感神経機能の関与を疑わせる所見が認められることと，交感神経ブロックや交感神経切除によって疼痛が改善することから，反射性交感神経性異栄養症（reflex sympathetic dystrophy；RSD）と命名した[24]．

1986年の世界疼痛学会（The International Association for the Study of Pain；IASP）では，causalgiaは主要末梢神経損傷による疼痛，RSDは神経損傷のない骨折などの外傷後に交感神経の過緊張を伴い四肢に起こる持続性の疼痛，と定義された．しかし，RSDにおいて必ずしも交感神経の賦活化が認められないことや，交感神経の異常が病態の発生原因なのか二次的症状であるのかが明確でないことが分かってきた[25,26]．そこで1994年にIASPが複合性局所疼痛症候群（complex regional pain syndrome；CRPS）という名称を提案し，神経損傷の有無によってtype I（従来のRSD）とtype II（従来のcausalgia）を分類した[26,27]（表1）．

しかし，この診断基準では，痛み以外の浮腫，皮膚温異常や発汗異常が罹患期間中のいずれかの時期に認められればCRPSと診断することができてしまうこと，また，神経損傷の有無によって症状や所見に差がないという報告[28]や診断基準の特異性が低いという報告[29]もあり，この診断基準の有用性についての問題が指摘され

総論 4　骨折

表1　CRPSの分類（1994年）

type I	1) type I は最初の侵害事象ののちに発症する症候群である. 2) 自発痛, allodynia, 痛覚過敏が1つの末梢神経領域を越えて存在し, その程度や内容は最初の事象と不釣合いである. 3) 最初の事象以来, 疼痛の存在する領域では, 浮腫, 皮膚血流の異常, 異常な発汗活動を示す症状が存在した, あるいは現在も存在する. 4) 疼痛や機能障害をほかの理由で説明できる場合は除外する.
type II	1) type II は末梢神経損傷後に発症する症候群である. 自発痛, allodynia, 痛覚過敏があり, それは損傷された神経の支配領域に限定されている必要はない. 2), 3) は type I の 3), 4) と同じ

た. そのため2005年にIASPは新たなCRPSの診断基準を提唱した[30]. 神経損傷の有無による type I と type II の区別をせず, 新たに過去に CPRS 症状を示していたが現在は示していない type NOS（not otherwise specified）を追加した. 今後も CRPS の診断基準については議論が起こると考えられる.

2）臨床症状

（1）疼痛・知覚異常

自発痛はズキズキした刺すような痛み, ジリジリした灼熱痛から鈍痛まで内容や程度はさまざまである. その程度よりも先行する外傷の程度と治療過程に比して, 説明が困難な疼痛の訴えに注意しなければならない. 運動や気温, 機械的刺激や情緒的要因によっても変化することがある. 受傷部位よりも遠位に疼痛を訴えることも多い. 感覚異常としてはしびれ感や痛覚過敏, 患部を軽く触れたり, なでる程度の刺激でも疼痛を感じる allodynia をみることも多い.

（2）浮腫

疼痛を訴える部位およびその周囲にさまざまな程度の浮腫・腫脹をみる. 初期には患肢挙上などで改善することもあるが, 進行すると慢性的に存在するようになる.

（3）皮膚の色調・温度の変化

初期は発赤と皮膚温の上昇を示し, 進行すると蒼白と皮膚温の低下を呈するようになる. 経過とともに皮膚は光沢と緊張を失い, 萎縮と菲薄化を呈する. 爪の変化や脱毛や多毛が生じる.

（4）発汗異常

早期には発汗過多であり, 進行すると減少する.

（5）骨萎縮

発症3～4週頃から疼痛を訴える部位を中心としてX線像上にスリガラス状の骨吸収像を認める. 進行するとこの萎縮像は周囲に広がっていく.

（6）関節拘縮

初期には疼痛による可動域制限を認めるが, 進行すると関節周囲組織の肥厚や線維化によって関節拘縮をきたす. 自動および他動運動のいずれにおいても疼痛を訴える.

CRPSにおいては血液, 画像所見などのさまざまな検査が行われているが, 特異的にCRPSを診断できるものはない[31]. CRPSの診断には詳しい病歴の聴取, 患者の訴えと臨床経過および所見が重要になると考えられる.

3）治療

CRPSは進行するとそれに伴い, 骨や組織の変化, 関節拘縮などが出現してくるために, 早期診断・早期治療が重要になってくる. CRPSに対する治療法としては主に薬物療法, 神経ブロック, リハビリテーションが行われている. また, そのほかにも電気刺激療法, 手術的治療や精神・心理療法などの治療法もあり, これらを組み合わせて施行される.

（1）薬物療法

単剤で良好な効果を得られることは少なく, 多剤を併用することが多い. 発症機序や症状は患者ごとに異なるために, 個々の患者に見合った治療薬を選択する必要がある. 実際には効果が得られると思われる薬剤を順次使用しているのが現状であろう. また, 疼痛の発症に関与する薬剤を少量ずつ静脈投与して, 疼痛を観察することで, その患者の疼痛発症機序を調べる薬理学的疼痛機序判定試験（drug challenge test）[32] が治療薬選択に役立つこともある.

① 非ステロイド性消炎鎮痛薬（NSAIDs）

発症早期にはある程度の効果を示すこともあるが, 時間経過とともに無効になることが多い. ワクシニアウイルス接種家兎炎症皮膚抽出液は疼痛改善に有効という報告[33]がある.

② ステロイド薬

CRPSにおいてステロイド薬に期待される作用機序は抗炎症作用である. 急性期の浮腫, 炎症や疼痛の強い症例に効果が期待できる. 経口投与法としては半減期の短いプレドニゾロンを20～30 mg/日を1日2～3分服とする. 1週間投与し効果が認められれば, 3～4週で漸減して終了する. 最初の1週間で効果がなければ, その時点で終了する[34]. また, タニケットで加圧しながら局所静脈内に局所麻酔剤とステロイド薬を投与し, マニピュ

E. 遅発性合併症

レーションを行う方法もある．ステロイド薬には感染症の誘発，消化性潰瘍，高血糖，骨の粗鬆化，脱毛，精神症などの副作用があるので，慎重な投与が重要である．

③ 抗うつ薬
CRPSにおけるうつ状態の改善と，持続性のしびれ感を伴った痛みに効果がある．鎮痛効果は，抗うつ効果を発揮する量よりも少なく，かつ早期に得られるとされている．三環系抗うつ薬が第一選択となる．副作用としては口渇，眠気，便秘，緑内障，尿閉などがある．四環系抗うつ薬や選択的セロトニン再取り込み阻害薬は三環系抗うつ薬よりも副作用が少ないが，鎮痛効果は弱いとされている．

④ 抗不安薬
不安感の強い場合や不眠などの睡眠障害が認められる場合に投与される．ベンゾジアゼピン系抗不安薬が頻用される．

⑤ 抗痙攣薬
発作的な強い痛みを伴う場合に使用される．

⑥ その他
ビスホスホネート，カルシトニン，抗不整脈薬，NMDA受容体拮抗薬，漢方薬など．

(2) 神経ブロック
主に交感神経ブロックと硬膜外ブロックが行われる．

① 交感神経ブロック
上肢では星状神経節ブロック，胸部や下肢では胸部，腰部交感神経節ブロックが行われる．星状神経節ブロックではブロックされた側の上肢の疼痛の改善，皮膚温の上昇，Horner徴候の発現などをみる．合併症として，反回神経麻痺による嗄声や動脈内への誤注入による痙攣などがあり，注意を要する．腰部交感神経節ブロックでは局所麻酔剤かエチルアルコールなどの神経破壊薬を用いて第二，第三腰部交感神経節をブロックする．アルコールの代わりに高周波凝固法を施行されることもある．

② 硬膜外ブロック
知覚神経と交感神経が同時にブロックできるために除痛効果を期待することができる．罹患分節付近の硬膜外腔に局所麻酔薬を注入することで除痛と温感を感じる．持続硬膜外チューブの使用によって持続的に鎮痛効果を期待することもある．合併症としてクモ膜下穿刺による血圧低下やショック，脊髄神経損傷などがあり注意を要する．

③ その他
神経根ブロックやトリガーポイント・ブロックなどもある．

(3) リハビリテーション
CRPSの治療においてリハビリテーションは重要な役割をもっている．疼痛の改善および関節可動域の改善に加え，日常生活動作(activities of daily living；ADL)の改善にも有効である．リハビリテーションを行う際に疼痛は最大の障害となる．そのため，疼痛軽減のために薬物療法や神経ブロックを併用しながら施行することが多い．物理療法，運動療法，装具療法などがある．

① 物理療法
レーザーによる星状神経節ブロック，ホットパック，パラフィン浴，温熱療法，交代浴[35]などがある．

温浴のみのほうが効果を示す患者もいるが，交代浴により効果を示す患者もいるので，患者個々において効果の程度をみてから決める．40℃前後の温水に2～3分浸け，10～15℃の冷水に30秒～1分浸ける．温水から始め，温水で終わる．20分を1セットとし，1日数セット行う．患者によっては設定温度によって増悪することもあるので，個々の患者に合わせた設定温度が必要である．

② 運動療法
CRPSにおいて拘縮予防のために患部を動かすことは重要であるが，疼痛を伴う他動運動は異常交感神経反射を亢進させて症状が悪化することもあるので禁忌である．また，疼痛に加え，リハビリテーションに対する恐怖心を植えつけてしまうので，疼痛を伴うリハビリテーションは避けるべきである．関節可動域内において自動運動やdynamic splintを用いての可動域の改善を図る．早急な改善よりも，患者の心理に配慮した目標設定とその評価を行い，患者の治療に対する理解と意欲を引き出させるようにすることが理想といえる．

③ 装具療法
急性期で浮腫の強い時期にはスプリントを用いて患部を安静にし，浮腫の軽減を図る．浮腫が軽減したら，dynamic splintなどを用いて関節可動域訓練を行う．

(4) 電気刺激療法
経皮的電気刺激療法と硬膜外脊髄刺激療法があげられる．

① 経皮的電気刺激療法(transcutaneous electrical nerve stimulation；TENS)
末梢神経損傷後の疼痛や幻肢痛，RSDに有効とされる．Melzackら[36]が提唱したgate control therapyをもとにして臨床応用された．一次性の疼痛に加え，二次性の筋緊張緩和効果もある．刺激部位は疼痛に関与する神経上，疼痛部位，トリガーポイントなどであり，刺激強度は患者が疼痛を自覚しないか，心地よい刺激程度で行う．

総論4　骨折

② 硬膜外脊髄刺激療法（spinal cord stimulation）

経皮的に電極を硬膜外に挿入し，疼痛のある神経支配部分の脊髄に電極を留置する．除痛機序としては脊髄分節レベルでの刺激伝導遮断効果，下行性疼痛抑制系の賦活化，交感神経系の抑制などが考えられている．

(5) 手術的治療

手術的治療としては神経切断術，神経切除術，損傷神経全切除術，神経剥離術，神経縫合術，神経移植術，交感神経遮断術などがある[37-39]．手術的治療には良好な成績の報告もあるが，効果は一定しておらず，その適応は慎重に選ぶべきである．

(6) 精神・心理療法

CRPS患者は精神的に緊張している状態であり，心理的，精神的な要因の関与がいわれている．痛みが慢性化してくると，身体機能，社会活動に影響を与え，情緒障害やうつ状態を伴うこともある．慢性期には心理社会的療法が重要という報告[40]もある．CRPSにはこのような側面があるために，心理療法士，心療内科医，精神科医の治療への介入も重要である．治療には患者の理解，意欲，協力が必要であり，医師はCRPSについて十分に説明し，患者の理解を得る必要がある．患者と医療者の信頼関係を築くことも重要である．

文献

1) 糸満盛憲：遷延癒合骨折・偽関節. pp224-229（杉岡洋一監修，岩本幸英編：神中整形外科学 改訂22版），南山堂，東京，2004.
2) Urist MR, Mazet R Jr, Mclean FC : The pathogenesis and treatment of delayed union and non-union. J Bone Joint Surg 36-A : 931-968, 1954.
3) Müller ME, Allgöwer M, Schneider R, et al : Manual of Internal Fixation, 3rd ed. Springer-Verlag, Berlin, 1991.
4) 安田金蔵，鳥越保之，村川浩正：長管骨骨折偽関節の治療について．骨折 7 : 213-218, 1985.
5) 斉田康之，横山一彦，糸満盛憲：下肢長管骨骨幹部遷延癒合・偽関節に対する治療．MB Orthop 16 : 65-72, 2003.
6) 高木克公，林 茂：偽関節の原因と病理．pp1-12（榊田喜三郎編：整形外科MOOK 22. 偽関節と変形治癒骨折），金原出版，東京，1982.
7) 神宮司誠也：偽関節手術の基本．pp394-397（岩本幸英編：外傷の初期治療の要点と盲点），文光堂，東京，2007.
8) 小林明正：遷延癒合，偽関節への対応. pp39-47（越智隆弘，菊地臣一編：整形外科NEW MOOK 22. 下肢の外傷），金原出版，東京，2000.
9) 糸満盛憲：遷延癒合と偽関節の考え方．骨・関節・靱帯 11 : 345-350, 1998.
10) Brashear HR : Treatment of ununited fractures of the long bones ; Diagnosis and prevention of non-union. J Bone Joint Surg 47-A : 174-178, 1965.
11) 内野正隆，糸満盛憲，横山一彦，ほか：下腿開放骨折における偽関節発生に関与する危険因子の検討．東日本整災会誌 16 : 133-136, 2004.
12) Weber BG : Pseudoarthrosis. Hans-Huber, Bern, 1976.
13) Müller ME, Thömas RJ : Treatment of non-union in fractures of long bones. Clin Orthop Relat Res 138 : 141-153, 1979.
14) 真角昭吾：偽関節の診断・骨シンチによる機能的診断．pp13-33（榊田喜三郎編：整形外科MOOK 22. 偽関節と変形治癒骨折），金原出版，東京，1982.
15) Whitesides TE, Haney TC, Morimoto K, et al : Tissue pressure measurements as a determinant for the need of fasciotomy. Clin Orthop Relat Res 113 : 43-51, 1975.
16) Mubarak SJ, Hargens AR, Owen CA, et al : The wick catheter technique for measurement of intramuscular pressure. A new research and clinical tool. J Bone Joint Surg 58-A : 1016-1020, 1976.
17) Rorabeck CH, Castle GS, Hardie R, et al : Compartmental pressure measurements : an experimental investigation using the slit catheter. J Trauma 21 : 446-449, 1981.
18) Seddon HJ : Volkmann's contracture : treatment by excision of the infarct. J Bone Joint Surg 38-B : 152-174, 1956.
19) Mubarak SJ, Hargen AR : Acute compartment syndromes. Surg Clin North Am 63 : 539-565, 1983.
20) 津下健哉：フォルクマン阻血性拘縮．pp211-223（手の外科の実際，第6版），南江堂，東京，1985.
21) Lucas-Championniére J : Les dangers de l'immobilization des members-fagilité des os-altération de la nutrition du member-conclusions pratiques. Rev Méd Chir Pratique 78 : 81-87, 1907.
22) Allgöwer M : Cinderella of surgery-fracture? Surg Clin North Am 58 : 1071-1093, 1978.
23) Lau FH, Chung KC : Silas Weir Mitchell, MD : the physician who discovered Causalgia. J Hand Surg 29-A : 181-187, 2004.
24) Evans JA : Reflex sympathetic dystrophy. Surg Gynecol Obstet 82 : 36-43, 1946.
25) Drummond PD, Finch PM, Smythe GA : Reflex sympathetic dystrophy : the significance of differing plasma catecholamine concentrations in affected and unaffected limbs. Brain 114 : 2025-2036, 1991.
26) Stanton-Hicks M, Janig W, Hassenbusch S, et al : Reflex sympathetic dystrophy : changing concepts and taxonomy. Pain 63 : 127-133, 1995.
27) Merskey H, Bogduk N : Classification of Chronic Pain. pp40-43, IASP press, Seattle, 1994.
28) Harden RN, Bruehl BS, Galer BS, et al : Complex regional syndrome : are the IASP diagnostic criteria valid and sufficiently comprehensive? Pain 83 : 211-219, 1999.
29) Bruel S, Harden RN, Galer BS, et al : External validation of IASP diagnostic criteria for Complex Regional Pain Syndrome and proposed research diagnostic criteria International Association for the Study of Pain. Pain 81 : 147-154, 1999.
30) Wilson PR, Stanton-Hicks M, Harden RN : CRPS : current diagnosis and therapy. IASP press, Seattle, 2005.
31) Baron R, Janig W : Complex regional syndromes-how do we escape the diagnostic trap? Lancet 364 : 1739-1741, 2004.
32) 小川節朗：薬理学的疼痛機序判定試験（ドラッグチャレンジテスト）．pp77-83（後藤文夫，小川節朗，宮崎東洋編：ペインマネージメント），南山堂，東京，2004.
33) 宗重博，生田義和，木村浩彰，ほか：上肢反射性交感神経性ジストロフィーの治療法の検討．臨整外 29 : 185-192, 1994.

E. 遅発性合併症

34) 古瀬洋一：早期ステロイド療法と手術療法の適応．整・災外科 45：1345-1350, 2002.
35) 水関隆也：反射性交感神経ジストロフィーに対する温冷交代浴療法の試み．臨整外 29：167-173, 1994.
36) Melzack R, Wall PD：Pain mechanisms：a new theory. Science 150：971-979, 1965.
37) Yamashita T, Ishii S, Usui M：Pain relief after nerve resection for post-traumatic neuralgia. J Bone Joint Surg 80-B：499-503, 1998.
38) 堀内行雄，菊地淑人，高山真一郎，ほか：神経因性疼痛に対する治療　手術療法の立場から．日手会誌 20：461-465, 2003.
39) Nelson DV, Stacey BR：Interventional therapies in the management of complex regional pain syndrome. Clin J Pain 22：438-442, 2006.
40) Bruehl S, Chung OY：Psychological and behavioral aspects of complex regional pain syndrome management. Clin J Pain 22：430-437, 2006.

（藤田　護）

Post-traumatic morbidity

1850年頃，骨折は徒手的に整復して副木固定しており，外見上の変形さえなければよいと考えられていた．当時の英国のGuy's Hospitalで保存的に治療された骨折を調査した結果を1894年Laneが発表した．それによると，ほとんどの患者は偽関節や変形癒合による障害を有していた．当時は骨折によって起こる種々の障害をpost-traumatic morbidityと呼び，患者に原因があり，治療法が悪いためとは考えていなかった．Laneはこれらの変形のため関節に障害が起こる者が多いことを知り，手術的に正確に整復して固定する必要性を説いた．

（糸満盛憲）

5 骨折の治療法

CONTENTS

- A 骨折の整復法
- B 骨折の固定法
- C 遷延癒合と偽関節の治療法
- D 外傷性骨髄炎の治療

総論5　骨折の治療法

A 骨折の整復法

　骨折した骨は種々の方向に転位し，受傷肢全体のアライメント異常をきたして機能障害の原因となる．転位を伴う関節面の骨折は関節症の原因になるため，関節機能の回復には解剖学的な整復(anatomical reduction)と強固な内固定による早期の運動が不可欠である．

　骨幹部，骨幹端部骨折でもアライメントの異常を残したまま癒合すると，その上下の関節の疼痛や機能障害，将来的には関節症の原因となる．これらの骨折における整復の目的は，①内外反，屈曲転位，②回旋転位，③軸アライメント，および④回旋を正して，上下の関節の関係を正常に再建することによって関節機能の完全な回復を目指すことであり，関節内骨折のような骨折部の解剖学的な整復を意味するのではない．

　骨折の整復においては，骨片転位の状況と転位の重要因子である筋の作用とを理解しておくことが大切である．このためまず単純X線像をはじめとする種々の画像所見から，骨片の転位方向など骨折の状況を正確に把握する必要がある．さらに各骨片と筋作用の関係を考慮しつつ整復操作に移る．

> **Point**
> 関節面の骨折は解剖学的整復を要するが，骨幹部骨折では長さ，アライメント，回旋を正して患肢全体の機能を回復させることをめざす(機能的整復)．

① 徒手整復

■ 方法

　骨折後，軟部組織が腫脹するため受傷後12時間以内に行うのが望ましく，また容易である．無麻酔での徒手整復は患者に恐怖を与えるだけでなく，整復操作による疼痛のため筋の収縮が増強し，整復そのものが困難になり，新たな骨折や組織損傷をきたすことがあるので行ってはならない．疼痛の緩和と筋の弛緩が得られる適切な麻酔下で行うべきである．麻酔の効果で徒手整復が容易となる．徒手整復は常に非侵襲的でなければならない．またX線透視(image intensifier)を用いると整復状態を容易に把握できる．

　長管骨骨折において整復の最も難しい点は長軸短縮と側方転位である．側方転位は短縮転位が整復されてくることで除去できることが多いので，まず長軸転位の整復に努める．助手に骨折部より近位側を把持させて近位側に牽引させつつ，術者は転位した遠位骨片を遠位側に牽引する．この牽引は一気に瞬間的に行うのではなく，ゆっくりと持続的に牽引力を加えて行うのが有効である．

　横骨折あるいは斜骨折では，屈曲転位をより増大させることで筋を弛緩させ，骨折部を屈曲させて遠位骨折端

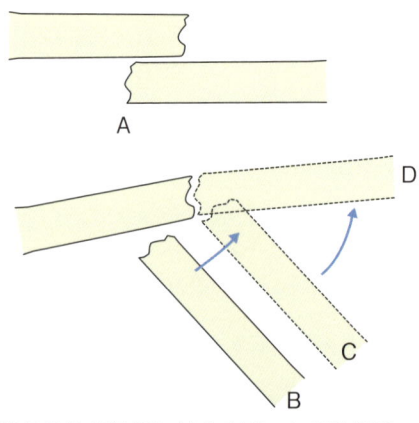

図1　長管骨骨幹部骨折に対する引っかけ整復法
A：骨折部の短縮転位
B：遠位骨片を屈曲する．
C：屈曲位のまま骨折端を遠位に押して近位骨折端に接触させる．
D：遠位骨片を伸展させる．
〔神中正一：骨折治療学 第3版．診断と治療社，東京，pp22-24，1940から〕

A. 骨折の整復法

を引っ張るか押すことで近位骨折端までもってきて両骨折端をかみ合わせた後，遠位骨片を伸展する（引っかけ整復法：accrochage）（図1）[1]．受傷機序から骨膜の連続性が保たれている方向に屈曲して整復すると安定のよい整復位が得られる．この操作で短縮転位を整復後，必要に応じて側方転位，回旋転位を矯正する．引っかけ整復法は上腕骨顆上骨折，橈骨遠位端骨折などの徒手整復の際にしばしば行われる手技である．

整復位が得られ，安定性がよい場合にはギプス包帯などで外固定するが，ギプス内転位を起こすことがあるので注意深い経過観察が必要である．腫脹が軽減して固定性が低下した場合には，ギプス包帯の巻き直しを考慮するべきである．小児の上腕骨顆上骨折では，徒手整復後垂直牽引によって骨癒合まで治療することがある．

2 牽引による整復

整復手段のみならず，牽引によって得られた整復位を維持して骨癒合まで継続する牽引療法としても用いられ，日常診療の中で頻繁に用いられる．

その特長は，①持続的に働く整復力を有するため骨片転位の緩徐な整復と同時に固定を行うこと，②局所の観察が容易であること，③骨折部の隣接関節を固定しないため，関節拘縮や筋萎縮をある程度防ぎうることなどである．

欠点としては，①固定性が十分でないこと，②過度の牽引に陥りやすいこと，③神経麻痺をきたす場合があること，④長期間の臥床を要するため高齢者は適応がないこと，⑤入院治療を必要とすること，などである．

牽引力を伝達するには介達牽引法と直達牽引法の2つの方法がある．ここでは牽引による骨折部の整復について述べる．

1 介達牽引法（skin traction）

適応

牽引力が弱いため整復位を得ることは困難であり，手術待機中に骨折部の動きによる疼痛を緩和する目的で用いられることが多い．

■ 方法

皮膚にスポンジラバーまたは絆創膏を貼りつけて包帯で固定し，牽引索に接続した重錘で牽引力を加える方法で，皮膚・筋などの軟部組織を介して骨に間接的な牽引力を加えるものである．非常に簡便ではあるが，包帯が緩いと脱落して牽引力が働かない，逆に強く縛り牽引すると皮膚に水疱や浮腫を生じるなど，問題が多い．これらの問題に対して，1日に数回局所を清潔にしてスポンジラバーや絆創膏を貼り直す必要があり，牽引力が弱いわりには煩雑な方法である．したがって高齢者の下肢の骨折などで，術前の安静を維持するために用いられることが多い．

Pitfall
介達牽引では包帯の締めすぎや水疱形成を起こさないように注意する．

2 直達牽引法（skeletal traction）

適応

骨にKirschner鋼線かSteinmannピンを穿通して牽引する方法である．骨を介して牽引するため，強い牽引力をかけることができる．骨折部の整復を得る目的で行う．

■ 方法

鋼線刺入部位は通常骨端部で，関節包，神経，血管を避けて安全な部位を選択する（図2）[2]．

鋼線刺入部と反対側に局所麻酔を行い，電動ドリルに鋼線を装着し，鋼線の先端を骨に当ててから刺入方向を確認して回転させ，反対側の皮膚を穿通させる．鋼線刺入部位にガーゼを置き，鋼線の横ずれ防止の留金を鋼線に通して固定し，緊張弓を装着して鋼線を十分に緊張させる（図3）[2]．鋼線を緊張させないとそのたわみによる不安定性と疼痛の原因になる．鋼線の両端には注射針外套をかぶせるなどして保護し，緊張弓にテープで固定する．

下肢骨折の場合には架台や枕を使用し牽引を行う．重錘は牽引当日はやや少なめにし，翌日から増量し，ポータブルX線撮影で整復状態を確認する．整復位が得られたら重錘量を減らし最小量で維持する．直達牽引の特殊例として，頚椎骨折，脱臼の場合に用いる頭蓋直達牽引（Crutchfield牽引）がある（図2j）．

Pitfall
鋼線牽引時の注意点
実施中は以下の点に注意する．
①疼痛，神経麻痺の有無に注意する．下肢骨折の場合，腓骨神経麻痺を合併しやすいので，腓骨頭部に外力が加わるこ

総論5　骨折の治療法

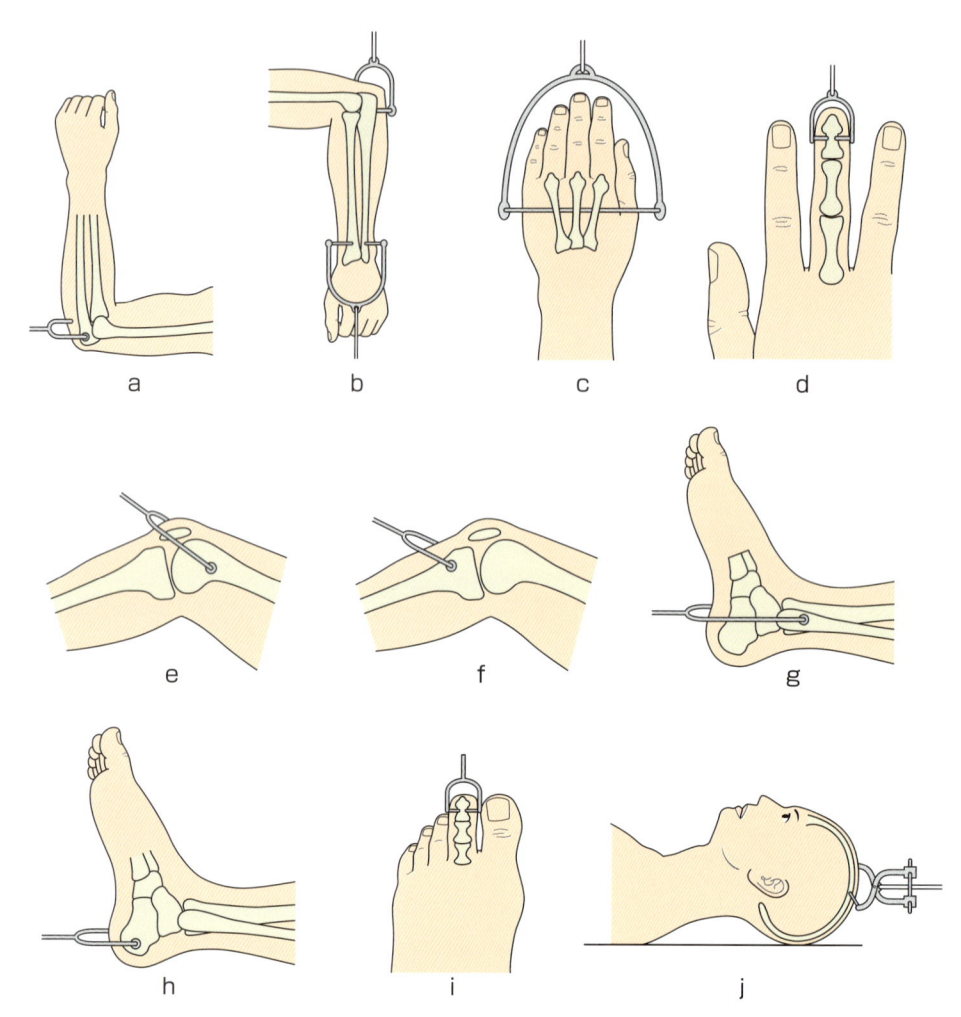

図2　鋼線牽引の際の鋼線刺入部位と適応骨折部位
a：肘頭（上腕骨骨折）　b：肘頭と前腕遠位部（前腕骨骨折）　c：中手骨（前腕骨遠位部骨折）
d：末節骨（指骨骨折）　e：大腿骨顆部（大腿骨近位部・骨幹部骨折）
f：脛骨結節（大腿骨骨幹部・遠位部骨折）　g：下腿遠位部（脛骨骨折）　h：踵骨（階骨骨折）
i：趾骨（趾骨骨折）　j：頭蓋（頚椎骨折・脱臼）
〔糸満盛憲：骨折の治療学．pp236-271（杉岡洋一監修，岩本幸英編：神中整形外科学 改訂22版），南山堂，東京，2004から〕

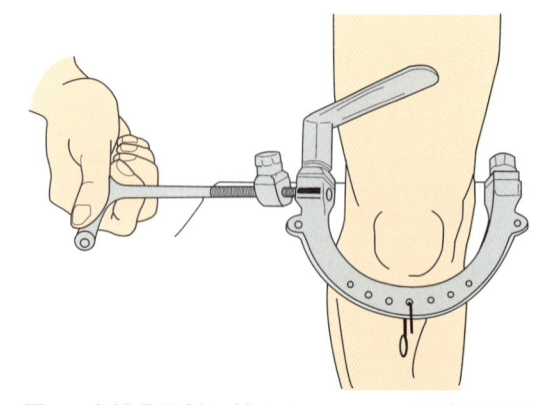

図3　大腿骨骨折に対するKirschner鋼線と緊張弓を用いた鋼線牽引
〔糸満盛憲：骨折の治療学．pp236-271（杉岡洋一監修，岩本幸英編：神中整形外科学 改訂22版），南山堂，東京，2004から〕

とがないよう保護し，肢位の確認などを行う．
② 鋼線の緊張度の緩み，刺入部の感染，鋼線の横ずれに伴う皮膚トラブルの有無を確認する．
③ 牽引の方向，牽引力は適切であるかを常に注意する．

❸ 観血的整復

　従来，骨折に治療は保存療法を原則とするといわれていたが，受傷肢の早期の可能な限り完全な機能回復を目指し，外固定に伴う合併症を防止する目的で手術的に治療されることが多くなっている．

A. 骨折の整復法

適応
① **関節内骨折**
　骨片転位が著明な場合は非観血的治療では解剖学的整復は望めない．関節面の転位を残すと二次的な変形性関節症の原因となるため，手術的な治療の絶対適応である．
② **骨折部で離開を起こす骨折**
　肘頭や膝蓋骨骨折など筋や腱の牽引により骨折部に離開をきたしやすく，非観血的治療では骨癒合が得られにくい．
③ **開放骨折**
　軟部組織の処理とともに骨折部を安定させる固定を行う．主に創外固定器が用いられる．

また一般に，長管骨骨幹部骨折に対する観血的整復の適応は以下の場合である．

適応―長管骨骨幹部骨折
① 非観血的治療では満足な整復および固定が困難で，そのまま骨癒合すると高度な機能障害を残す場合
② 変形癒合をきたす場合
③ 骨折治癒が遷延し，非観血的治療では骨癒合の促進が期待できない場合
④ 偽関節

■ 方法

骨折部の整復位を得る方法は，1) 徒手整復，2) 牽引手術台を用いる方法，3) 整復鉗子，レトラクタなどの手術機器を用いる方法，4) インプラントを用いる方法，5) その他の方法，などがある．

1) 徒手整復 (manual reduction)

すでに述べたとおりであるが，骨折部を展開してあるいは閉鎖性にX線透視下に，単純骨折では長軸方向への牽引あるいは引っかけ整復法によって整復し，適切なインプラントで内固定する．

2) 牽引手術台 (traction table) を用いる整復

大腿骨頚部・転子部骨折，骨幹部骨折，脛骨骨幹部骨折などでは，しばしば牽引手術台が用いられる．遠位部に鋼線牽引を行って牽引すると大きな力を加えることができるので整復位を得やすい．牽引手術台を用いる利点は，整復位を保持することも可能で，少人数でも手術が可能なことである．

特に大腿骨骨幹部骨折に対する髄内釘固定術の際には，牽引手術台が有効である．しかし，peroneal pillarの圧迫による会陰部の感覚障害や浮腫を起こすことがあ

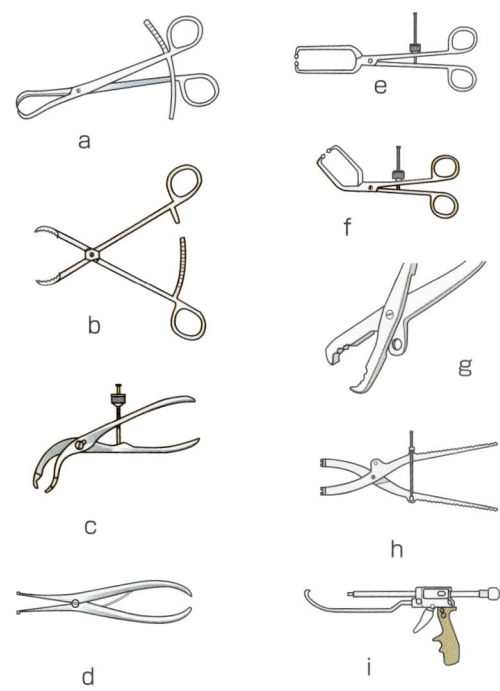

図4 種々の整復鉗子 (reduction forceps)
a：Weber forceps (先端の尖った整復鉗子)
b：先端に歯の付いた整復鉗子；骨とプレートを把持する際に用いる．
c：Verbrugge forceps；self-centering 機構付き骨把持鉗子
d：Bone spreader；骨折部を伸延する際に用いる．骨盤骨折の整復のための整復鉗子
e：Ballpoint 付き整復鉗子 (King tong, Queen Tong)
f：Matta forceps (角度の付いた ballpoint 付き整復鉗子)
g：Faraboeuf forceps (骨折部近傍に挿入したスクリューを把持して骨片間圧迫をかける)
h：Jungbloth forceps (骨折部近傍に挿入したスクリューを把持してあらゆる方向に動かすことが可能)
i：Collinear 整復鉗子
〔Rüedi TP, et al, eds：AO Principles of Fracture Management. 2nd expanded ed, AO Publishing, Switzerland, 2007 から〕

るので，整復位が得られたら牽引を緩めるべきである．

3) 整復鉗子 (reduction forceps)，レトラクタ (retractor) などによる整復

種々の整復鉗子あるいは骨把持鉗子があるので，骨折部位，骨折型，転移形式に従って適切な整復鉗子を用いて整復することができる (図4)．長管骨骨幹部骨折を例にとると，先の尖った整復鉗子で両骨折端を別々に把持して助手に牽引させながら骨折端を合わせる．この際，長さだけでなく，角状転位，回旋転位も修復する (図5)．また短い斜骨折や螺旋骨折では，牽引しながら整復鉗子で両骨折端を挟みこんで骨折部を整復・圧着することができる (図6)．

総論5　骨折の治療法

　骨幹部の骨折で軟部組織の拘縮のため整復位が得にくい場合には，エレバトリウムや小さなHohmannレトラクタを骨折部に挿入して，それをてこにして整復することができる（図7）．閉鎖性髄内釘固定では小切開から挿入して整復するか，ガイドワイヤを操作して整復することもできる（各論4-C．大腿骨骨幹部骨折の項，p425参照）．開放性にプレート固定する場合には直視下に操作する．

　骨盤骨折など複雑な形状の骨の骨折では，通常の整復鉗子を用いて整復することが困難なことが多く，特殊な整復鉗子が用意されている．

4）インプラントを用いた整復

　髄内釘固定の場合には，近位骨髄腔の骨折部付近まで挿入したネイルをてこにして整復することができる．プレート固定の際には，一方の主骨片に固定したプレートに他方の骨片を引き寄せることで整復することも可能である（図8）．

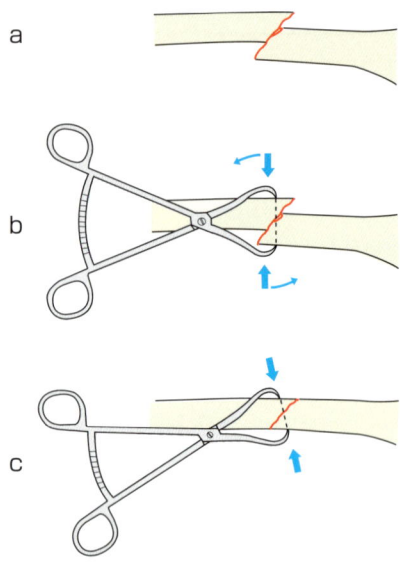

図6　骨幹部斜骨折を直視下に整復する方法
a：両主骨片を牽引してある程度整復する．
b：先端の尖った整復鉗子で両主骨片の骨折近傍を把持し，牽引しながら整復鉗子を回転させて骨折線をかみ合わせる．
c：整復位を確実にするために，第2の整復鉗子で骨折線に直角になるように強く把持する．
〔Rüedi TP, et al, eds：AO Principles of Fracture Management. 2nd expanded ed, AO Publishing, Switzerland, 2007 から〕

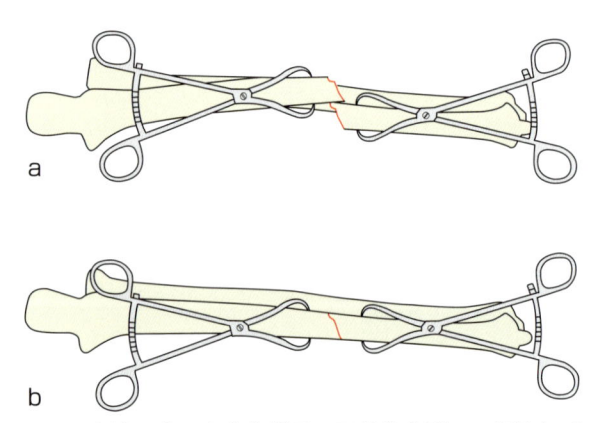

図5　先端の尖った整復鉗子で両骨片を別々に把持して整復する方法
a：両主骨片を先端の尖った整復鉗子で把持する．
b：徒手的に牽引をかけながら整復鉗子で回旋と軸アライメントを矯正する．
〔Rüedi TP, et al, eds：AO Principles of Fracture Management. 2nd expanded ed, AO Publishing, Switzerland, 2007 から〕

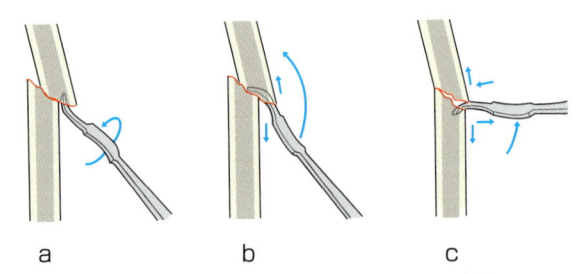

図7　Hohmannレトラクタによる骨折部の整復
a：Hohmannレトラクタの先端を骨折部に挿入する．
b：レトラクタを回転させててこにしながら遠位骨片を押し込むと整復される．
c：さらに細かく動かして十分な骨折面の適合を得る．
〔Rüedi TP, et al, eds：AO Principles of Fracture Management. 2nd expanded ed, AO Publishing, Switzerland, 2007 から〕

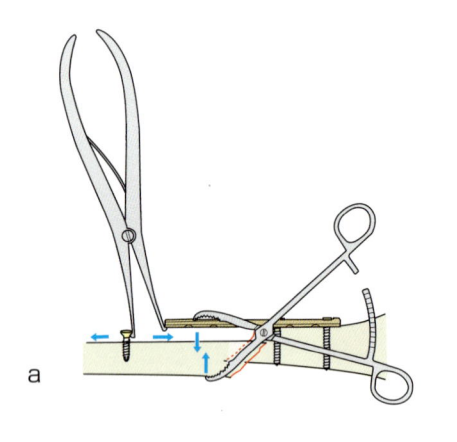

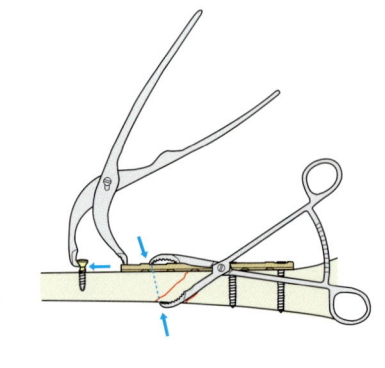

図8　プレートを用いた整復法：push-pull technique
a：一方の骨片に挿入した捨てねじとプレートの間にspreaderをかけて骨折部をいったん引き離す（push）．
b：回旋，軸転位を矯正して同じ捨てねじを用いて骨折部に圧着をかける（pull）．
〔Rüedi TP, et al, eds：AO Principles of Fracture Management. 2nd expanded ed, AO Publishing, Switzerland, 2007 から〕

A. 骨折の整復法

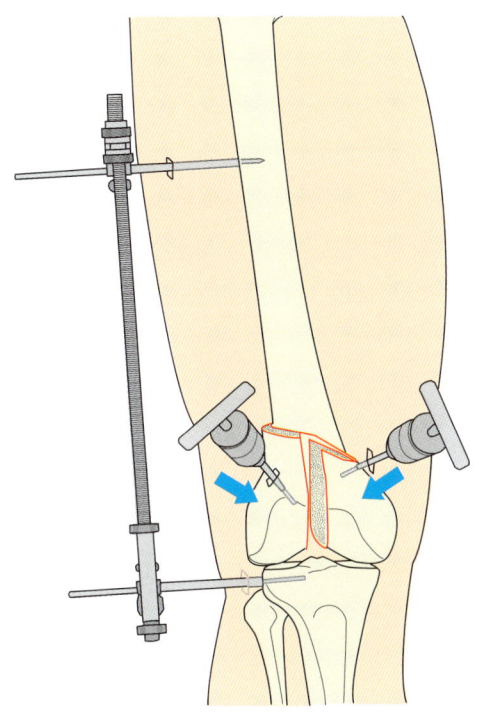

図9 大腿骨ディストラクタを併用したジョイスティック法
ディストラクタで骨長を整復し，関節面の粉砕骨折をねじ切りKirschner鋼線かSchanzスクリューを用いて整復する.
〔Rüedi TP, et al, eds : AO Principles of Fracture Management. 2nd expanded ed, AO Publishing, Switzerland, 2007 から〕

5）その他の整復法

　Kirschner鋼線やSchanzスクリューを骨片に挿入してこれを操作して整復する方法をジョイスティック（joystick）法という（図9）.

　Kapandji法は橈骨遠位端骨折に用いられる整復法で，背側から骨折部に挿入したKirschner鋼線をてこにして骨折部を伸延・回旋して整復し，最終的にKirschner鋼線を反対側の皮質骨に挿入して固定する方法である.

　創外固定の両主骨片に挿入Schanzスクリューに別々にバーを装着して，これを把持して操作すると力が入れやすく整復操作が容易である．短縮，回旋，軸転位などを整復して上下の創外固定器を別のバーで連結することによって，整復位を保持したまま内固定をすることが可能である.

　最近，大腿骨骨幹部骨折整復のためのディストラクタが利用できるようになって，牽引手術台を利用することが減少している（各論4-C．大腿骨骨幹部骨折の項，p425参照）.

　関節内骨折では関節鏡視下に整復して，内固定することが行われている.

文献

1) 神中正一：骨折治療学 第3版. 診断と治療社，東京，pp22-24，1940.
2) 糸満盛憲：骨折の治療法. pp236-271（杉岡洋一監修，岩本幸英編：神中整形外科学 改訂22版），南山堂，東京，2004.
3) Rüedi TP, et al, eds : AO Principles of Fracture Management. 2nd expanded ed, AO Publishing, Switzerland, 2007.

（小林明正・糸満盛憲）

総論5　骨折の治療法

B 骨折の固定法

種々の部位の骨折の治癒に要する期間は，古くから Gurlt による平均骨癒合日数の表が参考にされてきた（表1）が，臨床的な骨癒合期間とするには短すぎる．この期間は架橋仮骨が形成される平均的な日数と考えたほうが適当で，荷重や日常生活による負荷に耐えられる強度を獲得しているわけではない．整形外科医はこれよりはるかに時間がかかることを日常診療の中で十分に理解している．

骨折の保存的治療における外固定は，Böhler の"二関節固定"の原則[1]に則って上下の関節を固定する．長期間の外固定による弊害は，変形癒合，遷延癒合，偽関節などの骨由来のものも当然あるが，骨癒合後に遺残する骨・筋の萎縮，関節拘縮，循環障害に伴う軟部組織由来の合併症の(骨折病 fracture disease)ために，外固定除去後に長期間のリハビリテーションを必要とすることのほうが問題は大きい．このような外固定の欠点を克服するべく骨接合術(osteosynthesis)が発達してきた．これは，X線の発見，金属材料など内固定材料の発達，麻酔法の発達などによるところが大きい．

1 骨折固定材料

1 ギプス包帯

最も古くから，また最も一般的に用いられている外固定材料である．ギプスの原材料となる生石灰は20％の水分を含んだ硫酸カルシウムである．これを粉砕して焼成すると結晶水が蒸散して乾燥し，水和硬化性を有する粉末の焼石膏($CaSO_4 \cdot 1/2H_2O$)ができる．ドイツ語の Gips は石膏を意味し，古くから彫刻や建築用資材として用いられてきた．この石膏の粉末をガーゼや包帯に付着させて水につけると水和反応を起こして硬化し，二水化物($CaSO_4 \cdot 2H_2O$)となる．ギプスは操作性に富み，水につけてモールドしながら骨折肢に巻くとよく適合し乾燥して良好な固定性が得られる．しかし，硬化時間が長い，重い，通気性や耐水性が悪いなどの欠点がある．

ギプスの欠点を改善する目的でプラスチックキャスト材が市販されており，価格も廉価になって使いやすくなってきた．合成プラスチックキャスト材には熱硬化性あるいは水硬化性のものが開発されたが，その操作性と硬化後の強度から熱硬化性のものはほとんど使われなくなり，水硬化性のものが普及している．これはガラス繊維やポリエステル繊維などの織布にウレタンポリマーなどの水硬化性樹脂を浸み込ませたものである．これを水につけるとウレア体の両端のイソシアネート基が水と反応して重合し，徐々に大きな分子となって硬化していく．硬化時間が短く，耐水性があり，同じ厚さのギプスと比較すると6倍の強度を有するため，薄くて軽い丈夫な外固定材料であるが，ウレタンポリマーが手に付着するため素手では扱えない，ギプスに比べて可塑性が悪く関節部などの成形がしにくい，高価であるなどの欠点がある．

製品化されたギプス，プラスチックキャストのいずれも，包帯状の軸巻き型と薄く伸ばした副子型のものが市販されている（図1）．ギプス以外にも，アルミニウムや

表1　Gurlt による各部位の骨折の治癒に要する期間

骨折部位	週数
中手骨	2週
肋骨	3週
鎖骨	4週
前腕骨	5週
上腕骨骨幹部	6週
脛骨・上腕骨頚部	7週
両下腿骨	8週
大腿骨骨幹部	8週
大腿骨頚部	12週

B. 骨折の固定法

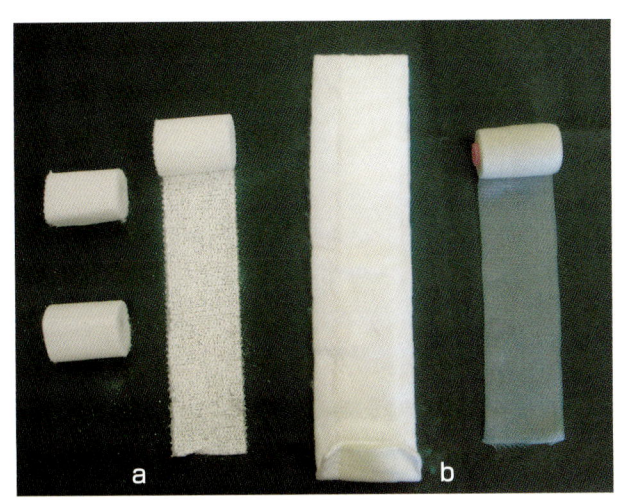

図1 ギプスとプラスチックキャスト
a：ロール状のギプス包帯
b：プラスチックキャスト（板状とロール状）

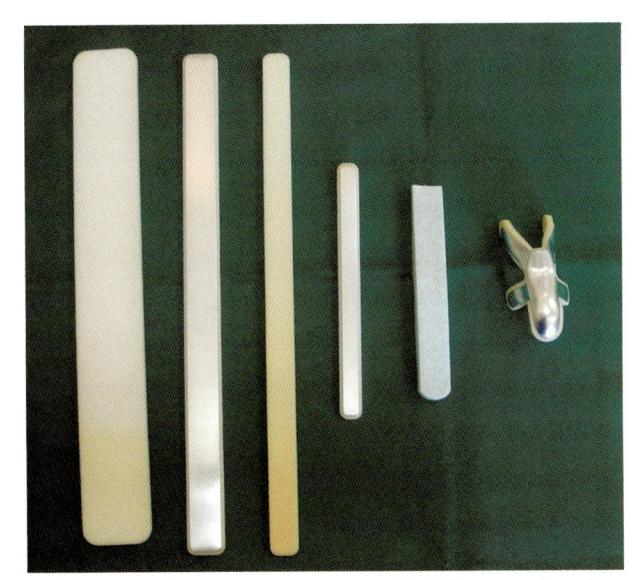

図2 スポンジの付いた種々のサイズと形状のアルミニウムスプリント

表2 各種金属の化学的組成

		C	Si	P	S	Mn	Cr	Ni	Mo	Co	Fe
ステンレス鋼	F55-82	<0.03	<0.75	<0.03	<0.03	<2.00	17.0〜19.0	12.0〜14.0	2.0〜3.0		Balance
	SUS316L*	<0.03	<0.045	<0.03	<1.0	<2.00	16.0〜18.0	12.0〜15.0	2.0〜3.0		Balance
	COP-1	<0.03	<1.00	0.20〜0.25	<0.30	<2.00	19.0〜21.0	19.0〜21.0	3.50〜4.50	19.0〜21.0	Balance

		C	Si	P	S	Mn	Cr	Ni	Mo	Fe	W	Co
コバルトクロム合金（Vitallium）	F75-82 鋳造用（HS-21）	<0.35	1.00			<1.00	27.0〜30.0	<1.0	5.0〜7.0		<0.75	Balance
	F90-82 加工用（HS-25）	0.05〜0.15	<0.4	<0.04	<0.03	1.00〜2.00	19.0〜21.0	9.1〜11.0		<3.00	14.0〜16.0	Balance

		N	C	O	H	Fe	Al	V	Ti
チタンおよびチタン合金	純Ti（1種）*	<0.05		<0.15	<0.013	<0.2			Balance
	純Ti（3種）*	<0.07		<0.30	<0.013	<0.3			Balance
	Ti-6A1-4V F36-79	0.05	0.08	0.13	0.0125	0.25	5.5〜6.5	3.5〜4.5	Balance

（ただし*はJIS規格）
〔山室隆夫，大西啓靖編：整形外科医用材料マニュアル．金原出版，東京，2002 から〕

プラスチックを材料とするスプリントが市販されており，手指の術後や骨折整復後の固定に簡便に利用できる（図2）．

2 金属製固定材料

現在，骨折に対する内固定用インプラントとして最も多く用いられている材料で，主にステンレス鋼，コバルトクロム合金，チタンおよびチタン合金の3種類が用いられている．代表的な金属材料の化学組成を表2に示す[2]．内固定用インプラント材料は，確実な機能，最小限の副作用など，重要な一定の基本的な条件を満たすものでなくてはならない．

1）ステンレス鋼

骨折の固定材料として最も広く用いられている金属である．ステンレス鋼は，鉄，クロム，ニッケル，モリブデンからなるSUS316Lから製造されている．Lは炭素の含有量が0.3％以下であることを示すもので，炭素含

総論5　骨折の治療法

表3　骨折内固定用インプラント素材の力学的特性

インプラント素材	国際標準	破断引っ張り強度（UTS）	伸延
ステンレス鋼（冷間加工）	ISO 5832-1	960 MPa	15%
非合金チタン（いわゆる純チタン）grade 4B チタン（冷間加工）	ISO 5832-2	860 MPa	18%
Ti-6Al-7Nb	ISO 5832-11	1060 MPa	15%

〔Rüedi TP, et al, ed : AO Principles of Fracture Management. 2nd expanded ed, Vol.1 — Principles. Thieme, Stuttgart, 2007 から〕

有量の多いステンレス鋼に比べて腐食を起こしにくいが，電気的環境である生体内では他の2つの合金に比べて塩素イオンによる腐食を受けやすい．ステンレス鋼は安価で加工性がよいことが大きな特徴で，種々の骨接合用インプラントの材料として用いられてきた．

2）コバルトクロム合金

コバルトクロム合金はステンレス鋼に比べて，弾性率や耐腐食性に優れていることから，一時骨折内固定用インプラント材料として注目されたが，一方では疲労強度と加工性の面で劣るため，骨折固定材料としての適応は少なくなっている．しかし，その特性から，生体内に長期間埋入される人工関節の材料として適しており，特に摺動面の部材として多く用いられている．

3）チタンおよびチタン合金

チタンおよびチタン合金は軽量で耐腐食性，生体親和性が優れていることから，近年，骨折内固定用インプラント材料として広く用いられるようになってきた．

チタンの耐腐食性は，生体内で表面に酸化チタンの不動態被膜を形成することによって塩素イオンによる腐食に抵抗性を示すことによるものである．しかし，ステンレス鋼に比べるとその弾性係数は約50％と低く，力学的強度が低く（表3）[3] 磨耗しやすいなどの欠点がある．

チタン合金（Ti-4Al-6V，Ti-6Al-7Nb）は純チタン（cpTi）に比べて耐腐食性，生体親和性，力学的強度に優れている．しかし，変形能が低いため骨折部あるいは骨の形状に合わせて術中に成形することができない，価格は他の合金に比べて非常に高価であるなどの欠点がある．

現在，わが国では骨接合材のほとんどがチタンあるいはチタン合金製に替わっているが，これはメーカーが高価なチタン製のインプラントに変更したことによるものである．チタン製品は生体親和性が優れているために，インプラントが仮骨に埋没する，あるいはスクリューヘッドのドライバー孔に仮骨が形成されることが多い．インプラント抜去にあたってはこれらの過剰に形成された仮骨を除去する必要があるが，特に純チタン製のインプラントは強度が弱く，仮骨除去の操作でしばしば破損し，抜去不能になるなどの問題が頻発している．このような観点から，人工関節など生体内で長期間にわたって機能するインプラントには適した材料ではあるが，骨接合材料としては問題がないわけではない．

3　セラミックスおよび吸収性材料

セラミックスは焼結法で作った金属以外の無機質の多結晶体で，生体内に用いられるものをバイオセラミックス（bioceramics）と呼ぶ．骨組織と直接結合しないアルミナ〔Al_2O_3〕，ジルコニア〔ZrO_2〕などを bioinert ceramics，直接化学的に結合するハイドロキシアパタイト HA〔$Ca_{10}(PO_4)_6(OH)_2$〕，リン酸三カルシウム〔$Ca_3(PO_4)_2$〕，ガラスセラミックスなどを bioactive ceramics と分類する．一般にセラミックスは圧縮には強いが，引っ張りや曲げに弱く，弾性限界内で破壊を起こす脆弱な材料である．

Bioinert ceramics であるアルミナやジルコニアは人工関節摺動面部材として多く用いられている．骨折固定用インプラントとしては，小さなピンやスクリューとして用いられているのみでその適応は少ない．Bioactive ceramics は生体内で線維組織の介在なしに直接骨と化学的に結合する特徴を生かして，骨欠損部の補填材として用いられる．特にリン酸三カルシウムは硬化すると海綿骨より高い強度を発揮するため，私たちも関節部骨折を整復した際に生じる骨欠損部の修復材料として用いることが多い．

生体内吸収性材料は，生体内で加水分解を受けて二酸化炭素と水になって排泄される．整形外科領域では縫合糸および骨接合材として利用されているが，抜去の必要がなく金属材料のような腐食の心配がないことが利点である．最初にポリグリコール酸 PGA が用いられたが，吸収が早い，組織刺激性があり無菌性腫脹をきたすなどの不具合から，単一で用いられることはなくなった．最近は，吸収速度の遅いポリ乳酸 PLA の単一重合体である PLLA が主に用いられており，その吸収には年単位

B. 骨折の固定法

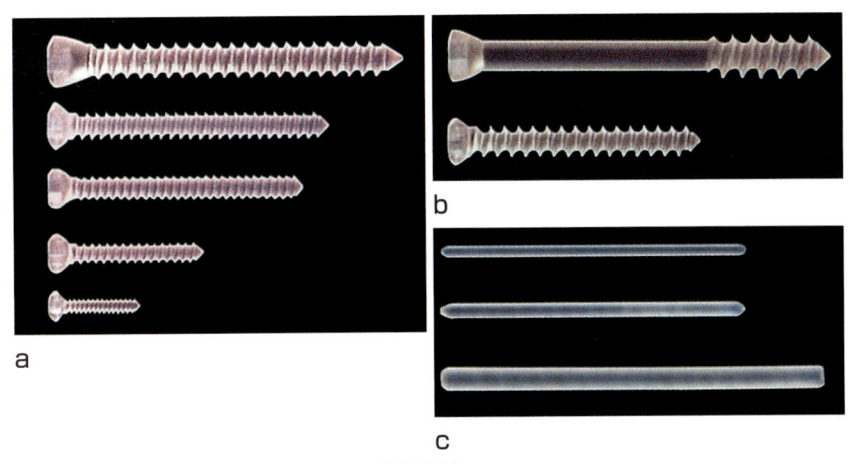

図3 生体吸収性材料 PLLA による骨接合材
a：皮質骨スクリュー
b：海綿骨スクリュー
c：ピン

表4 セラミックス，金属材料，有機材料の特性

特性	セラミックス	金属材料	有機材料
生体親和性	良好	中程度	中程度
耐化学性	大	小	中
耐熱性	大	中	小
熱膨張係数	小	中	大
熱伝導性	中	大	小
硬さ	大	中	小
圧縮強度	大	中	小
引っ張り強度	中	大	中
脆さ	大	中	小
成形性	難しい	中程度	やさしい
コスト	高い	安い	安い

〔山室隆夫，大西啓靖編：整形外科医用材料マニュアル．金原出版，東京，2002から〕

の長期間を要するため組織反応はほとんど生じない．吸収性材料によるインプラントは力学的強度が弱く，大きな負荷のかかる部位には適応がないため(表4)[2]，関節内の小骨片，顎顔面領域の海綿骨部を固定するためのスクリューやピン，小さなプレートなどとして用いられている(図3)．私たちは主に抜去に難渋する骨盤骨切り部や関節内の小骨片の固定にのみ用いている．

2 骨折の固定法

従来，外固定，内固定のいずれも固定(fixation)と表現されてきたが，創外固定(external fixation)の普及に伴って外固定を external immobilization，内固定を internal fixation と呼ぶようになってきた．

1 外固定(external immobilization)

1) ギプス包帯固定

受傷現場からの搬送時には，疼痛を軽減し，さらなる骨折部周囲の軟部組織損傷を起こさないために板や市販の簡易型のスプリントによる固定が行われる．また受診後の検査のための移動などの際にも，一時的に簡易型の副子が用いられる．

骨折部を整復した後の外固定には，主にギプス副子あるいはギプス包帯が用いられる．ギプス包帯を巻くときには，まずストッキネットなどのメリヤスの筒で患肢を包み，その上に綿包帯の下巻きを巻くが，この際，褥瘡を形成しやすい踵や足関節果部のような骨の突出部や，腓骨頭などのように神経が損傷されやすい部位は下巻きを厚めに巻いて保護する．ギプスによる固定は上下の関節を含める(Böhler の原則)．ギプスにしてもプラスチックキャストにしても，強く締めつけることのないように手で転がしながら巻いていく．またモールドの際には，手のひらで撫でるようにして気泡を追い出しながら形を滑らかにしていく．骨の突出部には特に注意し，決して局所的に指の圧痕を残してはならない．プラスチックキャストはギプスに比べてモールドしにくく，辺縁が鋭利になりやすいので，特に小児ではその処理に注意を要する．

> **Pitfall**
> **固定の際に気をつけたい急性期合併症**
> 新鮮骨折をギプスで治療する際には，以下のような急性期合併症に注意する．
> ① **神経麻痺**
> 下肢のギプス固定では腓骨神経麻痺が発生することがある．

総論5　骨折の治療法

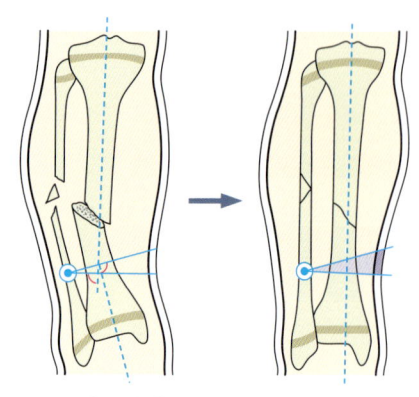

図4　矯正ギプス包帯
長軸の転位に見合った分だけ楔状に開き整復固定する．
〔Freuler F, et al：Cast Manual for Adults and Children. Springer-Verlag, Berlin, 1982から〕

腓骨頭部周囲の皮下組織は薄く，腓骨頭部後方から頸部外側を回って前方に出てくる総腓骨神経が，ギプスと腓骨頭の間に挟まれて圧迫麻痺を起こす．ギプスによる麻痺の中で最も多い合併症である．腓骨頭部の下巻きを厚くするなどの処置を講じておくべきである．

② 血行障害
新鮮骨折が早期にギプスで固定された場合，24～48時間で軟部組織の腫脹が最高に達するため，ギプスによる圧迫が増強してコンパートメント症候群を起こすことがある．十分な下巻きを巻いてギプス固定するべきである．発症が疑われる場合には緊急にギプスを開いて減圧しなければならない．

③ 血栓・塞栓症
下腿骨折を2関節固定の原則に基づいて外固定すると，腓腹筋内の静脈に血栓を形成しやすいので注意を要する．浮遊血栓は肺血栓・塞栓症の原因になりやすい．

長期間の固定による関節拘縮，筋萎縮などの問題についてはすでに述べた．

2）矯正ギプス包帯（corrective cast）

いったんギプス包帯で固定した後のX線写真で角状転位が存在する場合には，両骨片の長軸が交差するレベルの凹側で2/3周にわたってギプスを横切し，長軸の転位に見合った分だけ楔状に開いてX線写真で整復位を確認してギプス包帯を巻いて固定する（図4）[4]．

3）有窓ギプス包帯（windowed cast）

手術後，あるいは開放骨折に対してギプス固定が行われたときには，ギプスに窓を開けて創を観察・処置する．あらかじめその部位がわかっている場合には，創部に多めにガーゼを当てて膨らませておくと窓を開ける目安になる．

4）機能的ギプス包帯（functional cast）

ギプス包帯固定による関節の拘縮，骨・筋の萎縮などの合併症を防止するためにSalmientoらが開発した方法で，下腿骨折，上腕骨骨折などで威力を発揮した．骨折部をギプスで包んで荷重することによって生じる軟部組織の静水圧によって骨折部を固定し，関節を動かし，歩行しながら骨癒合を待つ方法で良好な結果が得られる．下腿骨折の例では，通常2～3週間長下肢ギプスで固定して骨折部が線維性に安定してきたら膝下の機能的ギプスを巻いて荷重・歩行を開始する．

2 牽引（traction）

牽引は骨折部の緩徐な整復のために行われるだけでなく，牽引による整復後あるいは徒手整復後の整復位の保持の目的で用いられることもある．遠位骨片に長軸方向の牽引力を作用させると，周囲の筋肉や筋膜は長軸方向に緊張し一種の副子として機能し，骨折部の側方転位や屈曲転位に対して矯正力を発揮する．側方転位や屈曲転位の矯正が不十分な場合には，適宜側方牽引を追加することによってアライメントを矯正する．牽引中は数日ごとにX線コントロールを行って整復状態を確認し，必要に応じて重錘の量や牽引方向を調整する．過牽引によって骨折部にギャップが生じると癒合が遷延するので注意を要する．

1）介達牽引（indirect traction, skin traction）

皮膚にスポンジラバーや絆創膏を貼って，軟部組織を介して間接的に骨に牽引力を加えるものである．簡便ではあるが牽引力は弱い．包帯が緩いと途中で脱落して無効になる，逆にあまり強く緊迫すると浮腫や水疱を生じることがある．小児の上腕骨顆上骨折や大腿骨骨折の徒手整復後の整復位の保持を目的として行われることがある（図5）．

2）直達牽引（direct traction, skeletal traction），鋼線牽引（Drahtextension）

遠位骨片にKirschner鋼線かSteinmannピンを刺入して直接骨に牽引力を作用させるものである．Kirschner鋼線を用いる場合には鋼線を強く緊張させる緊張弓が必要である（p152，図3を参照）[5]．鋼線刺入部は一般に骨端部であるので，関節内への刺入を避けるとともに，血管・神経を損傷しないように安全な部位を選ばなければならない．

B. 骨折の固定法

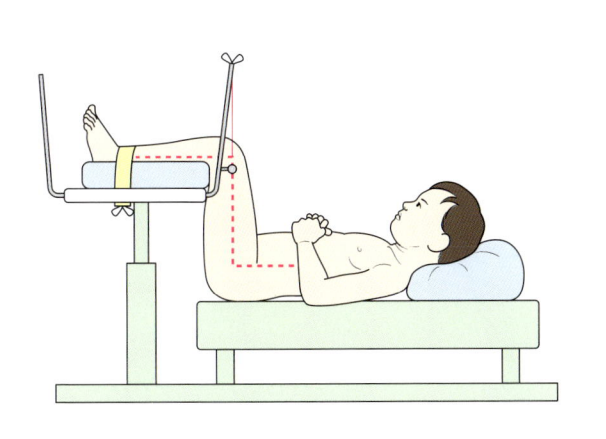

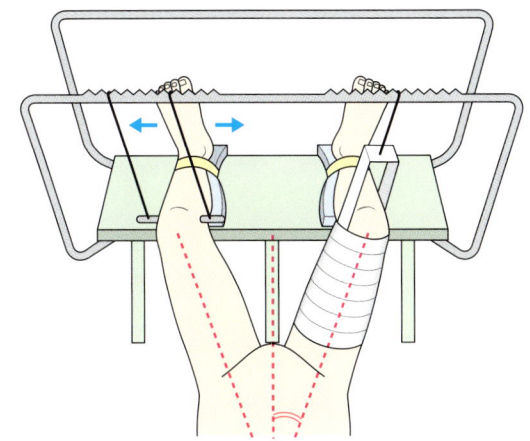

図5　小児大腿骨骨折に対するWeberの牽引療法
患側は大腿骨遠位部における直達牽引で整復を図り，健側は介達牽引を行う．下腿の方向で頚体角を健側と合わせることで回旋転位を整復する．

　成人の骨折，特に下肢の骨折では関節拘縮，骨・筋萎縮，循環障害による障害などのいわゆる骨折病（fracture disease）の発生を防止するために，早期の筋収縮，関節運動，荷重を可能にするべく手術療法が取られることが多く，骨癒合まで牽引療法を継続することはほとんどない．小児の骨折は牽引療法や徒手整復・外固定で治療されることが多いが，たとえ小児であっても，数週間にわたってベッドに縛りつける牽引療法は決して好ましいものではない．したがって私たちは，上肢の骨折に対しては徒手整復・外固定あるいは経皮的にピンニングを行うことが多いが，下肢長管骨骨折はX線透視下に徒手整復し創外固定で固定して，早期に荷重・歩行させて外来治療を行っている．

3　創外固定（external fixation）

　骨折部から離れた位置にピンあるいはワイヤを経皮的に骨に貫通させ，体外のクランプやリングに固定して骨折部を整復し，これをバーでフレームに組みあげて固定する方法で，全体のマウントを総称して創外固定器（external fixator）と呼ぶ．創外固定は開放骨折や全身状態が不良な多発外傷患者の骨折に対する一時的な固定に広く用いられている．しかし最近，長軸方向の動きを可能にしたdynamic axial fixationの概念がDe Bastianiによって提唱されたこと[6]，また骨欠損部の修復に脚延長法，骨移動術[7]などが利用されるようになったことなどから，創外固定で骨癒合を得るまで治療する積極的な使用も行われるようになってきた．

1）創外固定の適応

適応

① 開放骨折，特に骨や軟部組織の欠損を伴い，汚染の高度なGustillo ⅢB開放骨折の初期治療
② 全身状態の不良な多発外傷患者の骨折（開放・皮下骨折を問わない）の初期治療
③ 関節近傍の粉砕骨折
④ 骨盤骨折
⑤ 保存療法が適応にならない小児の骨折
⑥ 感染性偽関節
⑦ 関節固定術
⑧ 脚延長・骨移動術など

　創外固定の適応には以上の①〜⑧のようなものがあるが，私たちは，脚延長術や感染性偽関節，骨盤骨折を除くと，主に下肢長管骨の開放骨折や多発外傷患者の初期治療において，骨折部の一時的な固定として用いることが多く，骨癒合まで積極的に創外固定で治療することはほとんどない．このような患者では，創の治癒あるいは全身状態の回復を待って内固定に変更することを原則としている．

2）創外固定器の種類

　最近は多くの機種が市販されているが，以下のようなものが基本となり，目的に応じて選択の幅が広がった．

① **Hofmann型**：フレームの形状を部位に応じて自由に組むことが可能な機種である．長管骨骨折だけでなく，骨盤骨折などでも自由にフレームを組むことができるので使いやすい．ピンをクランプに固定して

総論5　骨折の治療法

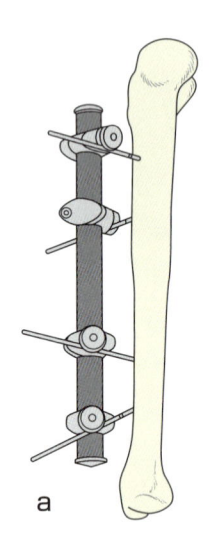

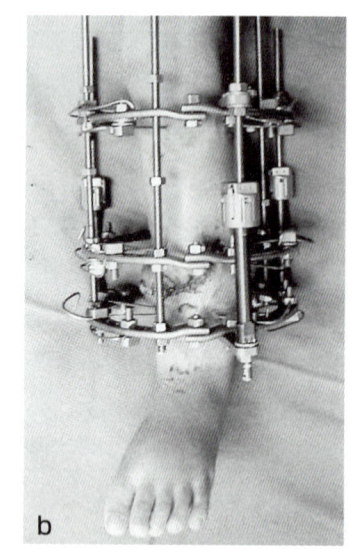

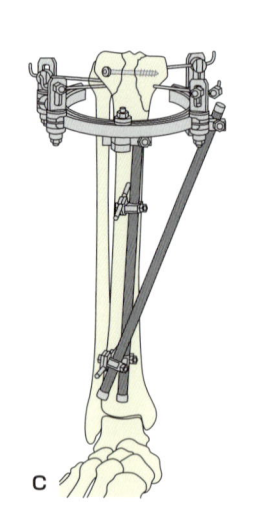

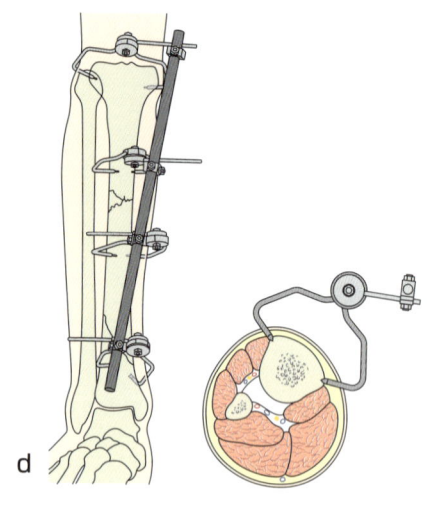

図6　種々の創外固定器
a：ハーフピンによる片持ち型創外固定器（monolateral external fixation system for trauma and orthopedics ; MEFiSTO）
b：Ilizarov創外固定器
c：Hybrid創外固定器
d：Pinless創外固定器
〔a, c, d：Rüedi TP, et al, eds：AO Principles of Fracture Management. 2nd expanded ed, Vol.1—Principles. Thieme, Stuttgart, 2007 から，d：松下隆：創外固定. pp96-101（水野耕作，糸満盛憲編：骨折治療学），南江堂，東京，2000 から〕

おいて骨折部を整復し，バーを取りつけてフレームを完成させる．ピンはハーフピンあるいは貫通ピンを用いる（図6a）[3]．私たちは開放骨折および全身状態不良な多発外傷患者の骨折の初期治療にHofmann創外固定器を多く用いている．

② リング型：骨を貫通させたワイヤを緊張させてリングにマウントするIlizarov型に代表される機種で，比較的自由に組み立てることができるが形状には限界があり，Hofmann型ほど自由度は高くなくフレームの組み立てが煩雑である．脚延長・骨移動術に用いることが多い（図6b）[8]．

③ 形状が一定した片持ち型：ハーフピンを形状の決まった固定器にマウントする機種で，WagnerやOrthofixなどが代表的な機種である．Wagner型は1本のレールに固定されたクランプにピンを固定する方式なので，骨折に使用する際には骨折部を正確に整復したうえでピンを挿入する必要がある．最近は途中にボールベアリングを取りつけて骨折部のアライメントを修正できるOrthofix創外固定器が使用可能で使いやすくなったが，自由度はそれほど大きくはない．

④ Hybrid型：関節近傍の海綿骨部にはワイヤを用いるリング型のクランプを装着し，これを骨幹部に挿入したハーフピンに固定したクランプをバーで接続してフレームを組むものである（図6c）[3]．骨端部，骨幹端部の骨折の固定に有用な固定器である．

⑤ Pinless型：これらに分類できないものにpinless創外固定器がある．骨を貫通することなく特殊な爪（hook）を骨の表面に突き刺して固定するもので，骨髄を貫通するピンあるいはワイヤを用いない（図6d）[3]．これは脛骨骨折のみを適応とし，創外固定器を装着したまま髄内釘を挿入することを目的に作られたものであるが，固定力が弱く最近ではほとんど用いられていない．

Pitfall
創外固定の注意点

ピンやワイヤを挿入する際には，横断面の解剖を頭に入れておいて血管・神経を損傷しないように注意が必要である．また軟部組織の損傷が大きくなると，滲出液の量が増え感染の原因になりやすいので，挿入路の筋膜や筋肉などの軟部組織を巻き込まないように慎重に挿入するべきである．またピンのゆるみの原因はピン周囲の骨壊死，骨吸収，感染などであるので，よく切れるドリルを使用してあまり強い圧をかけずに挿入することと，ピンを骨の中央に挿入することに注意を要する．

創外固定の最大の欠点は，ピンやワイヤが体外に出ているために起こるピン挿入路感染（pin tract infection）である．感染を防止するために滲出液が多い装着後早期には毎日pin site careが必要である．ピン挿入部が乾燥すると週に1，2回の管理でよく，通院治療も可能となるが，定期的に注意深く観察することを怠ってはならない．

4 内固定(internal fixation)

　X線透視下にあるいは骨折部を展開して整復(reduction)し，内固定する方法を骨接合術(osteosynthesis)という．従来のプレート固定のように，骨折部を展開して直視下に整復して内固定する方法を open reduction and internal fixation (ORIF)という．髄内釘による骨接合術では，骨折部を開くことなくX線透視下に整復して髄内釘で固定する閉鎖性髄内釘法(closed intramedullary nailing)が一般的である．最近，スクリューヘッドのねじ山がプレートの孔のねじ山にロックして一体化するロッキングプレート(locking plate)が開発されたことによって，骨幹部の粉砕骨折に対する架橋プレート(bridging plate)のように，骨折部を展開せずに骨端部の小さな創からプレートを骨膜上に滑り込ませて固定する低侵襲プレート骨接合術(minimally invasive plate osteosynthesis；MIPO)が可能となった．

　骨折治療の目的は，確実な骨癒合と，早期の患肢の機能の回復および社会復帰の獲得である．骨折の手術療法は，骨折部の正確な整復が可能で，強固な固定によって早期のリハビリテーションが可能な点が長所であり，近年は隣接関節を早期に動かすことが可能なことから手術療法が選択されることが多い．

手術の適応

① 修復を要する血管損傷を伴う骨折
② 保存療法では整復不能あるいは整復位の保持が困難な骨折
③ 転位のある関節内骨折
④ 保存療法より手術療法のほうが明らかに機能的予後に優れた効果をもたらすことが予測される骨折(成人の大腿骨骨幹部骨折など)
⑤ 多発外傷患者の骨折
⑥ 高齢者の骨折(特に下肢の骨折)
⑦ 小児の転位した骨端線損傷
⑧ 機能障害を有する変形癒合
⑨ 遷延癒合，偽関節など

　しかし，手術に伴う出血，感染などの危険を伴うことを忘れてはならない．また手術療法でも，骨折の型と部位によっては必ずしも強固な固定が得られないこともあるので，その長所と短所を考慮し個々の患者において十分に検討して適応を決めるべきである．

1) 骨折治療のバイオメカニクス(絶対的安定性，相対的安定性)

　骨の恒常性維持機構に力学的刺激が関与していることは多くの実験的研究と臨床経験から明らかである．骨折部では炎症期，修復期を経て形成された幼弱な骨は，骨梁の吸収と新生を繰り返して局所の力学的要請に見合った海綿骨と皮質骨としての構造を整えていく．このリモデリング(remodeling)の過程には骨折部に作用する力学的刺激が大きく関与する．骨折によって生じた変形の凸側，すなわち引っ張り応力(tension stress)が発生する側では骨吸収が起こり，圧迫応力(compression stress)が生ずる凹側では骨の新生・添加が起こって，次第に本来の機能に即した形態に修復されていく．これがWolffの応変則と呼ばれる現象で，骨折癒合後，長期間にわたって続く．

　骨接合術の目的は，骨折部を安定化(stabilize)させることによって疼痛を除去し，早期のリハビリテーションを可能にすることで患肢の可能なかぎり完全な機能回復を実現することである．内固定(internal fixation)は骨折した骨の支持機能を永久に代償するものではなく，骨癒合までの一時的な安定性を与えるものにすぎない．骨折部の安定化が得られたら疼痛は消失し，無痛のリハビリテーションを始めることが可能となる．

　外固定(external immobilization)は軟部組織を介して固定するため骨折部にはかなりの動きが残り，大きな外仮骨を形成して癒合するか，場合によっては偽関節となる．横止め髄内釘のように骨折部から離れた髄内釘の両端に横止めスクリューによる固定を行った場合にも旺盛な外仮骨を形成して癒合する．このような骨癒合形式を間接的(二次性)骨折癒合〔indirect (secondary) fracture healing〕と呼ぶ．これは骨折部における micromotion あるいは micromovement による力学的刺激によって引き起こされる生物学的反応である．一方，骨折部を解剖学的に整復して強靱なプレートで圧迫固定すると，骨単位が一方の骨片から骨折線を越えて他方の骨片に侵入して外仮骨を形成せずに骨折線が消失して癒合する．この癒合形式を直接(一次性)骨折癒合〔direct (primary) fracture healing〕と呼ぶ．前者のような骨癒合をもたらす固定を相対的安定性(relative stability)，後者を絶対的安定性(absolute stability)と称するようになった[3]．骨接合術にあたっては，どのような安定性が要求されるか，内固定に用いるインプラントにどのような機能を期待するかをあらかじめ十分に理解していなければならない(表5)．

(1) 絶対的安定性による手術的固定

　骨折部に圧迫をかけて強靱なインプラントで固定(rigid fixation)すると，機能的負荷(functional load)を受けてもインプラントの剛性によって骨折部はほとんど

総論5　骨折の治療法

表5　骨折の型，固定の安定性および骨折治癒形態の関係

	骨折のギャップ	
	単純骨折	多骨片骨折
	小（＜2 mm）	大（＞2 mm）
相対的安定性	骨吸収 遷延癒合，偽関節	二次性骨癒合 （外仮骨形成）
絶対的安定性	一次性骨癒合 骨単位性リモデリング	骨吸収 遷延癒合，偽関節

〔Rüedi TP, et al, eds : AO Principles of Fracture Management. 2nd expanded ed, Vol.1 — Principles. Thieme, Stuttgart, 2007 から〕

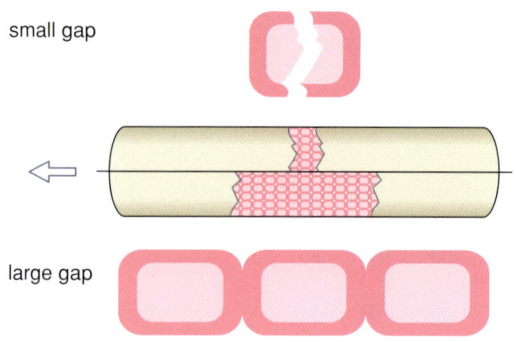

図7　Perren の歪み説
〔Rüedi TP, et al, eds : AO Principles of Fracture Management. 2nd expanded ed, Vol.1 — Principles. Thieme, Stuttgart, 2007 から〕

動かなくなり，直接骨癒合が起こる．絶対的安定性は，骨折部に圧迫力を作用させる〔圧迫の前負荷（compression preload）〕ことと，その圧迫によって骨折端間に生じる摩擦（friction）によってもたらされる．摩擦は四肢の回旋力によって発生する接線方向に働く剪断力（shearing force）に対抗し，表面に凹凸のある骨折では圧迫によって骨折端が咬みあって剪断力による転位にも抵抗できる．絶対的安定性は，ラグスクリュー，圧迫プレートおよびテンションバンド（tension band）固定で得られる．

（2）相対的安定性による手術的固定

骨片間にある程度の動きを残した固定を相対的安定性という．したがって圧迫固定法を除くすべての固定方法は相対的安定性による固定ということになる．すなわち髄内釘，創外固定，架橋プレート固定などで得られる固定性が相対的安定性である．髄内釘は横止め（interlocking）の導入によって回旋モーメントや粉砕骨折における軸負荷への耐性が増した．髄内釘は骨の中心に位置しているため冠状面でも矢状面でも同様の力学的性質を有するところが，偏心性に設置されるプレートとは異なる．骨折部から遠い位置で横止めされるため，骨折の範囲，ネイルの形状や太さ，髄内占拠率などによって異なるが，ネイルの弾性によって骨折部に微妙な micromotion が生じることによって旺盛な外仮骨が形成される[9]．骨幹部骨折ではこのように外仮骨を形成して癒合する間接的骨癒合（indirect fracture healing）が，治癒過程に炎症期，修復期（軟性仮骨期と構成硬性仮骨期を含む），リモデリング期と一連の変化を惹起する正常の骨癒合形態である．

骨折部に許容される動きを微細な動き（micromotion）と呼んでいるが，その大きさについては結論が出ていない．マクロな動きは偽関節を形成するが，micromotion は骨癒合に有利であると考えられている．また骨折部に動的な軸方向の圧迫負荷を加えることによって骨癒合を促す目的で dynamization が行われることもある．これらは骨折部における物理的な刺激による生物学的な修復能を引き出そうとするものである．一般に micromotion は，骨折部に形成される仮骨の細胞が破壊しない，あるいは基質の主な成分であるコラーゲン線維が断裂しない程度の動きと考えられているが，骨折部に形成される仮骨は成熟過程で剛性が変化していくため，癒合の各段階で許容される動きがどの程度であるかということについては明らかになっていない．Perren は歪み説（strain theory）でこれを巧みに説明している（図7）[3,10]．骨折治癒過程の初期に形成される軟性仮骨は，後期に形成される石灰化した硬性仮骨に比べて高い歪みあるいは大きな変形に耐えることができる．そこで，組織の相対的変形量は骨片間の距離と変位距離の比として以下の式で表すことができる．

$\varepsilon = \Delta L/L \times 100 (\%)$

　　ε：相対的変形量＝歪み量
　　ΔL：変位距離
　　L：骨片間距離

支持組織の相対的変形量は，皮質骨と海綿骨が2％，軟骨が10％，緻密な線維組織が20％，肉芽組織が100％である[11]．したがって歪み説から考えると，皮質骨に2％以上の歪みを強制すると骨折が起こり，骨癒合初期の骨折間隙に形成される線維組織は20％以上の伸びで，軟骨性仮骨は10％以上の歪みで断裂し，骨癒合は起こらず偽関節に向かうことになる．

Eggers の contact splint 以来，骨軸方向の圧迫負荷が骨癒合に有利に作用するとの考えから[12,13]，横止め髄内釘固定においても術後一定期間を経過したら一方の横止めスクリューを抜去する，いわゆる dynamization の操作をルーチンに行うべきであるという意見を述べる研究者もいたが，たとえ骨折部に多少ギャップを残したままでの static interlocking の状態でも，仮骨が形成され

表6 Static interlocking nail で固定されたギャップに形成された仮骨の成熟に伴う各部位の応力の変化．1 cm の欠損を伴う大腿骨晒し骨標本によるモデル実験

	S1[*1]	S2	S3	S4	S5	(S5-DM)[*2]	S6	(S6-DM)
Medial side of the nail	−213±7[*3]	−211±7	210±8	173±2	148±6	(122±2)	115±11	(143±7)[*4]
Lateral side of the nail	−175±6	−166±7	−173±3	−133±1	−142±7	(−139±13)	−89±4	(−168±11)
Medial edge of osteotomy	−0±2	6±2	35±3	49±1	72±3	(62±2)	34±1	(56±3)
Lateral edge of osteotomy	−5±3	5±2	−26±2	−44±3	−13±2	(40±1)	15±0	(49±3)
Medial side of the resin		−27±4	83±2	135±3	463±12	(819±4)	621±2	(1144±1)
Lateral side of the resin		27±7	−22±3	40±3	85±9	(182±5)	162±5	(392±3)

ネイルと骨切り端および樹脂で作成した仮骨表面．おのおのの内外側の歪み（−は引っ張り歪みを表す）
[*1]：S=stage
[*2]：DM＝dynamization
[*3]：Average±Standard deviation
[*4]：×10^{-6}

〔安達公：長管骨骨折の髄内釘ねじ横止め法(Interlocking nailing)における Dymnamization の意義．日整会誌 66：253-263, 1992 から〕

て成熟していくに従って仮骨にも歪みが発生する（表6）[14]．すなわち，一方の横止めスクリューを抜去しなくてもネイルの弾性によって骨折部には荷重による動的な dynamization が自然に起こることが明らかになった．また私たちは臨床的にも static interlocking で良好な骨癒合が得られることを経験しており，なんら不都合を感じていない[15]．

髄内釘で固定された骨折部に dynamization を施す目的で一方の横止めスクリューを抜去することが有効なのは，架橋仮骨が形成された段階であって，まったく仮骨が形成されていない場合にはむしろ回旋不安定性によって偽関節に移行することがあるので禁忌と考えてよい．骨折部における回旋はきわめて小さな動きであっても偽関節になるからである（図8）[16]．架橋仮骨が形成された段階で dynamization をする場合でも，一方のスクリューをすべて抜去するのではなく，dynamization hole のスクリューは残しておくことで回旋不安定性による不具合を回避するべきである．また開放骨折に対して挿入された unreamed nail は細いため，手術直後から骨との間にガタつきがあり，また開放骨折では仮骨の形成も不良であるので，癒合が遷延した場合には dynamization を行うことによってさらに癒合が遷延し，インプラントの破損を起こす可能性が高い．むしろ太い reamed nail の入れ替えや骨移植など骨癒合を促進するための追加手術を行うべきである．

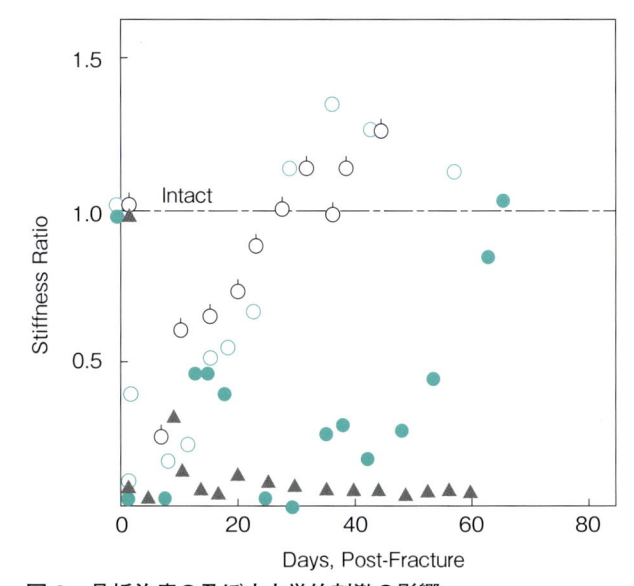

図8 骨折治癒の及ぼす力学的刺激の影響
ウサギの脛骨骨切り部を創外固定し，連日1時間種々の刺激を加えて骨切り部に生じた仮骨の剛性を健側脛骨との比で表した．
△：刺激を加えていない control，○：5.5 N の圧迫刺激
●：0.02 rad(1°)の曲げ刺激，▲：0.02 rad(1°)の捻り刺激
〔Mabuchi K, et al : A new methodology with an application of robotics to control the mechanical ebvirnment around experimentally fractured bone. (Niwa S, et al, eds : Biomechanics in Orthopedics.) Springer-Verlag, Berlin, 1992 から〕

2）ラグスクリュー固定による絶対的安定性

ラグスクリュー（lag screw）は反対側の皮質をねじ山でとらえるだけであるが，スクリューを締めつけて反対側の皮質骨をスクリューヘッド方向に引き寄せることによって，骨折面に圧迫応力を生じさせる（図9）[3]．ラグ

総論5　骨折の治療法

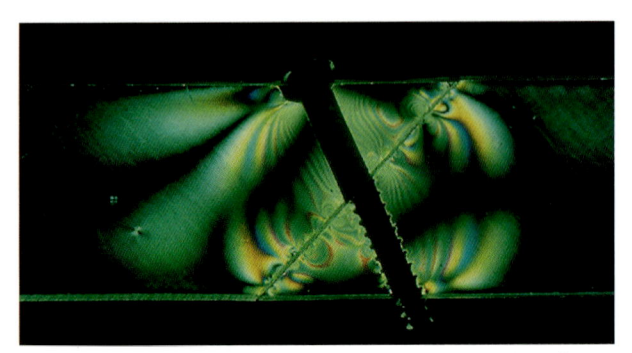

図9　斜骨折に対するラグスクリュー固定の光弾性モデル
ラグスクリューは2,500〜3,000 Nの力を生みだす.
〔Rüedi TP, et al, eds：AO Principles of Fracture Management. 2nd expanded ed, Vol.1—Principles. Thieme, Stuttgart, 2007 から〕

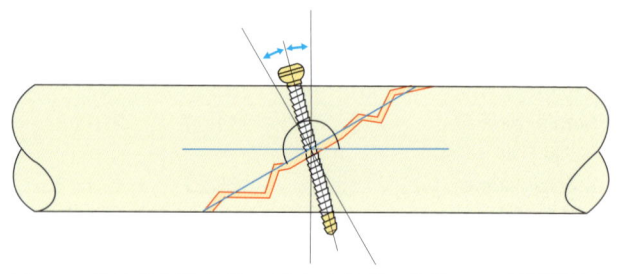

図10　骨幹部螺旋骨折に対するラグスクリューの理想的な方向
〔Rüedi TP, et al, eds：AO Principles of Fracture Management. 2nd expanded ed, Vol.1—Principles. Thieme, Stuttgart, 2007 から〕

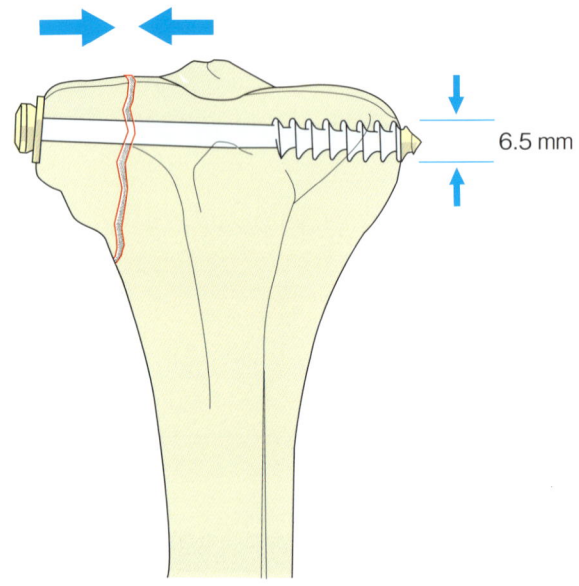

図11　海綿骨部における海綿骨スクリューによるラグスクリュー固定
〔Rüedi TP, et al, eds：AO Principles of Fracture Management. 2nd expanded ed, Vol.1—Principles. Thieme, Stuttgart, 2007 から〕

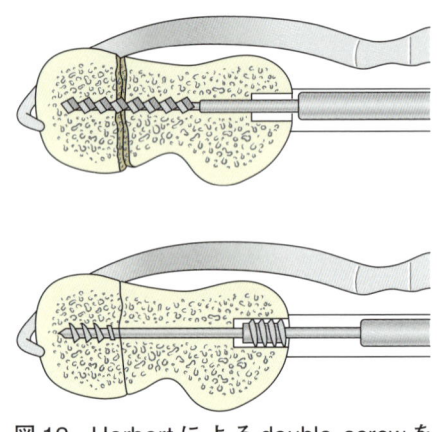

図12　Herbertによるdouble-screwを用いた舟状骨骨折の圧迫固定

　スクリューによって生みだされる圧迫力は2,500〜3,000 Nと強大であり[17],その力は骨が癒合するのに要する期間より長く維持されることが明らかになっている[18].
　ラグスクリュー固定に用いられるスクリューは,皮質骨部に用いられる皮質骨スクリューやシャフトスクリュー,骨端部の海綿骨部に用いられる海綿骨スクリューなどがある.骨幹部の螺旋骨折をラグスクリューで固定する際には,骨折線に垂直に固定するほうが圧迫力はより強く作用する.しかし,長管骨における長軸方向の機能的負荷に対応するためには,骨折線に対する垂線と骨長軸に対する垂線のなす角の二等分線の方向に挿入するほうが効果的である（図10）.
　骨片間に圧迫力を作用させるためには,手前側の皮質骨にはねじ山に相当するドリルホールを作り,反対側の皮質骨にスクリューのコアに相当するドリルホールを作成してタッピングした後に皮質骨スクリューを挿入して圧迫固定するか,通常にスクリューのコアに相当するドリルホールを作成してシャフトスクリューで圧迫固定することも可能である.海綿骨部の圧迫固定には海綿骨スクリューが使用されるが,この場合,ねじ山のすべてが反対側の海綿骨部に挿入され,骨折部をまたぐことがあってはならない（図11）.
　Herbertは,double-screwを用いた手舟状骨骨折のユニークな圧迫固定について初めて記載した[19].スクリューヘッドに相当する近位部に切られたねじ切りのピッチは先端のピッチより小さいため,先端で反対側の骨片をとらえた後,手前の骨に小さなピッチのスレッドをねじ込むことによって骨折部に圧迫加えて絶対的安定

B. 骨折の固定法

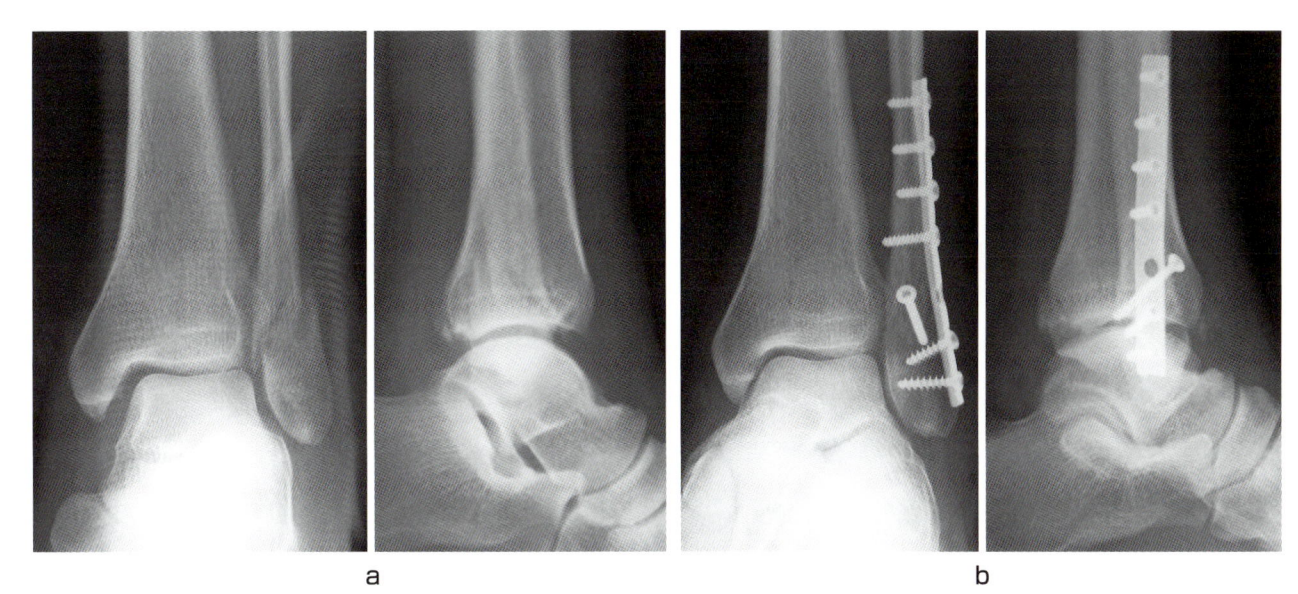

図13 ラグスクリューと中和プレートで固定された腓骨遠位部斜骨折
a：術前
b：術後

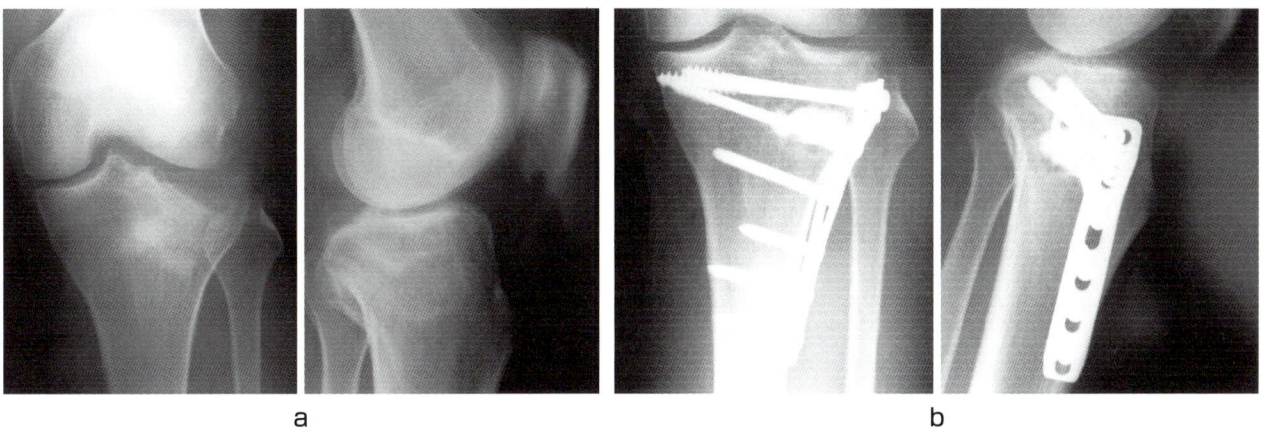

図14 L型支持プレートによる脛骨プラトー骨折の固定
a：術前．外側プラトーの関節面の著明な陥没を伴う骨折．
b：術後．骨折部を整復しプレートの孔を通してラグスクリュー固定し，関節面整復後に生じた欠損部はCPCを充填して修復した．

性を得ることができる（図12）．

　したがって骨幹部の螺旋骨折をラグスクリューで圧迫固定する場合には，機能的な負荷によって発生する剪断力に対抗するために中和（保護）プレート〔neutralization（protection）plate〕を併用するべきである．私たちは上腕骨骨幹部の螺旋骨折，大きな蝶形骨片を有する骨折，腓骨遠位端の斜骨折の固定にラグスクリューと中和プレートを併用した固定を行う（図13）．また脛骨プラトーや大腿骨顆部骨折などの関節内骨折は，関節面を正しく整復して海綿骨スクリューによる圧迫固定を行うが，早期のリハビリテーション開始が可能にするために支持プレートを併用して固定力を強化する．支持プレートの孔を通してラグスクリュー固定を行うことも可能である（図14）．スクリュー単独による固定は通常は行わない．

Pitfall
ラグスクリューの固定力

ラグスクリューによる皮質骨の圧迫固定は，骨折面に強大な圧迫力を加えることができるが，以下のような欠点がある．
① ラグスクリューによる圧迫固定のみでは，軸方向あるいは捻りなどの四肢の機能的負荷に抵抗するだけの十分な固定力がない．
② スクリューのねじ山あるいは固定された骨が破壊された場合には，その圧迫力は回復しないためラグスクリューとしての機能は消失する．

3）圧迫プレート固定による絶対的安定性

　骨折部をプレートで固定する場合には，その機能を十

総論 5　骨折の治療法

表7　プレートの基本的な5つの機能

プレートの機能	生体力学	適応例
圧迫 compression	骨折部に圧迫を加え絶対的安定性を提供する	上腕骨の単純な横骨折
保護 protection（中和 neutralization）	曲げ，回旋力を中和しラグスクリュー固定を保護する	橈骨の単純な螺旋骨折
支持 buttress	起こりうる転位方向に対して90°の方向の力を加えることによって軸方向の負荷に抵抗する	脛骨外側プラトー骨折
テンションバンド tension band	骨折の引っ張り側にプレートを設置し反対側の皮質骨に生じる牽引力を圧迫力に変換する	肘頭骨折
架橋 bridging	2つの主骨片を固定して正しい長さ，アライメント，回旋を保持することで相対的安定性を提供する．骨折部には触れない	尺骨の多骨片骨折

〔Rüedi TP, et al, eds : AO Principles of Fracture Management. 2nd expanded ed, Vol.1 — Principles. Thieme, Stuttgart, 2007 から〕

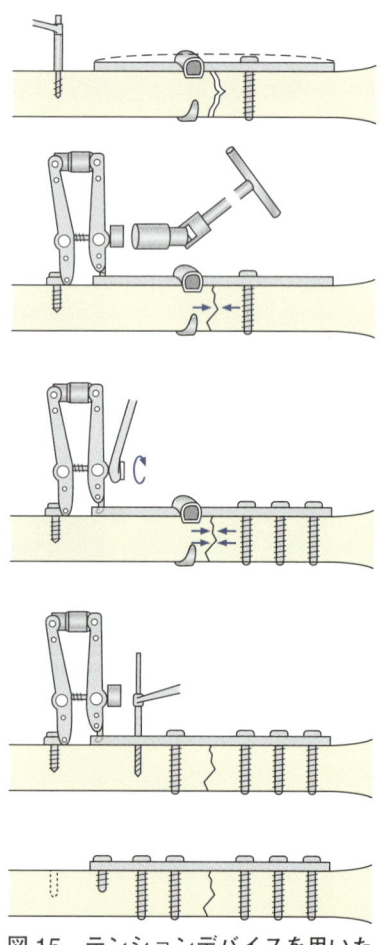

図15　テンションデバイスを用いた骨片間圧迫
〔Müller ME, et al : Manual of Internal Fixation. 3rd ed. Springer-Verlag, Berlin, 1992 から〕

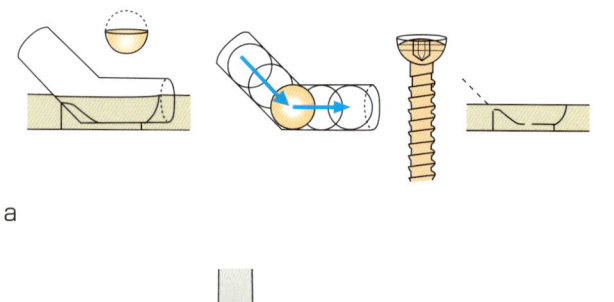

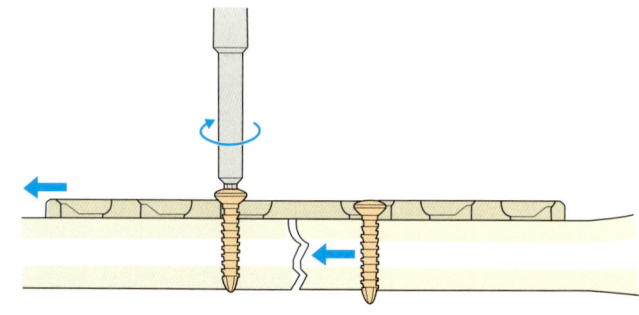

図16　sligding hole を用いた骨片間圧迫
a：dynamic compression の原理．プレートのスクリュー孔は傾斜したシリンダー状を呈し，半球形のスクリューヘッドがこの傾斜に沿って滑り込んでいく．
b：偏心性に挿入したスクリューを締めることによって骨折部に圧迫をかける．
〔Rüedi TP, et al, eds : AO Principles of Fracture Management. 2nd expanded ed, Vol.1—Principles. Thieme, Stuttgart, 2007 から〕

分に理解して適応を決めるべきである．すべてのプレートには5つの基本的な機能があるが，デザインや用いられる部位の生体力学的な環境を考慮してプレートの種類と使い方を決める必要がある（表7）．ここでは，プレートのすべての機能について概説するのが目的ではないので，圧迫プレートによる絶対的安定性についてのみ述べる．

AOグループが開発した圧迫プレートに（compression plate）よる骨接合術のゴールは，直接骨癒合（direct fracture healing）であり，大きな皮膚切開から軟部組織を剥離し，骨折部を展開してすべての骨片を解剖学的に整復し，テンションデバイス（tension device）を用いて骨折部を強固に密着させて絶対的安定性をもって，強靱なプレートを骨に圧着して固定する手法である．骨折部に圧迫を加える方法は2つある．第1は専用のテンションデバイスを用いる方法で，一方の骨片にスクリュー固

B. 骨折の固定法

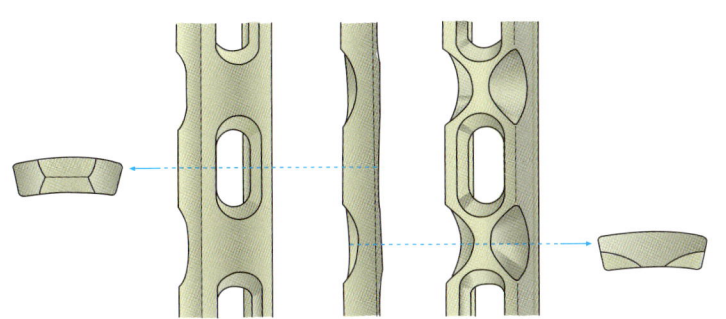

図17 LC-DCPの裏面の構造
プレートの接触や圧着による血流障害を低減するための凸凹.
〔Perren SM, et al : The limited contact dynamic compression plate(LC-DCP).
Arch Orthop Trauma Surg 109 : 304-310, 1990 から〕

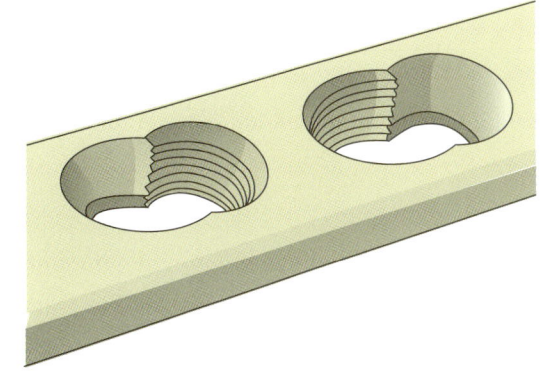

図18 LCPのcombination hole
〔Rüedi TP, et al, eds : AO Principles of Fracture Management. 2nd expanded ed, Vol.1—Principles. Thieme, Stuttgart, 2007 から〕

定したプレートの反対側の先端から，約1cm離れた位置にスクリューで固定したテンションデバイスのフックをプレートの先端の孔にかけ，これを締めつけることによって骨折部に圧迫をかける方法であり，AOのオリジナルである(図15)[20]. このプレートのスクリュー孔は正円形であったが，その後，K-U compression plateで開発された楕円形のsliding holeを用いたdynamic compression法を採用し，現在はほとんどこの方式に替わっている(図16)[3]. このようなスクリュー孔を有するプレートをdynamic compression plate(DCP)と呼ぶ[21].

したがって，圧迫骨接合術では，静的絶対的安定性(static absolute stability)による直接(一次性)骨癒合をゴールとしているので，骨折部に形成される外仮骨は不安定性の所見であり，絶対的安定性の破綻すなわち骨折固定の破綻を示すものであるので，髄内釘固定にみられるような外仮骨とはまったく異なる意味をもつことを理解する必要がある.

従来のDCPに代表される圧迫プレートは，スクリューで骨に強固に圧着することによって生じるプレートと骨の摩擦によって固定力を発揮する．圧迫プレートの弊害としてプレート固定部の骨の萎縮があり，以前は強靱なプレートによる応力遮蔽(stress shielding)が主な原因(物理的要因)であると考えられていたが，最近，骨に対するプレートの接触あるいは圧着による血流障害(生物学的要因)が主な原因であることが明らかになり[22]，骨との接触域(foot print)を少なくするためにプレート下面に凹凸をつけたlimited contact-DCP(LC-DCP)が開発された(図17)[23]. さらに新たに開発されたlocking compression plate(LCP)は，プレートとスクリューヘッドがロックするシステムで角度安定性を有するため，直接骨に圧着することなく骨膜上に設置することによって骨の血流障害を最小限にすることが可能となった．またこのプレートのスクリュー孔は圧迫用の孔とロッキング用の孔を合体させたcombination holeであり(図18)，両者の機能を有するため，粉砕骨折などに対する架橋プレートとしての利用など適応が拡大した．このシステムはスクリューとプレートが一体化して角度安定性を有するため，創外固定器を創内に設置したのと同様の機能を有するとの観点から創内固定器(internal fixator)とも呼ばれる[24,25].

4) テンションバンド固定による絶対的安定性

骨における荷重の伝達機構に関する初期の概念は，Pauwelsによって提唱された．彼は弯曲した筒状の物体に軸方向の負荷を加えると，常に圧迫側(compression side)と引っ張り側(tension side)が存在することを見出した[26]. これらの観察からテンションバンドの概念は次第に変化し，インプラントを骨の引っ張り側あるいは弯曲の凸側に設置することによって，引っ張り力が圧迫力に変換されることが明らかになった．すなわち引っ張り力がかかる骨折部の引っ張り側に偏心性にインプラントを設置することで，反対側の皮質骨に生じる引っ張り力を圧迫力に変換して動的絶対的安定性(dynamic absolute stability)を生じることを意味する(図19).

肘頭骨折や膝蓋骨骨折などでは筋力によって骨折部は常に転位する方向に引っ張り力がかかるが，通常2本のKirschner鋼線で整復位を保持して引っ張り側に回した軟鋼線を締めつけることによって圧迫力に変換する．Kirschner鋼線は回旋力，剪断力に抵抗する．このように関節運動で圧迫力が増す場合には動的テンションバンド(dynamic tension band)．足関節内果骨折のように関節の屈伸運動で圧迫力に変化が起きない場合には静的テ

総論 5　骨折の治療法

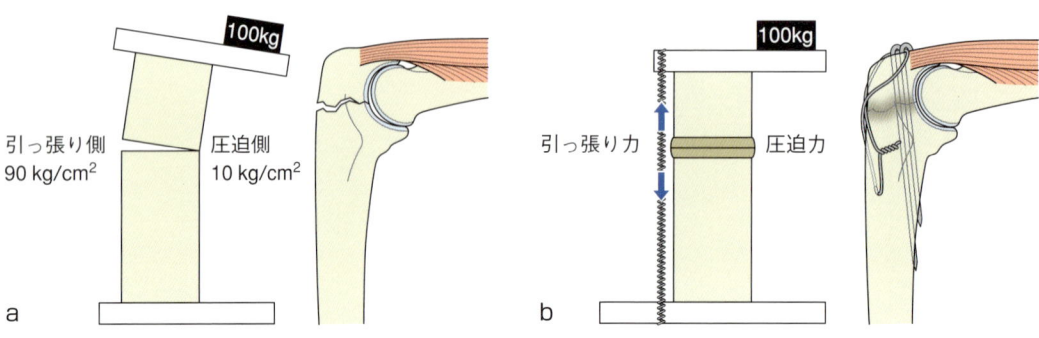

図 19　テンションバンドの原理
a：骨に偏心性に負荷をかけると引っ張り側と圧迫側が生じる．
b：テンションバンドは反対側の皮質骨の引っ張り力を圧迫力に変換する．

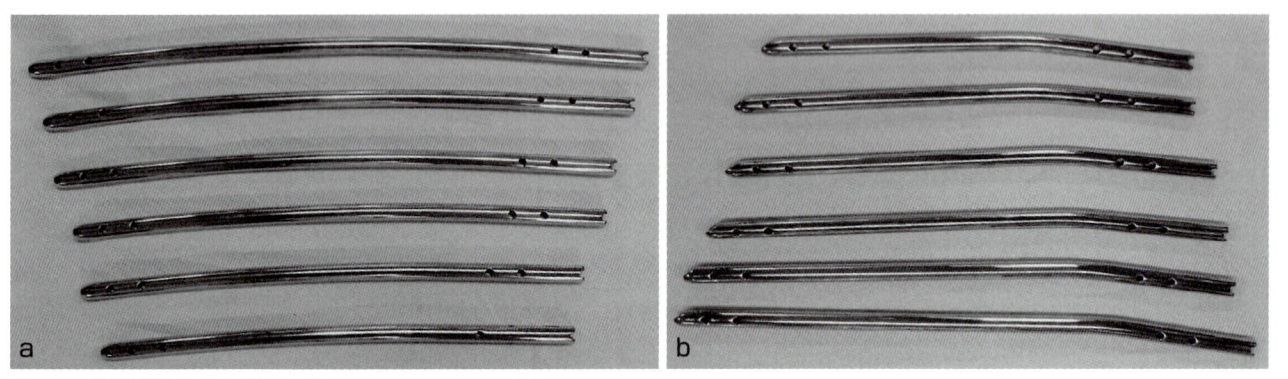

図 20　断面形状が正円形で中空の reamed nailing 用 cylinder nail
a：大腿骨用
b：脛骨用

ンションバンド（static tension band）固定と呼ぶ．

5）髄内釘による相対的安定性

Küntscher による髄内釘法は，X線透視下に骨折部を整復しリーミングしてネイルを打ち込んで固定する方法である[27]．この方法では長い髄内釘の弾性によって相対的安定性が得られる．骨髄内に中心性にネイルが位置するため，曲げや剪断力に対する安定性は良好である．しかしスリットを有するクローバネイルと骨の強い接触，すなわち"ネイルの原理"に頼っていたため回旋力に弱く，また粉砕骨折における軸方向の短縮を防止することはできなかった[28,29]．そのため，その適応は骨幹中央部の単純な横骨折か短い斜骨折のみであった．髄内釘は一定の弾性があるため，旺盛な外仮骨を形成して癒合する[15]．このような癒合形態は Ender ピンのように弾性のあるピンを骨髄内に複数挿入して固定する flexible fixation でも起こるが，横止めしない髄内釘と同様に回旋や短縮に対する固定性はきわめて貧弱である．

髄内釘に横止めスクリューを加える方法は，北里大学の山本[30]，フランクフルト労災病院の Klemm によっておのおの独立して 1972 年に発表された[31]．これによって回旋固定性が強化され，粉砕骨折や近位，遠位骨幹端部の骨髄腔拡大部の骨折にも適応が拡大した．横止め髄内釘はクローバネイルのようにネイルの発条力による内側からの固定に頼る必要がないため，横止めを前提とするのであればネイルそのものにスリットを設ける必要はなく，ネイルの形状も複雑にする必要はなくなる．このような観点から reamed nail 用に，中空で最も単純な断面形状でより強度の高い cylinder nail が開発された（図 20）[32]．これによってより細いネイルの使用が可能となり，過度のリーミングによる骨の熱壊死，髄内圧の上昇によって起こる骨髄組織や削りくずなどの血管内流出による弊害を少なくすることが可能となった．

また多発外傷で全身状態不良の患者に対して，急性期にできるだけ手術時間を短縮し，出血量を減少させ，より低侵襲で髄内固定すること，および開放骨折で必要に応じてデブリドマンと同時に即時髄内固定を可能にすることを目的として，私たちはリーミングなしで固定する中実の unreamed nailing を 1987 年に開発し，1990 年に症例を含めて報告した（図 21）[33]．臨床的な大きなシリーズによる無作為前向き研究はないが，動物実験の結果，中空のネイルよりも中実のネイルのほうが感染の発

B. 骨折の固定法

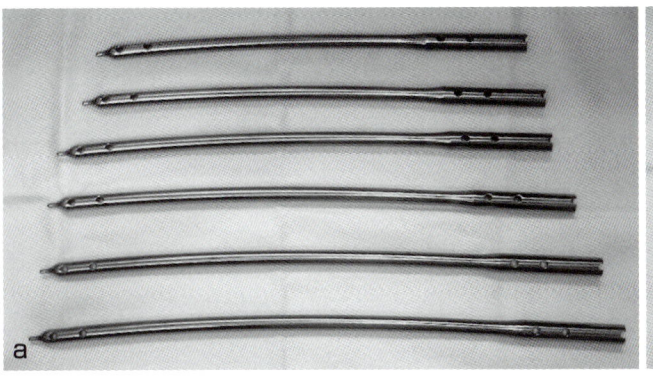

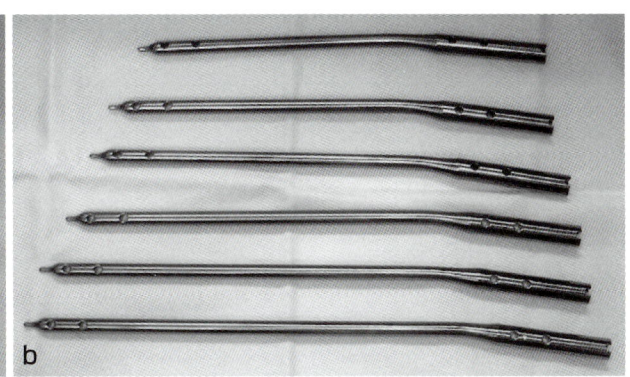

図 21　中実の unreamed nail
a：大腿骨用
b：脛骨用

生率が低いことが明らかになっており[34]，開放骨折に対する即時髄内固定には中実の unreamed nail を使用することが推奨される．

髄内釘を横止めスクリューで近位，遠位の主骨片に固定することで強固な回旋安定性が得られるが，曲げに対しては上下の横止めスクリューの間の距離（working length）が長いため，骨折部に対する安定性は相対的安定性である．すなわち，荷重・歩行によってネイルの弾性で骨折部に起こる micromotion が旺盛な外仮骨形成を助ける．

したがって骨折部を橋渡しして，骨折部から離れたネイルの両端でスクリューで横止めする横止め髄内釘を，髄内副子（intramedullary splint）と呼び，骨折部をまたいで架橋する架橋プレートも同様に長い working length を有することから髄外副子（extramedullary splint）と呼ぶこともある．さらにこれらに対応して体外に固定するクランプを配する創外固定を体外副子〔extracorporeal（external）splint〕と呼ぶ．これら三者が相対的安定性を確保する固定法である．

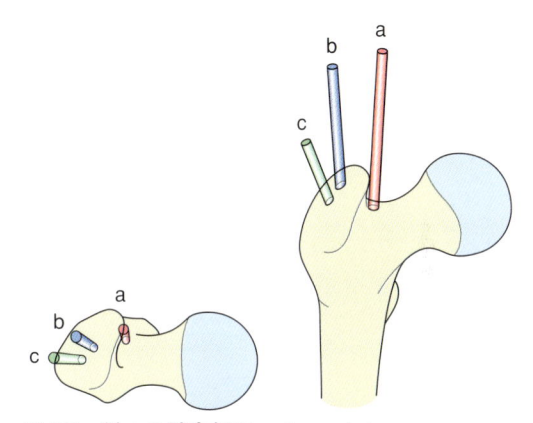

図 22　種々の髄内釘の entry point
a：通常の大腿骨髄内釘の entry point
b：γ-nail type の近位型髄内釘の entry point
c：近位部を 5°〜8°外反させた大腿骨髄内釘の entry point
〔Rüedi TP, et al, eds：AO Principles of Fracture Management. 2nd expanded ed, Vol.1—Principles. Thieme, Stuttgart, 2007 から〕

Point
髄内釘の手術手技上の注意点
わが国では皮下骨折を搬入直後に内固定することはほとんどなく，待機的に行われるほうが多い．したがって十分に時間をかけて術前計画をすることができる．

(1) 挿入点（entry point）の準備

正しい髄内釘の挿入点はきわめて重要である．大腿骨では股関節を屈曲・内転することによって操作が容易になる．大転子を触れ梨状筋窩にオールを刺入し，骨幹部中央に向けて深く挿入する．肥満あるいは筋肉が発達した患者では挿入点が外側になりやすく，内側皮質にガイドワイヤや unreamed nail が突き刺さり，その後の操作を困難にすることがある．また挿入点が内側に寄り過ぎたり，頚部の後方にオールを滑らせると大腿骨頭を栄養する血管（posterior column branch）を損傷して骨頭壊死を起こすことがあるので，注意しなければならない．最近市販されるようになった，ネイルの近位部を 5〜8°外反させた大腿骨用髄内釘は大転子の先端から挿入可能である（図 22）．

脛骨では膝蓋骨と脛骨結節の中間に約 3〜5 cm の横切開をおいて膝蓋腱の腱膜まで横に切開し，膝蓋腱の内側 1/3 から 1/4 部を縦に切開して進入する．これは脛骨結節が脛骨の骨軸より外側に位置しているため，膝蓋腱の中央から進入すると近位部が弯曲した髄内釘を挿入する際に回旋するのを防ぐためである．また，膝蓋腱の内側から進入すると伏在神経の膝蓋下枝を損傷する恐れがあるので，私たちは用いていない．脛骨の髄内固定後には，軽度な例を含めるとネイル挿入部の疼痛（anterior knee pain）が 20〜60％ の症例に発生するが，これは膝

総論5　骨折の治療法

蓋腱を切開することとは関係がなく[35,36]，抜釘でほとんどの症例は消失ないし軽快する．

(2) リーミング時の注意

一時期，リーミングによる熱発生による骨壊死や皮質骨の血流障害（図23）[37,38]，髄内圧の上昇による肺塞栓・血栓症[39]などの問題点を強調し，生物学的な観点からunreamed nailingを推奨する研究者がいた．しかし皮質骨の血流障害は一時的なものであって，4週後には回復すること（図24）[40]，周囲の骨膜や筋肉の血流はむしろ増加することが明らかになっている．Wendaは正常の骨髄内圧は40～70 mmHgであるが，ガイドワイヤやリーマ，髄内釘の挿入などのなんらかの髄内操作で上昇する．特にリーミングの際には420～1,510 mmHgまで上昇するとして注意を喚起している[41]．骨髄内圧の上昇や温度上昇には，リーマの刃の構造や摩耗状態，シャフトの太さ，回転数，押し込むスピードなどが関与している[42]．

骨髄内圧の上昇によって脂肪組織や骨の削りくずなどが周囲の血管に押し出されて，これらが肺塞栓・血栓症の原因になることが危惧されている[43]が，大腿骨や脛骨の単独骨折では臨床的な肺塞栓・血栓症が発症することはなく[44,45]，多発外傷患者，特に肺損傷を有する患者で肺機能障害が発生しやすい[46]．この肺機能障害は肺塞栓・血栓症によるものだけでなくリーミングによっても生じ，肺組織に到達した異物やサイトカインが肺組織の炎症を増強することによって起こるものである[47]．重症外傷の早期に起こる全身性炎症反応症候群（systemic inflammatory reaction syndrome；SIRS）があるが，出血性ショックを伴う重症外傷患者で，高度の頭部あるいは胸部外傷を有する例に髄内固定を行うことは危険であり，damage control surgery（DCS）が重要であることを意味している．

また骨細胞の熱耐性は47℃で1分である[48]が，刃の鈍なリーマで無理に圧をかけてリーミングすると皮質骨はこれより高い温度になり細胞が死滅して壊死になる[49]．また，正常な血液循環は有効な冷却システムであるので，決して駆血した状態でリーミングをしてはならない．

一方，Canadian Orthopedic Trauma Societyの多施設前向き無作為臨床試験の結果，reamed nailingに比べ

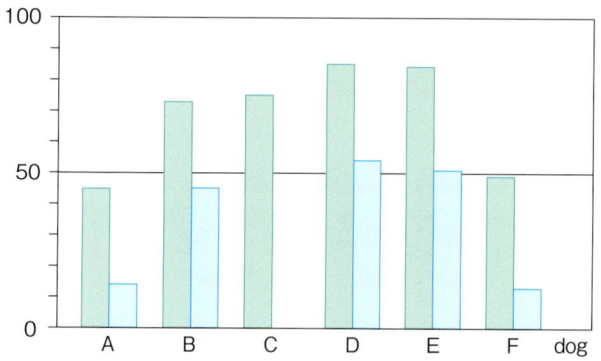

図23　イヌ脛骨におけるreamed nailingとunreamed nailingによる皮質骨の血行障害（術後7時間での比較）

Unreamed nailing（緑）では血流障害は31%（15～55%），reamed nailing（青）では70%（45～85%）である．

〔Klein MP, et al：Reaming versus nonreaming in medullary nailing：interference with cortical circulation of the canine tibia. Arch Orthop Trauma Surg 109：314-316, 1990から〕

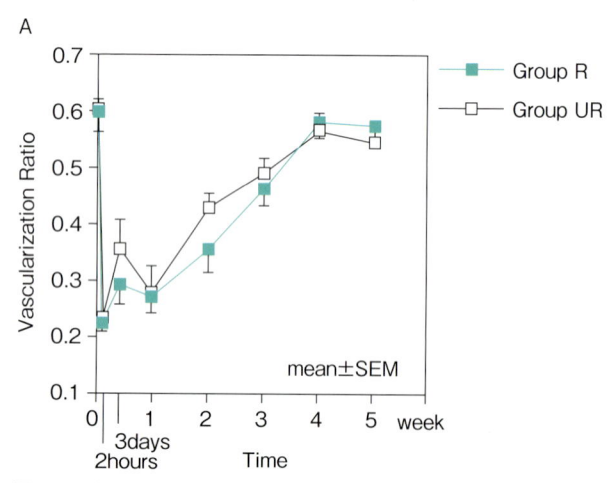

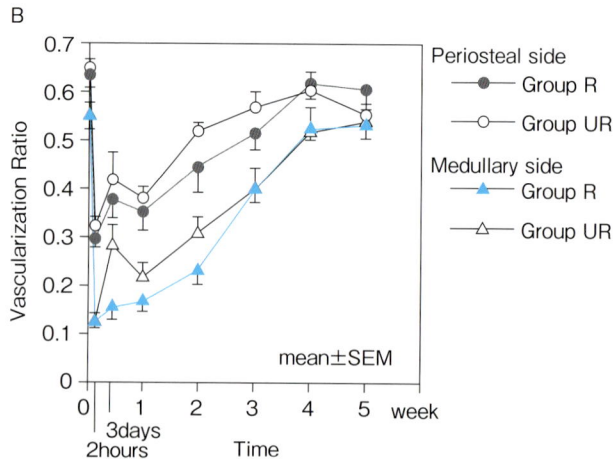

図24　ウサギ大腿骨におけるreamed nailとunreamed nail後の経時的皮質骨血流変化
A：皮質骨全体の血流の変化（■：reamed nailing，□：unreamed nailing）
B：骨膜側と骨髄側の皮質骨血流の変化（●：reamed nailing骨膜側，○：unreamed nailing骨髄側，▲：reamed nailing骨膜側，△：unreamed nailing骨髄側）

〔Nakamura T, et al：Cortical revascularization after reamed and unreamed intramadullary nailing in the rabbit femur：A microangiographic analysis. J Trauma 47：744-751, 1999から〕

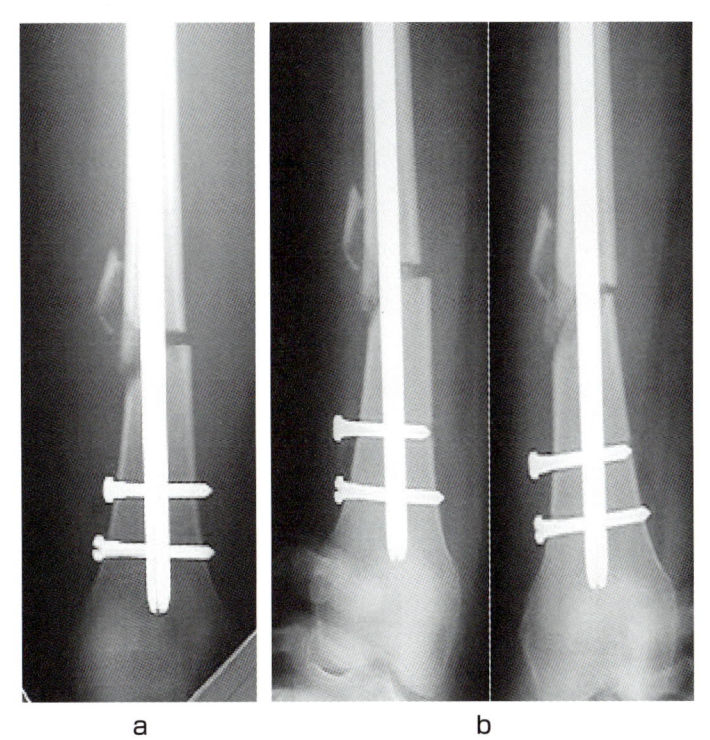

図25 22歳，女性．大腿骨遠位骨幹端部骨折を横止め髄内釘で固定したが，内外反動揺性をきたした．
a：術直後．髄内釘が短く，骨折部にギャップを残した不安定な固定．
b：術後3週．内外反動揺性を認め，横止めスクリューが逸脱している．

ると unreamed nail では骨癒合率が低く，偽関節の発生率が高い[50]．また unreamed nailing では骨癒合までの期間が長くかかり[51]，インプラントの折損が多く[52]，ネイルの入れ替えや骨移植などの追加手術を必要とする率が高い[53]などの欠点があることを忘れてはならない．このようなことから，髄内釘固定術においては reamed nailing が gold standard となっており，unreamed nailing の適応は多発外傷患者の皮下骨折を早期に固定するとき，および Gustilo type I，II（時にIIIA）の開放骨折を即時内固定するときに限られる．しかし上述のような実験結果，臨床例などの存在を考慮すると，リーミングは細いシャフトのよく切れる刃のリーマで回転数を上げて，圧をかけずにゆっくりと行うことが勧められる．

Pitfall
粗暴なリーミングは危険を伴うことを銘記するべきである．

(3) 整復の補助あるいはアライメント保持のための poller screw (blocking screw)

骨幹端部部の骨折では横止めスクリューを挿入した場合でも，拡大した骨髄腔の形状と強大な筋力によって術後にアライメント異常を起こしやすい（図25）．このような場合，髄内釘に接して内・外側，あるいは前後にスクリューを挿入することでネイルの偏位を防止することが提唱された．これらのスクリューを poller screw あるいは blocking screw と呼び，骨幹端部の骨髄腔を狭めてネイルを骨髄腔の中央に位置させる機能を発揮する．したがって poller screw は骨片が転位する方向に対抗する位置に挿入するのでなければ意味がない[54]．また横止めを併用する場合でも，髄内釘法はあくまで Küntscher 法の延長線上にあることを理解し，十分な太さと長さのネイルを用いるべきである．横止めスクリューは，Küntscher 原法の短所のすべてを克服するものではない．

(4) 回旋転位の整復と横止めスクリューの挿入

大腿骨でも脛骨でも，髄内釘挿入後，近位の横止めスクリューは target (aiming) device を用いて挿入される．遠位横止めスクリュー用の target device が用意されていることもあるが，その正確性にはまだ問題があるため，X線透視下に用手的に挿入することが多い．この際，横止め孔が正円にみえるように透視の C-arm を回転させて合わせるのが正しいが，患肢を回転させて合わせ，あるいは回旋転位を正しく整復しないまま横止めすると，回旋変形を残したまま癒合する．

特に大腿骨骨折では回旋変形を起こしやすいので注意を要する[55,56]．透視下に骨折部の両端の皮質骨の厚さの

総論5　骨折の治療法

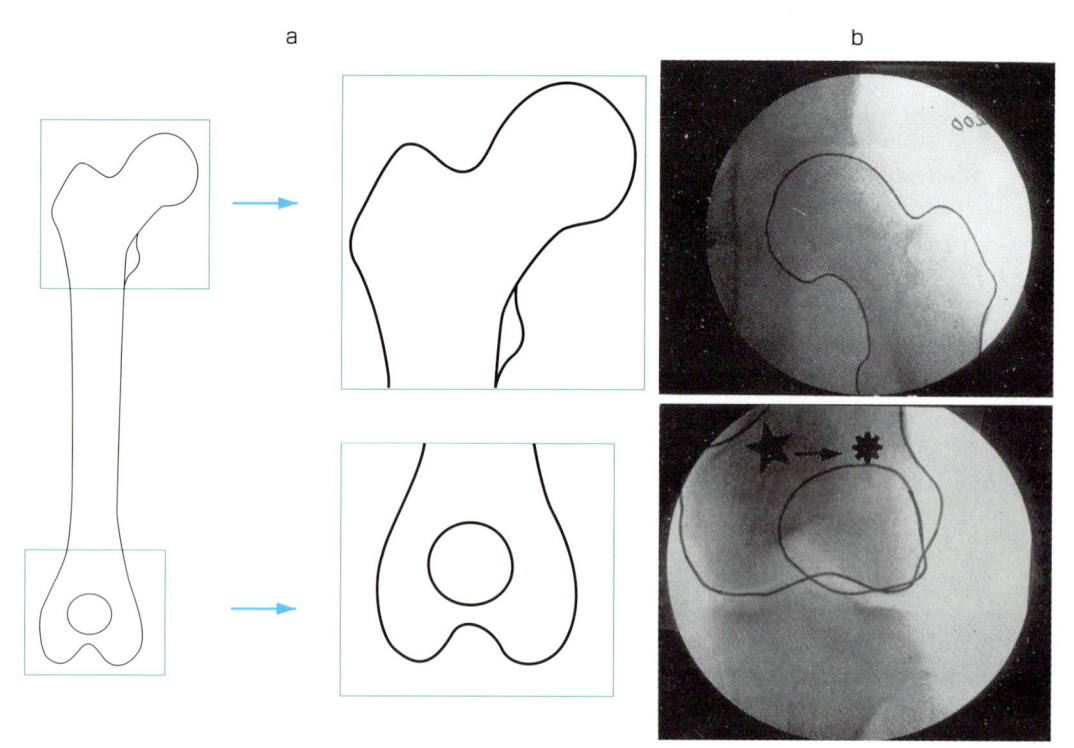

図26　大腿骨横止め髄内釘法における術中回旋変形防止法
a：健側大腿骨の近位部と遠位部をトレーシングペーパーでトレースし，overhead projector用のシートに200〜240%に拡大コピーしこれをテンプレートとする．術中に近位部の反転したものを透視モニタに貼って同じ形に見えるまでC-armを回転させ，C-armをロックしたまま遠位部に移動し，遠位部のテンプレートを貼って膝蓋骨がテンプレートと同じ位置にくるまで遠位骨片を回転させてスクリュー固定する．
b：テンプレートに手術側の大腿骨の形状を合わせた像．
〔横関淳：円筒釘ねじ横止め法により治療した大腿骨粉砕骨折の下肢アライメントの検討．北里医学 22：20-28，1992から〕

違い（cortical step sign）や，骨の径の違い（diameter difference sign）で確認することも可能であるが，これらの所見はきわめて感受性が低く，また粉砕骨折では利用できないことが大きな欠点である．横関は術前計画の際に撮影した健側大腿骨X線写真の近位部と遠位部の形態をトレースして，これをテンプレートとして用いることを提案し，術中にこの形態に合わせることで回旋変形を10°未満にすることが可能であると報告した（図26）[55]．Krettekはこれをlesser trochanter shape signと呼び，cortical step signやdiameter difference signより感度が高いと述べている[56]．

6）架橋プレートによる相対的安定性

古典的なプレート固定法では，骨折部を直視下に解剖学的に整復して強固にプレートで固定するもので，粉砕骨折では多数の骨片を解剖学的に整復するために，広範に筋や骨膜を剥離する必要があり，骨片の血行を障害して骨壊死や骨癒合不全を起こすことがあった．高度な粉砕骨折（AO/OTA type C骨折）では，骨折と同時に骨片に対する髄内からの血行は途絶し，主に骨癒合に重要な骨膜からの血行に依存している．上下に横止め可能な主骨片がある場合には横止め髄内釘が第一選択となるが，架橋プレートによって安定性を得ることも可能である（図27）．また主骨片にも亀裂や骨折線が及んでいる場合には，角度安定性を有するロッキングプレート（locking plate）を用いた架橋プレート（bridging plate）固定がよい適応となる．これらの方法では，粉砕骨折部を展開せずに上下の主骨片のみをプレートにlocking固定することによって相対的安定性が得られる（図28）．

したがって架橋プレート法における骨折部の整復には，骨折部を大きく展開して直視下にエレバトリウムや骨把持鉗子などを用いることはなく，回旋や上下の関節のアライメントを整えながら，脚延長器や牽引手術台，大腿骨用ディストラクタなどで伸延することによって行う．粉砕骨片に骨膜や筋肉が付着していれば，これによるリガメントタキシス（ligamentotaxis）によって整復が得られる．転位の大きな骨片は小切開から挿入した歯科用フックなどを用いて可及的に整復する．この状態で骨膜上にプレートを滑り込ませて上下の主骨片をロッキングスクリューで固定する．プレートの弾性によって骨折部に生じるmicromotionは仮骨形成の刺激として作用する．同じプレートではあるが，圧迫プレートによる力

B. 骨折の固定法

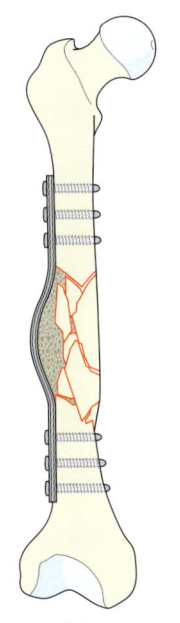

図27 wave plate
外側の骨欠損部に自家骨移植を併用したwave plateによる固定
〔Rüedi TP, et al, eds：AO Principles of Fracture Management. 2nd expanded ed, Vol.1—Principles. Thieme, Stuttgart, 2007から〕

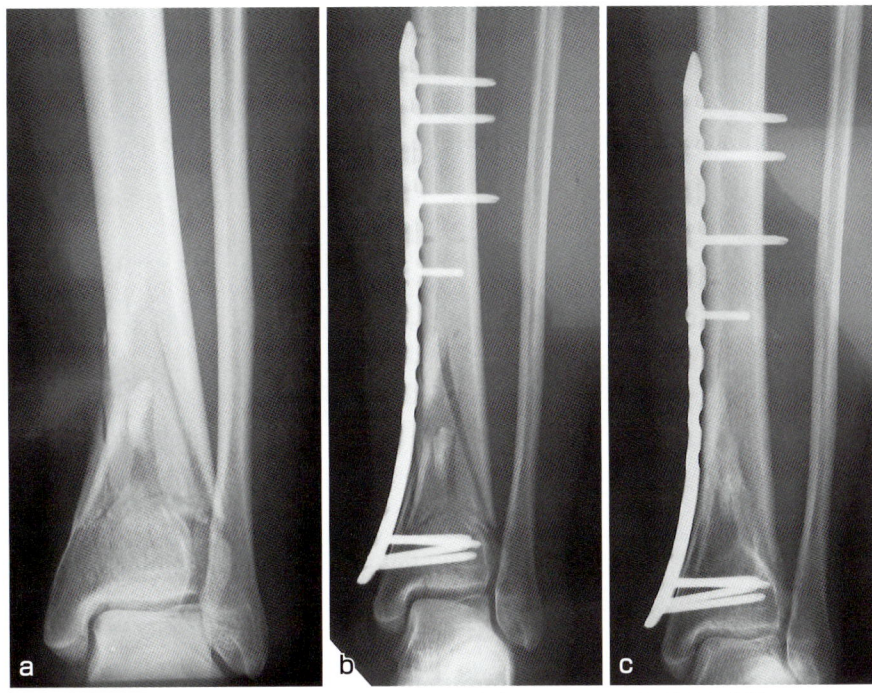

図28 脛骨遠位部粉砕骨折に対するロッキングプレートによる相対的安定性

学的固定（絶対的安定性）に対して，架橋プレートは骨片の血行（生物学的骨接合）を重視した方法である．ヒツジ大腿骨転子下粉砕骨折に対して骨折部を展開して解剖学的に整復して固定した群よりも，間接的に整復して架橋プレート固定した群ではより大量の仮骨を形成し，高い力学的強度で癒合が完成したとの報告があり[57]，臨床的にも優れた成績が報告されている[58,59]．

7）創外固定による相対的安定性

創外固定器（external fixator）は，開放骨折一時的固定，全身状態不良な多発外傷患者の皮下骨折の初期固定，小児の下肢の骨折の治療などに用いられる．骨折部から離れた位置に挿入された複数のピンあるいはスクリューを骨からかなり距離を置いて体外のフレームに固定する方法であることから，体内で固定する髄内釘（intramedullary splint）やプレート（extramedullary splint）を総称する体内スプリント（internal splinting）に対応して，体外スプリント（external splinting）とも呼ばれる．ピンやスクリュー，フレームのバーなどの弾性によって，骨折部には相対的安定性が得られる．

❖ 文献

1) Böhler L：Technik der Knochenbruchhandlung. Wilhelm Maudrich, Wien, 1932.
2) 山室隆夫，大西啓靖編：整形外科医用材料マニュアル．金原出版，東京，2002.
3) Rüedi TP, et al, eds：AO Principles of Fracture Management. 2nd expanded ed, Vol.1—Principles. Thieme, Stuttgart, 2007.
4) Freuler F, et al：Cast Manual for Adults and Children. Springer-Verlag, Berlin, 1982.
5) 杉岡洋一監修，岩本幸英編：神中整形外科学 改訂22版．南山堂，東京，2004.
6) De Bastiani G, et al：The treatment of fractures with dynamic axial fixator. J Bone Joint Surg 66-B：538-545, 1984.
7) Ilizarov GA：The tension-stress effect on the genesis and growth of tissues. Part II. The influence of the rate and frequency of distraction. Clin Orthop 239：263-285, 1989.
8) 松下隆：創外固定．pp96-101（水野耕作，糸満盛憲編：骨折治療学），南江堂，東京，2000.
9) Minehara H, et al：Cell proliferation and TGF-β1 expression in fracture callus：Influence of stability at the fracture site. 北里医学 29：266-275, 1999.
10) Perren SM：Physical and biological aspects of fracture healing with special reference to internal fixation. Clin Orthop 138：175-194, 1975.
11) Yamada H, Evans FG：Strength of biological materials. The Williams & Watkins, Baltimore, 1970.
12) Eggers GWN：Internal contact splint. J Bone Joint Surg 30-A：40-51, 1948.
13) Goodship AE, et al：The influence of induced micromovement upon the healing of experimental tibial fractures. J Bone Joint Surg 67-B：650-655, 1985.
14) 安達公：長管骨骨折の髄内釘ねじ横止め法（Interlocking nailing）におけるDynamizationの意義．日整会誌 66：253-263, 1992.
15) 山本真，糸満盛憲，笹本憲男：髄内釘による骨折手術：理論

と実際．南江堂，東京，1989．
16) Mabuchi K, et al : A new methodology with an application of robotics to control the mechanical environment around experimentally fractured bone (Niwa S, et al, eds : Biomechanics in Orthopedics.), Springer-Verlag, Berlin, 1992.
17) Bluemlein H, et al : Langzeitmessung der Axialkraft von Knochenschrauben *in vivo*. Med Orthop Tech 97 : 17-19, 1977.
18) Cordey J, et al : Dosierung des Drehmomentbeim einsetzen von Knochenschrauben : Experimentellen Studie an Kortikalisschrauben mit Hilfe elektronischer Drehmomentschraubenzieher. Z Orthop 115 : 601-602, 1977.
19) Herbert TJ, Fisher WE : Management of fractured scaphoid using a new bone screw. J Bone Joint Surg 66-B : 114-123, 1984.
20) Müller ME, et al : Manual of Internal Fixation, 3rd ed. Springer-Verlag, Berlin, 1992.
21) Perren SM, et al : A dynamic compression plate. Acta Orthop Scand(Suppl 125) : 31-41, 1969.
22) Perren SM, et al : Early temporary porosis of bone induced by internal fixation implants. A reaction to necrosis, not to stress protection? Clin Orthop 232 : 139-151, 1988.
23) Perren SM, et al : The limited contact dynamic compression plate (LC-DCP). Arch Orthop Trauma Surg 109 : 304-310, 1990.
24) Wagner M : General principles for the clinical use of LCP. Injury(Suppl 2) : 31-42, 2003.
25) Perren SM : Backgrounds of the technology of internal fixator. Injury(Suppl 2) : 1-3, 2003.
26) Pauwels F : Biomechanics of Locomotor Apparatus. Springer-Verlag, Berlin, 1980.
27) Küntscher G : Praxis der Marknagelung. Schattauer, Stuttgart, 1962.
28) 笹本憲男：クローバー型髄内釘の骨折部固定機序に関する研究．日整会誌 58 : 171-188, 1984.
29) 笹本憲男，ほか：髄内釘ねじ横止め法による長管骨粉砕骨折の治療：骨癒合しうる骨片間の離開の程度．日災医会誌 34 : 729-738, 1986.
30) 山本真，ほか：閉鎖性髄内釘法の新展開．整・災外 21 : 376-379, 1972.
31) Klemm K, et al : Dynamische und statische Verriegelung des Marknagels. Monatsschr. Unfallheilk 75 : 568-575, 1972.
32) 山本真，ほか：円筒型髄内釘（シリンダー釘）について．整形外科 34 : 1391-1396, 1983.
33) 山本真，ほか：中実棒状髄内釘（かじき頭つき）ねじ横止め法について．整形外科 41 : 1575-1578.
34) Melcher GA, et al : Influence of type of medullary nail on the development of local infection : An experimental study of solid and slotted nail in rabbits. J Bone Joint Surg 76-B : 955-959, 1994.
35) Court-Brown CM, et al : Knee pain after intramedullary tibial nailing : its incidence, etiology and outcome. J Orthop Trauma 11 : 103-105, 1997.
36) Uchino M, Nakamura K, Yokoyama K, et al : Anterior knee pain after intramedullary nailing of tibial shaft fractures. 10th Meeting of the International Society for Fracture Repair. 22-24 May, 2006, Adelaide.
37) Klein MP, et al : Reaming versus nonreaming in medullary nailing : interference with cortical circulation of the canine tibia. Arch Orthop Trauma Surg 109 : 314-316, 1990.
38) Schemitsch EH, et al : Cortical bone blood flow in reamed and unreamed locked intramedullary nailing : A fractured tibia model in sheep. J Orthop Trauma 8 : 373-382, 1994.
39) Pape HC, et al : Fatal pulmonary embolization after reaming of the femoral medullary cavity in sclerosing osteomyelitis : a case report. J Orthop Trauma 10 : 429-432, 1996.
40) Nakamura T, et al : Cortical revascularization after reamed and undreamed intramedullary nailing in the rabbit femur : A microangiographic analysis. J Trauma 47 : 744-751, 1999.
41) Wenda K, et al : The effect of bone marrow embolization on the choice of procedure in the stabilization of femoral fractures. Orthopädie 24 : 151-163, 1995.
42) Müller C, et al : Effects of flexible drive diameter and reamer design on the increase of pressure of medullary cavity during reaming. Injury 24(Suppl 3) : S40-47, 1993.
43) Coles RE, et al : Transesophageal echocardiography in quantification of emboli during femoral nailing : reamed versus unreamed techniques. J South Orthop Assoc 9 : 98-104, 2000.
44) 上田昭吾，ほか：長管骨に対する髄内釘法と脂肪塞栓症候群．MB Orthop 10 : 75-80, 1997.
45) 新藤正輝，ほか：髄内釘手術時の脂肪塞栓（リーミング vs 非リーミング）．骨折 18 : 626-628, 1996.
46) Pape HC, et al : Influence of different methods of intramedullary femoral nailing on lung function in patients with multiple trauma. J Trauma 35 : 709-716, 1993.
47) Aoki S, et al : Effects of reamed or undreamed intramedullary nailing under non-damaged condition on pulmonary function in sheep. J Trauma 59 : 647-657, 2005.
48) Eriksson AR, et al : Temperature threshold levels for heat-induced bone tissue injury : A vital microscopic study in the rabbit. J Prosthetic Dentistry 50 : 101-107, 1983.
49) Krause WR, et al : Temperature elevation in orthopaedic cutting operation. J Biomech 15 : 267-275, 1982.
50) Canadian Orthopaedic Trauma Association : Nonunion following intramedullary nailing of the femur with and without reaming : results of multicenter randomized clinical trial. J Bone Joint Surg 85-A : 2093-2096, 2003.
51) Clotworthy MG, et al : Reamed versus unreamed femoral nailing : A randomized, prospective trial. J Bone Joint Surg 80-B : 4850489, 1998.
52) Bone L, et al : Reamed versus unreamed femoral nailing : A prospective randomized study. Orthop Trans 21 : 603, 1997.
53) Court-Brown CM, et al : Exchange intramedullary nailing. J Bone Joint Surg 77-B : 407-416, 1994.
54) Stedtfeld H-W, et al : The logic and clinical application of blocking screws. J Bone Joint Surg 86-A : 17-25, 2004.
55) 横関淳：円筒釘ねじ横止め法により治療した大腿骨粉砕骨折の下肢アライメントの検討．北里医学 22 : 20-28, 1992.
56) Kretteck C, et al : Unreamed intramedullary nailing of femoral shaft fractures : Operative technique and early clinical experiences with the standard locking option. Injury 27 : 233-254, 1996.
57) Heitemeyer U, et al : Severely comminuted femoral shaft fractures : Treatment by bridging-plate osteosynthesis. Arch Orthop Trauma Surg 106 : 327-330, 1987.
58) Gerber C, et al : Biological internal fixation of fractures. Arch Orthop Trauma Surg 109 : 295-303, 1990.
59) Thielemann FW, et al : Plate osteosynthesis of femoral shaft fracture with reference to biological aspect. Unfallchirurug 91 : 389-394, 1988.

〔糸満盛憲〕

総論5　骨折の治療法

C　遷延癒合と偽関節の治療法

　遷延癒合（delayed union），偽関節（nonunion, pseudoarthrosis）は骨折の癒合不全の状態を表現する用語として用いられているが，これら2つの用語の相違を分類することは必ずしも明確ではない[1]とされている．しかし，神中[2]は遷延癒合を「骨の再生反応が量的に少なくかつ緩慢に進行しているのであって，組織の修復反応が全く消失しているのではないから，修復機序を阻害させないような適切な治療法，たとえば強固な固定を施せば骨性癒合をなし得る性質をもつ」ものと定義し，適切な治療を行わずに放置すると偽関節に移行するとした．一方，「いつまでも骨性癒合が起こらず，骨折部の修復反応が沈静化し，両骨片は厚い結合組織で隔絶され，骨折端の骨髄腔は瘢痕組織または硬化した骨組織で閉鎖され，あるいは両骨折端が全く離れて先端が萎縮する」．これを偽関節と定義した．このように生物学的には明瞭に区分することができるが，骨癒合の判定として通常用いられる単純X線写真で明確に両者を区分することは容易ではない[3]．

　骨癒合能力からみて，新鮮骨折では骨癒合しようとする活性はきわめて高いが，遷延癒合では癒合能力はいまだ存在するものの，種々の不利な条件が重なって活性が低下している状態であり，偽関節では完全に眠りこんでいる状態であるという説明は理解しやすい（図1）[7]．したがって，臨床的には遷延癒合と偽関節を骨癒合不全と

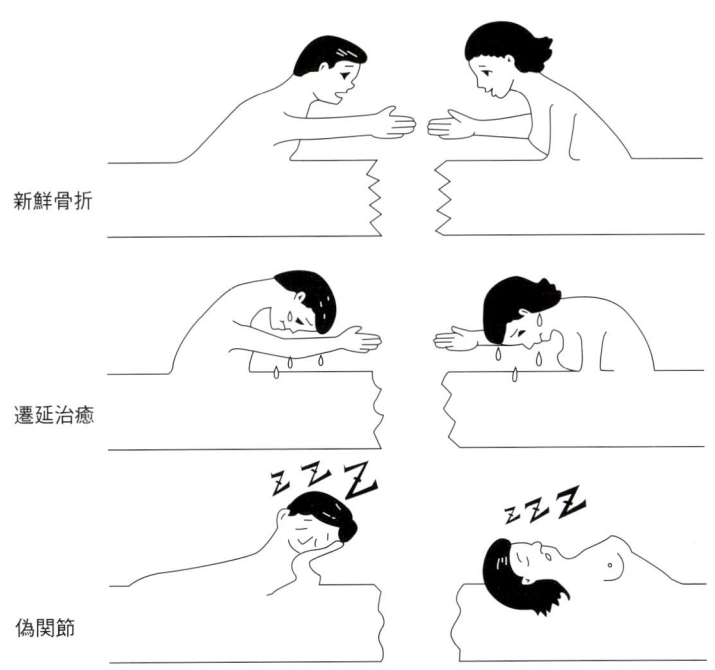

図1　遷延癒合と偽関節の定義
新鮮骨折では骨癒合しようとする活性はきわめて高いが，遷延癒合では癒合に不利な条件が重なって活力が低下しているがまだ存在している．偽関節では眠りこんでしまっている．
〔山本真，ほか：偽関節および遷延癒合骨折の骨癒合能力について．臨整外 12：18-25, 1976 から〕

総論5　骨折の治療法

して一括して対応することが多いが，より綿密な治療計画を立てるためには，骨折部の骨癒合能を理解して対応する必要がある．

1　骨癒合不全に関与する因子

骨癒合不全の状態を改善し骨癒合を得るためには，その原因を検討し改善する必要がある．全身的要因と局所的要因に分けられるが，一般的には全身的要因よりは局所的要因が多くかかわっている．

> **Point**
> **骨癒合不全にかかわる因子**
> **全身的要因**
> ① 腎不全
> ② 骨大理石病
> ③ 副甲状腺機能低下症
> ④ 長期のステロイド療法
> ⑤ 放射線療法
> ⑥ 栄養失調
> ⑦ 糖尿病
> ⑧ 敗血症
> ⑨ 梅毒
> **局所的要因**
> ① 整復および固定不良
> ② 不適切な手術
> ③ 血行障害
> ④ 感染

全身的要因[3,8]は全身的な骨代謝に影響を及ぼす疾患や病態を基盤としている．局所的要因は整復および固定不良，不適切な手術，血行障害，感染などが主な要因である．

2　生物学的活性

Weber[15]は非化膿性偽関節を生物学的活性のある偽関節と生物学的活性のない偽関節の2つに分類(p139，図1)し，それをさらに細分化した．糸満は骨癒合不全を骨シンチグラフィによって分類し，WeberのX線分類に対比させた[18]．生物学的活性のある骨癒合不全では骨折端に^{99m}TcMDPの高い集積がみられるため，骨代謝能が高く，骨癒合能が残存していることを示す．一方，生物学的活性のない骨癒合不全でも低形成型および

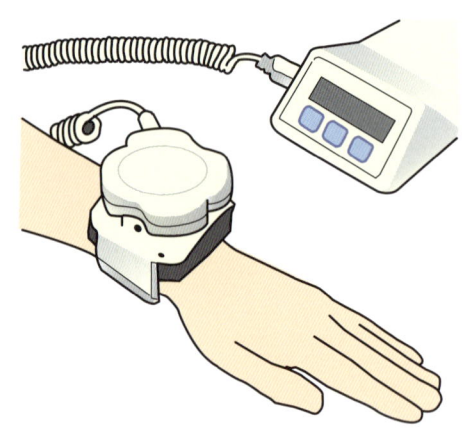

図2　低出力超音波パルス療法

壊死型の一部ではRIの集積が認められ，X線分類では生物学的活性がみられなくても骨シンチグラフィ上では生物学的活性を認め，遷延癒合との診断になる(p140，図4)．これは偽関節の治療方針を立てるうえできわめて重要な情報となる．そして，非感染性偽関節と感染性偽関節に分けて治療法を選択する．

3　非感染性の生物学的活性のある偽関節の治療

1　低出力超音波パルス療法(図2)

最近，低出力超音波パルス(low intensity pulsed ultrasound；LIPUS)は非侵襲的方法で"積極的保存療法"と称され，骨折治癒反応を促進し，癒合不全ではなるべく早く始めることが重要である[20]．また，LIPUSの照射位置と方向は治療効果に影響を与える可能性があるとされている[21]．今日，後述する偽関節手術後，併用することが多くなっている．2007年に手術を施行した骨折に対して「先進医療」が認められ，2008年には，保険適用が拡大され，今後さらに治療に欠かせない手段になりうる．しかし，骨折部の固定性が不良な場合には，当然固定性を改善することを優先する必要があり，すべての偽関節にLIPUSで対応できるものではないことを銘記するべきである．

2　電気・電磁波電気刺激療法

骨が電気的刺激に反応して増殖を促進させる方法であるが，低出力超音波パルスの出現によって使用頻度が低くなった．

3　強固な内固定

生物学的活性のある遷延癒合・偽関節の原因の多くは

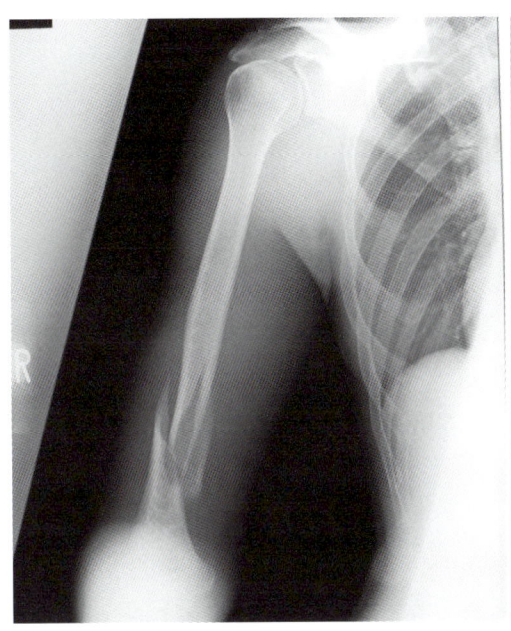

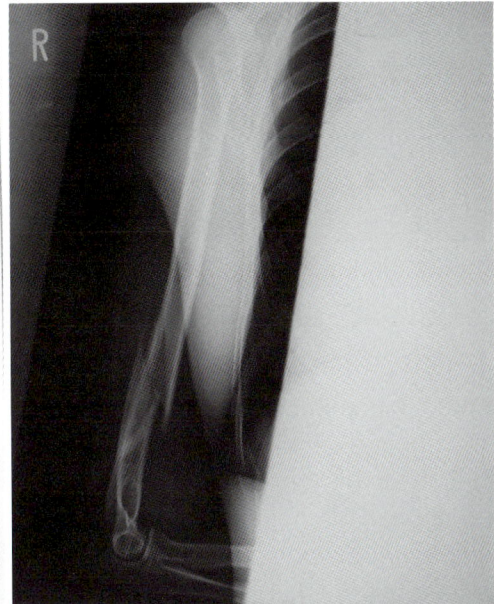

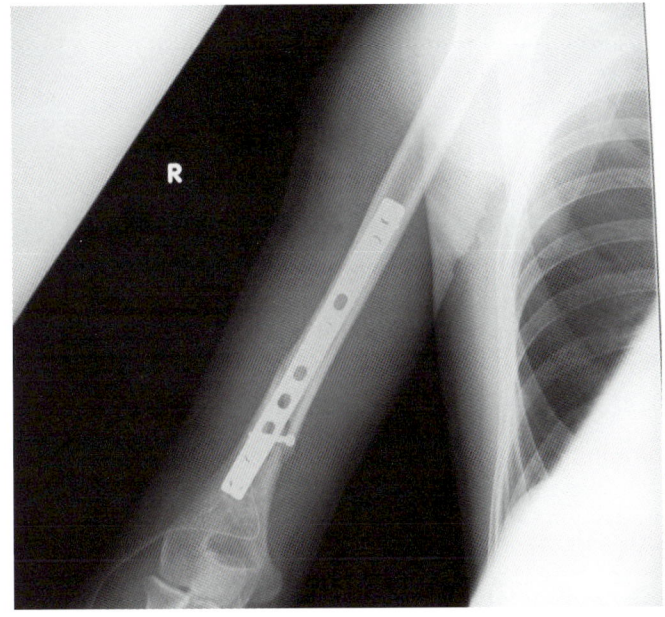

C. 遷延癒合と偽関節の治療法

a-1 正面像　　　　　　　　　　　　　a-2 側面像

b-1 正面像　　　　　　　　　　　　　b-2 側面像

図3　絶対的安定性を求めた固定
a：右上腕骨骨折．第3骨片を伴う斜骨折．
b：術後単純X線像．ラグスクリューを用い絶対的安定性が得られた．

固定性不良，整復位不良など局所因子である．したがって，このような骨癒合能が残存した偽関節では強固に内固定することで骨癒合を獲得できる．

横止め髄内釘法で固定されて生じた偽関節には，リーミングを行い，より太く長いネイルを挿入することで強固な固定となり骨癒合が得られる．

プレートを用いられた偽関節には，圧迫プレート，ラグスクリューなどを用いて絶対的安定性を得ることが大切である（図3）．このとき，骨折部を展開するわけであるから，偽関節部に存在する不活性組織を十分にデブリドマンし，骨癒合能を活性化するために自家骨移植を併用することが重要である．

4 非感染性の生物学的活性のない偽関節の治療

生物学的活性のない偽関節はWeber[1]の分類した低形成型，壊死型，欠損型，萎縮型に分けられることが多い．このタイプの偽関節は，骨折部を強固に固定するだ

総論5　骨折の治療法

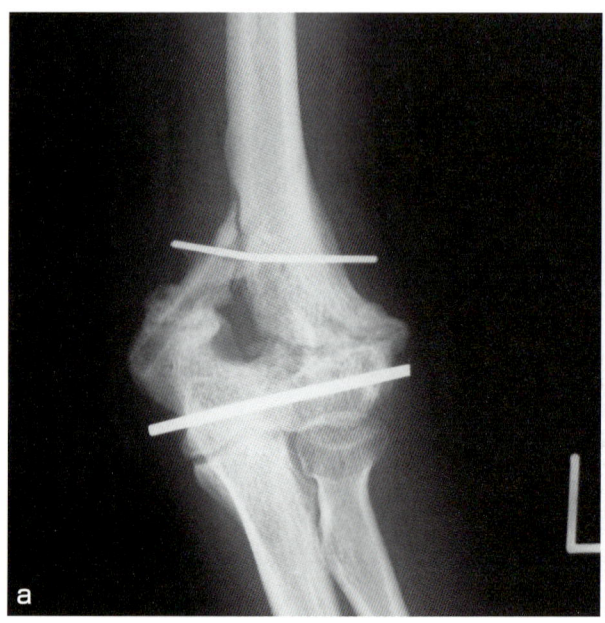

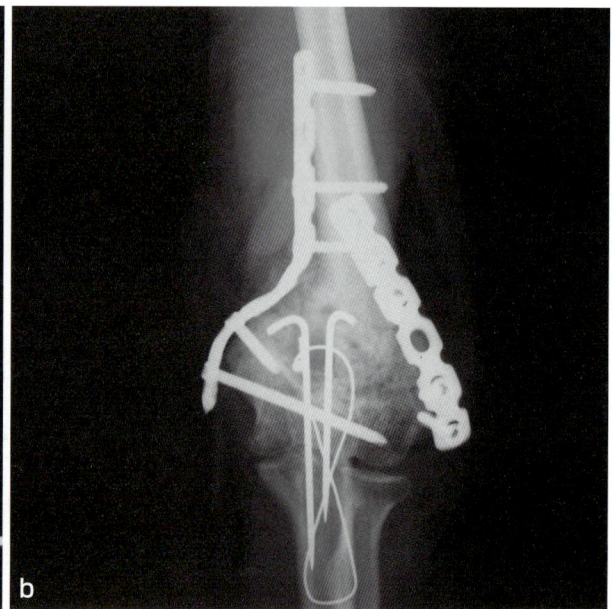

図4　遊離自家骨移植
a：左上腕骨偽関節
b：自家骨移植後

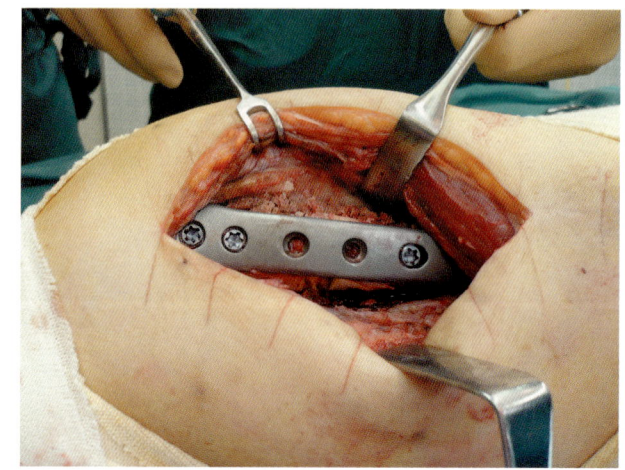

図5　デコルティケーション
骨皮質の表層を起こした後，遊離自家骨移植を併用した．

けでなく，骨癒合能を活性化するための処置を加えなければ骨癒合は起こりえない[2]．実際の手術方法として以下があげられる．

1 骨穿孔法（Beck），骨細切法（Kirschner）

骨穿孔法は骨折部の低下した生物学的活性を高める目的で行われる[5]．小皮切あるいはX線透視下に経皮的に偽関節部を横切るように多数穿孔を行う．これによって出血を促し骨再生を刺激するのである．骨細切法は薄刃ノミで硬化，閉塞した髄腔の偽関節部を縦方向に細く切り上下骨片を新しい骨傷で連絡させる方法である．今日ではあまり行われていないようだが，以下に述べる遊離自家骨移植を行うときに骨穿孔法を併用することがある．

2 遊離自家骨移植（図4）

骨癒合の促進を目的とする偽関節手術の中で最も普及している方法である．介在する偽関節部の瘢痕組織，偽関節部端の硬化した骨を出血がみられるまで切除し，上下の骨髄腔を開通させる．そして，部位によってそれぞれ適切に強固な固定を行うことはいうまでもない．多くの場合，腸骨から骨を採取し，骨折間隙と周囲に十分な自家海綿骨を充填する．骨を新鮮化したことで間隙が大きくなった場合，海綿骨に皮質骨が伴うようにブロックの状態で橋渡しさせるように移植し，骨折間隙には海綿骨移植を併用することが重要である．海綿骨は皮質骨よりも骨誘導能，骨伝導能が優れているからである．低形成型・壊死型・欠損型・萎縮型偽関節のいずれにも対応可能であるが，壊死型偽関節で切除範囲が広い場合，欠損型偽関節で欠損範囲が広い場合には後述する血管柄付き骨移植や骨延長を行う．

3 デコルティケーション（Judet）（図5）

特殊な骨移植法としてJudetらによって開発された方法で[6]，偽関節局所における筋肉・骨膜弁付き自家骨移植といえる[5]．筋・骨膜を骨から剥離することなく偽関節部を中心に12〜15 cm上下に，骨皮質の表層を約2〜

C. 遷延癒合と偽関節の治療法

3 mm の厚さで起こし，骨全周の 2/3〜3/4 周デコルティケーションを行う．遊離自家骨移植を併用することもあるが，原法では遊離骨移植は行わない．低形成型・壊死型・萎縮型偽関節が適応である．

4 血管柄付き骨移植（図6）

骨欠損が大きい場合は血管柄付き骨移植が必要となる．

> **血管柄付き骨移植の適応[7]**
> ① 6 cm 以上の segmental な骨欠損
> ② 骨開窓部の幅が骨全周の 1/3 以上となり，病的骨折予防のため力学的な補強が必要な場合
> ③ 骨欠損が 6 cm 以下であっても感染の再発が危惧される場合

血管柄付き骨移植は骨だけでなく筋肉や皮膚も同時に移植する複合組織移植（composite graft）ができる長所がある．採取部位が偽関節と隣接していれば栄養血管を付けたまま移植できるが，採取部位が遠隔の場合，遊離血管柄付き骨移植となり血管吻合術を要するため microsurgery の技術が必要となる．しかし，血行が良好なため感染に強く，骨癒合が得られやすく，さらに

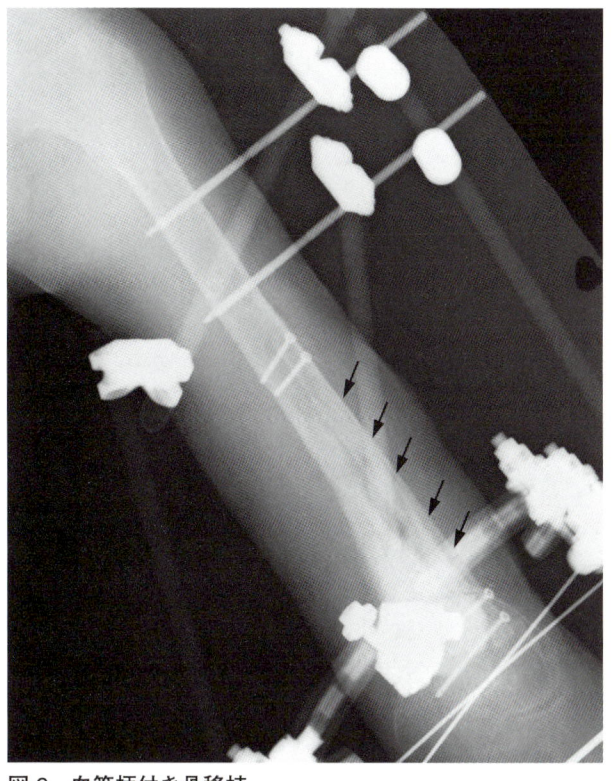

図6 血管柄付き骨移植
左大腿骨骨髄炎に対して矢印の部分に血管柄付き骨移植術を施行した．

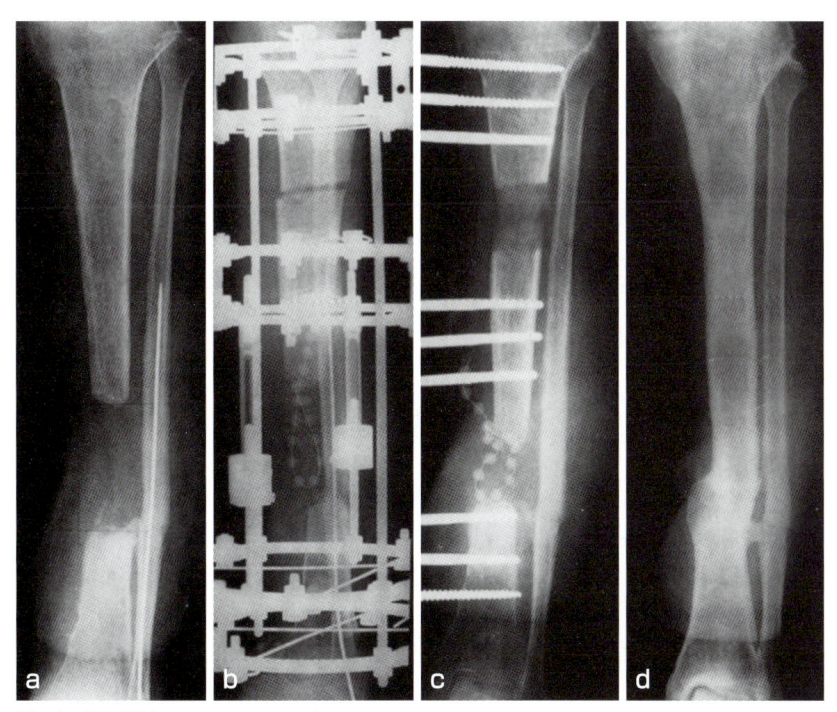

図7 骨延長（bone transport）
a：6 cm の骨欠損
b：近位骨幹端部で骨切り
c：骨移動開始
d：骨形成，骨癒合とも認められる．

総論5　骨折の治療法

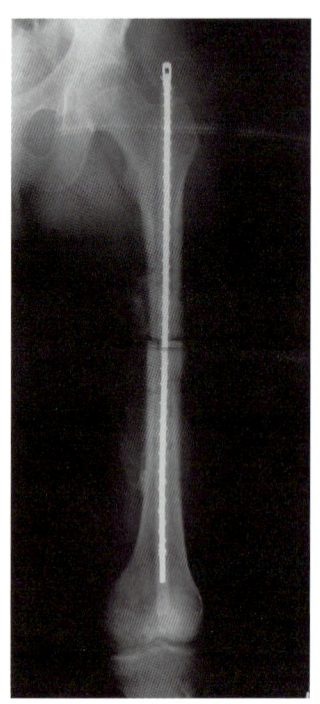

図8　抗菌薬含有セメント
大腿骨骨髄炎に対し，Enderピンに抗菌薬含有セメントを固着させ髄内に挿入した．

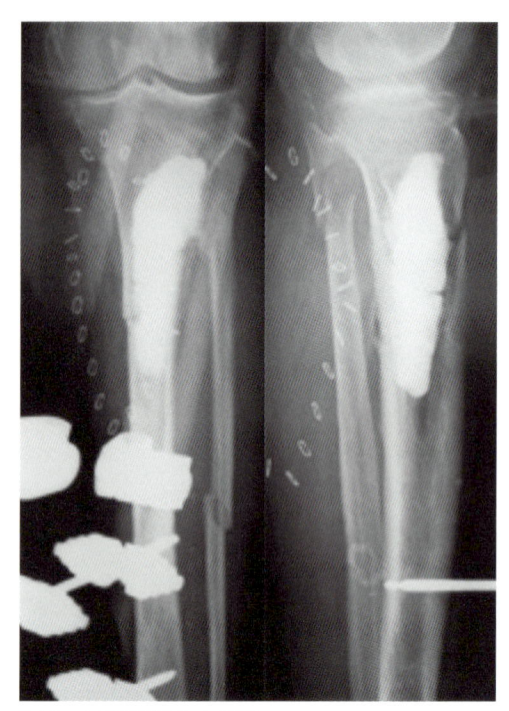

図9　抗菌薬混入人工骨
左脛骨近位部開放骨折後感染に対し抗菌薬混入人工骨を充塡した．

Wolffの応変則（骨片にかかる応力）によって，局所の力学適用性に見合った骨としてリモデリングされて横径が増大する．

5 骨延長（図7）

骨欠損が大きい場合は骨延長が必要となる．骨延長には偽関節部を切除短縮して健常部で延長する方法（acute shortening and gradual lengthening）と偽関節部を切除し，骨の全長を保ったまま健常部で骨切りして移動する骨移動（bone transport）に大別される．いずれも大きな骨欠損に対して十分な太さ，強度をもった骨再建が可能なことが利点であるが，移動距離によって数か月を要し，この間，骨延長器が体外に露出すること，ピン挿入部の感染の危険があることなど，欠点も多い．

5 感染性偽関節の治療

感染性偽関節は開放骨折後の感染と，骨接合術後の感染に大別され，感染の制圧と骨癒合獲得の2つの治療が必要となる．感染性偽関節の治療原則は，手術と抗菌薬の併用による感染の根絶，活性と安定性のある軟部組織環境を作る，骨の再建とアライメントの矯正および安定化である．

> **Point**
> **感染性偽関節の治療原則**
> ① 手術と抗菌薬の併用による感染の根絶
> ② 活性と安定性のある軟部組織環境を作る
> ③ 骨の再建とアライメントの矯正および安定化

一般的には感染治療を行い鎮静化した後，骨再建と強固な固定を行う．

1 手術と抗菌薬の併用による感染の根絶

抗菌薬を全身投与しても，細菌が形成する粘液やムコ多糖などによるバイオフィルムや腐骨の存在下では抗菌薬の移行性がなく効果はみられない．したがって，感染を制圧するための最初の手段は外科的治療にほかならない．

壊死骨，壊死軟部組織を全て除去するが，緩みが生じていない，固定性良好なインプラントは残しておく[1]．新鮮化したという自信がなければsecond look, third lookを考慮する．感染巣を搔爬した結果生じた死腔に対し，持続洗浄や抗菌薬含有骨セメント（図8），抗菌薬混入人工骨（図9）を充塡し，感染巣に高濃度の抗菌薬を徐放させる方法（drug delivery system）は有効である．さらに高気圧酸素療法が有用であるとの報告がある[8]．

C. 遷延癒合と偽関節の治療法

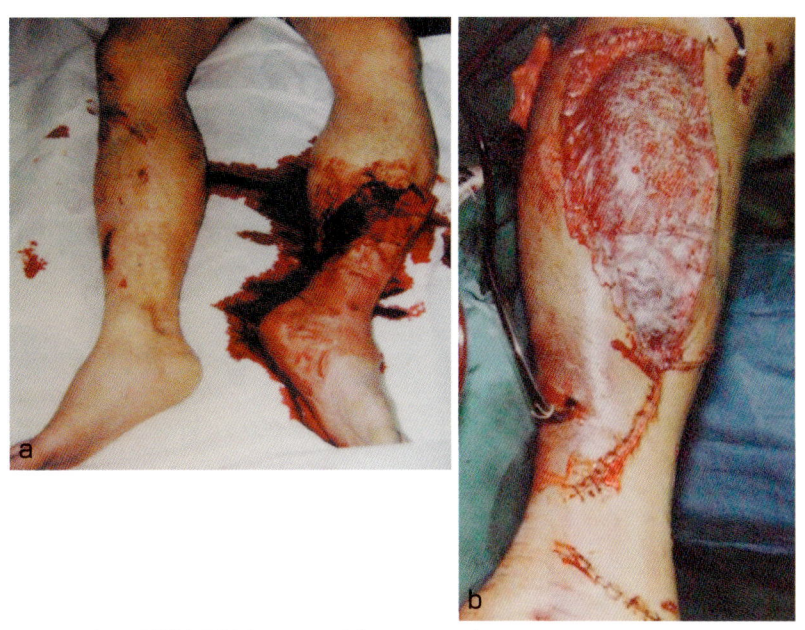

図10 左下腿開放骨折（Gustilo 分類 type ⅢB）
軟部組織欠損部に対してヒラメ筋弁による修復術を施行した．

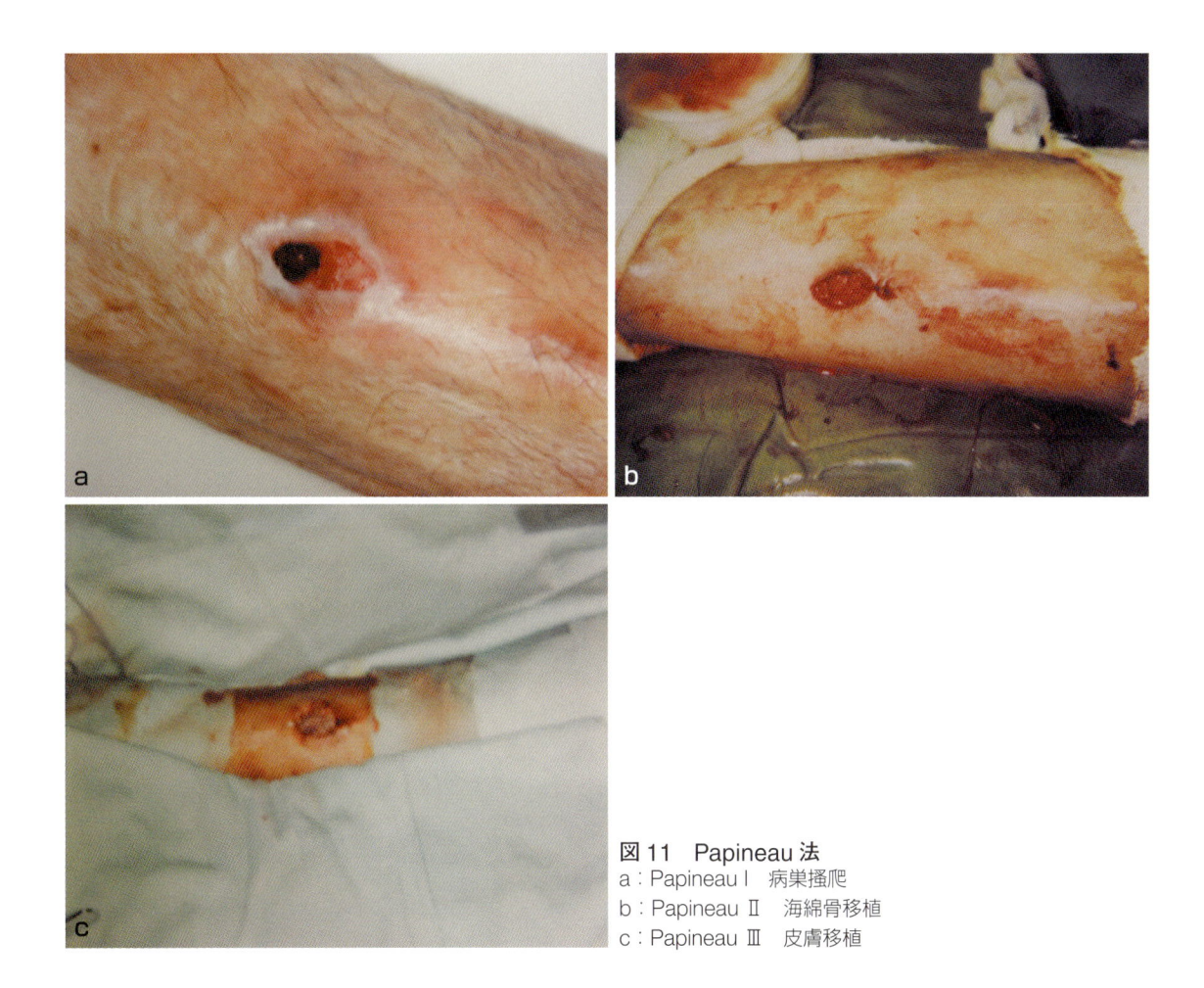

図11 Papineau 法
a：Papineau Ⅰ　病巣掻爬
b：Papineau Ⅱ　海綿骨移植
c：Papineau Ⅲ　皮膚移植

総論5　骨折の治療法

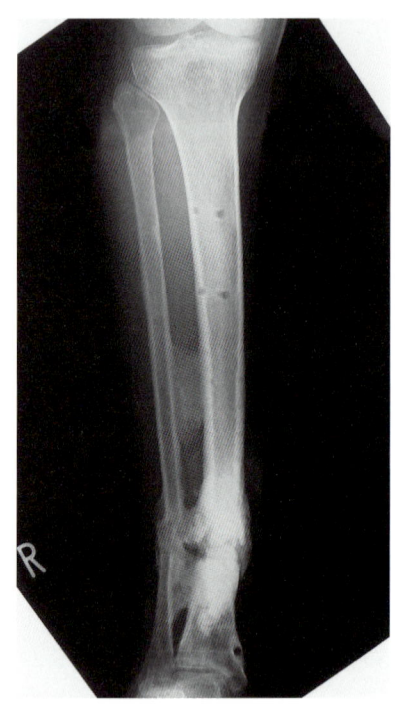

図12　脛腓間骨癒合術
偽関節部を挟む上下の脛腓骨間（骨間膜上）に腸骨から採取した海綿骨を十分移植する．脛腓間の骨癒合傾向が認められている．感染性偽関節部には抗菌薬混入人工骨が充塡されている．

2 活性と安定性のある軟部組織環境を作る

軟部組織が欠損している場合には完璧なデブリドマンを行った後，局所皮弁あるいは血管柄付き遊離皮弁などの血行豊富な軟部組織による再建が必要である（図10）．

3 骨の再建とアライメントの矯正および安定化

骨の安定化は機能的リハビリテーションを可能にする，感染の鎮静化を助ける，創傷の処置を容易にする，二期的再建を容易にするなどがあげられ[9]，創外固定が第一選択となることが多い．

Point
骨の安定化の目的
① 骨の安定化は機能的リハビリテーションを可能にする
② 感染の鎮静化を助ける
③ 創傷の処置を容易にする
④ 二期的再建を容易にする

骨再建は病巣搔爬を行った後，即時行われる場合もあるが，感染の鎮静化を確認した後に行うほうが安全である．再建方法は病巣搔爬の結果，骨欠損が大きい場合，前述した血管柄付き骨移植，骨延長を行う．そのほか，感染性偽関節では，開放骨移植（Papineau法），脛腓骨癒合術（fibula-pro-tibia procedure）が行われる．

開放骨移植（Papineau法）[19]は病巣搔爬を行い（Papineau Ⅰ），新鮮化して開放創として肉芽形成させた後，海綿骨移植（Papineau Ⅱ）をして，引き続き開放創として肉芽形成させた後，皮膚移植（Papineau Ⅲ）を行う3段階からなる方法で，手術手技としてやさしい（図11）．

脛腓骨癒合術は，脛骨感染性偽関節で脛骨前内側部が高度に瘢痕化，あるいは同部に遊離皮膚移植などが行われ軟部組織の条件が悪く前方からの進入がきわめて困難な場合に行われる[9]．ただし，腓骨骨折がないか，あるいはすでに骨癒合を得ていることが前提である．腓骨後側方から感染性偽関節部を中心に約10〜15cmの縦切開を置く．腓骨の後方から腓骨の骨膜を後方に剝離し，骨間膜に沿って進入する．この時，偽関節の上下のみ展開し，偽関節部は展開しない．また，神経・血管は後方に反転した筋間に存在するため損傷する心配はない．偽関節部を挟む上下の脛腓骨間（骨間膜上）に腸骨から採取した海綿骨を十分移植する（図12）．脛腓骨間が癒合することで脛骨から腓骨を介して荷重伝達されることになる．

文献

1) 糸満盛憲，日本語版総編集：AO法骨折治療．医学書院，東京，2003．
2) 糸満盛憲：新鮮外傷の局所的処置．pp186-192（杉岡洋一監修，岩本幸英編：神中整形外科学 改訂22版），南山堂，東京，2004．
3) Holder LE, et al : Radionuclide bone imaging in the early detection of fractures of the proximal femur (hip) : Multifactorial analysis. Radiology 174(2) : 509-515, 1990.
4) 山野慶樹編：骨折と外傷―治療の考え方と実際．金原出版，東京，p90，2000．
5) 糸満盛憲：偽関節の骨接合術．p229-（榊田喜三郎，廣谷隼人編：臨床整形外科手術全書 第2巻），金原出版，東京，1995．
6) Judet R, et al : La decortication osteomuscularie. Rev Chir Orthop Reparatrice Appar Mot 53 : 43-63, 1967.
7) 松下和彦，青木治人：メチシリン耐性黄色ブドウ球菌（MRSA）による化膿性骨髄炎の治療．整形外科 55(8)：1085-1091, 2004．
8) 田村裕昭，川嶌眞人：感染性偽関節の治療．骨・関節・靱帯 11(4)：381-391, 1998．
9) 糸満盛憲：遷延癒合・偽関節の治療法．pp188-199（糸満盛憲編：最新整形外科学大系 第5巻），中山書店，東京，2007．

〈内野正隆〉

総論5　骨折の治療法

D 外傷性骨髄炎の治療

外傷性骨髄炎の原因は皮下骨折の術後感染あるいは開放骨折後に続発する感染に大別される．近年，メチシリン耐性黄色ブドウ球菌（MRSA）が増加し，きわめて難治性である．したがって，感染を予防するために適切な術前・術後の処置，手術手技が重要で，不運にも感染を合併した場合，早期診断と適切な処置を行うべきである．深部感染は抗菌薬投与のみで治癒に至ることはなく，感染を鎮静化させる有効な手段は外科的治療以外にはないことを肝に銘じるべきである．

1 皮下骨折と骨髄炎

骨接合術後の感染の原因の多くが医原性であるといっても過言でない．対策として先行感染の有無，糖尿病合併など易感染性の確認，軟部組織に対する愛護的操作，短い手術時間など，可能なかぎり低侵襲な手術への配慮，耐性菌が出現しないよう術後1〜3日間の抗菌薬の短期投与などを考慮する．

> **Point**
> 皮下骨折時の感染予防に対して考慮すべき事項
> ① 易感染性の確認（先行感染の有無・糖尿病合併など）
> ② 低侵襲手術（軟部組織に対する愛護的操作，短い手術時間）
> ③ 抗菌薬の短期投与（耐性菌が出現しないよう術後1〜3日間が望ましい）

2 開放骨折と骨髄炎

開放骨折後の感染の原因は，全身状態，汚染の程度，軟部組織損傷の程度，受傷からデブリドマン終了までの時間（golden hour），デブリドマンの技量，骨固定法，軟部組織再建法などがあげられる．大切なことは完璧なデブリドマン，second look，third look を行うべき判断，そして適切な骨固定と軟部組織の再建である．

> **Point**
> 開放骨折後の感染発生の危険因子
> ① 全身状態
> ② 汚染の程度
> ③ 軟部組織損傷の程度
> ④ 受傷からデブリドマン終了までの時間（golden hour）
> ⑤ デブリドマンの技量
> ⑥ 骨固定法
> ⑦ 軟部組織再建法

従来，開放骨折では受傷時に創に付着した細菌が感染の原因であると考えられてきたため，徹底的なデブリドマンが推奨されてきた．しかし最近，この考え方は必ずしも正しくないといわれるようになってきた．すなわち，デブリドマン時に検出されたのと同一の細菌による感染の発症はわずかに18％であったという報告があり[1,2]，搬入後に院内での処置の最中に原因があることを強く示唆するものである．このことから，開放骨折は搬入後の処置室で創を覆っているガーゼを取って創の状態を繰り返し観察するのは好ましくないことであり，最初の観察時に写真撮影し，手術室でデブリドマンを行うまでは，処置室で繰り返し観察するべきではないと考えられている．しかし，このことがデブリドマンの必要性を否定するものではない．

3 骨髄炎の分類

Cierny ら[3] は骨の感染の局在による分類を報告した．

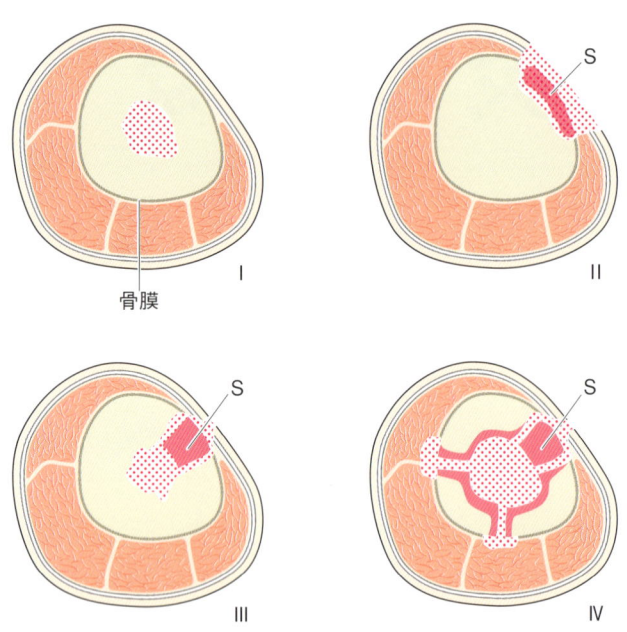

総論 5　骨折の治療法

図1　CiernyとMaderによる成人骨髄炎の解剖学的分類
Type Ⅰ：髄内性骨髄炎．感染は髄腔内にとどまり，通常骨端部には及んでいない．
Type Ⅱ：表在性骨髄炎．外側骨皮質，皮下組織，皮膚を含む．感染は皮質部(S)と肉芽組織(赤点部)からなる隔離された部にとどまる．
Type Ⅲ：限局性骨髄炎．皮質骨と隣接する髄腔を含む．ピン挿入部感染が代表例である．
Type Ⅳ：汎発性骨髄炎．病巣は骨全体に及び，広範囲の骨の不活化をもたらす．

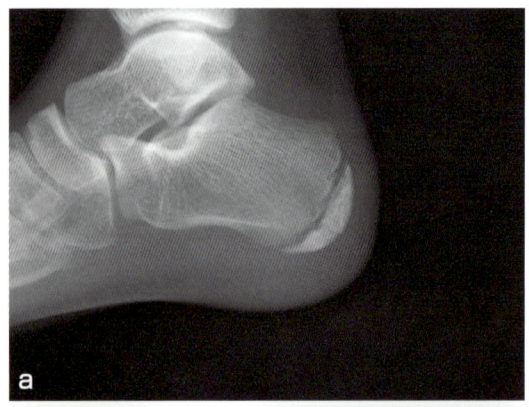

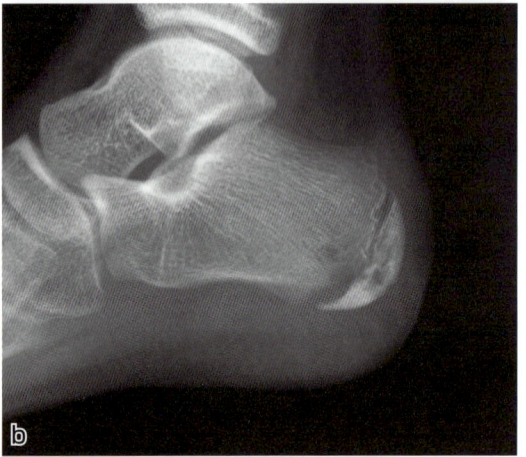

図2　小児骨髄炎
a：発症時
b：発症後2週．骨吸収像を認める．

血行性骨髄炎の治療に基づいて分類されたもので，typeⅠ：髄内性，typeⅡ：表在性，typeⅢ：限局性，typeⅣ：汎発性の4つに分けられる（図1）．

④ 骨髄炎の診断

1 症状

特異的臨床症状があるわけでなく，急性骨髄炎は発熱，全身倦怠感，局所の疼痛，腫脹，熱感，発赤，圧痛を認める．慢性骨髄炎ではこのような臨床症状が乏しいことが，むしろ特徴的である．

2 臨床検査

CRPの上昇，白血球の増多，赤沈の亢進など一般的炎症所見の上昇が認められ，補助診断としての価値が高い．慢性化すると白血球は正常化し，CRPも正常あるいは軽度上昇にとどまることが多い．また，骨髄炎が進行し，骨破壊を伴うとアルカリフォスファターゼ（ALP，骨型アイソザイム）が上昇し，急性期診断的価値よりも慢性骨髄炎の治療効果の判定指標として有用である[4]．

そして，骨髄炎の診断・治療に対して最も重要なことは培養検査である．しかし，前医からの紹介ですでに抗菌薬が投与されている場合，慢性骨髄炎では培養結果が陰性となることもしばしばみられる．培養検査は滲出液や病巣部表層を綿棒で採取するだけでなく，病巣部の数か所から組織片を採取し提出することを推奨する[5]．これは培養結果の陽性率が高いからである．すでに抗菌薬が投与されていた場合は，最低3日間いったん抗菌薬を中止し，3日以降に組織を採取する．また，組織の細菌培養を提出するときに病理検査も行うことを忘れてはいけない．これは，培養が陰性であっても感染を示唆する所見が得られる可能性があるからである．

3 画像所見

単純X線撮影，CT，MRI，骨シンチグラフィなどが有用であるが，慢性骨髄炎で瘻孔が形成されたものには瘻孔造影を行う．

D. 外傷性骨髄炎の治療

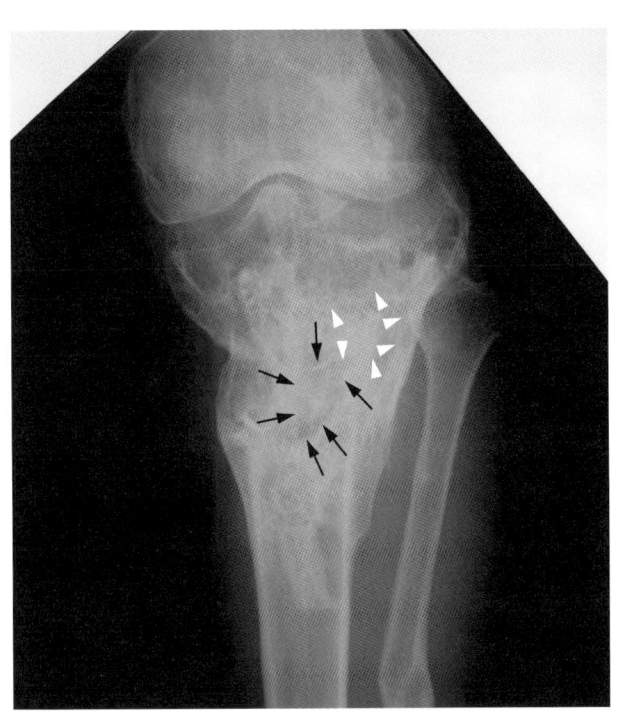

図3　慢性骨髄炎
骨吸収像（矢印）と骨硬化像（△印）の混在を認める．

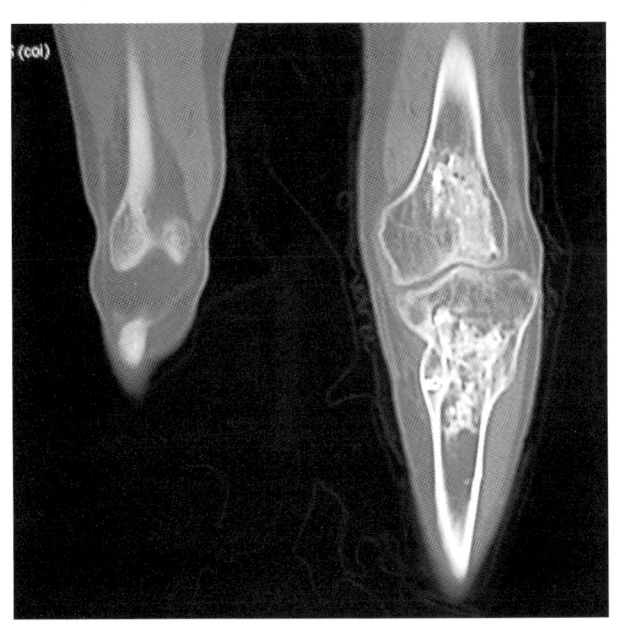

図4　慢性骨髄炎 CT 像
骨吸収像と骨硬化像が単純 X 線像よりも詳細に描出される．

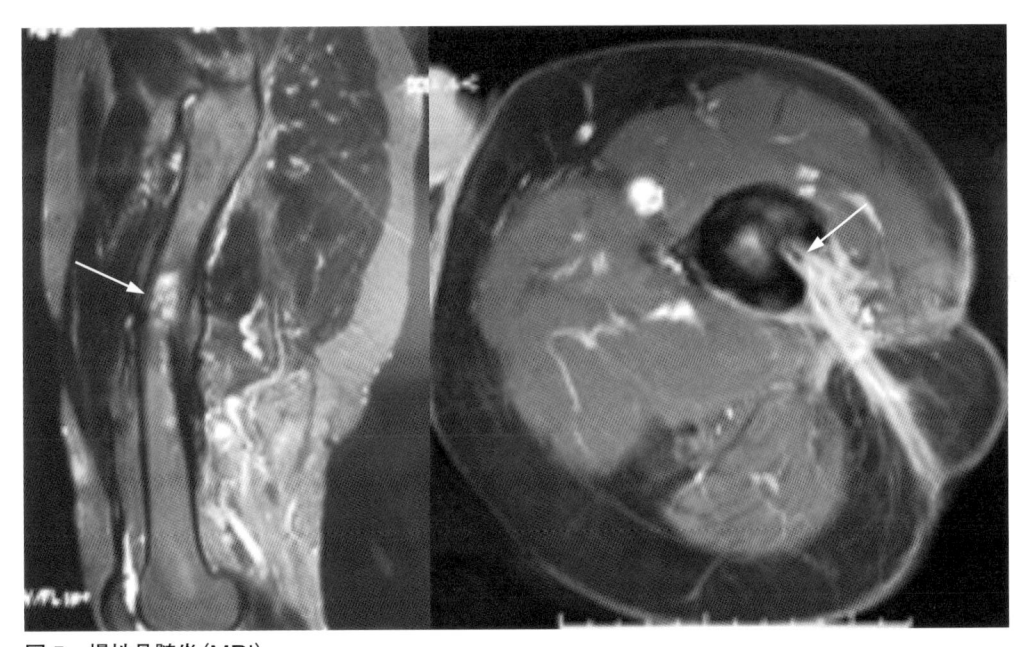

図5　慢性骨髄炎（MRI）
膿や液状の物質は T1 強調像で低輝度，T2 強調像では高輝度で示される．

　単純 X 線像では 2〜3 週を過ぎてから骨萎縮・骨膜反応が出現する．特に小児期では成人よりも早期（1〜2 週）に変化を認める（図2）．炎症の進行に伴って骨吸収像・骨破壊像・骨硬化像などが出現し，慢性化すると骨皮質の肥厚・骨髄腔の閉鎖・空洞像・腐骨像など吸収像と硬化像の混在を認める（図3）．
　CT 像では単純 X 線像で認められた所見がより詳細に描出される（図4）．また，体内にペースメーカー，ステンレスのインプラント，創外固定などが存在することによって MRI 撮影が困難な場合でも CT 撮影は可能である．
　早期診断や病巣の広がりを確認するには MRI が有用である．膿や液状の物質が存在する場合，T1 強調像で低輝度，T2 強調像で高輝度で示される（図5）．
　骨シンチグラフィは上述した画像所見以上のものを得ることはほとんどないが，鑑別診断上有用である．つま

総論 5　骨折の治療法

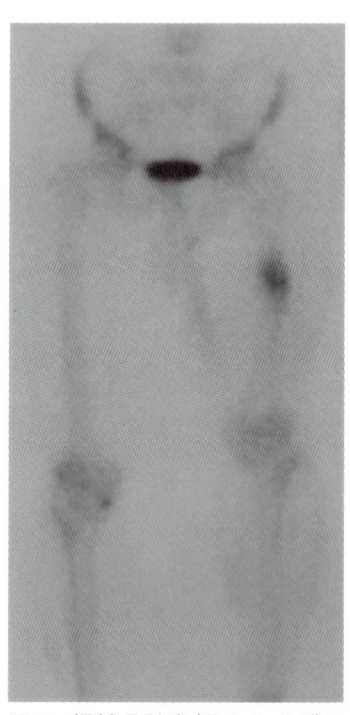

図6　慢性骨髄炎（骨シンチグラフィ）
骨髄炎でみられる単発の集積像を認める.

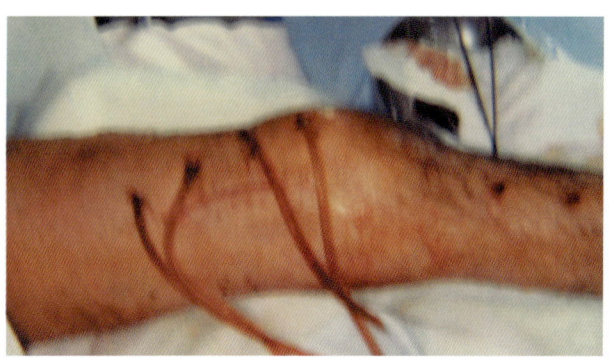

図7　閉鎖性持続洗浄療法
左大腿骨骨髄炎に対して行われている.

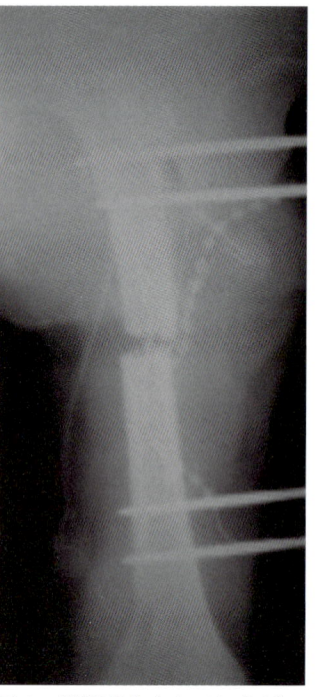

図8　抗菌薬含有セメントビーズ充填法

り，不明熱だけで病巣が明らかでない場合は病巣部位の特定に役立つ．骨髄炎では特異的取り込み像はないが単発の集積像を認める（図6）．

5　骨髄炎の治療

1　局所安静

炎症の沈静化のためには局所安静は絶対に必要である．骨折部が不安定な場合は適切な固定を選択し，患肢の挙上，冷却を行う．

2　抗菌薬投与

臨床症状，検査所見，画像所見から骨髄炎が疑われたら培養検査を行った後，結果が出るまで広域スペクトルの抗菌薬投与を開始する．比較的骨髄移行性のよい第1世代セフェム系やペニシリン系抗菌薬を使用する．培養検査の結果，起因菌が明らかになった段階でその感受性のある抗菌薬に変更する．感受性のある抗菌薬が複数ある場合，可能なかぎり骨髄移行性のよいものを選択する．全身的な抗菌薬投与期間に関しては，施設によって多様で一定した見解がない．私たちの施設ではデブリドマン後，3日を原則としている．

3　手術的治療

1）病巣掻爬

術前の画像から病巣範囲を把握し切除範囲を決定する．しかし，術中所見と画像所見とが必ず一致するとは限らず，最終的切除範囲は術中所見で決める．軟部組織，骨組織とも出血がみられるまで掻爬することが重要である．また，インプラントに関しては，安定性のある固定が得られていれば，プレートが露出していても，金属異物の存在下でも骨癒合が得られるためすぐに抜去する必要はない．インプラントは架橋仮骨の形成後あるいは緩みが生じた場合に抜去すればよい[5]．

2）死腔の管理

徹底的に病巣掻爬を行った後に生じた死腔の管理は重要である．死腔を放置すれば，そこが培地となり必ず感染が再燃する．死腔の管理方法は閉鎖性持続洗浄療法（図7），抗菌薬含有セメントビーズ充填法（図8），筋弁充填術，抗菌薬混入リン酸カルシウムセメント充填法（図9）などがあげられる．私たちは抗菌薬混入リン酸カルシウムセメント充填法を積極的に行っている．リン酸カルシウムセメントはペースト状のため死腔を完全になくすことが可能であり，また骨親和性があるため骨髄炎が完治すればそのまま放置してよいので骨再建の必要が

D. 外傷性骨髄炎の治療

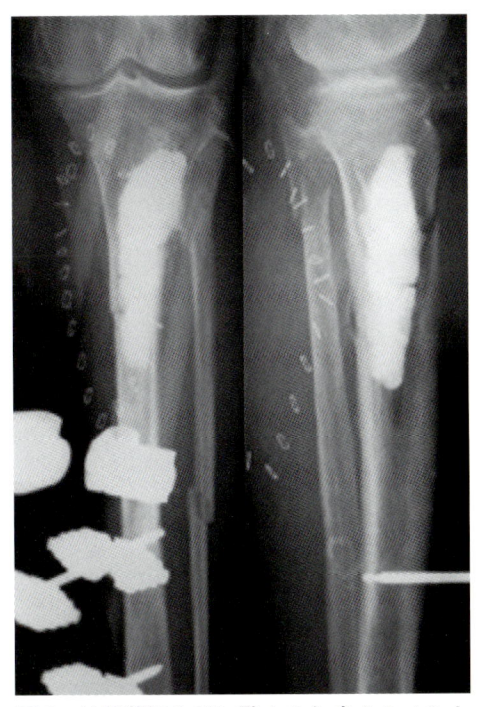

図9 抗菌薬混入リン酸カルシウムセメント充填法

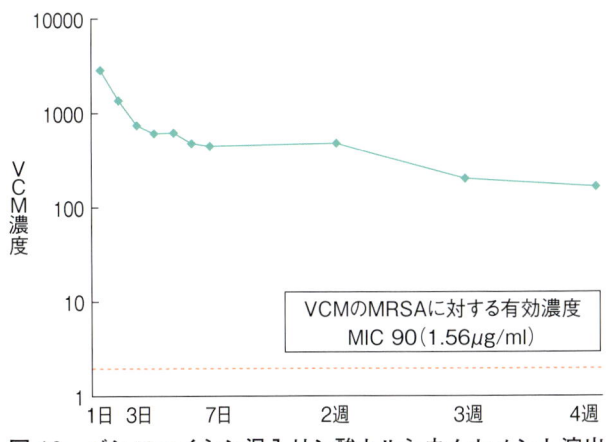

図10 バンコマイシン混入リン酸カルシウムセメント溶出試験
作成後4週間，MRSAのMICに相当する1.56μg/ml以上のバンコマイシンの溶出を認める.

ない．特にバンコマイシン混入リン酸カルシウムセメントの溶出試験を行い，4週間，MRSAのMICに相当する1.56μg/ml以上の溶出を確認した（図10）．

3）骨再建

骨再建方法は遊離骨移植術，血管柄付き骨移植術，骨延長術，Papineau法，脛腓骨癒合術などがあげられるが，前項に述べた感染性偽関節の骨再建法に準ずるため参照にしていただきたい．

4）高気圧酸素療法[6]

私たちは感染が疑われた場合，高気圧酸素療法を直ちに開始し，手術後も継続するが，一部の限られた施設にしか設備がないため一般的ではない．

> **Point**
> 外傷性骨髄炎の治療原則
> ① 局所の安静：骨折部は創外固定で安定化．
> ② 良好な血流：不良肉芽，腐骨は切除し，血流の良好な骨・軟部組織で覆う．
> ③ 死腔を作らない：細菌の培地になる死腔を決して残さない．
> ④ 抗菌薬併用：局所における高濃度抗菌薬徐放（DDS）．全身投与は3日まで．

文献

1) Patzakis MJ, et al : Consideration in reducing the infection rate in open tibial fractures. Clin Orthop Relat Res 178 : 36-41, 1983.
2) Patzakis MJ, et al : Prospective, randomized, double-blind study comparing single-agent antibiotic therapy, ciprofloxacin, to combination antibiotic therapy in open fracture wound. J Orthop Trauma 14 : 529-533, 2000.
3) Cierny G, Mader JT, Pennick JJ : A clinical staging system for adult osteomyelitis. Contemp Orthop 98 : 17-37, 1985.
4) 坂根正孝，落合直之：MRSA骨髄炎の診断と治療方針．整・災外 47 : 939-947, 2004.
5) 糸満盛憲，日本語版総編集：AO法骨折治療．医学書院，東京，pp78-87, 2003.
6) 田村裕昭，川嶌眞人：感染性偽関節の治療．骨・関節・靱帯 11(4) : 381-391, 1998.

（内野正隆）

6 運動器外傷のリハビリテーション

総論6　運動器外傷のリハビリテーション

1 基本的体位と肢位

1 姿勢の異常

年齢によって姿勢や肢位は変化してくる．筋のアンバランスや関節の拘縮，疼痛の回避，脚長差などによって異常な姿勢や肢位をとる．たとえば，股関節拘縮では腰椎の前弯が生じ，腰椎の神経根の圧迫では側弯を生じる．

2 徒手筋力テスト(manual muscle test；MMT)

徒手筋力テストは，測定すべき筋肉に徒手的に抵抗や重力負荷を与え，抵抗できる運動能力によって筋力を6段階に数値で評価する方法である(表1)．一般的にDanielsの方法が使用されている．現状の筋力や麻痺な どの程度を知り，経時的に検査することで筋力の回復，治療効果の判定にも役立つ．6段階に分けた基準をもとに評価した筋力に応じて，運動療法を処方する．

3 関節可動域(range of motion；ROM)

表示法は日本整形外科学会および日本リハビリテーション学会による評価基準が一般的である(資料1，p574)．可動域の測定法は自動(active)と他動(passive)に分かれるが，原則的には他動可動域を測定する．この方法は，身体障害者の手帳を作成する際の診断にも活用される．Neutral zero methodによって，各関節の基本姿位を0°とする．術後可動域訓練の設定は，手術術式，手術による固定性の程度，術後期間，ギプス固定期間，疼痛の程度などによって適宜変更される．

急性期の他動訓練専用装置として，膝関節ではCPM(continuous passive motion)(図1)，自己他動訓練として，股関節ではトーマス訓練(図2)，肩関節ではプーリー運動(図3)などがある．

回復期ではホットパック，渦流浴，パラフィン浴などの温熱療法を利用して，関節周囲の軟部組織の伸展性を高めてから，関節可動域訓練を行うことによってさらに訓練の効果をあげることができる．

表1　徒手筋力テスト

normal (5)	強い抵抗を加えても重力に抗して関節を動かせる筋力
good (4)	かなりの抵抗を加えても重力に抗して関節を動かせる筋力
fair (3)	抵抗を加えなければ重力に抗して関節を動かせる筋力
poor (2)	重力を除けば関節を動かせる筋力
trace (1)	筋の収縮は認められるが，関節運動はまったく生じないもの
zero (0)	筋の収縮がまったく認められない

2 日常生活動作(activities of daily living；ADL)

日常生活に必要な動作には，食事，排泄，更衣，移

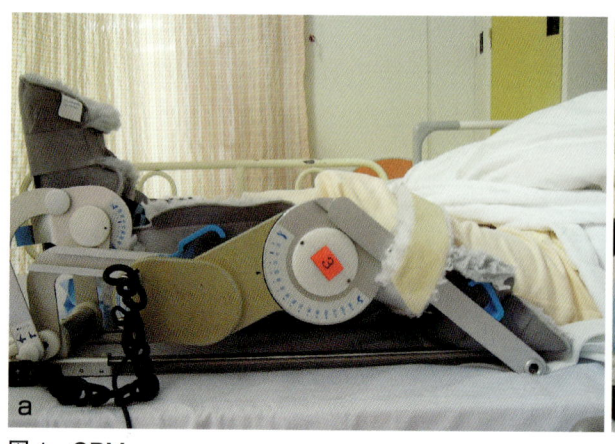

図1　CPM
a：膝関節屈曲40°
b：膝関節屈曲120°

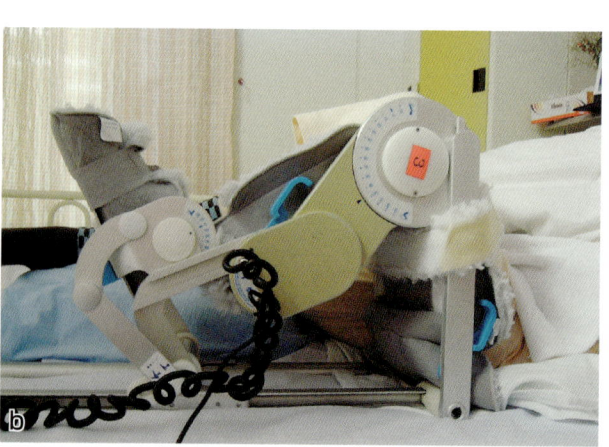

4. リハビリテーションの意義

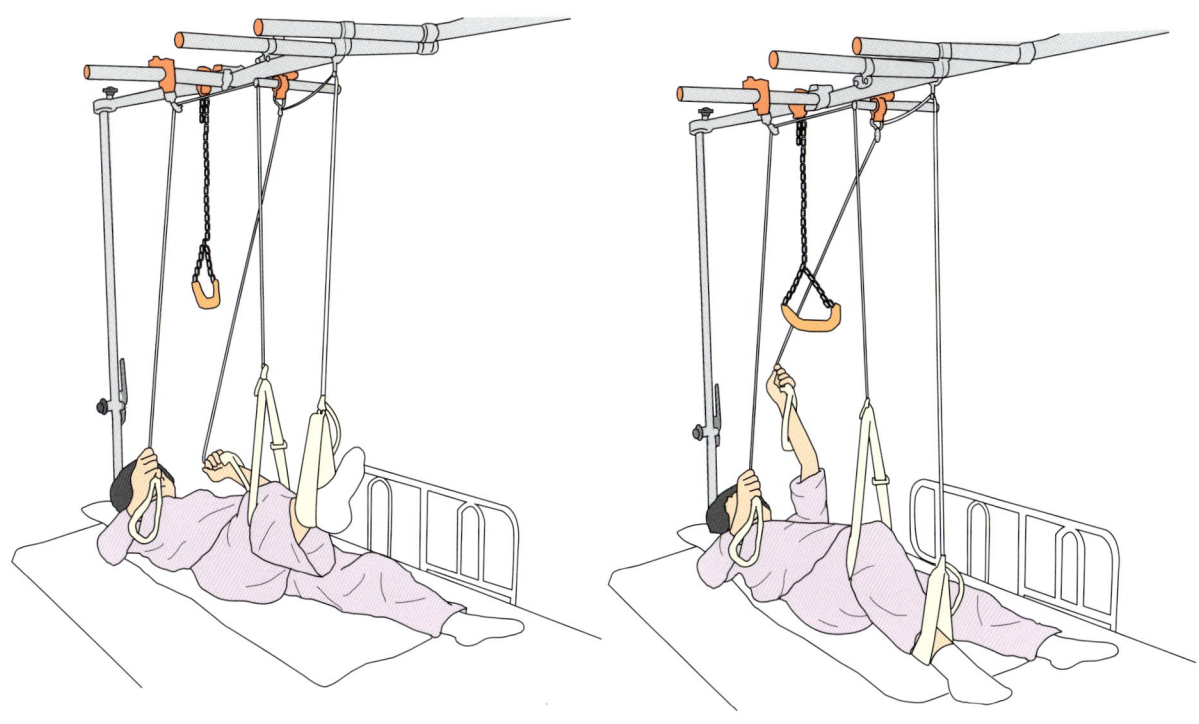

図2　トーマス訓練

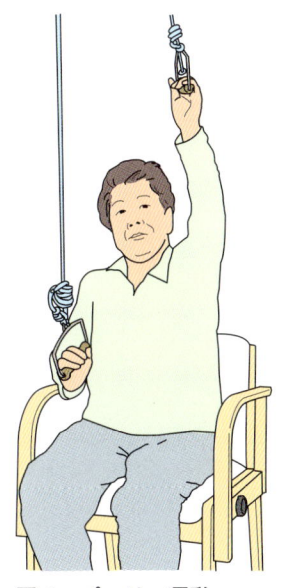

図3　プーリー運動

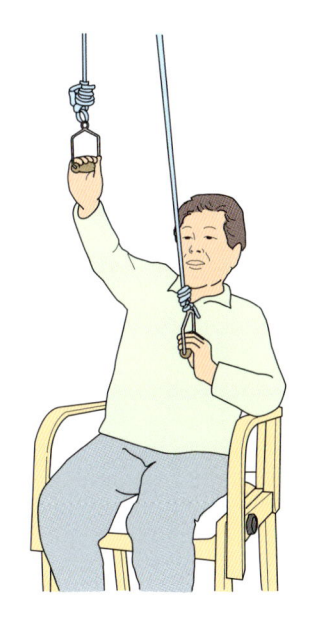

動，洗面，入浴などがある．ADLの評価は急性期リハビリテーションから回復期リハビリテーションへの移行や退院時期あるいは社会復帰を判断する際の有力な情報になる．各要素がどの程度自立して可能なのか，あるいは介助を必要とするのかなどについての判定を行う．ADL評価法には，脳血管障害を原点とした分類法ではあるが，信頼性と妥当性を満たすものとして，国際的にBarthel Index（BI）（表2），Functional Independence Measure（FIM）などがある．

③ QOL（quality of life）

QOLは，身体的・客観的要因に加えて，心理的・主観的要因や社会的要因までも包含する複合的な構成要素からなる．SF-36*は代表的なQOL評価である．そのほかに，疾患特異的なQOL尺度として，関節症にはWestern Ontario McMaster Osteoarthritis Score（WOMAC）（表3）などが有用である．また，疼痛などの主観的要素における評価法としてVisual Analogue Scale（VAS）が用いられる．

④ リハビリテーションの意義

近年のリハビリテーションは，真の意味での人間回復のための総合医学であるといわれている．リハビリテーションは，失われた機能を回復させるだけでなく，障害

＊SF-36の日本語版はインターネットで閲覧可能である．
　URL：http://www.sf-36.jp/

総論6　運動器外傷のリハビリテーション

表2　Barthel Index (BI)

項目	点数	記述	基準
1. 食事	10	自立	皿やテーブルから自力で食物をとって，食べることができる．自助具を用いてもよい．食事を妥当な時間内に終える．
	5	部分介助	なんらかの介助・監視が必要（食物を切り刻むなど）．
2. いすとベッド間の移乗	15	自立	すべての動作が可能（車いすを安全にベッドに近づける．ブレーキをかける．フットレストを持ち上げる．ベッドへ安全に移る．臥位になる．ベッドの縁に腰かける．車いすの位置を変える．以上の動作の逆）
	10	最小限の介助	上記動作（1つ以上）最小限の介助または安全のための指示や監視が必要．
	5	移乗の介助	自力で臥位から起き上がって腰かけられるが，移乗に介助が必要．
3. 整容	5	自立	手と顔を洗う．整髪する．歯を磨く．髭を剃る（道具は何でもよいが，引き出しからの出納も含めて道具の操作・管理が介助なしにできる）．女性は化粧も含む（ただし髪を編んだり，髪型を整えることは除く）．
4. トイレ動作	10	自立	トイレの出入り（腰かけ，離れを含む），ボタンやファスナーの着脱と汚れないための準備，トイレットペーパーの使用，手すりの使用は可．トイレの代わりに差し込み便器を使う場合には便器の清浄管理ができる．
	5	部分介助	バランス不安定，衣服操作，トイレットペーパーの使用に介助が必要．
5. 入浴	5	自立	浴槽に入る，シャワーを使う，スポンジで洗う．このすべてがどんな方法でもよいが，他人の援助なしで可能．
6. 移動	15	自立	介助や監視なしに45m以上歩ける．義肢・装具や杖・歩行器（車つきを除く）を使用してよい．装具使用の場合には立位や座位でロック操作が可能なこと．装着と取りはずしが可能なこと．
	10	部分介助	上記事項について，わずかの介助や監視があれば45m以上歩ける．
	5	車いす使用	歩くことはできないが，自力で車いすの操作ができる．角を曲がる，方向転換，テーブル，ベッド，トイレなどへの操作など．45m以上移動できる．患者が歩行可能なときは採点しない．
7. 階段昇降	10	自立	介助や監視なしに安全に階段の昇降ができる．手すり，杖，クラッチの使用可．杖をもったままの昇降も可能．
	5	部分介助	上記事項について，介助や監視が必要．
8. 更衣	10	自立	通常着けている衣服，靴，装具の着脱（こまかい着方までは必要条件としない：実用性があればよい）が行える．
	5	部分介助	上記事項について，介助を要するが，作業の半分以上は自分で行え，妥当な時間内に終了する．
9. 排便自制	10	自立	排便の自制が可能で失敗がない．脊髄損傷患者などの排便訓練後の座薬や浣腸の使用を含む．
	5	部分介助	座薬や浣腸の使用に介助を要したり，ときどき失敗する．
10. 排尿自制	10	自立	昼夜とも排尿自制が可能．脊髄損傷患者の場合，集尿バッグなどの装着・清掃管理が自立している．
	5	部分介助	ときどき失敗がある．トイレに行くことや尿器の準備が間にあわなかったり，集尿バッグの操作に介助が必要．

〔土屋弘吉ら：日常生活活動（動作）．医歯薬出版，東京，1992から〕

をもった本人でさえも気づいていない隠れた能力を引き出して，さらに育てて伸ばし，その能力を生かして社会に復帰し，生き甲斐のある新しい人生を創る生活能力の獲得および向上を援助する．すなわち「寝たきり老人対策」という暗くて消極的なイメージだけでとらえるのではなく，ADL・家事・職業・趣味・スポーツ・レジャーなどの正常な人間生活に関する研究まで含んだ，きわめて前向きな内容をもったプラスの医学であるといわれる．したがって，身体的だけでなく，社会的・精神的にも自立した人間として，新しい人生を築いていくことを手助けするという，広い意味での人間教育であるとされる．一方，社会の高齢化は進み，寝たきりでないことや，障害がなく介護の必要がないようにするためにリハビリテーションは重要な意義をもち，期待されている．さらに，介護予防や介護サービスの効率的な提供には，リハビリテーションの知識，技術が必要になる．

⑤ 医療制度改革

平成20年度（2008年）から厚生労働省によって診療報酬の引き下げや，患者負担額などを含んだ医療給付費の伸びを抑制する「医療費適正化計画」が開始される．この

5. 医療制度改革

表3 Western Ontario McMaster Osteoarthritis Score (WOMAC)〈高平訳〉

項目A—疼痛

関節評価　　　　現在のあなたの股関節あるいは膝関節の痛みの程度に関する以下の質問にお答え下さい．最近経験した痛みの程度をご記入下さい．

	左	右	質問：どのくらい痛いですか？	なし	軽い	中程度	強い	非常に激しい
股関節	○	○	1. 平地を歩いている時	○	○	○	○	○
膝関節	○	○	2. 階段の上り下りをしている時	○	○	○	○	○
			3. 夜，寝ている時	○	○	○	○	○
			4. 椅子に座っているか，横になっている時	○	○	○	○	○
			5. 直立している時	○	○	○	○	○

項目B—関節のこわばり

現在のあなたの股関節あるいは膝関節のこわばり（痛みではありません）の程度に関する以下の質問にお答え下さい．こわばりとは，関節を動かした時に，制限を感じることや，早く動かせない感じのことです．

	なし	軽い	中程度	強い	非常に激しい
1. 朝，目が覚めた時，どの程度強いですか？	○	○	○	○	○
2. 一日の終わりに，椅子に座った時，横になった時，休んだ時，どの程度強いですか？	○	○	○	○	○

項目C—身体機能

現在のあなたの身体機能に関する以下の質問にお答え下さい．これにより，あなたがどのくらい動けて，身の回りのことができるかがわかります．以下のそれぞれの項目において，最近経験した股関節あるいは膝関節の困難さの程度に関してご記入下さい．

	全く困難ではない	軽く困難	中程度	困難	非常に困難
1. 階段を下りる時	○	○	○	○	○
2. 階段を上る時	○	○	○	○	○
3. 椅子から立ち上がる時	○	○	○	○	○
4. 立っている時	○	○	○	○	○
5. かがんでいる時	○	○	○	○	○
6. 平地を歩いている時	○	○	○	○	○
7. 車から乗り降りする時	○	○	○	○	○
8. 買い物に出かける時	○	○	○	○	○
9. 靴下やストッキングを履く時	○	○	○	○	○
10. ベッドから起き上がる時	○	○	○	○	○
11. 靴下やストッキングを脱ぐ時	○	○	○	○	○
12. ベッドに横になっている時	○	○	○	○	○
13. 湯ぶねを出入りする時	○	○	○	○	○
14. 椅子に座っている時	○	○	○	○	○
15. 洋式トイレで用をたす時	○	○	○	○	○
16. 重い物を片付ける時	○	○	○	○	○
17. 軽い家事をする時	○	○	○	○	○

〔Garvin KL, McKillip TM : History and physical examination. p317 (Callaghan JJ, Rosenberg AG, Rubash HE, eds : The Adult Hip.), Lippincott-Raven Publisher, 1998から〕

計画には「生活習慣病の予防」と「在院日数の短縮」の二大スローガンが示されている．「生活習慣病の予防」には「健康増進計画」が課題であり，「在院日数の短縮」には「医療提供体制の確立」が必要とされ，「患者等への医療情報提供の推進」「医療機能の分化・連携の推進」「在宅医療の推進・充実」などが課題である．特に，高齢者の大腿骨頸部骨折などの入院期間は長期に及ぶ可能性があり，「在院日数の短縮」は，診療報酬制度によるDPC（Diagnosis Procedure Combination）による定額支払い方式の評価などによって確実に推進されている．今後は急性期病床の在院日数は平均14日以内へ推移すると考えられる．また，平成12年（2000年）から施行された介護保険制度において，要介護が高い状態で急性期入院サービスから介護保険サービスへ移行することは介護保険財源を圧迫する可能性が高いことから，要介護度を改善させる「回復期リハビリテーション病棟入院料」が制度化された．さらに，急性期病床の在院日数が短縮し，回復期リハビリテーション病棟が整備されれば，その後の在宅ケアが重要になることから，平成18年度（2006年）の診療報酬改定では24時間体制の在宅療養支援診療所が制度化された．今後は，訪問看護ステーションをはじめとする介護保険サービスと在宅ケアとの連携が期待さ

総論6　運動器外傷のリハビリテーション

```
急性期 ──→「救急病院」
          入院日数短縮と病床数削減
          （診断治療技術を有する臓器別専門医を中心とする
            急性期治療チーム）                           → 急性期リハビリテーション

亜急性期 →「回復期リハビリテーション病棟」
          病床数増加
          （医師,看護師,介護職,PT,OT,ST,MSWなどの多職
            種によるリハビリテーション医療チーム）      → 回復期リハビリテーション

慢性期 ──→ 在宅：「診療所」「在宅療養支援診療所」
                 在宅主治医（かかりつけ医）
                 各種居宅介護保険サービスと連携,居宅施設
          入院：「医療療養病床」
                 医療的重度の慢性期患者,病床数削減
          入所：「介護保険施設」
          （在宅主治医および保健,医療,福祉などの多領域多
            職種による生活支援チーム）                  → 維持期リハビリテーション
```

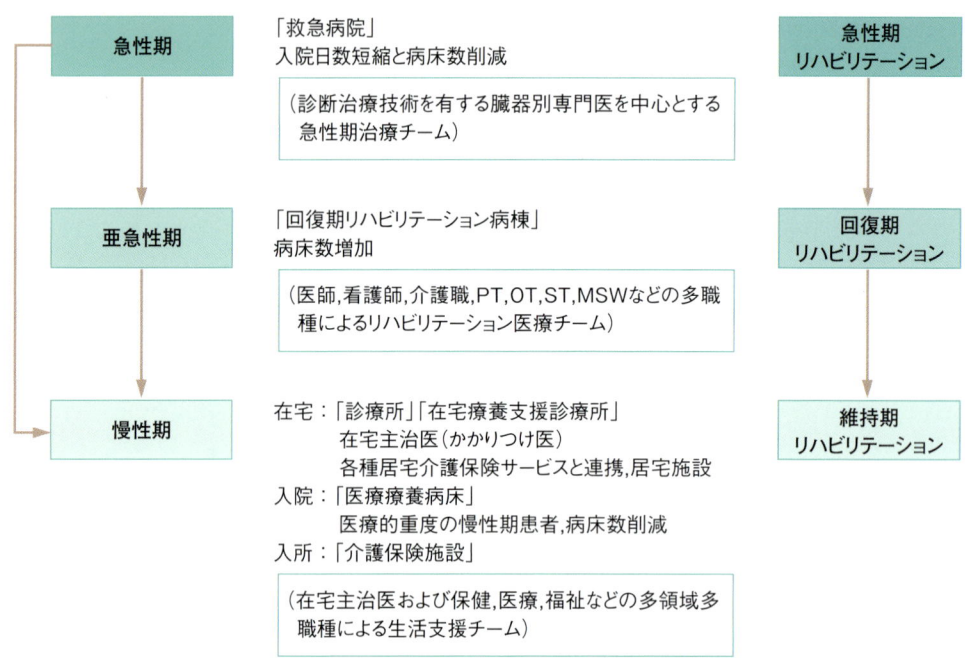

図4　医療機能分化
〔石川誠,厚生労働省ホームページから一部改変(http://www.mhlw.go.jp/shingi/2008/10/dl/s1001-4a.pdf)〕

れている.

6 医療提供体制

医療提供体制については大きく3つの医療機能に分化している（図4）.

急性期においては,主に入院日数の短縮と病床数の削減を目的として,急性疾患および慢性疾患の急性転化時において疾病の診断と治療を実施することが役割になる.

亜急性期には,結果的に病床数が増加することにはなるが,急性期から慢性期への移行期において急性疾患を安定させ,慢性疾患を制御しつつ,集中的なリハビリテーションを実施することによって,機能障害を改善し,ADLを向上させて家庭復帰させることをその役割とする.

慢性期には,慢性疾患の慢性期において疾患の制御,合併症の発症の予防を実施しつつ,寝たきりを予防し,QOLの高い自立生活を支援することが役割になる.

7 チーム医療

医療チームは,専門性を十分に活かした専門チームを編成して,その診療に当たる（図5）.

急性期では診断および治療技術を有する臓器別専門医を中心にする急性期治療チームが担当する.

亜急性期では,医師,看護師,理学療法士（PT）,作業療法士（OT）,言語聴覚士（ST）,義肢装具士（PO）,医療ソーシャルワーク（MSW）,薬剤師,栄養士,介護職などの多職種によるリハビリテーション医療チームが担当する.

慢性期では在宅主治医および保健,医療,福祉などの多領域,多職種による生活支援チームからなり,それぞれの役割を担うことになる.

急性期,亜急性期,慢性期の役割分担が明確になると,紹介・逆紹介率の向上による地域医療連携を推進させることが重要になり,その機能分化と連携によって短期間に質の高い医療サービスを効率よく提供することが可能になる.このように,家庭や職場復帰の段階まで,多様な職域の人々が多角的に患者を支援する「全人的なチーム医療によるアプローチ」が重要になる.

8. 急性期リハビリテーションと回復期リハビリテーション

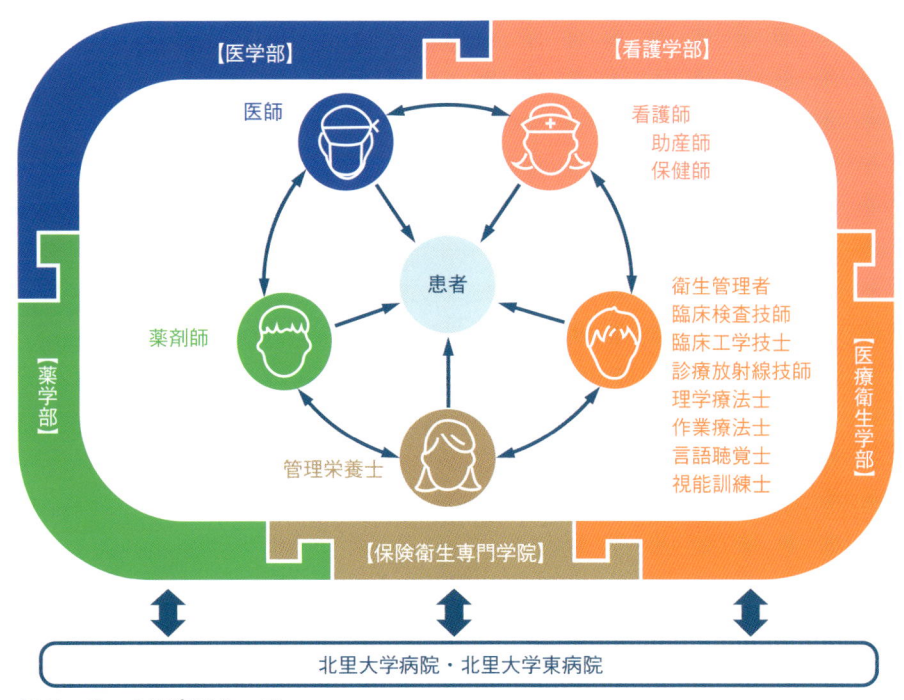

図5 チーム医療スタッフ
〔http://www.kitasato-u.ac.jp/daigaku/team_iryou/index.html から〕

8 急性期リハビリテーションと回復期リハビリテーション

急性期リハビリテーションは，「生命に危険があるか，障害の進行，悪化が起こりうる時期」で，安静期間の短縮化，早期ADL自立を目指し，「生活につながる医療サービスの提供」を目指すことを目的とする．治療は急性期病院で行われ，可能なかぎりクリニカルパスに則って，入院後，検査，治療，手術などを行った後，早期離床，早期リハビリテーションを開始し，合併症を予防しながら，退院あるいは転院を目指す．外傷で入院した場合には，外傷の種類や程度，全身状態，手術予定日の都合などによって，手術までの待機期間が異なるが，なるべく早期に術前評価を行い，手術を検討していく．救急外傷では，術前に十分なリハビリテーションを行えないことがあり，術前の合併症発生には十分に注意する必要がある．

回復期リハビリテーションは，「さしせまった生命の危機から脱し，負荷量の増加が可能になり，ADLとQOLの改善が期待できる時期」で，回復期リハビリテーション病棟に移動した後，集中的リハビリテーションを開始し，目標を順次達成させ，ADLを改善させた後に自宅への退院，あるいは在宅ケアや施設に移動することを目的にする（表4）．

表4 運動器外傷に関する回復期リハビリテーション病棟入院料の算定可能な疾患

疾患	発症から入院までの期間	算定日数上限
脊髄損傷の発症もしくは手術後	2か月以内	150日
重度の頚髄損傷を含む多部位外傷	2か月以内	180日
大腿骨，骨盤，脊椎，股関節，膝関節の骨折もしくは手術後	2か月以内	90日
外科手術または肺炎などの治療時の安静により廃用症候群を有しており，手術後または発症後	2か月以内	90日
大腿骨，骨盤，脊椎，股関節，膝関節の神経，筋または靱帯損傷後	1か月以内	60日

〔http://www.sia.go.jp/~kagoshima/iryou/kaitei20/yousi/kihon/t-11.pdf から一部改変〕

なお，維持期リハビリテーションは，「ADL，QOLの両面ではほぼ目標が達成され，リハビリテーション的な疾患管理，リスク管理の必要性がほとんどなくなった時期」におけるリハビリテーションで，在宅では「診療所」あるいは「在宅療養支援診療所」で在宅主治医（かかりつけ医）が受けもち，各種居宅介護保険サービスと連携していく．また医療的重度の慢性期患者を対象にした「医療療養病床」への入院，「介護保険施設」への入所などもある．

急性期リハビリテーションから回復期リハビリテーションに続くシームレスな医療を提供するには，地域医療連携クリニカルパスが重要な手段になる（図6）．

総論6　運動器外傷のリハビリテーション

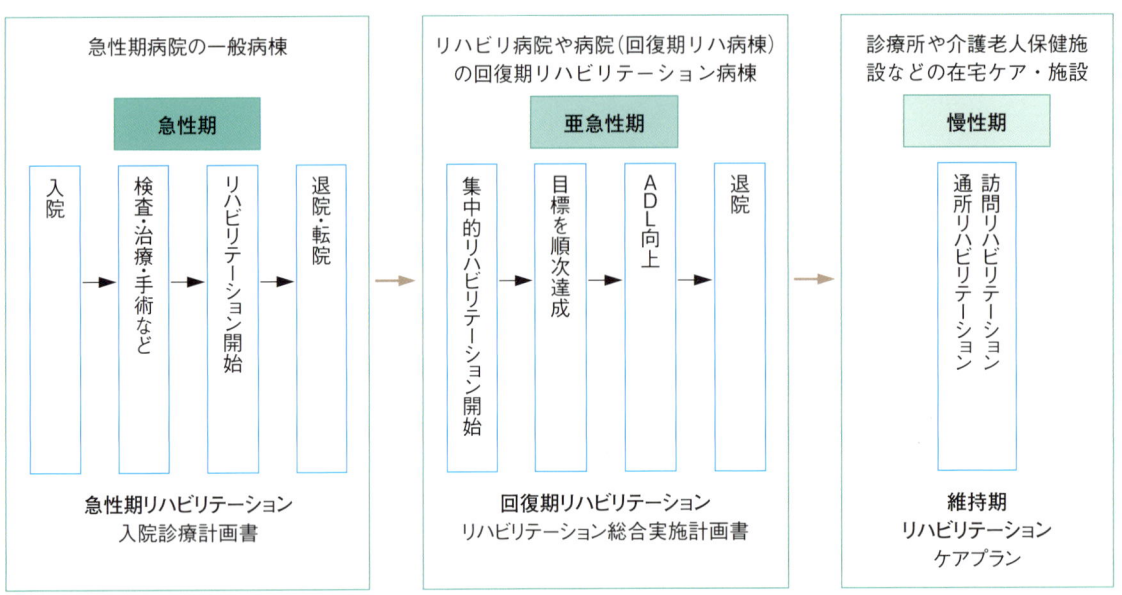

図6　地域医療連携クリニカルパス
〔石川誠：医療制度改革と回復期リハビリテーション．Clinician 565：12-20, 2008 から一部改変〕

⑨ クリニカルパス

クリニカルパスは，従来の単なる術式別の術後後療法とは異なり，入院から，術前・術後，退院前指導までの一連の計画的なプログラムである．すなわち，ある疾患や術式に関する治療やケアの手段や手順を最も効率よく標準化し，横軸を時間軸にして，一覧表として医療チーム全員が情報を共有するシステムである．さらに，患者にもイラストなどでわかりやすく作成された同様のシートを配布してモチベーションを高めて協力を促し，患者の満足度の向上を目指す．結果的に医療の質の向上と業務の効率化が図られ，病院経営の経済性までも，それぞれの立場のニーズを満たすことが可能になるというプログラムで，現在急速に普及し，導入されてきている．

代表的なクリニカルパスを資料に示す(**資料2***，p580)．これらを実際に行っていくためには，機能的予後予測を行いながら，運用を進めていくことが重要である．早期離床は，高齢者にとって寝たきりにつながる廃用症候群(筋萎縮，関節拘縮，骨萎縮，起立性低血圧，褥瘡，筋力低下などの局所的変化や，心肺機能の低下，消化器系障害，泌尿器系障害，口腔機能低下，知的能力や精神活動低下などの全身的変化など)のリスクを防止するために重要である．

入院後可能なかぎり早期に手術を行った後，手術当日に麻酔から覚醒した直後から，足関節の自動背屈および底屈運動を開始する．翌日からベッドアップを開始し，大腿四頭筋のセッティングを励行する．そして，ベッドサイドから起居，座位保持，端座位，起立保持，車椅子への移乗訓練を行うことによって，早期離床が可能になる．その後，安全に移乗を行うことができれば，リハビリテーションセンターの訓練室へ出棟する．訓練室ではPTの指導によって運動療法が行われる．運動療法は中殿筋や小殿筋，大腿四頭筋などをはじめとする股関節周囲筋の筋力訓練，股関節可動域訓練，起立から歩行訓練，部分荷重から全荷重への荷重訓練，さらに平行棒(**図7**)から歩行器，2本松葉杖(三点歩行から二点歩行へ)，1本杖(片松葉杖からロフストランド杖，T字杖へ)(**図8**)，階段昇降(**図9**)，屋外や入浴などの応用歩行や応用動作(**図10**)へと順次進めていく．

患者が能力的に許せば，途中の過程を省略して進めることも可能である．下肢に麻痺がある場合には，装具の使用も必要になる．合併症については，肺炎や尿路感染症を含む局所の感染症予防，周術期における深部静脈血栓症〔deep vein thrombosis(DVT)〕や肺血栓塞栓症〔pulmonary thrombo-embolism(PTE)〕などの静脈血栓塞栓症〔venous thrombo-embolism(VTE)〕に対する薬物的および理学的予防，さらに褥瘡の予防などが重要である．

*資料2に示す北里大学整形外科のクリニカルパスは，2009年3月まで使用されていたもので，それ以降は改訂されている．

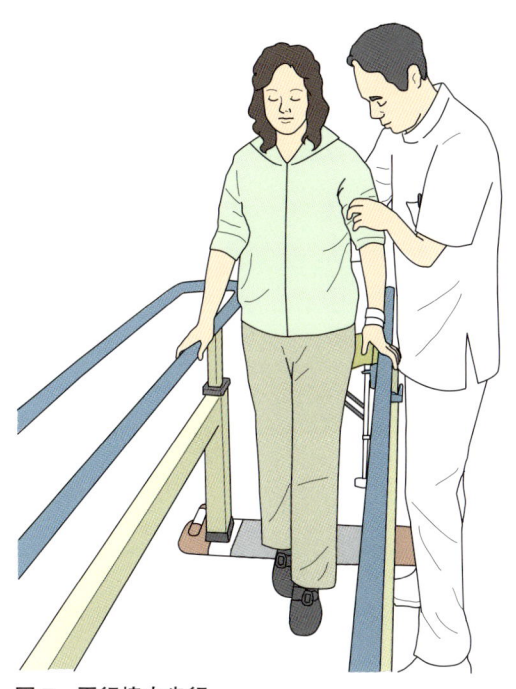

10. 退院に向けて

図7　平行棒内歩行

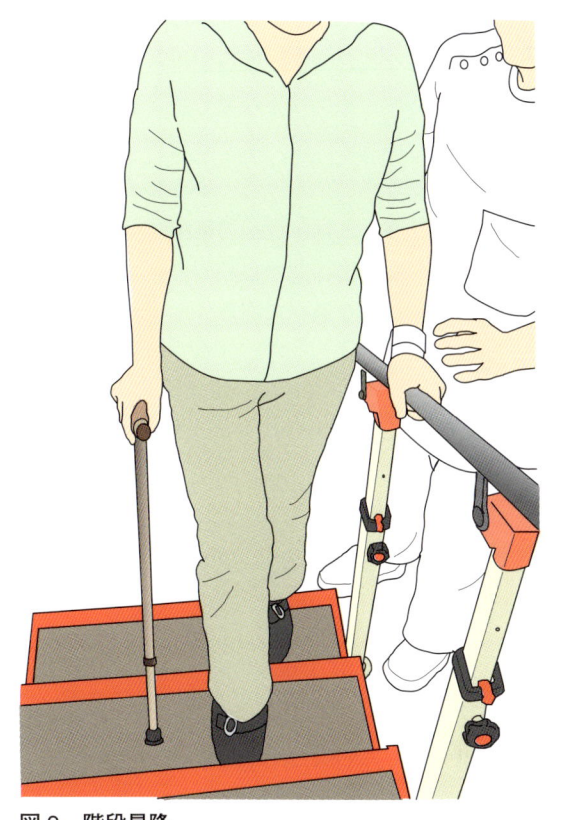

図9　階段昇降

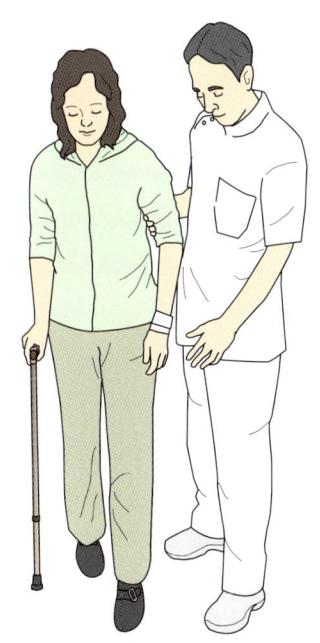

図8　1本杖歩行

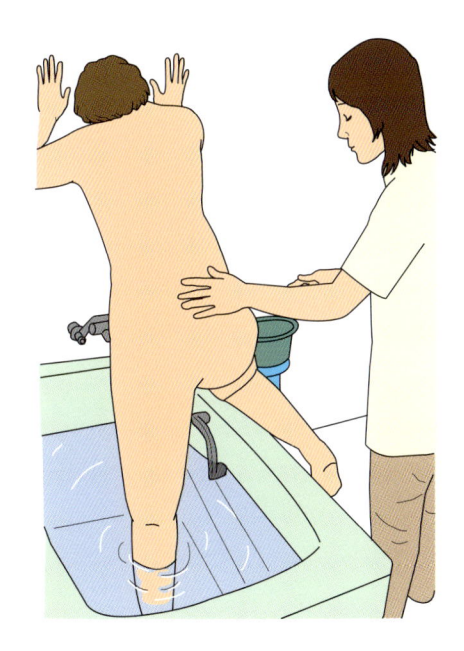

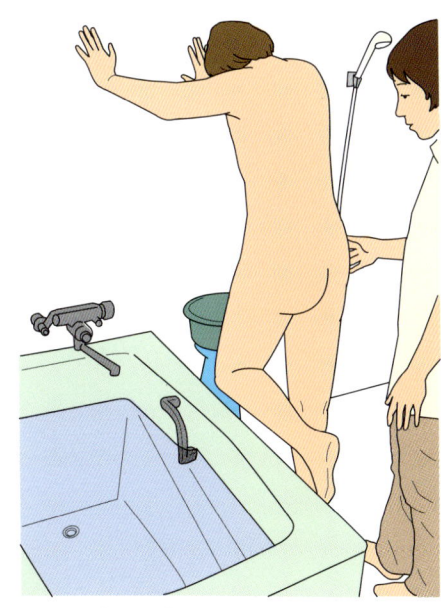

図10　応用動作

❿ 退院に向けて

　退院目標となるゴールの設定は，たとえば人工骨頭置換術後の場合では，2〜3週間を目安に，介助なしで階段昇降や屋外での応用歩行が可能になれば許可する．その際には，入浴動作，トイレ動作，座敷での座位なども可能になるように訓練を行う．バリアンスなどによって予測どおりの退院が不可能な場合には，さらに継続的に，リハビリテーション専門病院などが行う回復期リハビリテーションへと進めていく．退院あるいは転院の直前には，事故防止対策として，転倒などによる脱臼や再

総論6　運動器外傷のリハビリテーション

骨折の発生などについて十分に注意を促していく．超高齢者あるいは十分な運動機能の回復が得られていない患者には，転倒予防のために杖を使用したままでの退院を指示する．また，退院前には，家族と面会して今後の方針も同様に伝えるようにする．このようなインフォームドコンセントを行うことは，今後の医療情報を伝えるだけでなく，医師-患者-家族間の信頼関係を確立させることが可能になり，重要な過程である．

文献

1) 土屋弘吉, 今田拓, 大川嗣雄編：日常生活活動(動作)-評価と訓練の実際. 第3版, 医歯薬出版, 東京, 1992.
2) 日本整形外科学会, 日本リハビリテーション医学会：関節可動域表示ならびに測定法（平成7年2月改訂）. リハ医学 32：207-217, 1995.
3) 上田敏：リハビリテーション 新しい生き方を創る医学. 講談社, 東京, 1996.
4) Garvin KL, McKillip TM : History and physical examination. pp315-332（Callaghan JJ, Rosenberg AG, Rubash HE, eds : The Adult Hip.）, Lippincott-Raven Publisher, 1998.
5) 高平尚伸, 糸満盛憲, 関口昌和：特集 骨粗鬆症のトータルケア. 大腿骨頚部内側骨折に対する手術（骨接合術）. 骨・関節・靭帯 13(7)：697-703, 2000.
6) 東計, 高平尚伸, 峰原宏昌, 占部憲, 糸満盛憲：全人工股関節置換術におけるクリティカルパスの活用効果. 関東整形災害外科学会雑誌 33 臨時増刊号外：71, 2002.
7) 高平尚伸, 糸満盛憲, 内山勝文：大腿骨頚部骨折に対するリハビリテーション. 関節外科4月増刊号 22：110-117, 2003.
8) 高平尚伸, 内山勝文, 峰原宏昌, 大川孝, 高崎純孝, 東計, 本部純子, 糸満盛憲, 矢内原久：股関節手術の周術期における凝固線溶系マーカーの変動—THAと骨切り術の比較—. Hip Joint 29：606-608, 2003.
9) 小沼賢治, 高平尚伸, 内山勝文, 朴晃正, 糸満盛憲, 脇田隆司：寛骨臼骨折に伴った致死性肺血栓塞栓症の救命し得た1例. 骨折 26(1)：54-58, 2004.
10) 肺血栓塞栓症/深部静脈血栓症（静脈血栓塞栓症）予防ガイドライン作成委員会：整形外科手術. 肺血栓塞栓症/深部静脈血栓症（静脈血栓塞栓症）予防ガイドライン 第1版. メディカルフロントインターナショナルリミテッド, 東京, pp55-64, 2004.
11) 高平尚伸, 新藤正輝, 塩田直史, 橋本晋平, 越智龍弥, 糸満盛憲：骨折後の肺血栓塞栓症発症状況の現状：2001-2002年における日本骨折治療学会会員および所属施設を対象としたアンケート集計結果. 骨折 26(1)：39-43, 2004.
12) 高平尚伸：股関節の診察法. pp32-45（糸満盛憲編：図説股関節の臨床, 2. 検査法, 診断法）, メジカルビュー社, 東京, 2004.
13) 高平尚伸：巻末資料. pp240-249（糸満盛憲編：図説股関節の臨床）, メジカルビュー社, 東京, 2004.
14) 杉岡洋一監修, 岩本幸英編：神中整形外科学 改訂22版, 上巻. 南山堂, 東京, pp19-25, 2004.
15) 三上真弘, 石田暉編：リハビリテーション医学テキスト 改訂第2版. 南江堂, 東京, 2005.
16) 米本恭三監修, 石神重信, 石田暉, 江藤文夫, 宮野佐年編：最新リハビリテーション医学 第2版. 医歯薬出版, 東京, 2005.
17) 見井田和正, 辺土名隆, 内野正隆, 高平尚伸, 糸満盛憲：特集 リハビリテーションにおけるクリニカルパス. 人工股関節のクリニカルパス. MB Med Reha 62：54-63, 2006.
18) 全人工股関節置換術・人工骨頭置換術 Case-1 北里大学病院, Clinical Path Report 運動器, 山本博司監修, No.28 July, pp4-15, 2006.
19) 高平尚伸, 糸満盛憲：II 各論—主要疾患の病期・病態別治療法— 47 成人股関節疾患. Medical practice 臨時増刊号「セカンドオピニオン実践ガイド」24：438-444, 2007.
20) 津山直一, 中村耕三（訳）：新・徒手筋力検査法第8版（Hislop HJ, Montgomery J : Daniels OR and Worthingham's Muscle Testing : Techniques of Manual Examination）. 協同医書出版, 東京, 2008.
21) 山本豪明, 高平尚伸, 内山勝文, 上野正喜, ウッドハムス玲子, 糸満盛憲：当院の人工股関節置換術における深部静脈血栓症に対するMR venographyの使用経験. 関東整災誌 39：23-26, 2008.
22) 高平尚伸：International Review of Thrombosis Vol.3 増刊号「抗凝固療法の現状と今後の展開」. テーマ：4. 整形外科領域での静脈血栓塞栓症予防, (1)股関節全置換術と股関節骨折手術, メディカルレビュー 3：36-40, 2008.
23) 石川誠：医療制度改革と回復期リハビリテーション. Clinician 565：12-20, 2008.

〈高平尚伸〉

7 関節部損傷

総論7　関節部損傷

1 捻挫・打撲

1 捻挫(sprain)

　関節固有の生理的可動域を超えるような外力が加わることによって関節包や靱帯の一部に損傷を起こしたものを捻挫(sprain)という．運動方向が1方向である膝関節，足関節，指の関節などに多い．O'Donnoghue は捻挫を以下のように分類している[1]．

捻挫の分類—O'Donnoghue による分類
第1度：靱帯の一部の断裂，関節包は温存されている．
第2度：靱帯の部分断裂で，関節包も損傷されることが多い．
第3度：靱帯の完全断裂で，関節包断裂を伴う．

　通常捻挫と呼ばれるものは第1度，2度の捻挫である．大きな外力によって関節の主要な靱帯が完全に断裂して異常可動性を示すものは，靱帯損傷(ligament injury)として区別したほうがよい（総論-8. 靱帯損傷・腱損傷，p213 を参照）．

　受傷直後に血腫は少ないが，徐々に内出血や腫脹が出現する．損傷部に圧痛を認め，外力が加わった方向と同方向にストレスを加えると疼痛が誘発される．疼痛や機能障害の程度によって，テーピング，弾性包帯固定，ギプスシーネ固定，アルフェンスシーネ固定などの固定を行う．

2 打撲(contusion)

　鈍的な直達外力が作用することによって起こる場合と，介達外力によって起こる場合がある．皮膚の断裂はないが，加わった外力の大きさによって，皮下組織，筋肉，骨，関節にも損傷が生じる．

　皮下組織には血腫，漿液性滲出液による浮腫を生じる．軟部組織の被覆が少ない関節では，直達外力による打撲によって関節内の滑膜が損傷され，関節血症を生じることもある．骨の打撲は骨挫傷(bone bruise)と呼ばれ，骨髄内浮腫を生じる．単純X線像では骨折は認めないが，MRI で骨髄内輝度の変化が認められる（図1）．

　治療は安静，血腫の吸引，弾力包帯による圧迫を行う．関節の自動運動によって疼痛が著しい場合には副子固定を行うが，関節内癒着を生じるため1週間を限度とする．

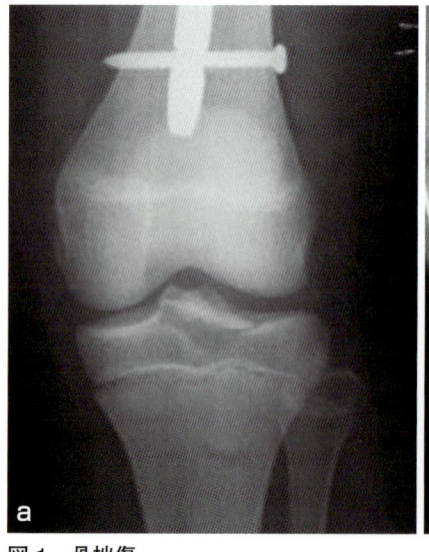

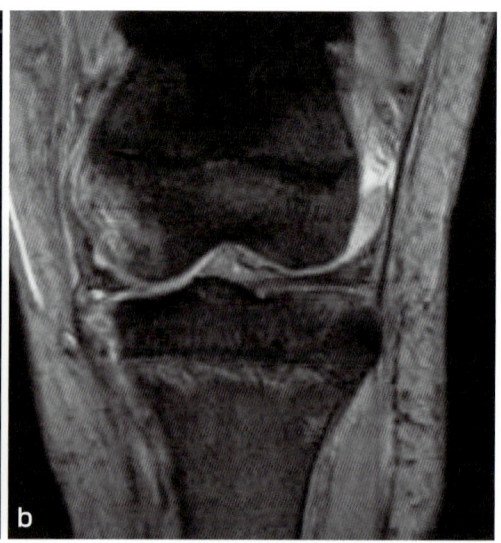

図1　骨挫傷
a：単純X線像
b：MRI
大腿骨骨幹部骨折を受傷．大腿骨遠位部には単純X線上明らかな骨折は認めないが，MRI では骨挫傷を認める．

2. 脱臼(dislocation)

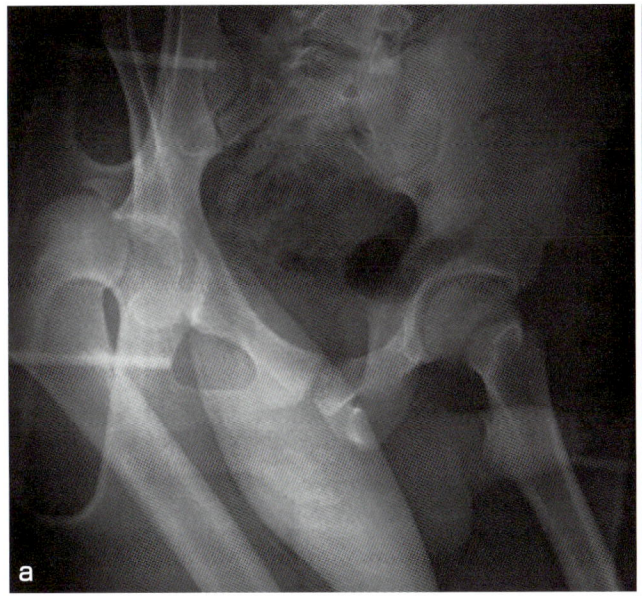

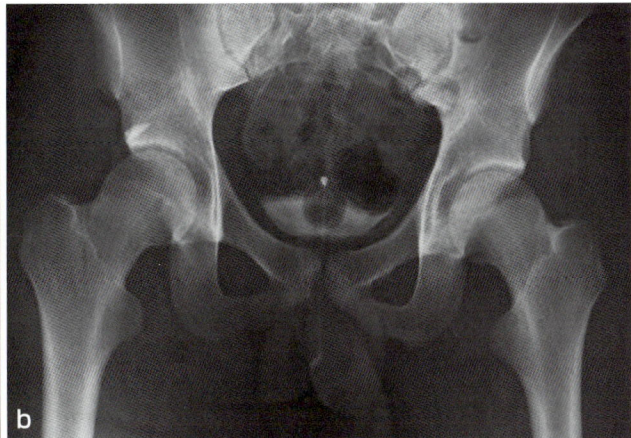

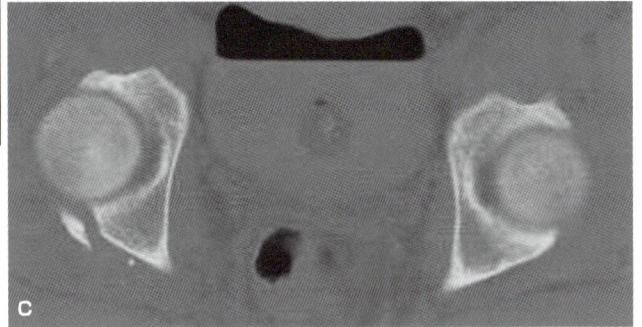

図2 股関節後方脱臼
a：脱臼時
b：整復後
c：整復後CT，寛骨臼後縁に骨折を認める．

2 脱臼(dislocation)

1 定義・概念

　関節を構成する骨の相互の正常な適合関係が失われて，関節面同士の接触が完全に断たれた状態を脱臼(dislocation)という．脱臼には先天性と後天性があり，後天性脱臼は外傷性脱臼と病的脱臼に分けられる．外傷性脱臼と病的脱臼の相違は，病的脱臼は骨の破壊や変形による拡延性脱臼，破壊性脱臼，変形性脱臼，麻痺性脱臼など関節包内脱臼であるが，外傷性脱臼は外力によって骨端が関節包外へ逸脱する関節包外脱臼であることである．関節面同士の接触が完全に断たれた脱臼に対し，一部関節面の接触が保たれているものを亜脱臼(subluxation)，関節面の骨折を伴う脱臼を脱臼骨折(fracture dislocation)という．

2 発症機序・分類

　各関節では異常な運動を制御するための骨形状を有している．たとえば股関節では寛骨臼，肩関節の肩甲骨関節窩，足関節では天蓋が骨性の制動機構である．膝関節はこのような骨性制動機構がないため，筋肉や靱帯，関節包が制動を行う．脱臼の多くは，間接的な外力によって関節が正常な運動範囲を超えて運動を強制されることによって生じる．この際，これらの骨あるいは軟部組織による制動機構がしばしば破綻する．たとえば肩関節脱臼では肩に外転と外旋力が同時に強く働き，上腕骨頭はてこの作用で前方に跳ねだされ，関節包を破り骨頭が肩関節前方に脱臼する．この際，肩甲骨関節窩前下縁の関節唇の剥離や骨折(Bankart lesion)を伴うことが多い．

　股関節では，股関節屈曲位で前方から強い外力が骨軸方向に加わることによって大腿骨頭が後方に脱臼することが多い．大腿骨頭の脱臼に伴い，臼蓋の後縁の一部が破砕する脱臼骨折の形をとりやすい(図2)．

　ある一定の角度肢位で脱臼が誘発されるものを習慣性脱臼(habitual dislocation)，強い外力や異常肢位で脱臼が起こり繰り返すものを反復性脱臼(recurrent dislocation)という．肩関節の外傷性脱臼整復後に十分な期間固定しなかった場合に反復性脱臼に移行することがある．

　随意性脱臼(voluntary dislocation)とは自己の意思によって自由に脱臼・整復が可能なもので，第1中手指関節にみることがある．

　脱臼が新鮮時に整復されずそのまま経過したものを陳旧性脱臼あるいは整復不能脱臼(unreduced dislocation, irreducible dislocation)という．

総論 7　関節部損傷

脱臼方向を表現する場合，遠位の骨の逸脱方向または部位をもって示す．肩関節前方脱臼は上腕骨頭が肩甲骨関節窩に対して前方に逸脱したものをいい，股関節後方脱臼は大腿骨頭が寛骨臼に対して後方に逸脱したものをいう．脊椎では骨盤を基準とし，上の椎体が脱臼した方向を示す．たとえば，環軸椎脱臼では前方脱臼が多く，主に衝撃的な頚椎の過屈曲によって生じる．この際，環椎は軸椎に対し前方に逸脱している．

3 症状

新鮮脱臼時は著しい疼痛と腫脹，関節の機能障害を認める．脱臼肢位は各関節および脱臼の方向で特徴的な肢位をとる．たとえば股関節後方脱臼では股関節は内転，内旋，軽度屈曲位をとるが，股関節前方脱臼では外旋，外転，伸展位となる．脱臼肢位を動かしても関節運動は制限されており，弾性抵抗を示す（ばね様固定）．しばしば脱臼した遠位骨が通常ではない部位に触診できる．

陳旧性脱臼では疼痛，腫脹は改善しており，関節可動性はある程度回復しているが，関節機能は著しく低下している．

4 診断

受傷機序や脱臼肢位，触診によって診断は比較的容易である．単純X線撮影によって診断はより明確となるが，正しい肢位と方向で撮影する必要がある．CT撮影によって脱臼に伴う骨折の有無が確認できる（図2）．

5 治療

1）新鮮例

新鮮例では可能なかぎり早急に整復することが望ましい．特に大腿骨頭や上腕骨頭，距骨の脱臼では整復までの時間が長いほど外傷性骨壊死（late segmental collapse）の発生頻度が高くなる．適切な麻酔下に愛護的に徒手整復を行う．整復方法は各関節や脱臼方向によって異なるが，基本的には脱臼した遠位骨を牽引して，脱臼を起こした機序を逆に繰り返して整復することが多い．脱臼後早期であればあるほど整復が容易となる．しかし，関節包裂傷が小さくボタンホール機構をなすもの，腱や関節包，骨片などの整復阻害因子によって徒手整復が容易でない場合は，観血的に整復する．整復後は約3週間の固定後，自動運動や他動運動を開始する．

2）陳旧例

陳旧例では，脱臼した関節の硝子軟骨に生理的な力学的負荷がかからない．そのために初期には軟骨細胞は増殖し軟骨組織は肥厚するがその後変性し，不可逆的な変化を生じている．また関節包は退行変性を生じて萎縮・短縮し，関節内は結合組織で満たされている．そのため整復したとしても，正常かつ無痛性の関節運動は期待できない．陳旧性脱臼の治療は観血的整復を行い，必要に応じて関節形成術あるいは関節固定術を行う．

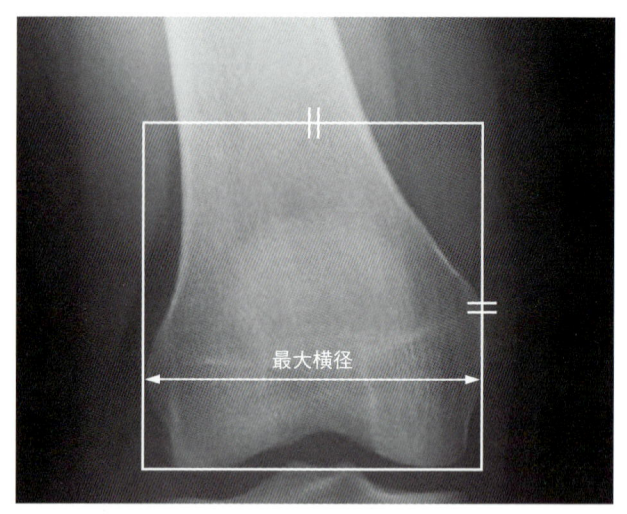

図3　大腿骨遠位部の範囲
大腿骨遠位部の最大横径と，関節遠位部からその最大横径の正方形で囲まれる部分．

> **Pitfall**
> **脱臼に伴う合併症**
> 脱臼の原因となった大きな外力によって神経，血管，筋，腱の損傷を伴うことがある．これらの損傷は整復前に把握し，整復を行う前にカルテに詳細に記載しておく必要がある．神経障害がある場合，神経は過伸展，圧挫，断裂などの可能性があるが，過伸展であることが多いため自然に回復することが多い．
> 脱臼後に外傷性骨壊死，異所性骨化，外傷性関節炎が生じることもある．

③ 関節内骨折・脱臼骨折

1 定義・概念

AO分類では，骨折線が関節摺動面に及んでいるものを関節内骨折（intra-articular fracture），関節包内でも関節摺動面を含まない骨折である場合は関節外骨折（extraarticular fracture）と分類する．骨端部は骨幅を一辺とする正方形で囲まれた部分と定義される（図3）．摺動面を含まないもの（関節外骨折）がtype A（図4），関節

3. 関節内骨折・脱臼骨折

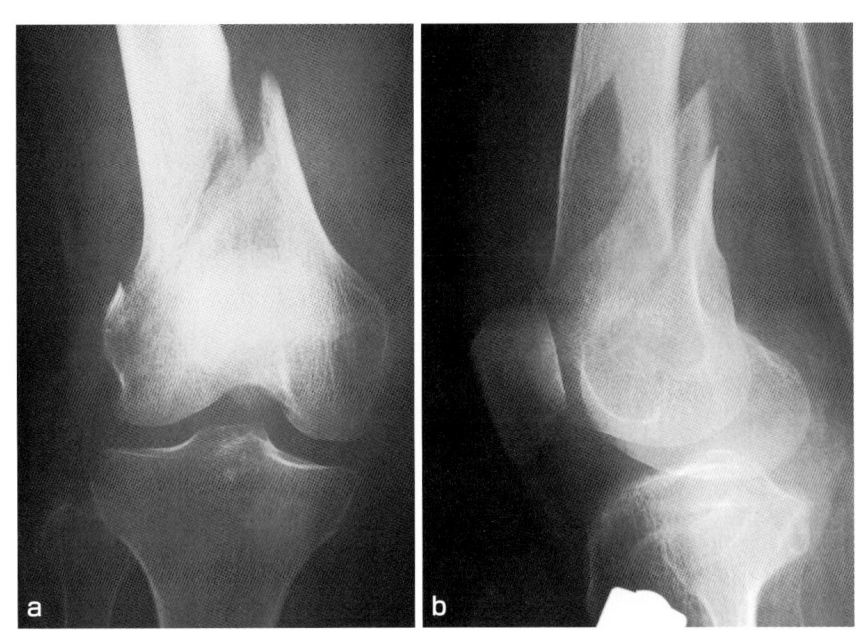

図4 関節外骨折（AO分類 33A1）
a：正面像
b：側面像

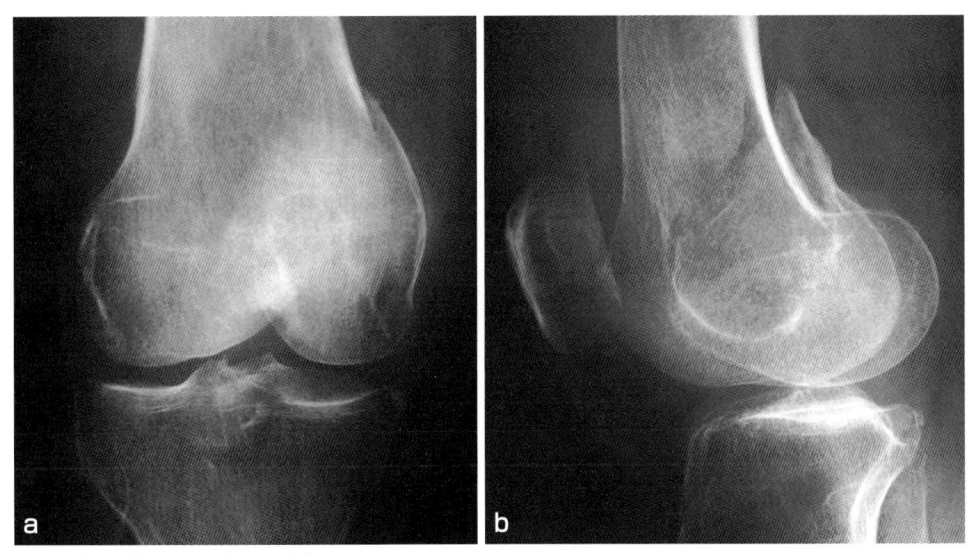

図5 部分関節内骨折（AO分類 33B1）
a：正面像
b：側面像

面の一部のみ損傷されたもので残りの関節面は骨幹部と連続しているもの（部分関節内骨折）がtype B（図5），関節面は破綻し骨幹部から完全に分離しているもの（完全関節内骨折）をtype C（図6）と分類する．関節の脱臼に関節内骨折を伴うものを脱臼骨折（fracture dislocation）という．

　関節内骨折や脱臼骨折によって関節面の適合性が損なわれた場合，関節面の不整は関節軟骨の変性や摩耗を引き起こす．また，関節軟骨に加わった外力が直接関節軟骨を損傷する場合もある．関節軟骨細胞は自家組織を修復する能力が乏しいため，損傷された関節軟骨は徐々に変性をきたす．関節包や滑膜の損傷は，癒着や瘢痕化によって関節可動域を制限する可能性がある．また関節包や靱帯の損傷は，関節の動揺性を生じ，関節軟骨の変性や摩耗を促進する可能性がある．関節はその機能に応じた可動域や安定性をもち，しかも滑らかに動き，運動によって生じる大きな力を支持する運動器でなければならないので，これらの関節構造体の損傷が生じた場合，可能なかぎり関節構造体の解剖学的整復を行い，関節を安定させ，早期に運動を行うことで関節構造体の機能を回

総論7　関節部損傷

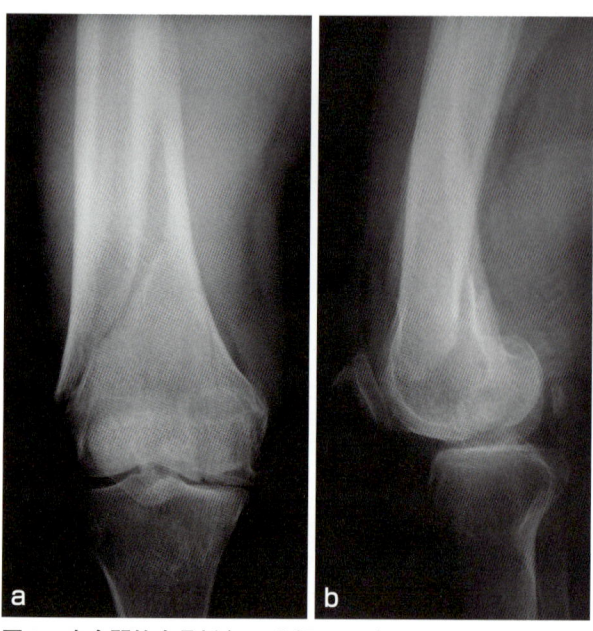

図6　完全関節内骨折（AO分類 33C3）
a：正面像
b：側面像

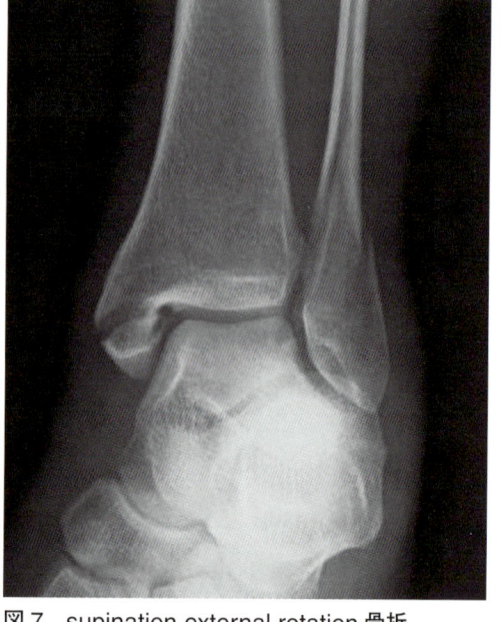

図7　supination-external rotation 骨折

復させなければならない．

2　損傷機序

1）介達外力

関節に屈曲モーメントが作用し，屈曲側の両面に圧迫力が働き骨折が発症する．反対側には伸展力がかかり靱帯付着部が牽引され，裂離骨折か靱帯断裂を起す．骨折型は比較的単純なものが多い．図7は距骨の回外による外果の圧迫と牽引による内果の骨折を示している．

2）直達外力

関節の骨幹端から骨幹部への直達外力や，関節面に軸圧がかかって骨折を生じる．高エネルギー外傷では関節面は陥没・粉砕し高度の軟部組織損傷を伴う．

3　症状

局所の腫脹，疼痛，変形と可動域制限を認める．関節血症があり，穿刺した血液内にしばしば脂肪滴を認める．

4　骨軟骨，靱帯損傷の評価

まず損傷部位の2方向単純X線撮影を行う．必ず健側も撮影して比較する．撮影の際は副子を除去する．正面および側面像では不明確な骨折では45°のX線斜位像も有用である．高度の粉砕や変形を伴う場合，四肢を牽引してX線撮影を行うとより損傷状態の情報が得ら

れることがある（図8）．断層撮影やCT（図9）や3D-CTは関節面や骨折の状況の把握とともに手術の計画に有用である．MRIは骨軟骨骨折，骨挫傷，靱帯や半月損傷の評価に有用である．

5　治療

1）治療原則

転位した関節内骨折の治療の原則は，①関節面と機能軸の解剖学的整復，②強固な内固定，③痛みを伴わない早期運動，である．

関節面の骨折では，関節軟骨の亀裂，圧挫，骨片の転位による関節面の不正や関節軟骨の欠損などが生じる．関節面が十分整復されない場合，相対する関節面との適合性が不適切となり，早期に関節軟骨の変性・摩耗といった変形性変化が生じる（図10）．そのため可能なかぎり解剖学的に関節面を整復する必要がある．整復した骨軟骨片の再転位を予防するために，強固な内固定が必要であり，また整復する際に生じる骨軟骨片下の欠損には骨移植が必要である（図11）．

関節面を解剖学的に整復しても，関節軟骨の欠損を生じている場合がある．関節軟骨欠損は範囲が比較的狭ければ，骨髄由来未分化間葉系幹細胞が軟骨細胞や線維芽細胞に分化し線維軟骨を形成して修復される．しかし欠損部が広範囲であれば，十分な線維軟骨で被覆されず凹凸不正が残存するため，早期に相対する関節軟骨面を変性・摩耗させる．そのため二期的に骨軟骨移植や培養軟

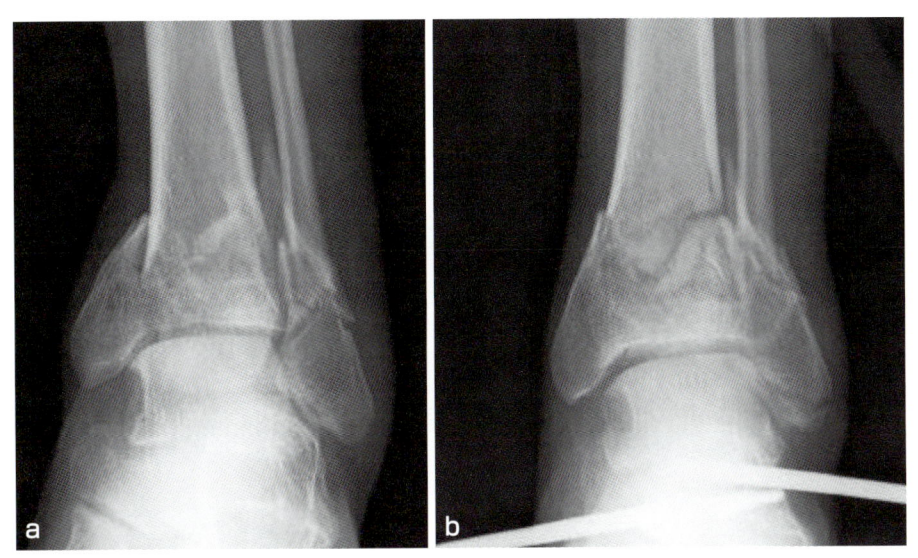

図8 下肢を牽引して撮影した単純X線像
牽引によるリガメントタキシスで損傷状態がより明確にわかる．
a：牽引前
b：牽引後

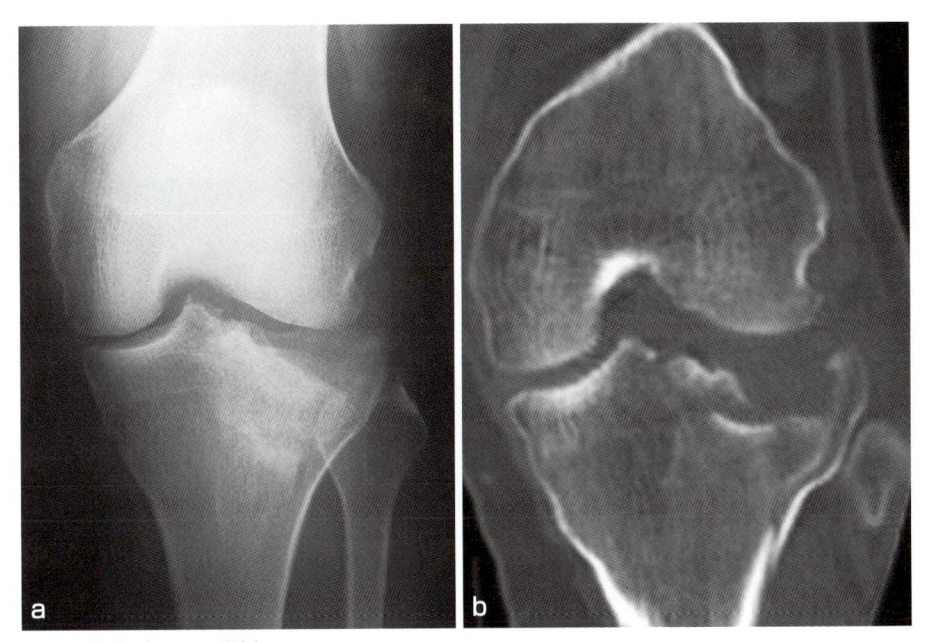

図9 脛骨プラトー骨折
CT像では関節面の陥没と外側顆骨皮質の骨折を認める．
a：単純X線正面像
b：CT像

骨細胞移植を考慮しなければならない場合もある．また，再生された線維軟骨は硝子軟骨である関節軟骨とは力学的特性が異なり長期的な耐性が異なる[2]ため，術後の十分な経過観察が必要となる（図12）．

また関節面が解剖学的に整復されても，骨幹端から骨幹部での解剖学的整復が十分でない場合，関節面への力学的負荷が変化するため，関節軟骨の変性・摩耗が進行する[3]．そのため正確な機能軸の解剖学的整復も必要である．

関節軟骨はその代謝活性を維持するために必要な要素を関節液から得ている．関節軟骨にかかる圧が変化することによって関節液は軟骨内へ拡散され，軟骨細胞に供給される．そのため損傷された関節を外固定した場合，関節軟骨細胞への栄養供給が不良となり軟骨細胞はその性質を変化させたり，アポトーシスに陥る．これによって関節軟骨が変性する．また，固定によって関節内外が

総論 7　関節部損傷

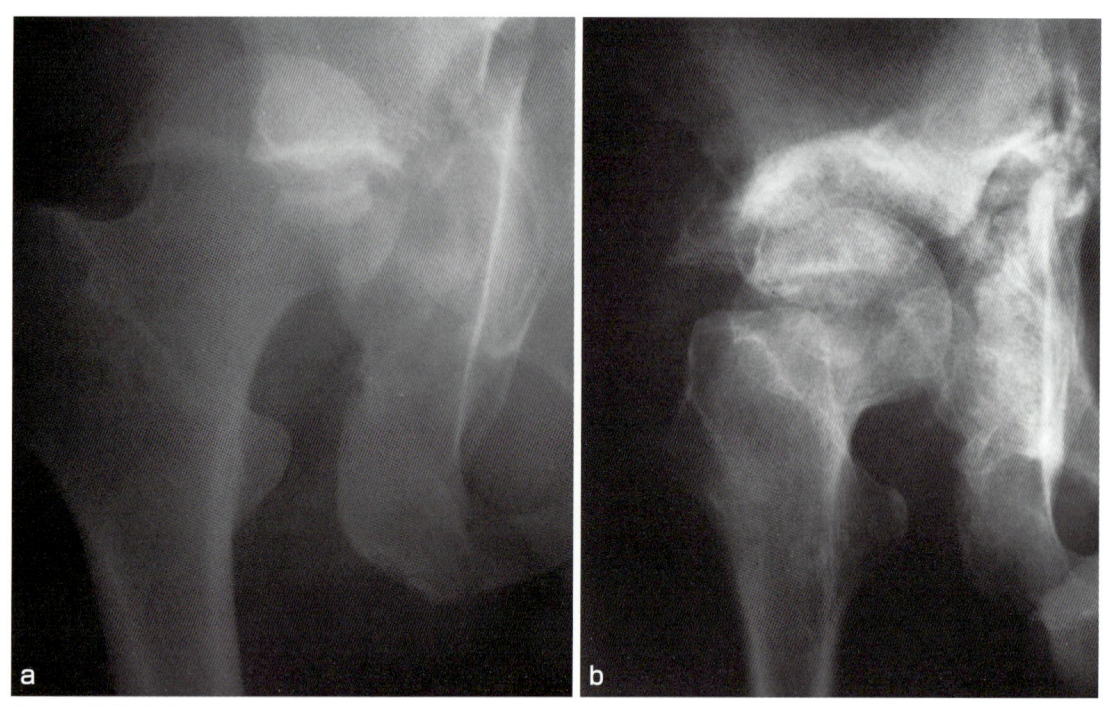

図 10　関節内骨折後の OA
a：右股関節脱臼時．他院で整復を受けたが，その後，当院に来院．
b：脱臼後の変形性変化．寛骨臼の解剖学的整復がなされていないため，関節面の適合性が悪く，変形性変化が進行している．

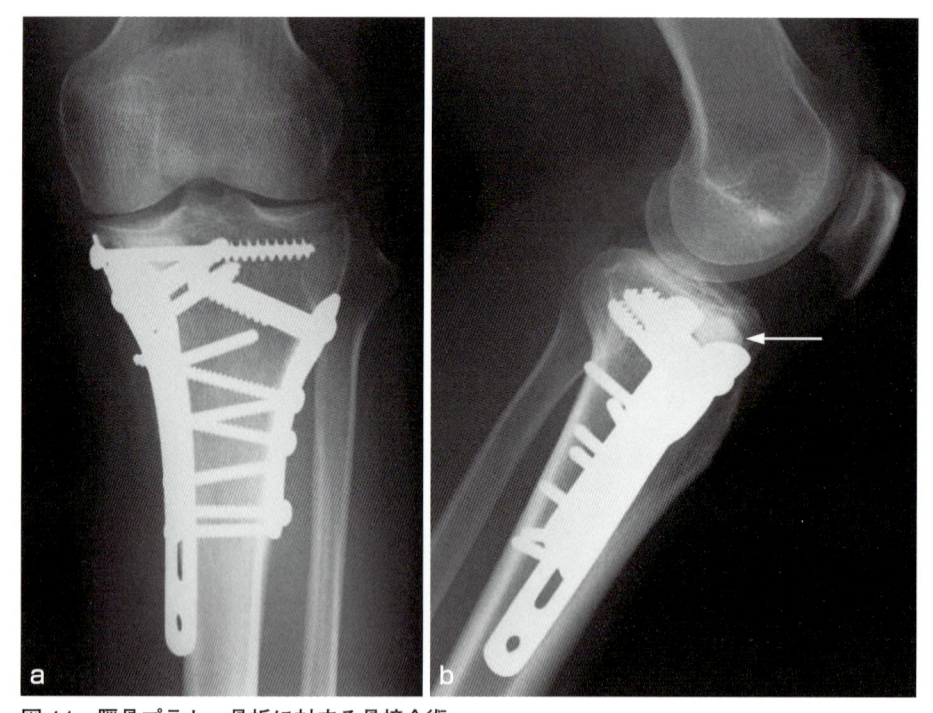

図 11　脛骨プラトー骨折に対する骨接合術
軟骨下骨の骨欠損部には人工骨移植を行っている（矢印）．
a：正面像
b：側面像

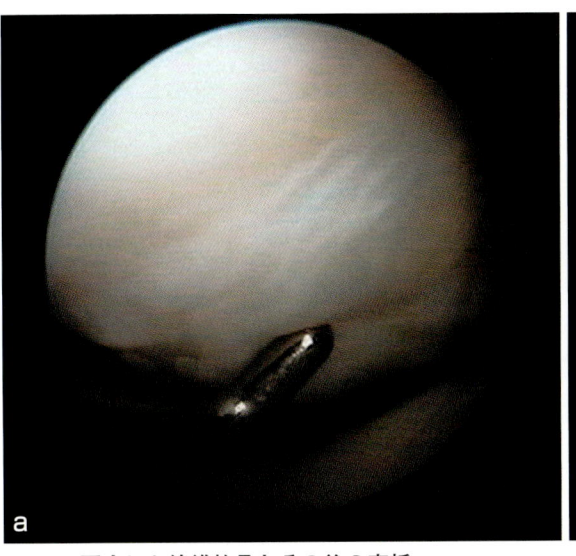

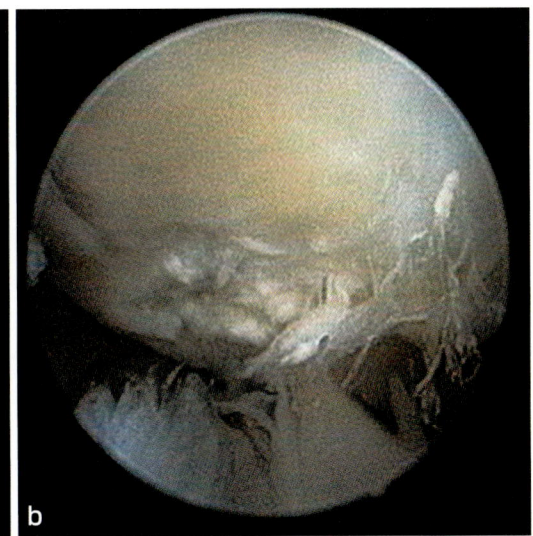

図12　再生した線維軟骨とその後の摩耗
a：線維軟骨の形成
b：4年後，再生軟骨の摩耗

癒着し関節の拘縮をきたす．一方，持続的な他動関節運動は軟骨の修復を促進することが知られている[4]．そのため早期に関節の自動および他動運動を開始する必要がある．この早期運動を可能にするためにも，骨折部を強固に内固定する必要がある．

靱帯には関節外靱帯と関節内靱帯がある．脱臼骨折では関節内骨折の際に関節包の損傷とともに靱帯損傷を伴うことが多い．関節外靱帯は観血的骨接合術の際に同時に修復することが可能であり，術後早期に可動域訓練を開始することができる．関節内靱帯は，たとえば膝関節では前十字靱帯・後十字靱帯の実質での断裂に対する一次的修復や再建では，術後一定期間の固定が必要となる．本骨折では術後可及的早期に関節運動を開始する必要があるため，一般的に一次的修復や再建は行わない[5,6]．骨折が癒合し十分な可動域の改善を得た後に，関節の不安定性を再評価し二次的に靱帯再建を考慮する．ただし骨片を伴う前・後十字靱帯の裂離骨折では，強固な内固定によって術後早期に可動域訓練が可能であるため，関節面の整復，内固定と同時に骨接合術を行う．

2）手術時期

軟部損傷や関節損傷の程度やその部位によって手術時期を考慮する．比較的単純な関節面の骨折で軟部組織の損傷が少ない場合は，受傷当日に手術を行えば整復操作は容易であり，解剖学的に整復し強固に整復することでその後の腫脹や出血を防止することが可能である．しかし，損傷部位に擦過創がある場合や，すでに水疱を形成している場合，あるいは高度な挫滅があり軟部組織の損傷程度が判断できない場合は，創外固定や直達牽引によって可能なかぎり整復位を保って待機し，軟部組織の状態が落ち着いてから手術を行う．当科では足関節の脱臼骨折で腫脹が著しい場合，必ず創外固定で固定する．踵骨からの直達牽引では骨折部を安定させることはできず，かえって腫脹を増強させたり，骨折断端によって皮膚が損傷を受ける可能性がある．

関節面の損傷が高度である場合，MRIやCTで関節面の状態や靱帯損傷合併の有無を評価し，十分な術前計画をする必要があるため，待機して手術をすることが多い．

> **Pitfall**
> **予後および二次的障害**
> 感染，外傷性骨化性筋炎，遷延癒合・偽関節，変形癒合，外傷性骨壊死，関節拘縮，外傷性骨関節症，複合性局所疼痛症候群などが起こる可能性がある．

4　関節の開放性損傷

1　定義・概念

種々の外力によって皮膚の創傷とともに関節包が損傷され，関節が創傷を介して外部と交通しているものを開放性関節損傷という．交通事故や労働災害などの高エネルギー外傷によって生じることが多く，創部は汚染され

総論7　関節部損傷

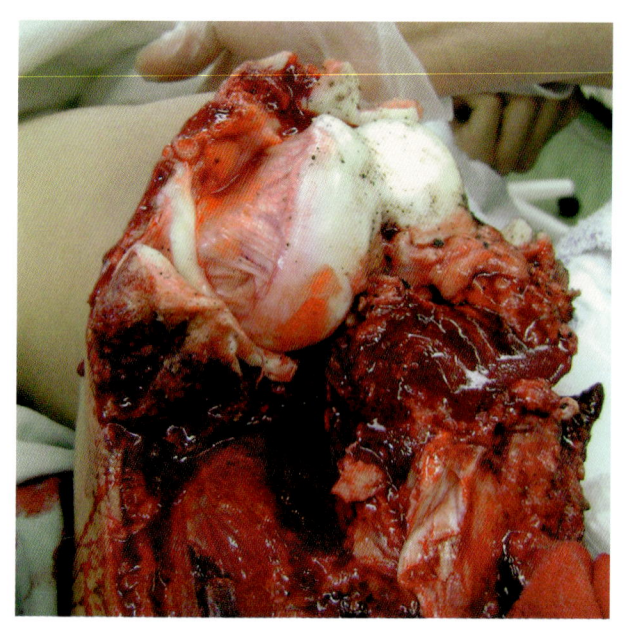

図13　開放性脱臼骨折
膝蓋腱は断裂し，大腿骨関節面が露出している．
関節軟骨面は土で汚染されている．

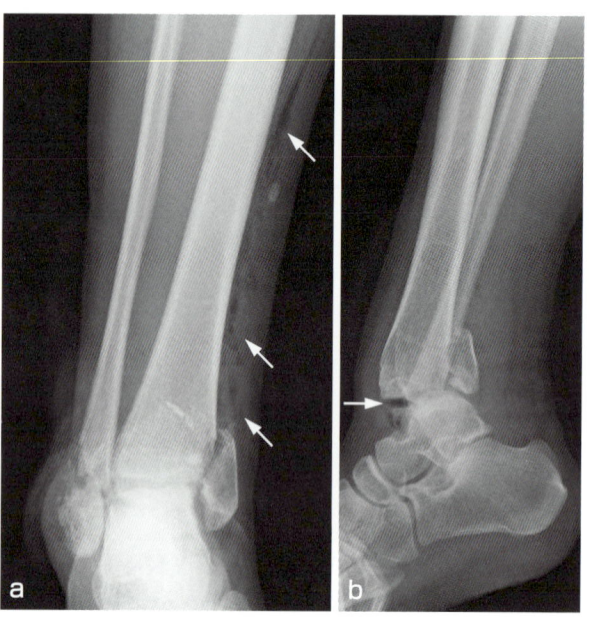

図14　開放性足関節脱臼骨折CT像
皮下および関節内の空気（矢印）が描出されている．

ている（図13）．また骨軟骨骨折や関節内骨折，靱帯・腱損傷などがしばしば合併しており，関節構成体は著しく損傷されている．またガラス片や釘，包丁などの鋭的なものによって損傷する場合もあり，異物が関節内に迷入することもある．

関節の開放性損傷の治療の目的は，創傷を徹底的にデブリドマンして感染を防止すること，損傷された関節機能を再建することである．関節機能再建の基本方針は関節内骨折の治療と同様に，①関節面と機能軸の解剖学的整復，②強固な内固定，③痛みを伴わない早期運動，である．

2　治療

1）新鮮開放性関節損傷の局所処置

全身状態の把握とともに外傷部位を注意深く観察する．開放創の状態，軟部組織損傷の程度，骨軟骨骨折の有無，靱帯損傷の有無，出血の程度，末梢の色調と動脈の拍動，自動運動の有無や知覚障害の有無を把握する．

（1）創傷の観察

① **創縁の挫滅を伴わないもの**：ナイフやガラスなどの鋭利なもので切った切創や，先端の尖ったものが刺さる刺創，歯で噛まれてできる咬創などがある．創の解剖学的位置と深さを観察し，神経・血管・筋腱・骨・関節損傷の有無を観察する．創が関節内と交通している場合，表面の創は小さくても関節内は損傷，汚染されていると考えなければならない．外傷の原因となった異物が折れて関節内に残ることもあるので，骨折が疑われない場合でも，異物の残存の有無を確認するため単純X線撮影を行う．木片やプラスチックなどの単純X線写真では描出しづらいものが残存している可能性がある場合は，デブリドマンの際に注意して異物の残存の有無を確認する．関節近傍の開放創の場合，単純X線像やCT像で関節内に空気が描出される（図14）ことによって，関節内との交通がわかることがある．

② **創縁の挫滅を伴うもの**：交通外傷や労働災害など高エネルギー外傷による挫創，挫滅創，degloving injuryや，爆発などによる広範囲軟部組織損傷・欠損などがある．損傷や汚染の程度は受傷原因や受傷した環境によってさまざまである．

（2）創，軟部組織，軟骨，骨の処置

まず滅菌ガーゼで開放創を覆い，汚染された周囲の皮膚をブラッシングし洗浄する．洗浄後に皮膚を消毒した後，滅菌ガーゼを除去し，創内を大量の滅菌した生理的食塩水で洗浄する．ジェット水流などを用いて創内を繰り返し洗浄し，ガーゼで創面の汚染物質を拭い取る．その後通常の手術と同様に，術者は手洗いをし，患肢を消毒してドレーピングする．主要な神経・血管・筋腱を丁寧に洗浄して温存し，挫滅した軟部組織は徹底的に切除する．軟部組織が剥離して遊離した骨片は摘出する．デブリドマンの前後では組織を細菌培養検査に提出する．

Gustilo type I, II[7]では十分にデブリドマンを行った後，関節面を解剖学的に整復し，即時内固定し創を閉鎖することが可能である．術後は早期に可動域訓練を開始

4. 関節の開放性損傷

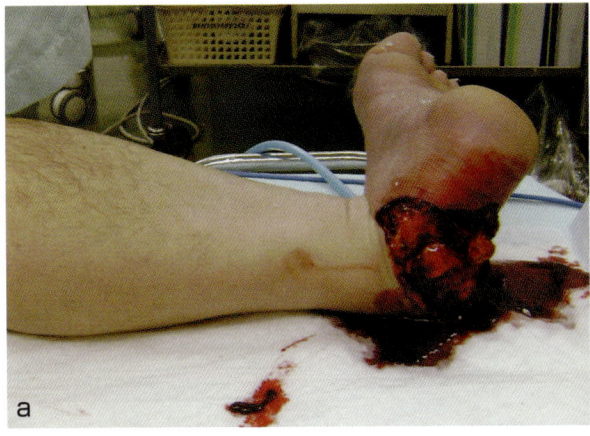

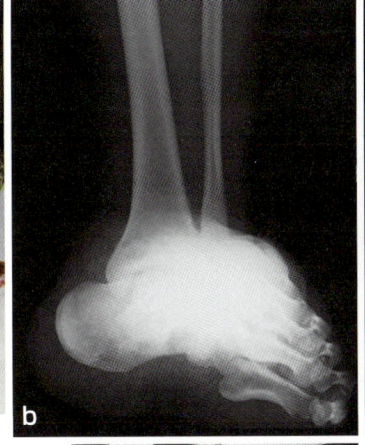

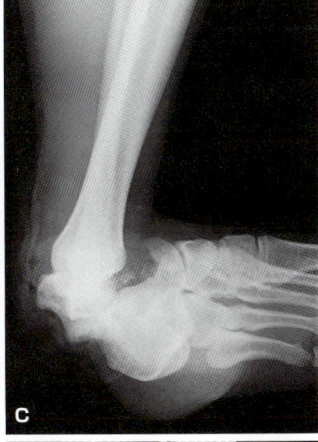

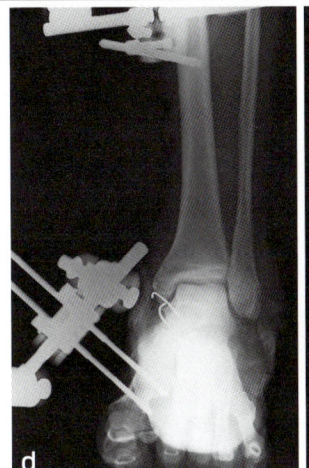

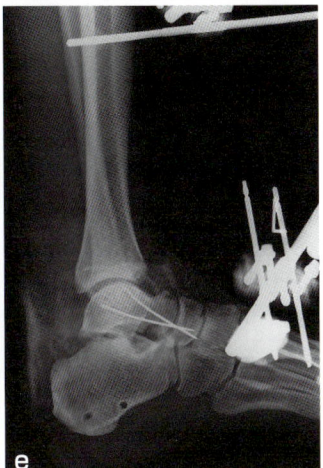

図15 開放性関節内骨折（Gustilo type IIIB）
a：十分にデブリドマンを行い，関節面を解剖学的に整復し創外固定を行った．
b：正面像
c：側面像
d：正面像
e：側面像

する．

　Gustilo type ⅢAやⅢBでは，十分にデブリドマンを行った後関節面を解剖学的に整復し，Kirschner鋼線や螺子などの最小限の内固定材料を用いて可能なかぎり固定する（図15）．創外固定のピンは二期的内固定のための皮膚切開からできるだけ離れた位置に挿入する．創外固定器を用いて可能なかぎり解剖学的機能軸を保持するが，骨折が関節内に及んでいるため固定ピンや鋼線を骨端部に挿入することがしばしば困難であり，この場合transarticular external fixationを行う．創の感染がないことが確認されれば早期に内固定を行い，自動および多動運動を開始する．

　Gustilo type ⅢAでは創の閉鎖は可能であるが，デブリドマン後組織の腫脹が予想される場合には，関節包は縫合するが，皮膚の創は筋肉などの軟部組織で被覆し，創の閉鎖は腫脹が軽減して行う．Gustilo type ⅢBでは，創は開放処置とする．72時間以内にsecond lookを行い，創の状態を評価し，感染徴候がなければ創を閉鎖する．創の閉鎖には局所筋・皮弁や遊離筋・皮弁などを用いる．Gustilo type ⅢCでは，動脈再建と骨折部固定の優先順位が問題となることが多い．新藤らは血行再建時間の短縮のためにtemporary shunt tubeを用い，良好な成績を報告している[8]．

2）全身的処置

　創傷感染の防止のための抗菌薬の全身投与や，破傷風予防のための破傷風ヒトグロブリン（テタノブリン®）筋注も開放骨折の場合と同様に行う．

> **Pitfall**
> **予後および二次的障害**
> 感染，外傷性骨化性筋炎，遷延癒合・偽関節，変形癒合，外傷性骨壊死，関節拘縮，外傷性骨関節症，複合性局所疼痛症候群などが起こる可能性がある．

❖ 文献

1) O'Donnoghe DH : Treatment of Injuries to Athletes, 3rd ed. WB Saunders, Philadelphia, 1979.
2) Salter RB, et al : The biological effect of continuous passive motion on the healing of full-thickness defectss in articular cartilage. An experimental investigation in the rabbit. J

総論7　関節部損傷

Bone Joint Surg 62(8)-A : 1232, 1951.
3) Brown TD, et al : Contact stress aberrations following imprecise reduction of simple tibial plateau fracture. J Orthop Res 6(6): 851-862, 1988.
4) O'Driscoll SW : Preclinical cartilage repair : current status and future perspectives. Clin Orthop 391 : 397-401, 2001.
5) Bennet WF, et al : Tibial plateau fracture ; a study of associated soft-tissue injuries. J Orthop Trauma 8(3): 183-188, 1994.
6) Delamarter RB, et al : Ligament injuries associated with tibial plateau fractures. Clin Orthop 250 : 226-233, 1990.
7) Gustilo RB : The Fracture Classification Manual. Mosby, St Louis, pp101-102, 1991.
8) 新藤正輝, ほか：四肢血管損傷に対する temporary shunt tube（アンスロンチューブ）の使用経験. 骨折 16(1): 139-144, 1994.

（占部　憲）

金創医による骨接合術

・骨ヲ継事（「金創療治鈔」写本：1395）
　脚肘ナント打チ落トサレテ一夜ナトヘルモ，求出シテ，ヲソクトモ湯柳等ヲコシキニ入レテムシテ，其上ニ切レタル方ノ切レヲアテテ，アタタメテ，ニノ骨ノ髄ノ中麒麟血ヲケツリテカリクキニ立テ，是ヲツケテハ虎ノ骨モ吉ナリ．此両種ナクハ臍ノ緒ヲケツリテサス也．男ニハ女子ノホソノ緒吉也．

骨折に対しての内軸法，または髄内固定法の考え方としては妥当であるが，その材料が「虎の骨」「男子には女子の臍の緒」に至っては，いささか驚きである．
〔蒲原宏：日本整形外科前史, 1984〕

（糸満盛憲）

8

靱帯損傷・腱損傷

総論8　靱帯損傷・腱損傷

1 靱帯損傷・腱損傷の概念

　腱は，骨格筋が骨に付着する部分の結合組織の一部であり，筋膜組織と連続している．腱は筋組織と骨組織を結合しており，筋組織によって発生した応力を骨組織に伝え，結果的に関節運動を発生させる．種々の開放創が腱に及び，開放性損傷をきたすことがあり，切創に伴う手の屈筋・伸筋腱の開放性損傷が多い．腱の非開放性すなわち皮下断裂には，基盤に炎症や変性をもつ病的断裂と，強い力が加わることで発生する外傷性断裂がある．皮下における腱断裂ではアキレス腱断裂が最も多く，膝蓋腱，上腕二頭筋長頭腱などにもみられる．

　一方，関節の生理的運動範囲を超えて，あるいは関節運動方向とは異なる方向の運動が強制された場合に関節包や靱帯の損傷が起こり，これを捻挫という．特に靱帯によって制動，安定化されている肘関節，膝関節，足関節に起こりやすい．

　O'Donnoghue[1]は捻挫を以下のように分類している．

捻挫の分類—O'Donnoghueによる分類

- 第1度：靱帯の一部の断裂，関節包は温存されている．
- 第2度：靱帯の部分断裂で，関節包も損傷されることが多い．
- 第3度：靱帯の完全断裂で，関節包断裂を伴う．

　Marshall[2]やMüller[3]は靱帯機能を考慮し分類している．Müllerの分類を以下に示す．

Müllerの分類

- 1度：靱帯の連続性は保たれている．靱帯内でのゆるみがあり，関節端で靱帯付着部の転位が起こりうる．
- 2度：靱帯の連続性は保たれているが，断裂を認める．靱帯は伸長され，もはや正常な関節安定性を維持できない．
- 3度：靱帯の連続性は完全に破綻している．

2 靱帯損傷・腱損傷の原因と病態

1 コラーゲン線維と腱の組織構造

　正常な腱は，光沢のある白色で線維弾性の質感を有している．腱は種々の形状を示し，紐を束ねた形，帯状の紐や平たいリボン状のものまでさまざまである．細胞外マトリックスネットワークの中で腱芽細胞と腱細胞は腱細胞要素の90〜95％を構成している（図1）．腱芽細胞は未分化な腱構成細胞である．腱芽細胞は紡錘形をしていて，細胞質に多くの細胞小器官を有しており，高い代謝活性をもつことを反映している．成熟するに従い，腱芽細胞は細長くなり腱細胞へと変化する．腱細胞は代謝活性が低下するに伴って，核/細胞質比が腱芽細胞よりも低くなる．腱に存在する細胞成分のうち，残りの5〜10％は骨付着部と骨挿入部の軟骨細胞，腱鞘の滑膜細胞，毛細血管内皮細胞と動脈平滑筋細胞である．腱細胞は，好気性解糖経路，好気性Krebs回路，ペントースリン酸回路によりエネルギー発生を活発に行い，コラーゲンと細胞外マトリックスネットワーク構成要素を産生している．この代謝回路は，加齢とともに好気性回路から嫌気性回路へと移行することが知られている．

　腱と靱帯の酸素消費量は骨格筋に比べて7.5倍低い．この低代謝率と高エネルギー発生能力は，長い距離間で力学的負荷を伝導し，張力を保持することに必須であり，虚血と引き続く壊死の危険率を減らしている．しかし，腱細胞の低代謝率は腱組織損傷後の治癒を結果的に遅延させる原因にもなっている．

　ヒト腱組織の乾質量は全重量のおおよそ30％程度であり，計算上残りの70％は水分である．腱組織乾質量の65〜80％はⅠ型コラーゲンが占めており，約2％はエ

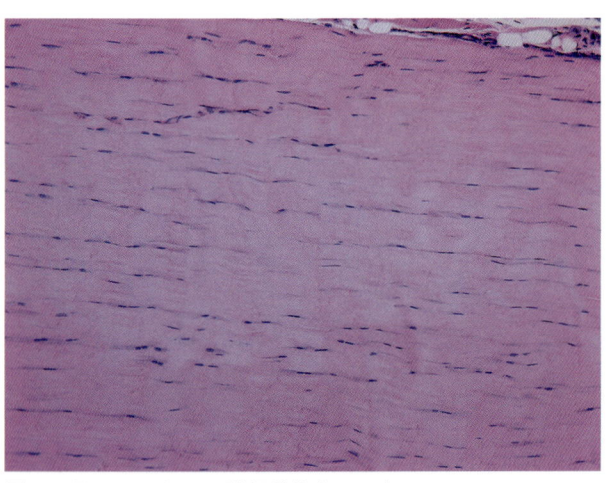

図1　ラットアキレス腱組織像（×100）
紡錘形の腱芽細胞と，さらに細長い腱細胞が認められる．コラーゲン線維は波状配列を呈している．

2. 靱帯損傷・腱損傷の原因と病態

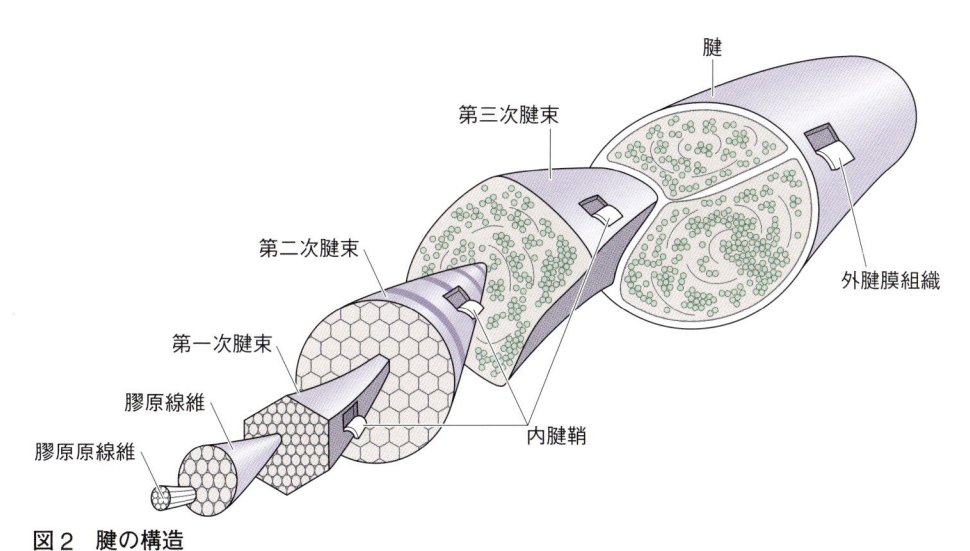

図2 腱の構造
〔Sharma P, Maffulli N : Tendon injury and tendinopathy : Healing and repair. J Bone Joint Surg 87 (1) -A : 187-202, 2005 から〕

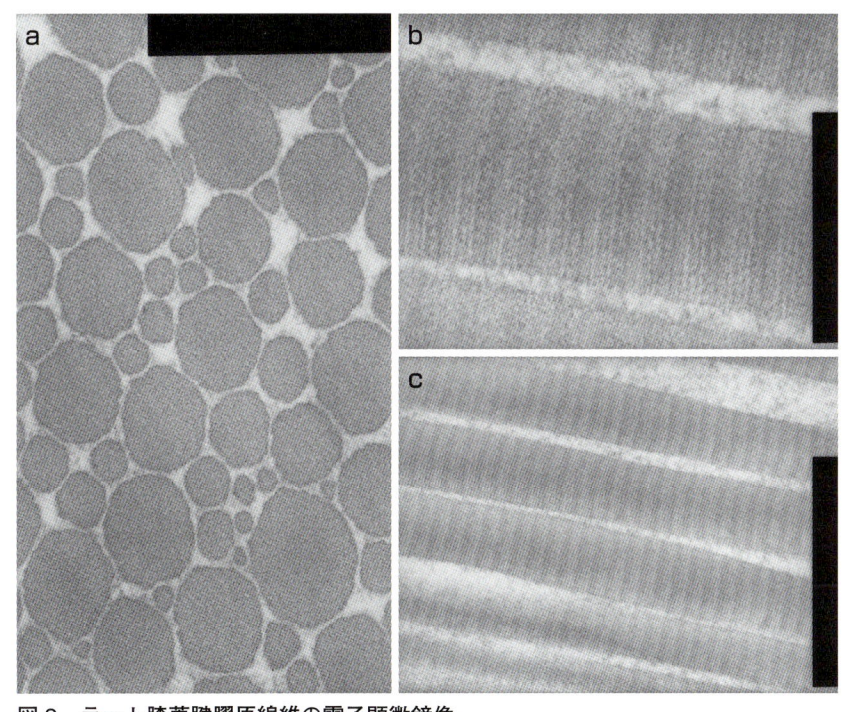

図3 ラット膝蓋腱膠原線維の電子顕微鏡像
a：トロポコラーゲンの横断面
b, c：膠原線維の特有な横紋

ラスチンが占めている．腱細胞と腱芽細胞はコラーゲン線維の間に，腱の長軸方向に沿って寝そべるように存在する．

コラーゲンは collagen fibril（膠原原線維；腱では腱原線維），collagen fiber（膠原線維），primary fiber bundle（第一次腱束），secondary fiber bundle（第二次腱束），tertiary fiber bundle（第三次腱束），tendon（腱）と徐々に複雑さを増しながら階層的に配列している（図2）[4]．水溶性トロポコラーゲン分子は架橋することで非水溶性分子を形成し，凝集することで膠原原線維を形づくる．トロポコラーゲンは前駆物質プロコラーゲン（pro-collagen）の酵素分解後のコラーゲン分子である．トロポコラーゲンは分子量約360,000，長さ約280 nm，幅約1.4 nmの剛直性の桿状巨大分子で，その形態は電子顕微鏡的に観察される（図3a）．コラーゲン分子は分子量約97,500のα鎖と呼ばれる3本のペプチドから構成される．α鎖は左巻きの小さな螺旋をつくり，さらに約10 nmのピッチで右巻きの大きな螺旋を作り，いわゆる

総論8　靱帯損傷・腱損傷

三重螺旋構造（triple helix）を形成する．このようなcoiled-coilの構造はペプチド間の水素結合によって安定化されている．コラーゲン分子が数本集合して膠原原線維を形成し，束になって光学顕微鏡レベルの太さの線維にも螺旋状配列が認められる．トロポコラーゲンは長軸方向に連なることでプロトフィブリルを形成し，ついで隣接するプロトフィブリルが相互に結合する際に，各プロトフィブリルの長さの1/4ずつずれて配列することによって電子顕微鏡で特有な64 nmの横紋を生じる（図3b, c）．膠原線維は最も小さい腱構造単位で力学的強度をもち，光学顕微鏡で観察することができる．

細胞外マトリックスネットワークの実質はコラーゲンを取り巻き，腱細胞はプロテオグリカン，グリコサミノグリカン，グリコプロテインと，その他多くの小分子量物質を産生する．プロテオグリカンは強力な親水性をもち，水溶性分子の急速な拡散と細胞移動が可能である．フィブロネクチンやトロンボスポンジンのような粘着性を示すグリコプロテインは腱の修復や再生にかかわっている．テネイシンCは腱の細胞外マトリックスネットワーク構成要素で，腱自身，骨/腱接合部と筋/腱接合部に豊富に含まれている．テネイシンCは，弾性タンパク質としての機能をもつフィブロネクチン type Ⅲドメインの繰り返し配列を数多く含んでいる．テネイシンC発現は機械的応力によって調節され，腱炎時に発現が増加することが報告されている．また，テネイシンCは膠原線維の配列や方向性に関与していることが示唆されている．

腱原線維が多数集合して第一次腱束を形成し，第一次腱束が集まって第二次腱束になる．第二次腱束はendotenon（腱内膜）に覆われている．腱束間には血管が分布しており，第二次腱束が集まって腱を形成して，さらに腱表面は腱内膜に連続するepitenon（腱上膜）に覆われている．腱は直線的に走行し，腱鞘のない部位では疎性結合組織を含む数層のparatenon（パラテノン：腱傍組織）に覆われている．その最内層にはmesotenon（腱間膜）が存在し，腱を栄養する血管や神経が含まれる．

2　バイオメカニクス

腱は筋肉組織から骨へ応力を伝え，また筋組織の破綻限界の外力を吸収する緩衝材として働いている．腱は高い機械的強度を有しており，独特な役割を果たすためにしなやかで最適な弾性を示す．粘弾性をもち，応力緩和と応力降下を示す．

コラーゲンの機能的性質はコラーゲン分子の数や種類と分子内結合に依存している．応力-歪み曲線は，腱の

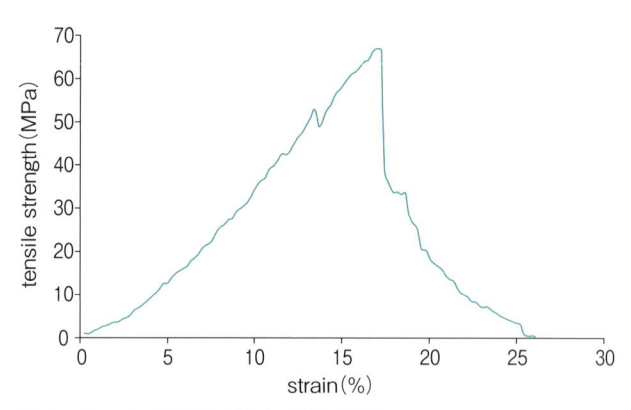

図4　ラットの膝蓋腱の応力-歪み曲線
最大張力強度を越えて荷重負荷が加わるとラット膝蓋腱は破断した．

性質を明らかにしている（図4）．静止時には，膠原線維や膠原原線維は波形構造を呈している．曲線の始まりの凹状部分では，腱は最大2％歪み，線維の波形構造は平坦になる．この時点を超えると，コラーゲン triple helixの分子内滑りの結果，腱は線状変形し膠原線維間はさらに平行になる．この歪みが4％以下であれば，腱は弾性作用を示して力が加わる以前の長さへ戻ることができる．顕微鏡的破綻は4％以上の歪みが起こったときに生じる．歪みが8～10％を超えると，分子内滑りによる線維破綻が生じた結果，肉眼的破綻が起こる．破綻が生じ始めると完全な破綻が急速に生じ，ちぎれた端の線維はちぢれて萎縮する（図5）[4]．

腱の張力強度は太さに関連しており，1 cm²あたり500～1,000 kgの荷重能力をもっている．ジャンプやウェイトリフティングのような激しい運動をしている際には，非常に高度な荷重が腱にかかっている．ランニング時，アキレス腱には体重の12.5倍に相当する9 kNの荷重がかかっている．これらの荷重負荷が腱の最大張力強度を超えると腱破断が生じる．

3　靱帯損傷・腱損傷の治療

1　腱損傷

切創に伴う手の屈筋・伸筋腱の開放性損傷に対しては腱縫合，再建を行う．腱縫合のタイミングとして，腱損傷後24時間以内に縫合を行う一次腱縫合，24時間から2週間以内に行う遅延一次腱縫合，2週間以上経過したものに行う二次縫合に分けられる．数日経過すれば，もはや腱縫合不能な場合もあるので，一次腱縫合が原則である．皮下における腱断裂ではアキレス腱断裂が最も多

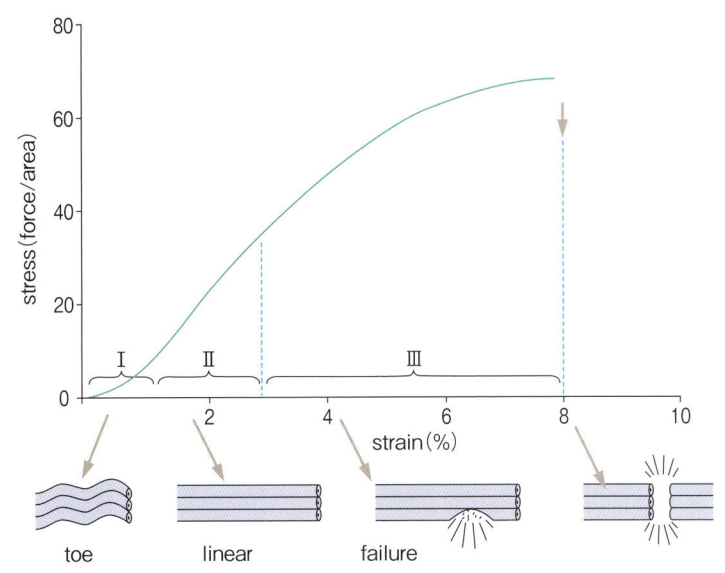

図5 腱組織の応力-歪み曲線と膠原線維の変化との関係を表したシェーマ
〔Sharma P, Maffulli N : Tendon injury and tendinopathy : Healing and repair. J Bone Joint Surg 87(1)-A : 187-202, 2005 から〕

く，手術的治療か保存的治療が行われるが，いずれも再断裂率は低く長期成績に差はないとされている（アキレス腱治療の詳細は，各論「4. 下肢の外傷-Q. アキレス腱損傷」，p567 を参照）．

2 靱帯損傷

臨床所見，靱帯損傷の程度，年齢，性別，職業，スポーツを含めた生活活動水準などに基づき，保存的治療か手術的治療かを選択する．

1）保存的治療

受傷直後から超急性期において RICE 療法が行われる．

（1）RICE 療法

Point
RICE 療法
- R（rest；安静）：良肢位で患部を固定して安静に保つ．固定には副子，ギプス，絆創膏，三角巾，装具などを用いる．
- I（icing；冷却）：局所皮下出血や腫脹の抑制，疼痛緩和，二次的損傷の拡大抑制などを目的に氷嚢，アイスパックなどで冷却する．皮膚の感覚がなくなるくらいまで冷却し，感覚が消失した時点で一時中止する．再び痛みが戻ったら再冷却する．
- C（compression；圧迫）：出血や腫脹を抑制するために弾力包帯などで圧迫する．
- E（elevation）：挙上することによって，静脈やリンパの灌流を改善する．

（2）関節外靱帯の保存的治療

損傷した靱帯は，炎症期，増殖期，リモデリング期，成熟期の修復過程を経て自己修復する能力を有する．しかし，関節部位や靱帯損傷程度によって，保存的治療と手術的治療のどちらを選択するかは異なる．

足関節の新鮮外側靱帯損傷では，手術的治療を選択した場合，術後足関節不安定性を残す症例はほとんどない．一方，保存的治療を選択した場合，不安定性を残す症例もしばしば認められる．しかし，不安定性を残した場合でも日常生活やスポーツにまったく支障のない症例も多く，いずれの治療を選択するかは一定の見解を得ていない[5]．

膝関節では，内側側副靱帯損傷は保存的治療によって治癒することが実験的あるいは臨床的に証明されているため，1度，2度の内側側副靱帯損傷は保存的治療が選択される[6,7]．3度の症例に対してはほかの靱帯や内側半月損傷を合併しているため，いずれの治療を選択するかは一定の見解を得ていない．一方，外側側副靱帯損傷に対しては膝関節に不安定性を認めれば手術的治療が選択される．

（3）関節内靱帯の保存的治療

損傷した前十字靱帯は，靱帯損傷断端が吸収される，損傷部に関節液が介在することなどから，保存的治療では十分に修復されないと考えられてきた．また，一次靱帯修復術にも問題があるため，1980 年代以降は主に前十字靱帯再建術による手術的治療が選択されていた．しかし，近年，井原らが Kyuro 装具と呼ばれる前十字靱

総論8　靱帯損傷・腱損傷

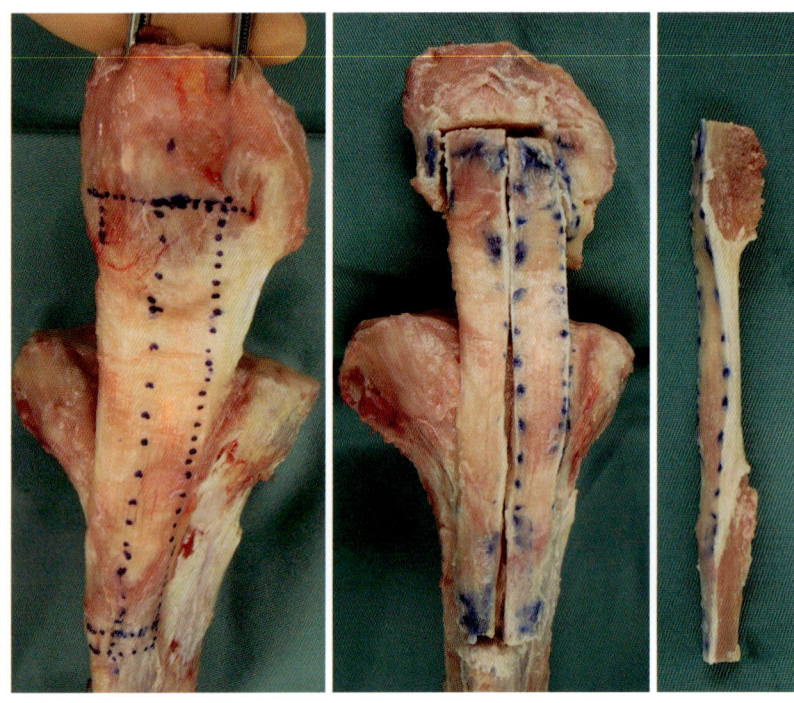

図6　冷凍保存同種組織
冷凍保存同種骨付き膝蓋腱のプロセッシング

帯損傷専用装具を開発し，前十字靱帯損傷2週間以内の新鮮例において約70%に良好な成績を得ている[8]．木村ら[9]は，この方法を追試した結果，同様の成績を得ており，前十字靱帯損傷に対する保存的治療が見直されている．

2）手術的治療

（1）手術方法

関節外靱帯の新鮮例に対しては一次修復術を行う．陳旧例では縫合術，補強術再建術などが行われる．関節内靱帯に対しては，新鮮例で靱帯起始部や付着部での裂離骨折の場合は骨接合術を行う．一次修復術を行う場合もあるが，おおむね陳旧例と同様に再建術が行われる．

（2）再建材料

自家組織を用いた有茎腱移植，遊離腱移植や人工靱帯，同種組織移植によって靱帯再建が行われる．足関節外側靱帯再建には，有茎腱移植として短腓骨筋腱を，遊離腱移植として長掌筋腱，半膜様筋腱，骨付き膝蓋腱などを用いる．前十字靱帯再建には，半膜様筋腱，薄筋腱，骨付き膝蓋腱，腸脛靱帯，大腿筋膜張筋膜などが用いられる．

人工靱帯は関節外靱帯の再建には有用である．自家腱や同種腱の関節外靱帯再建時の補強などに用いられている．関節内靱帯の再建では短期に生じる断裂や異物反応に伴う関節炎，関節水症などのために使用されていない．

冷凍保存同種組織を利用した再建術も行われている（図6）．本邦においても2006年から先進医療に認められている．冷凍保存した骨付き膝蓋腱やアキレス腱などが用いられる．欧米では組織バンクが普及しており，同種腱の購入が可能である．日本では，日本組織移植学会認定組織バンクである北里大学骨バンク，東海骨バンク，熊本骨バンクで死体からの骨・靱帯組織を採取，処理・保存を行っている．同種腱移植による再建においては，移植腱を健常部から採取する必要がないため，手術時間が短い，採取後の筋力低下，術後リハビリテーション時の痛みが少ないなどの利点がある．健常部から採取するための手術創がないなどの整容上の利点がある．また，移植腱や移植骨の形状，サイズを自由に選択できる利点もある[10]．一方，同種組織移植による免疫拒絶反応や疾患伝播（病気移し），コストがかかるという問題がある．しかし，AATB（American Association of Tissue Banking）の報告によると，過去5年間に200万件以上の同種組織が移植されたが，これによるウイルス性疾患伝播は認められなかったとしている[11]．

文献

1) O'Donoghue DH : Treatment of Injuries to Athletes. 3rd ed. WB Saunders, Philadelphia, 1976.
2) Marshall JL, et al : Knee ligament injuries-A diagnostic and therapeutic approach. Orthop Clin North Am 8 : 641-648, 1977.

3) Müller W 著, 新名正由訳：靭帯・関節包の損傷. 膝—形態・機能と靭帯再建術. シュプリンガー・フェアラーク, 東京, pp133-138, 1994.
4) Sharma P, et al : Tendon injury and tendinopathy: Healing and repair. J Bone Joint Surg 87(1)-A : 187-202, 2000.
5) Lynch SA, et al : Treatment of acute lateral ankle ligament rupture in the athlete. Conservative versus surgical treatment. Sports Med 27(1) : 61-71, 1999.
6) Woo SL, et al : Treatment of the medial collateral ligament injury of the knee. II: Structure and function of canine knees in response to differing treatment regimens. Am J Sports Med 15 : 22-29, 1987.
7) Indelicato PA, et al : Non-operative treatment of complete tears of the medial collateral ligament of the knee. J Bone Joint Surg 65-A : 323-329, 1983.
8) 井原秀俊：ACL 損傷保存療法：Kyuro 装具. pp118-122（清水克時, ほか編：新 OS NOW No.17. 装具療法—モデルと適応のすべて）, メジカルビュー社, 東京, 2003.
9) 木村雅史：手術によらない新鮮前十字靭帯損傷に対する治療法の予後. 臨整外 39 : 37-41, 2004.
10) Olson EJ, et al : Clinical use of fresh, frozen soft tissue allografts. Orthopedics 15 : 1225-1232, 1992.
11) Woll JE, et al : Standards for tissue banking McLean VA: American Association of Tissue Banks, 2001.

〔成瀬康治〕

9

小児の骨折と骨端線損傷

総論9　小児の骨折と骨端線損傷

1 小児の骨の特徴と骨折

小児医療において，「子供は大人のミニチュア版ではない」とよくいわれるように，小児の骨折を診療する際には成人のそれとは異なった配慮が必要である．小児の骨は次にあげるような特徴を有している．

> **Point**
> 小児の骨の特徴
> ① 骨が柔軟性に富んでいる．
> ② 骨膜が厚く強靱である．
> ③ 成長軟骨板（growth plate, epiphyseal plate）が存在する．
> ④ 旺盛な自家矯正能を有する．
> ⑤ 骨折の治癒過程で骨に過成長が生じる．

1 骨が柔軟性に富んでいる

成長期の骨は骨単位の形成が十分でなく，成熟した骨に比べて多孔性である．このため剛性が低く，小児期特有の不全骨折が生じることが多い．

1）若木骨折（greenstick fracture）

柔軟性に富む小児の骨に一般的にみられる不全骨折の1つである．骨に屈曲力が作用したとき，緊張側（凸側）の骨膜および骨皮質は破断するが，圧迫側（凹側）の骨膜および骨皮質は連続性を保っており，水々しい若木を折り曲げた状態に似ていることからこのように呼ばれるようになった．小児の死体骨を用いた屈曲試験によると，骨折が生じるまでに骨は45°以上も屈曲が可能であり，完全に骨折を起こす前にその屈曲外力を除去すると，徐々に自然に復元するという．橈骨，尺骨あるいは腓骨によくみられる．屈曲変形が強い場合，そのまま整復すると再転位を起こすこともあるので，受傷時と逆方向に屈曲し，連続性を保っている圧迫側（凹側）の骨皮質を破断して完全骨折にしてから固定することもある．

2）隆起骨折（torus fracture）（図1）

骨幹部に比し径が太く皮質の薄い小児期の骨幹端部に長軸方向の圧迫力が作用した際に起こり，骨皮質が全周または一部が竹節状に隆起する．橈骨，尺骨の遠位骨幹端部に好発する．整復を必要とするほどの転位を伴うことはまずない．

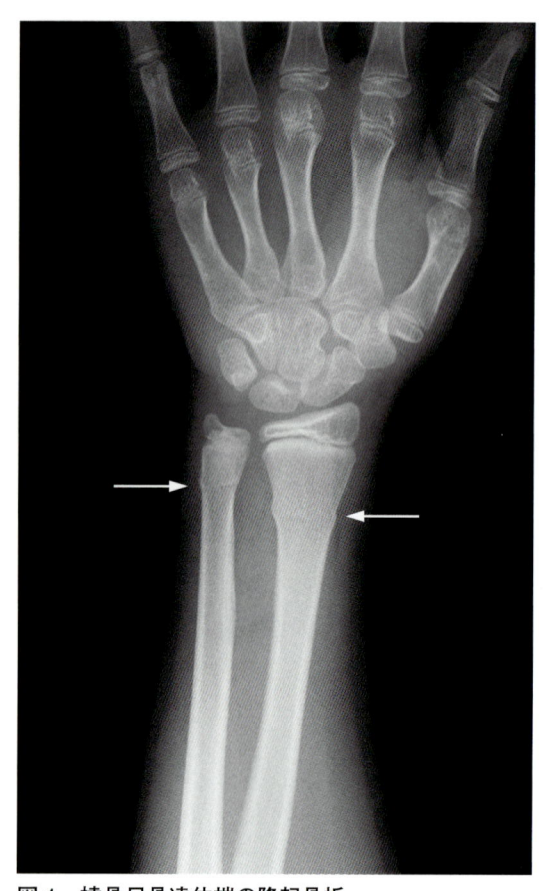

図1　橈骨尺骨遠位端の隆起骨折
12歳，男児．矢印部分に隆起がみられる．

3）急性塑性変形（acute plastic deformation）

1974年Borden[1]により提唱された．X線像では骨折を認めない外傷に起因する長管骨の彎曲である．年少であるほど生じやすく，脛骨骨折時の腓骨，橈骨骨折あるいは橈骨頭脱臼時の尺骨などでみられる．その実態は顕微鏡的な微細骨折で起こる彎曲と考えられている．その後の経過観察でも仮骨形成はみられないという見解が一般的となっているが，近年，仮骨形成をみるとの報告[2]も散見される．

2 骨膜が厚く強靱である

小児期の骨膜は成人に比べて厚く強靱であるため，骨折が生じても骨膜が全周性に断裂する可能性は低く，通常圧迫側（凹側）の骨膜は連続性を保たれる．これらの性質は整復操作やその保持に有利に働く．また，骨膜性仮骨形成は早期からきわめて旺盛である．

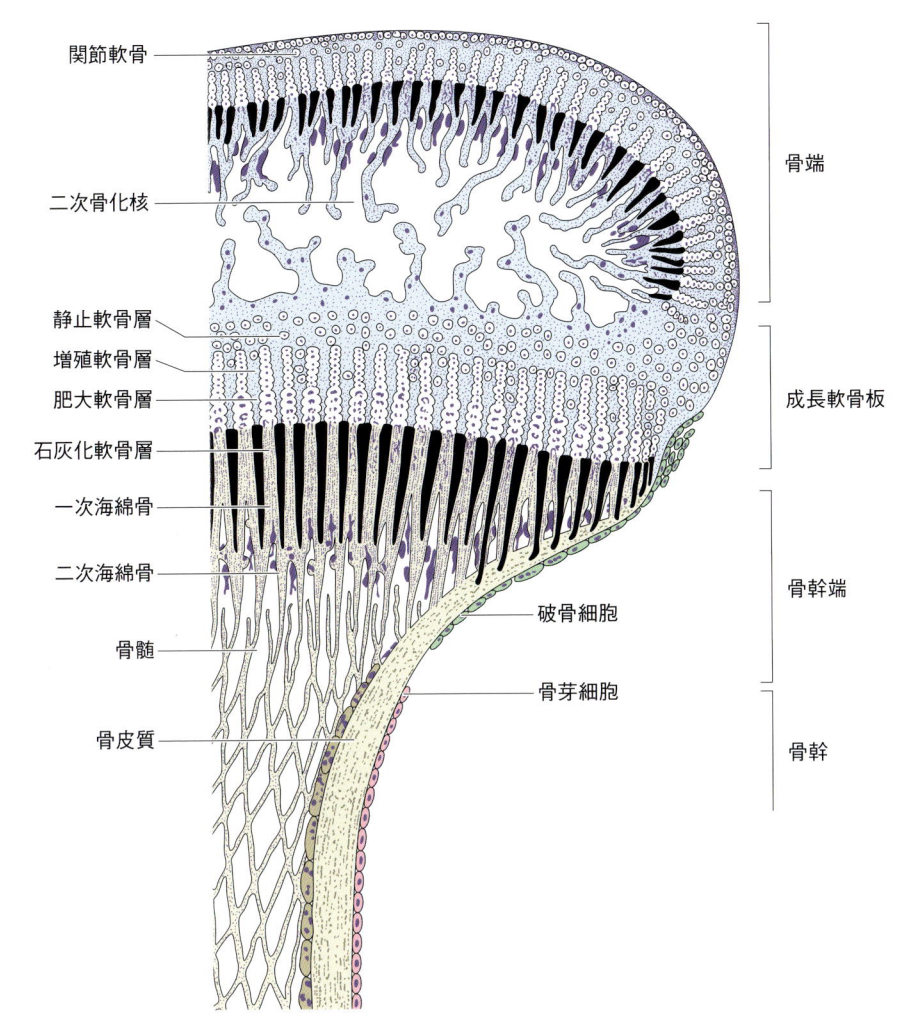

図2 小児長管骨の構造
〔Rubin P：Dynamic Classification of Bone Dysplasias. Year Book Medical Publishers, Chicago, pp3-9, 1969 から〕

3 成長軟骨板(growth plate, epiphyseal plate)が存在する

このことは小児の骨の解剖学上，最も特徴的なことである．成長軟骨板は軟骨細胞が有糸分裂し，内軟骨性骨化機序によって骨の長軸成長を司る部位である．X線像でみると，骨端部と骨幹端部の間にある帯状の透明帯としてみられるので，骨端線(epiphyseal line)とも呼ばれている．成長軟骨板は軟骨組織ゆえに生理的脆弱性を有しており，この部位が損傷されて，それが正しく修復されないと成長障害を生じ問題となる．

成長軟骨板は細胞形態の異なる4つの層からなっている(図2)[3]．すなわち骨端側から骨幹端部に向かって，静止軟骨層，増殖軟骨層，肥大軟骨層，石灰化軟骨層であり，それら4層が規則正しく配列して柱状構造をなしている．時間軸でみると，静止層から起こった細胞は，増殖層で柱状に長軸方向に長くなり，増殖・分裂を繰り返す．肥大層になると細胞は分裂を停止し成熟して，肥大，空胞化する．肥大した軟骨細胞は壊死に陥りアルカリフォスファターゼを分泌し，matrix vesicleを放出し，骨幹端からの血管進入によって基質の石灰化を生じ幼若骨が形成され，骨幹端部へ移行する．骨の長径成長は以上のような間質成長(interstitial growth)によって行われるが，加齢とともに，成長軟骨板の増殖活性は低下し，細胞数が減少していき，最終的に骨性に連続して骨端閉鎖となって消失する．

4 旺盛な自家矯正能を有する

小児では骨折後に変形癒合を生じても，骨のリモデリングが旺盛でかなりの程度まで自家矯正される．その能力は年少児であるほど期待でき，また骨端線自体の損傷がない場合には，これに近い部位での骨折ほど期待できる．すなわち，骨幹部に比べて骨幹端部の骨折のほうがより旺盛に矯正される．変形のタイプによってもリモデ

総論9　小児の骨折と骨端線損傷

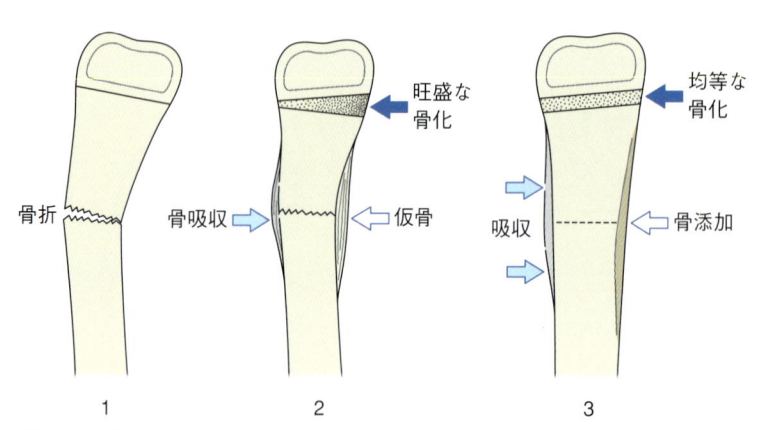

図3　変形治癒骨折の自家矯正
骨端線における骨化は不均一になり，凹側旺盛な骨化が起こり，骨折部では凸側で骨吸収，凹側で仮骨の添加が進む．

リングの具合には差異があり，関節運動の方向に一致した屈曲変形はよく矯正される．

屈曲変形癒合後のリモデリングの機序には骨端軟骨板の非対称性の発育によるものと，骨折部における骨新生と骨吸収のバランスによるものの2つがある（図3）．すなわち，骨端軟骨板での骨化が不均一になり凹側に面した部位では旺盛な骨形成が起こり，骨折部では凸側で骨吸収，凹側で骨新生が進む．一般的に回旋変形に関しては矯正されにくいとされているが，矯正されるとの報告[4-6]も散見される．

以上のように小児骨折の場合，旺盛な自家矯正能を有することは間違いないが，このことは一般に強調されすぎている感があり，小児骨折の治療の一面を歪めているとの指摘もある．亀下[7]は，小児の骨折でも自然矯正にはおのずと限界があるので，初期治療にあたっては，状況が許すかぎり正確な解剖学的整復を得るように全力を尽くすべきである，と述べている．

5 骨折の治癒過程で骨に過成長が生じる

小児において，骨折後に骨が過成長することはよく知られている．これは骨折部で栄養動脈が遮断されたことにより，代償性に骨幹端および骨端動脈の血流が増加するためであると考えられている．過成長が生じても成長終了時には健側と同長になると考えられているが，多少の差が残ることがある．

② 骨端線損傷

骨端線損傷は成長軟骨板の損傷であり，成長軟骨板を有する小児に特有な骨折形態である．成長軟骨板は骨の長軸方向への成長を司る非常に重要な部位であり，その損傷の形態と程度によって成長障害の原因となることがある．この損傷は小児骨折における最も重要かつ特徴的な問題であり，診断面でも治療上でも成人の骨折とは大きく異なり注意を要するものである．

小児では靱帯や腱・関節包が強靱なために，成長軟骨板が力学的に弱点となる．このため強大な外力が関節部に働くと，靱帯の断裂や脱臼を起こすことはまれで，さまざまな骨端線損傷を生ずることが多くなる．一般に損傷によって離開する部位は主に肥大細胞層や石灰化軟骨層とされているが，実際には静止軟骨層や増殖軟骨層でも起こることが証明されている[8-10]．また，骨端線は年齢が進むに従い三次元的波状構造が強くなるので，年長者の骨端線損傷はさまざまな層で生じている可能性が高いとの報告[11]もある．

骨端線損傷後の変形や成長障害は，損傷された骨端線が早期に閉鎖することによって起こる．すなわち，骨端線が部分的に閉鎖すると成長に伴い変形をきたし，全部が閉鎖すると成長が止まり，患肢の短縮を招く．一般に，骨端線閉鎖までの期間が2年以内の受傷では，成長障害が問題になることはないと考えられている．

1 Salter-Harrisの分類（図4）[12]

骨端線損傷に対してはさまざまな分類が提唱されてきたが，一般的にはSalter-Harrisの分類が広く用いられている．この分類はX線像上の骨折所見で，成長軟骨板・骨端および関節の損傷程度を示している．通常では分類等級が大きいほど成長障害と関節の適合不良が発生する可能性が高いとされており，予後を予測するうえでも有用であると考えられている．

2. 骨端線損傷

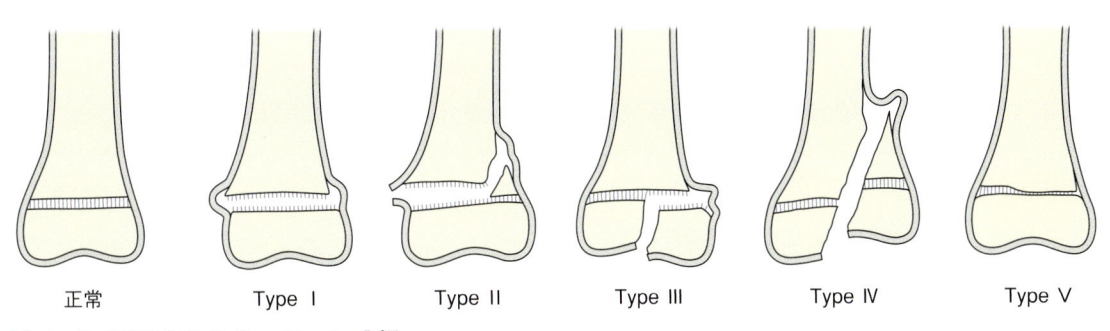

図4 骨端線損傷の Salter-Harris 分類
正常　　Type I　　Type II　　Type III　　Type IV　　Type V

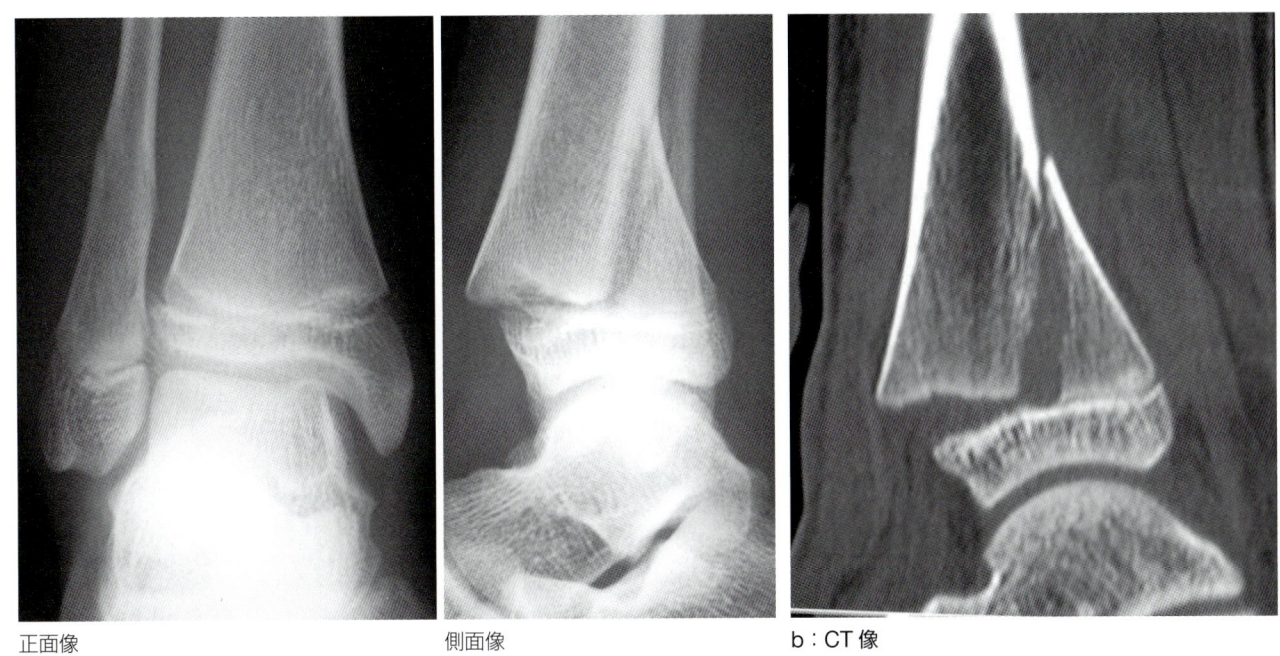

正面像　　側面像
a：受傷時の単純X線像

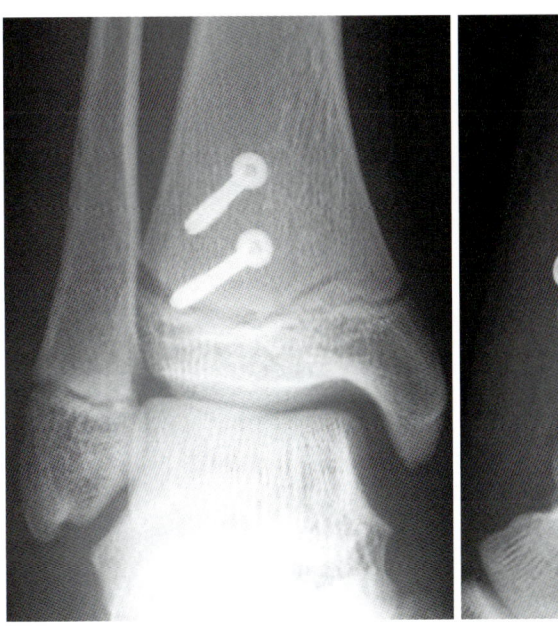

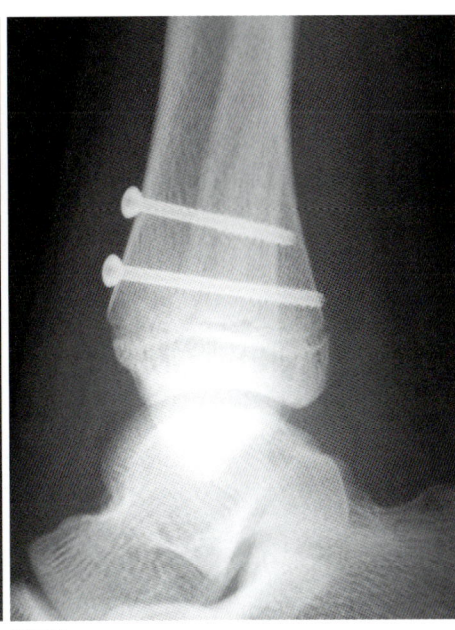

b：CT像

正面像　　側面像
c：術後の単純X線像

図5 脛骨遠位部 Salter-Harris 分類 Type II
14歳，男児．受傷同日，徒手整復，前方小切開からスクリュー2本で固定した．

1) Type Ⅰ

骨端線に沿って損傷が生じ骨幹端や骨端部に骨折を伴わないものである．したがって，転位がなければ単純X線撮影では診断がつかないが，その際にはストレス撮影が有用である．新生児や乳児など成長軟骨板の厚いものに多くみられる．離開は肥大細胞層で起こるとされており，軟骨細胞の増殖層（静止軟骨層）は破壊されないため，転位がない例や正確に整復された例では，成長障害を起こすことはないとされている．

2) Type Ⅱ（図5）

離開し転位した骨端部に骨幹端の三角骨片を伴った（Thurston-Holland sign）[13]もので，最も頻度が高い．橈骨遠位部や脛骨遠位部によくみられる．通常，三角骨片が存在する側の骨膜は損傷されていないことが多い．Type Ⅰよりも年長で，成長軟骨板が薄くなった小児，年長児に多くみられ，スポーツ外傷としてみられることが多い．Type Ⅰと同様に静止軟骨層が損傷されていないため，成長障害を起こすことは少ないと考えられている．ただし，受傷時の外力が大きく静止軟骨層が圧挫されている場合には，部分的な早期閉鎖による変形が起こることがある．

3) Type Ⅲ

Type Ⅱとは逆に骨端線に沿う損傷の先が骨端方向に向かい，関節内骨折になるものである．関節内に働く剪断力によって起こり，まれな損傷ではあるが，脛骨遠位部や大腿骨遠位部にみられる．通常徒手整復は不可能で，観血的に整復および内固定を必要とする．正確に整復されれば成長障害は起こさないとされているが，骨折線が通過する静止軟骨層の損傷が大きい場合には，部分的な早期閉鎖によって変形を起こすことがある．また，関節内骨折であるという点からも，二次的な変形性関節症を生じさせないために，関節面の適合性を得るように正確な解剖学的整復を必要とする．

4) Type Ⅳ

関節面に始まる骨折線が，骨端，骨端線，さらに骨幹端部を貫いて骨皮質に達するものである．強度な軸圧や剪弾力によって生じるとされている．Type Ⅲと同様に関節面の正確な整復と骨端線を正確に適合させるために，観血的に治療したほうがよいと考えられている．しかし，骨端線を横切る仮骨形成によってその部位だけ骨端線が早期に閉鎖するため，成長障害が生じやすい．成長が終了するまで長期の経過観察が必要である．

5) Type Ⅴ

軸方向の強度な圧迫力によって，成長軟骨板が圧挫されたものであり，比較的まれである．治療法いかんにかかわらず，成長障害が発生しうる可能性が高く，最も予後の悪いtypeとされている．このtypeの問題点は，受傷時のX線診断はほとんど不可能で，経過とともにさまざまな成長障害が現れてはじめて診断されることが多いことである．臨床症状で少しでも損傷が疑われる場合には，厳重な経過観察が必要である．

文献

1) Borden S Ⅳ : Traumatic bowing of the forearm in Children. J Bone Joint Surg 56-A : 611-616, 1974.
2) 木戸健司，ほか：尺骨急性塑性変形に伴う橈骨頭脱臼の治療経験．第9回日本小児整形外科学会学術集会抄録号，p45, 1998.
3) Rubin P : Dynamic Classification of Bone Dysplasias. Year Book Medical Publishers, Chicago, pp3-9, 1969.
4) Hägglund G, et al : Correction by growth of rotational deformity after femoral fracture in children. Acta Orthop Scand 54 : 858-861, 1983.
5) Strong ML, et al : Rotational remodeling of malrotated femoral fractures. A model in the rabbit. J Pediatr Orthop 12 : 173-176, 1992.
6) 甲斐秀実，ほか：小児大腿骨骨折変形癒合後の矯正について．関東整災誌 27 : 131-134, 1996.
7) 亀下喜久男，ほか：小児骨折の特異性．MB Orthopaedics 9 : 1-10, 1989.
8) 吉田宗彦：成熟過程における家兎骨端軟骨板の生体力学的特性の変化．京府医大誌 104 : 617-629, 1995.
9) Bright RW, et al : Epiphyseal-plate cartilage. A biomechanical and histological analysis of failure models. J Bone Joint Surg 56-A : 688-703, 1974.
10) Moen CT, et al : Biomechanical and histological correlations in growth plate failure. J Pediatr Orthop 4 : 180-184, 1988.
11) 亀山真，ほか：骨端線損傷の基礎的研究およびその臨床的意義．骨・関節・靱帯 10 : 247-253, 1997.
12) Salter RB, et al : Injuries involving the epiphyseal plate. J Bone Joint Surg 45-A : 587-622, 1963.
13) Peterson HA : Physeal and apophyseal injuries. pp103-165（Rockwood CA Jr, et al, eds : Fractures in Children.）, Lippincott-Raven, Philadelphia, 1996.

（小宮宏一郎）

10 高齢者の骨折

総論 10　高齢者の骨折

1 高齢者骨折の特徴

2005年の高齢者社会白書における「高齢化の状況」によると，わが国の65歳以上の高齢者人口は，総人口の19.5％に達している．さらに2020年には国民の1/4が高齢者になると予想されており，今後わが国では高齢者の運動器外傷患者が激増するものと予想される．また，高齢者の関心は「あと何年生きられるか」といった平均寿命から，「あと何年自立して健康に生きられるか」といっ

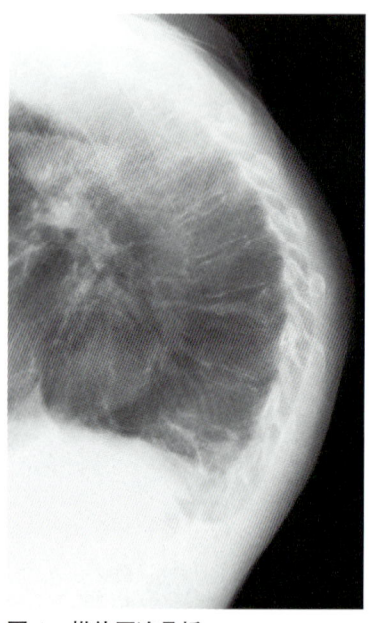

図1　椎体圧迫骨折
胸椎の楔状化が認められる．

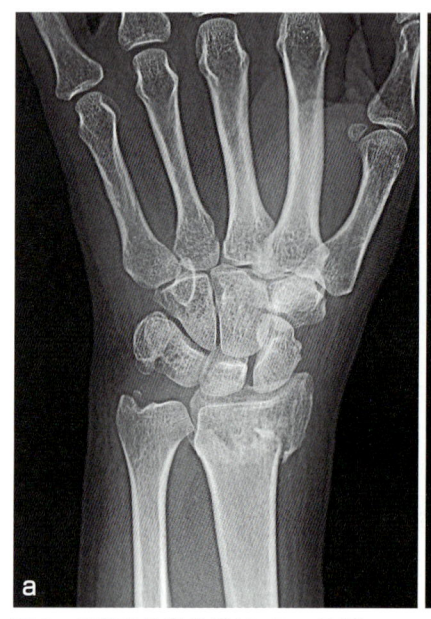

図2　橈骨遠位端骨折（Colles骨折）
a：正面像
b：側面像．遠位骨片は背側に転位している．

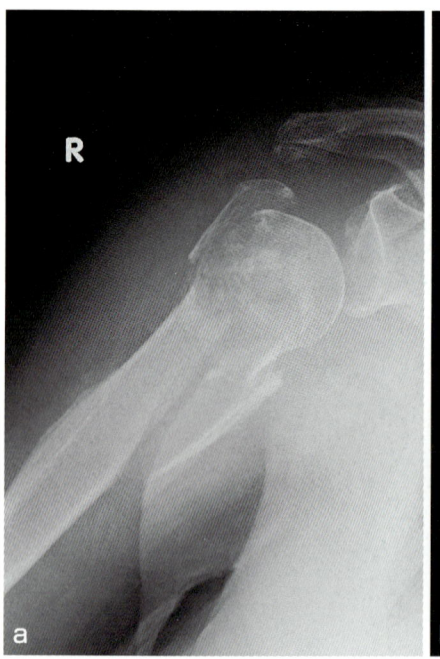

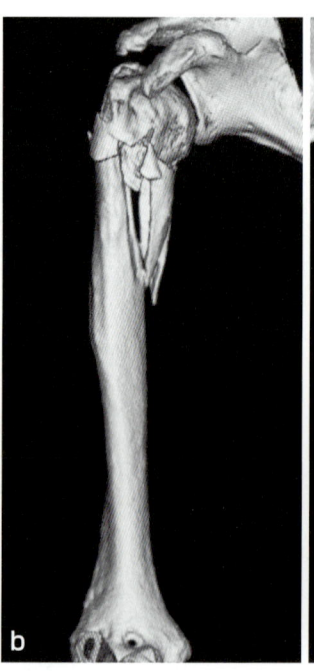

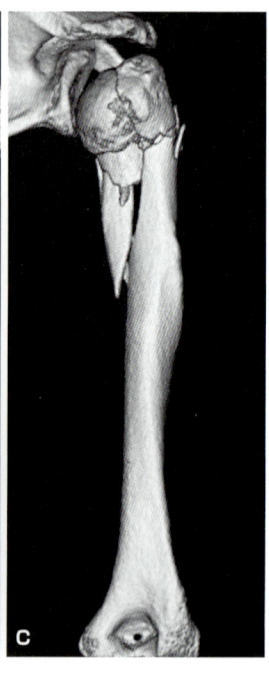

図3　上腕骨近位端骨折
a：正面像．Neer分類の4-part骨折が認められる．
b：CT像（前面）
c：CT像（後面）

1. 高齢者骨折の特徴

た健康寿命に向けられている．

1 骨粗鬆症

　高齢者の骨折には骨粗鬆症が基礎疾患に存在していることが少なくない．骨粗鬆症とは，骨量が減少し，骨梁などの骨構造が破綻し，さらに骨質の脆弱化が起こり，骨折しやすくなった全身性の骨疾患である．受傷機序としては，明らかな外傷がなく生じることもあるが，転倒して尻もちをついた場合には椎体の圧迫骨折（図1），転倒して手をついた場合には橈骨遠位端骨折（図2），転倒して直接肩を打った場合には上腕骨近位端骨折（図3），側方に転倒して大転子を直接打った場合には大腿骨頚部骨折（図4）や転子部骨折などが起こりやすい．骨粗鬆症が基礎疾患にある場合には軽微な外傷，いわゆる低エネルギー外傷による骨折が起こりやすい．

2 病的骨折

　局所的骨病変による骨の脆弱を基盤とした骨折である．高齢者に多い原因には悪性腫瘍の骨転移による局所的な脆弱化がある（図5）．乳癌，肺癌，腎癌，甲状腺癌，前立腺癌などが原発巣であることが多い．また，骨転移巣が病的骨折を起こした場合には，痛みが強烈であることが多い．椎体に転移した場合では，骨粗鬆症による椎体圧迫骨折との鑑別が重要である．

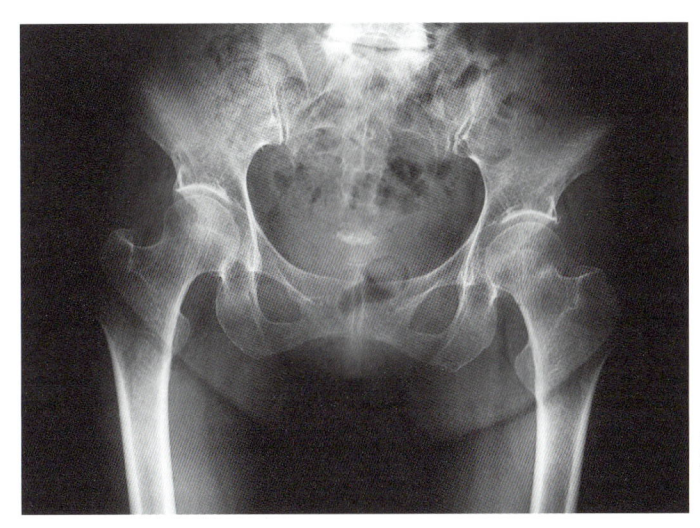

図4　大腿骨頚部骨折
左側の大腿骨頚部に外転嵌入骨折が認められ，Garden の stage Ⅱと診断された．

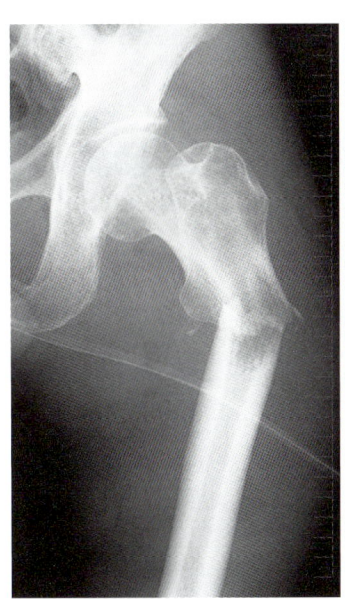

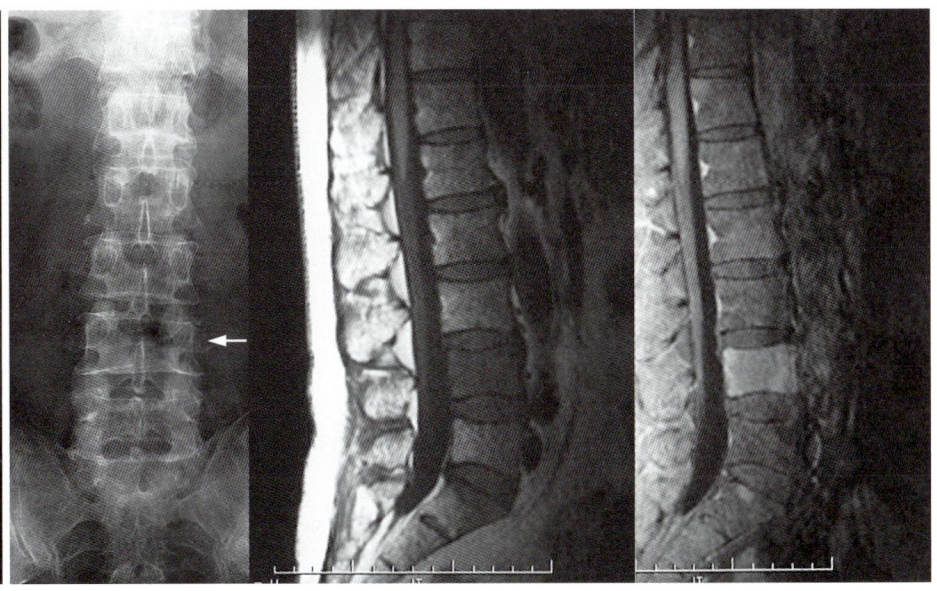

図5　転移性悪性腫瘍による局所的な脆弱化
a：大腿骨転子下骨折．骨折部に骨融解像を認める．
b：腰椎の転移性腫瘍．第4腰椎椎体への骨転移．単純X線像（左）では，椎弓根像が不明瞭になっている．MRI像（中，右）では，椎体の異常信号が認められる．

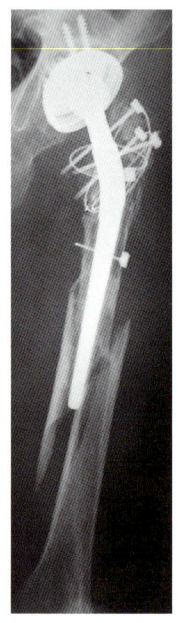

図6 人工股関節周囲骨折
Vancouver分類 type B-3と診断された.

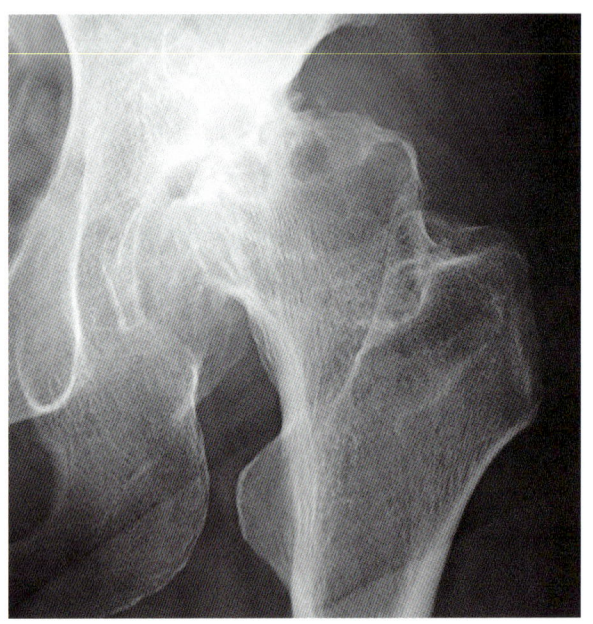

図7 変形性股関節症
荷重部の関節裂隙の消失,骨囊胞,骨硬化,非荷重部の骨棘形成を認め,末期である.

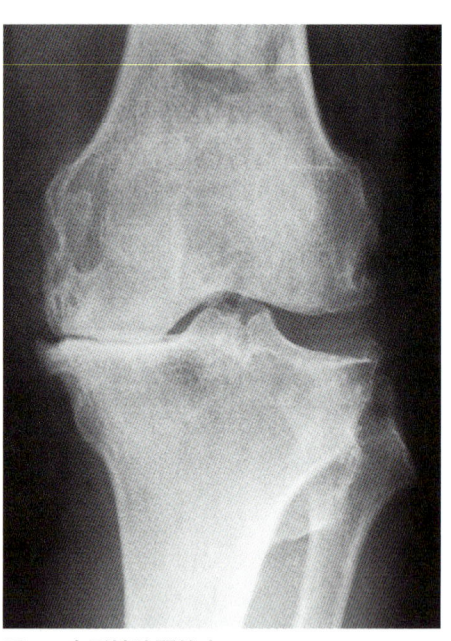

図8 変形性膝関節症
内側関節裂隙の狭小化と骨棘形成・骨硬化を認める.

3 人工関節周囲骨折

人工股関節全置換術(total hip replacement;THR)後や人工膝関節全置換術(total knee replacement;TKR)後に緩みが生じた場合には,人工関節周囲に骨折を生じやすく,高齢者に多くみられる.大腿骨骨幹部,顆上部および顆部などの骨皮質が菲薄化した部位に軽微な外傷で発生する(図6).

4 疲労骨折

疲労骨折は,通常の強度の骨,すなわち健常な骨に通常は骨折を起こさない程度の負荷が繰り返し加わった場合に生じる.急に環境や習慣が変わり,激しい運動が繰り返された場合などに起こりやすく,むしろ高齢者には少ない.

5 脆弱性骨折

骨粗鬆症を有する高齢者,腎不全による長期透析患者,糖尿病患者,関節リウマチ患者などに,特に原因がなく恥骨,椎体,大腿骨頚部などに骨折が生じる場合がある.このように骨量が減少し,脆弱になった骨に,日常生活動作程度の軽微な外力によって起こる骨折を脆弱性骨折(insufficiency fracture)と呼ぶ.

6 運動器不安定症

日本整形外科学会,日本運動器リハビリテーション学会,日本臨床整形外科医会の3団体は,2006年4月に新たに運動器不安定症の概念および診断方法を提唱した.老化や運動不足がもとで運動器不安定症になると,疼痛,関節可動域制限,筋力低下,麻痺などによるバランス能力,体力,移動歩行能力などの低下をきたし,転倒して骨折するリスクが高くなる.さらに,閉じこもりがちになり,運動不足から高脂血症などの内科的な病気も併発し,精神面では人に会うのが億劫になるなど,悪循環が生じる.さらに,重症になると介護が必要になることも少なくない.

運動器不安定症の診断基準は,下記の運動機能低下をきたす疾患の既往があるか,または罹患している者で,さらに日常生活自立度あるいは運動機能が機能評価基準1または2に該当する者である.運動機能低下をきたす疾患は,脊椎圧迫骨折および各種脊柱変形(亀背,高度腰椎後弯・側弯など),下肢骨折(大腿骨頚部骨折など),骨粗鬆症,変形性関節症〔股関節(図7),膝関節(図8)など〕,腰部脊柱管狭窄症(図9),脊髄障害〔頚部脊髄症(図10),脊髄損傷など〕,神経・筋疾患,関節リウマチ(図11)および各種関節炎,下肢切断,長期臥床後の運動器廃用,高頻度転倒者などの11項目からなる.

日常生活自立度は,ランクJまたはA,すなわち要

1. 高齢者骨折の特徴

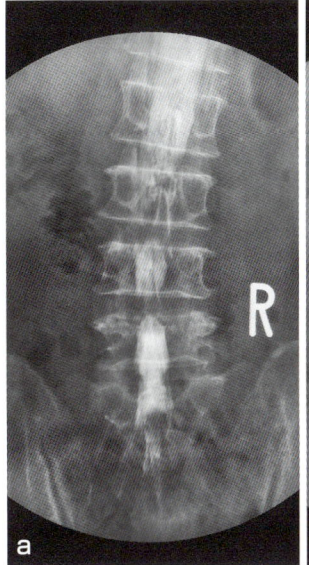

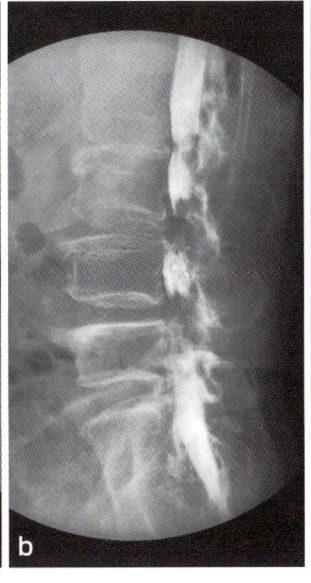

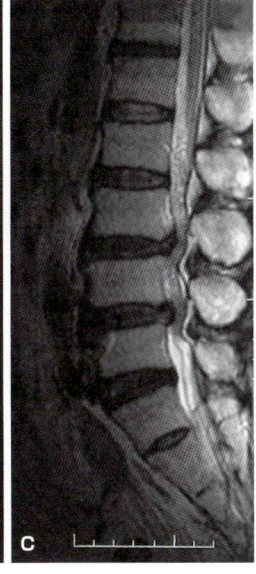

図9　腰部脊柱管狭窄症
a：脊髄造影正面像
b：脊髄造影側面像．脊柱管の狭窄と造影剤の完全な途絶を認める．
c：MRI（T2強調矢状断面）像．脊柱管が前方および後方から圧排され，蛇行している．

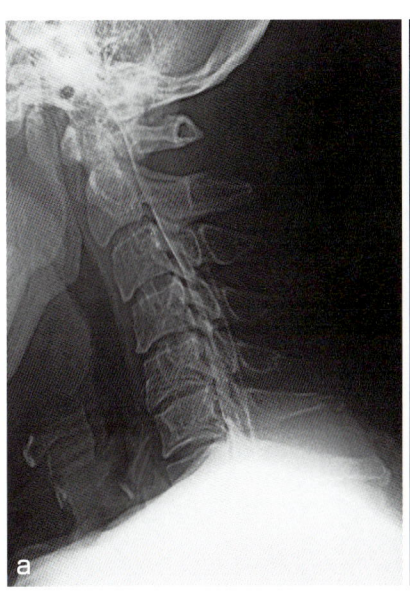

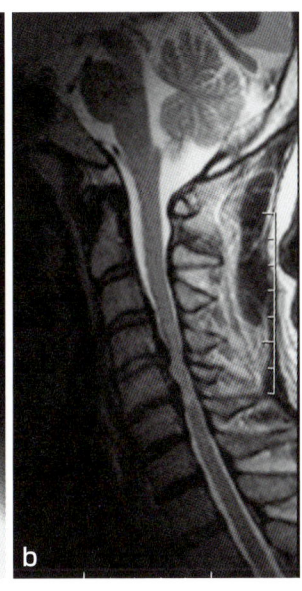

図10　頚部脊髄症（OPLL）
a：脊髄造影側面像
b：MRI（T2強調矢状断面）像．C3/4，4/5，5/6に前方からの脊髄圧迫が認められる．

支援＋要介護1，2に相当する場合が該当する．ランクJとは，生活自立になんらかの障害などを有するが，日常生活はほぼ自立して独力で外出する状態であり，さらに交通機関などを利用して外出する，あるいは隣近所へなら外出するなどの場合である．ランクAとは，準寝たきりであり，屋内での生活はおおむね自立しているが，介助なしには外出しない状態で，日中はほとんどベッドから離れて生活する，あるいは外出の頻度が少なく，日中も寝たきりの生活をしているなどの場合である．また，以下の2つの運動機能テストのどちらかの基準を満たさない場合も該当する．1つ目の運動機能テスト法は開眼片脚起立時間である．これは，両手を腰に置き，足を軽く地面から5cm程度上げた片脚立ちの状態を15秒間以上続けることができるか否かで評価するテスト方法である．もう1つは，3m timed up and go testである．これは，椅子に座った状態から立ち上がり，3m先の目標で折り返して，もとの椅子まで戻って腰かけるまでの時間を測定し評価するテスト方法であり，評価基準の時間は11秒である．スタート前は椅子の背もたれ，および座面に体がついた状態で肘掛けに手を置く．肘掛けがなければ手を膝の上に置き，「ハイ」と言った時点からお尻が椅子に触れるまでの時間を測定する．ただし，このテストを行う際には，転倒に十分注意する．

7 転倒リスク

高齢者は運動器疾患以外にもほかの慢性疾患を有していることが多い．したがって，転倒して骨折する前にそ

総論10　高齢者の骨折

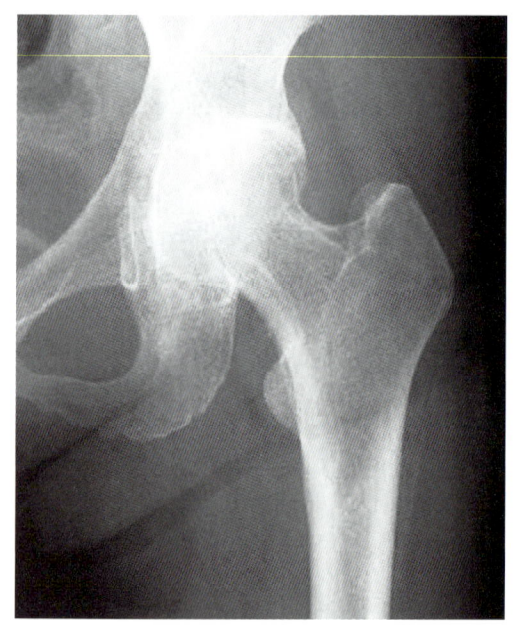

図11　関節リウマチ
荷重部に関係なく，股関節の関節裂隙が消失している．

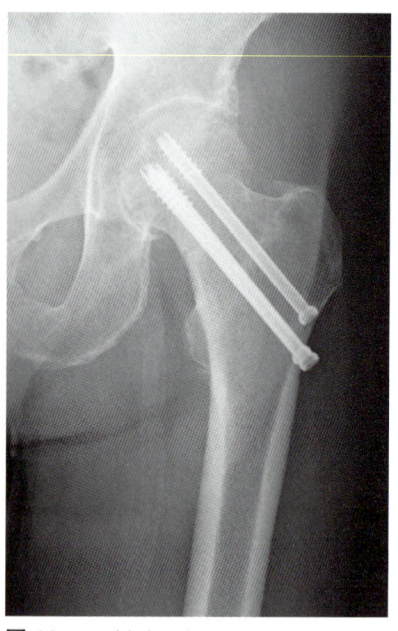

図12　multiple pinning
大腿骨頚部骨折に対する内固定法の1つである．

れぞれの因子について対処しておく必要がある．

　転倒のリスクファクターには，内的因子として，循環器系疾患，神経系疾患，視力・視覚機能障害（白内障，緑内障，老眼，眼鏡不適合など），聴力・聴覚機能障害，内服薬，加齢による運動器機能不全（筋力低下，持久力低下，反応時間延長，運動速度の低下，巧緻性低下，姿勢反射低下，深部感覚低下，バランス能力低下など）などがある．特に，循環器系疾患では，血圧調節機能低下から脳血流量の低下が起こり，めまい，ふらつき，脱力，失神などの起立性低血圧が問題になる．神経系疾患では，虚血発作だけでなく，片麻痺などの運動機能障害や，小脳障害，Parkinson症候群，てんかん，末梢神経障害などが起こりやすい．認知機能の障害では，Alzheimer型認知症を含む老人性認知症が問題となる．精神的疾患にはうつ病，空間恐怖，再転倒不安などがある．内服薬では，睡眠薬，精神安定剤，降圧薬などに，副作用として転倒が明示されている．特に，睡眠薬では夜中の内服後にトイレへ移動した際に転倒することがある．

　外的因子として，天候では降雨，積雪，凍結などがある．物理的な側面としては，不適切な履物や歩行補助具，不適合な眼鏡などがあり，また住居構造では狭さ，玄関や敷居などの段差，障害物（足元などに散らかって置いてある生活用品や思い出の品，電気器具コード，絨毯のほころび，カーペットの縁や端など），滑りやすい床，手すりのない階段や浴室，不適切な高さのベッド・椅子・便座，不十分な照明などがある．不慣れな環境，介護や看護者数の不足などの周囲の状況にもよる．

　さらに，転び方の質の低下，転びそうになったときに手をつけない，とっさの一歩がでない，体勢を整えられないなどの身体能力の低下もある．

2　治療上の注意

1　手術前

1）運動機能と全身状態

　受傷前の運動機能と全身状態によって治療方法の選択と目指すゴールが変わる．たとえば大腿骨頚部骨折においては，受傷前に歩行していた患者には，早期手術，早期リハビリテーションを行い，術前の歩行状態まで戻すように考慮する．受傷前に歩行していなかった場合には，ベッドと車椅子間の移動に支障のない程度の除痛を目的とする．認知症が著しくて，術後の脱臼が懸念される場合には，人工骨頭置換術を第一選択から除外する．

　手術前の全身状態が不良な場合には，短時間の手術を目的としてmultiple pinning（図12）などの手術術式を選択することも必要である．手術自体が全身状態を悪化させる危険性がある場合には，あえて偽関節を完成させ，

可及的早期にベッドアップを図っていくことも選択肢となる．

2）骨の状態
骨量の減少が著しいと，内固定器具の固定性が不十分になり，遷延癒合や偽関節が生じやすくなる．また，内固定器具の周辺にストレスが集中して二次的に骨折を生じることもある．

3）軟部組織の状態
筋肉や皮膚が脆弱な場合には，手術侵襲によって損傷や圧挫傷を受けやすい．

4）損傷の程度
多発外傷では，高齢者は若年者と比べて，同程度の外力でも損傷の程度が強く，死亡率も高い．また，一般的な外傷重症度評価も当てはまらないことが多い．しかし，開放骨折では高齢者でも特に治療原則は変わらない．

5）手術適応
手術後も術前と同様のQOL（quality of life）を再獲得し維持できるか否かを，術前評価から判断して手術適応を決定していく．たとえば，高齢者の骨折の中でも，上肢の場合では若年者と比べて手術適応になることが必ずしも多くはなく，また変形治癒が必ずしも重度の機能障害を残さないなどの特徴をもつ．開放骨折，神経血管損傷，コンパートメント症候群を伴う骨折などは絶対的適応になる．転位のある関節内骨折，保存的に整復保持が困難な骨幹部骨折，早期離床が必要な下肢の骨折などは，可及的に手術を考慮していく．また高齢者の手術適応を決めるうえでは，患者だけでなく家族にも十分なインフォームドコンセントを得ることが重要である．

6）手術時期
基本的には可及的早期に手術を行うことが望ましい．たとえば，大腿骨頸部骨折では，診療ガイドラインによると，適切な手術時期はできるかぎり早期（少なくとも1週間以内）に手術を行うことを推奨するとしている．この理由には，早期手術は合併症が少なく，生存率が高く，入院期間が短いことなどがあげられている．しかし，高齢者では受傷前から他の合併症がすでに存在していることもあり，十分な術前評価を行ってから手術に踏み切ることも医療安全管理の観点からは重要である．

7）術前評価
生年月日から数えた暦年齢と生物学的年齢は必ずしも一致しない．Barthel IndexやKatz Indexなどの基本的ADL評価法を用いた身体的機能，JCS（Japan Coma Scale）やGCS（Glasgow Coma Scale）などの評価法による意識状態，Mini-Mental State Examinationや改訂版長谷川式簡易知能評価スケール（HDS-R）を用いた認知能力，さらに栄養状態などを評価する必要がある．栄養状態の評価では高齢者の20％程度に低栄養状態がみられる点に注意する．その場合には創の治癒が遅れ，術後合併症のリスクが高くなる．また，慢性肺疾患などの呼吸器系，虚血性心疾患などの循環器系，糖尿病などの内分泌・代謝系，肝機能や腎機能，静脈血栓塞栓症（venous thromboembolism；VTE）などの血液凝固系・出血などの評価も忘れてはならない．

2 術中

1）麻酔
麻酔方法は基本的には麻酔科医に一任するが，高齢者の全身麻酔と脊椎あるいは硬膜外麻酔では，生命予後や術後の知的状態には差はない．術中・術後の疼痛管理の面から，硬膜外カテーテル挿入による硬膜外麻酔が用いられることが多い．

Pitfall
ただし，高齢者は変形性脊椎症を伴っていることが少なくなく，硬膜外カテーテルの挿入が困難になることもしばしばある．

2）輸血
年齢が70歳以上，2,000 ml以上の出血の予測，血液凝固能低下例（ワルファリンやアスピリンなどを1週間以上内服），あるいは心肺肝腎などの機能低下例はハイリスク症例である．術前から各種の血液製剤を多めに準備することが必要である．ヘモグロビン値，血小板数，凝固時間を測定して，血圧，脈拍数，尿量などをモニターしながら適切な輸血開始時期を決定する．同種血輸血の量を削減させるためには，自己血輸血，血液回収式輸血，低血圧麻酔などを考慮する必要がある．

ただし，自己血輸血は，外傷の場合には術前から貧血である場合が多く，手術日までには日数も短いため適応は限られる．また，血液回収式輸血装置は，開放骨折などの創部に汚染がある場合や，悪性腫瘍などの病的骨折では行えない．低血圧麻酔においても，高血圧だけでなく，脳血管疾患，虚血性心疾患，肝機能・腎機能低下な

総論 10　高齢者の骨折

どの各種臓器疾患は高齢者に多く，十分な注意が必要である．

そのため輸血の適応は個々の症例により判断される．

3) 止血と凝固

血管，特に内皮細胞が老化すると，血管の伸展性の低下が起こり，血管壁は硬化・肥厚し，血管の狭窄・閉塞などの器質的変化が引き起こされる．尿毒症，慢性骨髄増殖性疾患，肝機能障害，ビタミンK欠乏症，薬剤などによる出血傾向や，ネフローゼ症候群，糖尿病，薬剤などによる血栓形成のリスクのある高齢者の基礎疾患には注意する．

> **Pitfall**
> 特に深部静脈血栓症(deep vein thrombosis ; DVT)，抗リン脂質抗体症候群(anti-phospholipid syndrome)，DIC(disseminated intravascular coagulation)などには十分な注意が必要である．

4) 薬物動態

加齢による臓器予備力および代謝機能の低下が起こる．高齢者の薬物動態の特徴を以下に述べる．

> **Point**
> **加齢による薬物動態の特徴**
> ① 加齢によって体内水分量が減少し，水溶性薬物の血中濃度が高くなりやすい．
> ② 相対的な脂肪量の増加によって，脂溶性の薬物は体内に蓄積しやすい．
> ③ 肝血流量の低下によって，薬物の血中濃度は高くなりやすい．
> ④ 腎機能低下によって，水溶性の薬物や代謝物の血中濃度は高くなりやすい．
> ⑤ 胃酸分泌の低下，消化管の血流，吸収面積の低下などによって薬物の吸収率は減少し，薬物の効果発現が遅くなりやすい．
> ⑥ 血漿蛋白濃度が低下するため，血漿蛋白に結合しやすい薬物では，遊離型の血中濃度が高くなり，有害作用が起こりやすい．
> (西村欣也，ほか編：最新整形外科学大系25 高齢者の運動器疾患．中山書店，東京，p229，2007から一部改変)

5) 術中管理

高齢者では，加齢と病気に伴う中枢性および末梢性の体温調節メカニズムの機能低下のため，低体温になりやすく，体温管理は重要である．手術室では麻酔導入時から温水マット，各種ウォーマーを使用する．循環器系では，左心不全，不整脈，低血圧，高血圧に注意する．特に術中だけでなく術後の輸液の過剰投与は高血圧の原因になる．

呼吸器系では，肺炎，無気肺，肺水腫，PTE(pulmonary thromboembolism)などに注意する．肺炎や無気肺の発症の原因としては，気道や気管支からの分泌液の増加や排出困難から気道が閉塞し，また誤嚥により起こることが多い．そのため，術後には早期のベッドアップや体位変換を開始する．肺水腫は心原性がほとんどであり，肺における血管外水分量の異常増加状態から換気障害を引き起こす．

泌尿器系では尿路感染症，乏尿，尿閉に注意する．また，抗菌薬による副作用が判断されたら，速やかに中止する．

6) 内固定材の選択

高齢者の大腿骨転子部骨折では，骨量が減少している場合に，sliding hip screw(CHSタイプ)(図13)よりもshort femoral nail(Gammaタイプ)(図14)が選択されることが多い．髄内釘は，より生理的な機能軸に設置することで，荷重を分散させることが可能になり，転子下骨折，reversed obliquity type の不安定型骨折に有利である．骨幹端部の骨折にプレートを使用する場合は，スクリューの固定性が十分でないことがある．

しかし，ロッキングプレートが開発されてからは，創内固定(internal fixator)と呼ばれるプレートを用いた最小侵襲手術(minimally invasive plate osteosynthesis ; MIPO)を選択できる機会が増えた．

7) 固定力の補強

(1) 人工骨補塡材

骨量の減少した骨の，特に海綿骨の多い骨幹端部の骨折では，陥没した関節面を整復するとその下に圧縮された海綿骨部が欠損として残ることが多い．このような骨折の治療に伴う骨欠損部の補修，整復を要する骨折部の補修・固定補助，金属製スクリューなどの人工材料の固定などの目的で，しばしば人工骨補塡材が用いられる．骨折部の間隙や周囲の軟部組織へ漏れ出さないように注意する必要がある．長管骨骨幹部骨折における全周性の皮質骨欠損には，強度は不十分であり使用しない．

(2) ワッシャー

脆弱な骨皮質にスクリュー固定を行う場合には，より固定性を高める目的でワッシャーを用いて補強することもある．

(3) 内固定材の併用

硬あるいは軟鋼線や，プレート，スクリューなどを組み合わせて，さらに補強を強化することも考慮する必要

2. 治療上の注意

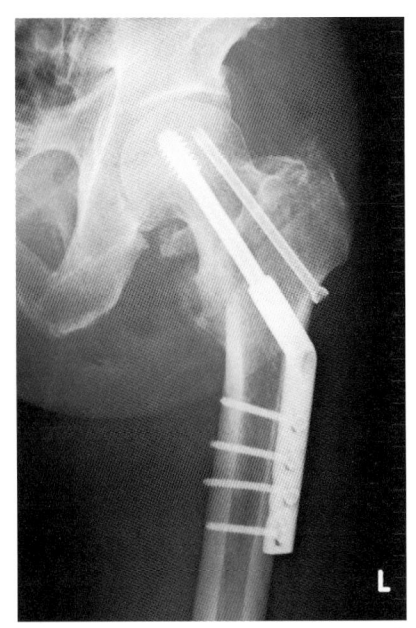

図13 sliding hip screw（CHSタイプ）
大腿骨転子部骨折に対する内固定法の1つである．

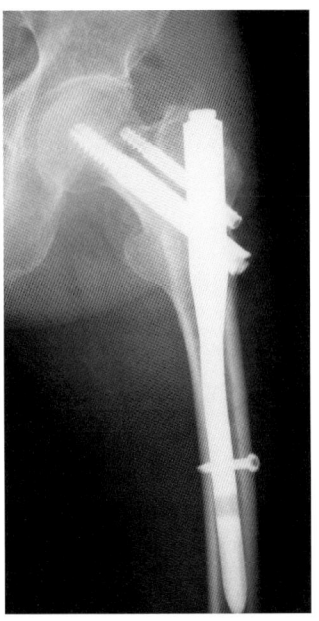

図14 short femoral nail（Gammaタイプ）
大腿骨転子部骨折に対する内固定法の1つである．

がある．

3 術後

1) 疼痛管理

高齢者は痛みに対して我慢強いことが多く，疼痛管理は軽視されやすい．一方，術前から不眠が続いている場合などでは，疼痛閾値が低下して疼痛に対して過敏になりやすい．疼痛は，心拍数の上昇を引き起こし，心筋の消費エネルギーを増やして心筋虚血を誘発する可能性があり，労作性狭心症や心筋梗塞発生のリスクが増加する．

深呼吸や咳嗽，自動体動が抑制されると，気道分泌物は排出されずに貯留し，低酸素や無気肺，肺炎を引き起こす．また，消化管の蠕動を低下させ，イレウスを引き起こす可能性がある．膀胱筋の緊張が低下した場合には排尿障害のリスクもある．さらに，カテコールアミンや種々の異化ホルモン分泌を亢進させ，同化ホルモンの分泌を抑制する．

また，認知能力の低下した患者では，疼痛の評価が困難な場合が多い．非ステロイド系抗炎症薬の投与を行う場合では，消化管出血や腎臓合併症を起こしやすく，その使用には注意を要する．

2) VTE

深部静脈血栓症（deep vein thrombosis；DVT）と肺血栓塞栓症（pulmonary thromboembolism；PTE）は一連の病態として静脈血栓塞栓症（venous thromboembolism；VTE）と呼ばれる．欧米では，VTEは虚血性心疾患や脳血管障害と並んで三大循環疾患とされる頻度の高い疾患である．

高齢者の外傷では，DVTは股関節骨折手術（hip fracture surgery；HFS）で高頻度に発生し，いったんPTEが発症すると致死的になる場合があり，近年注目されている．HFS患者は通常高齢者であり，HFSを行うほとんどの入院患者は，VTEの危険因子を有している．例えば，近位の下肢損傷や，術後数週間にわたって可動性が制限されることなどがあげられる．さらに癌を合併していると，よりリスクは高くなる．手術手技操作においても，ラスプやリーマを用いた大腿骨の髄内操作や，レトラクタを用いた軟部組織保護による静脈損傷や静脈圧迫が起こり，術後に静脈血栓のリスクが高まる．

わが国では2004年に肺血栓塞栓症/深部静脈血栓症（静脈血栓塞栓症）予防ガイドラインが発行された．わが国のガイドラインの特徴は，疾患啓発を主な目的にしたことや，日本の実情を考慮したことから，リスクレベルは第6回ACCPガイドラインに準拠して4段階に階層化されたが，リスク強度は1ランク引き下げてある．また，抗凝固薬に関しても日本人のエビデンスが乏しいために薬物療法は控えめで，使用可能な薬剤である保険適用薬の未分画ヘパリンとワルファリンだけが推奨されている．欧米で一般的に使用されている低分子量ヘパリンや選択的Xa因子阻害薬については，簡単な紹介が記載

されているのみである.

しかし，現時点では日本人に最も妥当な予防法が提言されている．また，厚生労働省は2004年4月の診療報酬改定では「肺血栓塞栓症予防管理料」を新設した．これは病院または診療所に入院中の患者でPTEを発症する危険性の高いものに対して，予防を目的として弾性ストッキングまたは間欠的空気圧迫装置を用いた計画的な医学管理を行った場合に，入院中1回に限り算定できるものである．わが国においても徐々にVTE予防に対する認識が高まり，その取り組みが進んでいる．

わが国のガイドラインでは，HFSのリスクレベルは「高リスク」である．HFS術後の予防措置には間欠的空気圧迫装置あるいは低用量未分画ヘパリンが推奨されている．しかし，股関節骨折の場合，受傷後すぐにVTEのリスクが生じるため，受傷後早期からの予防を行う必要がある．受傷直後から弾性ストッキングや弾性包帯装着，足関節自動運動による理学的な血栓予防法を可能なかぎり開始する．間欠的空気圧迫装置の使用に際しては，すでにDVTが存在している場合にはPTEを誘発してしまう危険性があるため，DVTの存在を否定してから使用しなければならない．低用量未分画ヘパリンによる抗凝固療法を行う場合には，出血性合併症のリスクを考慮しておく必要がある．早期手術，早期離床，早期荷重なども，VTEを予防するうえで望ましい．

2007年6月からは選択的Xa因子阻害剤（フォンダパリヌクスナトリウム），2008年4月からは低分子量ヘパリン（エノキサパリンナトリウム）などの抗凝固薬の予防的投与が保険上で使用可能になり，より発生率を下げることが可能になった．しかし，術前からの使用は認められておらず，また薬の副作用による出血などの有害事象発生が問題であり，投与量や投与期間などについては今後の検討課題である．

4 リハビリテーション

受傷後入院して安静臥床が続けば，身体的，精神的に機能低下をきたしやすい．下肢を鋼線牽引やギプスなどで固定中の場合でも，術前から健側の筋力訓練だけでなく，患側の等尺性筋力訓練を行うことが重要である．足関節自動運動はDVT予防に効果があり，積極的に行うように指導する．

高齢者の術後は，肺炎，無気肺，尿路感染症をはじめとする身体的合併症や認知症などの精神的合併症，VTE，褥瘡などの発生頻度が高い．低蛋白血症などの低栄養状態の場合には，創部感染や敗血症を引き起こしやすい．術後の歩行訓練では，部分荷重などの細かい指示に対して，十分な理解が得られていない場合があり，その際には斜面台を用いて起立性低血圧に注意しながら徐々に荷重をかけていく．あるいは，初めから全荷重が可能になるような内固定法を選択することも重要である．平行棒内での立位保持によるバランス訓練を行い，平行棒内歩行，松葉杖歩行，T杖を用いた一本杖歩行などが可能になるように訓練する．退院後は可能なかぎり独立歩行まで目指す．

退院前には，自宅へ戻るのであれば階段や坂道などの応用歩行まで指導する．さらに，退院後の再転倒や寝たきりを起こさないように，退院前に家族を含めた十分なインフォームドコンセントを行う必要がある．そして，退院後も引き続き筋力訓練などの運動療法を行うよう指導する．家族への負担が大きいことが予想されれば，早い段階で介護保険の申請を行う．本人に回復する意欲が乏しいこともあり，積極的な治療を望まない場合もあるが，尊敬といたわりを持って接し，日常生活動作の自立に向けてサポートしていくことが重要である．その他，住宅の改造や同居家族の有無などに基づいて，介護保険を活かして福祉サービスを利用する．また，合併疾患や機能障害の残存，介護可能な家族がいない場合には，福祉施設や後方支援病院への移動も念頭に置くべきである．

文献

1) 日本整形外科学会診療ガイドライン委員会大腿骨頚部/転子部骨折ガイドライン策定委員会：大腿骨頚部/転子部骨折診療ガイドライン．南江堂，東京，2005.
2) Geerts WH, Pineo GF, Heit JA, et al : Prevention of venous thromboembolism : the seventh ACCP Conference on Antithrombotic and Thrombolytic Therapy. Chest 126(Suppl 3) : 338S-400S, 2004.
3) 高平尚伸，内山勝文，峰原宏昌，ほか：股関節手術の周術期における凝固線溶系マーカーの変動—THAと骨切り術の比較．Hip Joint 29：606-608, 2003.
4) 肺血栓塞栓症/深部静脈血栓症（静脈血栓塞栓症）予防ガイドライン作成委員会：整形外科手術．肺血栓塞栓症/深部静脈血栓症（静脈血栓塞栓症）予防ガイドライン 第1版．メディカルフロントインターナショナルリミテッド，東京，pp55-64, 2004.
5) 高平尚伸，新藤正輝，塩田直史，ほか：骨折後の肺血栓塞栓症発症状況の現状：2001-2002年における日本骨折治療学会会員および所属施設を対象としたアンケート集計結果．骨折 26(1)：39-43, 2004.
6) Geerts WH, Heit JA, Clagett GP, et al : Prevention of venous thromboembolism. Chest 119(Suppl 1) : 132S-175S, 2001.

〈高平尚伸〉

11 脊椎・脊髄損傷

CONTENTS

- **A** 脊椎・脊髄の解剖
- **B** 脊髄損傷
- **C** 胸・腰椎損傷
- **D** 脊椎・脊髄損傷の治療法

総論 11　脊椎・脊髄損傷

A　脊椎・脊髄の解剖

1 はじめに

　脊椎・脊髄損傷の原因および受傷機序は，成人では交通事故や高所からの転落，若年者ではスポーツなどの衝突が多い．これらを原因とするものが約80％を占め，このほか，転倒，落下物によるもの，重量物の下敷きなどによって発生する．最近では，加齢に伴う骨粗鬆症をもととした脊椎損傷を認めることが多くなってきた．脊椎・脊髄損傷において，脊椎・脊柱に働く外力は軸圧（axial compression），屈曲（flexion），回旋（rotation），伸展（extension），剪断（shear），伸延（distraction）などの力である．脊椎損傷によって脊髄損傷が合併することが多いが，これを伴わないものも存在する[1]．

　近年，特に診断方法の進歩は著しく，また，治療方法も進歩している．特に，脊椎instrumentation手術の進歩は目覚ましいものがあり，早期離床と早期リハビリテーションを可能にしてきたが，損傷された脊髄そのものの治療方法ではない．損傷された脊髄の治療は，薬物治療および再生医療が主なものであり，今もなお，研究が進められている[2-10]．

　脊椎・脊髄損傷の好発レベルは中・下位頸椎と胸腰椎移行部である．わが国では，頸椎と胸椎の損傷発生比率は3：1程度とされている．

2 脊柱・脊椎の解剖

1 脊柱

　脊柱は椎骨の集合体である．すなわち，通常は7個の頸椎，12個の胸椎，5個の腰椎，5個の仙椎が一塊となった仙骨と3～4個の尾椎からなる柱である．正常な脊柱は前額面においてはほぼ直線状であり，矢状面においては，頸椎と腰椎が前弯を，胸椎と仙椎が後弯を描き，結果として全体としてはなだらかなS字状の弯曲を描いている（図1）．この脊椎・脊柱に保護されるように脊髄と馬尾が含まれている（図1, 2）．この脊柱の形状は生体力学的にきわめて重要であり，なおかつ合理的である．脊柱に課せられた主なる使命は，①体幹の支持，②しなやかな運動，③脊髄・神経組織の保護であり，生体にとってきわめて重要な役割を担っている．しかし，これらの使命はそれぞれの関係において，むしろ相反する役割であり，もともと脊柱には困難な使命が課せられていると考えられる．このため，この相反する関係に破綻を生じる原因となるような高エネルギーが脊柱・脊椎に働くことによって骨折や脱臼が生じ，脊柱・脊椎の大切な使命である体幹の支持性と運動性の破綻が生じる．これによって，脊椎やその支持組織の損傷が起こり，脊柱・脊椎によって保護されていた脊髄・神経に損傷が生じ，神経障害が起きることになる．

1）脊椎・椎骨

■ 胸椎・腰椎の解剖学的構造

　胸椎および腰椎の構造を図3, 4に示す．胸椎の椎体は第1～第12胸椎まで存在する．胸椎の椎骨は第1～第4胸椎にかけて次第に小さくなり，それ以下では再び順に大きくなる．椎体の形状は上位4椎においてはそら豆・腎臓形である．特に第1胸椎の椎体は三角・おむすび形である．第5胸椎以下では前方がやや尖った形状となる．腰椎の椎体は枝豆・腎臓形で，前後径，横径とも尾側にいくほどその大きさが増すのが通常である．

　胸椎・腰椎ともに椎体後部から左右に椎弓根が出て椎

A. 脊椎・脊髄の解剖

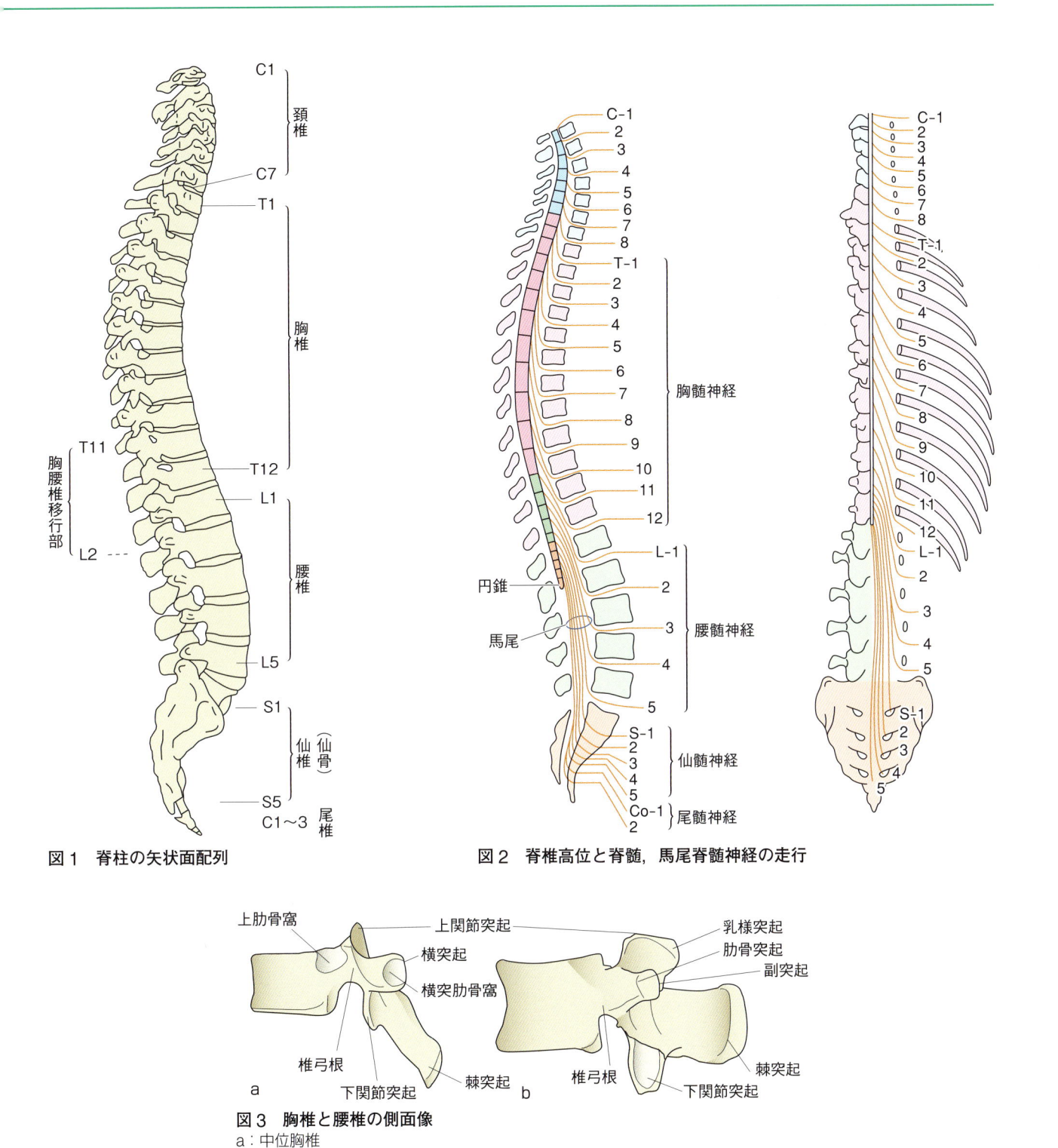

図1 脊柱の矢状面配列

図2 脊椎高位と脊髄，馬尾脊髄神経の走行

図3 胸椎と腰椎の側面像
a：中位胸椎
b：第2腰椎

弓につながっている．椎弓根側と椎体後面，椎弓根内側で囲まれたものが脊椎管である．脊椎が集合した脊柱では脊椎管が脊柱管となり，そこに脊髄や馬尾が保護されるように存在することとなる．腰椎では横径が増大し，丸みを帯びた三角形に近くなる．上・下椎弓根の間に存在する椎間孔は脊髄や馬尾から分岐した神経根の通路となり，ここから神経根は脊椎・脊柱から離れていく．椎弓からは7個の突起が出る．後方正中は棘突起となり下位は大きく胸椎では先細りで，尾側に傾斜し，腰椎では胸椎に比べ，先端に丸みを帯び水平化する．側方には一対の横突起が出る．横突起は胸椎では第11，12胸椎を除き肋骨とつながる．棘突起と横突起は，筋の靱帯部と脊柱運動の支点となる．さらに，左右対称に上関節突起と下関節突起が存在する．上関節突起背側にある関節面

総論11　脊椎・脊髄損傷

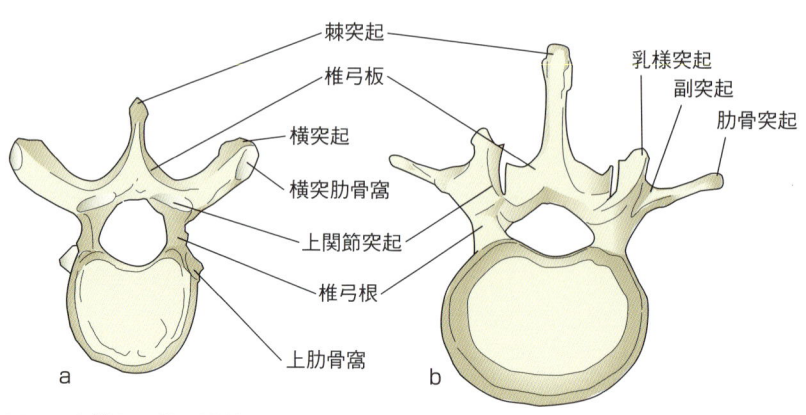

図4　胸椎と腰椎の横断面
a：中位胸椎
b：第2腰椎

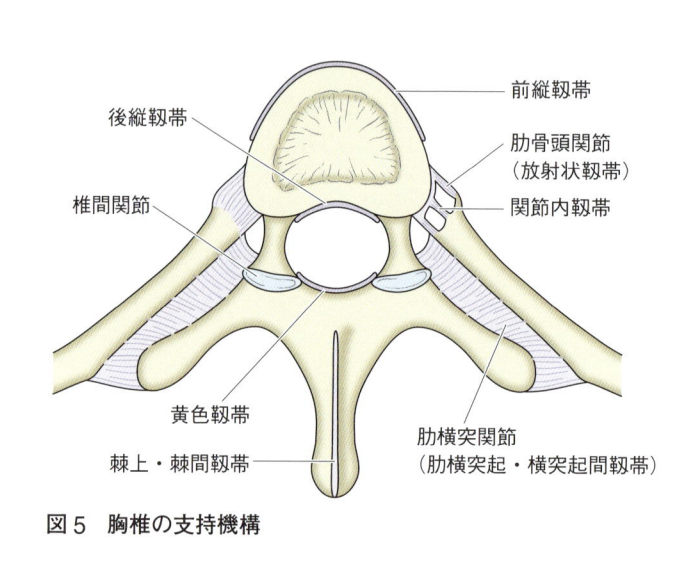

図5　胸椎の支持機構

は，上位部の下関節突起の腹側にある関節面が相対して，椎間関節を形成する．椎間関節は関節面が硝子軟骨で関節周囲が関節包と靱帯で囲まれている滑膜関節である．関節面の配列は，第8胸椎までは前額面であるが，それ以下では次第に矢状面に変化し始め，第12胸椎，第1腰椎間で矢状面にとなり，第5腰椎，仙椎間で再び前額面となっている．

胸椎・腰椎の生体力学的特徴

（1）第1胸椎〜第10胸椎（T1〜T10）

胸椎は脊椎・脊柱の中では安定した部位である．胸椎を支持する環境をみてみると，胸郭を構成する肋骨と胸骨との関係にほかの脊椎にはない特徴が認められる．第1〜10肋骨にかけては，胸椎前方では椎間高位で上下の椎体と肋骨頭が関節を形成し，放射状肋骨靱帯と関節内・肋骨両靱帯で強固に補強されている（図5）．その後方では，胸横突関節包と胸膜突靱帯で胸椎横突起と密に結合している．さらに，前方では第1〜7肋骨は胸軟骨関節を介して，また第8〜10肋骨までは肋軟骨が結合して胸骨につながっている．したがって肋骨先端が筋肉に終わるため，結果として浮遊することとなる第11，第12胸椎を除くと，胸椎は胸郭と強固に連結しており，この部位での脊柱の運動はきわめて制限される．この結果として，きわめて力学的に安定した形態を呈しているといえる．上位および中位胸椎では，椎間関節が前額面に配列している．このためこの部位は前方移動が制限されているが，側屈および回旋は容易に可能な構造となっている．しかし，過度の運動については肋骨と肋骨を介した胸骨の存在によって制限されるようになっている．第9胸椎以下では椎関節面が矢状面に傾くため屈曲伸展運動に適する形状となる．棘突起も上位・中位胸椎に比べ水平化しており，この運動に有利に働くようになっている．

図6 椎間板の構造

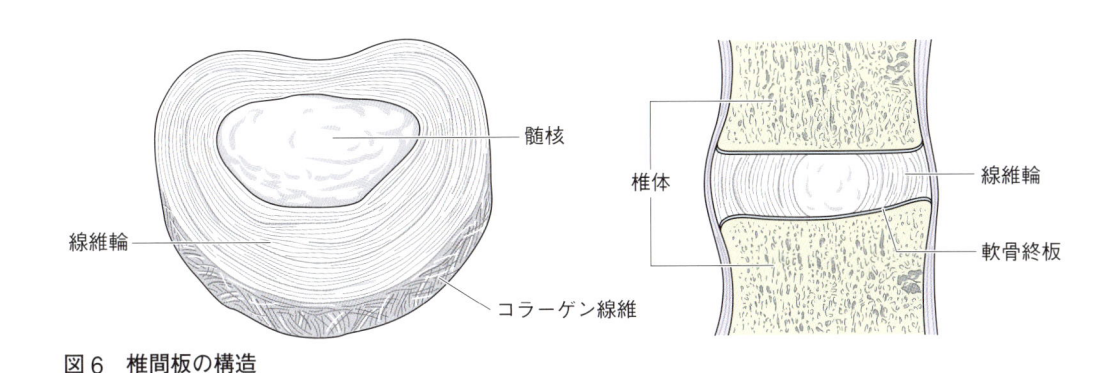

(2) 胸腰椎移行部（第11胸椎～第2腰椎；T11～L2）

胸腰椎移行部は，上述したように安定した胸椎部から，運動範囲の大きい腰椎部との移行部に存在する部位である．また矢状面では，胸椎の生理的後弯から腰椎の生理的前弯に変化する部位でもあり，機能的にも構築的にも複雑かつ大きな負荷を受ける運命を背負っている．

椎間関節面の形状はT12/L1椎間関節から胸椎とは大きく違った矢状面配列となり，屈曲・伸展および側屈には適した形状と構造をもつが，回旋には適さない形状と構造となる．椎体前方では，脊椎の支持に大きく関与する大腰筋が，通常は第12胸椎椎体側面に起始し遠位ほど太くなっている．このような理由から，胸腰椎移行部は生体力学的にも支持性の弱い部位となり，骨折や脱臼など脊椎・脊髄損傷の好発部位となっている．

(3) 腰椎（第3腰椎～第5腰椎；L3～L5）

腰椎は骨盤の上に存在し，上半身を支える脊柱である．このため脊柱の基部として大きな負荷を受ける．大きな支持力が要求されることから，椎体も大きく椎弓根や椎弓の強度も大きい．さらに支持靱帯もよく発達している．椎間関節は矢状面となり，屈曲・伸展運動域が大きいが回旋運動は制限されることとなる．

腰仙椎移行部L5/Sの椎間関節の傾きは，前傾面となるため回旋負荷には弱く，また，仙椎の存在のために椎骨の傾斜も大きいが，椎間板が他の腰椎部のそれよりも狭く，また腸腰靱帯の存在によって安定化が図られている．腰椎部では，支持靱帯がよく発達しているのみならず，在外支持機構である脊柱起立筋，傍脊柱筋や腰方形筋と後部筋群と前方の腹直筋，内外腹斜筋や腹横筋もよく発達している．特に，腹筋群は横隔膜と共同し，腹圧を上昇させることによって腰椎への負荷を軽減させる役割がある．

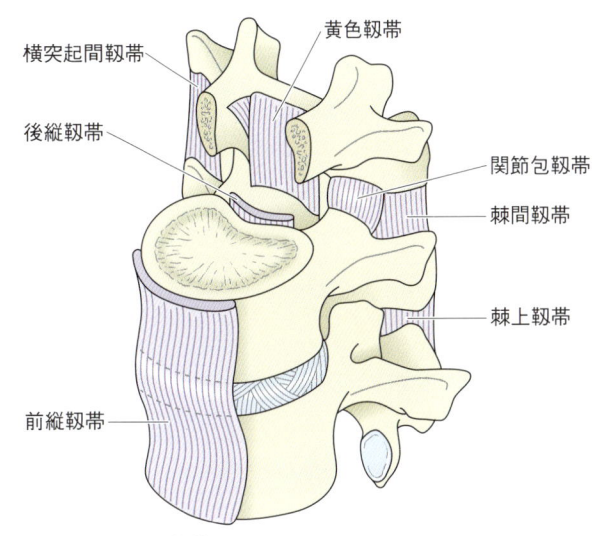

図7 脊柱支持靱帯
〔冨士川恭輔，ほか編：骨折・脱臼．改訂2版．南山堂，東京，p583，2005から〕

2) 椎間板

椎体上下面の骨終板は椎間板の軟骨終板と密に結合する．椎間板は軟骨終板，膠原線維からなる層状構造の線維輪，ムコ多糖タンパク複合体と水分を主成分とするゲル状の髄核で構成される．髄核は衝撃を吸収し体重負荷を全方向に分散させるとともに，内圧によって線維輪に張力を及ぼし脊柱を支持する機能を有する（図6）．椎間板の椎体に対する体積比には，頸椎は2：5，胸椎は1：5，腰椎は1：3である．頸椎や腰椎に比べて胸椎の運動性が少ない理由の1つに，この体積比が小さいことがあげられている．

3) 脊柱支持靱帯

脊柱支持靱帯の役割は筋肉による姿勢保持の機能を補い，運動に適合して弛緩あるいは緊張し，脊柱や脊髄への過度な負荷を制限する役割を果たす重要な支持機構である（図7）．

総論 11 脊椎・脊髄損傷

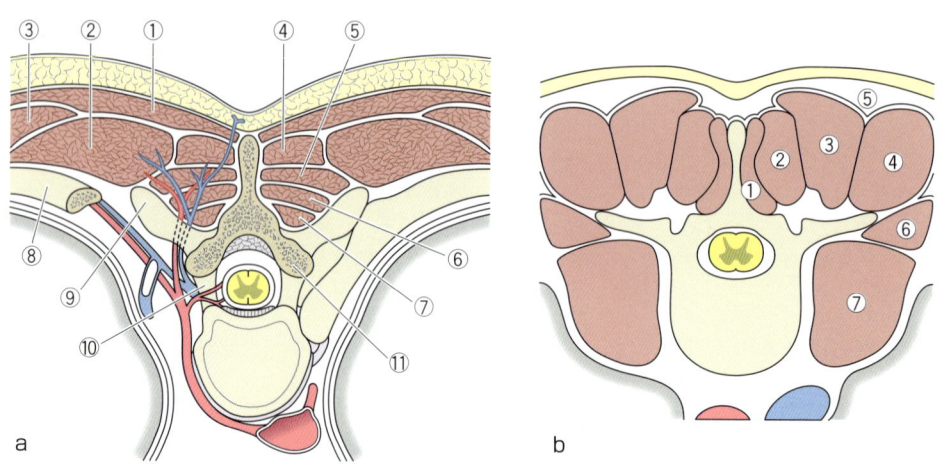

図8　脊柱周囲の筋
a：中位胸椎部；胸椎部の背筋は上肢の運動に関連する浅層筋群（僧帽筋，広背筋，菱形筋，肩甲挙筋），肋骨を動かして呼吸運動を補助する中層筋（上後鋸筋，下後鋸筋），脊柱を直立させる深層筋（腸肋筋，最長筋，棘筋），躯幹の側屈，回旋を行う横突棘筋（半棘筋，多裂筋，回旋筋）の4層に分けられる．
①僧帽筋，②最長筋，③腸肋筋，④棘筋，⑤半棘筋，⑥多裂筋，⑦回旋筋，⑧肋骨，⑨横突起，⑩椎弓根，⑪上関節突起
b：第3腰椎部；正中側から①棘間筋，②多裂筋，③最長筋，④腸肋筋が並んでおり，背面は⑤厚い腰背腱膜で覆われている．椎体側面には⑥腰方形筋，⑦大腰筋がある．

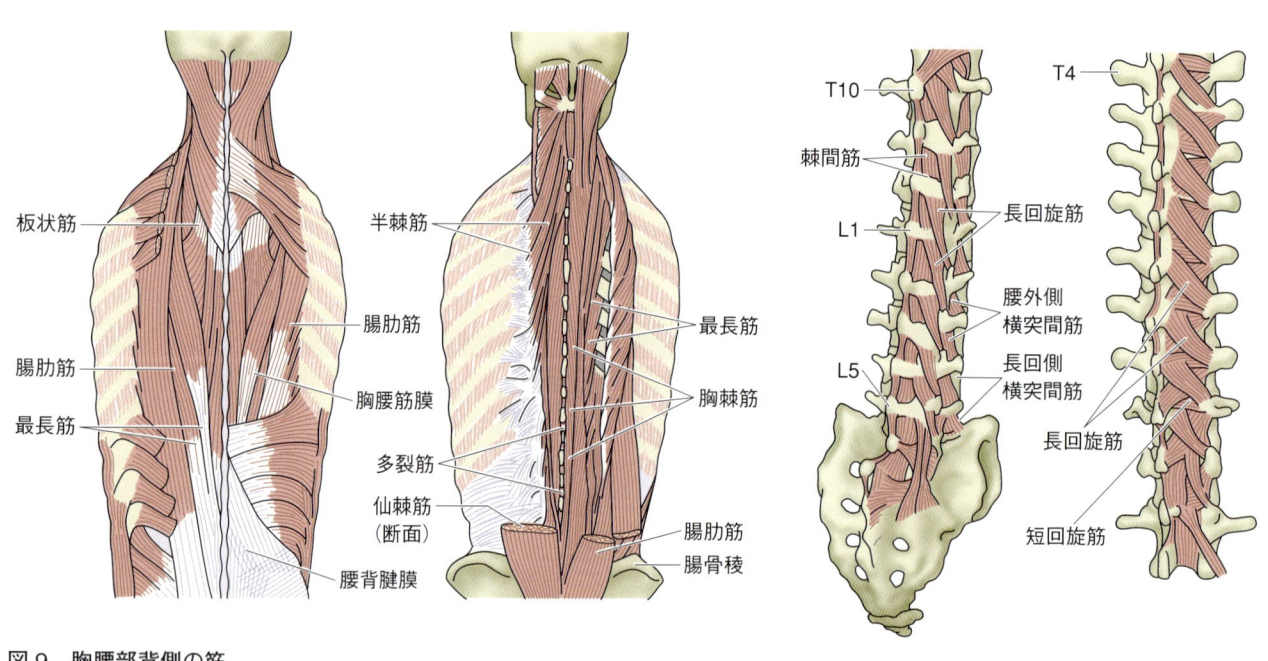

図9　胸腰部背側の筋

　脊柱・脊椎を支持する主な靱帯は3つ存在する．椎体前面には，3層構造をもち，椎間板部で幅が広く，椎体部で狭くて厚い前縦靱帯が縦走する．椎体後面には2層からなる後縦靱帯が縦走する．これは椎体にあたる部分は幅が狭く厚くなっており，椎間板にあたる部分は広く薄くなっている．その深層は線維輪や椎体と密に結合しているが，椎体中央部では粗になっている．この靱帯は胸椎部で最も厚くなっている．黄色靱帯は椎弓間腹側を連結し側方は関節包に移行する．この靱帯は弾性線維が豊富で後弯の最も強い胸椎で最も厚くなっている．棘間靱帯は，棘突起間を結び縦に連続する上下の椎骨を結び，棘上靱帯は棘突起上を連続して縦走し，いずれも屈曲力に抵抗する．横突起間靱帯は横突起間を連結し，深部の背筋群と密接している．椎間関節には関節面に直行して関節包靱帯が付着する．胸腰椎の関節包靱帯は頚椎に比べ短く，緊張が強い．

A. 脊椎・脊髄の解剖

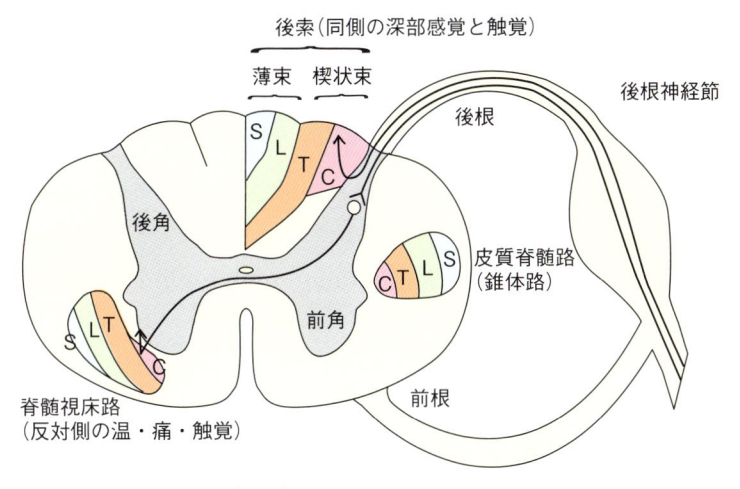

図10 脊髄横断面図（頸髄）
C：頸髄，T：胸髄，L：腰髄，S：仙髄

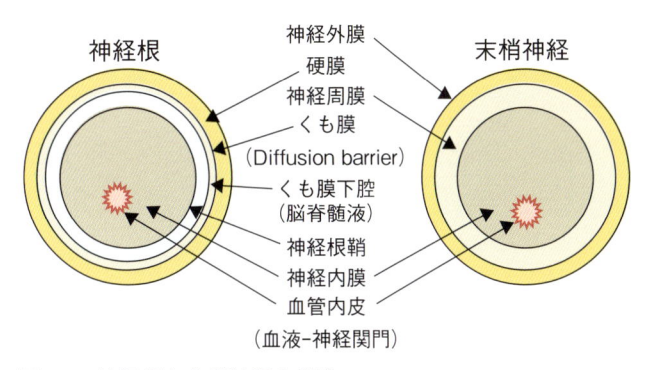

図11 神経根と末梢神経の構造
〔小林茂：馬尾・神経根の構造と機能．生理．脊椎脊髄ジャーナル17(5)：369-375, 2004から〕

4) 体幹支持筋群

脊柱は骨や軟骨などのみで支持されているものではない．前述した脊柱支持靱帯に加え，脊柱周囲には多くの筋肉が存在し縦横に走行し，脊柱の運動性と支持性に関与している（図8,9）．背部筋群の表層には僧帽筋，広背筋，下後鋸筋が存在する．広背筋は第7胸椎以下の棘突起から仙骨背面や腸骨稜に付着し，腰部では胸腰筋膜となり固有背筋群を覆っている．

固有背筋群には表在性に腸肋筋，最長筋，棘筋からなる脊柱起立筋，深在性に横突棘筋と腰部では多裂筋がある．これらの背筋群は脊柱の後屈，側屈，回旋のための収縮を生じる．

腰部の側方には腰方形筋が存在し，側屈と呼吸運動の補助のために働く．脊柱側方に接し，縦走する大腰筋は第12胸腰椎椎体および腰椎横突起と椎間板に起始し大腸骨窩を通って小転子に付着する．腰部前面では外・内複斜筋と腹直筋が腹壁を形成し腹圧保持に働くとともに，前屈，側屈，回旋時に作用する．

2 神経系

1) 脊髄および馬尾

頭蓋骨に保護された脳に続いて，脊柱に保護され中枢神経としての脊髄が存在する．脊髄は硬膜・くも膜・軟膜からなる脊髄膜で覆われ，第1頸椎（環椎）上縁から脊柱管内を下降する．脊髄最下端の脊髄円錐は，小児期では，成人よりも尾側に存在する．これは脊椎と脊髄の成長にずれが生じるためである．このため，成長とともに椎体に対して脊髄は上位に移行する．小児ではL3椎体，成人ではL1椎体付近に存在するのが通常である．

脊髄の太さは上位から下位まで一定ではなく，上肢を支配する神経根が多く存在する頸部膨大部の第3頸椎から第2胸椎椎体高位では太くなっており，また下肢を支配する神経根が多く存在する腰部膨大部も太くなっている．

脊髄には通常，神経根を出す31対の髄節が存在する（図2）．それらは頸神経8対，胸神経12対，腰神経5対，仙神経5対，尾神経1対である．髄節を形成するのは脊髄の前角から出る前根，および後角から出るのが後根であり，この2つの根が1本の神経根となる．この神経根は後根神経節を経て，前根と後根が吻合して脊髄神経となる（図10）．

馬尾・神経根は末梢神経の一部であるが，ほかの末梢神経と異なり，くも膜下腔に存在し，常に脳脊髄液に浸っているという特殊な環境に置かれている．また，構造的にも異なっている（図11）[11]．神経根は椎間孔に向かって走行し，上位では水平に走行し，下位に行くに従って斜めに走行するようになり，腰部膨大部以下では

243

総論11 脊椎・脊髄損傷

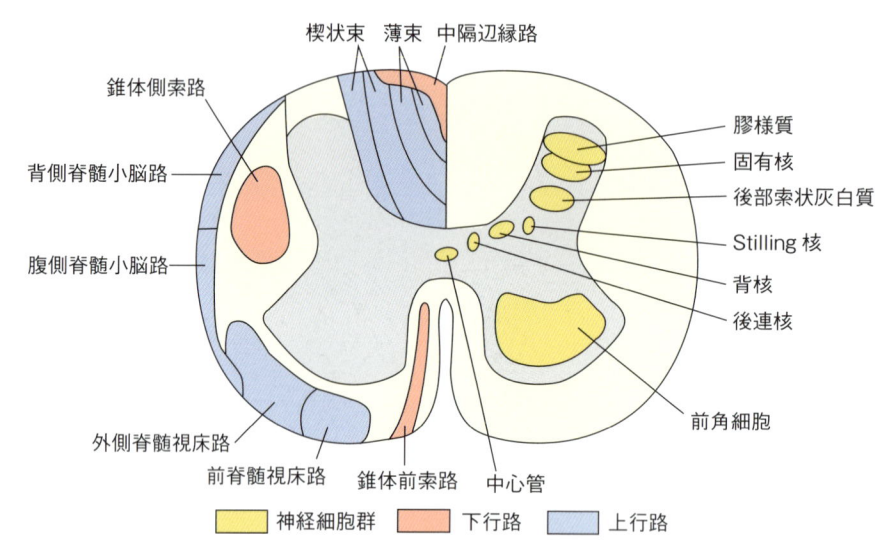

図12 脊髄の内部構造
〔吉沢英造：脊椎の外科．医学書院，東京，1981から〕

ほぼ垂直となって走行し，これらが馬尾を形成することとなる．

脊髄は，周辺部の線維成分に富む白質と中央部の細胞成分に富む灰白質に分けられる．灰白質の中心には脊髄の中心部を縦に走る中心管があり，脊髄液が流れている．この中心管は脳に向かって第4脳室に通じ，遠位側は脊髄下端の脊髄円錐に達している．また，脊髄は前面の前正中裂，後面の後正中溝が存在し，左右対称の形態をなしている．灰白質は中間帯と左右に前角と後角を有し，対称形となっている．白質も前索，側索，後索からなっている（図12）．

2）自律神経系

自律神経のうち交感神経はT1～L2に近位をもつ．傍脊柱神経節や交感神経幹を経由して脊髄神経に混入し，血管や汗腺，皮脂腺，立毛腺などを支配する．また内臓神経を通り腹部内臓器を支配する．自律神経のうち副交感神経は脳神経あるいはS2，3，4に近位をもつ．このうち後者は骨盤内臓器に分布し，交感神経とともに下腹神経叢に合流して膀胱機能をつかさどる（図13）．

3 脊椎・脊髄損傷の診断

脊椎・脊髄損傷の診断においては，脊髄・脊髄円錐・馬尾などの損傷の高位診断と横位診断が重要である．

1）高位診断
（1）髄節（spinal segment, myelotome）[12-14]

脊髄の両側から神経根が分枝する．それぞれの神経根に対応している脊髄の部位を髄節と呼んでいる．上述の

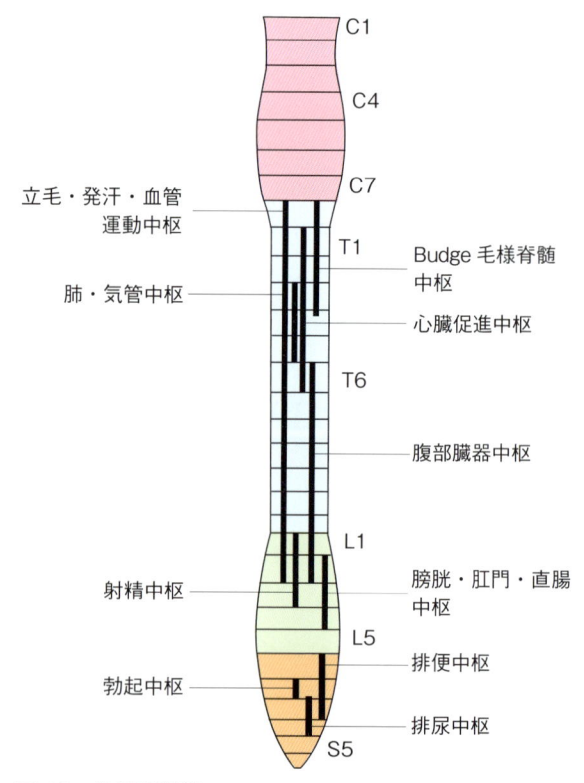

図13 自律神経系

ように，通常は頚髄8対，胸髄12対，腰髄5対，仙髄5対，尾髄1対の神経根が分枝している．また，脊髄レベルと脊椎レベルは成人では一致していない．通常，頚椎と頚髄では約1.5椎ほどずれ，第6頚椎と第7頚椎の間の椎間板レベルが第8頚髄の髄節レベルである．また，胸椎と胸髄でもずれが生じ，第10胸椎と第11胸椎の間の椎間板レベルが第12胸髄の髄節レベルである．通常，脊髄円錐は第1腰椎レベルにある．残りの腰髄と

A. 脊椎・脊髄の解剖

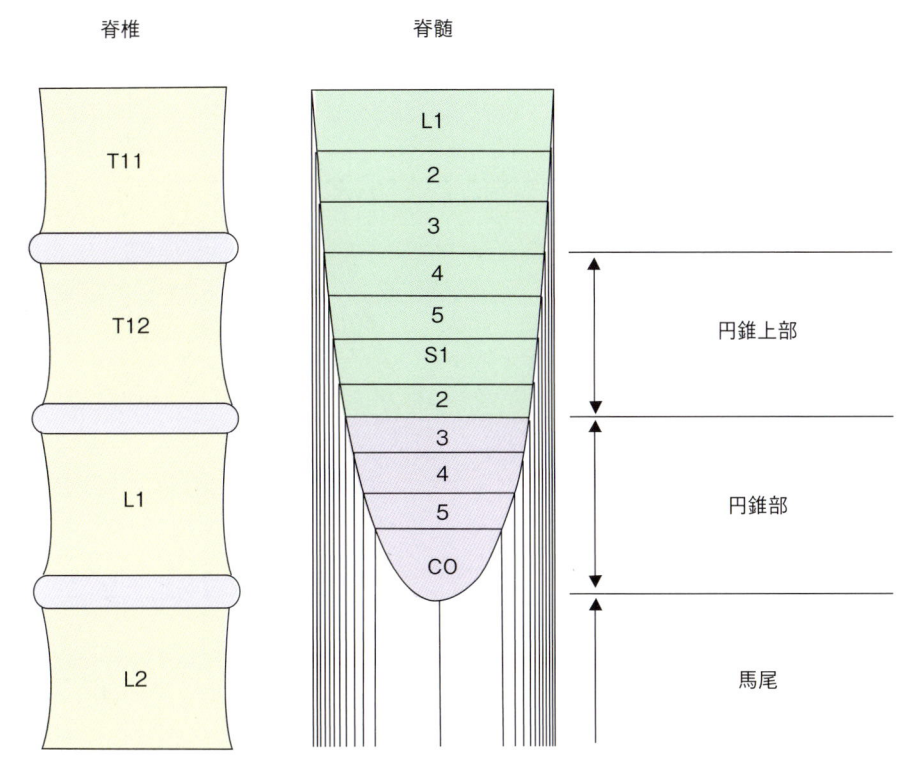

図14　円錐上部，円錐部，馬尾の脊椎高位
T：胸髄，L：腰髄，S：仙髄，CO：尾髄

表1　前根による主な骨格筋支配

前根	骨格筋
C_5	三角筋，上腕二頭筋，棘上筋，棘下筋
C_6	腕橈骨筋，長橈側手根伸筋，回外筋
C_7	上腕三頭筋，尺側手根伸筋，手指伸筋
C_8	手指屈筋
T_1	小手筋
L_4	前脛骨筋
L_5	長母指伸筋，大腿二頭筋，殿筋
S_1	長腓骨筋，短腓骨筋

仙髄の髄節は第11胸椎と第12胸椎の間の椎間板レベルから，第1腰椎と第2腰椎の間の椎間板レベルに集中している（図14）．

(2) 筋節（myotome）[13, 14]

前角および前根は運動神経線維を有している．その運動神経線維が骨格筋を支配しており，それぞれの前根によってつかさどられている骨格筋単位を筋節という．しかし，その対応は1対1ではなく，複数の前根によって骨格筋が支配されていることが多い．しかし，なかには1つの前根のみに支配されている骨格筋も存在する．この骨格筋と前根のレベルの把握は損傷高位の診断にきわめて重要である（表1）．

(3) 皮膚分節（dermatome）[13, 14]

後角および後根は感覚神経線維を有している．これは，顔面と頭部の前面以外を支配する．それぞれの後根に対応している全身の皮膚の支配部位を皮膚分節という．さまざまな皮膚分節が提唱されてきたが，なかでも有名なものが，KeeganとGarrett[15]によるもの（図15）と，HaymakerとWoodhall[8]によるものである（図16）．感覚障害の把握も損傷高位の診断にはきわめて重要である．皮膚感覚は隣接する後根によって重複した支配があり，通常，たった1つの後根の障害では，感覚障害は顕著には生じない．しかし，損傷神経根に由来した痛みやしびれを認めることがある．

(4) 反射（reflex）[13, 14]

特に，意識障害などが存在する場合は唯一の手がかりとなることがある．反射には，腱反射，筋伸張反射，表在反射，病的反射が存在する（表2）．それぞれの反射には反射中枢の髄節が存在し，損傷高位の診断のためには，その反射に対応する髄節高位を知っておくと，脊髄・神経損傷における高位診断に有用である．腱反射はその反射中枢よりも頭側に病変や損傷があると亢進し，尾側に病変や損傷があると正常である．反射中枢に一致した高位に病変や損傷があると反射は低下もしくは消失する．表在反射は，反射中枢を含め頭側に病変が存在する場合には反射は消失し，反射中枢の尾側に病変や損傷があるときには反射は変化がない．しかし，球海綿体筋反射[16]（図17）は中枢神経病変で亢進することもあり，ほかの表在反射とは異なっている．病的反射はいわゆる

総論 11　脊椎・脊髄損傷

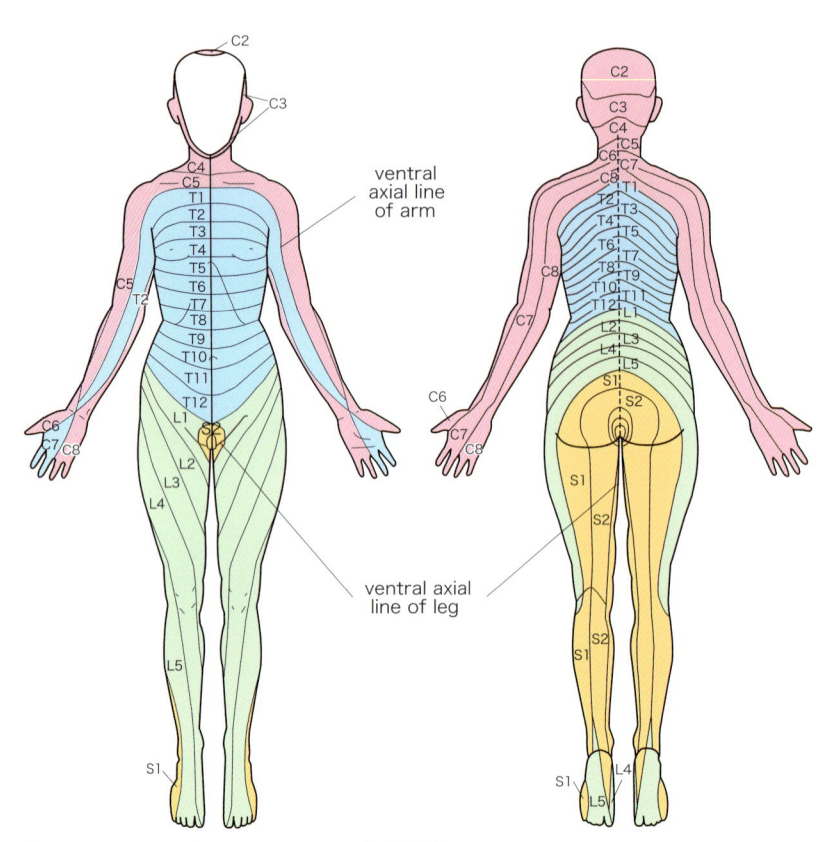

図 15　Keegan と Garrett による皮膚分節

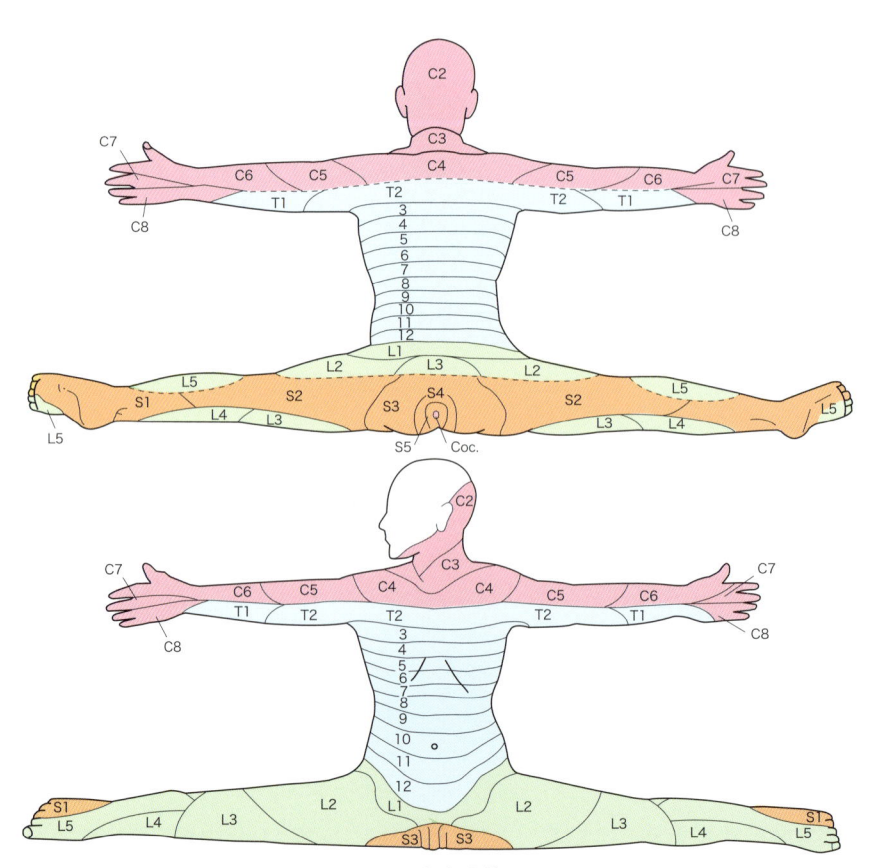

図 16　Haymarker と Woodhall による皮膚分節

A. 脊椎・脊髄の解剖

表2 主な反射中枢

反射	中枢
腱反射	
下顎反射	橋
頭後屈反射	$C_{1\sim4}$
上腕二頭筋反射	C_5
腕橈骨筋反射	C_6
上腕三頭筋反射	C_7
膝蓋腱反射（大腿四頭筋）	$L_{2\sim4}$
アキレス腱反射（下腿三頭筋）	S_1
表在反射	
腹皮反射（肋骨下縁）	$T_{5\sim7}$
腹皮反射（上腹部）	$T_{7\sim9}$
腹皮反射（臍部）	$T_{9\sim11}$
腹皮反射（下腹部）	$T_{11\sim12}$
挙睾筋反射	$L_{1\sim2}$
球海綿体筋反射	$S_{2\sim4}$
肛門反射	$S_{3\sim4}$
病的反射	
Hoffmann徴候	$C_8\sim T_1$
Babinski徴候	$L_4\sim S_1$

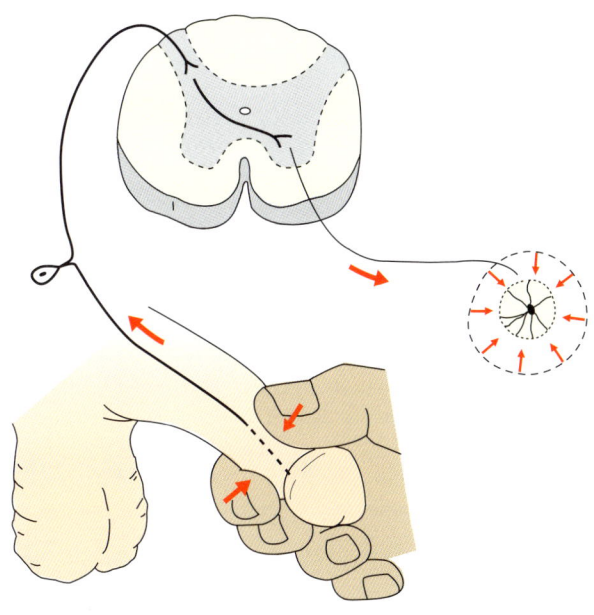

図17 球海綿体反射
指を肛門に挿入し，亀頭を握ると肛門括約筋の収縮を感じる．脊髄損傷例で本反射が出現すれば，脊髄ショックを離脱したことを意味する．球海綿体反射が出現してもなお四肢麻痺があれば完全麻痺である．
〔冨士川恭輔，ほか編：骨折・脱臼，改訂2版．南山堂，東京，p603, 2005から〕

錐体路徴候でもある．この反射は正常では存在せず，反射中枢より頭側に病変や損傷が存在する場合に認められるようになる．

2）横位診断

（1）長経路徴候（long tract sign）[12-14]

脊髄内の下行性運動線維束である錐体路（外側皮質脊髄路，側索）や上行性感覚線維束である後索と脊髄視床路の障害を長経路徴候という．これは病変や損傷高位より下位の髄節以下に運動および感覚障害を認める．しかし，髄節の高位診断は不可能である．

（2）錐体路障害：錐体路徴候（pyramidal sign）[14]

錐体路の病変や損傷によって，同側の筋力低下，痙縮，腱反射の亢進，病的反射の出現が認められる．これを錐体路障害あるいは錐体路徴候という．この場合，筋力低下は髄節に一致しないのが一般的である．また，上肢では伸筋群が優位に筋力低下を認め，逆に下肢では屈筋群が優位に筋力低下を認めるのが特徴である．痙縮は筋緊張亢進を示す．脊髄損傷のような急激な脊髄の病変が生じた場合には，急性期においては錐体路障害があるにもかかわらず，錐体路徴候を示さないことがある．これは，急性期には筋は弛緩性で，腱反射は低下あるいは消失し，異常反射が認められない状態であり，この状態が脊髄ショック（spinal shock）と呼ばれるものである．この状態は，通常数週間続き，やがて錐体路徴候を示すようになる．錐体路に体性局在が存在する（図10, p243）．

（3）後索障害[14]

脊髄後索は振動覚，関節位置覚，立体識別覚，二点識別覚，固有感覚などの深部感覚の上行性線維が通る線維束である．後索の病変あるいは損傷と同側の深部感覚障害を認める．後索にも体性局在が存在する（図10）．

（4）脊髄視床路障害[14]

脊髄視床路は温痛覚などの表在感覚の上行経路である．温痛覚は，後根から脊髄に入り，さらにニューロンを変えて脊髄内を1～2髄節上行し，交叉してから脊髄視床路に入るため，片側の脊髄視床路病変では1～2髄節下位の対側の温痛覚障害が認められるようになる．

脊髄視床路にも体性局在が存在する（図10）．

文献

1) 糸満盛憲，田中正，出沢明，豊根知明：胸椎・腰椎損傷の系統的分類．AO脊椎外科マニュアル，Springer-Verlag Tokyo，東京，pp21-42, 2002.
2) Arishima Y, Setoguchi T, Yamaura I, et al : Preventive effect of erythropoetin on spinal cord cell apoptosis following acute traumatic injury in rats. Spine 31 : 2432-2438, 2006.
3) Bracken MB, Shepard MJ, Hellenbrand KG, et al : Methylprednisolone or tirilazad mesylate administration after acute spinal cord injury : 1-year follow-up. Results of the third National Acute Spinal Cord Injury randomized controlled trial. J Neurosurg 89 : 699-706, 1998.
4) Demopoulos HB, Flamm ES, Pietronigro DD, et al : The free

radical pathway and the microcirculation in the major central nervous system disorders. Acta Physiol Scand 492 (Suppl 111) : 91-119, 1980.
5) Faden AI, Vink R, McIntosh TK : Thyrotropin-releasing hormone and central nervous system trauma. Ann N Y Acad Sci 553 : 380-384, 1989.
6) Geisler FH, Dorsey FC, Coleman WP : GM-1 ganglioside in human spinal cord injury. J Neurotrauma 9 (Suppl 1) : s407-s416, 1992.
7) Hall ED, Yonkers PA, Andrus PK, et al : Biochemistry and pharmacology of lipid antioxidants in acute brain and spinal cord injury. J Neurotrauma 9 (Suppl 2) : s425-s442, 1992.
8) Haymaker W, Woodhall B : Peripheral Nerve Injuries. in Principles of Diagnosis, 2nd ed. WB Saunders, Philadelphia, pp17-31, 1953.
9) Katoh D, Ikuta T, Katoh S, et al : Effect of dietary vitamin C on compression injury of the spinal cord in a rat mutant unable to synthesize ascorbic acid and its correlation with that of vitamin E. Spinal Cord 34 : 234-238, 1996.
10) Nakauchi K, Ikuta T, Katoh S, et al : Effects of lecithinized superoxide dismutase on rat spinal cord injury. J Neurotrauma 13 : 573-582, 1996.
11) 小林茂：馬尾・神経根の構造と機能，生理．脊椎脊髄ジャーナル 17(5) : 369-375, 2004.
12) Carpenter MB : Spinal cord (gross anatomy and internal structure). in Carpenter MB : Core Text of Neuroanatomy, 4th ed. Williams & Wilkins, Baltimore, pp57-82, 1996.
13) 後藤文雄，天野隆広：脊髄．臨床のための神経機能解剖学．中外医学社，東京，pp136-151, 1992.
14) 服部孝道：脊椎脊髄疾患への神経学的アプローチ．pp52-75（伊藤達雄，服部孝道，山浦晶編：臨床脊椎脊髄医学），三輪書店，東京，1996.
15) Keegan JJ, Garrett FD : The segmental distribution of the cutaneous nerves in the limbs of man. Anatomical Record 102 : 409-437, 1948.
16) Meyer PR : Fracture of thoracic spine T1 to T10. pp525-571 (Meyer ZR, eds : Surgery of Spine Trauma.), Churchill Livingstone, New York, 1989.

〔高相晶士〕

総論11　脊椎・脊髄損傷

B　脊髄損傷

1　病態と症状の経過

1　病態

脊髄損傷は，脊椎損傷の存在にかかわらず，外力によって脊髄の障害が生じるものである（一次的障害）．ひとたび生じた一次的障害はほぼ不可逆的な部分が多い．一次的障害に引き続き二次的障害が生じ，脊髄障害はより重篤なものとなる．脊髄の中の灰白質は損傷を受けると比較的早期に血流が減少し，乳酸が蓄積し始め，ATPの枯渇が生じる．同時に前角細胞を中心に虚血性変化が始まり，その後出血性壊死が灰白質全体に生じて白血球の浸潤が始まる．このような状態は時間を追うごとに著明になり，約24時間にわたって変化の増強をみる．一方，白質は灰白質よりもさらに早い段階で著明な浮腫を生じ，損傷を受けて約4時間ではすでに血流の低下が認められる．浮腫も時間とともに進行と増強を認め，損傷後約9日にわたり変化が続く[1,2]．

外力による脊髄の一次的障害そのものは不可逆的なものであるため，二次的障害をいかにコントロールするかが重要となる．二次的障害を引き起こす機序の中で，最も注目されてきたのが酸化ストレスである．

この酸化ストレスは細胞内エネルギー代謝に利用された酸素が，還元されて水になる過程や白血球の貪食作用において発生するものである．Preventive antioxidantsの一種であるカタラーゼやスーパーオキシドディスムターゼ（活性酸素やラジカルの産生を抑制する効果を有するもの）や，radical-scavenging antioxidantsの一種である水溶性ビタミンC，脂溶性ビタミンE，尿酸など（ラジカルを捕捉して連鎖反応を抑制する効果を有するもの）の働きによって，通常は生体内では適切に消去あるいは処理されている．しかし，適切な消去あるいは処理が働かない部位や場所で生じたり，過剰に産生された場合には障害が生じることになる．しかし，こういった場合でも，リパーゼ，プロテアーゼ，DNA修復酵素などによって修復あるいは再生がなされ，大きな問題とはならない結果となるのが生体の通常である[3]．

脊髄損傷における酸化ストレスの役割は，二次的障害を発生させ，また増強する点できわめて重要視され，この酸化ストレスの制御が薬物療法の目的とするところであり，特にステロイドが，この作用において注目されてきた歴史がある[4-7]．

2　神経障害・症状の経過

脊髄損傷においては，治療方法にかかわらず，神経症状の増悪が受傷直後数日以内に10～20%程度に観察される．増悪した神経症状の多くは，保存的経過観察においても受傷直後の神経高位に回復するが，残された骨片や軟部の脊髄圧迫因子の影響については不明な点が多い．経過観察中に圧迫因子の自然消退や消失が認められることもあり，この現象と神経障害・症状の改善が並行しているかは不明であるが，時間の経過とともに神経障害・症状も回復の傾向を示す症例もよく経験する．

神経障害・症状の回復の程度は，受傷時の麻痺の重症度に最も大きく影響される．下肢運動機能が十分温存されているFrankel D（Frankel分類については後述）の症例では神経症状が増悪することはまれであり，神経障害と症状の改善もきわめて良好である．下肢にわずかでも筋収縮が認められるFrankel Cの症例では，多くは保存的治療によっても歩行可能となるレベルまで機能が回復する症例も多い．不完全損傷でも，下肢の運動機能を失ったFrankel Bの症例では，改善の程度は不良である．しかし，損傷高位より遠位で，pin-prickを疼痛として知覚しうるものは歩行可能まで回復する場合も多

総論11　脊椎・脊髄損傷

く，逆に，sacral sparing のない完全損傷では，錐体路機能の有用な回復は望めず，神経障害・症状の回復は少ない．髄節レベルでの運動機能回復が50％程度の症例に認められる．しかし，その頻度は治療方法にはよらず，適切でさえあれば，手術的治療法，保存的治療法と同様である．この髄節運動機能の回復にかかわる重要な因子は，脊髄と脊柱の損傷高位の差と知覚機能の残存であることになる[8]．

脊椎損傷を伴う脊髄損傷においては，脊柱管に入り込んだ骨片や軟部組織の脊髄圧迫因子が，神経障害に大きなかかわりがあると考えるのが妥当ではあるが，残された骨片や軟部組織が神経障害・症状に実際に及ぼしている影響の程度は不明である．また，回復の経過や程度と脊柱管に残された骨片や軟部組織の脊髄圧迫因子の程度には明らかな相関はないともされ，いまだ不明な点が多い．

2 麻痺の分類と機能的評価

1 分類と機能評価

脊髄損傷患者においては，最終的な機能評価を予測すること，そして，リハビリテーションにおける短期・長期ゴールの設定や，リハビリテーションの進行状況の把握のためには機能評価が必要であり，また重要である．その評価には，機能障害（impairment level），能力低下（disability level），社会的不利（handicap level）の3段階の評価方法があり，そのための評価方法や分類がいくつか存在する．

麻痺の程度の評価は，Frankel 分類[9]が歴史も古く有名である．これは知覚（感覚）障害と運動障害の存在と程度による組み合わせにより5段階に麻痺の程度を分類した簡潔なものである．しかし，麻痺の推移，予後，また最終的な結果の予測を可能にするものではない．このようなことを踏まえ近年では改良 Frankel 分類[8]が考案され，利用されている．これは麻痺の予後をも推定することが可能とされている．すなわち，脊髄損傷における麻痺の予後の予測を含み，脊髄横断面と脊髄高位両面に目を向けた評価がなされているものである．

従来から，Frankel A を呈していた場合は予後が不良であることはよく知られていた事実であるが，横断の程度がさらに軽度である Frankel B～D の予後については不明である点も多かった．Frankel B～D をさらに細分化することによって，横断面損傷の程度も細かく評価さ

れることが可能となったとされている．つまり，Frankel B の中でも痛覚残存が認められる脊髄横断の程度の低い B3 の予後は良好であることが示され，また，Frankel C の中でも下肢筋力が重力の抵抗を上回っているMMT3以上が受傷時に保たれているC2の予後は，下肢筋力1もしくは2であるC1の症例に比べて，きわめて良好であることが示されてきた．これは retrospective に検討した結果であるが，これを用いて prospective に予後を予測することが可能であるとされている．

このほか，impairment level の評価を盛り込み，脊髄障害のレベル，不全の程度，キーマッスルの筋力によるグレードが反映されて，評価を行う ASIA（American Spinal Cord Injury Association）[10]などがある．

2 麻痺の程度の分類

1）Frankel 分類[9]

Frankel 分類

A. Complete（完全麻痺）
　損傷高位以下の運動感覚完全麻痺．
B. Sensory only（感覚のみ）
　運動完全麻痺で，感覚のみある程度残存．
C. Motor useless（運動不全）
　損傷高位以下の筋力は少しあるが，実用性がない．
D. Motor useful（運動あり）
　損傷高位以下の筋力の実用性がある．補助具の要否にかかわらず歩行可能．
E. Recovery（回復）
　筋力弱化なく，感覚障害なく，括約筋障害なし，反射の異常はあってもよい．

2）改良 Frankel 分類[8]

総合せき損センターの植田らが Frankel 分類をもとに改良したものである．上記 Frankel 分類の B，C，D 群を予後の違いからさらに細分化し，予後予測の因子も含まれている．

改良 Frankel 分類

A. Motor, sensory complete（完全麻痺）
　仙髄の感覚（肛門周辺）脱失と運動（肛門括約筋）完全麻痺
B. Motor complete, sensory only〔運動完全（下肢自動運動なし），感覚不全〕
　B1．触覚残存（仙髄領域のみ）
　B2．触覚残存（仙髄だけでなく下肢にも残存）
　B3．痛覚残存（仙髄あるいは下肢）
C. Motor useless〔運動不全で有用でない（歩行できない）〕
　C1．下肢筋力1，2（仰臥位で膝立てができない）

C2. 下肢筋力3程度(仰臥位で膝立てができる)
D. Motor useful〔運動不全で有用である(歩行できる)〕
　D0. 急性期歩行テスト不能例
　　　下肢筋力4, 5あり．歩行できそうだが急性期のため正確な判定困難．
　D1. 車椅子併用例
　　　屋内の平地であれば10m以上歩ける(歩行器, 装具, 杖を利用してよい)が, 屋外, 階段は困難で日常的には車椅子を併用する．
　　　＊10m以下の歩行であればC2と判定．
　D2. 杖独歩例あるいは中心性損傷例
　　　杖独歩例：杖, 下肢装具など必要であるが屋外歩行も安定し車椅子不要．
　　　中心性損傷例：杖, 下肢装具など不要で歩行は安定しているが, 上肢機能が悪いため, 入浴や衣服着脱などに部分介助を必要とする．
　D3. 独歩自立例
　　　筋力低下, 感覚低下はあるが独歩で上肢機能も含めて日常生活に介助不要．
E. Normal(正常)
　神経学的脱落所見なし(自覚的しびれ感, 反射亢進はあってよい)

3) ASIA機能障害尺度(impairment levelの評価)[10]

ASIA機能障害尺度(impairment levelの評価)

- A＝完全：S4〜S5の感覚・運動ともに完全麻痺
- B＝不全：S4〜S5を含む神経学的レベルより下位に感覚機能のみ残存
- C＝不全：神経学的レベルより下位に運動機能は残存しているが, 主要筋群の半分以上が筋力3未満
- D＝不全：神経学的レベルより下位に運動機能は残存しており, 主要筋群の少なくとも半分以上が筋力3以上
- E＝正常：運動, 感覚ともに正常

　ASIA機能障害尺度の特徴として, 脊髄障害のレベル, 不全の程度, キーマッスルの筋力によるグレードが反映されている．膀胱機能は含んでおらず(通常D以上では自排尿が可能である), 左右差のある場合には左右各々を評価しなければならない(例：左C1, 右B2など)．判定に迷うときには, より悪いほうとする．D0群は実際にはD1, D2, D3のいずれかであるため, 予想可能であればD0(D1)やD0(D2)と記載する．

③ 脊髄・神経の治療(薬物療法)

1 MPSSの有効性と問題点

　脊椎・脊髄損傷における損傷脊髄の機能的予後は受傷時のさまざまな因子によってすでに決定されている．脊髄損傷の治療は脊髄再生医療をはじめとして, 進歩し続けているものの, 損傷された脊髄自体に対する決定的かつ有効な治療手段は確立されていない．このため重度の麻痺を伴った脊髄損傷については大きな回復は望めず, 麻痺を抱えた生活を余儀なくされている．脊髄再生医療にも大きな期待が寄せられており, ある程度の成果が報告されているが, 残念ながら, 現状ではいまだ現実的な治療方法とはいえない．

　こういったなかで, 脊髄損傷に対する薬物療法はさまざまな研究と検討がなされ, いくつかの薬剤の有効性の検証がなされてきた．なかでも, コハク酸メチルプレドニゾロンナトリウム(methylprednisolone sodium succinate；MPSS)が歴史的にも多く用いられ, 多くの検討と検証がなされてきた[4-7, 11-15]．このなかでは, National Acute Spinal Cord Injury Study (NASCIS)の検証が有名である．

　臨床で使用されているMPSSは, 脊髄損傷においては抗炎症作用よりも, 抗酸化作用が効果の中心であることが実験的に示されている．現在, 実際の臨床においてはMPSS 30mg/kgを急速投与し, その後23時間にわたって1時間当たり5.4mg/kgの維持量とするプロトコールが示されている．しかし, この方法の確立の歴史においては, 確かなエビデンスから導かれたというよりは, 患者搬入後早期に大量にかつ短時間に投与し, 状態観察を行った後, 維持量を継続投与するというものである．しかし, この方法も異論は多く, 感染・投与開始時期などの多くの問題が残されており, 効果も限られたものとされている．

　National Acute Spinal Cord Injury Study 1 (NASCIS 1)[11]に続くNASCIS 2ではMPSSに有効性が認められたとしている[12]．これは, 脊髄損傷受傷後8時間以内にMPSSが投与された場合には, 四肢の筋力をMMTの合計で算出するmotor scoreで5ポイント上回っており, 機能評価であるfunctional independent measureでは有意な差がなかったものの, 有効であると結論づけたものである．しかし, 創感染や肺梗塞などの合併症も多く, 脊髄損傷受傷後8時間以降に投与した対照群が8時

間以前の投与群より改善が良好であるといった結果も含んでおり，妥当性に疑問を投げかけざるをえないとの批判も多い[16-19]．

続いて最も最近に行われたNASCIS 3は，NASCIS 2プロトコールを対照に，維持量を48時間までに延長した群なども追加し，検証・検討したものである．それによると脊髄損傷受傷後3時間以内に投与した群はNASCIS 2と差がなく，3時間以降8時間以内に投与した群は48時間プロトコールが回復の程度が良好であったとしている[20]．しかし，わが国での調査では，高齢者には特に合併症が多く，神経障害の改善についても，感覚機能は改善傾向が認められても，運動機能は改善が認められなかったとしている[21]．

現在のMPSSの脊髄損傷に対する治療における位置づけはオプションにすぎないものとなっている．また，MPSSは得られるメリットと合併症を十分考慮するべきであり，合併症も多いことを忘れてはならない．

2 他の薬物治療

急性期治療のためのnaloxone, tirilazad mesylate, nimodipineなどに期待が寄せられ臨床試験も行われた．また，亜急性期の治療としてGM1gangliocideも神経再生に期待が寄せられ検証がなされた．しかし，いずれも有効性は認められなかった[22]．なかでも，効果が認められているものは4-aminopyridine (4-AP) である．これは神経軸索機能を引き出すためのカリウムイオンチャンネルの非特異的抑制剤であり，慢性期の運動機能の改善，痙縮の抑制，疼痛の改善に効果を有するとされている．しかし，十分な効果とはいえず，さらなる新しい薬物治療の研究が進んでいる．今後の薬物治療の可能性としてはTRH，メラトニン，レシチン化SOD，PGI_2，エリスロポエチンなどがある．これらは実験的には効果が示されているものも含まれている[23-26]．

脊髄損傷は，その程度が軽いものから重いものまで，さまざまな重症度が存在し，また，損傷高位や治療時期によっても，薬剤の治療効果の判定はきわめて困難である．しかし，今後再生医療をはじめとしたさまざまな治療法が現れ，また現実のものとなったときには，ますます薬物治療は重要な補助的治療を担うこととなる．この分野はさらなる研究が期待されている．

文献

1) Means ED, Anderson DK : Pathophysiology of acute spinal cord injury. pp19-60 (Davidoff RA ed : Handbook of Spinal Cord Injury.), Marcel Dekker Inc, New York, 1987.
2) Taoka Y, Okajima K : Spinal cord injury in the rat. Prog-Neurobiol 56 : 341-358, 1998.
3) Katoh S, El Masry WS : Neurological recovery after conservative treatment of cervical cord injuries. J Bone Joint Surg 76-B : 225-228, 1994.
4) Bracken MB, Shepard MJ, Hellenbrand KG, et al : Methylprednisolone or tirilazad mesylate administration after acute spinal cord injury : 1-year follow-up. Results of the third National Acute Spinal Cord Injury randomized controlled trial. J Neurosurg 89 : 699-706, 1998.
5) Demopoulos HB, Flamm ES, Pietronigro DD, et al : The free radical pathway and the microcirculation in the major central nervous system disorders. Acta Physiol Scand 492 (Suppl 111) : 91-119, 1980.
6) Hall ED, Yonkers PA, Andrus PK, et al : Biochemistry and pharmacology of lipid antioxidants in acute brain and spinal cord injury. J Neurotrauma 9 (Suppl 2) : s425-442, 1992.
7) Hall ED : The effects of glucocorticoid and nonglucocorticoid steroids on acute neuronal degeneration. Adv Neurol 59 : 241-248, 1993.
8) 植田尊善：非骨傷性頸髄損傷－急性期の病態，治療．日獨医報 45 : 301-315, 2000.
9) Frankel HL : The value of postural reduction in the initial management of closed injuries of the spine with paraplegia and tetraplegia. Paraplegia 7 : 119-192, 1969.
10) Maynard FM, et al : International standards for neurological and functional classification of spinal cord injury. Spinal Cord 35 : 266-274, 1997.
11) Bracken MB, Shepard MJ, Hellenbrand KG, et al : Methylprednisolone and neurological function 1 year after spinal cord injury. Results of the National Acute Spinal Cord Injury Study. J Neurosurg 63 : 704-713, 1985.
12) Bracken MB, Shepard MJ, Collins WF, et al : A randomized, controlled trial of acute spinal-cord injury. Results of the second National Acute Spinal Cord Injury Study. N Engl J Med 322 : 1405-1411, 1990.
13) Braughler JM, Hall ED : Correlation of methylprednisolone levels in cat spinal cord with its effects on (Na + K) - ATPase, lipid peroxidation, and alpha motor neuron function. J Neurosurg 56 : 838-844, 1982.
14) Hall ED, Braughler JM : Effect of intravenous methylprednisolone on spinal cord lipid peroxidation and $(Na^+ + K)$ - ATPase activity. Dose-response analysis during 1st hour after contusion injury in the cat. J Neurosurg 57 : 247-253, 1982.
15) Hall ED, Wolf DL, Braughler JM : Effect of a single large dose of methylprednisolone sodium succinate on experimental posttraumatic spinal ischemia. Dose-responce peroxidation and $(Na^+ + K)$ -ATPase activity. Dose-response and time action analysis. J Neurosurg 61 : 124-130, 1984.
16) Bracken MB, Shepard MJ, Collins WF, et al : Methylprednisolone or naloxone treatment after acute spinal cord injury : 1-year follow-up data. Results of the second National Acute Spinal Cord Injury Study. J Neurosurg 76 : 23-31, 1998.
17) Coleman WP, Benzel D, Cahill DW, et al : A critical appraisal of the reporting of the National Acute Spinal Cord Injury Studies (II and III) of methylprednisolone in acute spinal cord injury. J Spinal Disorder 13 : 185-199, 2000.
18) Fehlings MG, Editorial : recommendations regarding the methylprednisolone in acute spinal cord injury : making sense out of the controversy. Spine 26 : S56-57, 2001
19) Hurlbert RJ : Methylprednisolone for acute spinal cord inju-

ry : an inappropriate standard of care. J Neurosurg 93 (Suppl 1) : 1-7, 2000.
20) Bracken MB, Shepard MJ, Holford TR, et al : Administration of methylprednisolone for 24 or 48 hours or tirilazad mesylate for 48 hours in the treatment of acute spinal cord injury. Results of the Third National Acute Spinal Cord Injury Randomized Controlled Trial. National Acute Spinal Cord Injury Study. JAMA 277 : 1597-1604, 1997.
21) Coleman WP, Nesathurai S : Steroids and spinal cord injury : revisiting the NASCIS2 and NASCIS3 trials. J Trauma 45 : 1088-1093, 1998.
22) Geisler FH, Dorsey FC, Coleman WP : GM-1 ganglioside in human spinal cord injury. J Neurotrauma 9 (Suppl 1) : s407-s416, 1992.
23) Arishima Y, Setoguchi T, Yamaura I, et al : Preventive effect of erythropoetin on spinal cord cell apoptosis following acute traumatic injury in rats. Spine 31 : 2432-2438, 2006.
24) Faden AI, Vink R, McIntosh TK : Thyrotropin-releasing hormone and central nervous system trauma. Ann N Y Acad Sci 553 : 380-384, 1989.
25) Katoh D, Ikuta T, Katoh S, et al : Effect of dietary vitamin C on compression injury of the spinal cord in a rat mutant unable to synthesize ascorbic acid and its correlation with that of vitamin E. Spinal Cord 34 : 234-238, 1996.
26) Nakauchi K, Ikuta T, Katoh S, et al : Effects of lecithinized superoxide dismutase on rat spinal cord injury. J Neurotrauma 13 : 573-582, 1996.

（高相晶士）

Lister の石炭酸による制腐法

　Lister は，Pasteur の論文から創の化膿の原因も空気中の微細な物質にあると考えていた．たまたま England の小さな町を流れる小川の水の悪臭に住民が困っていたが，これに少量の石炭酸を入れると悪臭がしなくなったことを経験し，開放骨折に石炭酸を用いることを思いついた．最初の症例は Glasgow 王立病院に入院した下腿開放骨折患者の創を石炭酸で洗浄し，5％石炭酸を浸したガーゼで包んだが残念ながら化膿した．これは受傷後時間が長く経過していたためと思われる．Lister はこれに絶望することなく次の機会を待ち，下腿開放骨折を同様に処置し骨折は厚紙で固定して，創は化膿することなく骨折も癒合して退院した．
〔Lister LJ : Lancet, 1867〕

（糸満盛憲）

総論11 脊椎・脊髄損傷

C 胸・腰椎損傷

1 胸・腰椎における脊椎損傷の分類

1 胸・腰椎における脊椎損傷の病態

　胸・腰椎損傷の発生高位は多くの研究からL1高位が多く，次いでT12，L2，L3，T11と続く[1]．

　胸・腰椎移行部は脊椎と脊髄・馬尾神経の特別な位置関係が存在する環境であり，神経学的障害の程度は脊髄円錐の存在高位によってもある程度決定される．神経損傷の合併については，完全な対麻痺から程度の軽い単一神経根障害や神経障害のまったく認められないものなど，さまざまな程度の神経障害が生じうる．全脊椎損傷のうち，神経障害を認める症例は20％程度ともいわれている[2]．脊椎損傷の程度が高度になればなるほど，神経障害の程度も高度になる傾向にある．また，神経学的障害の程度は損傷が生じた，まさにその瞬間の脊髄・馬尾神経への障害の程度，および受傷後の脊椎の不安定性の程度といった動的要素，さらに受傷後の脊椎・脊柱の変形の程度，脊柱管内への骨片の占拠の程度といった静的要素の大きく2つの因子によっても決定される．

2 胸・腰椎損傷の診断と分類

　胸・腰椎損傷に対する治療目的は，正常な運動機能と体幹支持機能の獲得，神経学的障害の回復と進行の予防，腰背部痛や脊柱変形の残存の防止，将来における機能低下disabilityの予防である．これらをより小さな侵襲，短い入院期間と罹病期間で達成し，早期の社会復帰を果たすための，脊髄損傷に対するinstrumentation手術はめざましい進歩を遂げてきた．

　適切な治療のためには，発生メカニズム，急性期および慢性期における脊柱不安定性，神経障害発現のメカニズムなどを適切にとらえた脊椎損傷の分類が必要である．その分類に従って適切に診断と治療が円滑に行われれば，治療結果も満足できるものとなるであろう．現在まで，多くの研究によってさまざまな視点から，多くの分類がなされてきた．しかし，それぞれの分類ともに利点と欠点が混在しており，コンセンサスが得られたものはない．にもかかわらず代表的な分類法の原理と，治療方針の原理を理解し，診断と治療に役立てることはきわめて重要である．

3 胸・腰椎における脊椎損傷の分類と歴史

　近年，画像診断の進歩は著しい．CTおよび3D-CT，MRIなどの急速な進歩と普及によって，より詳細で迅速な画像診断が可能となっている．

　脊椎損傷の分類は，その後の的確な治療法を選択できるように，病態を明確・簡便に表現したものが理想である．

　歴史的には，脊柱をX線学的に，前方要素と後方要素に分類し（two column theory），不安定性の概念をも導入した系統的分類であるHoldsworth分類[3]（1963年）と，その後，CT画像を用い，脊柱を①anterior column，②middle column，③posterior columnのthree columnに分けて分類したDenis分類[2]（1984年）が重要である．

　胸・腰椎における骨折や脱臼などは，その損傷が安定であるか不安定であるのか否を見極め，判断し，治療に移行することが基本となり，これが直接治療方針決定へとつながるべきである．

1) Holdsworthのtwo column theory[3]

　Holdsworthは，脊柱損傷を楔状圧迫骨折，脱臼，回旋脱臼骨折，破壊骨折，剪断骨折に分類した．彼はこれらの発生メカニズムを，屈曲，伸展，垂直圧縮，回旋，

剪断の5つの外力によって生じるものとした．Holdsworthは胸・腰椎では屈曲，屈曲回旋，伸展，圧迫などの外力による損傷が多く，後方靱帯複合体が損傷される脱臼や脱臼骨折は不安定型損傷であり，靱帯複合体（黄色靱帯より後方に存在する靱帯の総称）が脊椎安定性に深く関与することに注目し，後方靱帯複合体損傷を伴った場合にのみ，脊柱は不安定となるとした．そしてこの不安定な損傷は，急性期には神経損傷を合併する危険性があり，慢性期には腰背痛や遅発性神経障害を引き起こす可能性があるとした．一方，この靱帯複合体が維持されていれば，椎体骨折の程度によらず，安定型損傷であるとした．しかし，Bedbrookは後方靱帯複合体が断裂しても必ずしも不安定型とはならず，椎間板，椎体，前縦靱帯損傷を合併したものが不安定であるとした．

　その後，Holdsworthによって脊柱は，椎体，椎間板，前・後縦靱帯で構成されているanterior columnと椎弓根より後方の椎間関節，関節包，黄色靱帯，椎弓，棘突起，棘上，棘間靱帯で構成されるposterior columnの2本の柱によって支持されているというtwo column theoryが提唱された．しかし，生体力学的実験から，説明のできない事実が示され，two column theoryでは正確な安定性と不安定性の評価が困難であることが指摘された．また，後方靱帯複合体損傷は慢性期不安定性や遅発性後弯変形につながりうるが，後方靱帯複合体損傷単独では急性期における不安定性は十分には説明されうるものではなかった．

2）Denisのthree column theory[2]

　Holdsworthに引き続き，CTによる画像診断の進歩と詳細な病態の解明によって，Denisは新たにthree column theoryを提唱した．Denisは多数の症例のCT画像の検討から，損傷脊椎の安定性は，椎体と，椎間板の後半分の損傷の有無が重要であるとして，脊柱をさらに二分してmiddle columnを加えたthree column theoryを提唱し（図1），脊柱不安定性は損傷された柱の数によって決定され，three columnすべてが損傷された場合が最も不安定となるとし，脊柱不安定性の程度は損傷されたcolumn数によって決定されるものとした．このなかでmiddle columnの損傷が特に重要で，神経にも生体力学的にも不安定性に関係のある状態であるとした．この脊柱不安定性は受傷後急性期には神経組織に対する損傷発生の危険性を増大させ，慢性期においては腰背部痛や遅発性神経障害を引き起こしうる遅発性後弯変形をも発症させうるものであるとした．

　Denis分類では，①圧迫骨折（compression injuries），

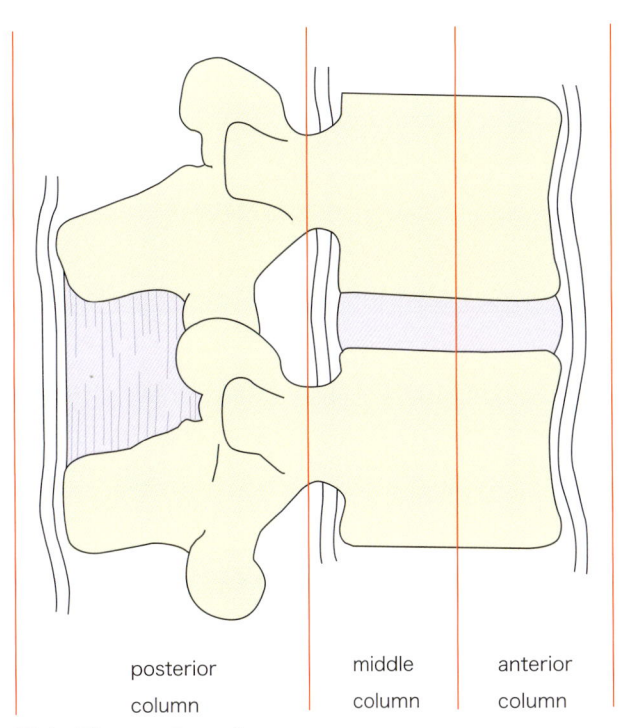

図1　Three column theory

②破裂骨折（burst fractures），③シートベルト型損傷（flexion dislocation injuriesまたはchance fracture），④脱臼骨折（fracture-dislocations）の4分類からなり，middle column損傷が神経症状の出現や不安定性と密接に関係するとしている．

　Denis分類によって，脊柱の不安定性に関する考え方は飛躍的に進歩した．現在もこの分類が広く用いられており，続いて新しい分類が提案される場合にも，この分類が意識されたうえで分類がなされていることが多い．しかし，現代においては，Denis分類でも分類不能となる損傷型も少なくはなく，問題点も指摘されている．

4　胸・腰椎における脊椎損傷の分類の実際

1）Denis分類[2]

　Denisは，自らの理論に基づいて，胸・腰椎損傷をminor injuries（関節突起骨折，横突起骨折，棘突起骨折，関節間部骨折）と，major injuries（圧迫骨折，破裂骨折，脱臼骨折，シートベルト損傷）に分類した．さらに，不安定型骨折を3つのカテゴリーに分類している．

（1）第1度不安定性―構築学的不安定性

　受傷時は神経障害を呈することがなくとも，脊柱の生理的な運動負荷によって，後弯変形や異常な運動を生じる可能性がある．後方靱帯複合体が損傷された高度な圧迫骨折やposterior columnとmeddle columnが損傷さ

総論11　脊椎・脊髄損傷

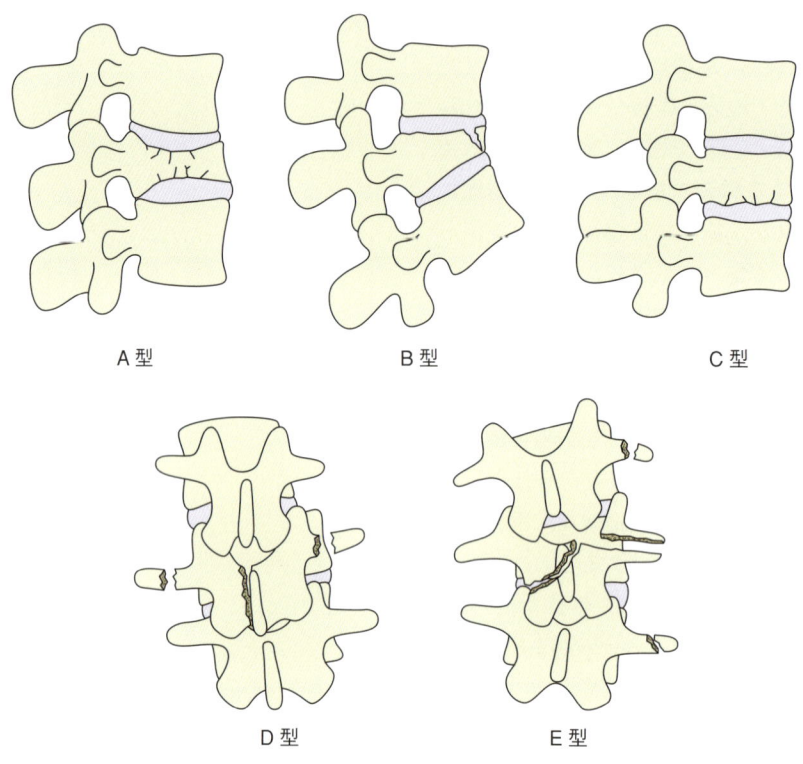

A型　　　B型　　　C型

D型　　　E型

図2　破裂骨折のsubtype分類

れるシートベルト型損傷が含まれる．

（2）第2度不安定性―神経学的不安定性

受傷時には神経障害が認められなくとも，椎間不安定性や骨片が脊柱管内に突出することによって，神経障害を呈しうる（Denisは破裂骨折の20％に遅発性神経障害が発生したと報告している）．

（3）第3度不安定性―混合型

最も不安定なタイプである．構築学的および神経学的不安定性の両者の合併で，受傷時すでに神経障害も認められ，さらに構築学的にも不安定である．脱臼骨折と神経障害を合併する破裂骨折がこれにあたる．

破裂骨折におけるDenis分類（図2）

A型：純粋な圧迫力の作用で発生する．上下の椎体軟骨終板に破綻があるもので，上下両方の椎間板近傍で脊柱管内への骨片陥入をみる．
B型：圧迫力に屈曲力が加わって発生する．上位椎間板に破綻が生じるもので頻度も高い．
C型：作用外力はB型と同様である．下位椎間板の破綻が生じるもので，頻度は低い．
D型：圧迫力に回旋力が加わって発生する．脱臼骨折と誤診されやすい．単純X線写真正面像で棘突起配列の乱れを認める．
E型：圧迫力に側屈力が加わる．側方楔圧迫骨折との識別が重要である．
※上述のうちD型およびE型は特殊型である．

2）金田分類[4]

金田ら[4]は，Denis分類におけるthree column theoryを基本にして，さらに詳細な補足を加えて胸・腰椎損傷を分類している．

金田による胸・腰椎損傷の分類

（1）楔状圧迫骨折
（2）破裂骨折
（3）屈曲伸延損傷
　① Chance骨折
　② シートベルト型損傷
（4）屈曲伸延損傷と破裂骨折の複合損傷
（5）脱臼骨折
　① 屈曲・回旋脱臼骨折
　② 剪断脱臼骨折
　③ 屈曲・伸延脱臼骨折
（6）後方要素単独損傷

特徴としては屈曲伸延損傷と破裂骨折の複合損傷を分類の1つとして提唱していることである．この損傷型は軸圧（垂直圧縮力による破裂骨折の発生）と伸延（屈曲伸延損傷）の相反する2種類の外力によって発生するということである．

C. 胸・腰椎損傷

■ 金田分類における代表的な胸腰椎損傷[4]

(1) 楔状圧迫骨折（wedge compression fracture）

高所からの転落が主な原因である．圧迫力を主に屈曲力が複合し発生する．多くは椎体上端が圧潰し，前方ほど椎体高が減少する楔状となる．頻度は少ないが，側屈力が加わると側方楔状圧迫骨折となる．通常，圧迫骨折は椎体後壁が温存されるため神経障害は合併せず，後方靱帯複合体も保たれる．このため，three column theoryにおいては1 columnのみの損傷とされ，安定型損傷に分類される．しかし，椎体圧潰率（椎体の前縁長と後縁長比）が50％以上，あるいは20°以上の角状変形が起これば不安定型損傷となり，後方靱帯複合体も損傷していることが多いとされる．

また，基礎疾患に骨粗鬆症が存在するような，特に高齢者における圧迫骨折の場合には，骨折椎体の形状は楔状のほか，椎体中央が陥凹する魚椎状や全体に圧潰する扁平椎などが生じうる．これらのなかには骨癒合が得られずに，圧潰が進行し続け，偽関節となる場合がある．また，椎体後壁が破綻し，脊柱管内に骨片が突出し，脊髄や馬尾を圧迫することによって神経障害を呈し，脊柱が不安定となり，頑固な腰背部痛や神経障害を呈することがある．これらは遅発性の神経麻痺となりうるため，注意が必要である．

(2) 破裂骨折（burst fracture）

高所からの転落や乗り物の墜落などで生じる高エネルギー損傷である．受傷機序は軸圧・垂直圧縮力であり，anterior columnとmiddle column両方の損傷が認められる．椎間板が軟骨終板を破壊し椎体内に瞬時に陥没すると，周囲を骨皮質に覆われる椎体の内圧が急激に上昇し椎体の周径が増す形で破壊が起こる．その結果，anterior columnとmiddle columnの椎体および椎間板が損傷される．椎体後壁は脊柱管内に陥入し，posterior columnは椎弓縦裂骨折を起こして椎弓根間距離が拡大する．側屈や回旋を伴うときは，さらに複雑な型を示す場合もあり，椎間関節の側方離解や関節面の開大が起こることもある．前縦靱帯と後縦靱帯の連続性は絶たれない．まれに椎弓骨折によって硬膜損傷を起こすこともある．椎体後壁の脊柱管内陥入は神経障害を合併しうる．陥入骨片の占拠率がT12以上35％，L1 45％，L2以下55％以上で神経障害が合併しやすいとする報告もある[5]．

(3) 屈曲・伸延損傷（flexion-distraction injury）

anterior column内あるいはその前方に屈曲の中心軸があって，anterior columnに屈曲力，posterior columnとmiddle columnに伸延力が作用して発生する．X線像上は後方要素の水平断裂を呈するのが特徴である．椎体の楔状変形を認めることもある．この損傷にはChance骨折とシートベルト型損傷がある．

Chance骨折は1948年にChanceによって報告された．これは，棘突起から椎弓，椎弓根，椎体までに至る骨傷のみの損傷であり，脊椎機能単位は損傷を認めない．このため安定型損傷である．

シートベルト型損傷はposterior columnとmiddle columnの骨傷のみならず，椎間板や後方靱帯複合体などの非骨性成分や軟部までの損傷をも認める．椎間関節の亜脱臼を認めることがある．前方では伸延力による椎間板の水平断裂や椎体骨折と屈曲力による椎体圧迫骨折をきたす．本損傷には1椎間損傷と2椎間損傷がある．椎体の前方転位がなく脊柱管が温存されるので通常神経障害を合併しない．しかし，非観血的に整復されても靱帯や関節包など軟部の損傷は治癒後も不安定性が残存するため，遅発性の変形や神経障害を起こしうる不安定性損傷に分類される．

(4) 屈曲伸延損傷と破裂骨折の複合損傷

Denis分類に追加されたものである．破裂骨折と屈曲伸延損傷と両方の特徴をもつ．posterior columnには椎弓の横裂骨折など水平断裂がみられ，anterior columnとmiddle columnは椎体破裂に伴う椎体後壁の脊柱管内陥入がみられる．従来の損傷分類にはないもので，その発生機序については不明な点が多いが，圧迫力（垂直圧縮力）と伸張力（屈曲伸延）が同時，あるいは相前後して作用したとき発生すると推測されている．three columnすべてが損傷されるきわめて不安定な損傷である．

(5) 脱臼骨折

圧迫，伸張，回旋，剪断の4つの外力による損傷である．three columnすべてが損傷されるため構築学的破綻も高度であり，最も不安定型の損傷である．神経障害も合併しやすい．

①屈曲・回旋脱臼骨折：体幹を捻った状態での高所からの転落や，背部の左右どちらか一方に重量物が落下した場合などに起こる．体幹に屈曲力（圧迫力）と回旋力が加わって発生する．anterior columnには回旋力と圧迫力が，middle columnとposterior columnには伸張力と回旋力が加わるために起こる損傷である．anterior columnとmiddle columnでは椎間板高位あるいは椎間板直下の椎体が捻られるように断裂し回旋する．ハムがスライサーで切られたようにみえることから，スライス骨折とも呼ばれる．posterior columnでは椎間関節は回旋

力によって骨折し脱臼も生じる．屈曲力が優ると椎体前方転位を合併するが，削ぎ取られた椎体の一部はもとの位置に残る．前縦靱帯は椎体から剝離し，断裂を免れることもあるが，後方複合靱帯は高度に断裂する．すべての脊椎損傷のなかでも最も不安定な損傷で，神経障害の合併頻度はきわめて高い．

②屈曲・伸延脱臼骨折：屈曲伸延損傷と受傷機序は同じで2点式シートベルト着用中の事故のほか，体幹前屈位で背部に重量物が落下した場合に発生する．本損傷では伸張力によってmiddle columnとposterior columnの両者が破綻し，上位椎が亜脱臼または脱臼し前方転位する．そのため脊柱管形態は変形し神経障害を高率に合併する．

③剪断脱臼骨折：比較的頻度が少ない．背部から水平に物体が衝突すると，その部は前方に押し出され，上位には反作用で後方への剪断力が作用して前方脱臼骨折が発生する．反対に前方への剪断力による後方剪断脱臼骨折も存在する．

(6) 後方要素単独損傷

横突起骨折，棘突起(剝離)骨折，椎弓や関節突起の単独骨折である．直達外力によることがほとんどである．関節突起骨折を除けば，構築学的に不安定となることはない．

近年，脊椎instrumentation手術の進歩は著しいものがあり，選択可能術式も増えている．こういったなかで，脊椎損傷に対する手術方法として，前方法，後方法，前後合併法，といった適切な術式の選択を分類によって可能とするように配慮されてきた．次に，比較的最近になって提唱された分類について述べる．

3) MagerlによるAO分類[6]

1994年にMagerlら[6]はあらゆるタイプの胸・腰椎損傷を分類可能な包括的分類を提唱した(表1)．この分類は，Denisのthree columnを用いず，脊柱を前方と後方のtwo columnでとらえ，画像診断上の骨性組織の損傷のみならず，軟部組織損傷も含む損傷形態，そして損傷発生における主外力の同定を含めた受傷メカニズムと，損傷の重症度を考慮して分類したものである．この分類はまず，損傷の形態的な特徴によってなされている．分類のカテゴリーは形態学的に同一であることによって形作られている．この分類には単純な粋(simple grid)が与えられている．この粋(grid)は3つのtypeからなり，それぞれのtypeは3つのgroupからなり，それぞれのgroupが3つのsubgroupおよびさらに細かな記述からなる．3つの大きなカテゴリーは，これをtype(型)と呼ぶが，X線像で容易に判定可能な基準によって規定される典型的な損傷パターンの結果を如実に反映しているため，3つの単純な受傷機序をそれぞれのtype(型)の名前と同一に考えることが可能である．それらは，①圧迫力(圧迫骨折あるいは破裂骨折を起こすこととなる)，②引っ張り力(横方向の破裂を伴った損傷の原因となる)，③長軸上での回転力(回旋損傷を引き起こす)である．

これらは損傷の形態的特徴とかかった損傷外力によって，type A：圧迫損傷，(前方要素損傷)，type B：伸延損傷(前後方要素損傷)，type C：回旋損傷(前後方要素損傷)に分類される(図3)．さらに，形態学的な基準を用いることによって，それぞれの型を異なったgroup(群)に分類する．さらに詳細な形態学的所見を用いることによって，subgroup(小群)が分類されている．分類がきわめて詳細であり，ほとんどすべての損傷を適切に分類することが可能である．

この分類では，損傷は重症度が進むに従って段階的に配列されている．type Aからtype Cになるに従い重症度は増し，type Aからtype Cになるに従って，より不安定性が増加する．さらに，各タイプは，それぞれ特異な損傷パターンと不安定性の順に3つのgroupに分けられている．骨性要素のみの損傷だけでなく軟部組織損傷の有無も考慮し，治癒力の違いも評価されていることが特徴的である．このgroupは，損傷の重症度を考慮して，さらに3つのsubgroupに細分化されている．

それぞれのtypeからgroup，さらに細かいsubgroupに至るまで重症度順に並んでいる．損傷のランクづけは，まず不安定の程度によって決められている．予後の面も可能なかぎり考慮されている．この分類では，損傷パターンから，重症度，予後，損傷メカニズムを決定でき，胸・腰椎損傷の治療法決定に重要な指針を与えることができるとされている．一方，本分類は，きわめて包括的ではあるが詳細すぎるゆえの煩雑さや，診断の再現性に関する問題点も指摘されている．

4) 荷重分担分類[7]

この分類法は，脊椎の前方支持性に重きを置いて，的確な評価を行おうと意図された分類法である．そのため，前方法を，より支持する分類となっている感がある．1997年に，McCormackとGainesら[7]は，胸・腰椎損傷の荷重分担分類(図4)を提唱し，椎体破壊の程度によって，選択されるべき手術方法は異なることを強調し，この分類を作成した．この分類は，胸・腰椎損傷に対して，short segment instrumentation surgeryを施

C. 胸・腰椎損傷

表1 Magerl らによる AO 分類（包括的分類）

type	group	subgroup

A. compression injuries	1. impaction fracture	1. end-plate
		2. vertebral body collapse
		3. wedge impaction
		  1. lateral mass
		  2. body
		    1. superior
		    2. inferior
		    3. lateral

	2. split fracture	1. sagittal
		2. coronal
		  1. pars interarticularis
		  2. body
		  3. pincer

	3. burst fracture	1. partial
		  1. superior
		  2. inferior
		  3. lateral
		2. burst-split
		3. complete

B. distraction injuries	1. posterior disruption predominately ligamentous	1. through the disc 2. with compression
	2. arch fracture	1. transverse body fracture 2. through the disc 3. with compression
	3. anterior disruption	1. posterior subluxation 2. through the arch

C. multidirectional injuries with translation	1. anteroposterior	1. anterior
		  1. bilateral facet disclocation
		  2. arch fracture
		2. posterior
		  1. facet fracture
		  2. arch fracture

	2. lateral	

	3. rotational	1. with compression
		2. with distraction
		3. with shear
		  1. Holdsworth
		  2. oblique

〔Gertzbein SD : A comprehensive classification of thoracolumbar spinal injuries. (personal communication), 1994 から〕

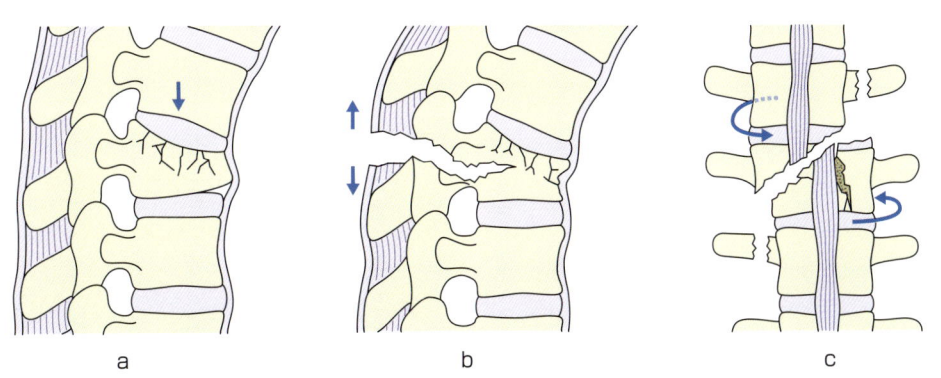

図3 包括的分類の各 type
a : type A 圧迫損傷（vertebral body compression）
b : type B 伸延損傷（anterior and posterior element injury with distraction）
c : type C 回旋損傷（anterior and posterior element injury with rotation）

総論11　脊椎・脊髄損傷

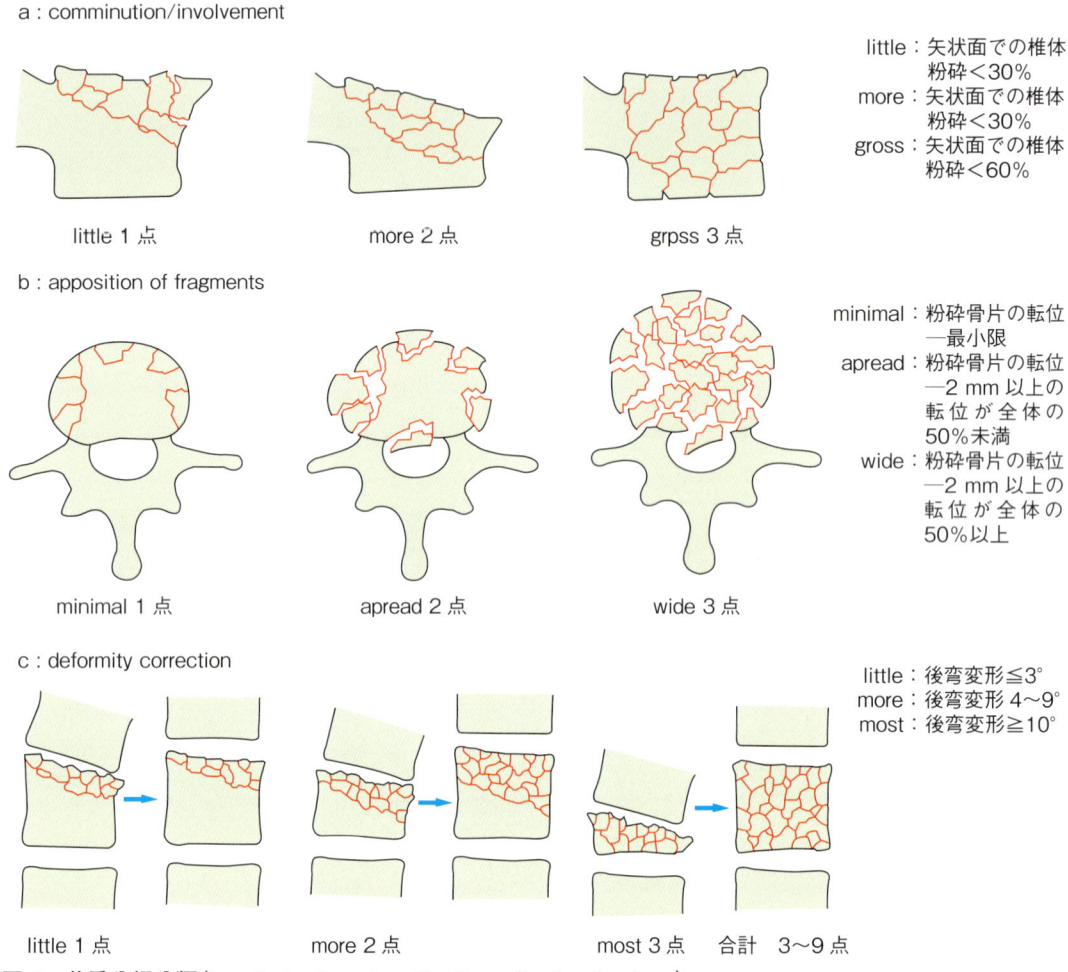

a : comminution/involvement

little 1点　　more 2点　　grpss 3点

little：矢状面での椎体粉砕＜30％
more：矢状面での椎体粉砕＜30％
gross：矢状面での椎体粉砕＜60％

b : apposition of fragments

minimal 1点　　apread 2点　　wide 3点

minimal：粉砕骨片の転位―最小限
apread：粉砕骨片の転位―2 mm 以上の転位が全体の50％未満
wide：粉砕骨片の転位―2 mm 以上の転位が全体の50％以上

c : deformity correction

little 1点　　more 2点　　most 3点　　合計 3～9点

little：後弯変形≦3°
more：後弯変形 4～9°
most：後弯変形≧10°

図4　荷重分担分類（Load-sharing classification of spine fracture）

行する際に，前方または後方で行うかの適切な治療法の選択するための指標となるように意図され，分類されている．

　脊椎損傷のみならず，上肢や下肢などの長管骨骨折の手術においての内固定の破綻を予防するための基本的な原則は，骨-インプラント間で適正な荷重分担がなされることである．これは，すべての外傷に応用される理論である．この理論は脊椎損傷についても同様に適応され，適正な荷重分担がなされなければ，骨癒合率は低下し，偽関節も生じ，結果として instrumentation failure などが発生することになり，腰背部痛や，場合によっては遅発性の神経障害を生じることになりうる．

　この理論では，高度の椎体破壊を伴う破裂骨折などに対して，後方 instrumentation のみを用いた後方固定を行った場合，インプラントのみに荷重が集中する結果，高率に instrumentation failure が生じる結果となると述べている．このような場合には，インプラントへの荷重集中を避けるため，骨折椎体を強固な前方支柱で置換し，インプラントと前方支柱で荷重を分担させる必要があるとしている．

　この分類は，椎体破壊の程度を，①椎体粉砕，②骨片転位，③後弯変形の3つの項目について，それぞれ1～3点（合計3～9点）を配点し，椎体破壊度が大きいほど，合計点数が高くなるように設定し，7点以上となる高度破壊を伴う例では，前方支柱を用いた脊柱再建術が必要であるとしている．6点以下の軽度から中等度の椎体破壊度を伴う症例には，椎弓根スクリューなどを用いた後方固定単独のみで対応が可能であるとしている．

2 損傷型別の治療方針

　胸・腰椎損傷の治療においては，損傷における神経障害の程度や機械的不安定性の程度によって治療方法や方針が決定される．保存療法もしくは手術療法のいずれを選択するにしても，その最終的目標は同様である．すなわち，脊柱の体幹支持機能の再獲得と運動機能の回復，

C. 胸・腰椎損傷

および可能なかぎりの神経障害の回復と進行の予防，さらには腰背部痛や脊柱変形の遺残と進行の阻止，そして将来にわたる ADL や QOL の低下の予防である．

治療の基本は，可能なかぎり小さな侵襲で，かつ短い期間で，早期にリハビリテーションを開始し，治療の経過中に合併症を起こすことなく，患者を社会復帰に導くことである．このような目的を達成するために，近年の脊椎 instrumentation の進歩はきわめて有効な手段となっている．神経障害を合併した不安定型損傷に対する手術療法の利点は，生理的脊柱アライメントの再獲得，即時の生体力学的かつ神経学的安定性の獲得，そして時に神経障害に対する除圧をも可能にすることである．脊椎 instrumentation を駆使した脊柱再建手術は，即時に脊柱の安定性が獲得されるため二次的神経障害の予防と早期離床とリハビリテーションを可能とすることから，現在では，治療方法の gold standard としてほぼ確立された感がある．しかし，決定的なコンセンサスはない．

一方，神経障害のない症例に対する治療方針は，主に，機械的不安定性の有無によって決定されるべきと考えられるが，脊髄や神経に対しても，高度な不安定性を有する脱臼骨折などを除けば，現時点では治療方法に関するコンセンサスは得られてはいない．

手術的治療を選択する際，その進入経路は，前方法単独，後方法単独，前後合併法があるが，その選択にはいまだ多くの議論があり，見解の一致をみていない．また，現在もまだなお進歩する脊椎 instrumentation によって，手術の簡略化が可能となり，時代とともに手術方法は絶えず変化しつつある．

1 胸椎・胸・腰椎移行部・腰椎の生体力学の特徴

胸椎から腰椎にわたる各高位における解剖学的および生体力学的特徴を理解することは，脊椎損傷の病態を理解し，治療方針を決定する過程においても，きわめて重要なことである．隣接する2個の椎骨同士を連結する椎間板・靱帯は脊柱運動の基本単位とされ，これを functional spinal unit (FSU) もしくは motion segment と呼んでいる[8]．FSU の運動範囲はそれぞれの FSU の形態，および椎間板と靱帯の粘弾性により規定されている．脊柱の安定要素は，脊椎の構成要素そのものである内的安定要素，および神経-筋系統の外的安定要素に分けられる．構成要素そのものである内的安定要素はさらに前方と後方に分けられ，前方要素は椎体，椎間板，前縦靱帯，後縦靱帯からなり，後方要素は椎間関節，黄色靱帯，椎弓，棘突起，棘上および棘間靱帯などからなる．

さらに胸椎から腰椎にかけての FSU の運動範囲を決定する大きな要素は，脊椎高位ごとの椎間関節の形態，胸椎における胸郭の存在と肋椎関節，腰仙椎の腸腰靱帯などである．

■ 脊柱の機能単位とバイオメカニクス

脊柱の支持性や運動性に関与する機能上の基本単位を脊柱機能単位 FSU と呼んでいる[8]．これは2個の椎骨とこれを連結する椎間板，椎間関節包および脊柱支持靱帯で構成されている．脊柱は FSU 構成要素による内在支持機構と胸郭や腹壁と脊柱周囲筋群の外在支持機構が，総合的に機能して支持性と運動性が決定されている．脊柱の運動は FSU を基本に XYZ の3座標軸における回旋運動と並進運動で表される（図5）．

体幹の屈曲と伸展は X 軸上での前方と後方の回旋運動であり，左右の回旋と左右側屈は，それぞれ Y 軸上と Z 軸上の回旋運動である．垂直方向への上下運動つまり圧縮と伸延は Y 軸上の並進運動である．実際の脊柱運動では，2種類以上が複合したものとなっている．脊柱の運動は1個の FSU で生じているものではなく，脊柱全体の共同運動である．このことが脊柱の重要な脊髄・神経の保護機能を円滑なものとしている．また，運動様式は脊椎高位によって違いがあり，その理由は椎骨，特に，椎間関節の形態や回旋中心の位置や，脊柱支持靱帯や筋群の解剖学的な違いなどにもよる．

1）胸椎の生体力学的特徴

胸郭の存在によって，胸椎の置かれた環境は胸・腰椎移行部から腰椎にかけての環境とは大きく異なる．胸郭は胸椎における外的安定要素として大きな存在である．肋骨頭関節と肋横突関節からなる肋椎関節は胸椎と強固に連結しており，これによって胸郭は胸椎を強力に安定化している．このうち，肋骨頭関節は2椎体にまたがって存在するため，肋骨頭そのものが FSU の安定要素となっている（図6）．

通常は胸椎の後方要素単独損傷では，さほど不安定にはならないが，肋椎関節の損傷によって胸椎は不安定となりうる．さらに，両側の肋椎関節の損傷によって，胸椎と胸郭の連続性は絶たれ，損傷した胸椎は安定要素が失われて不安定となる．

2）胸・腰椎移行部の生体力学的特徴

胸・腰椎移行部は，胸郭による力学的な援助から離れ，第11胸椎と第12胸椎では肋骨が浮遊骨となり，肋骨がこの部位の椎間安定性に貢献していない．また，第

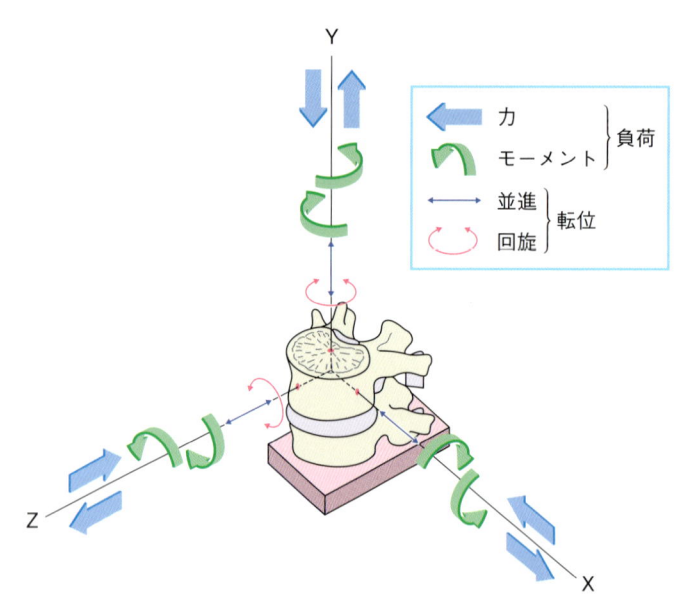

図5 椎間運動の三次元解析
加わる負荷とそれによって生じる椎間の変位．すなわち椎間運動は，各軸に沿う回旋を伴わない変位と各軸における回旋からなる．椎間運動がこの範囲内にある椎間は，生体力学的に安定しているとみなされる．
〔White III AA, et al, eds：Clinical Biomechanics of the Spine, 2nd ed. JB Lippincot, Philadelphia, pp1-83, 1990 から〕

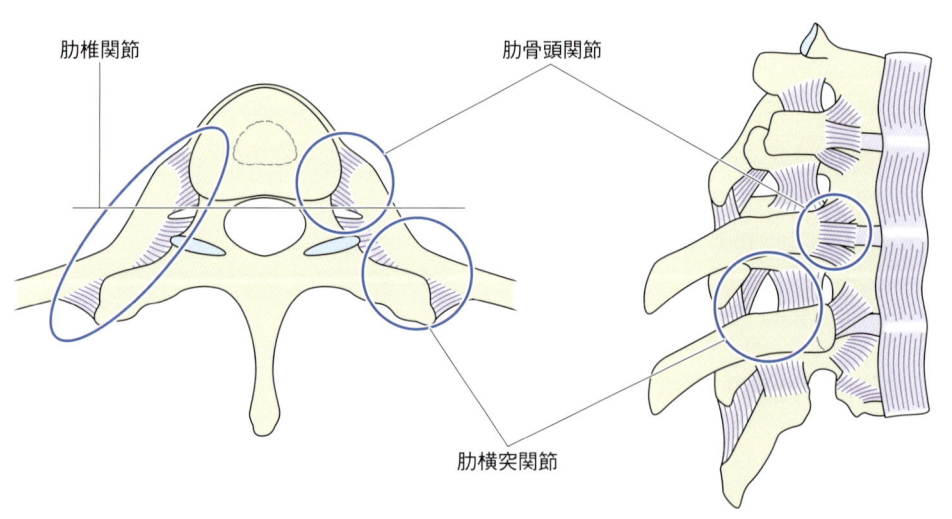

図6 胸椎安定要素
胸郭が胸椎の支持機構として機能するには肋椎関節（肋骨頭関節および肋横突関節）による胸椎との連結が必須である．肋椎関節は肋骨頭関節と肋横突関節からなり，胸椎の安定要素として重要な役割をもつ．肋椎関節のうち肋骨頭関節は上下2椎体にわたっており，肋骨頭自身が胸椎FSUの安定要素として機能する．

10胸椎と第11胸椎の間の椎間関節から，第12胸椎と第1腰椎の間の椎間関節にかけて関節面の傾斜が大きく変化する．さらに，胸・腰椎移行部以下では，回旋可動域が小さくなる．この範囲の椎間関節の果たす役割は大きい．こういった事実から，胸椎とは大きく異なる生体力学的特徴を有する．胸・腰椎移行部では安定性が低下しており，この部位に脊椎損傷が多い理由である．

3）腰椎の生体力学的特徴

腰椎における椎間関節の存在意義は大きい．たとえ片側であっても，椎間関節の完全な損傷では安定性が著しく失われる．棘上靱帯は前屈をある程度制限する．棘間靱帯は生体力学的意義はあまりないとされる．

C. 胸・腰椎損傷

3 固定方法と instrumentation の選択の理論

脊椎 instrumentation を用いた固定の目的は，固定部位の脊椎のすべての方向の運動の制御である．脊椎 instrumentation は short segment で，なおかつ強固な三次元的固定を達成するものが理想である．

脊椎の不安定性の評価は，損傷高位の可動域の増大の程度ばかりでなく，脊椎の運動パターンにも変化が生じるため，この事実を十分考慮した評価が重要である．運動パターンの変化の評価として，瞬間回転軸(instantaneous axis of rotation；IAR)[10] がある．前屈，後屈，回旋においての IAR は損傷部位とは反対側に移動し，損傷を免れた脊椎安定要素の方向に移動する．胸腰椎の屈曲伸展損傷などの後方不安定性を生じる場合は IAR は前方に移動し，破裂骨折のような前方不安定性を生じる場合は，IAR は後方に移動することとなり，手術方法を考慮する際にきわめて重要な手がかりとなり，手術においては IAR を生理的位置に戻すような手術方法の選択が理想的である．言い換えると，残存した安定要素を温存する固定は，IAR から離れたなんらかの固定方法を選択することとなり，生体力学的にも理にかなった方法となる．たとえば，胸椎や腰椎の屈曲伸展損傷では IAR は正常な状態より前方に移動するため，前方安定要素を温存する後方 instrumentation を用いた固定が理にかなっている．また，破裂骨折においては，IAR が後方に移動しており，後方安定要素を温存する前方 instrumentation を用いた固定が理にかなっている(図8, 9)．

4 治療方法と術式選択

以上に述べてきた胸椎・腰椎の生体力学的特徴を理解したうえで，脊椎損傷の治療，とりわけ手術的治療を選択するにあたっては，①脊椎損傷高位におけるその脊柱高位本来の脊柱・椎間の安定性の特徴，さらには，②脊椎損傷の程度，③使用するインプラントの固定力や強度を含めた生体力学特徴などを十分考慮して臨むべきである[11]．

5 脊椎損傷の治療方法の選択

Magerl らによる AO 分類に従い，損傷型別の治療方法に関して述べる．

1) Type A 損傷(圧迫損傷)

Denis 分類でいえば，楔状圧迫骨折と破裂骨折がこの

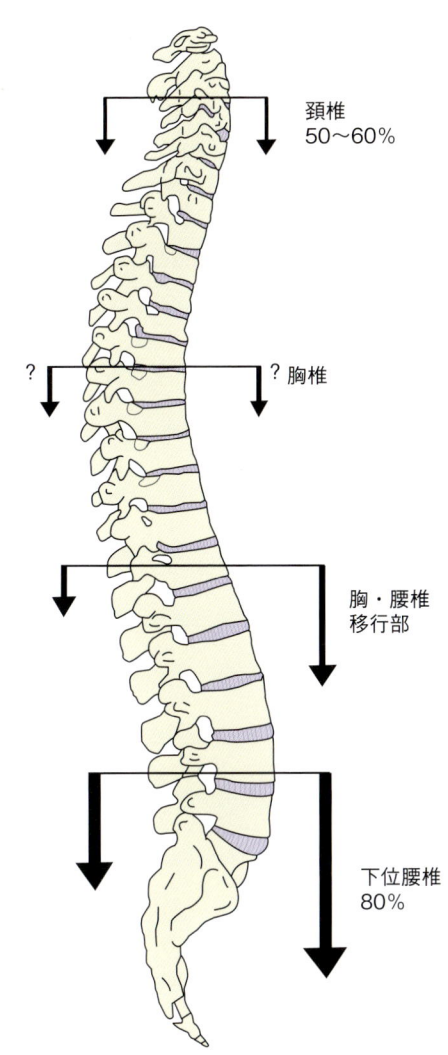

図7 脊柱高位と前方・後方荷重分担率
腰椎では前方要素(椎体－椎間板)の軸荷重の80％程度を担う．胸・腰椎移行部ではさらに前方の分担率が高いと推測されている．頸椎では前方の荷重分担率は50～60％程度といわれる．胸郭の支持のある胸椎での前方要素の荷重分担率は不明であるが，比較的小さいと推測される．
〔鐙邦芳：術式選択に必要な胸椎・胸腰椎移行部・腰椎のバイオメカニクス．p17(芝啓一郎編：脊椎外科の要点と盲点：胸腰椎)，文光堂，東京，2006から〕

2 荷重分担[9]

胸椎から腰椎にかけての脊柱高位によって，前方と後方の荷重の分担率は異なっている．胸・腰椎移行部では前方要素の分担荷重率が大きい．胸椎では胸郭の存在によってその率は不明である．胸・腰椎移行部損傷における前方の支持性の喪失は，前方要素の再建が必要とされるゆえんである(図7)．

総論 11　脊椎・脊髄損傷

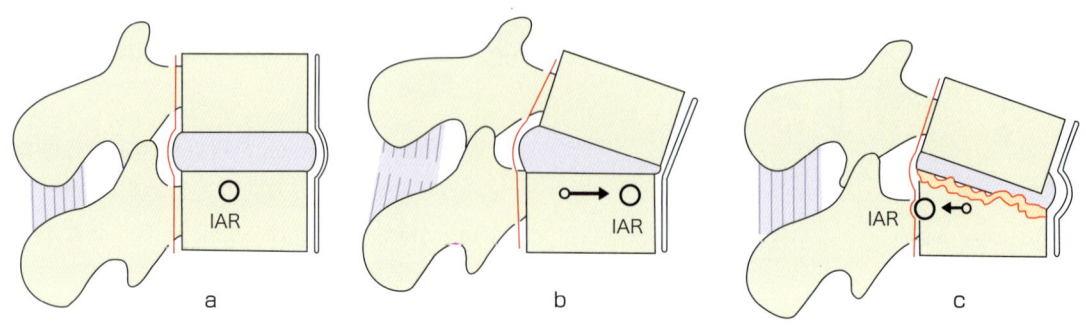

図8　損傷タイプと IAR の変化
a：正常 FSU では前屈～後屈の IAR（瞬間回旋軸）は椎間板の後方部分の椎体上部に存在する．
b：後方安定要素が損傷されると，IAR は前方に移動する．
c：前方安定要素が損傷されると，IAR は後方に移動する．
IAR から離れた位置での固定が力学的に有利である．

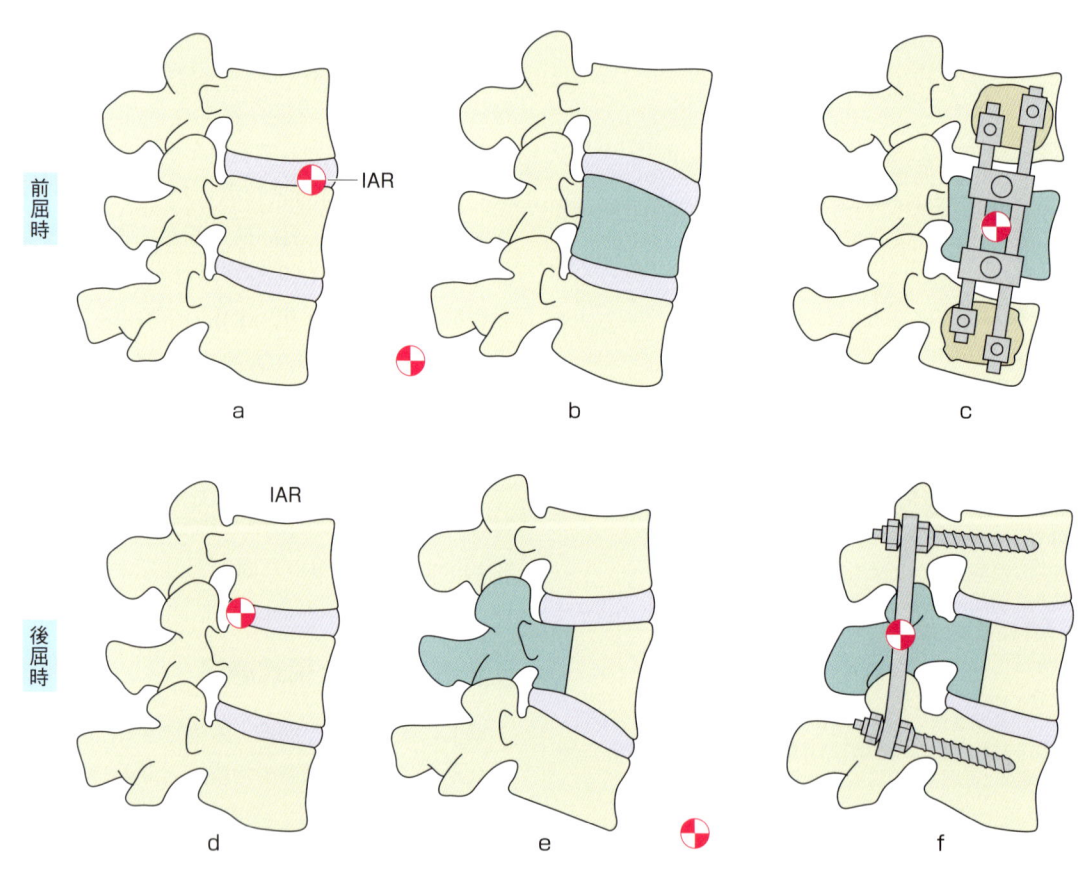

前屈時

後屈時

図9　脊椎損傷における IAR の偏位
a：健常な脊柱における前屈運動時の IAR．
b：anterior と middle column を損傷した場合．IAR は後下方に大きく偏位し，不安定な状態にある．
c：anterior instrumentation による再建を行うと，IAR は再び前方に位置し，安定した状態となる．
d：健常な脊柱における後屈運動時の IAR．
e：posterior と middle column を損傷した場合．IAR は前下方に大きく偏位し，不安定な状態にある．
f：posterior instrumentation（Steffee VSP）による再建後，IAR は再び後方に位置するようになり，安定した状態となる．
〔白土修，金田清志，橋本友幸：胸・腰椎損傷の分類－Clinical biomechanics と神経障害から instrumentation 手術適応の検討．OS NOW 4：40-51, 1991 から〕

C. 胸・腰椎損傷

損傷に含まれる．通常は神経障害を伴わず，椎体破壊の程度の小さいもの（楔状圧迫骨折など）は安定型の損傷である．このため，通常は保存的治療の適応である．受傷後早期は疼痛の管理のため，短期間の安静臥床が必要となるが，多くは，装具を作成し，疼痛がある程度おさまれば，離床し，約3か月程度で骨癒合が得られ，治癒が得られることが多い．しかし，骨粗鬆症を伴う場合には，保存的治療では骨癒合が得られない場合もあり，進行性の椎体圧潰に進展することもある．このような場合は，最終的に偽関節に陥り，機械的不安定性に加え，神経学的不安定性も認められ，頑固な背部痛や神経障害を呈することも多い．このため，手術が必要となる場合もある．手術法には，前方法，後方法ともに提案されている．

（1）楔状圧迫骨折に対する最近の治療

急性期治療として，最近では，経皮的椎体形成術が注目され，その有効性も強調されて普及してきた．しかし，この方法では，十分な脊椎安定性が得られない場合もあり，また，充塡材料の脊柱管内漏出による神経障害の可能性などの問題点も多いことが指摘されている．

進行性の圧潰に伴う遅発性麻痺や腰背部痛に対する手術療法としては，病態は前方不安定性であるという観点から，以前は前方固定を勧める場合が多かったが，前後方合併再建術や，手技的にも容易な後方法が選択されたり，脊柱短縮術などの方法も試みられている．しかし，固定椎の隣接椎体の新たなる骨折が生じたり，instrumentation設置によって脆弱な椎体が骨折を起こしたりなどの解決されていない問題も多い．こういったなかで，現在では，私たちは後方から骨折椎体には椎体形成術を行い，上下椎体に椎弓根スクリューを設置している．さらに，従来は設置が困難であった部位にもフックを追加設置することによって，脆弱な椎骨に対して生体力学的な安定性を高め，スクリューの脱転，後方逸脱，緩みを予防し，固定範囲の短縮をも可能とし，良好な経過を得ている．

（2）破裂骨折に対する治療

Type Aの損傷のなかでは，特に破裂骨折に対する治療は議論が多い．手術適応のみならず，手術時期，前方法か後方法かなどの進入経路の選択にも多くの見解があり，意見の一致をみていない．なかでも，神経障害を有する例に対する除圧手術適応は，一応のコンセンサスは得られてきたかのようではあったが，近年，その除圧の意義についても議論がある[12,13]．

破裂骨折における神経圧迫要因となっている骨片などは，脊柱管前方に存在する．除圧を目的とした方法のなかでは，後方法ではinstrumentationを利用し，損傷椎間に伸延力を中心とした矯正力を加えることによって後弯矯正を行い，同時にリガメントタキシス（ligamentotaxis）を利用して脊柱管内陥入骨片の整復を同時に期待する方法があるが，この方法は急性期のみに有効であることや骨片整復率が低いなどの問題点も残している．後方instrumentationによる骨片整復には，骨片の転位の程度，骨片とligamentous complexとの連続性など，手術前には確定困難である要素が多く，手術で良好なアライメントを得られたとしても，骨片整復を得られるかは不明である点も多い．

神経圧迫要因となっている骨片などを直接除圧する方法には，椎弓切除を行ったり，経椎弓根の除圧を行う後方法と前方除圧法がある．前者は，損傷を免れている組織に新たな侵襲を加えることとなり，後方支持性をさらに破壊するため問題点も多い．また，脊髄部分の除圧を後方から行うことになる場合もあり，医原性神経損傷の危険も残されている．しかし，馬尾レベルであれば，後方からの直接除圧を安全に行うことも可能であると考えられるが，この方法も損傷を免れている組織に，あえて新たな侵襲を加えることになり，問題を残している．前方除圧は，急性損傷期から，陳旧例に至るまで直視下に確実な除圧が可能で，脊柱の安定性を獲得することもできるため，合理的な方法である．

このようななかで，近年，神経圧迫要因となっていると考えられている骨片の除去に疑問を投げかける文献も散見される[12,13]．このため，神経除圧をあえて行わず，後方固定のみを行う方法も，侵襲の小ささ，および手技の容易さの利点から推奨される向きもある．私たちも完全麻痺ではなく，神経障害が進行性でない場合には，できるだけ早期に神経除圧をあえて行わずに，後方instrumentationを用いた後方固定のみを行い，機械的安定性のみを獲得し，早期離床とリハビリテーションを進めている．この方法によって，経時的CT撮影において骨片の継続的な縮小傾向を認め，同時に神経障害の程度の改善も認めており，短期的であるが良好な感触をもっている[14]．

神経障害のない破裂骨折に対する手術適応は，その機械的不安定性によって決定されるべきである[11]．私たちは，このような神経障害のない破裂骨折に対しても早期離床とリハビリテーションを進める目的で，積極的に手術的治療を選択している．この場合にも神経除圧をあえて行わず，後方instrumentationを利用し，後方固定のみを行っている[14]（図10）．

Type B損傷に含まれる伸延型後方要素損傷を伴う破

総論11 脊椎・脊髄損傷

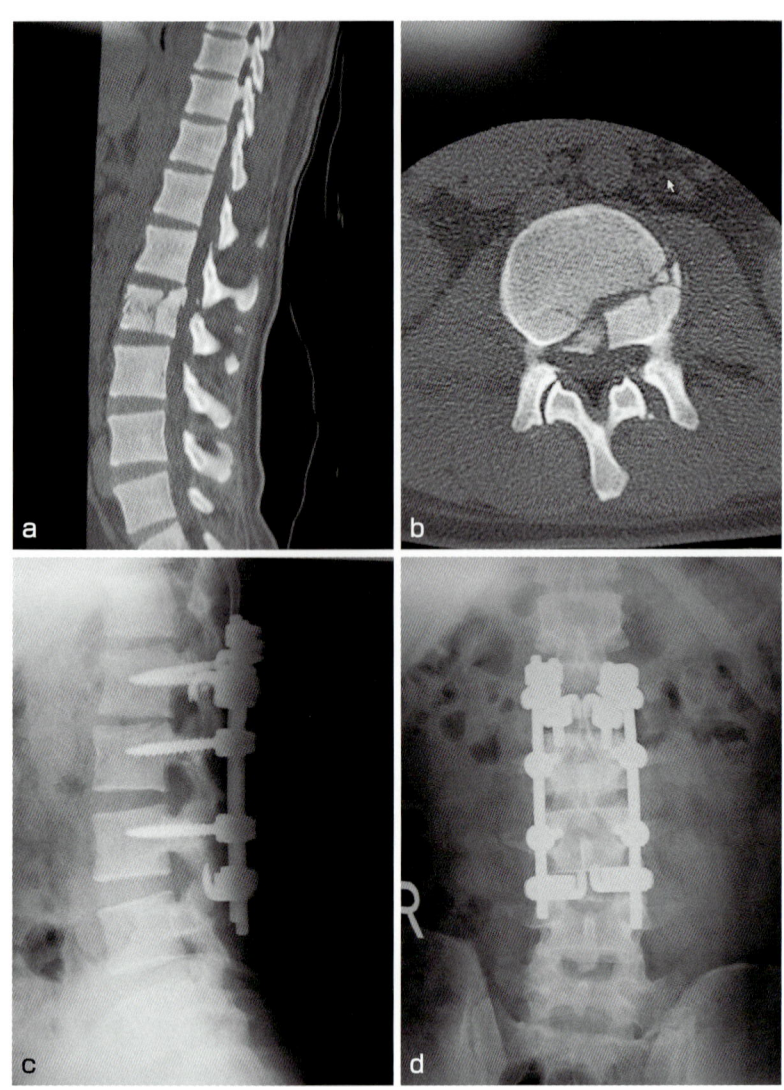

図10 神経障害のない破裂骨折に対する後方 instrumentation を用いた固定
腰椎の破裂骨折は手術後の後弯変形の進行が懸念される．これを防ぐため，椎弓根スクリューに加え，上下固定椎にはフックを追加設置し，固定性を高めている．フックは短いロッドとコネクターを組み合わせることによって，スクリューと同じ高位に設置することが可能であり，固定範囲の短縮が可能である．
a, b：術前
c, d：術後

裂骨折は手術適応となるが，これに対して純粋な type A 損傷は，椎体破壊の程度によって不安定性を評価すべきであり，手術方法とその適応には一定の基準は存在せず，今後さらに検討が必要である．

破裂骨折に対する最近の脊柱再建術には，強固な椎弓根スクリューを応用した後方 short fusion，前方 instrumentation を利用し，前方除圧と前方支柱移植術，さらにこの方法に椎弓根スクリューを併用した前後合併 short fusion がある．脊柱再建術に要求される原則は，① 単一アプローチ，② 可能なかぎりの short fusion によって正常可動域を温存する胸・腰椎，腰椎，③ 適切な荷重分担によるインプラント破損防止である．

破裂骨折に対する脊柱再建術として，古くは，後方 long fusion が主流であったが，椎弓根スクリューの開発と普及によって，強固な後方 short fusion が可能となり，広く行われている．しかし，後方単独 short fusion は，後弯などの脊柱変形の矯正によって生じた椎体前方骨欠損は再建しないことから適切な荷重分担がなされず，高率に instrumentation failure が生じるとの報告もある．これに対する解決策として経椎弓根的な前方骨移植が試みられたが，強固な前方支柱移植ができないため再建脊柱の安定性は後方単独法にも劣ることが示された．これに対して，胸・腰椎破裂骨折に対する強固な前方 instrumentation を用いた一時的前方脊柱再建術の良好な長期成績も示されてきた．しかし，第4および第5腰椎の破裂骨折に関しては，解剖学的に前方インプラント設置が不可能であることも多く，後方法単独ないし，前方にはインプラントを用いず後方のみインプラントを用いる前後合併手術が勧められる．私たちは，まずは後方法単独で矯正と固定のみを行い，問題が生じたときに前方法を追加するようにあらかじめ計画しているが，現在のところ前方法を追加する必要が生じた経験はない[14]．

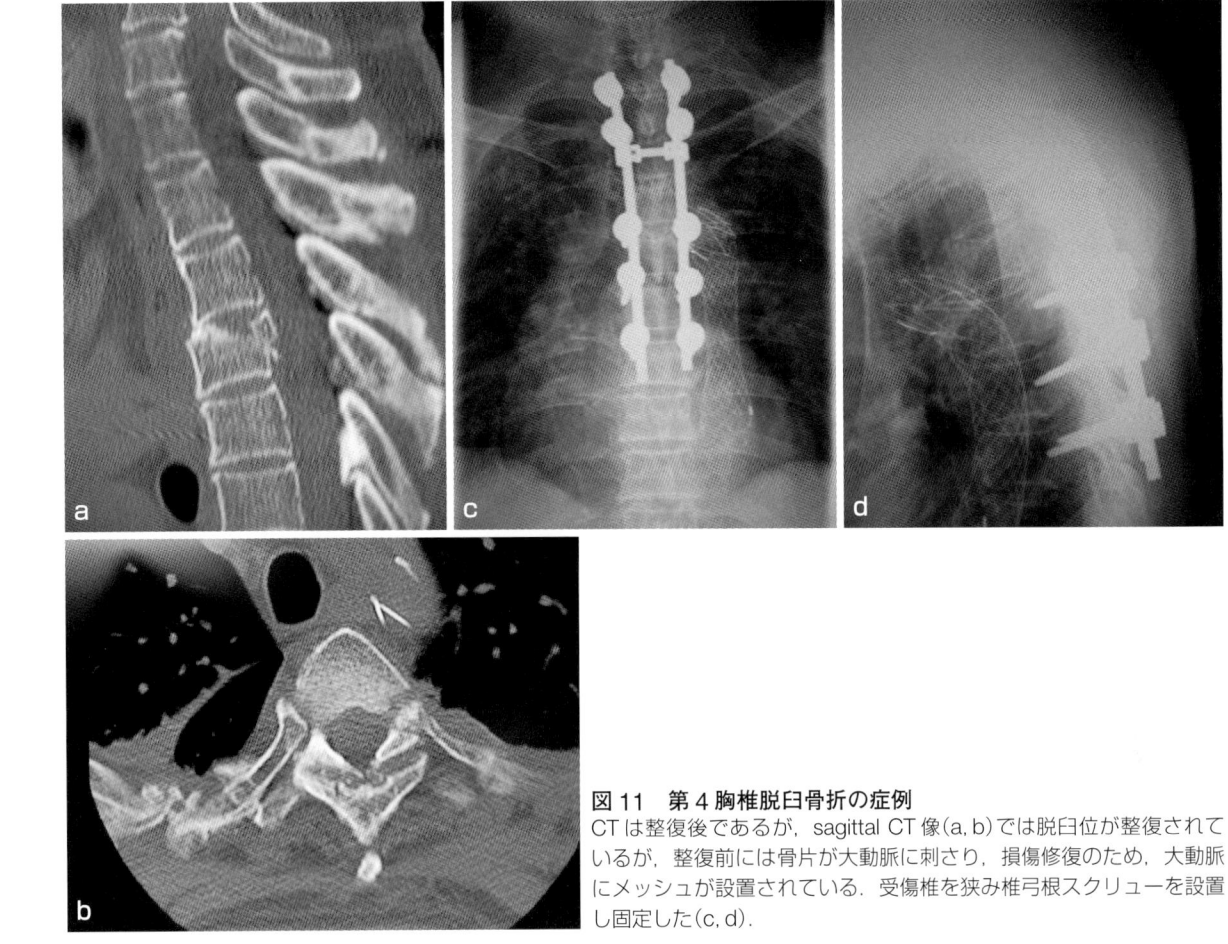

図11 第4胸椎脱臼骨折の症例
CTは整復後であるが，sagittal CT像(a, b)では脱臼位が整復されているが，整復前には骨片が大動脈に刺さり，損傷修復のため，大動脈にメッシュが設置されている．受傷椎を狭み椎弓根スクリューを設置し固定した(c, d)．

2）Type B損傷（伸延損傷）

　前方および後方両要素とも損傷された不安定なtwo column損傷であり，Denisのthree columnすべてが損傷されたものと同様である．比較的まれな純骨傷性損傷であるChance骨折を除き，不安定性を克服するための手術適応となる．前方支持性が比較的温存されているものでは後方short fusionのみで対応が可能である．伸延という受傷機序とはまったく逆の力の圧縮力を，後方インプラントを用いて加えることによって矯正して固定を行う．使用インプラントは，圧縮力が加えられるフックとロッドを用いた固定法，あるいは椎弓根スクリューとロッドを用いた固定法が可能である．固定範囲は，椎弓根スクリュー固定の場合は損傷椎間のみでよい．しかし，1椎間損傷か2椎間損傷かなどの損傷椎間数の見極めが重要である．またtype Aとの複合損傷である，type B2および3では，治療の考え方を大きく変えるべきであり，椎体破壊の程度によって前方支柱再建を要することも多い．この場合は，転位を伴わないものでは破裂骨折と同様，前方再建術が，一方，転位例では後方から伸延力を加えてアライメントを整えたうえで，前方支柱再建を加えた前後合併再建術が適応となることが多いとされてきた．私たちは，このタイプの損傷に対しても，近年は強固な後方法によって対応し，必要に応じて経過中に前方法の追加を検討している．

3）Type C損傷（回旋損傷）

　前方および後方の両要素が破壊された最も不安定な損傷である．そのため，高率に神経障害を合併する．その脊柱不安定性のためにほぼすべての症例が脊柱再建術の適応となる．選択すべき手術進入路はアライメントを整えるために後方法を行う．また，脊柱安定性獲得のためには後方ないし前後法が適宜選択される．アライメントの矯正は後方インプラントに伸延力を付加して行う．その際，前・後縦靱帯をはじめとした軟部組織性stabilizerの破綻状況を，MRIなどによって的確に診断し，これらが広範に損傷された例では過度の伸延力付加はさらなる神経損傷を引き起こすこともある．

　一方，脊柱再建の進入路は，椎体破壊の小さな例では，後方法のみが推奨され，また，椎体破壊が高度な例

では前方支柱再建を追加することが推奨される．このため，椎体破壊が高度な例では前後合併法が選択されることになる．術式の選択には荷重分担分類も参考となり，有用である．固定範囲は胸・腰椎移行部以下では short fusion が勧められ，胸椎部では損傷型や選択すべき固定アンカーによって，適宜 long fusion を選択するべきである．なお，適度な不安定損傷に対する short fusion を椎弓根スクリューを用いて行う場合には，椎弓や横突起をアンカーにした claw hook の併用が椎弓根スクリューの引き抜き防止や，脊柱アライメントの維持にも有用である．私たちも，骨に脆弱性を認めない場合は，きわめて不安定性の強い症例に対しても 2 above 2 below（場合によっては 3 above 3 below）の強固な椎弓根スクリューの固定で対応し，良好な経過を得ている（図11）．

文献

1) 糸満盛憲，田中正，出沢明，豊根知明：胸椎・腰椎損傷の系統的分類．AO 脊椎外科マニュアル．Springer-Verlag Tokyo，東京，pp21-42，2002.
2) Denis F : The three column spine and its significance in the classification of acute thoracolumbar spinal injuries. Spine 8 : 817-831, 1983.
3) Holdsworth FW : Fractures, dislocations, and fracture-dislocations of the spine. J Bone Joint Surg 52-A : 1534-1551, 1970.
4) 金田清志，橋本友幸：胸腰椎損傷の分類と手術適応．整形外科 MOOK No.60 : 57-65，金原出版，東京，1990.
5) Hashimoto T, Kaneda K, Abumi K : Relationship between traumatic spinal canal stenosis and neurologic deficits in thoracolumbar burst fractures. Spine 13 : 1268-1272, 1998.
6) Margerl F, Aebi M, Gertzbein SD, et al : A comprehensive classification of thoracic and lumbar injuries. Eur Spine J 3 : 184-201, 1994.
7) McCormick T, Karaikovic E, Gaines RW : The load sharing classification of spinal fractures. Spine 19 : 1741-1744, 1994.
8) White III AA, et al, eds : Clinical Biomechanics of the Spine, 2nd ed. JB Lippincott, Philadelphia, pp1-83, 1990.
9) 鐙邦芳：術式選択に必要な胸椎・胸腰椎移行部・腰椎のバイオメカニクス．p17（芝啓一郎編：脊椎外科の要点と盲点：胸腰椎），文光堂，東京，2006.
10) 白土修，金田清志，橋本友幸：胸・腰椎損傷の分類 − Clinical biomechanics と神経障害から instrumentation 手術適応の検討．OS NOW 4 : 40-51, 1991.
11) Bedbrook GM : Treatment of thoracolumbar dislocation and fractures with paraplegia. Clin Orthop 112 : 27-43, 1975.
12) 丹野隆明，安宅洋美，品田良之，ほか：胸腰移行部破裂骨折に対する ligamentotaxis を用いない後方固定術単独施行例の手術成績．臨整外 41(9) : 981-989, 2006.
13) Wood K, Buttermann G, Mehbod A, et al : Operative compared with nonoperative treatment of a thoracolumbar burst fracture without neurological deficit. J Bone Joint Surg 85 (5)-A : 773-781, 2003.
14) 井村貴之，高相晶士，中澤俊之，高平尚伸，糸満盛憲：胸腰移行部破裂骨折に対する後方固定術の手術成績．除圧群 VS 非除圧群 20 : 153-158, 2008.

〈高相晶士〉

総論11　脊椎・脊髄損傷

D 脊椎・脊髄損傷の治療法

1 脊椎損傷の保存的治療

1 治療のコンセプトと適応

脊椎・脊髄損傷の保存的治療は，脊椎・脊柱の生体力学的にも循環動態的にも，あらゆる面において不安定な状態である損傷脊髄を，外的因子の変化から保護し，残された脊髄機能を，いかに，しかも最大限に引き出すかが問題となる．脊椎・脊柱の固定力が不十分であるとこの目的を達成することができないため，保存的治療は，十分な固定をもって行われるべきである．また，起立性低血圧などによる循環動態の変化が起こることは適切でない．

脊髄・脊髄損傷における保存的治療は，基本的にはすべて脊椎・脊髄損傷に適応可能である．歴史的にも，優れたinstrumentが出現する以前はすべて保存的治療であった．しかし，骨傷のない靱帯や軟部組織の損傷が中心である脊椎・脊柱の不安定性を有する症例や，長期臥床が治療に不適切であると考えられる症例，神経症状の増悪が起こりにくい程度の麻痺（FrankelCからD程度の麻痺レベル）症例では，手術的治療を積極的に考慮すべきである．

保存的治療の適応として最も推奨されるものは，安定型損傷で，神経障害・症状を認めないもの，構築学的，生体力学的に脊柱の破壊の程度が軽いものである．楔状圧迫骨折や骨粗鬆症に伴う圧迫骨折などの多くは保存的治療の適応となる．また，破裂骨折でも安定型で，後方要素の損傷が軽度のもので，なおかつ神経障害・症状のないものは保存的治療の適応である．このほか，神経症状のない後方要素単独損傷，Chance骨折，軽度のシートベルト型損傷などは保存的治療の適応となりうる．

2 胸・腰椎部における脊椎損傷の保存的治療の実際

1）圧迫骨折

軽度の楔状圧迫骨折であれば整復は必要ない．このような場合は，仰臥位で安静を保ち，疼痛が軽減したら簡単な軟性コルセットなどを装着させ離床可能である．中等度の圧潰を認める場合は胸椎部では整復の必要性はない．しかし，胸・腰椎移行部や腰椎では局所後弯が残存することとなり，将来にわたって腰背痛の原因となりうるので，整復を試みたほうがよい．整復は屈曲力と反対に過伸展力をかける．Postural reduction法やBöhler法などの反張位整復法がある（図1, 2）．

整復位を得たところで，その整復位をできるだけ保つように体幹ギプスや硬性装具などを装着する．離床時期は損傷や，整復の程度，使用する装具の種類によってさまざまである．しかし，離床が早すぎると，矯正損失をきたし，もとの状態に戻ってしまったり，かえって圧潰の進行をきたすこともあるので注意が必要である．このため，矯正位の維持のためには，4週間から場合によっては6週間程度はベッド上で自力体位変換と食事時のみの座位とする．骨粗鬆症を合併する高齢者の圧迫骨折では，安静期間を長くするよりは，誤嚥性肺炎，認知症，せん妄，床ずれ，尿路感染など合併症の予防の観点からも，初期の疼痛が緩和される受傷後2週頃に，軟性コルセットなどを装着し離床させることが望ましい．

2）破裂骨折

破裂骨折への保存的治療の適応は不安定ではない症例に限られる．圧迫力が主体であるこの骨折は，破裂した脊椎前方要素の骨片が脊柱管内に陥入し，神経障害を惹起して症状が増悪しない治療が必要である．治療方法は圧迫骨折に準ずるが，Risser tableを用いて，反張位に，

総論 11　脊椎・脊髄損傷

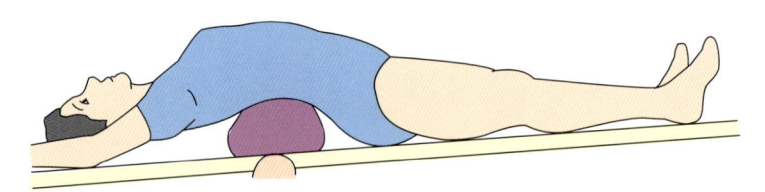

図1　postural reduction

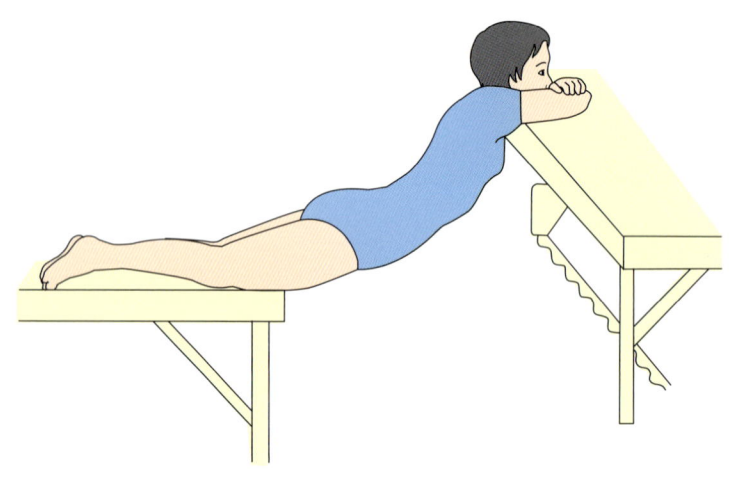

図2　Böhler 法

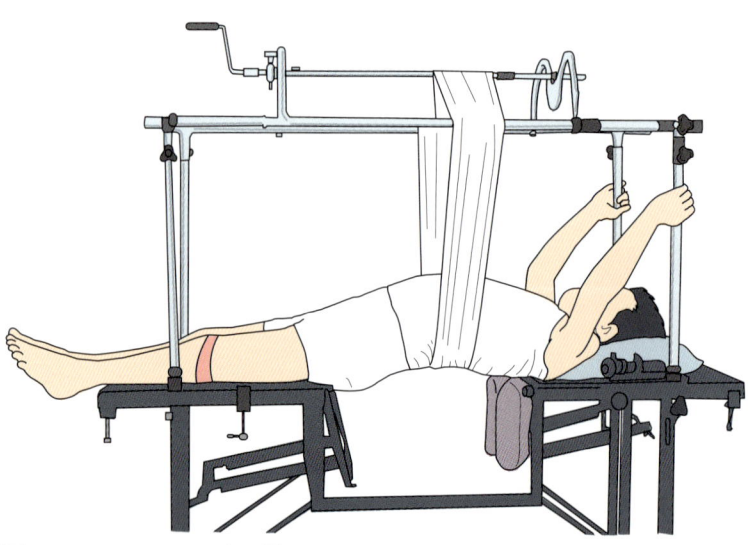

図3　Risser table による矯正

牽引を加える方法で矯正を行い，ギプス固定を行うことが有効である（図3）．約4〜6週の安静ののち，徐々に離床させ，約8週で硬性コルセット（図4）を作製し，12週程度装着させ，X線写真やCTで骨癒合を確認し，徐々にコルセットも除去していく．

3）その他

神経症状のない後方要素単独損傷，Chance 骨折，軽度のシートベルト型損傷などは，保存的治療の適応となる．

2 脊椎損傷の手術的治療

1 治療のコンセプトと適応

脊椎・脊髄損傷における手術的治療の目的は，脱臼や骨折に伴う脊柱の体幹支持機能の早期の回復である．むろん，脊髄そのものを治療するわけではなく，脊髄や神経の置かれた環境を整えることである．通常，損傷にお

D. 脊椎・脊髄損傷の治療法

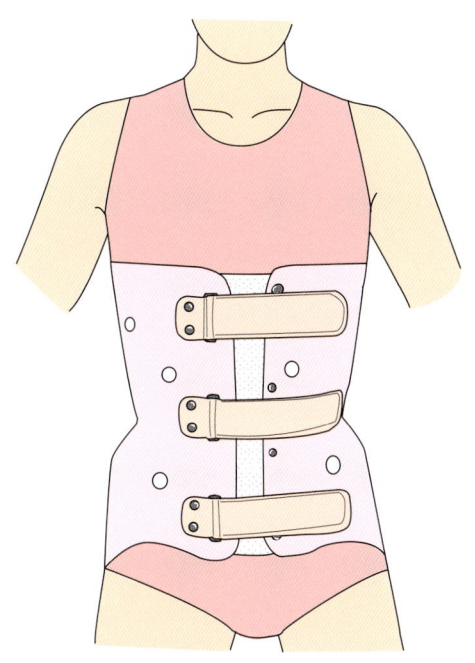

図4　硬性コルセット

ける神経障害の程度や脊柱・脊椎の機械的不安定性の程度によって治療方法や方針が決定される．保存的治療あるいは手術的治療のいずれを選択するにしても，その最終目標は同様であり，脊柱の体幹支持機能の再獲得と運動機能の回復，および可能なかぎりの神経障害の回復と進行の予防，さらには，できるだけ痛みや脊柱変形を残さず，日常の生活動作(ADL)の維持と生活の質(QOL)を低下させないようにすることである．また，早期の離床とリハビリテーションの開始も大きな目標である．さらに，治療経過中に合併症を起こすことなく，患者を社会復帰に導かなければならない．近年の脊椎instrumentationの進歩は目覚ましく，脊椎変性疾患や変形の治療のみならず，脊椎・脊髄損傷に対する有効な治療手段となっている．

　GuttmanやFrankel, Bedbrookら[1-3]の保存的治療についての十分で詳細な研究によっても，安静・臥床期間は2～3か月が基本とされており，きわめて長期間となることが示されている．この長期にわたる安静・臥床期間は，患者本人の負担のみならず，それを取り巻く医療関係者にも負担が多くなる．こういった問題を脊椎instrumentationは解決し，脊椎instrumentation手術を駆使することによって，たとえ，完全な麻痺を伴い，車椅子生活を余儀なくされるような場合でも，早期の離床とリハビリテーションが可能となり，患者は比較的短期間で日常生活に復帰することができるようになっている．

2 脊椎・脊髄損傷における脊椎instrumentationの選択

　現在，わが国のみならず，世界的にも最もよく用いられるものは椎弓根スクリューとロッドを組み合わせたシステムである．これは，脊椎後方手術のためのステンレスまたはチタンでできたinstrumentであるが，MRIの進歩と普及によって，チタン製のinstrumentがより好まれ用いられている．この椎弓根スクリューとロッドを組み合わせたシステムの最大の特徴は，頸椎から仙椎にわたって，脊柱・脊椎のあらゆる高位の手術に対応が可能であることである．また，手術手技も比較的容易であり，特に，脊椎・脊髄損傷における手術的治療を選択する場合には，第一選択となる．このシステムによって，早期の手術を行い，整復と固定を行う．近年の椎弓根スクリューはその固定力は強力であり，あらゆる方向に対して安定するように設計されており，強力な脊椎のアンカーとなる．このため，脊椎の脱臼においては部位にもよるが，通常は，損傷部位の1 above 1 below(上下1椎ずつ)の固定，あるいは2 above 2 below(上下2椎ずつ)のinstrumentationを行う．

　破裂骨折においては，特にアプローチを前方法とするか後方法とするかについて議論は尽きないが，基本的にはあらゆるタイプの損傷に対して，早期の手術を計画し，後方法であっても脊椎の変形は十分矯正可能である．後方法では損傷部位の1 above 1 below(上下1椎ずつ)固定あるいは2 above 2 below(上下2椎ずつ)のinstrumentationを行う．後方法の利点は，椎弓根スクリューが設置できない場合，フックやワイヤを利用した方法への変更が容易であることにある．

　通常，脊髄や馬尾を圧迫している骨片はその神経障害・症状への関与は不明であることが多く，また，骨片を取り除くための脊椎後方要素の破壊は，脊椎不安定性を増強することになる．さらに，後日instrumentを抜去する場合には，脊椎後弯変形を起こす原因ともなりうる．このような理由から，私たちはとりわけ神経障害・症状が回復傾向にある場合には，あえて，椎弓切除を加えての除圧操作は行っていない．このような治療方法をprospectiveに行っているが，現在のところ，脊柱管内に残された骨片の自然消退や縮小が認められるとともに，神経障害・症状の改善が認められ，結果は良好である．

　前方法は胸・腰椎の破裂骨折に対しては，その手術理論も確立され，脊椎前方要素の再建は生体力学的にもきわめて合理的な方法である．また，脊髄円錐より上位の

部位にあたる脊椎高位の神経圧迫要素の除去を行うには，後方法よりも合理的である．しかし，前方法は後方法に比べると一般的に手術手技が難しく，熟達を必要とする．また，脊椎の前方要素にinstrumentを設置しなければならないという欠点がある．一度，感染などの合併症が生じると後方法に比べ，治療は困難となる．

このような理由から，まずは，あらゆる脊椎の脱臼骨折や破裂骨折に対しては，後方法で対応し，instrumentは椎弓根スクリューとロッドを組み合わせることを第一選択とする．このinstrumentによる固定はきわめて強固なものとする．しかし，後方法のみで対応しても，経過中に問題が生じる場合（神経障害・症状が増悪傾向にある場合や脊椎後弯変形が進行する場合）には，後に前方法を追加する方針とする．

手術の時期については，なるべく早期に行うことが理想とされてきた．現在も私たちは同様の考えであるが，最近の文献では，神経障害・症状の回復を含めた手術成績と手術時期には関連が乏しく，有意差がないとするものが散見される[4,5]．しかし，私たちは，合併症の予防，早期離床，早期リハビリテーション，早期社会復帰などの見地からも，可能なかぎり早めの手術が望ましいと考える[6]．

3 脊椎・脊髄損傷における脊椎後方instrumentation手術の実際

脊椎instrumentation手術において最も大切なことは，安全にそして強固な固定性を得ることである．そのためには術前に，X線写真，CT，3D-CT，MRIを十分撮影し，手術計画を立てる際に十分な検討をすることが大事である．特に，術前のCTを詳細に評価することは，脊椎ごとに少しずつ異なる椎弓根スクリューの挿入部位の確認とともに，椎弓根の大きさによるスクリューの径，そして安全に挿入が可能なスクリューの深さを確認するうえできわめて重要である．術前に得られた画像の詳細な検討は，合併症予防にもきわめて重要である．椎弓根スクリュー設置における重大な合併症は大血管損傷と神経損傷であるが，術前に画像の十分な検討を行えば回避可能である．この点を十分認識しさえすれば，脊椎・脊髄損傷における脊椎後方instrumentation手術はさほど困難な手術手技ではない．

■ 胸椎・腰椎損傷における後方からのアプローチ

> **Point**
> 椎弓根スクリュー
> Pedicle screwを用いた固定法は，すでにあらゆる脊椎手術の中心的instrumentationとなっている．椎弓根スクリューは一度設置されれば，三次元的にあらゆる方向に対して安定であり，強力なアンカーとなる．このため，脊椎損傷の手術においても一般的となっている．この方法においては，正確かつ確実な椎弓根への設置が何よりも重要である．

1）胸椎椎弓根スクリューの設置

胸椎と腰椎は形態的な特徴を異にする．特に椎間関節と椎弓は，その違いを十分に理解したうえでinstrumentの設置に臨まなければ，椎弓根スクリューの正確な設置は不可能である．腰椎の椎間関節の向きは矢状面であり，胸椎の椎間関節は前額面である．しかし，第12胸椎の上関節突起は前額面である．この解剖学的特徴を知っていなければならない．また，椎弓根は上位から下位胸椎になるに従って椎体に対して低くなっていくので，挿入点の決定にも考慮するべきである．

(1) 第1胸椎から第10胸椎

椎弓から外側に向け，横突起を約1 cm展開する．同時に設置椎の上関節突起と上位椎の下関節突起との間に位置する椎間関節を目視できるように展開を進める．スクリュー挿入点の軸は，縦軸はその設置椎の関節窩が椎弓に移行する隆起部である．横軸は椎弓から横突起への弯曲している部位の最も陥凹している部位から外側3～5 mmであり，その2つの軸の交叉部位がスクリュー挿入点である（図5）．また，横突起中央が基部へ向かう線と上関節突起外側1/3を通る線の交点も挿入点の目安である（図5）．その挿入点の皮質をオウルかエアトームで穿孔し，椎弓根プローベを用いてスクリュー挿入孔を作成する．正確に作成されたかを確認するために，サウンダーを用いてあらゆる方向に骨性の壁が存在することを確認する．確認ができれば，作成された挿入孔どおりにスクリューを設置する（図6）．術前のCTで十分に椎弓根径と，スクリュー挿入が安全に行われる深さを計測し，スクリューの径と長さを決定しておく．また，同時に挿入方向も確認しておく．胸椎は高位によっては左側に心臓と大血管が存在し，胸椎に接近，接触していることも多く，左側の設置には特にスクリューの長さを十分注意しなければならない．また，第1胸椎は他の胸椎の形態とは異なっていることがあり，三角形に近いことが多く，スクリューの挿入方向に注意が必要である．ま

D. 脊椎・脊髄損傷の治療法

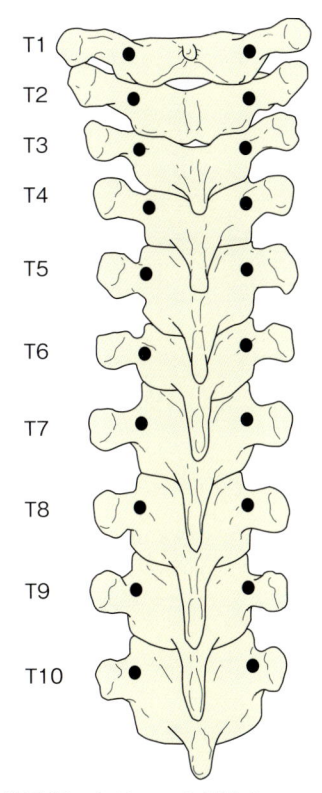

図5 胸椎椎弓根スクリューの挿入点
〔鈴木信正，ほか編：脊椎インストゥルメンテーション—基本手技とチェックポイント．メジカルビュー社，東京，p35，2002 から〕

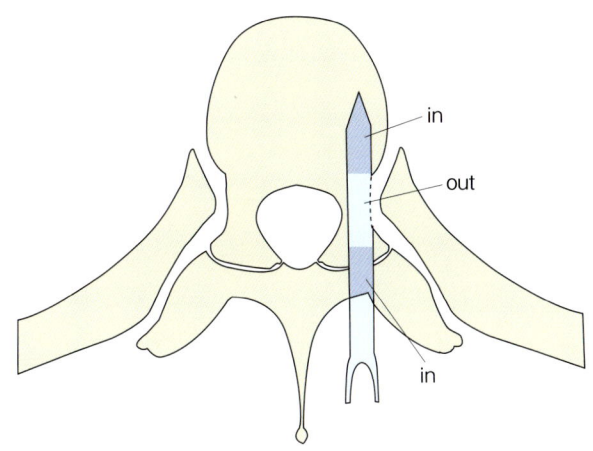

図7 In-out-in 法
椎弓の挿入部は in，椎弓根ではスクリューは外側に露出していて out となり，椎体部は in となる．

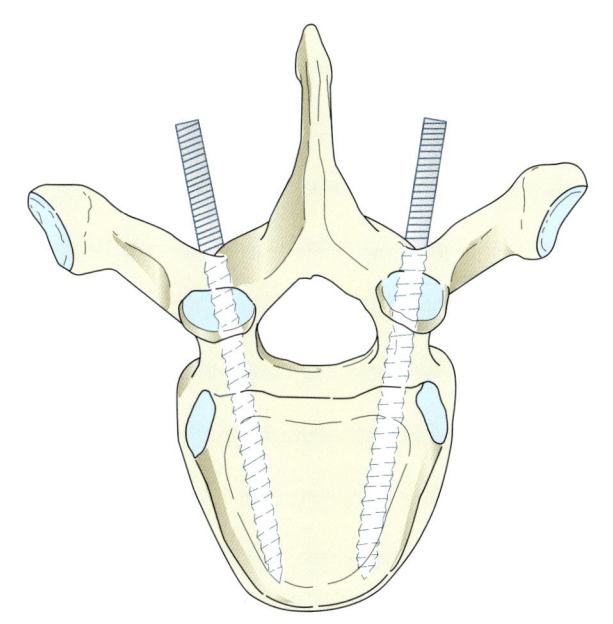

図6 胸椎椎弓根スクリューの挿入点
〔鈴木信正，ほか編：脊椎インストゥルメンテーション—基本手技とチェックポイント．メジカルビュー社，東京，p35，2002 から〕

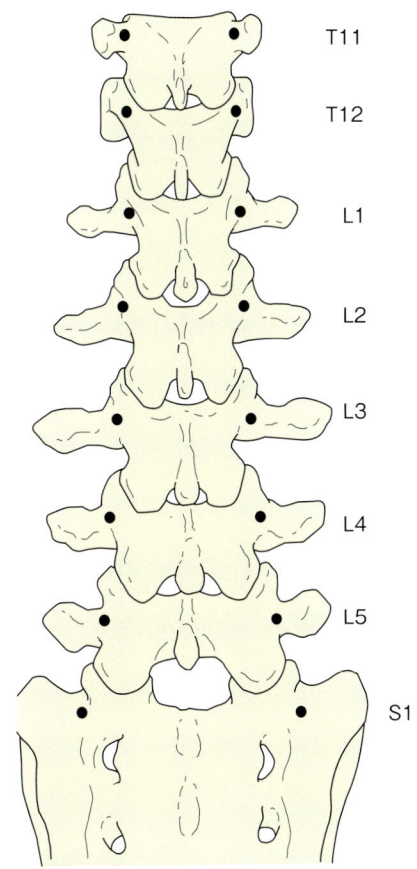

図8 腰椎椎弓根スクリューの挿入点
〔鈴木信正，ほか編：脊椎インストゥルメンテーション—基本手技とチェックポイント．メジカルビュー社，東京，p36，2002 から〕

た，第2から第8胸椎にかけては椎弓根が狭く，第5胸椎付近が最も椎弓根径が小さい．このため，スクリューの逸脱を起こしやすい．しかし，このレベルに限らず，脊柱管に入らないようにスクリューを設置すればよく，もし，多少なりとも外側に逸脱することがあっても，いわゆる，in-out-in 法という設置法となる（図7）．この方法でも問題はない．すなわち，脊髄と大血管・心臓の存在に十分注意した設置が最も大切である．

(2) 第11胸椎と第12胸椎

いずれも胸椎から腰椎の移行部にあたり，両者の中間

総論 11 脊椎・脊髄損傷

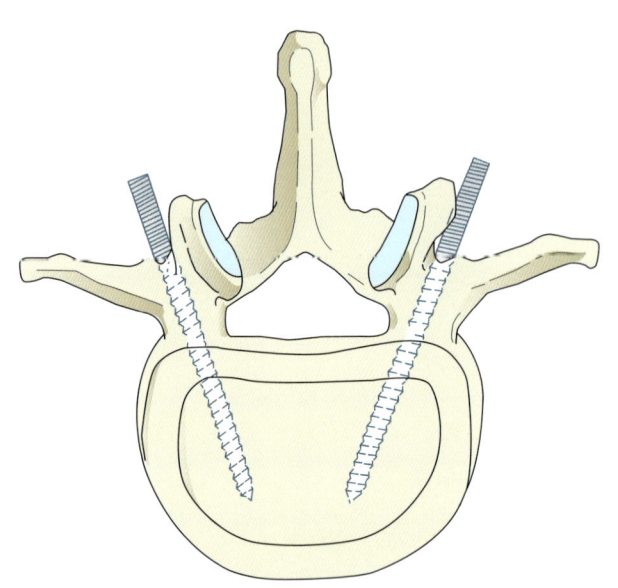

図9 腰椎椎弓根スクリューの挿入点（Weinstein 法）
〔鈴木信正，ほか編：脊椎インストゥルメンテーション―基本手技とチェックポイント．メジカルビュー社，東京，p36，2002 から〕

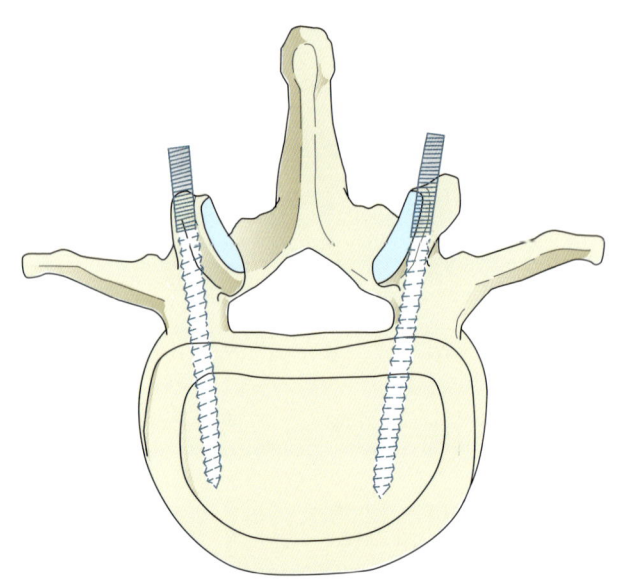

図10 腰椎椎弓根スクリューの挿入点（Roy-Camille 法）
〔鈴木信正，ほか編：脊椎インストゥルメンテーション―基本手技とチェックポイント．メジカルビュー社，東京，p36，2002 から一部改変〕

のような形態である．しかし，挿入点はおおまかには第1胸椎から第10胸椎とは異なって腰椎の挿入点に似ているため，注意するべきである（図8）．しかし，第11胸椎と第12胸椎の横突起の形態は，腰椎とは異なっている．挿入点は，第11胸椎の椎弓根は上関節突起の基部のやや中央である．第12胸椎は横突起の形態が人によってさまざまであることが多い．基本的には椎間関節基部が挿入点となるが，いずれも術前CTを十分に検討し挿入点と方向をスクリューの径と長さを決定しておく．

2）腰椎椎弓根スクリューの設置

下位胸椎から腰椎における椎弓根スクリューの挿入点を図8に示す．後側方固定を加える場合は，横突起の大部分の展開が必要であるが，それ以外は椎間関節や外側までの横突起の基部の展開を行う．副突起を挿入点とする Weinstein 法[7]（図9）が有名であるが，この場合は，スクリューはかなり外側からの挿入となる．それよりやや内側に挿入点を置くことによって，椎間関節の温存と挿入の容易さを得ることができる．Roy-Camille 法[8]（図10）はさらに内側の挿入点であり，椎間関節を損傷するので，両者の中間にあたる場所を挿入点としている．この縦軸は上関節突起の外側縁である．また，副突起が確認できないときは，横突起中央を横軸の基準としている．スクリューの挿入方向は矢状面では，椎間板に平行とし，横断面では15°〜20°内側にふるように挿入する．胸椎と同様に，挿入点の皮質をオウルかエアドリルで穿孔し椎弓根プローベを用い，スクリュー挿入孔を作成する．サウンダーを用いて，あらゆる方向に骨性の壁が存在することを確認し，確認ができれば，作成された挿入孔どおりにスクリューを設置する．術前のCTで椎弓根径と，スクリュー挿入が安全である深さを十分に計測し，スクリューの径と長さを決定し，挿入方向も確認する．椎弓根の下方に逸脱すると神経根に接触することがあり，術後の神経根症状を呈することがあるので注意が必要である．術中のX線写真によって設置位置の確認が望ましい．通常，日本人ではスクリュー径は5.5 mmでよいとされるが，椎弓根径が大きい場合は6.5〜7.0 mm径のスクリュー設置が可能である．

文献

1) Bedbrook GM : Treatment of thoracolumbar dislocation and fractures with paraplegia. Clin Orthop 112 : 27-43, 1975.
2) Frankel HL : The value of postural reduction in the initial management of closed injuries of the spine with paraplegia and tetraplegia. Paraplegia 7 : 119-192, 1969.
3) Guttman L : Spinal deformities in traumatic paraplegics and tetraplegics following surgical procedure. Paraplegia 7 : 38, 1969.
4) 丹野隆明，安宅洋美，品田良之，ほか：胸腰移行部破裂骨折に対する ligamentotaxis を用いない後方固定術単独施行例の手術成績．臨整外 41(9) : 981-989, 2006.
5) Wood K, Buttermann G, Mehbod A, et al : Operative compared with nonoperative treatment of a thoracolumbar burst fracture without neurological deficit. J Bone Joint Surg 85(5)-A : 773-781, 2003.
6) 井村貴之，高相晶士，中澤俊之，高平尚伸，糸満盛憲：胸腰移行部破裂骨折に対する後方固定術の手術成績―除圧群 vs 非

除圧群. 東日整災外会誌 20 : 153-158, 2008.
7) Weinstein JN, Spratt KF, Spengler D, et al : Spinal pedicle fixation : reliability and validity of roentgenogram-based assessment and surgical factors on successful screw placement. Spine 13 : 1012-1018, 1998.
8) Roy-Camille R, Mazel CH, Saillant G, et al : Treatment of malignant tumors of the spine with posterior instrumentation. pp473-487 (Sundaresan N, Schmidek HH, Schiller Al, et al, eds : Tumors of the Spine. Surgical Considerations and Approaches.), WB Saunders, Philadelphia, 1990.

〔高相晶士〕

各論

1 肩甲帯の骨折・脱臼
2 上肢の骨折・脱臼
3 骨盤・寛骨臼の外傷
4 下肢の外傷

1 肩甲帯の骨折・脱臼

CONTENTS

- A 鎖骨骨折
- B 胸鎖関節脱臼
- C 肩鎖関節脱臼
- D 肩甲骨骨折

各論1　肩甲帯の骨折・脱臼

A 鎖骨骨折

■ 解剖学的特徴

　鎖骨は内側で胸骨と，外側で肩甲骨と関節を形成し，肩甲骨と上肢の運動機能を支持するきわめて重要な機能を有している．四肢の骨と異なり，運動範囲はそれほど大きくはないが，種々の方向の運動を担っている．すなわち安静中間位を0°とした場合，胸鎖関節を支点として鎖骨遠位端が垂直方向に10 cm挙上，3 cm下垂し，水平方向には前方に10 cm，後方に3 cm動き，さらに30°の回旋運動を行うことによって上肢のスムースな運動に寄与している（図1a）．また鎖骨は前後方向ではほとんど弯曲はないが，上下方向からみるとS字状を呈して，軸方向の圧迫力に抵抗する形状である．前述の前後方向の動きのうち，前方への動きは肋鎖靱帯と後方靱帯で制動され，後方への動きは肋鎖靱帯と前方靱帯で制動されている（図1b）．

　肩甲骨は体幹，鎖骨および上腕骨と関節を形成して肩全体のスムースな運動に関与し，肩関節は股関節同様に球関節であるが，小さな関節窩に巨大な上腕骨頭が相対しており，生体内で最も可動域の大きな関節であるが，肩の可動性は肩甲上腕関節のみではなく，可動域が大きくなるにつれて肩甲骨と体幹の間の運動が加わって大きなアークの運動が可能となる．これらの運動は胸骨を支点とし，鎖骨を運動の伝達軸として行われており，鎖骨骨折が起こると肩甲帯・肩関節全体の運動が不可能となり，著しい機能障害が起こる．

　鎖骨に付着する筋肉と肩甲骨，上肢の自重によって，近位骨片は前上方に，遠位骨片は後下方に転位すると同時に内側に転位し短縮する（図2）．鎖骨部は皮下組織が少ないため，転位した骨折端で内側から開放骨折になることがあり，また転位した骨片による圧迫で皮膚が壊死になることもある．

■ 受傷原因

　胸骨と鎖骨は強靱な胸鎖靱帯で連結されているため脱臼が起こりにくく，鎖骨骨折の多くは骨幹中央部に起こる．そのほとんどは肩の上外側から鎖骨の軸方向への介達外力によるものであるが，直達外力によるものもあ

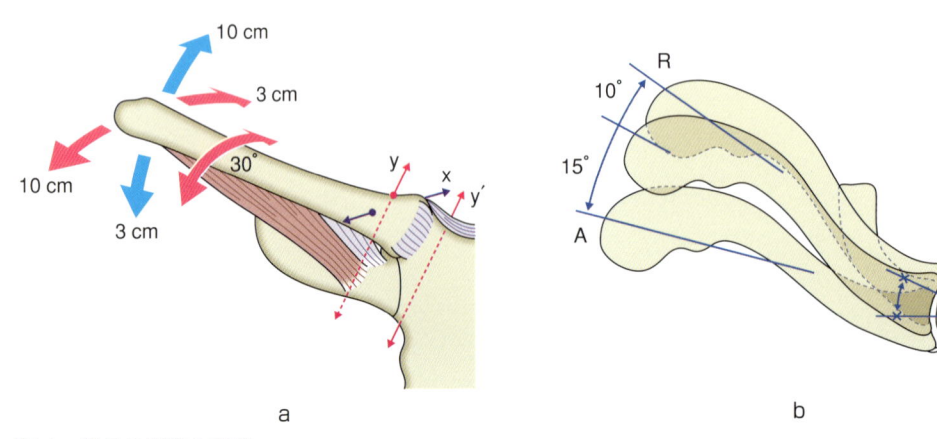

図1　鎖骨の形態と運動
〔Kapandji AI : Phisiologie Articulaire, 6th ed, Vol. 1. 塩田悦仁訳：カパンディ関節の生理学　第6版．第1巻　上肢．医歯薬出版，東京，2006から〕

A. 鎖骨骨折

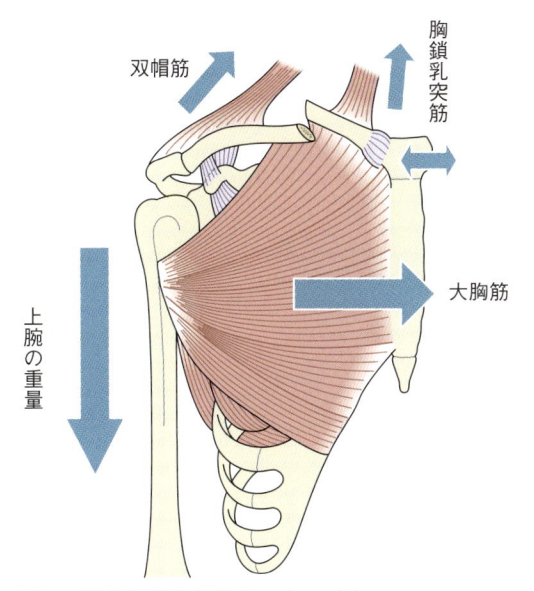

図2　鎖骨骨折の転位のメカニズム

（図中ラベル：双帽筋、胸鎖乳突筋、大胸筋、上腕の重量）

る．前者は斜骨折になることが多く，第3骨片を有することがある．後者は横骨折になることが多く，外力の作用方向によっては鎖骨下動静脈，腕神経叢損傷を伴うことがあるので注意を要する．

鎖骨遠位端骨折は介達外力による斜骨折が多く，骨折線は内下方から外上方に向かうことが多い．このことは治療法選択の際に考慮しなければならない重要な点である．また骨端部の皮質骨は薄く，介達外力による骨折であってもしばしば粉砕骨折になる．

診断とX線学的分類

受傷機序と症状から診断は容易である．治療方針を決定するために単純X線検査は不可欠である．通常，前後方向と肺尖位撮影の2方向撮影が行われる．血管損傷が疑われる場合には血管造影を行う．腕神経叢損傷が疑われる場合には骨折の治療を先行させ，電気生理学的検査で損傷の部位と程度を確認する．

Point
チェックポイント
① 変形，腫脹の程度
② 開放創の有無と程度
③ 受傷からの経過時間，特に開放骨折では大切
④ 循環障害，特に直達外力による骨折
⑤ 感覚・運動障害
⑥ 隣接関節の損傷の有無
⑦ 筋・靱帯損傷の有無

■ X線学的分類

長管骨骨折の分類にはAO（Arbeitgemeinschaft für Osteosynthese bragen）分類，OTA（Orthopaedic Trauma Association）分類が有用であるが，鎖骨骨折のOTA分類はあまり有用ではない．治療法選択の観点からは，従来から用いられているCraigの分類法が使いやすい．

鎖骨骨折の分類（Craig EV）[1]

Group Ⅰ　中央1/3の骨折
Group Ⅱ　遠位部骨折
　Type Ⅰ：ほとんど転位なし（靱帯間での骨折）
　Type Ⅱ：烏口靱帯より近位の骨折で転位を伴う
　　　A．烏口靱帯，菱形靱帯ともに断裂なし
　　　B．烏口靱帯断裂あり，菱形靱帯断裂なし
　Type Ⅲ：肩鎖関節内骨折
　Type Ⅳ：（小児）靱帯は骨膜に付着して断裂はないが，近位骨片は骨膜のスリーブから逸脱して転位を伴う
　Type Ⅴ：靱帯は近位，遠位骨片には付着せず，下方の粉砕骨片に付着する粉砕骨折
Group Ⅲ　近位部骨折
　Type Ⅰ：ほとんど転位なし
　Type Ⅱ：靱帯損傷を伴い著明な転位を伴う
　Type Ⅲ：関節内骨折
　Type Ⅳ：小児，思春期の骨端線離開
　Type Ⅴ：粉砕骨折

Craigの分類法は骨折部位と形態による分類であるが，靱帯の骨との連絡の有無によって転位の程度が明らかになるので，これを参考に治療計画を立てる．

図3に分類のシェーマを示す．Type ⅡBが最も多く，Type ⅡAがこれに次ぐ．いずれも転位を伴う骨折である．

治療

骨折部位に関係なく，転位が軽度の例は保存的に治療する．一般に鎖骨バンド，8字包帯固定を巻いて，疼痛が起こらない程度の肩関節運動を許可する．特に小児の骨折は骨膜が厚く，血流が豊富なため骨癒合が早期に起こるので保存的治療のよい適応である．従来は，転位の著明な骨折に対しても，局所麻酔下に整復してギプス包帯で固定する方法がとられていたが，最近は成人でも特に皮膚のトラブルが発生しない程度の転位であれば，鎖骨バンドなどによる保存的治療が行われることがある．しかし固定期間が6～8週間と長期に及ぶため，手術的治療によって早期運動を希望する人が多い．

各論1　肩甲帯の骨折・脱臼

Type I　　Type IIA　　Type IIB

Type III　　Type IV　　Type V

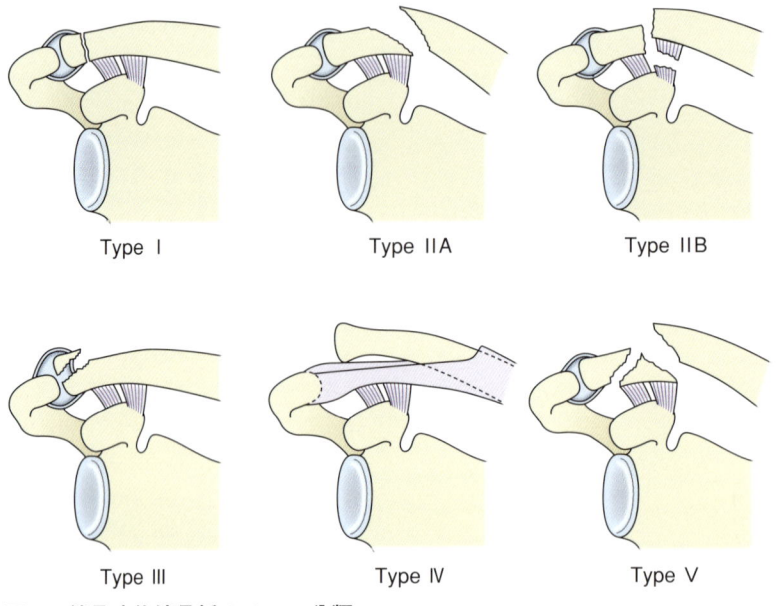

図3　鎖骨遠位端骨折のCraig分類

手術の適応

① 修復を要する血管損傷を伴う骨折
② 開放骨折
③ 著しく転位した骨折で整復位の保持が困難な骨折
④ 転位骨片で皮膚の圧迫が著明な骨折

1 骨幹中央部骨折

1）髄内固定

　横骨折や短い斜骨折はKirschner鋼線やねじ切りピンなどで固定されることがある．鎖骨は肩甲帯，上肢のつっかい棒(strut)としての機能のほかに，隣接関節の運動に伴って回旋するため(図1)，髄内固定では回旋に対する安定が悪く，固定に破綻を生じることがあるので注意を要する．

Pitfall

　Kirschner鋼線を用いる場合には骨外に突出した部分を必ず曲げること．術後の運動によって鋼線が移動し，外側の皮膚を刺激したり，穿孔して感染を起こすことがある．また内側に移動し縦隔内で心臓・大血管の損傷や，肺損傷などの重大な合併症の原因になることがある．

2）プレート固定

　鎖骨には屈曲応力が発生する．すなわち骨折部の後下方には圧縮応力が，上前方に引っ張り応力が発生するので，プレートはtension band機能を期待して，上方あるいは上前方に設置するべきである．ストレートのプレートでは鎖骨の弯曲に合わせて固定することが困難で，形成しやすいreconstruction plateを用いるのがよい(図4)．

Pitfall

　近年，locking-compression plate (LCP)が開発されて広く用いられている．鎖骨骨折にもLCPが多用されるようになっており，しばしば訳もなくmonocortical screwで固定された例をみかけることがある．いかに従来のプレートより固定性がよくなったとはいえ，鎖骨のような細い骨の骨折をLCPを用いてmonocorticalに固定することをしてはならない．たとえLCPを用いるにしても，期待する機能はtension band機能であることを理解し，少なくともプレート両端のスクリューはbicortical screwを用いるべきである．

2 遠位端骨折

1）Kirschner鋼線によるpinningあるいはtension band wiring

　遠位骨片から近位骨片に2本の鋼線を平行にあるいは交差させて刺入して固定する(pinning)．鎖骨は上前方

A. 鎖骨骨折

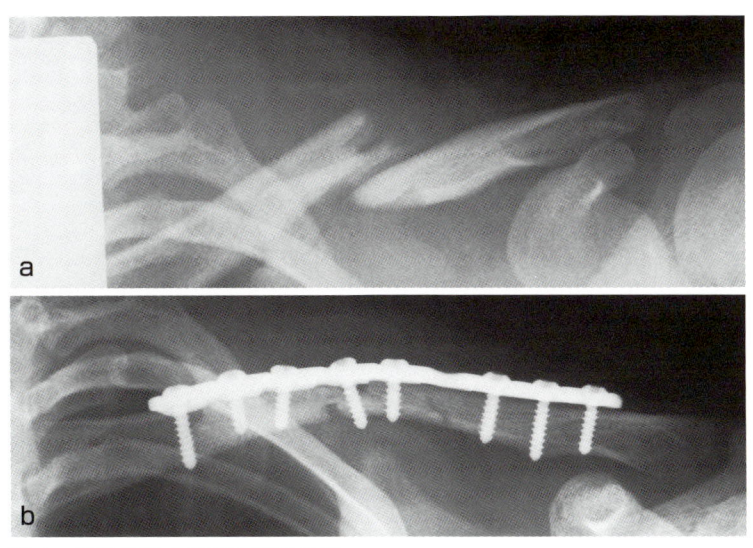

図4 鎖骨骨幹中央部の粉砕骨折
a：術前のX線所見
B：reconstruction plateによる内固定後の術後X線所見

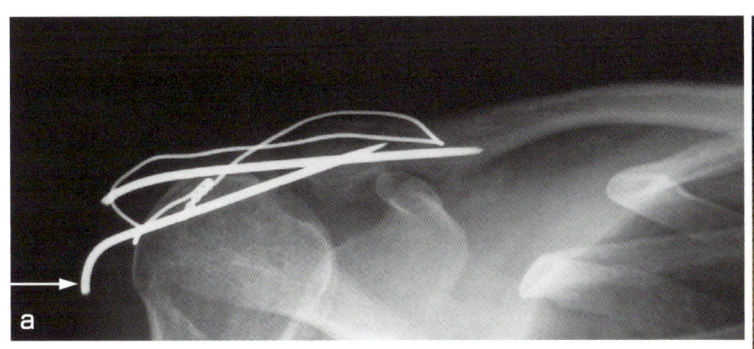

図5 Kirschner鋼線の逸脱
28歳，女性．鎖骨遠位端骨折に対するtension band wiring後のKirschner鋼線の逸脱（矢印）．皮膚の刺激と運動痛を伴い，可動域制限がある．

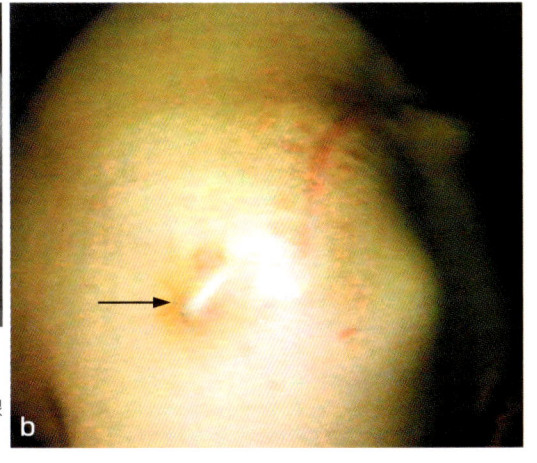

に引っ張り応力が生じることから，平行に刺入した鋼線に軟鋼線を8字にかけて締結するtension band wiringも有効である．しかし遠位骨片が小さい場合には肩峰から肩鎖関節を貫通して鋼線を刺入する必要がある，術後の運動に伴って鋼線が逸脱して皮膚を刺激する，穿孔して感染の原因になるなどの不具合が発生することがあり，最も好ましくない固定法である（図5）．また骨折線が内下方から外上方に向かう骨折に対してはtension band wiringの適応がないことを銘記するべきである．

2）Bosworth法[3]

骨折部を整復した位置で鎖骨近位部を烏口突起にスクリューで固定する方法で，初期固定性は良好であるが，肩鎖関節における正常な動きが障害されるため，肩関節運動を継続するとスクリューの脱転や破損などの問題がある．

3）プレート固定

遠位骨片に挿入できるスクリューの数が少なく，固定性不良となるため，通常のプレートは使用できない．種々のフックプレートが開発されているが，多くは肩鎖関節をまたいで固定するタイプのhook plate（Wolter acromioclavicular plate, AO hook plateなど）である．肩峰にhookをかけて整復位を保持するこれらのhook plateは，肩関節運動によるhookの折損，hookによる肩峰のcut out, impingementによる肩関節の運動痛などの合併症が頻発するため，骨癒合まで肩関節の外転を90°に制限する必要があることが問題である．

各論1　肩甲帯の骨折・脱臼

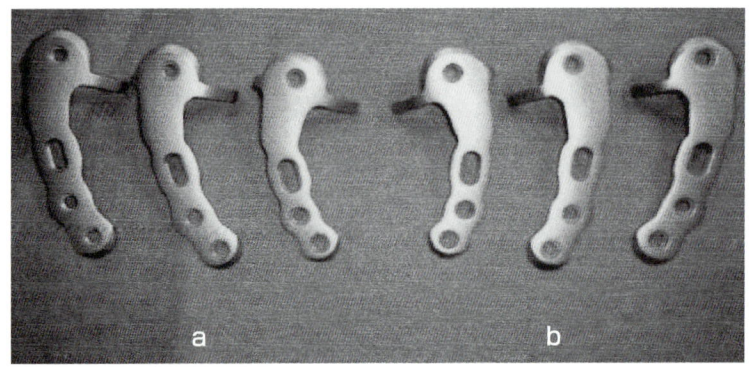

図6　鎖骨遠位端骨折固定用プレート Scorpion®
a：左用：左からL, M, Sサイズ
b：右用：左からS, M, Lサイズ

筆者の推奨する方法

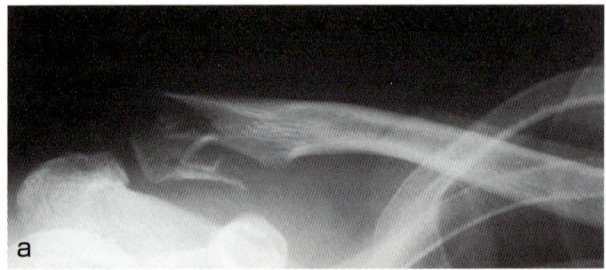

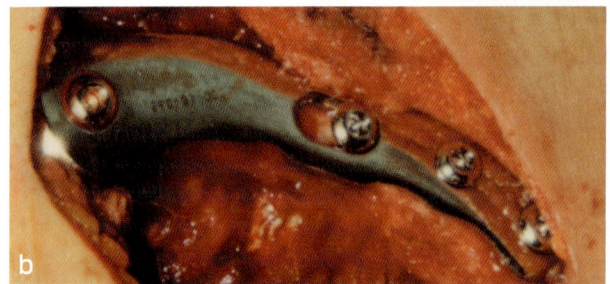

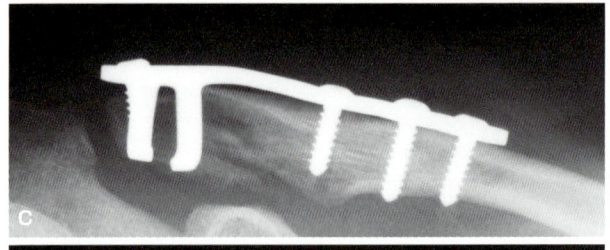

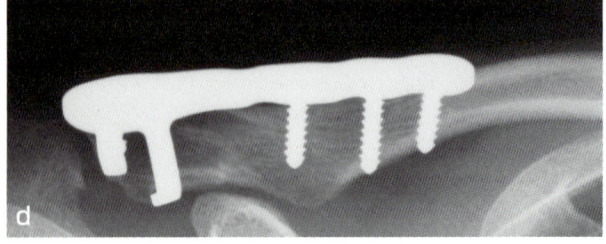

1）鎖骨遠位端骨折固定用 Scorpion® による固定

　いかなる骨折であっても関節をまたがずに固定することによって，隣接関節の早期の全可動域訓練を可能にする方法が最も優れた方法である．Scorpion® は鎖骨遠位端骨折固定用に開発された専用の hook plate である．遠位骨片を1本または2本のスクリューと2本の hook によって抱きかかえるように固定するシステムであり，肩鎖関節をまたぐことなく，小さな遠位骨片を強固に固定することが可能である．

2）Scorpion® による骨接合術の手技[4]

　全身麻酔下に患者をビーチチェア体位とし，患側上肢は自由に動かせるように消毒してドレーピングする．骨折部を中心に鎖骨上前方に弓状の皮膚切開を加え骨折部を展開する．この際，三角筋の起始部は可能なかぎり剥離せず温存する．近位骨片の尖った先端は通常上方に転位しているが，指で押すことによって容易に整復できる．Scorpion® は鎖骨の弯曲と大きさに合わせて左右各々S, M, Lの3つのサイズが用意されている（図6）ので，テンプレートを用いて選択した適切なサイズのプレートを整復した骨折部に載せ，骨折部を整復しながら遠位骨片にかけた2本の hook を圧着ペンチで圧着して抱きかかえる．この位置を保持しておいて近位骨片に3本のスクリューを固定した後，遠位骨片の大きさによって1あるいは2本のスクリューを挿入して固定する．最後に再度 hook を圧着して固定を完了させる（図7）．Type ⅡA では靱帯の損傷はない．Type ⅡB では菱形靱帯の損傷を伴うが烏口靱帯は断裂していないため，骨

図7　Scorpion による固定
a：術前．29歳，男性．サッカープレー中に転倒して受傷．近位骨片が上方に転位している．
b：Scorpion® で骨折部の固定が完了したところ．
c：術直後．Scorpion® で良好な整復位と固定性が得られた．遠位骨片に付着する烏口靱帯に断裂がみられないため，断裂した菱形靱帯は修復していない．
d：術後5か月．良好な骨癒合．肩関節の可動域は良好で疼痛もない．

A. 鎖骨骨折

折が癒合すれば肩鎖関節の不安定性をきたすことはないので修復の必要はない．両者ともに断裂がある場合には烏口鎖骨靱帯を修復することもあるが，通常その必要はない．他動的に肩関節をfullに動かしても固定性良好であることを確認して創を閉鎖する．術後は三角巾で患肢を固定しておくが，疼痛に合わせて運動は自由とし，特に制限は設けない．

文献

1) Kapandji AI : Phisiologie Articulaire, 6th ed, Vol. 1. 塩田悦仁訳：カパンディ関節の生理学 第6版．第1巻，上肢，医歯薬出版，東京，2006.
2) Craig EV : Fracture of the clavicle. pp1109-1116 (Rockwood CA Jr, et al, eds : Fracture in Adults. 5th ed.), Lippincott-Raven, Philadelphia, 1996.
3) Bosworth BM : Acromioclavicular separation : A new method of repair. Surg Gynecol Obtet 73 ; 866-871, 1941.
4) 糸満盛憲，高崎純孝：鎖骨遠位端骨折の骨説合法―鎖骨遠位端骨折固定プレートScorpionを用いて―．pp34-40 (糸満盛憲，戸山芳昭編：アトラス四肢骨折治療基本手技マニュアル)，全日本病院出版会，東京，2003.

（高崎純孝）

世界で最初に行われた骨移植は犬の頭蓋骨

「Butterlijnという貴族の兵士がタタール人の剣によって頭部を負傷し，頭蓋骨の一部を欠損した．ある外科医がこの欠損部を，死んだ犬の頭蓋骨で修復したところ，完全に治癒した．かく奇跡的に回復した貴族は，この手術のことを多数の友人知人に吹聴したが，この話が神学者らを通じて首都大主教の耳に達し，その結果破門が決定された．すなわち，全ロシアのキリスト教徒が集まる限りの場所において，犬の頭の骨のかけらがキリスト教徒の頭の骨の一つになったと伝えられる限りは，問題の貴族と接することは禁じられた．件の貴族は真の治療という意味から申せば，たとえ結果がおぼつかなくとも，それよりは教会の一員に数えられたいと望み，外科医に犬の骨の小片を取り去るよう命じ，かくして破門を免れた」

〔Meekren JA : Observationes Medico Chirurgicae, 1682〕

Meekrenは実際にこの骨移植を成功させた本人ではなく，それは「ある外科医」であって，人づてに聞いた話を記載したにすぎない．ロシア正教の教徒の破門の問題が中心となっており，この偉業を成し遂げた勇敢な「ある外科医」の名前は永久にわからずじまいになった．

（糸満盛憲）

各論1　肩甲帯の骨折・脱臼

B 胸鎖関節脱臼

■ 解剖学的特徴

　胸鎖関節は胸骨の鎖骨切痕，鎖骨内側端および第1肋骨の肋軟骨から構成され，関節内には鎖骨関節面後上部から第1肋軟骨に付着している関節円板が存在し，適合性を増している．胸鎖関節は骨性支持が弱く，関節包，前後胸鎖靱帯，肋鎖靱帯，鎖骨間靱帯で非常に強固な安定性を得ている．胸鎖靱帯は関節包を覆うように位置し，前後方向の安定性を保っている．後胸鎖靱帯が前胸鎖靱帯より厚いため，前方脱臼と比較して後方脱臼が少ない．第1肋骨から鎖骨内側端下縁の菱形圧痕には肋鎖靱帯が前・後束に分かれて付着しており，主に上方への脱臼を制御している．鎖骨間靱帯は両鎖骨内側端同士を連結しているが，胸鎖関節の安定に関しては，前後胸鎖靱帯，肋鎖靱帯ほど重要ではない(図1)．胸骨前縁から鎖骨内側端が前方に転位したものが前方脱臼，胸骨後縁から鎖骨内側端が後方へ転位したものが後方脱臼である[1]．

■ 受傷原因

　胸鎖関節脱臼は靱帯による支持性が強く，きわめて少ない外傷であり，私たちも経験したことがない．
　前方脱臼は肩甲帯からの介達外力によるものが多い．肩甲帯が過度に後方に牽引された際，鎖骨内側端が第1肋骨の上に乗り上げ，支点となって発症する．後方脱臼は鎖骨内側に直達外力が加わった場合と，上肢を内旋かつ内転位にして肩甲骨後側方から外力が作用し発症する

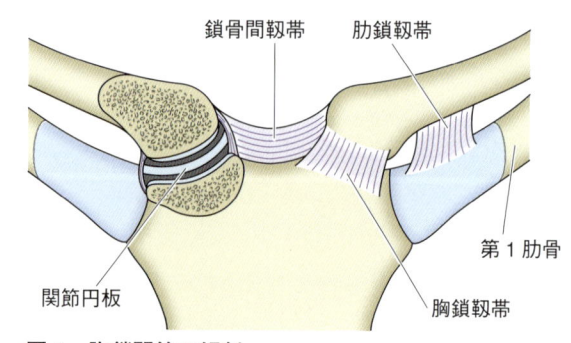

図1　胸鎖関節の解剖

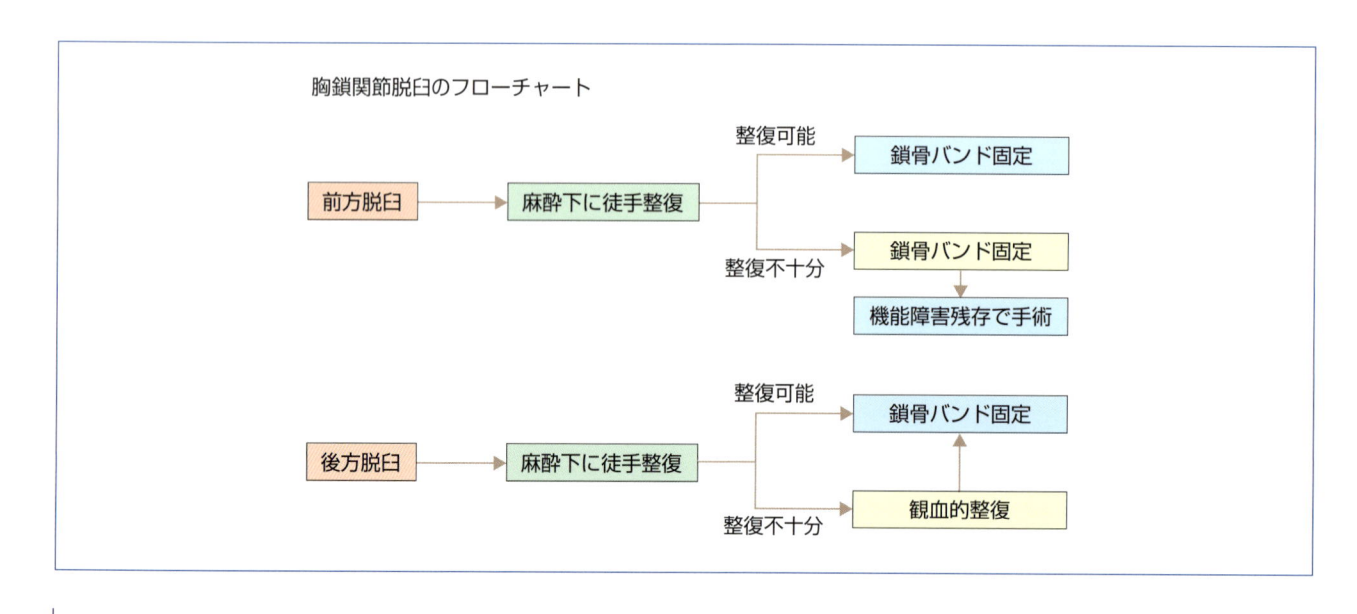

胸鎖関節脱臼のフローチャート

前方脱臼 → 麻酔下に徒手整復
- 整復可能 → 鎖骨バンド固定
- 整復不十分 → 鎖骨バンド固定 → 機能障害残存で手術

後方脱臼 → 麻酔下に徒手整復
- 整復可能 → 鎖骨バンド固定
- 整復不十分 → 観血的整復 → 鎖骨バンド固定

B. 胸鎖関節脱臼

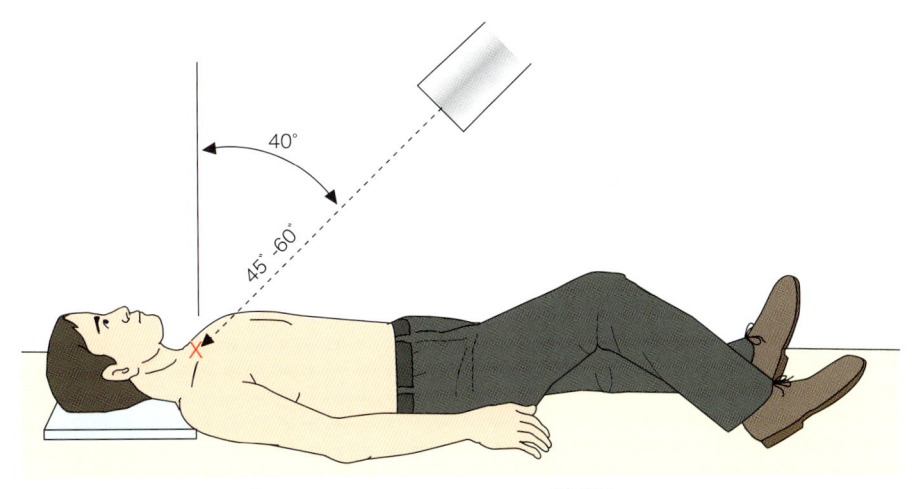

図2 胸鎖関節脱臼診断のための serendipity view の撮影法
〔Golit GJ, et al : Injuries to the sternoclavicular joint. (Bucholz RW, et al, eds : Rockwood and Green's Fractures in Adults, 6th ed.)Lippincott Williams and Wilkins, Philadelphia, 2006 から〕

介達外力によるものがある.

診断とX線学的分類

前方脱臼時の症状は局所の疼痛, 鎖骨内側端が前方に突出し胸鎖関節の膨隆が著明である. 一方, 後方脱臼時の症状は局所の疼痛, 鎖骨内側端の陥凹である. また, 後方臓器の圧迫症状として, 頸部や上肢の静脈うっ滞, 呼吸困難, 嚥下困難, 嗄声, 心血管損傷, 気胸などを合併することがある.

脱臼の程度や方向を客観的に評価するにはX線撮影が有用である. 通常の前後像では脱臼の判定は困難である. 40°仰角撮影によって両側の胸鎖関節前後像を撮影するRockwoodの方法が有用である(図2)[2]. この撮影法では両側の鎖骨を1枚の大きなフィルムに撮影するため, 前方脱臼は反対側の鎖骨の線より前方に浮き上がり, 後方脱臼は後方に転位しているのが明瞭に描出できる. CTではより転位が明らかになり, 関節後方組織の圧迫の有無を知ることができる. 鎖骨内側骨端核の二次骨核は18～20歳まで骨化せず, 22～25歳頃に閉鎖する[3]. そのため, それ以前の胸鎖関節脱臼と同様な受傷機序による脱臼状態はSalter-Harris Ⅰ型やⅡ型の骨端線離開のことが多い. 骨端線離開では肋鎖靱帯の損傷は起こりにくく予後は良好である. 骨端線離開との鑑別にはCTが有用である.

Point
チェックポイント
① 受傷機序
② 胸鎖関節部の疼痛, 膨隆, 陥凹, 後方臓器の圧迫症状
③ Rockwood撮影(40°仰角撮影)とCT
④ 骨端線離開との鑑別

X線学的分類

Allmanの分類[4]などがある.

Allman 分類
Grade Ⅰ：胸鎖靱帯のわずかな断裂のみ.
Grade Ⅱ：胸鎖靱帯は断裂するが, 肋鎖靱帯は断裂しない.
Grade Ⅲ：胸鎖靱帯, 肋鎖靱帯がともに断裂し, 鎖骨内側端が転位する.

治療

全身麻酔下での非観血的整復が原則である. 前方脱臼の場合には, 仰臥位で, 肩甲骨間に枕を置き, 上肢を牽引しながら外転伸展させながら鎖骨近位端を押し込み整復する. 整復後は鎖骨バンドによる外固定を3～6週間行う. 後方脱臼に比べて整復位を保持することが困難で, 亜脱臼, 再脱臼を起こすことが多い. しかし, 整復が不十分で亜脱臼や不安定性が残存しても, 通常それほど愁訴がなく, また機能障害も少ないので, すぐに手術的治療を行う必要はない. 障害が高度になった時点で, 陳旧性や反復性胸鎖関節脱臼に準じて治療すればよい.

後方脱臼の場合には, 仰臥位で, 肩甲骨間に枕を置き, 上肢を牽引しながら外転伸展させ, 鎖骨を指で徒手的に保持し前方, 外方に引き出すように整復する. 整復困難な場合は, 経皮的に骨把持鉗子などで鎖骨近位端を保持し整復する. 後方脱臼は, 一度整復されると安定性は比較的良好である. 整復後は鎖骨バンドによる外固定を3～6週間行う. 整復位が得られない, あるいは整復位の保持が困難な後方脱臼には手術が必要になる(フ

各論1　肩甲帯の骨折・脱臼

ローチャートを参照）．

> **手術の適応**
> ① 整復位が得られない後方脱臼
> ② 整復位の保持が困難な後方脱臼
> ③ 機能障害が高度な前方脱臼

1　新鮮症例

損傷された関節円板は切除する．胸鎖靱帯，肋鎖靱帯は可及的に縫合し，関節包は縫縮する．整復位保持のために鎖骨から胸骨へKirschner鋼線で内固定するかは，折損や胸腔内への迷入が報告されており[5]，意見の分かれるところである．術後の外固定は保存的治療と同様である．

> **Pitfall**
> Kirschner鋼線で内固定する場合は，鋼線の先端を胸骨内にとどめ，手前は曲げて迷入を防止する．また抜去までは肩の運動を制限する．

2　陳旧性，反復性症例

陳旧性，反復性の症例に対する治療の目的は運動時痛の除去と安定性の獲得である．運動時痛除去のための手術としては鎖骨内側端切除[6]がある．安定性の獲得とは，胸鎖靱帯，肋鎖靱帯の再建である．その方法として，大腿筋膜，鎖骨下筋腱，胸鎖乳突筋が利用される．大腿筋膜の利用はSpeed[7]らが，鎖骨下筋腱の利用はBurrows[8]らが，胸鎖乳突筋の利用はBrown[9]が鎖骨枝の，Booth[10]が胸骨枝の利用を報告している．

文献

1) Rockwood CA Jr, et al : Rockwood and Green's Fractures in Adults, 4th ed. Lippincott-Raven, Philadelphia, pp1422-1424, 1996.
2) Golit GJ, et al : Injuries to the sternoclavicular joint. pp1370-1371 (Bucholz RW, et al, eds : Rockwood and Green's Fractures in Adults, 6th ed.), Lippincott Williams & Wilkins, Philadelphia, 2006.
3) Denham RH, et al : Epiphyseal separation of the medial end of the clavicle. J Bone Joint Surg 49-A : 1179-1183, 1967.
4) Allman FL Jr : Fractures and ligamentous injuries of the clavicle and its articulation. J Bone Joint Surg 49-A : 774-784, 1967.
5) Nettles JL : Sternoclavicular dislocations. J Trauma 8 : 158-164, 1968.
6) Rockwood CA : Dislocation of the sterno clavicular joint. Instructional Course Lectures ; 24 : 144, 1975.
7) Speed : In Campbell's operative Orthopaedics, 7th ed. Mosby, St Louis, p2186, 1987.
8) Burrows HJ : Tenodesis of subclavius in the treatment of recurrent dislocation of the sternoclavicular joint. J Bone Joint Surg 33-B : 240, 1951.
9) Brown JE : Anterior sternoclavicular dislocation ; a method of repair. Am J Orthop 31 : 184, 1961.
10) Booth CM, et al : Chronic dislocation of the sternoclavicular. Clin Orthop 140 : 17, 1979.

〈高崎純孝〉

各論1　肩甲帯の骨折・脱臼

C 肩鎖関節脱臼

解剖学的特徴

　肩鎖関節は肩峰と鎖骨遠位端によって形成される関節であり，関節包と肩鎖靱帯で覆われている．関節内には線維軟骨性の関節円板がある．関節包と肩鎖靱帯は支持性が強力でなく，烏口鎖骨靱帯，三角筋，僧帽筋が補強している．関節包は上下前後で肩鎖靱帯によって覆われており，肩鎖関節の前後方向の安定性を保っている．烏口鎖骨靱帯は前外側の菱形靱帯と後内側の円錐靱帯からなる強固な靱帯である．鎖骨の外側下方から烏口突起の基部へと付着しており，肩鎖関節の上下方向の安定性を保っている．肩鎖関節脱臼は鎖骨遠位端が上方に転位するのではなく，肩甲骨が下方回旋し，鎖骨肩峰間が開大する（図1）．

受傷原因

　受傷原因は肩関節内転位での転倒，肩峰の上方からの直達外力によるものがほとんどであるが，肩関節伸展位で手をつき，外力が上腕骨を介して肩峰に伝わる介達外力でも起こりうる．

診断とX線学的分類

　臨床症状と単純X線検査によって診断は容易である．肩鎖関節脱臼時の症状は肩鎖関節部に限局した疼痛，圧痛，上腕の挙上制限，運動時痛である．肩甲骨が下方回旋し，鎖骨遠位端が上方，後方に突出するため，肩鎖関節は膨隆してみえ，また鎖骨遠位端を圧迫すると肩鎖関節は整復され，離すと脱臼する piano key sign が認められる．
　X線撮影は臥位では脱臼が整復されることがあるため立位で行い，両側の肩鎖関節が1枚のフィルムに収まるように撮影し，左右の肩鎖関節のアライメントと烏口鎖骨間距離を比較することが重要である．また，転位の

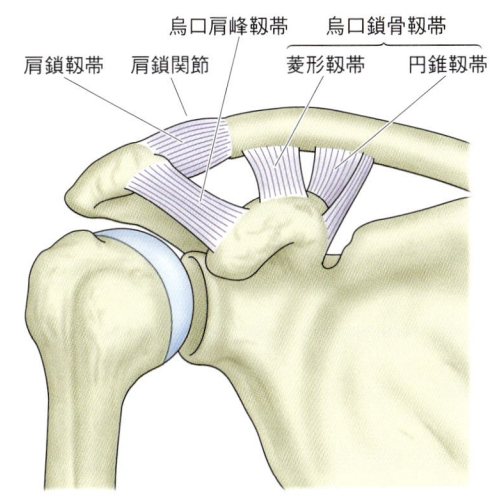

図1　肩鎖関節の解剖

程度を把握するために，立位で5kgの重錘を前腕部に巻きストレス撮影を行う必要がある．また後方にも転位するので，腋窩撮影が必要な場合がある．

> **Pitfall**
> 　小児では，烏口鎖骨靱帯が断裂せず鎖骨の骨膜が靱帯とともに元の位置に残り鎖骨が上方に転位する pseudodislocation の形をとる．

> **Point**
> チェックポイント
> ① 受傷機序
> ② 肩鎖関節部の疼痛，膨隆，piano key sign
> ③ 立位正面像撮影とストレス撮影

X線学的分類

　脱臼の程度を1度の捻挫，2度の亜脱臼そして3度の脱臼とした Tossy の分類[1] や Allman の分類[2] が有名である．しかし，最近は，より詳しく治療法の選択に即した Rockwood の分類[3]（図2）が用いられることが多い．

各論1　肩甲帯の骨折・脱臼

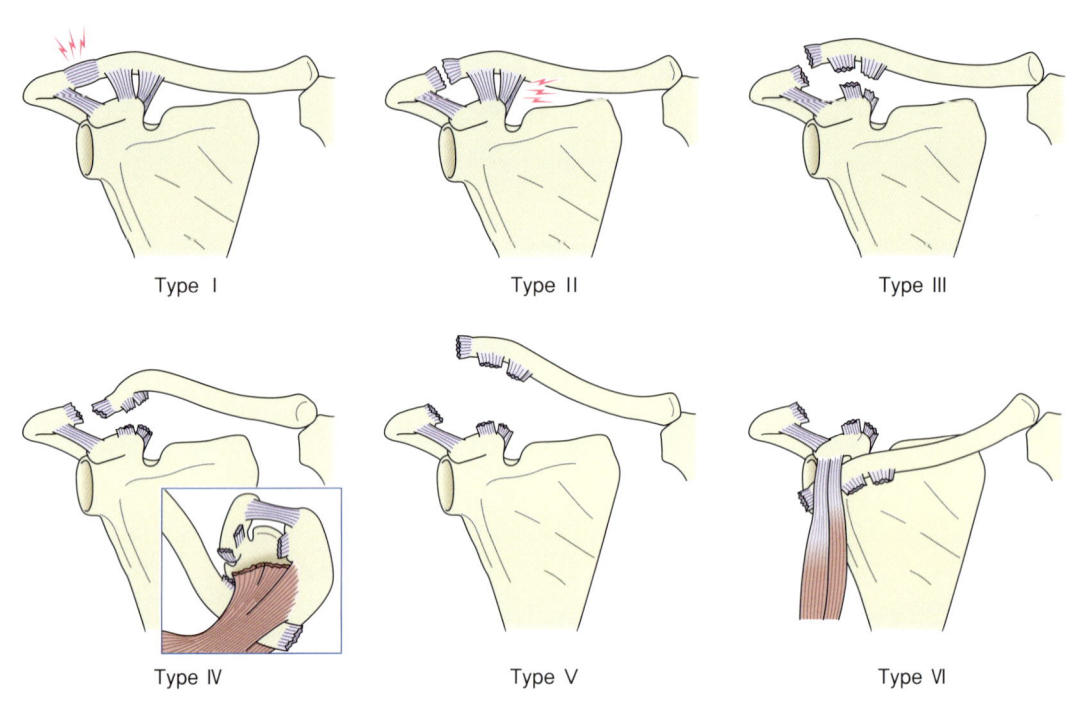

図2　肩鎖関節脱臼の Rockwood 分類

Rockwood の分類

Type Ⅰ：肩鎖関節の捻挫があり，肩鎖関節，烏口鎖骨靱帯は正常である．
Type Ⅱ：肩鎖靱帯の断裂があるが，烏口鎖骨靱帯は残存している．
Type Ⅲ：肩鎖靱帯，烏口鎖骨靱帯はともに断裂し，烏口鎖骨間隙は健側の25％から100％の開大を認める．
Type Ⅳ：肩鎖靱帯，烏口鎖骨靱帯はともに断裂し，鎖骨遠位端は後方に脱臼する．
Type Ⅴ：肩鎖靱帯，烏口鎖骨靱帯はともに断裂し，烏口鎖骨間隙は健側の100％から300％の開大を認める．
Type Ⅵ：肩鎖靱帯，烏口鎖骨靱帯はともに断裂し，鎖骨遠位端は肩峰下や烏口下に転位する．

治療

　肩鎖関節脱臼の治療ほど意見が一致していない疾患は少ない．Rockwoodの分類のtypeⅠ，Ⅱについては，保存的治療が選択されることで一致している．TypeⅠでは，数日間の三角巾固定で疼痛の軽減を待ち，早期に可動域訓練を開始する．TypeⅡでは鎖骨を押し下げ，肩甲骨を挙上して整復する．整復位の保持のためにKenny Howard装具などを用いて6週間固定する．しかし，6週間もの長期にわたって固定を維持するのは困難であり，また固定除去後に亜脱臼をきたす症例もあり，typeⅠと同様に数日間の三角巾固定で疼痛の軽減を待ち，早期に可動域訓練を開始する方法もしばしば行われている．

　しかしtypeⅢでは，保存的治療と手術的治療のいずれを選択するか議論の多いところである．TypeⅡと同様の保存的治療を選択し，脱臼が残存しても疼痛や機能障害がほとんど残らず，十分に満足のいく成績を得たとする報告も多くみられるが，脱臼が残存した場合機能障害が残存するため，手術的治療が必要であるとする報告もある．したがって，typeⅢの治療にあたっては患者の要求，職業，生活環境を考慮し治療法を選択する必要がある．TypeⅣ，Ⅴ，Ⅵは一般的に手術的治療の適応となる．

手術の適応

① Rockwoodの分類 typeⅣ，Ⅴ，Ⅵ
② Rockwoodの分類 typeⅢのうち，上肢の機能要求度の高い場合

■ 手術の選択

　肩鎖関節脱臼に対する手術法は数多く報告されているが，大別して4つの方法がある．
1) 肩鎖関節を修復，再建および固定
2) 烏口鎖骨靱帯の修復，再建および固定
3) 鎖骨遠位端切除

C. 肩鎖関節脱臼

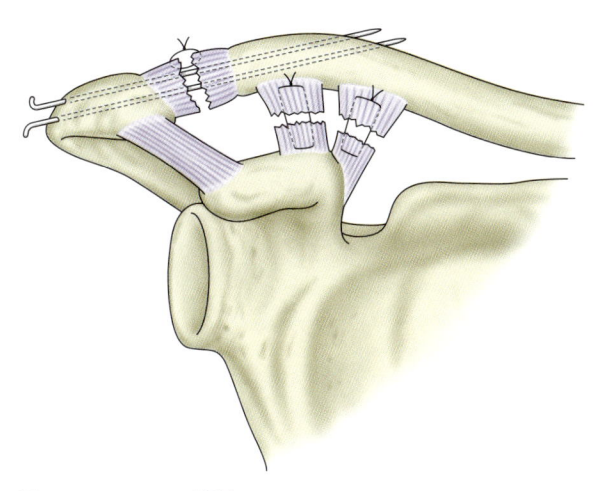

図3　Phemister変法

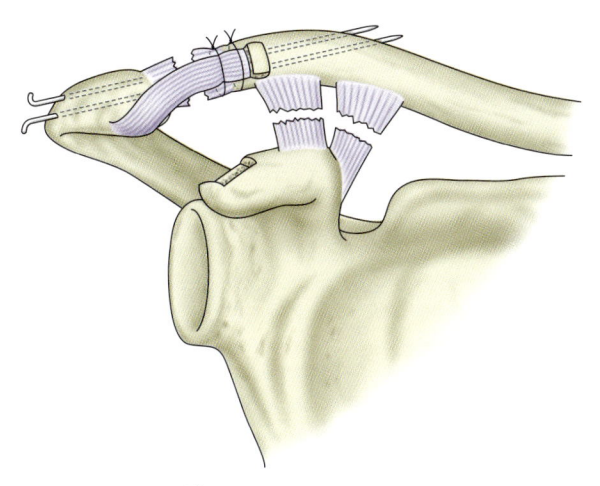

図4　Neviaser法

4）筋移行

それぞれの方法の代表的な術式の概要を示す．

1 肩鎖関節の修復，再建および固定

1）Phemister変法（図3）

整復を障害している軟部組織および関節円板を切除した後，肩鎖関節を整復し，Kirschner鋼線2本を肩峰外側から肩鎖関節を介して鎖骨の皮質を貫くまで刺入し，固定する．次に，肩鎖関節の関節包および肩鎖靱帯を可能なかぎり縫合し，最後に烏口鎖骨靱帯を縫合する．術後は三角巾固定とし，術後2週から自動運動を開始する．鋼線は術後6週で抜去する．原法では[4]烏口鎖骨靱帯の修復は行わない．

> **Pitfall**
> 受傷から時間が経過するにつれて断裂した烏口鎖骨靱帯の縫合が困難になるため，なるべく早期に，できれば当日に手術を行うのが望ましい．
> 肩鎖関節の固定の際は，若干の過矯正位で固定する．

2）Neviaser法[5]（図4）

烏口肩峰靱帯を肩鎖関節の再建に利用する方法である．

烏口突起上面で烏口肩峰靱帯を付着したままで骨片を切除する．整復を障害している軟部組織を切除した後，肩鎖関節を整復し，肩峰からKirschner鋼線1本または2本で固定する．次に，小骨片付きの烏口鎖骨靱帯を三角筋の下を通して，鎖骨のなるべく後上方に固定する．

術後は三角巾固定とし，術後3週から自動運動を開始する．

> **Pitfall**
> Neviaser法では，肩鎖関節と烏口肩峰靱帯とを展開するが，烏口鎖骨靱帯に関しては特に処置をしない．また，術後の筋力低下や可動域制限を予防するために三角筋への侵襲は最小限にするべきである．

2 烏口鎖骨靱帯の修復，再建および固定

1）Bosworth法[6]

局所麻酔下に肩鎖関節を整復した後に，鎖骨から烏口突起に向かってBosworth lag screwを挿入し，固定する方法である．術後は三角巾固定とし，術後早期から自動運動を開始する．

> **Pitfall**
> 急性期のものに適応があり，高齢者にもよい適応とされている．スクリューのlooseningや逸脱などの合併症が報告されている．また，肩鎖関節や烏口鎖骨靱帯の修復も同時に行う変法も報告されている．

2）Cadenat変法[7]（図5）

烏口肩峰靱帯を烏口鎖骨靱帯の再建に利用する方法である．整復を障害している軟部組織および関節円板を切除した後，烏口肩峰靱帯を肩峰前縁から骨片付きで採取する．肩鎖関節を整復し，Kirschner鋼線を肩峰外側から刺入して固定する．採取した骨片付きの靱帯を鎖骨にスクリューで固定する．

> **Pitfall**
> 骨片はスクリュー固定するため，あまり小さくならないように採取するのがよい．

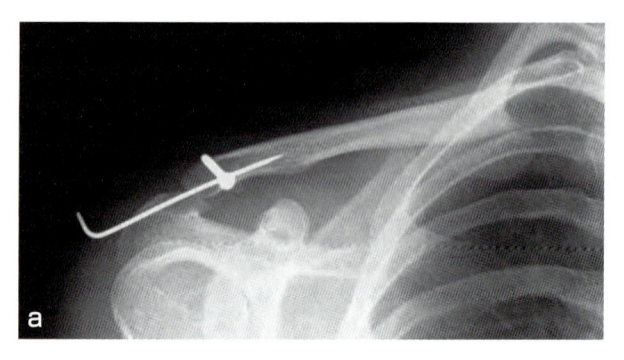

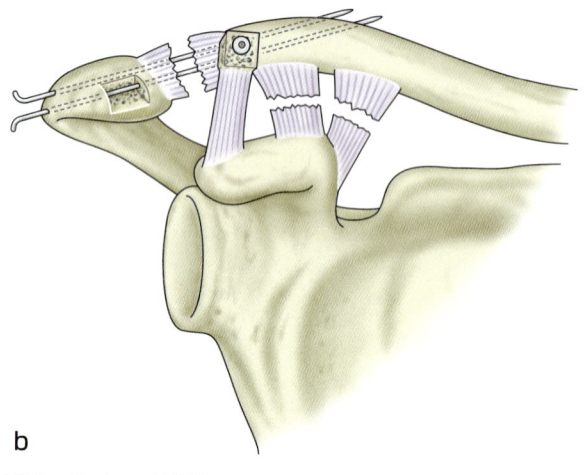

各論1　肩甲帯の骨折・脱臼

図5　Cadenat 変法
a：Cadenat 変法による術後 X 線所見

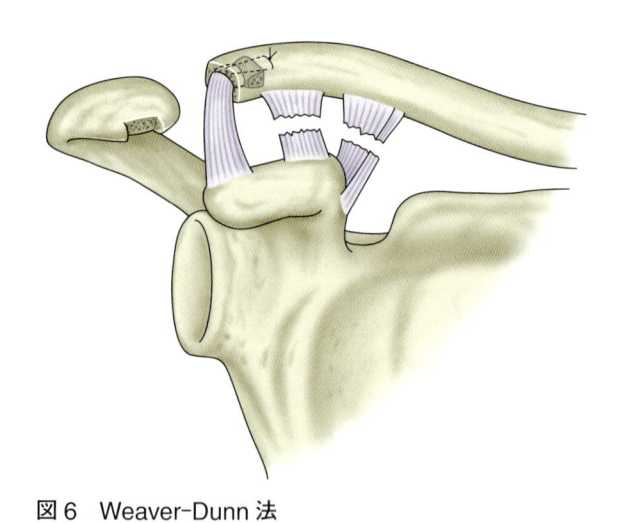

図6　Weaver-Dunn 法

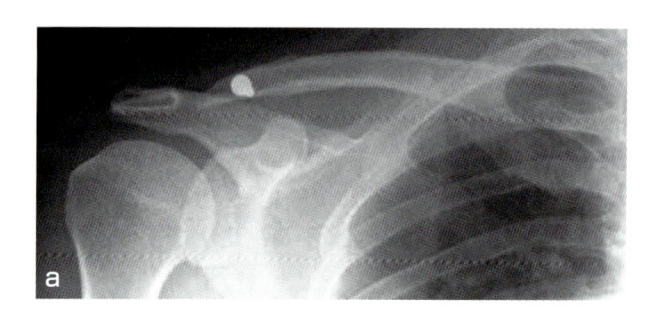

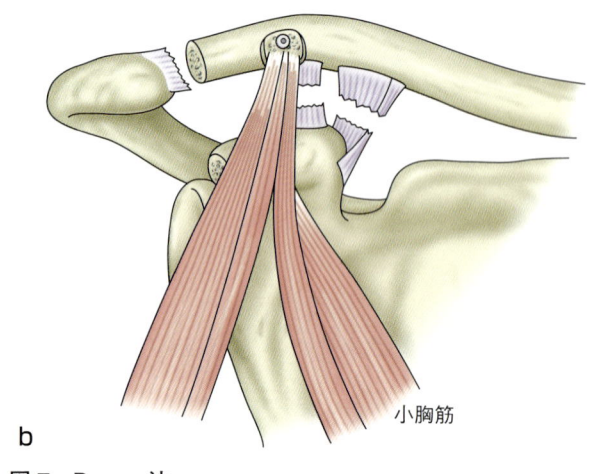

図7　Dewar 法
a：Dewar 法による術後 X 線所見

3 鎖骨遠位端切除

■ **Weaver-Dunn 法**[8]（図6）

烏口肩峰靱帯を肩峰前縁から骨片付きで採取する．次に，鎖骨遠位端を切除し，この断端部に烏口肩峰靱帯を引き込み縫着する方法である．主に陳旧例で行われる．

4 筋移行

■ **Dewar 法**[9]（図7）

烏口突起を上腕二頭筋短頭，烏口腕筋，小胸筋の外側1/3の筋束をつけたまま骨切りし，三角筋，大胸筋間の鎖骨起始部にスクリュー固定し烏口鎖骨靱帯の代用とする方法である．主に陳旧例で行われる．

> **Pitfall**
> 上腕二頭筋短頭，烏口腕筋，小胸筋を剥離する際に，筋皮神経の損傷に気をつける．

筆者の推奨する方法

以前は Cadenat 変法を用いて治療を行っていたが，不完全な整復位での固定は疼痛や機能障害が残存し，また保存的治療でも十分に満足のいく成績を得ているため，最近は保存的治療を第一選択としている．

C. 肩鎖関節脱臼

文献

1) Tossy MD, et al : Acromioclavicular separations-useful and practical classification for treatment. Clin Ortop 28 : 111-119, 1963.
2) Allman FL : Fractures and ligamentous injuries of the clavicle and its articulation. J Bone Joint Surg 49-A : 774-784, 1967.
3) Rockwood CA, et al : Injuries to the acromioclavicular joint. pp1181-1251（Rockwood CA, et al, eds : Fracture in Adults. Vol 1.）, JB Lippincott, Philadelphia, 1991.
4) Phemister DB : The treatment of dislocation of the acromioclavicular joint by open reduction and threaded-wire fixation. J Bone Joint Surg 24-A : 166-168, 1942.
5) Neviaser JS : Acromioclavicular dislocation treated by transference of coracoacromial ligament. Arch Surg 64 : 292-297, 1952.
6) Bosworth BM, et al : Acromioclavicular separation, new method of repair. Surg Gynecol Obstet 73 : 866-871, 1941.
7) Copeland S : Disruption of the acromioclavicular joint ; surgical anatomy and biological reconstruction. Injury 11 : 208-214, 1980.
8) Weaver JK, Dunn HK : Treatment of acromioclavicular injuries, especially complete acromioclavicular separation. J Bone Joint Surg 54-A : 1187-1194, 1972.
9) Dewar FP, Barrington TW : The treatment of chronic acromioclavicular dislocation. J Bone Joint Surg 47-B : 32-35, 1965.

（高崎純孝）

X 線の発見

Wilhelm Conrad von Röntgen（1845-1923）は Würzburg 大学の物理学研究所で，真空のガラス管の中で放電させると陰極側から不思議な光が出ることを発見した．この陰極線管から出る光はボール箱を通すことがわかり，写真の感光板にも感光するのではないかと考え，感光板を黒い紙で包み，夫人の手をその上に置いて陰極線を反射して現像すると，手の指の骨と指輪が鮮明に写っていた．この不思議な線を Röntgen は X-ray と名づけて，1895 年 Würzburg の物理学会で発表した．整形外科診療や船舶などの非破壊検査で最も頻繁に用いられる X-ray は，きわめて有用なものであるが，過度の被曝は細胞を死滅させ，発癌の原因にもなる．彼の偉大な業績は世界中から賞賛され，1901 年に発足した Nobel 賞の第 1 回物理学賞は Röntgen に贈られた．

（糸満盛憲）

各論1　肩甲帯の骨折・脱臼

D 肩甲骨骨折

■ 解剖学的特徴

　肩甲骨は胸郭の後方に位置し，鎖骨と上腕骨を連結する扁平な骨である．各部位は肋骨面，背側面の2面，上縁，内側縁，外側縁の3縁，そして上角，下角，外側角の3角によって構成される．

　肋骨面は肩甲下窩とも呼ばれ，肩甲下筋の起始部である．背側面は肩甲棘によって棘上窩と棘下窩に分けられ，それぞれ棘上筋と棘下筋の起始部となっている．上縁の外側には肩甲切痕があり，肩甲上神経が通り，肩甲切痕と外側角にある関節窩の間から前方に突出し，外側方に屈曲する烏口突起が存在している．烏口突起先端からは上腕二頭筋短頭，烏口腕筋が起始し，小胸筋が付着している．また，烏口突起に付着している靱帯には烏口肩峰靱帯，烏口鎖骨靱帯，烏口上腕靱帯，肩甲上靱帯がある．内側縁には肩甲挙筋，菱形筋，前鋸筋が付着し，外側縁には小円筋，大円筋が起始している．上角には肩甲挙筋が付着し，外側角にある関節窩の上にある関節上結節からは上腕二頭筋長頭腱が，関節窩の下にある関節下結節から上腕三頭筋長頭腱が起始している(図1)．

　Hardeggerら[1]肩甲骨骨折は骨折部位によって，体部骨折，頚部骨折(解剖頚骨折，外科頚骨折)，関節窩骨折，肩甲棘骨折，肩峰骨折，烏口突起骨折に分類される(図2)．体部骨折が最も多く，次に頚部骨折が多い．

■ 受傷原因

　肩甲骨骨折は比較的まれな骨折で，全肩甲帯部の骨折の3～5%[1]，全骨折の0.4～1%[2]にすぎない．これは，肩甲骨が中央部は薄いが，多くの厚い筋層で覆われており，また，胸郭上での可動性が大きいため，大きな外力が直接作用しにくいためである[3]．そのため肩甲骨骨折は交通事故，転落などの高エネルギー外傷による受傷が

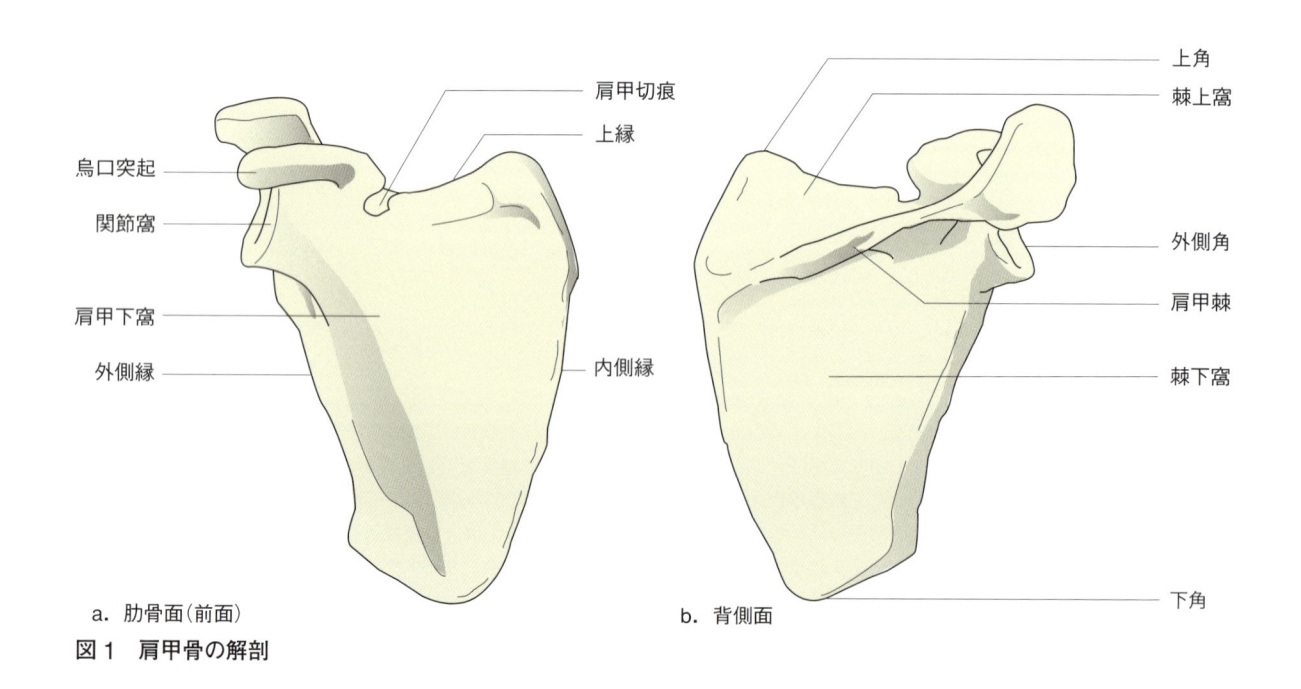

a. 肋骨面(前面)　　　　b. 背側面
図1　肩甲骨の解剖

D. 肩甲骨骨折

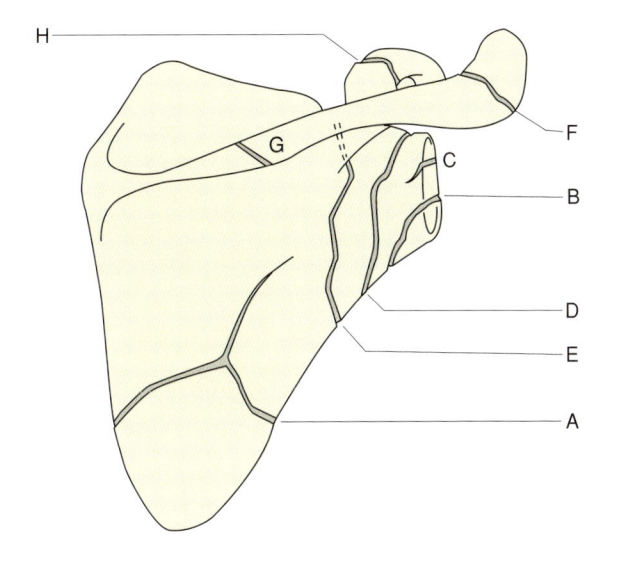

図2 肩甲骨骨折の分類

A：体部骨折
B：関節窩骨折
C：関節窩辺縁骨折
D：解剖頚骨折
E：外科頚骨折
F：肩峰骨折
G：肩甲棘骨折
H：烏口突起骨折

多く，肩甲帯部中心に合併損傷を認めやすい．

受傷機序は肩甲背部への直達外力が多く，体部骨折や肩峰骨折や頚部骨折を生じやすい．また，頭頚部損傷や肋骨骨折や血気胸などの胸部損傷を合併しやすい．

介達外力は，上腕骨の上方への突き上げなどによる上腕骨頭を介して伝わり，関節窩骨折，頚部骨折，肩峰骨折，烏口突起骨折を生じやすい．

肩峰，烏口突起は筋，腱，靱帯の付着部となっているため，ストレス骨折や裂離骨折が生じやすい[4,5,12]．

その他，Wolter clavicular plate の hook による肩峰の医原性骨折などがある．

診断と X 線学的分類

臨床症状は骨折部に圧痛を認めるが，腫脹は厚い筋層に覆われているため，時間が経過しないと判然としないことが多い．体部骨折では骨折によって棘上筋，棘下筋，肩甲下筋に血腫が形成されるため，腱板断裂様の挙上障害を呈することがあり，pseudorupture of the rotator cuff と呼ばれている．烏口突起骨折や体部骨折では小胸筋，前鋸筋の収縮によって呼吸運動に伴う疼痛を認める．そのため，肋骨骨折との鑑別が必要である．また，高エネルギー外傷による受傷が多いため，頭蓋骨折や脳挫傷などの頭頚部損傷や多発肋骨骨折や血気胸などの胸部損傷を合併しやすい．

治療方針を決定するために単純X線検査は不可欠である．通常単純X線検査は肩甲骨前後撮影と肩甲骨軸射撮影（scapular Y）の2方向撮影が行われる．しかし，2方向撮影では骨折の部位によっては評価が困難である．頚部，関節窩，肩峰，肩甲棘骨折には肩関節軸射撮影を，烏口突起骨折には肩関節軸射撮影，肩関節外転位前後撮影を追加する必要がある．さらに，関節窩骨折では転位の方向や程度を評価し，手術適応や計画を立てる目的でCTが有用であり，最近では三次元CTがきわめて有用である．

Pitfall

肩甲骨は多数の骨端核や骨端線を有するため，骨端線閉鎖以前の小児ではこれらを骨折と見誤りやすい[3]．肩峰骨端線の閉鎖時期は25歳と遅く，また閉鎖不全は肩峰骨（os acromiale）となり残存するため肩峰骨折との鑑別が必要である．健側とのX線像の比較や，臨床症状とX線所見が一致するかで鑑別する．

Point

肩甲骨骨折のチェックポイント
① 受傷機序
② 肩甲骨部の疼痛，pseudoruputure of the rotator cuff，呼吸に伴う疼痛
③ 肋骨骨折，血気胸などの合併症の有無
④ 単純X線撮影での多方向撮影，CT
⑤ 骨端線，骨端核との鑑別

X 線学的分類

Hardegger ら[1]は肩甲骨骨折を骨折部位によって，体部骨折，頚部骨折，関節窩骨折，肩甲棘骨折，肩峰骨折，烏口突起骨折に分類した（図2）．

また，関節窩骨折は Ideberg 分類[6]（図3）によって Type 1～5 に分類されている．

各論1　肩甲帯の骨折・脱臼

Type 1　　　　　Type 2 横骨折　　　　Type 2 斜骨折

Type 3　　　　　Type 4　　　　　Type 5

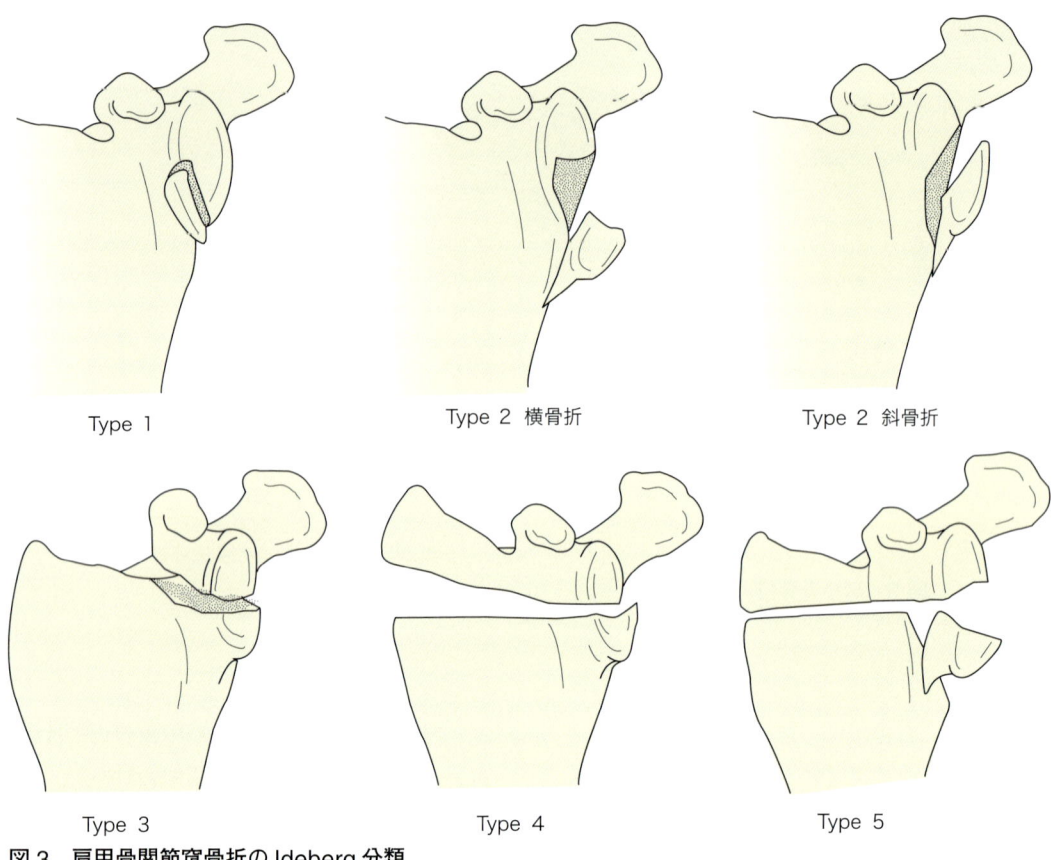

図3　肩甲骨関節窩骨折のIdeberg分類

肩甲骨関節窩骨折のIdeberg分類（図3）

Type 1：関節窩縁骨折
Type 2：関節窩の横または斜骨折で，関節窩の下方部分が頸部を含めて骨折したもの
Type 3：関節窩の上方1/3の骨折で烏口突起の基部を貫通するもの
Type 4：関節窩から肩甲骨体部まで骨折が及び，肩甲骨内縁まで水平に骨折が貫通しているもの
Type 5：Type 2 ＋ Type 4

治療

　肩甲骨骨折の多くは保存的治療で良好な骨癒合が得られる．また，かなり大きな転位を残しても，重篤な機能的障害が残存しないため，予後のよい骨折と考えられてきた．しかし，著明な変形治癒例では，予後不良との報告が多く，手術的治療の必要性が報告されている．そのため，骨折の部位，転位を把握し，適切な内固定をし，早期運動療法による拘縮予防が重要である．

1 体部骨折

　肩甲骨体部は前面を肩甲下筋，後面を棘上筋，棘下筋，小円筋に覆われているため，大きく転位することはまれである．転位がある程度大きな場合は，zero-position牽引を行い整復する．変形癒合が生じても，機能障害が少なく[7]，保存的治療が選択されることが多い．しかし，10 mm以上の肩甲骨外側縁の短縮は，変形癒合による障害が懸念されるため手術適応とする報告もある[3,8]．

　手術的に内固定する際は，プレートなどで固定する．仲川らは，肩甲骨外側縁のアライメントを整えることに主眼を置き固定すると述べている[3]．

手術の適応

肩甲骨外縁が10 mm以上短縮している症例では，著明な変形癒合が予想され，手術適応となる．

2 頸部骨折

　頸部骨折は解剖頸骨折と外科頸骨折に分けられ，大部分は外科頸骨折である．

D. 肩甲骨骨折

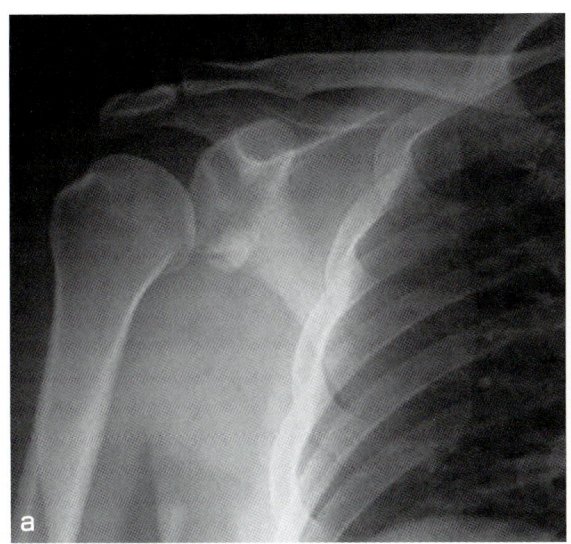

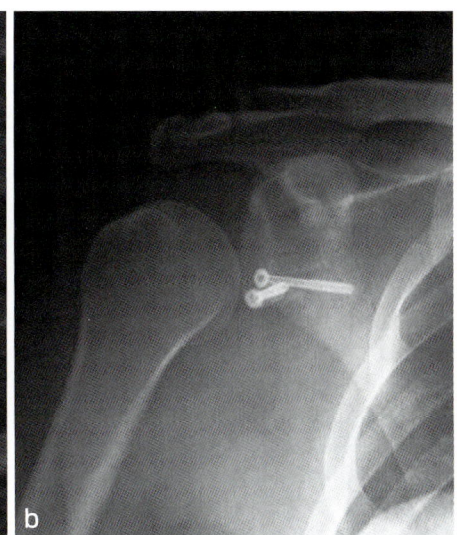

図4　関節窩骨折（Ideberg分類 Type 2）
a：術前
b：術後

1）解剖頸骨折

骨片が上腕三頭筋長頭腱牽引力によって，下内方に転位する比較的まれな骨折である．転位の小さいものは整復を必要としないが，転位が大きいものは，zero-positionでの整復を行う．

2）外科頸骨折

外科頸骨折では，鎖骨骨折，肩鎖関節脱臼，肩峰骨折などの合併の有無によって，安定型，不安定型に分類される．外科頸骨折単独は安定型で，転位も少なく，保存的治療が選択されることが多い．しかし，40°以上の角状変形あるいは10 mm以上の転位がある場合は手術が勧められる．不安定型では骨片が下方および前内方に転位し，転位も大きくなりやすく，手術適応となる[1]．特に，鎖骨骨幹部骨折や烏口鎖骨靱帯損傷との合併例では著しく不安定となるため，手術適応となる[9]．手術的に内固定する際は，プレートなどで固定する．

手術の適応

① 40°以上の角状変形あるいは10 mm以上の転位がある外科頸骨折
② 不安定型外科頸骨折

3 関節窩骨折（図4）

関節窩骨折はIdeberg分類に従ってType 1〜5に分けることができる．Type 1, 2では関節の安定性に，Type 3, 4, 5では骨折部の安定性に注意し治療する．

1）Type 1

関節窩縁の骨折で，部位によって前縁骨折と後縁骨折に分類でき，それぞれ肩関節の前方，後方脱臼を伴うことが多い．手術的に内固定する際は，スクリューで骨片を固定する．

手術の適応

① 整復不良例
② 骨片が大きく，整復後容易に再脱臼をきたす不安定性の強い症例

2）Type 2〜5

関節窩縁以外の関節窩骨折の治療法においては一定の見解がないのが現状である[10,11]．手術的に内固定する際は，スクリューやプレートで固定する．

手術の適応

① 5 mm以上の転位があるもの
② Type 3で鎖骨骨折，肩鎖関節脱臼，肩峰骨折などを合併する不安定型骨折
③ 関節の適合性が不良な症例

4 肩甲棘骨折

転位のないものは障害を残さないが，基底部骨折では時に肩甲上神経損傷を生じ，外旋運動障害が残存する例

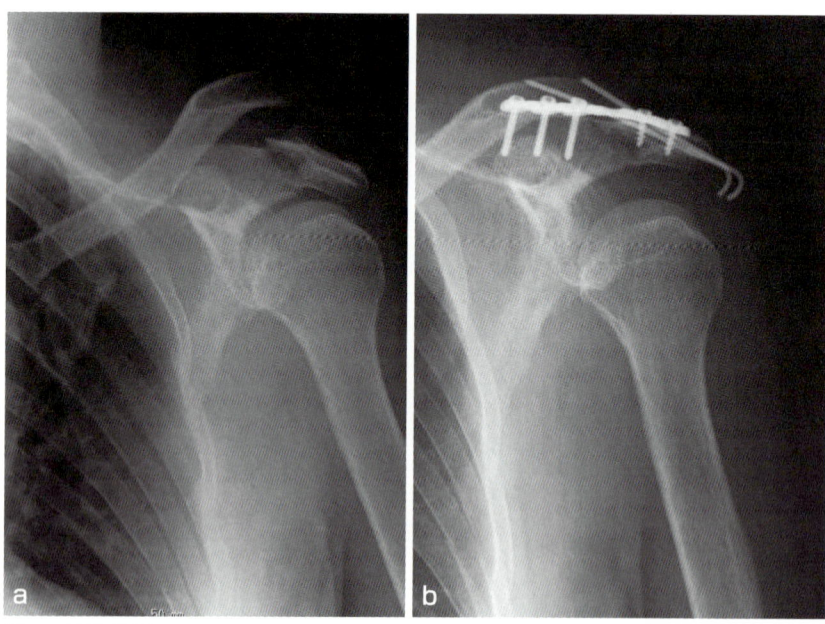

各論1　肩甲帯の骨折・脱臼

図5　肩峰骨折
a：術前，肩鎖関節脱臼を合併
b：術後

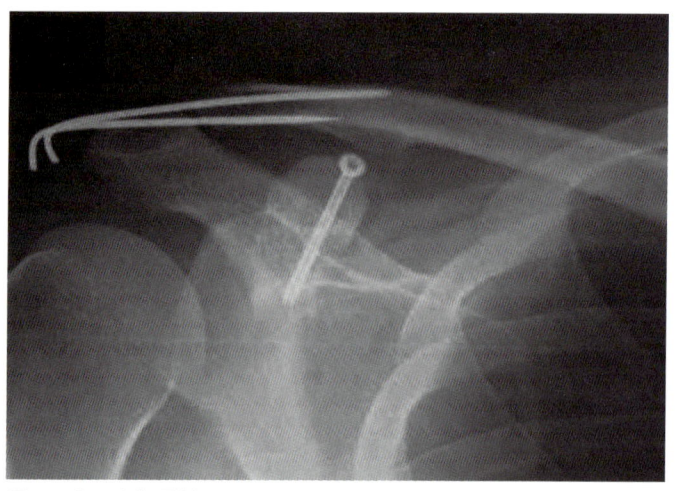

図6　烏口突起骨折
a：術前，肩鎖関節脱臼を合併
b：術後

がある．また，基部より外側の骨折は転位しやすく，偽関節になりやすいため，手術適応となることが多い．

となる．固定には tension band wiring などが施行される．

手術の適応

転位の大きいもの

手術の適応

転位の大きいもの

5 肩峰骨折（図5）

　転位のないものは障害を残さないが，三角筋の牽引力によって骨片が下方に転位すると肩峰下インピンジメントや三角筋の機能不全や偽関節が生じるので，手術適応

6 烏口突起骨折（図6）

　烏口突起単独骨折はまれで，多くは肩鎖関節脱臼，鎖骨骨折などに合併してみられる．骨折部位によって，烏口鎖骨靱帯付着部より近位部での骨折を基部骨折，靱帯

付着部より遠位部での骨折を遠位部骨折と分類する[13].

1）基部骨折

基部骨折単独では付着する筋，腱のバランスによって転位は軽度である．しかし，肩鎖関節脱臼，鎖骨骨折などを合併した例では不安定型骨折となり，手術適応となる．

2）遠位部骨折

遠位部骨折は烏口鎖骨靱帯の制御が働かず，骨折部が不安定になることが多い．また，転位の大きな骨折では偽関節になりやすく，手術適応となる．

手術的に内固定する際は，基部骨折ではスクリューで骨片を固定するが，肩甲上神経を損傷する危険性がある．遠位部骨折ではスクリューで骨片を固定するか骨片摘出を行う．

手術の適応
① 肩鎖関節脱臼，鎖骨骨折などを合併した不安定型骨折
② 転位の大きな遠位部骨折

文献

1) Hardegger FH, et al : The operative treatment of scapular fractures. J Bone Joint Surge 66-B : 725-731, 1984.
2) Newell ED : Review of over 2000 fractures in the past seven years. South Ned J 20 : 644-648, 1927.
3) 仲川喜之：肩甲骨骨折．pp213-221（高岸憲二編：最新整形外科学大系13），中山書店，東京，2006.
4) Ho KMT, et al : Stress fracture of the scapula. Injury 24 : 498, 1993.
5) Heyse-Moore, et al : Avulsion fracture of the scapula. Skeletal Radiol 9 : 27-32, 1982.
6) Ideberg R : Fracture of the scapula involving the glenoid fossa. pp63-66（Batemann JE, Welsh RP, eds : Surgery of the Shoulder.）, BC Decker, Ontario, 1984.
7) 佐藤克己：肩甲骨の疾患・外傷．pp148-149（高岸憲二編：図説新肩の臨床），メジカルビュー社，東京，2006.
8) Nordqvist A, et al : Fracture of the body, neck, or spine of the scapula. Clin Orthop 283 : 139-144, 1992.
9) Herscovici D, et al : The floating shoulder : Ipsilateral clavicle and scapular neck fracture. J Bone Joint Surg 74-B : 362-364, 1992.
10) Itoi E, et al : The effect of a glenoid defect on anteroinferior stability of the shoulder after Bankart repair : A cadaveric study. J Bone Joint Surg 82-A : 35-46, 2000.
11) Goss TPl : Scapular fractures and dislocation : diagnosis and treatment. J Am Acad Orthop Surg 3 : 22-33, 1995.
12) Dennis DA, et al : Acromial stress fractures associated with cuff-tear arthropathy. J Bone Joint Surg 68-B : 937-940, 1986.
13) Ogawa K, et al : Fractures of the coracoid process. J Bone Joint Surg 79-B : 17-19, 1997.

〔高崎純孝〕

2 上肢の骨折・脱臼

CONTENTS

- A 外傷性肩関節脱臼・脱臼骨折
- B 上腕骨近位部骨折
- C 上腕骨骨幹部骨折
- D 成人の肘関節部骨折・脱臼
- E 小児の肘関節周囲骨折・脱臼
- F 前腕骨骨折・脱臼
- G 手根骨骨折・手指骨折・脱臼

各論2　上肢の骨折・脱臼

A 外傷性肩関節脱臼・脱臼骨折

■ 解剖学的特徴

　肩関節の特徴は，人体にある関節の中で最も動きの自由度が大きく，その反面，関節の安定性からみると最も脱臼を起こしやすい関節である．

　上腕骨骨頭に対し骨性の関節窩は小さく浅いため不安定性を生じる．安定性を得るために三角筋，肩板(肩甲下筋，棘上筋，棘下筋，小円筋)，大胸筋，広背筋，大円筋，僧帽筋，上腕二頭筋長・短頭，烏口腕筋などの筋活動，および関節唇などが加わる必要がある．また，上腕骨骨頭は骨幹部に対して約15°〜30°後捻し，これが安定性に寄与しているとの報告もある[1,2]．

　関節包を強化するために前方の関節包内面に上関節上腕靱帯・中関節上腕靱帯・下関節上腕靱帯の3つの靱帯が付いている．上・中関節上腕靱帯の間が力学的弱点(肩板疎部)となっている．下関節上腕靱帯が最も外傷性脱臼に関係があると考えられ[3]，肩関節前方脱臼では損傷されやすい(図1)．

■ 受傷原因と分類

　受傷時の上肢の肢位，力の加わる方向などで脱臼位は4つに分類される(図2)．そのうち上腕骨骨頭が関節窩の前方に脱臼する前方脱臼が最も多い．

　直達外力の場合，転倒などによって肩関節に後方から外力が加わり，前方に脱臼する．介達外力では，肩関節が外転，伸展，過外旋を強いられたときに起こる．外傷性肩関節脱臼は，直達外力よりも介達外力によって発生するほうが圧倒的に多い．

　外傷性後方脱臼はまれで[5]，強い外力が加わると骨折を伴うことが多い．

■ 診断

　臨床症状は肩関節部の疼痛，変形，運動制限が主症状である．患者は疼痛を回避するため背中を丸め，健側で患側を抱きかかえるようにして疼痛回避姿勢をとる．前方脱臼時の変形は上腕骨骨頭が前下方に脱臼するため，三

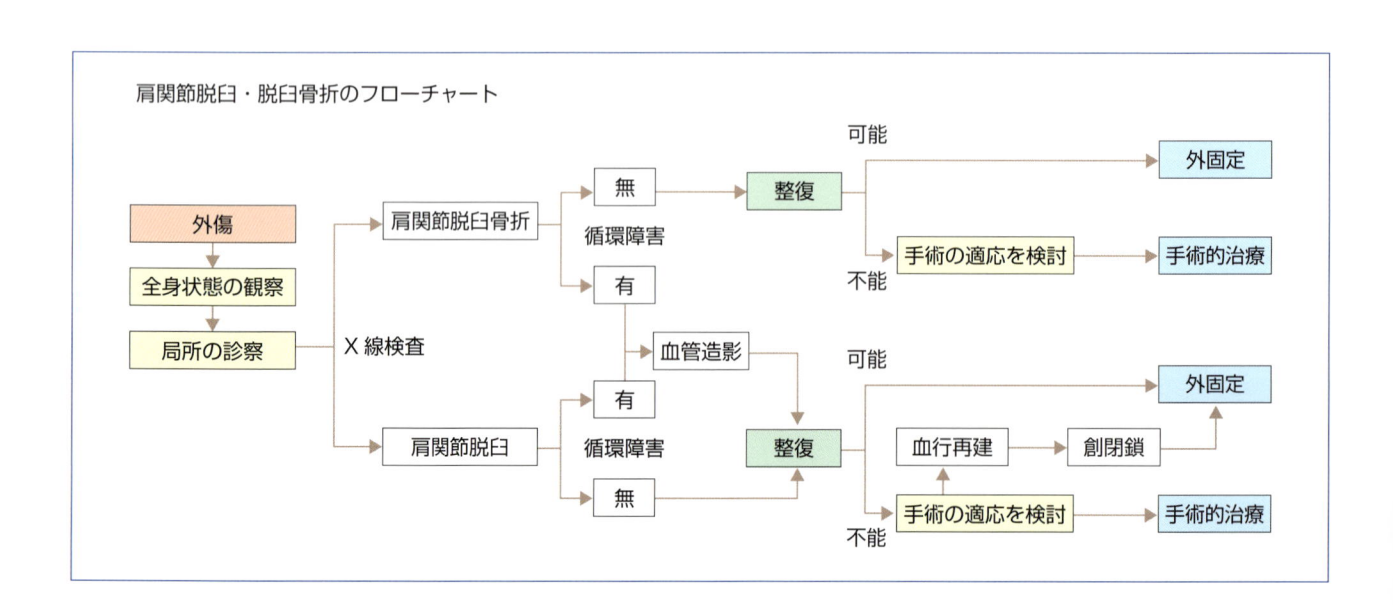

肩関節脱臼・脱臼骨折のフローチャート

外傷 → 全身状態の観察 → 局所の診察 → X線検査
- 肩関節脱臼骨折 → 循環障害 無 → 整復 → 可能 → 外固定／不能 → 手術の適応を検討 → 手術的治療
- 肩関節脱臼骨折 → 循環障害 有 → 血管造影
- 肩関節脱臼 → 循環障害 有 → 血管造影
- 肩関節脱臼 → 循環障害 無 → 整復 → 可能 → 血行再建 → 創閉鎖 → 外固定／不能 → 手術の適応を検討 → 手術的治療

A. 外傷性肩関節脱臼・脱臼骨折

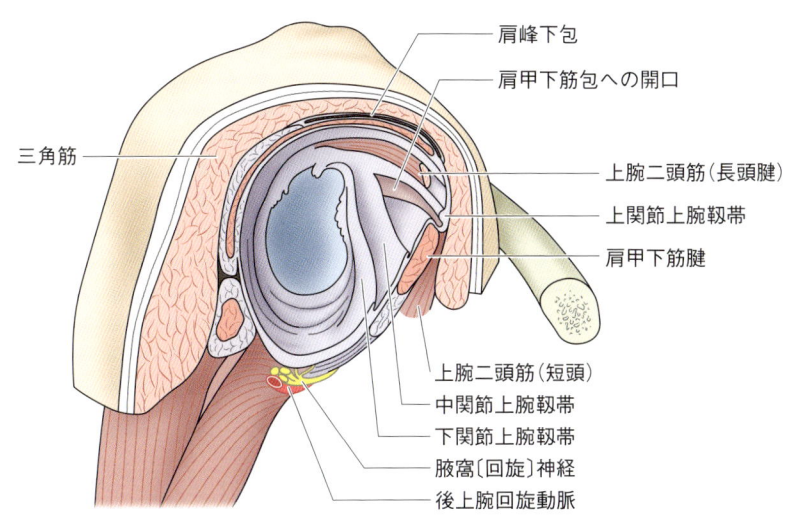

図1 関節窩を上腕骨からみた図
前方の関節包内面に上関節上腕靱帯，中関節上腕靱帯，下関節上腕靱帯の3つの靱帯が存在し，上・中関節上腕靱帯の間が力学的弱点(肩板疎部)となっている．

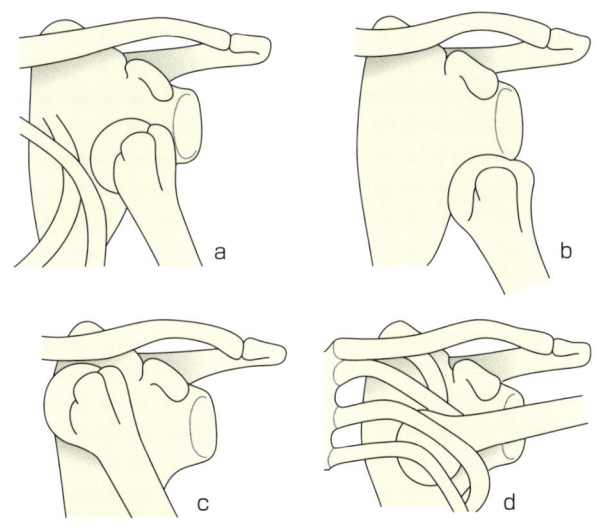

図2 上腕骨頭の位置による前方脱臼の分類
a：烏口下脱臼
b：関節窩下脱臼
c：鎖骨下脱臼
d：胸郭内脱臼

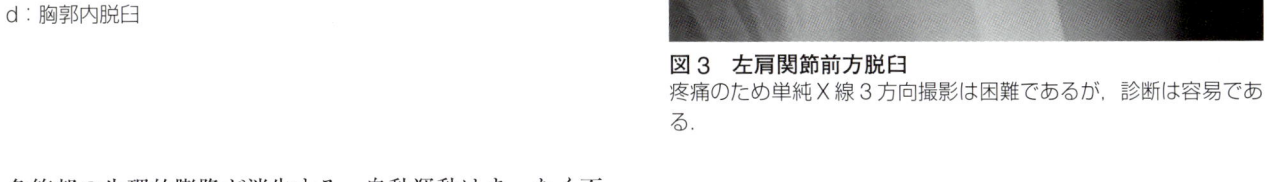

図3 左肩関節前方脱臼
疼痛のため単純X線3方向撮影は困難であるが，診断は容易である．

角筋部の生理的膨隆が消失する．自動運動はまったく不可能で，他動運動も疼痛とそれに伴う筋緊張のため困難である．

確定診断を得るために単純X線撮影を行う．

Point
チェックポイント(単純X線像)
① 脱臼の方向
② 合併骨折の有無とその転位の程度
③ 整復阻害因子の有無

そして単純X線撮影は"外傷シリーズ"の3方向X線(anteroposterior view, scapular Y view, axillary view)を撮ることが望ましい(図3)[4]．骨折が疑われ，単純X線像では明確な所見が得られないときはCTが非常に有用である．骨折状況を詳細に把握することで治療法の決定に役立つ．また，前方関節包，関節唇の検索には関節造影，CT関節造影，MRIなどによって損傷の程度を評価することができる．

303

治療

外傷性肩関節脱臼に対する整復のポイントは，必ず麻酔による徐痛を施し，できるだけ早期に整復を行うことである．受傷直後であれば容易に徒手整復が行える．

> **Pitfall**
> 高齢者では骨の脆弱化がみられるため愛護的に整復を行い，整復操作による骨折を合併させてはならない．特に大結節骨折を伴う例では注意を要する．

1 肩関節前方脱臼に対する徒手整復法

1）単純牽引法
受傷直後や筋力が弱い場合，上腕骨長軸方向に牽引するだけで整復されることがある．

2）直圧法
受傷直後の場合，上腕骨頭を関節窩の方向に押しつけると整復されることがある．

3）Hippocrates 法
上肢を下方に牽引しながら，腋窩部を押さえることで整復される（図4）．膝頭や踵で腋窩部を押さえる方法があるが，暴力的整復操作と誤解され，患者に恐怖感を与えるため，助手に握り拳を腋窩に入れさせ整復を行うとよい．腋窩部の神経血管束損傷に注意する．

4）Kocher 法
4段階に分けて整復を行う．まず，上肢を牽引しながら外転し，そのまま徐々に外旋する．次に外旋位を保持したまま，肩関節を内転させ，肘を前胸部に近づける．最後に上肢を内旋し，患者の手を反対側の肩関節にもっていくと整復される（図5）．肩板断裂，上腕骨大結節骨折，関節包を含めた前方関節唇損傷を伴う症例では行うべきでない．特に大結節骨折を伴う例では，この整復操作で頸部骨折をきたすことがあるので注意を要する．

5）Stimson 法
ベッドの端に患者を腹臥位にし，患側に5〜10 kg の重錘を手関節にぶら下げることで自然整復を図る（図6）．疼痛を自覚することなく，筋肉を十分弛緩させることが大切である．

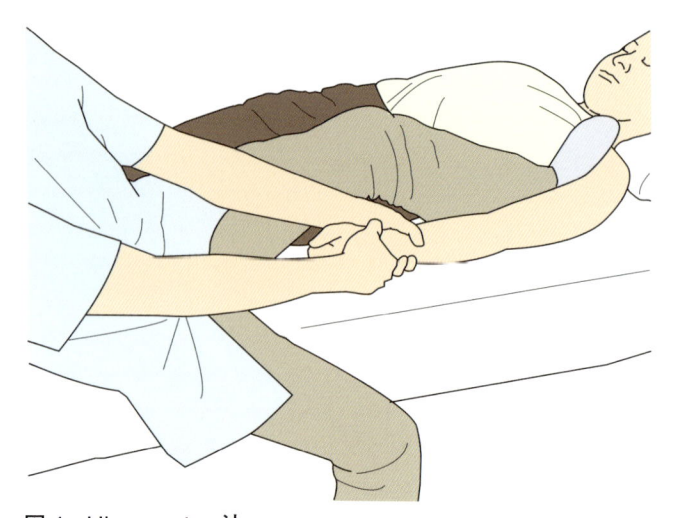

図4 Hippocrates 法
上肢を下方に牽引しながら，腋窩部を押さえることで整復される．

6）ゼロポジション牽引
仰臥位で，リラックスした挙上肢位（ゼロポジション：約130°〜150°挙上位）で牽引することで整復される（図7）．

2 肩関節後方脱臼に対する徒手整復法

肩関節を外転90°〜120°の状態で水平外転させると，整復される．

3 手術適応

1）肩関節脱臼

> **手術の適応**
> ① 徒手整復困難例
> ② 神経・血管損傷合併例
> ③ 反復性脱臼に移行することが予想される例

整復阻害因子として肩板，関節包，上腕二頭筋長頭腱があげられ，このような軟部組織が関節内に嵌入することで整復困難となる[6]．前方脱臼では腋窩動脈，腋窩神経が損傷されやすい．腋窩動脈本幹の損傷であれば血行再建が必要となる．腋窩神経損傷の多くは牽引によるneuropraxiaであるが，正確に損傷程度を評価し，筋電図でdenervationの診断が得られれば神経縫合あるいは再建術が必要となる．

A．外傷性肩関節脱臼・脱臼骨折

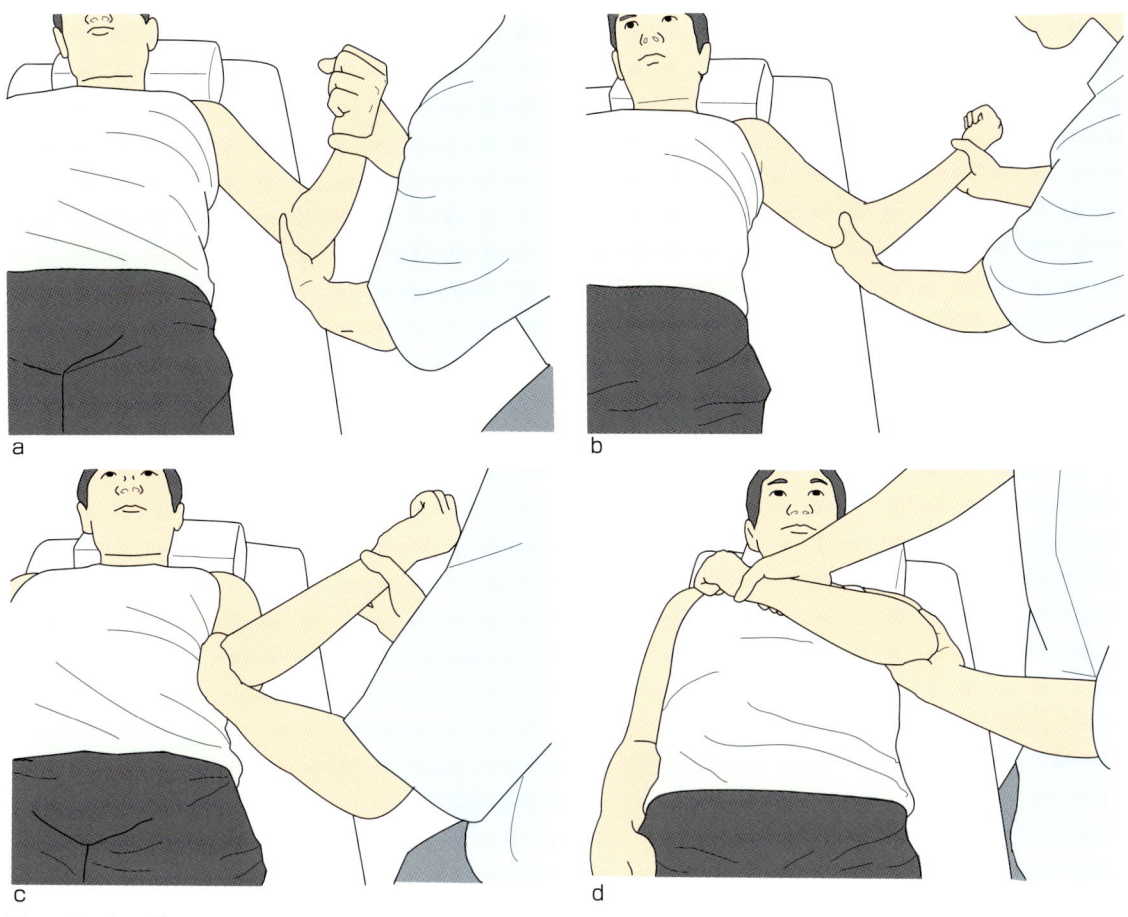

図5 Kocher法
a：上肢を牽引しながら外転する．
b：そのまま徐々に外旋する．
c：外旋位を保持したまま，肩関節を内転させ，肘を前胸部に近づける．
d：最後に上肢を内旋し，患者の手を反対側の肩関節にもっていくと整復される．

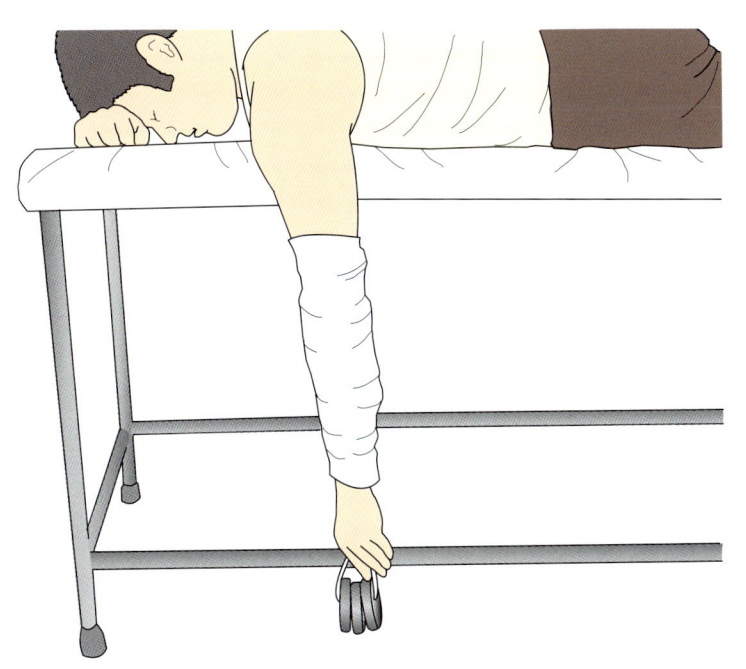

図6 Stimson法
ベッドの端に患者を腹臥位にし，患側に5〜10 kgの重錘を手関節にぶら下げ自然整復する．

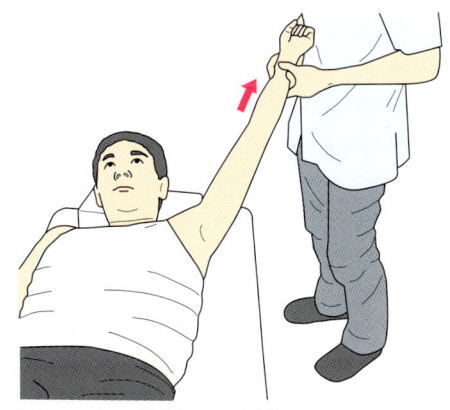

図7 ゼロポジション牽引
約130°〜150°の挙上肢位で牽引することで整復される．

各論2　上肢の骨折・脱臼

2) 肩関節脱臼骨折

手術の適応
① 上腕骨頭，頸部，関節窩の骨片の転位が著しく，不安定性，肩関節の機能障害を残すと予想される例
② 上腕骨骨頭壊死が予想される例

手術内容に関しては次項の上腕骨近位部骨折で述べる．

文献

1) Symeonides PP, Hatzokos I, Christoforides J, et al : Humeral head torsion in recurrent anterior dislocation of the shoulder. J Bone Joint Surg 77-B : 687-690, 1995.
2) Kronberg M, Brostrom LA : Rotation osteotomy of the proximal humerus to stabilize the shoulder. J Bone Joint Surg 77-B : 924-927, 1995.
3) 吉川玄逸, 村上元庸, 樽本龍, ほか：肩関節の機能解剖．MB Orthop 10(10) : 1-8, 1997.
4) 糸満盛憲, 日本語版総編集：AO法骨折治療．医学書院, 東京, pp214-227, 2003.
5) 林田賢治, 米田稔：最新整形外科学大系 13 肩関節・肩甲帯. 中山書店, 東京, pp144-151, 2006.
6) Tietjen R : Occult glenohumeral interposition of a torn rotator cuff. J Bone Joint Surg 64-A : 458-459, 1982.

（内野正隆）

Hospital と Hotel

　北イタリアの中世の町アッシジの城門を入ったところに聖フランチェスコ修道院がある．修道僧たちの住まいのある回廊に囲まれた井戸のある中庭の一角に，中世に旅人や巡礼者を宿泊させた施設があり，時には病人を救護，収容するために用いられ，薬草園や瀉血室などの医療施設を備えており，僧医，薬剤師もいて，修道院が中世の医療センターとして機能していたことが分かる．
　現存する中世の修道院にはこのような施設が多数残っている．Hospital は中世の hospitalium から出た言葉であり，本来主人が客人をもてなすところ，憩いの場所，宿という意味がある．そこは医療者も患者もともに憩い，学び，祈り，そして癒し，癒えるところであった．ちなみに，慈善事業や救護に従事する修道士や修道女を hospitaiére という．当時 Hotel も同様の意味で用いられており，débridement を最初に強調した Pierre-Joseph Desault が勤務していたパリ私立病院の名は l'Hotel Dieu Paris である．

〔立川昭二：神の手人の手，1995〕

（糸満盛憲）

各論2　上肢の骨折・脱臼

B　上腕骨近位部骨折

解剖学的特徴

軟骨に覆われた上腕骨頭の基部の浅いくびれを解剖頚といい，解剖頚の前内側にある骨隆起を小結節，前外側にある骨隆起を大結節という．大結節には棘上筋，棘下筋，小円筋が付着し，小結節部には肩甲下筋，骨幹部には三角筋と大胸筋が付着する．骨折を生じると，骨片はこれらの筋の作用で転位方向が決まるので，整復方法や外固定の肢位を考慮するうえで筋の作用方向を知ることは大切である（図1）．両結節の間を結節間溝と呼び，上腕二頭筋長頭腱が走行する．これは展開時の位置確認に役立つ．大・小結節直下は骨折しやすいことから，外科頚という（図2）．解剖頚骨折は骨頭への血行が障害されるため骨頭壊死が生じやすく，一方，外科頚骨折では血行の障害が生じにくく，比較的予後がよいので，骨折部位の鑑別は重要である．上腕二頭筋長頭腱後方に前回旋上腕動脈の外側上行枝が走行し，上腕骨頭への血液供給に最も重要な役割を果たしているため，損傷すると骨頭壊死を生じやすい（図3）[1]．

受傷原因と分類

多くの場合，転倒したときの直達外力か，上肢をついたときの介達外力で生じる．

骨折分類の意義は，良好な治療成績を得るための治療方針の決定に役立ち，骨折型による治療成績を統計学的に評価することができることである．Codman[2] は上腕骨頭，大結節，小結節，骨幹端の4つの骨片に分類した．これを Neer[3] は転位の有無と骨片数により 2-part, 3-part, 4-part 骨折および脱臼骨折に分類した（図4）．骨片間に1cm以上の解離がある場合と45°以上の角度変形を生じた場合に転位ありとする．転位した骨片の数によって 2-part 骨折，3-part 骨折，4-part 骨折となる．転位が少ない場合は，いくつの part に分かれていようとこのような表現型を用いない．そして，最近はより重症度，手術難易度の明確な AO 分類のほうが用いられるようになり（図5），臨床的に有用である．

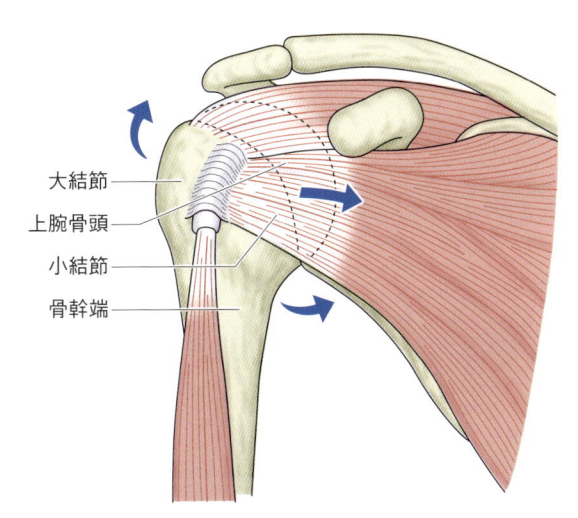

図1　肩関節周囲の筋の作用方向

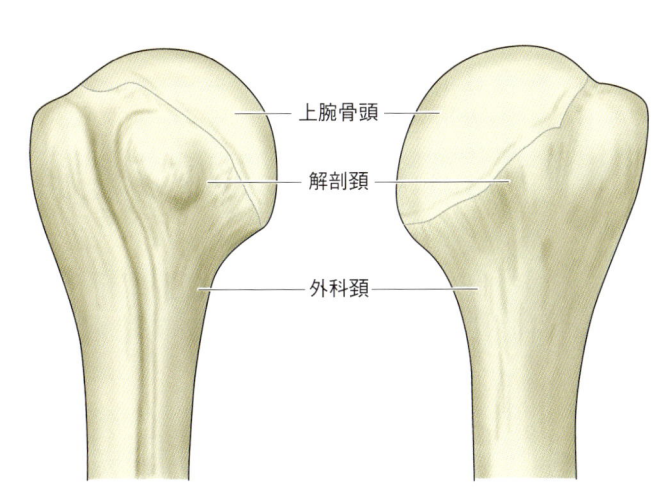

図2　上腕骨近位部

各論2　上肢の骨折・脱臼

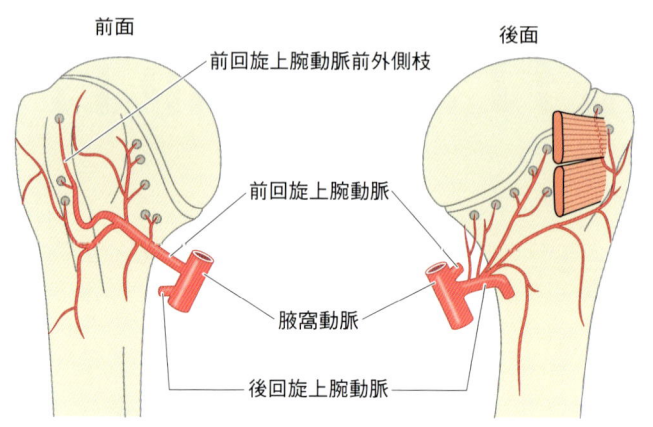

図3　上腕骨近位部の血行
上腕骨二頭筋腱長頭の2～3mm後方に前回旋上腕動脈の外側上行枝が平行に走行し，上腕骨頭の上方部への血行供給に最も重要であるため，損傷すると骨頭壊死に陥ることがある．

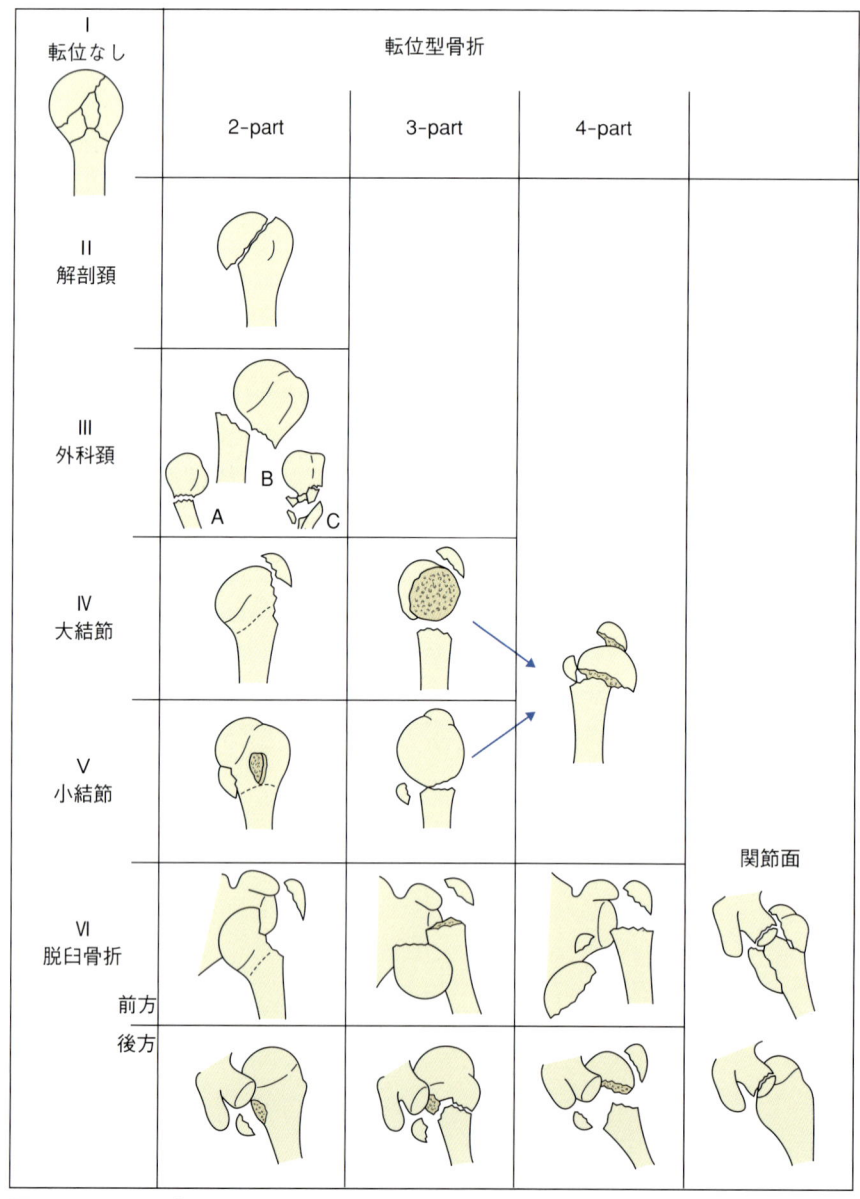

図4　Neerの分類
〔Neer CS Ⅱ : Displaced proximal humeral fractures. Part I. Classification and evaluation. J Bone Joint Surg 52-A : 1077-1089, 1970から〕

B. 上腕骨近位部骨折

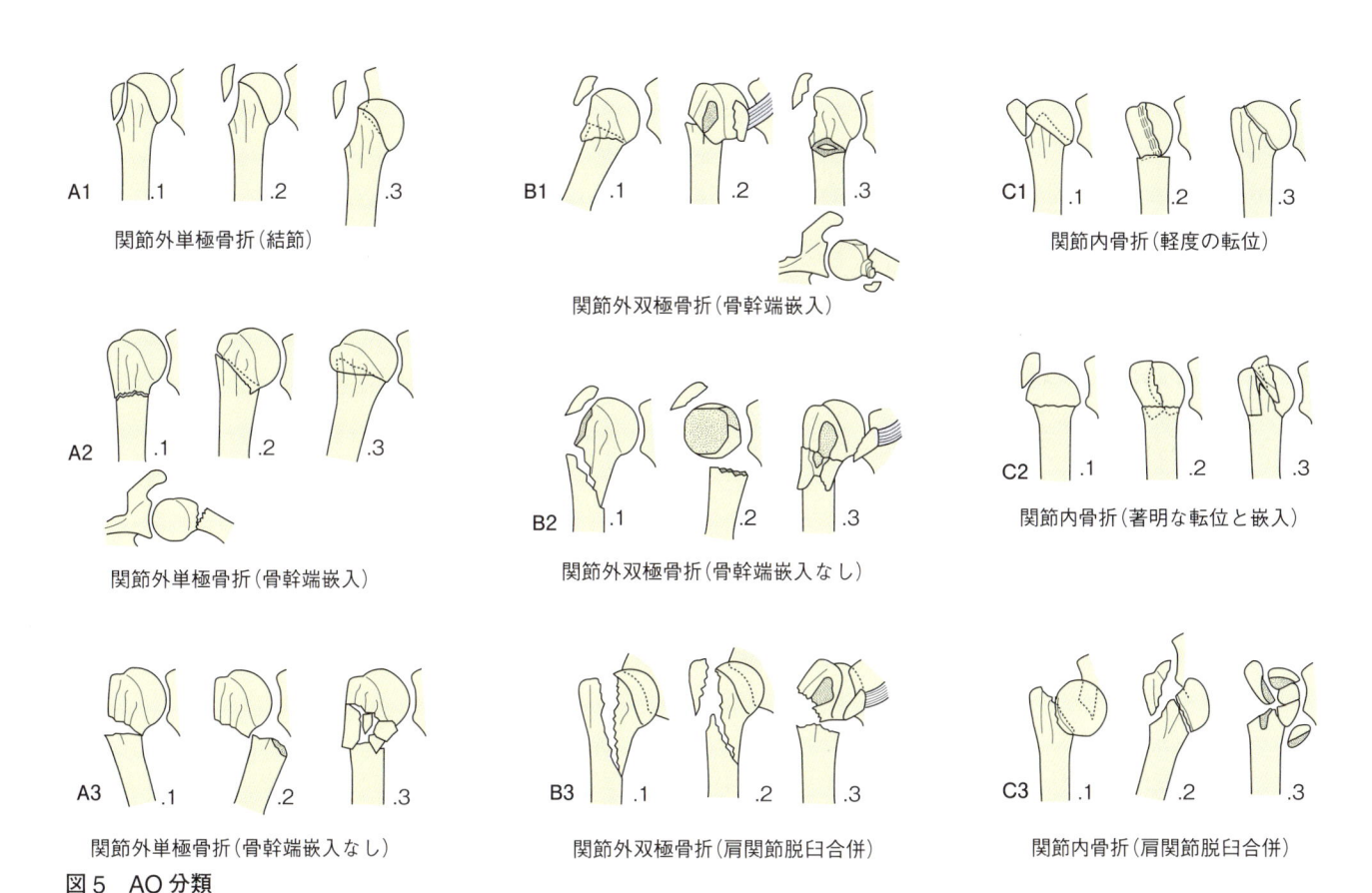

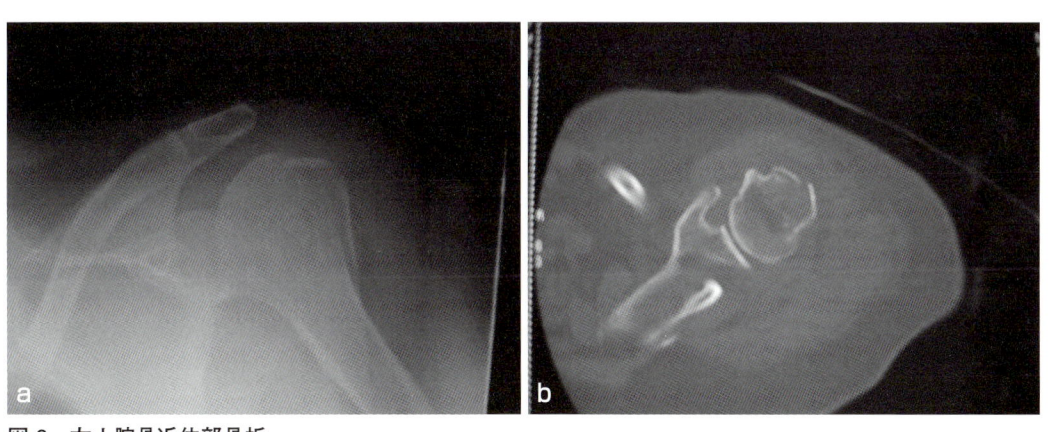

A1 .1 .2 .3 関節外単極骨折（結節）	B1 .1 .2 .3 関節外双極骨折（骨幹端嵌入）	C1 .1 .2 .3 関節内骨折（軽度の転位）
A2 .1 .2 .3 関節外単極骨折（骨幹端嵌入）	B2 .1 .2 .3 関節外双極骨折（骨幹端嵌入なし）	C2 .1 .2 .3 関節内骨折（著明な転位と嵌入）
A3 .1 .2 .3 関節外単極骨折（骨幹端嵌入なし）	B3 .1 .2 .3 関節外双極骨折（肩関節脱臼合併）	C3 .1 .2 .3 関節内骨折（肩関節脱臼合併）

図5　AO分類

図6　左上腕骨近位部骨折
a：単純X線像で大結節骨折を認める．
b：CT像では大結節の骨折部位を詳細に把握できる．

診断

　肩関節脱臼と同様に，外傷基本撮影（"外傷シリーズ"）の3方向の単純X線撮影を行うことが望ましい．大・小結節骨折が疑われる場合は，上腕骨の内外旋位の撮影が必要となる．しかし，正確な撮影を求めるがために患者に強い疼痛を与えたり，転位を大きくしたりするようなことが生じる場合もあるため強行するべきではない．外傷基本撮影，正確な撮影が困難な場合にはCT撮影が非常に有用である．CT，3D-CTは骨折型の情報を詳細に提供するため，単純X線撮影が可能であっても必ずCT撮影を行うべきである（図6）．また，亀裂骨折や肩板損傷の診断にはMRIが有用である．

治療

1 保存的治療

　転位の少ない骨折は保存的治療の適応である．しかし，大結節の単独骨折は5 mm程度のわずかな転位であっても，骨癒合後にインピンジメント症候群を生じる場合があるので観血的整復を要する．受傷後は体幹固定を行う．このとき，アームスリングのような装具は良好な固定性が得られるため疼痛の軽減が早く，また衣服の着脱や身体の清拭のときも疼痛を誘発することなく容易に装具の着脱が可能であるため有効である．

　疼痛が軽減する受傷後1〜2週から振り子運動を開始する．転位が少ないため骨膜損傷を伴うことがないので，多くは安定型骨折であるが，不安定型骨折であれば，受傷後3週から振り子運動を開始する．3週を経過すると骨折部の動きが消失するので他動的可動域訓練を開始し，仮骨形成を認めれば自動運動，筋力増強訓練も開始する．

2 手術的治療

手術の適応
① 開放骨折
② 転位が大きく整復困難な骨折
③ 整復位保持困難な骨折
④ 神経・血管損傷合併例

　術式の選択については，以下のような点を考慮し決定する[4]．

Point　術式の選択
① 骨折型
② 患者の年齢
③ 患者が必要とする機能
④ リハビリテーションに対して予測されるコンプライアンス
⑤ 合併損傷や骨密度
⑥ 血行
⑦ 既存の肩関節症
⑧ 腱板損傷の有無
⑨ 既存疾病

　骨接合術の原則だが，術前にトレーシングペーパーを用いてX線写真をトレースし，固定法の選択，固定材料の設置場所，スクリューを用いる場合のその種類と挿入方向や深度などを綿密に計画する．

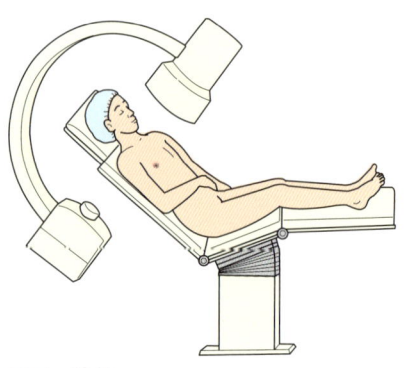

図7　体位
ビーチチェア位で行い，X線透視装置は術者の妨げにならないように反対側に準備する．

1）体位
　ビーチチェア位で行う．X線透視装置は術者の妨げにならないように反対側に準備し，術前にX線透視の可能なことを確認する（図7）．

2）進入法
（1）三角筋大胸筋間進入法（delto-pectoral approach）
　上腕骨近位部骨折に対する標準的進入法である．皮切は烏口突起から開始し，三角筋胸筋溝に沿って約12 cm行う（図8a）．皮下組織を展開し橈側皮静脈を同定後，三角筋とともに外側にレトラクトして保護する（図8b）．関節包は切開せず，骨片に対し付着している軟部組織を剥離することなく整復を行う．

（2）前外側進入（antero-lateral approach）
　肩峰の前外側端約1 cm遠位から遠位方向に約7 cmの皮切を置き，三角筋の筋膜を切開し筋線維を鈍的に展開して骨折部を展開する（図9）．腋窩神経損傷を避けるため肩峰から約4 cmの遠位に糸をかけ注意を払う．この進入法は骨折部までの展開が容易かつ早く，肥満や筋肉の豊富な症例でも皮切を延長することなく骨折部に到達することができる．また，皮切から直接骨折部に進入するため，三角筋の緊張を軽減するために肩関節を外転させるなど肢位を調節する必要もないことから，私たちは好んで用いている．

3）骨折型別固定法
（1）2-part骨折
　外科頸2-part骨折，大結節2-part骨折，小結節

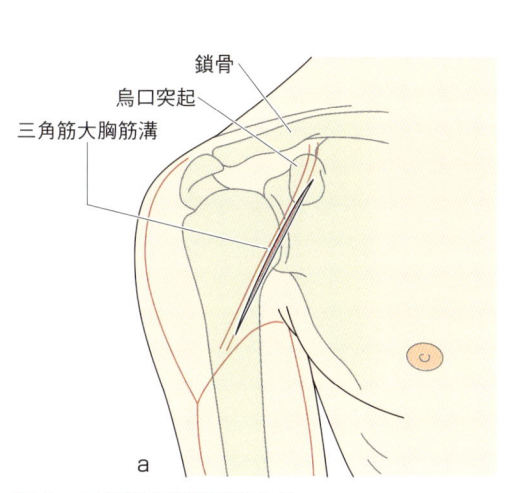

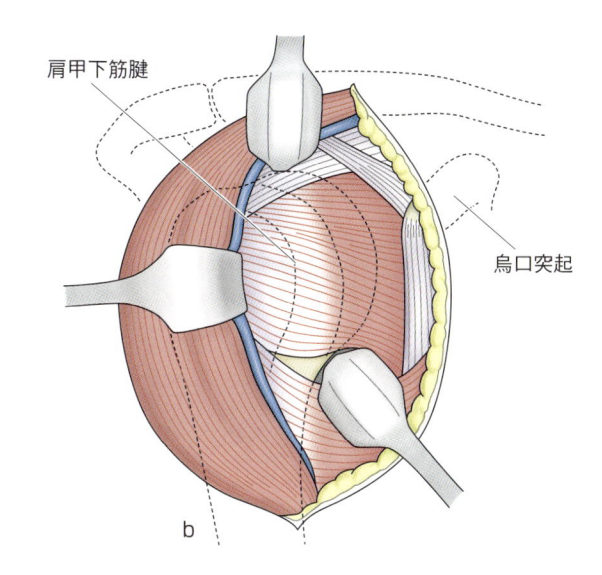

図8 三角筋大胸筋間進入法
a：皮切は烏口突起から開始し，三角筋胸筋溝に沿って行う．
b：皮下組織を展開し，橈側皮静脈を同定後，三角筋とともに外側へ保護する．

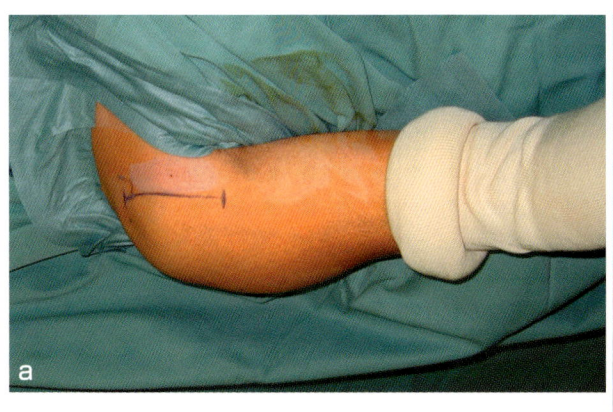

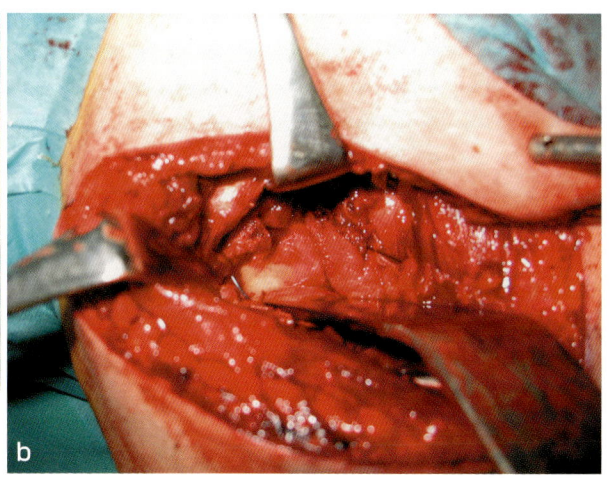

図9 前外側進入
a：肩峰の前外側端約1 cm遠位から遠位方向に約7 cmの皮切を置く．
b：三角筋の筋膜を切開し筋線維を鈍的に展開し骨折部を展開する．

2-part骨折に分類される．

外科頚2-part骨折の固定法は髄内釘，Enderピン，プレートなど固定材料の選択は多岐にわたる．髄内釘は肩板損傷の危険性が危惧され，Enderピンは骨頭部の固定力が期待できない．私たちは好んでプレートを用い，最近広く用いられるようになったロッキングプレートを用いることで，高度な骨粗鬆症を有する高齢者の骨折にも対応可能となった（図10）．

大結節2-part骨折は，肩板によって後上方に転位し徒手整復は困難である．5 mmの転位でも肩峰とのインピンジメントを生じるため観血的整復の適応となる．骨片が大きく，骨質良好であれば骨把持鉗子を用いて整復可能であるが，骨片が小さく，骨質不良であれば，骨折面を正確に整復したうえで肩板に糸をかけて骨幹端部にtension band固定する．固定材料はスクリュー，tension band法，pin & cable systemを用いるが，pin & cable systemは小さな骨片や骨質が不良であっても対応可能で術後の逸脱の心配もなく有用である．

小結節2-part骨折は比較的まれである．肩甲下筋の筋力によって小結節は内側に転位する．スクリューやsuture anchorを用いて固定する．

（2）3-part骨折

大結節骨折と外科頚骨折を認め，小結節は骨頭と連続していることが多い．整復のコツは大結節と骨頭を整復しKirschner鋼線で仮固定した後，外科頚骨折部を整復固定することである．しかし，高齢者で骨質が不良の場合は，外科頚骨折部に粉砕がみられ整復に難渋することが多い．私たちは最近ロッキングプレートを多く用いる

各論2　上肢の骨折・脱臼

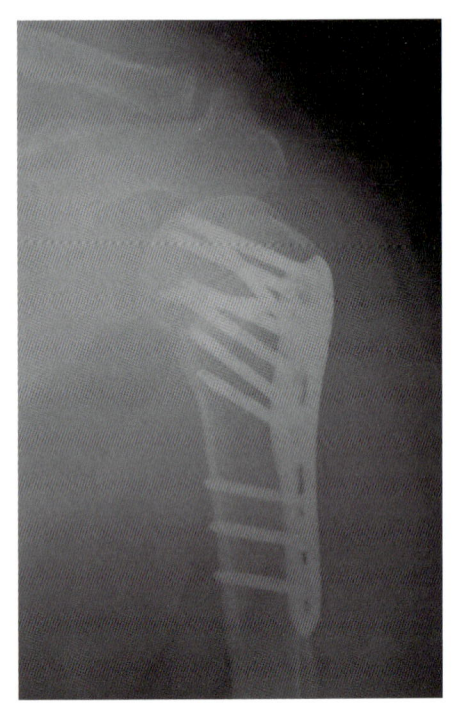

図10　ロッキングプレート
骨質不良な高齢者にも対応可能である．

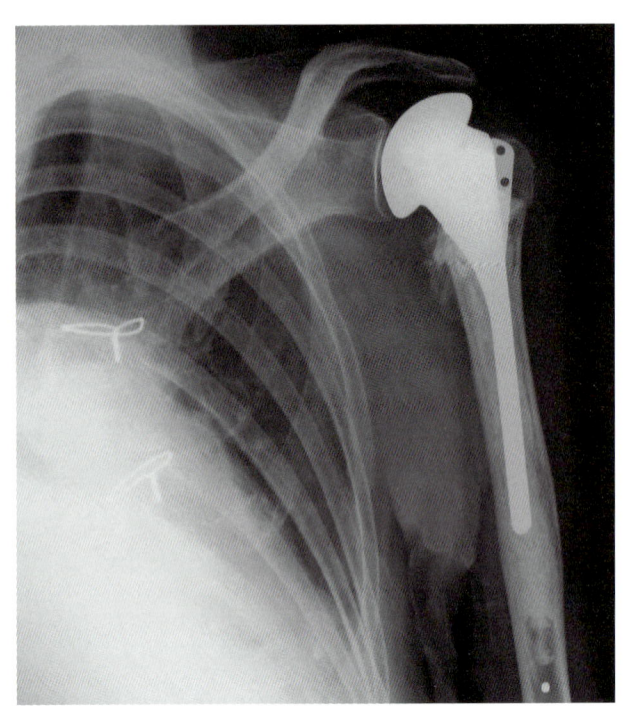

図12　人工骨頭置換術
高齢者の4-part骨折では人工骨頭置換術を行う．

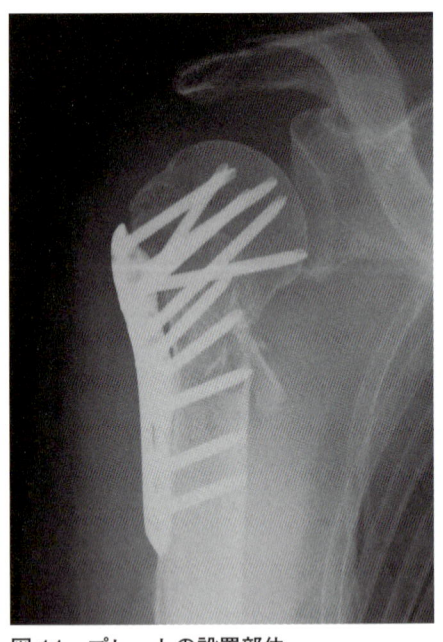

図11　プレートの設置部位
プレートと肩峰とがインピンジメントを生じさせないよう，プレートの設置は大結節先端から5～10 mm下方にする．

ので，そのアナトミカルなプレートの形状に合わせて整復するか，あるいは短縮させて固定する．上肢の1～2 cmの短縮は上肢の機能に影響しない．プレートと肩峰とのインピンジメントを生じさせないよう，プレートの設置は大結節先端から5～10 mm下方にする（図11）．

必ず術中にX線透視で整復位，プレートの位置を正面像，側面像で確認する．

(3) 4-part骨折

高齢者では人工骨頭置換術を行う（図12）．しかし，若年者ではできるかぎり骨接合術を心がける．骨片は小さく，骨折部辺縁は粉砕していることが多いので，肩板にかけた縫合糸を牽引することで整復する．術後骨頭壊死を合併しても機能はしばしば驚くほど良好である[5]．また，外反嵌入骨折においては骨頭壊死の確率は低い．

文献

1) 糸満盛憲，日本語版総編集：AO法骨折治療．医学書院，東京，pp214-227，2003．
2) Codman EA：The Shoulder. Thomas Todd, New York, pp313-331, 1934.
3) Neer CS II：Displaced proximal humeral fractures. Part I. Classification and evaluation. J Bone Joint Surg 52-A：1077-1089, 1970.
4) 佐藤徹：上腕骨頚部骨折に対するロッキングプレート．pp2-10（岩本幸英，ほか編：OS Now 上肢の骨折・脱臼　手技のコツ＆トラブルシューティング），メジカルビュー社，東京，2007．
5) Jakob RP, Miniaci A, Anson PS, et al：Four-part valgus impacted fractures of the proximal humerus. J Bone Joint Surg 73(2)-B：295-298, 1991.

（内野正隆）

各論2　上肢の骨折・脱臼

C 上腕骨骨幹部骨折

■ 解剖学的特徴

上腕骨骨幹部は大胸筋付着部上縁から上腕骨顆上部までで，近位から中央の横断面は円筒形で，遠位では前後径が狭く扁平化している．骨折部位によって特徴的な変形・転位をきたす．すなわち，骨折部位が大胸筋付着部より遠位で三角筋付着部より近位では，近位骨片は大胸筋に牽引されて内転，内旋し，遠位骨片は外上方に転位する．骨折部位が三角筋付着部より遠位では，近位骨片は外転，屈曲し，遠位骨片は近位に転位する（図1）．また，橈骨神経が上腕骨骨幹部の後外側の橈骨神経溝（螺旋溝）を通り，筋間中隔を貫通し下降する．筋間中隔部では橈骨神経の可動性に乏しく，損傷を受けやすいため橈骨神経損傷の有無を確認することは非常に重要である．

> **Pitfall**
> 上腕骨骨幹部骨折では必ず橈骨神経麻痺の有無をチェックする．

■ 受傷原因と分類

上腕骨骨幹部骨折は全年代に発生するが，若年者は交通事故，転落などの高エネルギー外傷によるものが多く，高齢者では転倒，ベッドからの転落などの低エネルギー外傷が多い．また，生体力学的に回旋力に弱く[1]，自家筋力による投球骨折，腕相撲骨折などが起きる特徴がある．これは，筋力によって上腕骨近位に内旋力，遠位に外旋力が異常に働いた結果である（図2）．

分類はAO/ASIFの骨折分類を多く用いている（図3）．

■ 診断

外表上の変形から視診だけでも上腕骨骨幹部骨折を疑うことができる．骨折部位と形態を正確に把握し治療方針を決定するために，診断には2方向単純X線撮影は不可欠である．このとき，関節内骨折の合併の有無を確認するため上腕骨近位部，遠位部を含む2方向の全長を必ず撮る．また，髄内釘を使用する場合は，ネイルの長さ，径を決定するためメジャー入りの健側上腕骨の2方向撮影を追加する．螺旋骨折や第3骨片を伴う骨折で，プレート固定を行う場合，ラグスクリューの本数や挿入方向を確認するうえでCT，3D-CTは有用である（図4）．そして，前述したが，最も注意することは橈骨神経損傷合併の有無を確認することである．骨折部に橈骨神経が介在した場合は徒手整復は困難である．

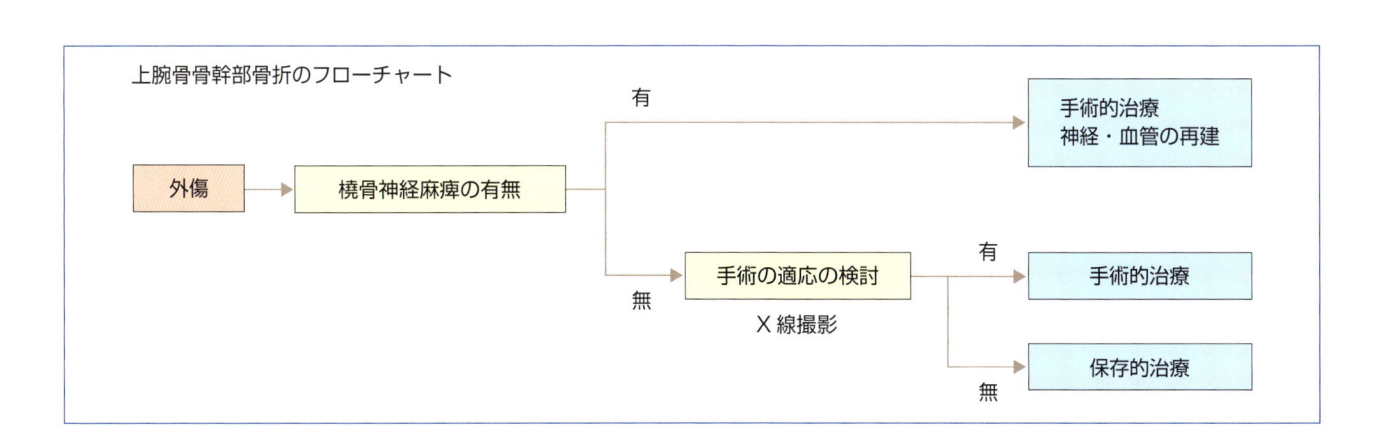

上腕骨骨幹部骨折のフローチャート

外傷 → 橈骨神経麻痺の有無 → 有 → 手術的治療　神経・血管の再建
　　　　　　　　　　　　　　無 → 手術の適応の検討（X線撮影） → 有 → 手術的治療
　　　　　　　　　　　　　　　　　　　　　　　　　　　　　　　　無 → 保存的治療

各論2　上肢の骨折・脱臼

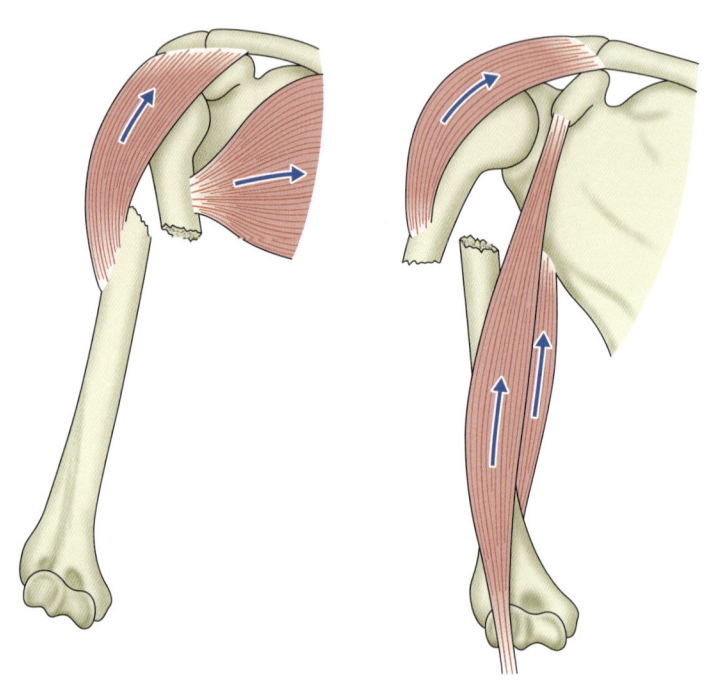

図1　上腕骨骨折の転位
骨折部位が大胸筋付着部より遠位で三角筋付着部より近位では，近位骨片は大胸筋によって内転，内旋し，遠位骨片は外上方に転位する．骨折部位が三角筋付着部より遠位では，近位骨片は外転，屈曲し，遠位骨片は近位に転位する．

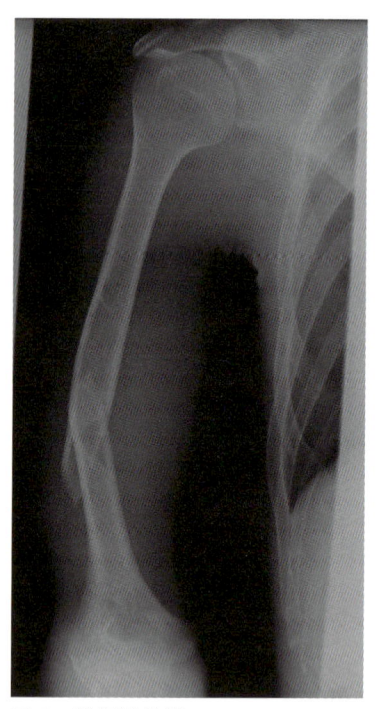

図2　腕相撲骨折
35歳，男性．腕相撲で受傷した．

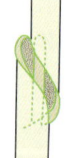

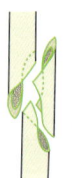

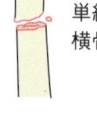

図3　AO分類

- A1　単純骨折，螺旋
- A2　楔状骨折，螺旋楔状
- C1　複雑骨折，螺旋
- B1　単純骨折，斜骨折（≧30°）
- B2　楔状骨折，屈曲楔状
- C2　複雑骨折，分節
- A3　単純骨折，横骨折（＜30°）
- B2　楔状骨折，多骨片楔状
- C3　複雑骨折，不規則

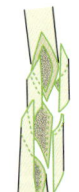

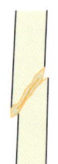

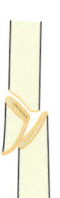

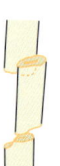

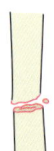

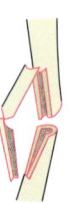

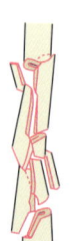

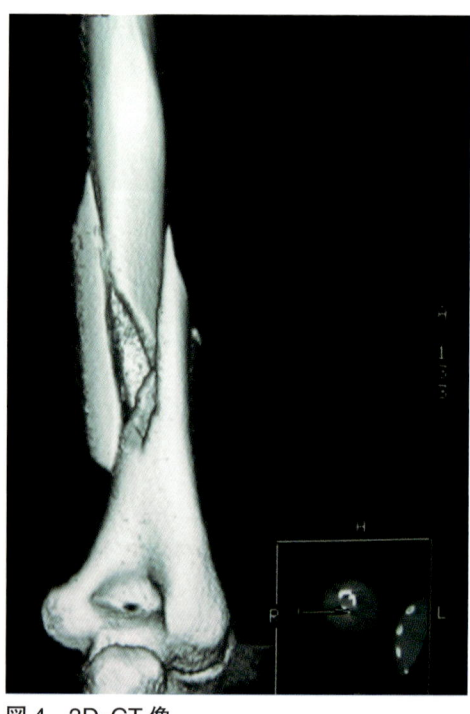

図4　3D-CT像
骨折部を詳細に把握することができ，術前プランを立てるうえで有用である．

C. 上腕骨骨幹部骨折

治療

保存的治療，手術的治療に分けられるが，私たちは積極的に手術的治療を行っている．

1 保存的治療

上腕骨骨幹部骨折は多少のアライメント不良，回旋転位を残して癒合しても肩関節が代償するため下肢骨折に比較すると許容される．20°以内の前方凸変形，30°以内の内反変形，3 cm 以内の短縮は機能的に問題ないとされている[2]．

> **Point**
> 上腕骨骨幹部骨折の整復後の許容範囲
> ① 20°以内の前方凸変形
> ② 30°以内の内反変形
> ③ 3 cm 以内の短縮

1）ハンギングキャスト法

治療する側からみれば簡単で，受傷後早期から装着可能である．しかし，ギプスの重さによる持続牽引であるため，睡眠時に仰臥位がとれない，横骨折では過牽引になりやすいなどの欠点があることから，現在ではほとんど用いられなくなった．

2）機能装具（functional brace）療法

軟部組織の圧迫力による固定法で，肩関節と肘関節を固定しないため関節拘縮をきたさない方法である．受傷後2～3週頃まで牽引やギプスシーネで固定し，軟部組織の損傷が安定した後，装具に取り替える．装着後は肩，肘関節運動が可能となる．

2 手術的治療

私たちは積極的に手術的治療を選択しているが，手術適応はAOグループに準じている[3]．

> **手術の適応**
> ① 相対的適応
> ・多発外傷　　　・開放骨折
> ・両側上腕骨骨折　・病的骨折
> ・浮遊肘　　　　・血管損傷
> ・徒手整復後の橈骨神経麻痺
> ・偽関節
> ② 絶対的適応
> ・長螺旋骨折　　・横骨折
> ・腕神経叢損傷　　・一次性神経麻痺
> ・整復保持不能　　・神経学的欠損，Parkinson病
> ・アルコール，薬物依存症による非協力的患者
> ・肥満

固定法は一般的に髄内釘固定とプレート固定の2つに分けられる．

1）髄内釘固定法

閉鎖性髄内釘固定は骨折部を展開しないため，骨折血腫と骨折部周囲の血流が温存され，骨癒合には有利である．ネイルの挿入方向によって順行性および逆行性髄内釘法に分けられるが，骨片の短いほうから挿入したほうが安定性がよいといわれている[4]．順行性の場合は関節軟骨や肩板への侵襲が避けられない．一方，逆行性では肩関節に対する侵襲はないが，術中，ネイルの挿入時に顆上骨折を起こすことがあり，それぞれ欠点をもつ．私たちは多くの上腕骨骨幹部骨折に対し順行性髄内釘を用いている（図5）．

体位はビーチチェア位をとる．X線透視装置を用い，正面像，側面像を描出可能であることを確認する．髄内釘挿入部への展開で，肩板を切開する前に透視下にガイドピンを用いて挿入位置を再確認し肩板の切開をできるだけ小さくし，線維方向に鋭的に切開することで肩板への侵襲を少なくするよう心がける．髄内釘手術の最大のポイントは正しい位置にネイルを挿入することである．ここの操作は慎重に行い，骨孔作成時，ネイル挿入時は肩板を確実に保護し，整復時には橈骨神経を損傷しないよう愛護的に操作を行う．

上腕骨は荷重肢ではないため，骨折部のギャップを残さないように整復することが大切である．髄内釘は髄腔占拠率の高いほうが安定性が得られるため太いネイルを選択し，ネイルの長さはネイルの近位部が関節軟骨表面の5 mmまでの深さとし，ネイルの遠位先端を肘頭窩上縁から20 mmの部位までとする．

上腕骨では，特に回旋力に対する固定性に配慮する．したがって髄内釘単独での固定は禁忌であり，回旋力による偽関節の発生を防止するために，横止めスクリューの挿入は不可欠である．後療法は術後1日目から自動運動を許可する．

> **Pitfall**
> 上腕骨髄内釘固定においては横止めスクリューの挿入は必須である．

各論2　上肢の骨折・脱臼

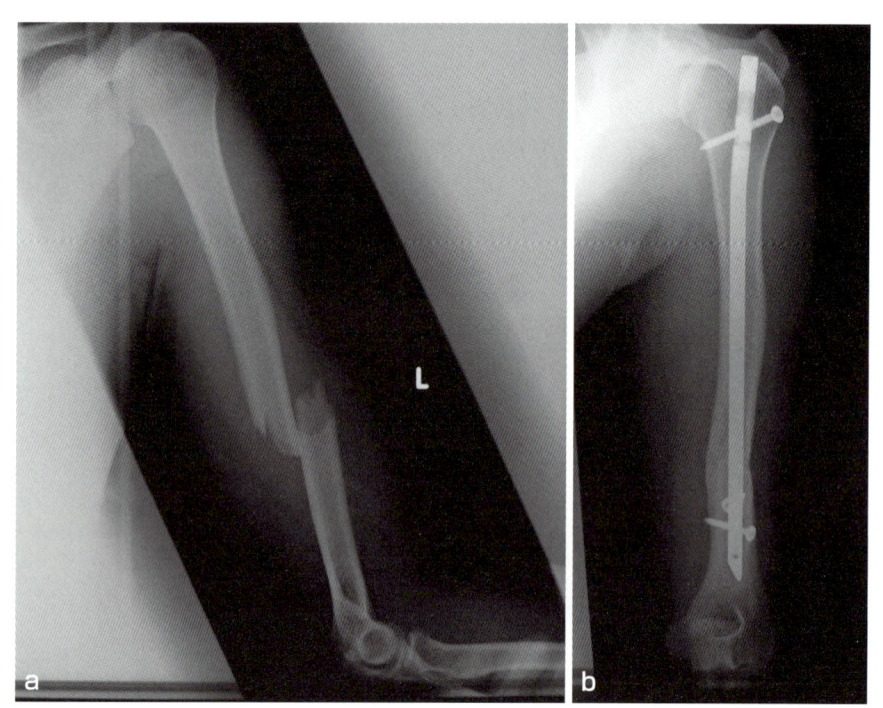

図5　髄内釘固定
a：左上腕骨骨幹部骨折　AO分類A2型
b：順行性髄内釘を用い骨癒合に至った.

2）プレート固定

前述した手術適応症例の多くは順行性髄内釘固定を選択している．しかし，手術適応症例の中の特に橈骨神経損傷例，徒手整復困難例，遠位1/3骨折で髄内釘固定困難例に対してはプレート固定を行う．

Point
プレート固定の適応
① 橈骨神経損傷
② 徒手整復困難
③ 遠位1/3骨折で髄内釘固定困難

体位は側臥位，腹臥位など術者の好みにもよるが，側臥位のほうが上肢に自由度が得られることで整復操作が容易になるため，私たちは側臥位で行っている．

後方アプローチとし，上腕三頭筋を線維方向に切開して骨折部を展開し，橈骨神経を保護する（図6）．骨折部を解剖学的に整復し，絶対的安定性が得られるよう強固に固定する（図7）．後療法は強固な固定が得られれば術後1日目から自動運動を許可する．

近年，盛んに行われるようになったMIPOでは小切開を行いプレートを骨膜上に滑らせる．脛骨，大腿骨骨折では安全に行える方法であるが，上腕骨骨折では橈骨神経損傷の危険があり，経験の浅い術者がむやみに試みてはならない．

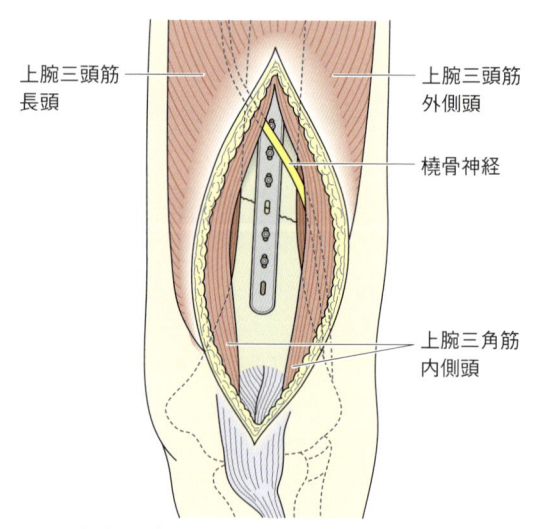

図6　後方アプローチ
上腕三頭筋を展開し，橈骨神経を保護する．

C. 上腕骨骨幹部骨折

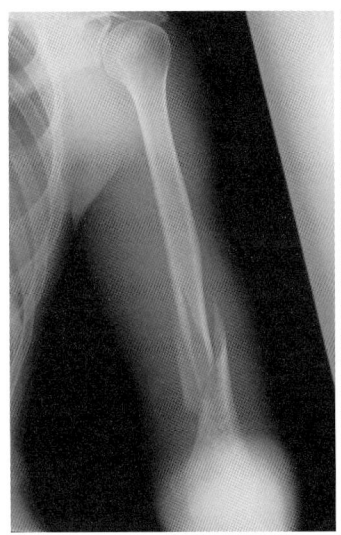

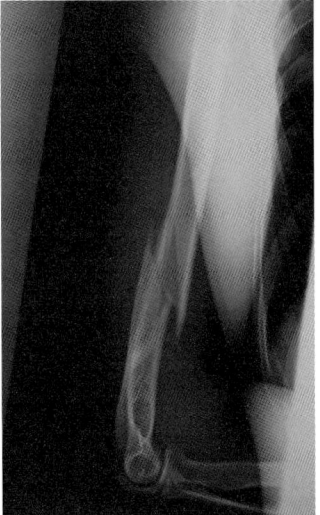

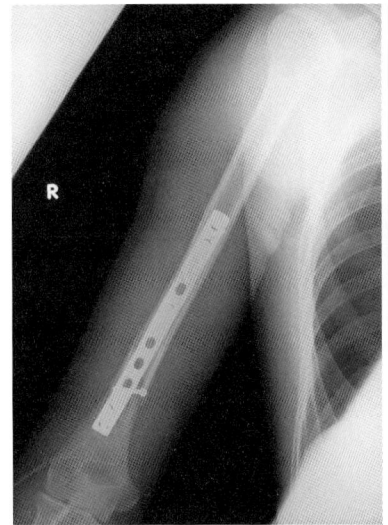

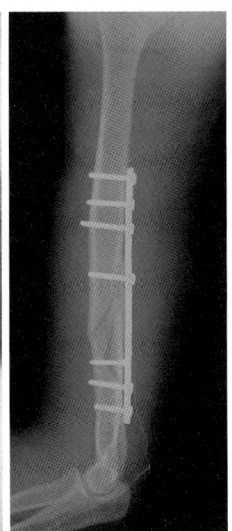

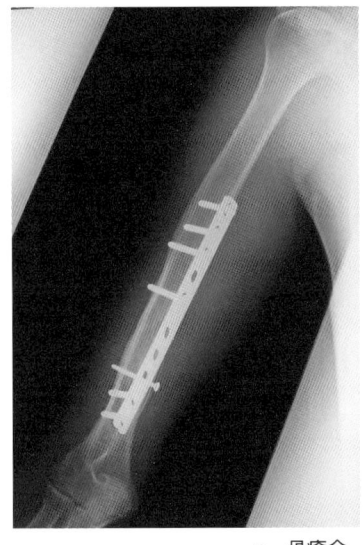

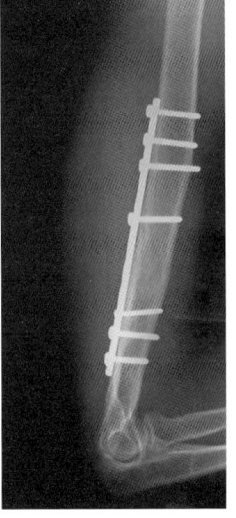

図7 プレートによる固定
a：第3骨片を伴う上腕骨骨幹部骨折
b：ラグスクリューにより強固な固定が得られている．
c：骨癒合に至った．

a．術前
b．術後
c．骨癒合

文献

1) 山野慶樹：骨折と外傷治療の考え方と実際．金原出版，東京，pp168-173，2000．
2) 岩本幸秀：外傷初期治療の要点と盲点．文光堂，東京，pp60-62，2007．
3) 糸満盛憲，日本語版総編集：AO法骨折治療．医学書院，東京，pp230-239，2003．
4) Lin J, Inoue N, et al : Biomechanical comparison of antegrade and retrograde nailing of humeral shaft fracture. Clinical Orthop 351 : 203-213, 1998.

〔内野正隆〕

各論2　上肢の骨折・脱臼

D 成人の肘関節部骨折・脱臼

1 上腕骨遠位部粉砕骨折

■ 特徴

本骨折は成人に好発し，高所からの転落や転倒などによる肘屈曲位での肘頭の強打が原因のことが多い．

■ 分類

AO/ASIF 分類[1]（図1）では関節外骨折を A，骨片の一部が骨幹部と連続性を有する部分関節内骨折を B，すべての関節部骨片が骨幹部との連続性がない完全関節内骨折を C としている．C1 は完全関節内骨折ではあるが，関節面および骨幹部の骨折は単純なもの，いわゆる T・Y 骨折である．C2 は完全関節内骨折ではあるが，関節面の骨折は単純であり，骨幹部・顆部に粉砕骨折を認めるもの，C3 は完全関節内骨折で関節面の粉砕を認めるもの（図2, 3）としている．遠位端 T・Y 骨折の分類としては Riseborough-Radin 分類[2]（図4）がある．単純 X 線像では転位がわかりにくいこともあるので，CT での評価を必要とすることもある．

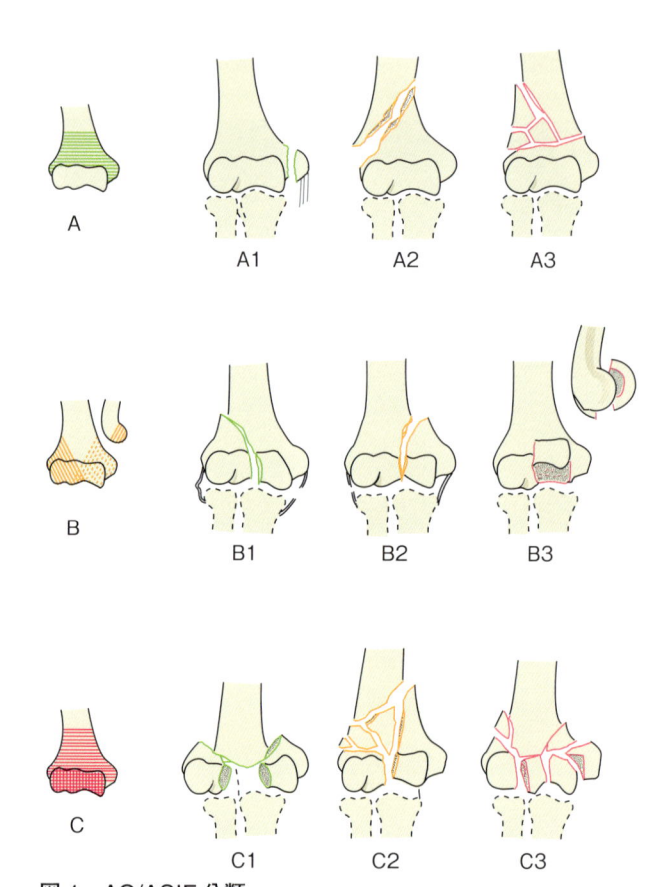

図1　AO/ASIF 分類

■ 治療

上腕骨遠位端粉砕骨折の場合には，以前には解剖学的構造の複雑さ，関節面の正確な整復の困難さから保存的治療（徒手整復およびギプス固定，牽引療法）が行われていたこともあるが，現在では早期に正確な整復と内固定，早期の可動域訓練を行うことで，変形癒合，関節拘縮や変形性関節症の発症を予防するために手術的治療を選択することが多い．

手術体位は側臥位もしくは腹臥位でパッド付き支柱などによって，肘屈曲位がとれるようにする．後方進入法が最適であり，肘頭骨切り法[1]，あるいは上腕三頭筋の舌状切開法が行われることが多い[1,3]．顆間部の粉砕や骨欠損に骨移植を行う例では，遠位関節面までの十分な展開が可能な肘頭骨切り法のほうがよい．尺骨神経を露出し，神経溝から剥離して術中操作で損傷しないように保護しておく．

1 Type C1

関節面を整復し，Kirschner 鋼線で仮固定し，皮質骨または海綿骨スクリューなどで両顆部を固定する．骨幹

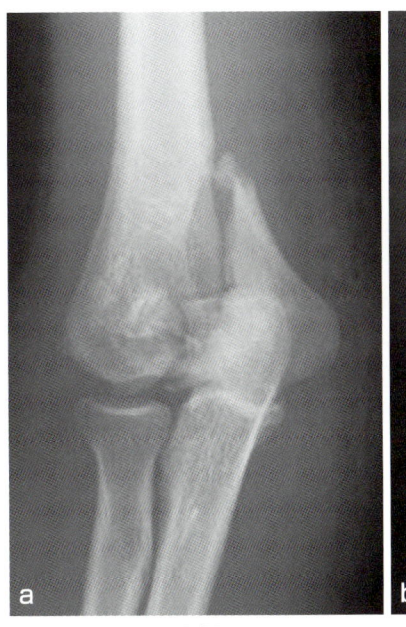

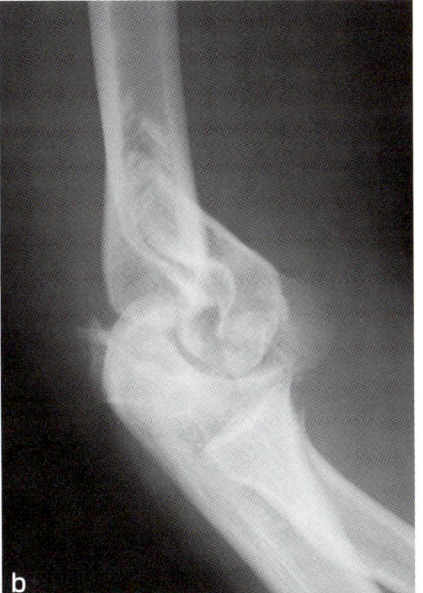

図2 AO/ASIF分類 type C3
a：単純X線正面像
b：単純X線側面像

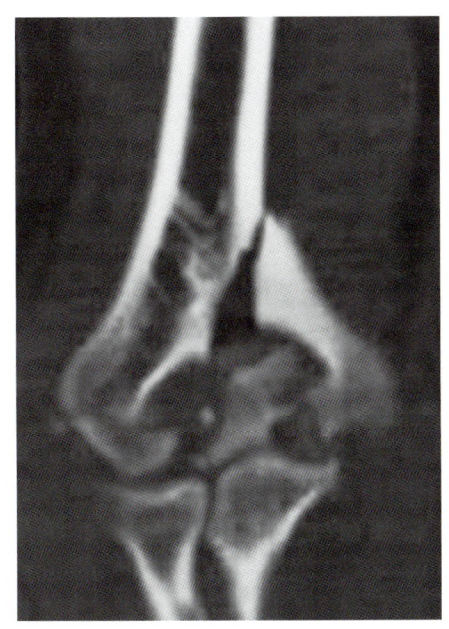

図3 AO/ASIF分類 type C3（CT像）

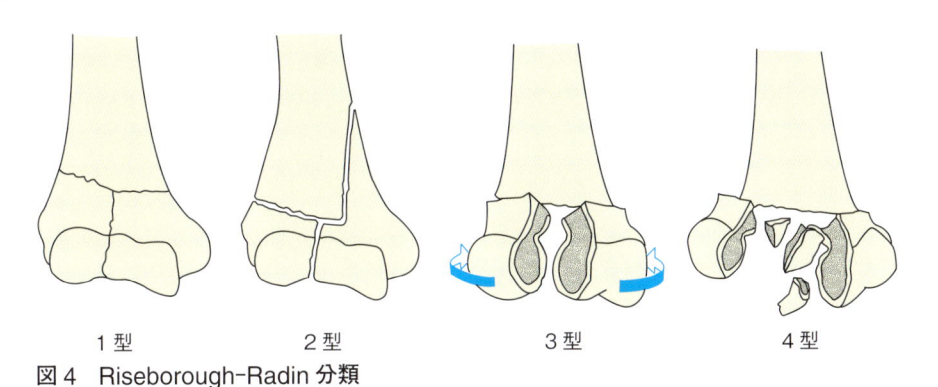

1型　　2型　　3型　　4型
図4 Riseborough-Radin分類

部と遠位骨片はKirschner鋼線と軟鋼線を用いたtension band wiringかリコンストラクションプレート（reconstruction plate）などで固定する．関節面・顆上部の骨折は単純なので，骨移植を必要とすることはほとんどない．

2 Type C2

両顆部を整復し，Kirschner鋼線とスクリューで固定する．顆上部は粉砕骨片があるので，必要であれば骨移植を追加し，プレート固定する．粉砕が強くなければ，Kirschner鋼線と軟鋼線を用いたtension band wiringでもよいと考える．小骨片はKirschner鋼線などで適宜固定する．

3 Type C3

骨片が粉砕されて骨欠損による関節面の不整や上腕骨滑車の変形による腕尺関節の不適合が生じやすいことから，骨欠損部に骨移植が必要となることが多い．両顆部を整復し，Kirschner鋼線とスクリューで固定し，骨欠損部には腸骨から採取した海綿骨の骨移植を行う．両顆部と顆上部には粉砕骨片があるので，tension band wiringでは強固な固定が難しく，プレート固定を必要とすることが多い．

肘頭を骨切りしている場合には，骨切り部をtension band wiringで固定する．尺骨神経はもとの位置に戻すこともあるが，固定したインプラントとの接触を防ぐために前方移行することも多い．上腕三頭筋の舌状切開法を用いた場合には腱をもとの位置で縫合する．肘関節にドレーンを留置して創を閉鎖する．術後は肘関節屈曲90°，前腕回内外中間位で上腕から手までのギプス包帯あるいはシーネ固定を行う．関節拘縮を防ぐために術後数日から1週程度で可動域訓練を開始する．

合併症としては遷延癒合，変形癒合，尺骨神経麻痺，関節拘縮，骨化性筋炎などがある．

各論2　上肢の骨折・脱臼

> **Pitfall**
> ① 手術操作による尺骨神経麻痺は一過性であることが多い．
> ② 最もよく起こる失敗は固定性不良である．この場合，早期運動は偽関節の，外固定の併用は関節拘縮の原因となる．

2　外傷性肘関節脱臼

■ 特徴

成人における外傷性関節脱臼で最も多いのは肩関節であり，肘関節脱臼はそれに次いで多い．

■ 分類

肘関節脱臼は後方脱臼，側方脱臼，前方脱臼，反復性（習慣性）脱臼，分散脱臼に分けられる．

後方脱臼が肘関節脱臼全体の約90%を占めている．肘関節伸展位，前腕回内位で手をついたときに長軸方向に力が加わり，内・外側側副靱帯が断裂し，上腕骨遠位端が前方に，尺骨鉤状突起が後方に滑ることで後方脱臼を起こす[4]．また，軽度屈曲位で手をついて前腕長軸にかかる力が，外方傾斜した滑車関節に伝わり，回外・内反が強制されて後外側脱臼を起こす[5]．内側側副靱帯の損傷がなくとも，外側支持機構の損傷により後外側脱臼と不安定性を起こすという報告[6]もある．肘関節脱臼の合併損傷として，橈骨頭骨折，尺骨鉤状突起骨折，外側上顆裂離骨折，内側側副靱帯損傷，外側支持機構の損傷がある．

■ 診断

単純X線写真で行うが，正確な正面・側面の2方向撮影を行う．整復後にも同様な2方向撮影を行う．単純X線写真で骨折の有無を確認する．靱帯損傷の診断には，徒手ストレステスト，ストレスX線撮影を行う．MRIや関節造影で関節軟骨や軟部組織損傷の程度を評価する．

■ 治療

受傷後早期に整復すべきである．無麻酔下に行われることが多いが，疼痛を取り除き，整復時の組織損傷を抑えるには局所麻酔，伝達麻酔，または全身麻酔下での整復を推奨する者もいる．

整復法としては助手に上肢を保持させ，術者は前腕を

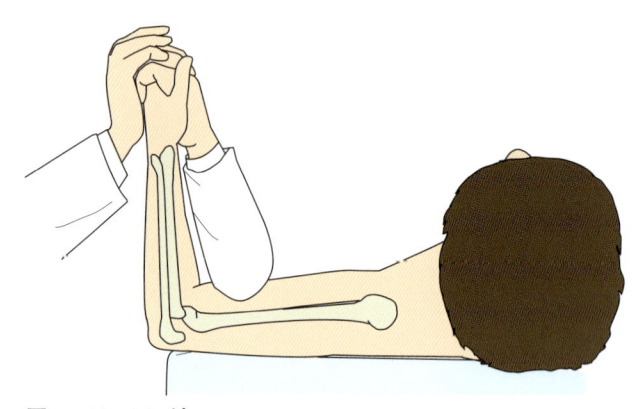

図5　Hankin法

長軸方向に牽引しながら，皮下に突出した肘頭を圧迫して整復する方法や，患者を仰臥位にし，術者は患者と手を組み，術者の肘を患者の上腕遠位においてテコの支点とし，術者の肘を屈曲させると，患肢が遠位に牽引されつつ屈曲されて整復されるHankin法（図5），椅子の背もたれに上腕を載せて前腕をその重さで遠位方向に牽引し，筋緊張がとれたところで，術者が前腕牽引と後方に突出した肘頭を末梢に圧迫するLavine法[7]などがある．整復されると円滑な肘関節運動が可能になる．整復後の外固定期間は2～3週程度とし，その後自動運動を開始する．

手術適応は以下のとおりである．

> **手術の適応**[5,8]
> ① 徒手整復不能例
> ② 内側上顆骨折関節内骨片陥入例
> ③ 橈骨頭骨折転位例
> ④ 上腕骨小頭または外顆骨折転位例
> ⑤ 神経損傷合併例
> ⑥ 開放性脱臼例
> ⑦ 側副靱帯損傷例など

手術では骨折に対する骨接合術，内側側副靱帯や外側支持機構の修復術を行い肘関節の支持性を獲得することが重要である．

3　上腕骨内側上顆骨折

■ 特徴

上腕骨内側上顆は前腕屈筋群の起始部となる部分であり，7～12歳頃に好発し，骨端線閉鎖後の骨折はまれである．小児では肘外反ストレスに伴う牽引力によって骨

D. 成人の肘関節部骨折・脱臼

端線で骨折を起こすことが多いが，成人では局所への直達外力によって起こる骨折である．内上顆から起始する前腕屈筋群の牽引力によって前下方に転位する．臨床症状としては肘内側の疼痛，圧痛および腫脹を認める．骨片による尺骨神経障害に注意する．

■ 診断

診断は正確な正面・側面の2方向の単純X線写真で行う．

■ 治療

転位の大きいものは手術適応となる．スクリューまたは tension band wiring などによる強固な固定を行う．

4 滑車骨折

■ 特徴

滑車骨折は内側上顆を含まず滑車のみ，あるいはその直上の骨幹端の一部を含んだ骨折であり，まれな骨折である．外側の小頭骨折に対する mirror-image lesion といえる．

上腕骨滑車は腱や靱帯などの軟部組織が付着しておらず，尺骨の滑車切痕の中にあるために直達外力を受けにくい．肘関節屈曲位において肘関節後部への強打による後方からの剪断力，あるいは肘頭骨折に伴った肘頭骨折末梢骨折端により滑車骨折が起こる[9]．

■ 診断

単純X線撮影では正確な正面・側面の撮影を行う．側面像では骨片は半月状(half-moon sign)をしている．小頭骨折との鑑別が必要な場合は断層X線写真やCTが有用である．

■ 治療

転位のないものは外固定でよいが，転位のあるものでは正確な整復と Herbert スクリュー，骨釘，吸収ピンなどを用いて内固定を行う．

5 上腕骨小頭骨折

■ 特徴

上腕骨小頭骨折は小頭のみ，あるいはその直上の骨幹端の一部を含んだ骨折であり，まれな骨折である．内側の滑車骨折に対する mirror-image lesion といえる．骨粗鬆症を有する高齢層に好発するとされる．

肘伸展位あるいは軽度屈曲位で手掌をついて，橈骨頭を介した剪断力による場合と，転倒時の直達外力が小頭に加わることによる場合が考えられる．

■ 診断

単純X線撮影では正確な正面・側面の撮影を行う．正面像では上腕骨遠位と骨片が重なって骨折の判断が難しいことがある．

側面像では骨片は半月状をしており，滑車骨折との鑑別が困難なことがある．断層X線撮影やCTが有用である．出血によって起こる fat pat sign も重要な所見である．

■ 分類

分類としては Grantham 分類がよく用いられる．

> **Grantham 分類(図6)[10]**
> I型：小頭がスライス状の骨折
> II型：小頭骨折の典型例であり，前上方および通常回転骨片を伴う骨折
> III型：粉砕骨折
> **副分類**
>   A：骨折が滑車まで及ばないもの
>   B：骨折の一部が滑車にかかるもの
>   C：滑車が著明に損傷しているもの

また，Mckee ら[11] は滑車の半分以上に骨折が及ぶものを coronal shear fracture とした．

■ 治療

治療としては関節軟骨の不整や欠損などによる肘関節可動域制限，肘関節不安定症や二次性の変形性肘関節症の予防のために，転位のない場合を除き，ほとんどの場合に手術的治療が行われる．骨片が小さいか粉砕されているI型やIII型では切除，骨釘や吸収ピンなどで整復・

各論2　上肢の骨折・脱臼

側面像　Ⅰ型　Ⅱ型　Ⅲ型

正面像　A　B　C

図6　Grantham 分類

Ⅰ型　Ⅱ型

Ⅲ型　Ⅳ型

図7　Mason-Morrey 分類

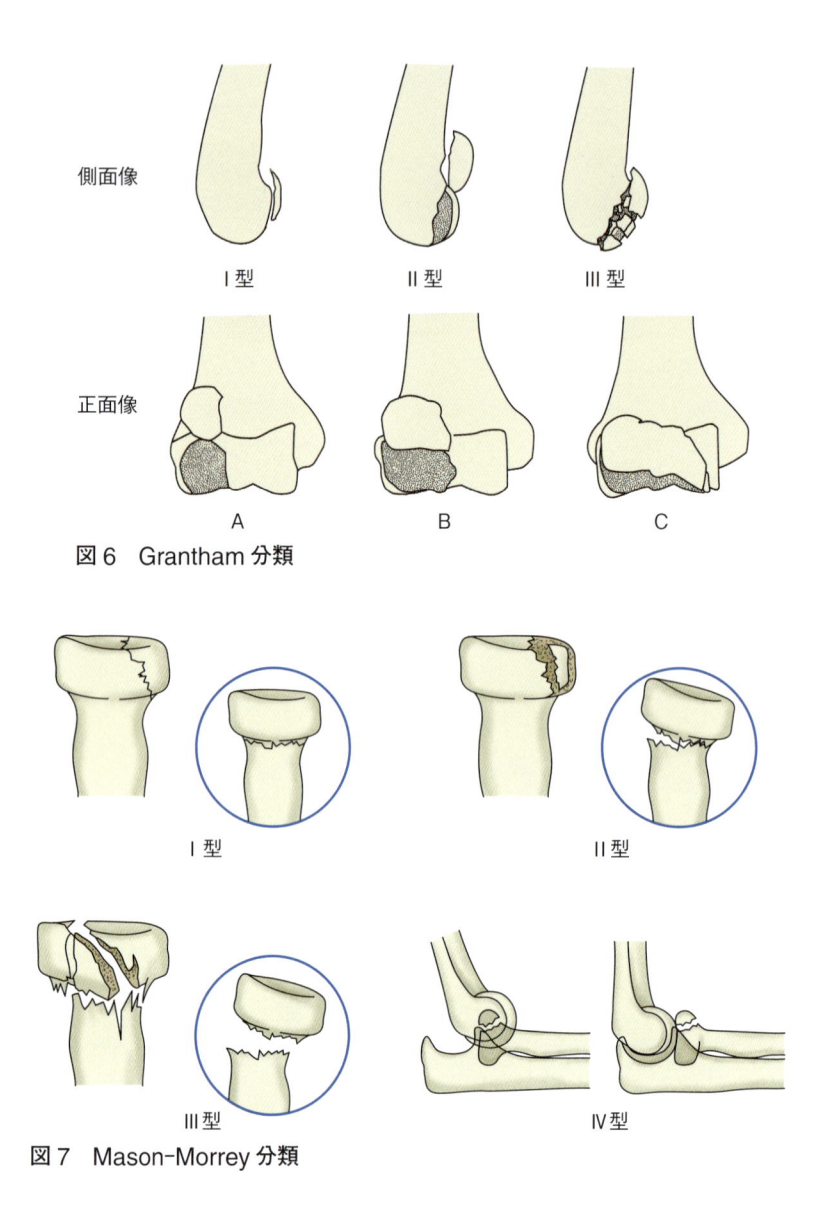

固定する．Ⅱ型は切除を推奨する報告もあったが，現在は骨釘や吸収ピン，Herbert スクリューなどを用いてできるだけ整復・固定すべきである．

手術のアプローチは外側進入法，肘頭を骨切りする後方進入法，滑車の損傷が大きい coronal shear fracture では前外側進入法[12]が用いられている．骨片を整復した後に強固に固定する．固定性がよければ，術後1週程度で可動域訓練を開始する．

⑥ 橈骨頭・頚部骨折

■ 特徴

橈骨頭骨折は成人に，頚部骨折は小児に多い．肘関節伸展位，外反位で手をついて受傷する．内側側副靱帯損傷や肘関節脱臼を合併することもある．

■ 分類

Mason 分類[13]がよく用いられる．Johnston[14]や Morrey[15]はこの分類に肘関節の脱臼を伴うものをⅣ型として加えている．Morrey[15]はⅣ型の追加とともに橈骨頚部骨折についてもこの分類に追加した．

Mason-Morrey の分類（図7）

Ⅰ型：転位がほとんどない骨頭あるいは頚部骨折
Ⅱ型：転位のある骨頭あるいは頚部骨折
Ⅲ型：橈骨頭の粉砕骨折あるいは屈曲転位の大きい頚部
Ⅳ型：肘関節脱臼を合併した骨頭あるいは頚部骨折

■ 症状

肘関節外側の疼痛，圧痛，腫脹，運動時痛，特に前腕

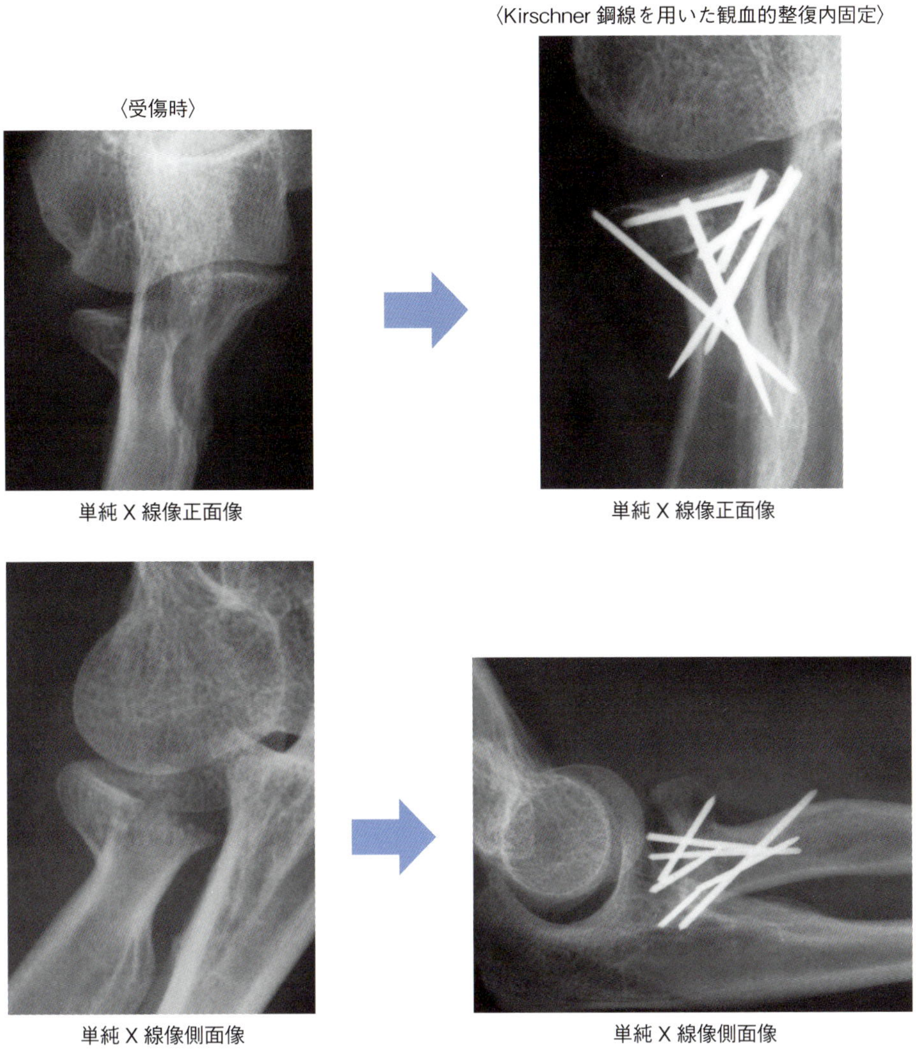

〈受傷時〉　〈Kirschner鋼線を用いた観血的整復内固定〉

単純X線正面像　単純X線正面像

単純X線側面像　単純X線側面像

図8　橈骨頭骨折 Mason-Morrey 分類Ⅱ型の治療

の回内外時痛である．腕頭関節に血腫を認める．内側側副靱帯損傷を合併する場合には肘関節内側にも疼痛，圧痛および腫脹を認める．脱臼骨折の場合には脱臼による症状が中心である．

■ 診断

単純X線撮影によって行うが，Ⅰ型の場合には骨折線がみえないことがある．斜位像も含めた多方向撮影を要する．骨折型や転位を詳細に検討するには断層X線撮影やCTも有用である．

■ 治療

1）Mason-Morrey 分類Ⅰ型

Ⅰ型では転位がほとんどないために保存的治療が適応となる．関節内血腫を認める場合にはこれを穿刺する．1週間ほどギプス包帯あるいはシーネ固定とする．その後，肘関節90°で前腕の回旋が可能なシリンダーキャスト[16]による前腕の自動回旋運動を3週程度行う．その後は肘関節の内・外反に注意しながら可動域訓練をする．

2）Mason-Morrey 分類Ⅱ型

Ⅱ型では転位が2mm以内であれば外固定による保存的治療を行い，3mm以上の転位が認められる場合には手術適応となる[15,17]．Kocherの後外側進入法を用いる．骨折が骨頭部のみの場合は Kirschner 鋼線（図8），小型スクリューや Herbert スクリューで固定する．骨折が骨頭から頸部に及ぶ場合には小型T字型プレート（図9）や Herbert スクリューを骨頭から骨折部を通過して骨幹部に固定する．小型T字型プレートなどのインプラントを設置する場合には，それが近位橈尺関節を障害しない部位，いわゆる"safe zone"[18]に設置する必要がある．これは右肘関節において前腕中間位で橈骨頭関節面の1時半から4時半の部分である．

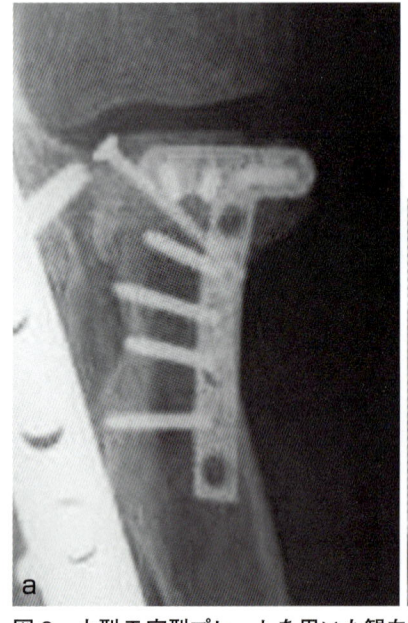

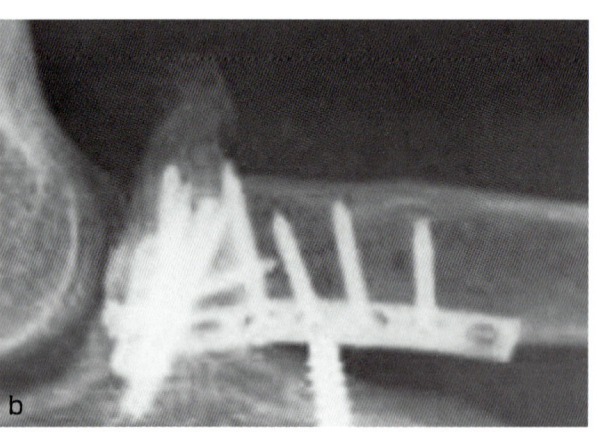

図9 小型T字型プレートを用いた観血的整復固定術
a：整復固定術後単純X線像正面像
b：整復固定術後単純X線像側面像

3) Mason-Morrey 分類Ⅲ型

Ⅲ型のような粉砕骨折では正確な整復・内固定が困難である．そのために橈骨頭や頚部の粉砕骨折では橈骨頭切除術が行われてきた．橈骨頭切除術において良好な成績の報告[19]もあるが，一方で遠位橈尺関節障害，外反肘変形，関節症などの報告[20,21]もあり，現在では粉砕がある場合でも可能なら整復内固定により橈骨頭温存を試みるべきであろう（図10）[17]．粉砕が高度で橈骨頭を摘出する場合には人工骨頭で置換するという報告[22,23]もある．

4) Mason-Morrey 分類Ⅳ型

Ⅳ型は側副靱帯損傷などの軟部組織損傷が強いので，側方動揺性などの不安定性が強い場合には軟部組織の修復も必要となる．

7 肘頭骨折

■ 特徴

肘頭骨折は成人の肘周辺骨折の中では頻度が高く，多くは直達外力によって発生し，粉砕骨折となることも多い．肘屈曲位において上腕三頭筋の牽引力による介達外力によっても起き，横骨折や斜骨折になりやすい．

■ 分類

Coltonの分類が用いられることが多い．

Coltonの分類[24]（図11）

Group 1：avulsion group で高齢者に多い．上腕三頭筋付着部の裂離骨折で骨折線は横走する．
Group 2：oblique group であり，滑車切痕中央部から遠位背側に骨折線が認められる骨折．転位と粉砕によって stage a～d に分けられる．
　　stage a：単純な斜骨折であり，転位があってもよい．
　　stage b：stage a に第3骨片を伴い，転位のないもの．
　　stage c：stage b で転位のあるもの．
　　stage d：stage c の第3骨片が粉砕されたもの．
Group 3：fracture-dislocation (Monteggia) group で，骨折線は鉤状突起の直前に認められ，遠位骨片が橈骨近位とともに前方に転位する脱臼骨折．
Group 4：unclassified group であり，強い直達外力によって尺骨近位の骨片は粉砕され，しばしば前腕骨骨幹部や上腕骨下端部の骨折を合併するもの．

■ 症状

多くは直達外力によって起こり，局所に疼痛，圧痛，腫脹を認める．肘関節の運動時痛も強く認める．肘頭後部には軟部組織が少ないために直達外力によるものでは開放骨折になる可能性もある．

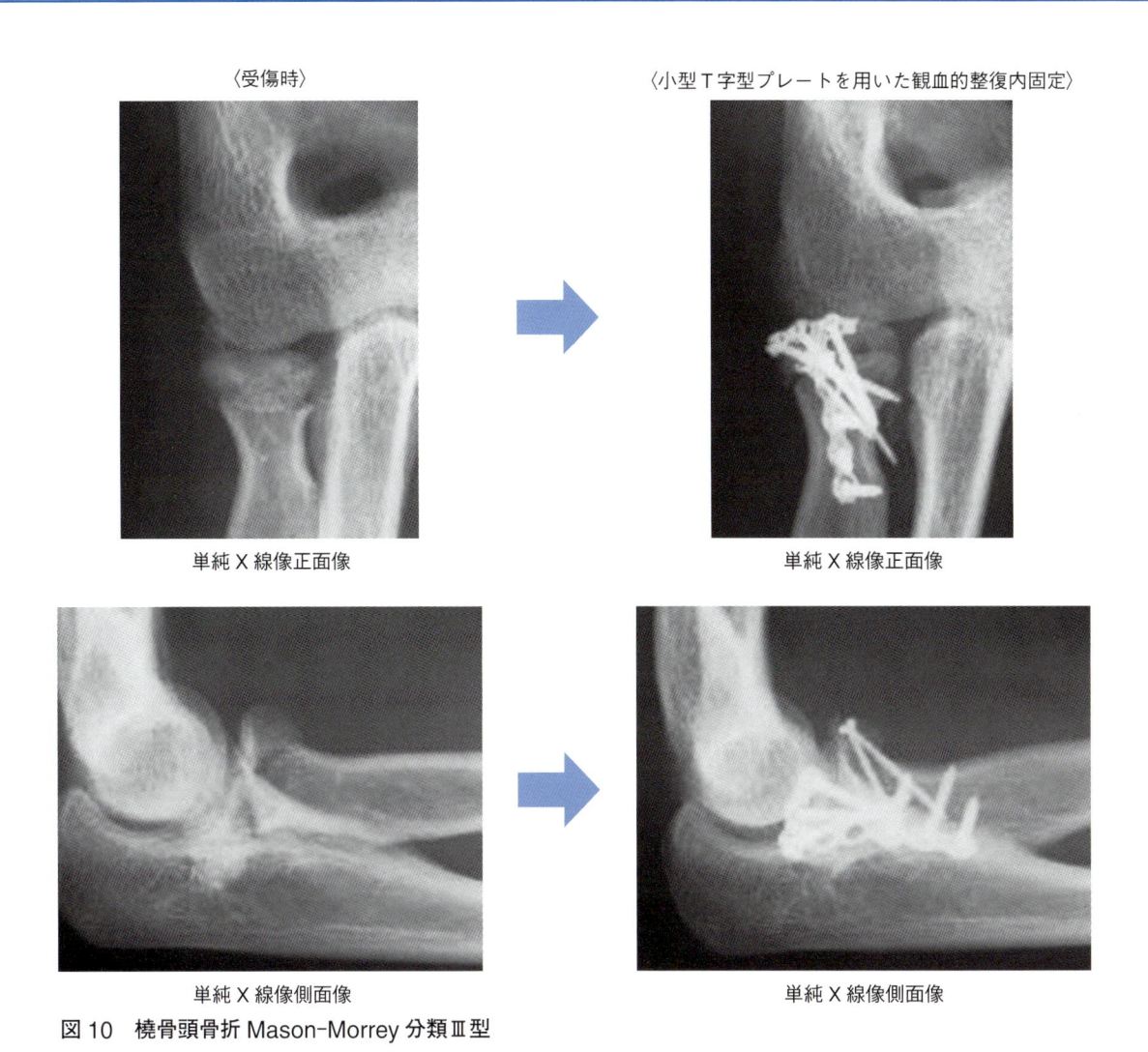

D. 成人の肘関節部骨折・脱臼

〈受傷時〉　　　　　　　　　　〈小型T字型プレートを用いた観血的整復内固定〉

単純X線像正面像　　　　　　　　　　　単純X線像正面像

単純X線像側面像　　　　　　　　　　　単純X線像側面像

図10　橈骨頭骨折 Mason-Morrey 分類Ⅲ型

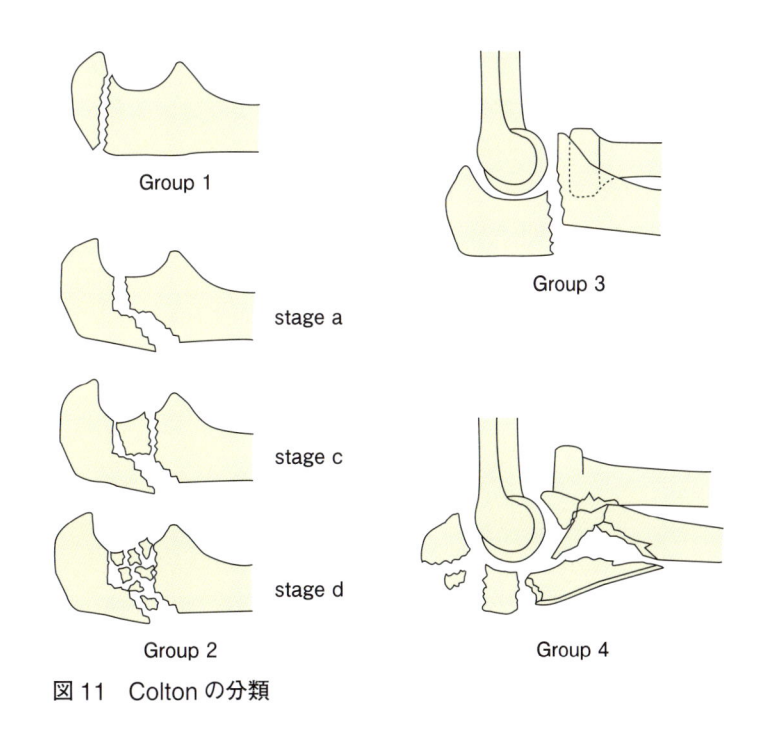

Group 1

stage a

stage c

stage d

Group 2

Group 3

Group 4

図11　Colton の分類

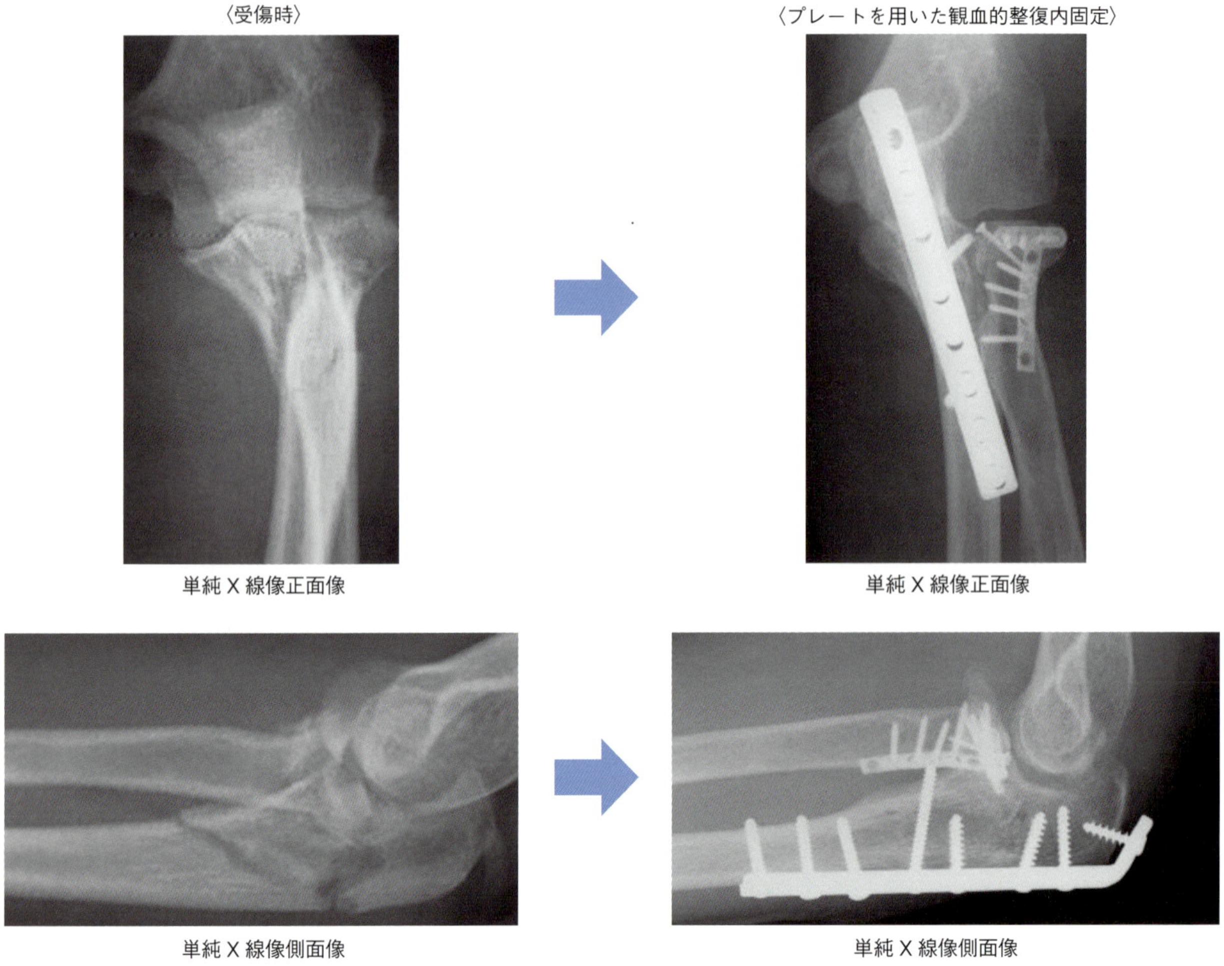

各論2　上肢の骨折・脱臼

〈受傷時〉　単純X線像正面像

〈プレートを用いた観血的整復内固定〉　単純X線像正面像

単純X線像側面像

単純X線像側面像

図12　肘頭粉砕骨折の治療

■ 診断

受傷機序，症状，単純X線写真によって診断する．単純X線では正確な正面・側面の2方向撮影を行う．骨折型や詳細の検討には単純X線写真の多方向撮影や断層X線写真，CTを追加することも有用である．

■ 治療

転位が2mm以下であり，肘関節屈曲90°でも骨片間の転位，開大が起こらず，重力下でも肘関節伸展できる場合[25]であれば，肘関節45°屈曲位で3週間固定を行った後に可動域訓練を行う．経過中に転位を認めれば手術的治療に移行する．

転位を伴うものについては正確な整復，確実な骨癒合と機能障害を残さないための早期可動域訓練を行うための強固な内固定が必要となり手術療法の適応となる．内固定としては引き寄せ鋼線締結法(tension band wiring)が選択されることが多い[24,25]．Kirschner鋼線を用いたtension band wiringでは可動域訓練によってKirschner鋼線が後方に移動し肘頭から突出し，皮膚を刺激して疼痛や炎症を起こすことがある[27]．これを予防するために，当科ではpin-sleeve systemを開発した[28]．これはsleeveに穴が開いており，ここに通したcableをsleeveを圧着して固定することによってピンの突出を防ぐものである．

斜骨折では小海綿骨スクリューを使用したり，小骨片を伴う場合はKirschner鋼線で小骨片を固定しtension band wiringを行うこともある．粉砕が強い骨折の場合はプレートによる内固定が必要となる(図12)．Coltonの分類のGroup 2 stage c, d, Group 4では腸骨移植が必要となる．単純な骨折で強固な固定が行えた場合には早期の可動域訓練を行う．粉砕骨折の場合には2週程度の外固定を行った後に可動域訓練を行う．整復不良や長期の固定は運動時痛や可動域制限の原因となるので，早期の手術と可動域訓練が重要である．

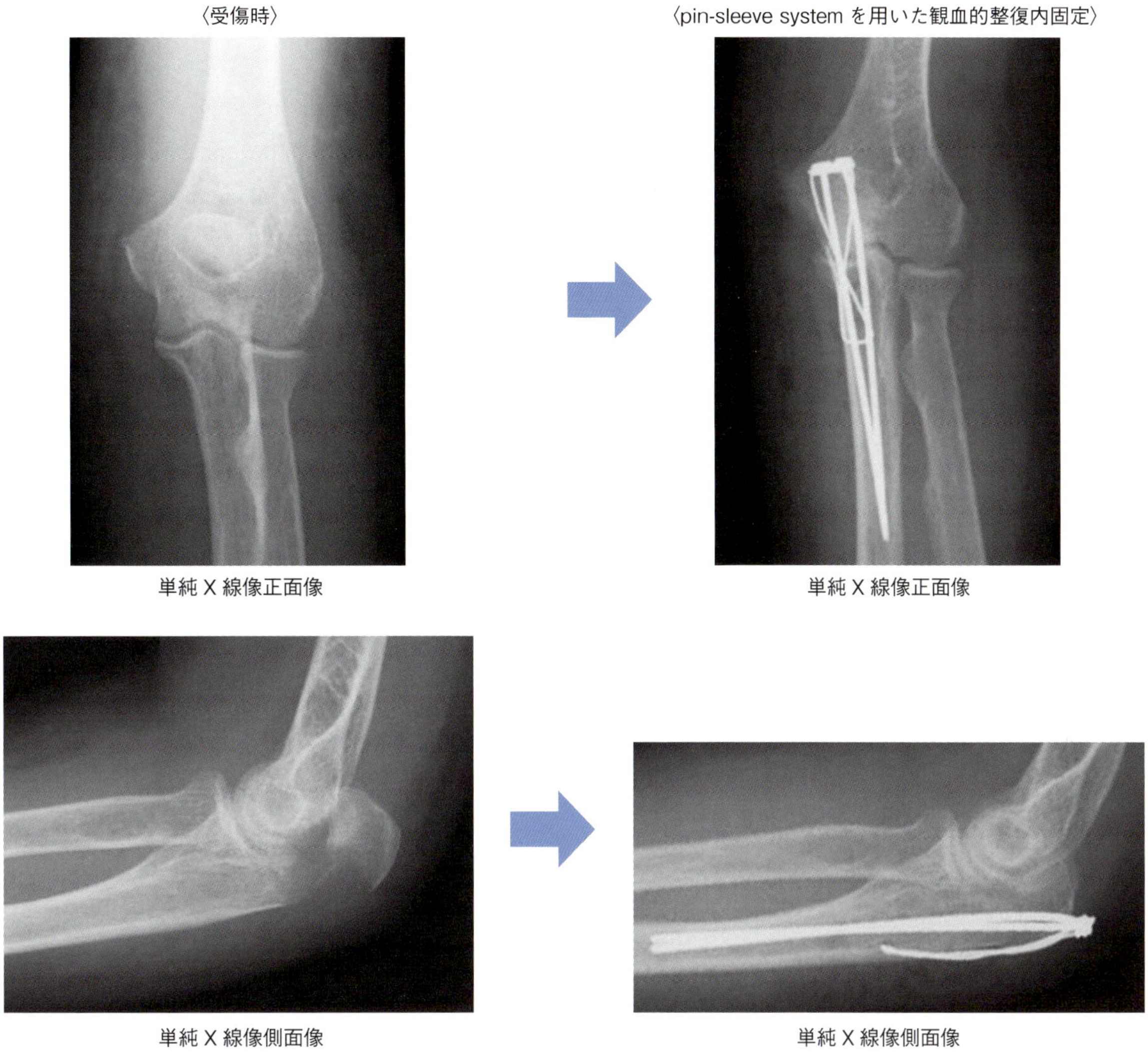

D. 成人の肘関節部骨折・脱臼

〈受傷時〉 〈pin-sleeve system を用いた観血的整復内固定〉

単純 X 線像正面像　　単純 X 線像正面像

単純 X 線像側面像　　単純 X 線像側面像

図 13　pin-sleeve system を用いた肘頭骨折の治療

筆者の推奨する方法

Pin-sleeve system を用いる方法

　患者は仰臥位あるいは側臥位とし，仰臥位の場合は胸の上で，側臥位は胸に抱えさせた枕の上で手術を行う．

　肘頭から遠位に向けた約 5 cm の縦切開で骨折部を展開する．骨折部は上腕三頭筋によって離開し骨膜は裂離して骨折間隙に嵌入していることが多い．骨折部から嵌入した骨膜を除去し，肘関節を軽度伸展位にしながら骨折部を整復し，先のとがった骨把持鉗子で骨折部を圧着するように保持する．関節面の整復状態を X 線透視で確認してもよいが，通常その必要はない．骨折部から約 3 cm 遠位の尺骨骨幹部に Kirschner 鋼線で作成した孔に，径 1.2 mm のステンレス製 cable をあらかじめ通しておく．次いで肘頭から径 2 mm，長さ 10 cm のステンレス製 pin-sleeve 2 本を尺骨骨髄腔内に深く挿入する．

先に骨幹部に通した cable を 2 つの sleeve の孔に通しておいて sleeve を骨片打ち込み器などを用いて十分に骨表面に接するように打ち込む．Cable を緊張器(cable tensioner)を用いて十分に緊張させて骨折部に圧迫を加え，圧着ペンチ(fitting pliers)で sleeve を圧着して cable と sleeve を一体化させて固定する．最後に sleeve から出た残りの cable を切断して完成である．

　これで強固な固定性が得られるので，術後創の疼痛が軽減したら自由に肘関節の自動運動を許可することができる．pin-sleeve と cable が一体化するので，ピンが逸脱する心配はない(図 13).

> **Pitfall**
> ① Kirschner 鋼線と軟鋼線を用いた tension band wiring は合併症が多い.
> ② 粉砕骨折には tension band wiring の適応はない.
> ③ 関節内骨折治療の原則は，解剖学的整復，強固な固定，早期のリハビリテーションである.

各論2　上肢の骨折・脱臼

❖ 文献

1) Müller ME, Allgöwer M, Schneider R, et al : Manual of Internal Fixation. 3rd ed. Springer-Verlag, Berlin, 1991.
2) Riseborough EJ, Radin EL : Intercondylar T fractures of the humerus in the adult. A comparison of operative and non-operative treatment in twenty-nine cases. J Bone Joint Surg 51-A : 130-141, 1969.
3) 長野健治：上腕骨下端骨折．pp164-179（榊田喜三郎編：整形外科 MOOK 53．関節の骨折），金原出版，東京，1988.
4) Josefsson PO, Gentz CF, Johnell O, et al : Dislocation of the elbow and intraarticular fractures. Clin Orthop Relat Res 246 : 126-130, 1989.
5) Osborne G, Cotterill P : Recurrent dislocation of the elbow. J Bone Joint Surg 48-B : 340-346, 1966.
6) O'Driscoll SW, Morrey BF, Korinek S, et al : Elbow subluxation and dislocation. A spectrum of instability. Clin Orthop Relat Res 246 : 126-130, 1989.
7) Lavine LS : A Simple method of reducing dislocations of the elbow joint. J Bone Joint Surg 35-A : 785-786, 1953.
8) Smith FM : Dislocations at the elbow joint. pp222-244 (Smith FM : Surgery of the Elbow), WB Saunders, 1972.
9) 伊藤恵康, 廣本明敏, 大平民生：成人の肘関節外傷．pp70-85（越智隆弘, 菊地臣一編：整形外科 NEW MOOK 11．肘の外科），金原出版，東京，2002.
10) Grantham SA, Norris TR, Bush DC : Isolated fracture of the humeral capitellum. Clin Orthop Relat Res 161 : 262-269, 1981.
11) Mckee MD, Jupiter JB, Bamberger HB : Coronal shear fractures of the distal end of the humerus. J Bone Joint Surg 78-A : 49-54, 1996.
12) 今谷潤也, 橋詰博行：四肢関節部骨折治療実践マニュアル　肘関節　上腕骨遠位．MB Orthop 14 : 35-46, 2001.
13) Mason ML : Some observation on fractures of the head of the radius with a review of one hundred cases. Br J Surg 42 : 123-132, 1954.
14) Johnston GW : A follow-up of one hundred cases of fracture of the head of the radius with a review of litefrature. Ulster Med J 31 : 51-56, 1962.
15) Morrey BF : Radial head fracture. pp341-364 (Morrey BF : The Elbow and its Disorders. 3rd ed.), WB Saunders, Philadelphia, 2000.
16) McCausland WR, Wynan ET : Fractures of the adult elbow. International course lectures 24 : 168-181, AAOS, 1975.
17) 井上五郎：外傷性肘関節障害診療マニュアル　橈骨頭骨折の治療　不安定型骨折について．MB Orthop 18 : 32-37, 2005.
18) Smith GR, Hotchkiss RN : Radial head and neck fractures:anatomic guidelines for proper placement of internal fixation. J Shoulder Elbow Surg 5 : 113-117, 1996.
19) JanssenRP, Vegter J : Resection of the radial head after Mason type-III fractures of the elbow : follow-up at 16 to 30 years. J Bone Joint Surg 69-B : 231-233, 1998.
20) ColemanDA, Blair WF, Shurr D : Resection of the radial head for fracture of the radial head. Long-term follow-up of seventeen cases. J Bone Joint Surg 69-A : 385-392, 1987.
21) Ikeda M, Oka Y : Function after early radial head resection for fracture : a retrospective evaluation of 15 patients followed for 3-18 years. Acta Orthop Scand 71 : 191-194, 2000.
22) Swanson AB, Jaeger SH, La Rochelle D : Comminuted fractures of the radial head. The role of silicone-implant replacement arthroplasty. J Bone Joint Surg 63-A : 1039-1049, 1981.
23) Judet T, Garreau de Loubresse C, Piriou P, et al : A floating prosthesis for radial-head fractures. J Bone Joint Surg 78-B : 244-249, 1996.
24) Colton CL : Fractures of the olecranon in adults : classification and management. Injury 5 : 121-129, 1973.
25) Hotchkiss RN, Green DP : Fractures and dislocations of the elbow. p796 (Rockwood CA, Green DP, Bucholz RW, eds : Fractures in Adults, 3rd ed.), JB Lippincott, Philadelphia, 1971.
26) Wolfgang G, Burke F, Bush D, et al : Surgical treatment of displaced olecranon fractures by tension band wiring technique. Clin Orthop Relat Res 224 : 192-204, 1987.
27) Macko D, Szabo RM : Complications of tension-band wiring of olecranon fractures. J Bone Joint Surg 67-A : 1396-1401, 1985.
28) 糸満盛憲, 関口昌和, 泉敏弘, ほか：新しい tension band wiring system (pin-sleeve system) の開発．臨整外 34 : 735-744, 1999.

（藤田　護）

各論2　上肢の骨折・脱臼

E 小児の肘関節周囲骨折・脱臼

小児肘関節周囲骨折の特徴

小児肘関節周囲骨折の特徴としては以下の点をあげることができる．

Point
小児肘関節周囲骨折の特徴
① 発生頻度が高い．
② 各骨端核の出現・癒合時期に違いがあり，その年齢相応のX線像を熟知していないと診断を誤りやすい．
③ 神経・血管損傷の早期発見と適切な処置が要求される．
④ 遅発性の障害が出現することがある．
⑤ 上肢の長径成長の約20％しか肘周辺で起こらないので，自家矯正はあまり期待できない．

1）発生頻度が高い

小児肘関節周囲骨折は小児骨折の中で，橈骨遠位端骨折と並び，最も発生頻度の高いもののうちの1つである．

小児肘関節周囲骨折の中での各骨折の発生頻度の報告[1,2]にはばらつきがあるが，上腕骨顆上骨折が最も多く，外顆骨折，内上顆骨折がこれに次ぐ点では一致している．肘関節骨折中，顆上骨折は約60％，外顆骨折は10～20％，内側上顆骨折は8～10％にみられる．内側顆骨折や小頭骨折などはきわめてまれである（表1）．

2）X線像を熟知していないと診断を誤りやすい

各骨端核の出現・癒合時期に違いがあり，その年齢相応のX線像を熟知していないと診断を誤りやすい．

肘関節周囲の骨端核は6個ある（図1）．その出現順序は，上腕骨小頭核（C），橈骨頭核（R），内側上顆核（I），滑車核（T），肘頭核（O），外側上顆核（E）であり，ちなみにWadworth[3]はその順序をCRITOEと記載している．

最初に出現する上腕骨小頭核は生後6か月から1歳の間に出現する（Tachdjian[4]は4～5か月，Blount[5]は1～8か月）．次いで4～6歳頃に橈骨頭核と内側上顆核が相次いで出現する（Tachdjianは橈骨頭：男児5歳・女児4歳，内側上顆：男児8歳・女児7歳，Blountは橈骨頭35～66か月，内側上顆：男児57～84か月・女児27～61か月）．

6～8歳頃に肘頭核が出現し（Tachdjianは男児10歳・女児8歳，Blountは8～11歳），10歳前後になると

表1　肘周辺骨折の頻度

骨折の種類	頻度（％） Fahey（1960年）	頻度（％） Houshian（2001年）
上腕骨顆上骨折	58	57.5
上腕骨外顆骨折	13	9.6
上腕骨内上顆骨折	10	7.3
肘頭骨折	5	9.3
橈骨頚部骨折	8	11.3
Monteggia脱臼骨折	2	

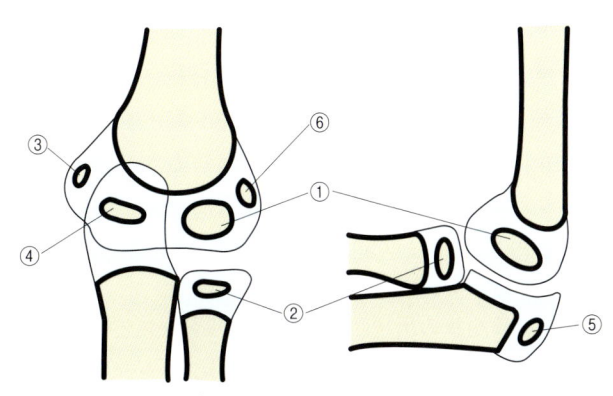

図1　肘周辺の骨端核
①上腕骨小頭核（C）　②橈骨頭核（R）
③上腕骨内上顆核（I）　④上腕骨滑車核（T）
⑤肘頭核（O）　⑥上腕骨外上顆核（E）

各論2　上肢の骨折・脱臼

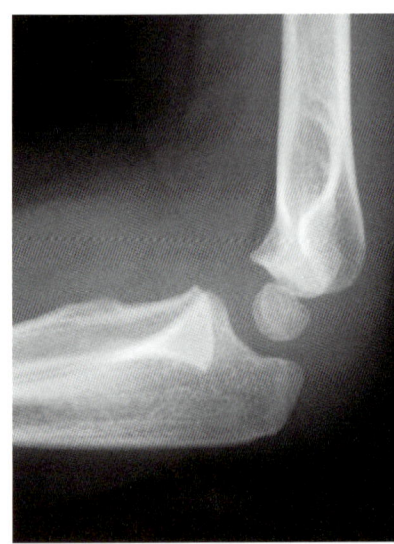

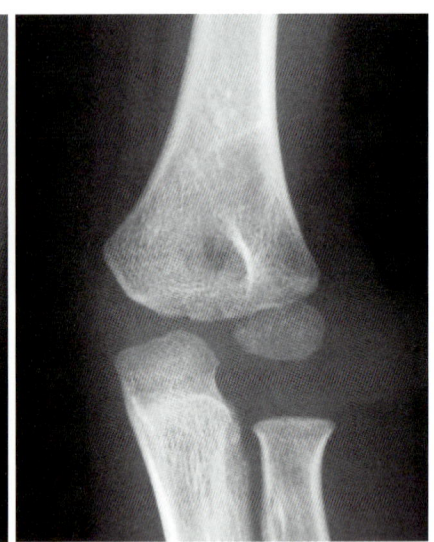

図2　4歳，男児の正常肘関節X線像
橈骨の近位骨幹軸に引いた線は，上腕骨小頭(核)を通る．

表2　骨端核出現と癒合時期

a．骨端核出現時期

	男児	女児
上腕骨小頭核	1.5〜8か月 (平均5か月)	1〜6か月 (平均4か月)
橈骨頭核	3〜6歳 (平均5歳)	3〜6歳 (平均6歳)
上腕骨内上顆核	5〜7歳 (平均7歳)	3〜6歳 (平均6歳)
上腕骨滑車核	8〜10歳 (平均9歳)	7〜9歳 (平均8歳)
肘頭核	平均10歳	平均8歳
上腕骨外上顆核	平均12歳	平均11歳

b．骨端核癒合(骨端線閉鎖)時期

	男児	女児
上腕骨遠位端骨端線(上腕骨小頭・外上顆・滑車核)	平均17歳	平均14歳
橈骨近位骨端線(橈骨頭)	15〜17歳	14〜15歳
尺骨近位骨端線(肘頭)	15〜17歳	14〜15歳
上腕骨内上顆骨端線	18歳	15歳

滑車核が現れる(Tachdjianは男児9歳・女児8歳，Blountは7〜9歳)．滑車核は不整なことがあり，異常所見と誤診されやすい．そして最後に外側上顆核が12歳頃に出現する(Tachdjianは男児12歳・女児11歳，Blountは11〜14歳)(表2a)．

一般に骨端核の出現時期は男児よりも女児のほうが早く(平均1年前後)，癒合時期(骨端線閉鎖)も女児のほうが早い(平均1〜2年程度)(表2b)．

最も骨折と誤診されやすいのは外側上顆核であり，細心の注意が必要である．また，これらの骨端核の出現時期にはかなりの個人差があるので，同一肢位で撮影した健側と比較するのが最もよい．

また，橈骨の近位骨幹軸に引いた線は，どの方向から撮影した写真においても上腕骨小頭(核)を通る[6](図2)．もし上腕骨小頭を通らなければ橈骨頭の脱臼か上腕骨小頭(核)の転位を示すことになる．

3) 神経・血管損傷の早期発見と適切な処置が要求される

小児肘周辺骨折に起因する合併損傷は神経・血管損傷が主である．

(1) 神経損傷

麻痺を生じやすいのは上腕骨顆上骨折，上腕骨内側上顆骨折で，その他の骨折では比較的麻痺は起こしづらい．損傷されうる神経は橈骨・正中・尺骨神経とこれらの分枝であり，それぞれの神経の運動および知覚の支配領域を熟知し，麻痺の有無を迅速にかつ正確に確認する必要がある(表3)．

(2) 血管損傷

血管損傷はまれではあるが，上腕骨顆上骨折で転位が著しい例に生じることがある．

4) 遅発性の障害が出現することがある

上腕骨外顆偽関節後の遅発性尺骨神経麻痺，上腕骨顆上骨折後内反肘の遅発性尺骨神経麻痺などが有名である．

5) 自家矯正があまり期待できない

上肢の長径成長の約20％しか肘周辺で起こらないの

E. 小児の肘関節周囲骨折・脱臼

表3 神経障害

	運動麻痺	知覚麻痺	備考
橈骨神経	手関節背屈 手指MP関節伸展	母指-示指指間部→固有知覚領域 手背橈側	注）後骨間神経麻痺：前腕レベルでの橈骨神経深枝の傷害 知覚神経障害を伴わない 手関節背屈は可能 手指MP関節伸展不能
正中神経	手指PIP関節の屈曲 母指，示指，中指のDIP関節の屈曲 母指対立運動	示指，中指末節部全体→固有知覚領域 手掌母指側半分の知覚	注）前骨間神経麻痺：前腕レベルでの正中神経分枝麻痺 知覚障害を伴わない 示指，中指DIP関節屈曲不能 母指IP関節屈曲不能（perfect O 検査）
尺骨神経	手関節尺屈（FCU） 中指，環指，小指のDIP関節屈曲 環指，小指のMP関節屈曲 環指，小指のPIP関節伸展 手指の内外転	小指全体→固有知覚領域 環指尺側1/2と手背の尺側	

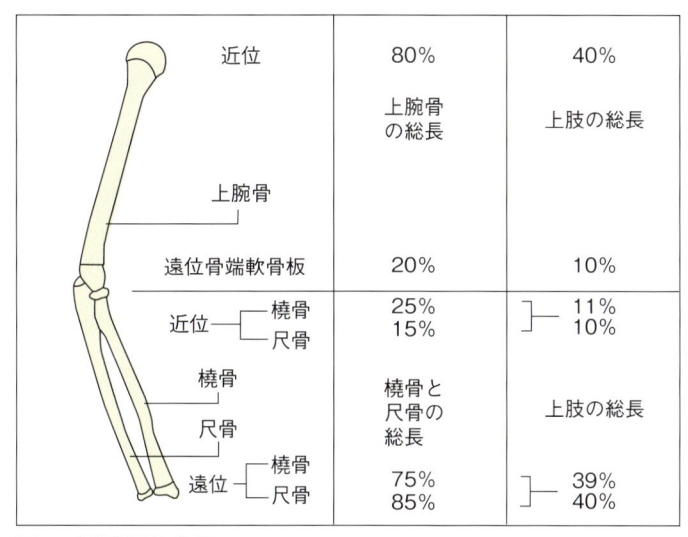

図3 肘周辺の成長
上腕骨の成長の約80％は近位成長軟骨板による．
尺骨と橈骨では成長の約85％が遠位成長軟骨板による．
上肢全体でみると肘関節での成長は約20％である．

で，自家矯正はあまり期待できない（図3）．

1 上腕骨顆上骨折

■ 特徴

上腕骨顆上骨折（supracondylar fracture of the humerus）は小児骨折の中でも最も多く発生するものの1つであり，小児骨折の中で占める割合を，Chenら[7]は16.4％，小久保ら[8]は11.5％と報告している．とりわけ肘周囲骨折の中では最も多く発生し，肘周囲骨折の50～60％を占めている[1,2]．

2～10歳に多く発症し，その中でも6歳と7歳にピークがみられる（図4）[9]．性別は，女児に多いとの報告[2]もあるが，一般的には男児に多いとされている．罹患側は左側に多く，発症時期は，小児が屋外で活動する4～10

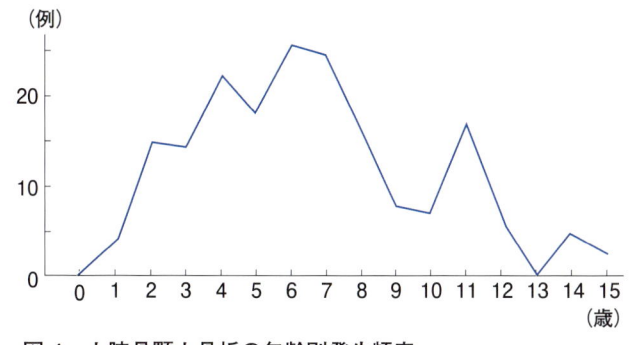

図4 上腕骨顆上骨折の年齢別発生頻度
〔井上博：小児四肢骨折治療の実際．金原出版，東京，pp57-84，2001から〕

月に多く，冬季には少ない[2]．

受傷原因および分類

ほとんどが転倒または転落した際に肘関節を伸展位で手をついて，あるいは屈曲位で肘頭をついて受傷する．遠位骨片の転位方向によって伸展型と屈曲型に分けられるが，伸展骨折が大部分であり，屈曲型は2％前後とされている[10]．

伸展型の骨折は，転倒時に肘関節伸展位で手をついたときに生じる．肘関節は過伸展となり，長軸方向の力は上腕骨下端の皮質を開大し，後面の皮質は圧縮する．骨折線は前下方から後上方へ走り，遠位骨片は後方へ転位する(図5a)．

屈曲型の骨折は，転倒するときに肘関節屈曲位で肘頭をついて生じるとされている．骨折線は後下方から前上方に走り，遠位骨片は前方に転位する(図5b)．肘関節を伸展位にすれば容易に整復されることが多く，臨床上あまり問題になることはないとされている．

一方，骨折部位での分類では，上位型(骨幹端から骨幹にかけての骨折)と下位型(内・外両顆のやや近位での骨折)に分けられるが(図6)，ほとんどは骨折線が肘頭窩を通る下位型であり，上位と下位を区別する臨床的意義はあまりないので，今日ではほとんど用いられることはない．

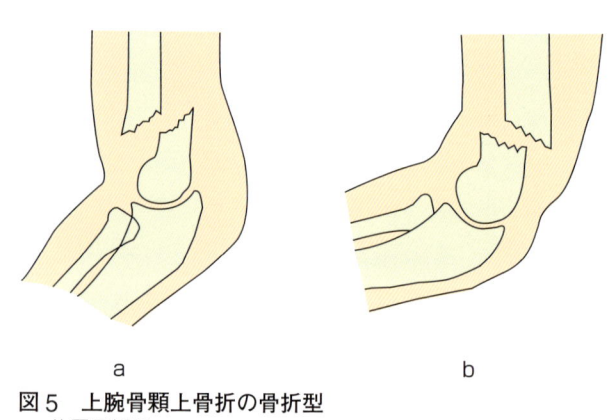

臨床症状

7歳前後の小児が手をついて転倒し，肘関節周囲の疼痛を訴えていたら，まず本骨折を疑うべきである．多くの場合肘関節周囲は腫脹し，患児は疼痛のために肘関節軽度屈曲位で動かさない．転位が著明な伸展骨折では特有の変形を呈する．すなわち，近位骨折端が前方凸に，遠位骨片が肘頭とともに後方へ突出するため(フォーク状変形)，一見肘関節後方脱臼にみえる．

本骨折では，受傷時に神経・血管損傷を合併しやすいので，初診時に手指の運動障害と感覚障害および循環障害の有無を必ずチェックし，カルテに記載しておく必要がある．これらの所見はX線撮影をする前に，衣服を脱がせて肘関節を十分に露出させて観察することが重要である．

X線学的分類

本骨折のX線学的分類にはさまざまなものがあるが，代表的なものとしては，Holmberg[11]，Wilkins[12]，Smith-阿部[10]の分類がある．わが国では，Smith-阿部の分類が最も多く用いられている．

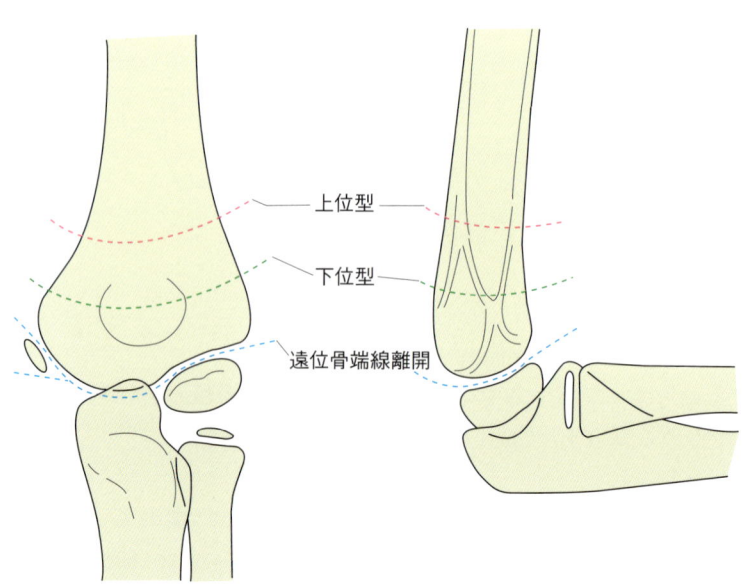

図5 上腕骨顆上骨折の骨折型
a：伸展骨折型
b：屈曲骨折型

図6 上腕骨顆上骨折の部位別分類

E. 小児の肘関節周囲骨折・脱臼

小児上腕骨顆上骨折のX線学的分類

Holmberg 分類
- Ⅰ：転位なし，ごく軽度の転位
- Ⅱ：回旋転位がない軽い側方転位
- Ⅲ：回旋転位を含む若干の転位
- Ⅳ：骨片間に接触のない完全転位

Wilkins 分類
- Ⅰ：転位なし
- Ⅱ：転位あり（後方の骨皮質の損傷なし）
- Ⅲ：転位あり（骨皮質の接触なし）
  - A：後内側への転位
  - B：後外側への転位

Smith-阿部分類
- Ⅰ：転位がみられないもの
- Ⅱ：矢状面における屈曲転位が主体のもの
- Ⅲ：中等度の転位で骨片間に接触があるもの
- Ⅳ：転位が著明で骨片間に接触がみられないもの

治療

まず，整復を必要とするかしないかの判断をする．日下部[13]は整復の適応として，
① 前額面で健側に比べ5°以上の骨片転位
② 矢状面での15°以上の骨片転位
③ 骨折部での回旋転位
④ Baumann角の健側に比べ5°以上の差

をあげている．代表的X線学的分類でみれば，Holmberg分類のⅢ，Ⅳ，Wilkins分類のⅡ，Ⅲ，Smith-阿部分類のⅡの一部，Ⅲ，Ⅳの骨折が整復の適応となろ

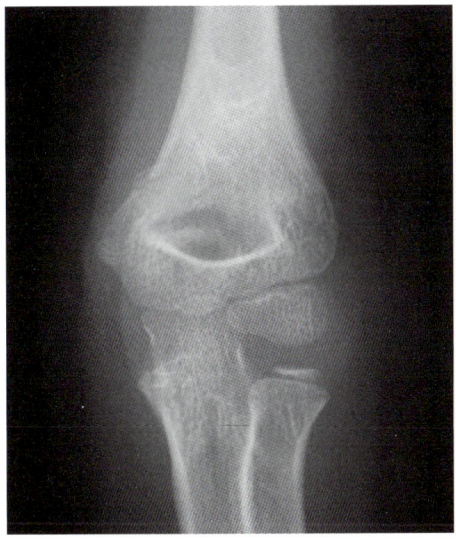

正面像　　　側面像

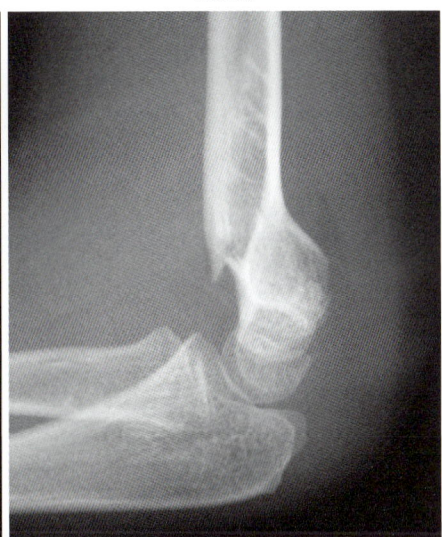

a. 術前

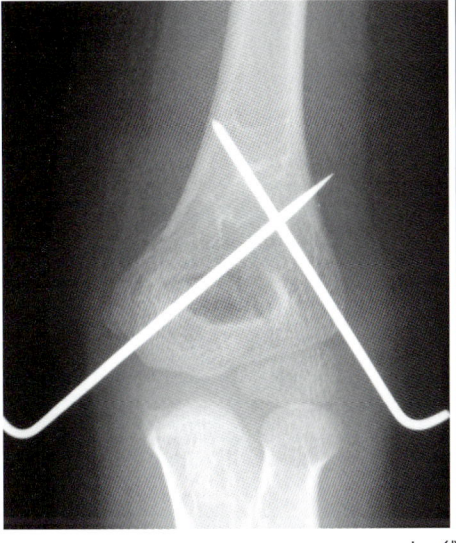

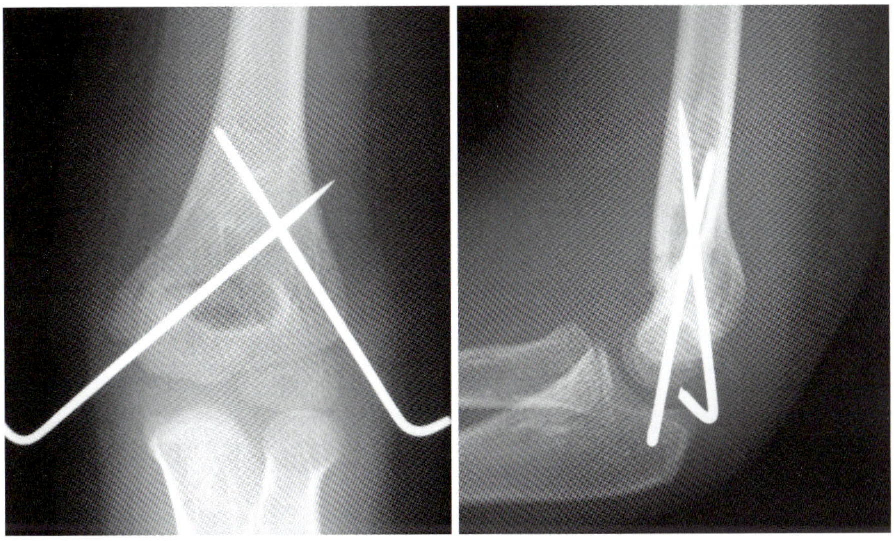

b. 術後

図7　9歳，男児，Smith-阿部 Ⅱ型

各論2　上肢の骨折・脱臼

正面像　　　　　　　側面像

a. 術前

b. 術後

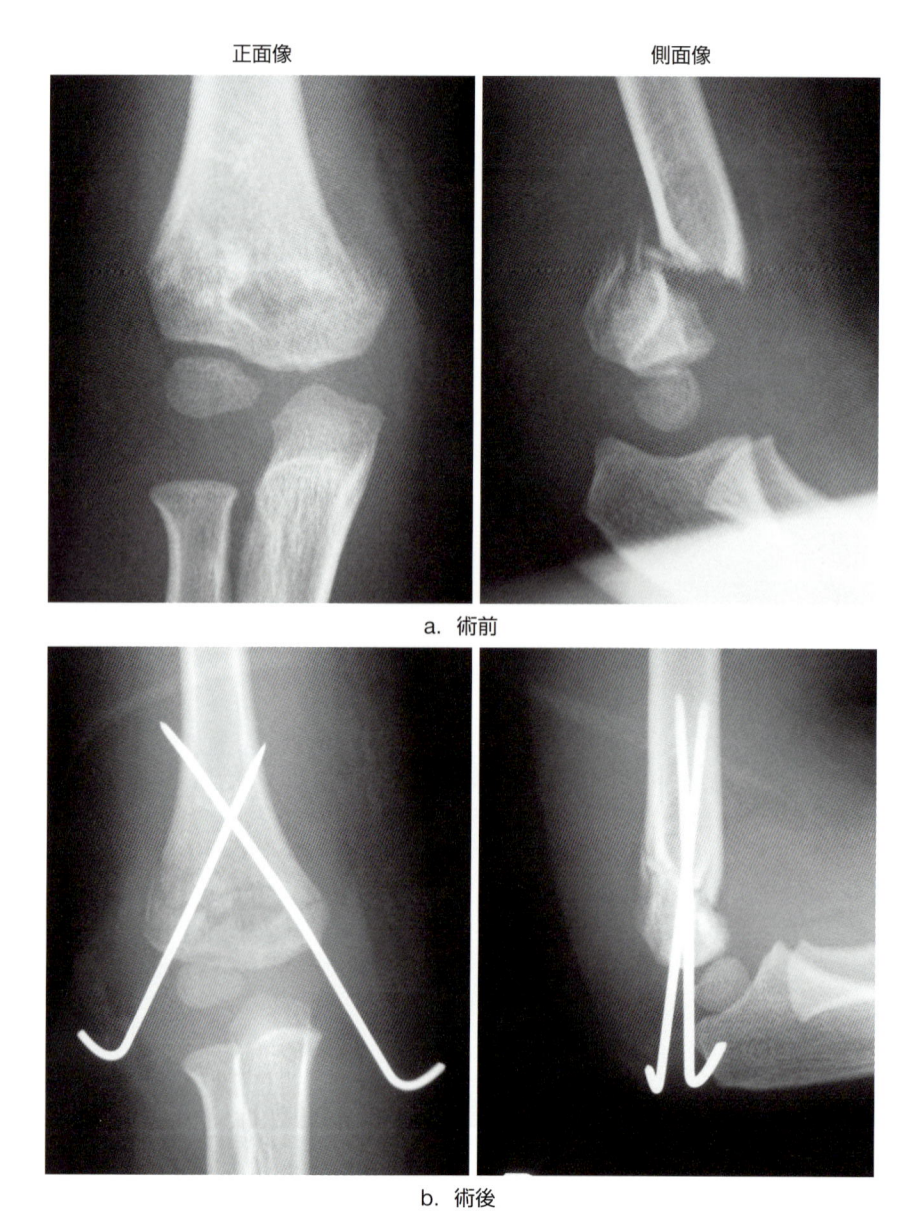

図8　4歳，男児，Smith-阿部Ⅲ型

う．以上から整復の必要がないと判断されれば，外固定を年齢に応じて2〜4週すればよい．

整復を必要とする本骨折の治療法には，①牽引療法，②徒手整復後外固定，③徒手整復後経皮的ピンニング，④観血的整復固定術，⑤その他(創外固定[14]，装具療法[15]など)があるが，徒手整復後に経皮的ピンニングを行う方法が現在最も多く用いられている方法であり，私たちも経皮的ピンニングを多用している．

1 牽引療法

牽引療法は，かつては比較的多くの施設で行われていたが，患児を3週間程度ベッド上に釘づけにしなければならず，頻回のX線コントロールを必要とすること，さらには外反矯正が難しいなどの理由から，近年では主流をはずれつつある．私たちは治療目的というよりも，腫脹が強く徒手整復ができない症例に対して，腫脹を軽減させる手段として用いることが多い．

2 徒手整復

徒手整復に引き続いて，経皮的ピンニングを行うことが多く，さらに整復困難例は観血的整復術に移行する可能性もあるので，全身麻酔下に施行することが望ましい．

数多くの徒手整復法が述べられているが，基本的には，①肘伸展位での長軸方向への牽引(短縮転位と側方転位の矯正)，②遠位骨片に対する後方からの圧迫と肘関節屈曲による矢状面での矯正，③遠位骨片の回旋転位の矯正，④肘関節鋭角位による安定性の獲得である．

E. 小児の肘関節周囲骨折・脱臼

正面像　　　　　　　　　側面像

a. 術前

b. 術後

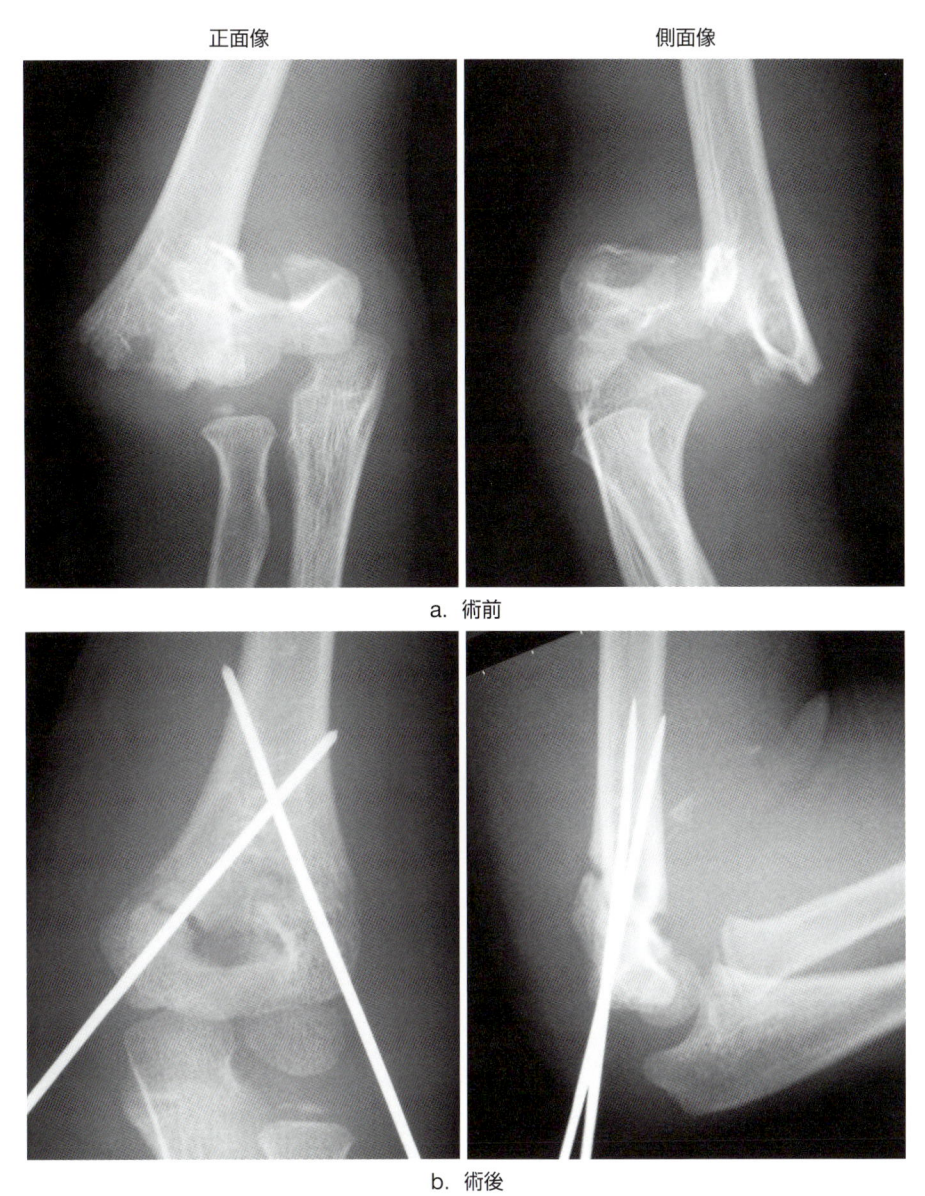

図9　7歳, 男児, Smith-阿部Ⅲ型

　整復位が得られたら後方ギプス副子を上腕近位から手まで装着するが, 肘関節の固定肢位は110°〜120°屈曲位とするのがよい. これは鋭角位に固定することによって, 後方の損傷されていない骨膜や上腕三頭筋がhingeの働きをして安定性をもたらすからである. ただし, この肘関節鋭角位固定の際には, 循環障害に対する十分な注意が必要である.

Pitfall
肘関節部は外傷性骨化性筋炎を起こしやすい部位であるので, 整復困難例に対して繰り返し暴力的な徒手整復を試みてはならない.

3　経皮的ピンニング(図7〜10)

　本法に関しては, 従来から報告はあったものの, 十分な整復が得られていることが前提となる. しかし, 前述の徒手整復法では必ずしも満足のいく整復を得られるわけではなく, そのことが本法の普及を妨げていたようである.
　ところが, Flynnら[16], 横江ら[17]がX線透過性のある上腕骨顆上骨折の整復台を考案してから, 整復がきわめて容易で確実なものになったため, 本法は広く行われるようになった. 阿部[18]も, 本骨折に対して奨励できる治療方針は直ちに徒手整復して経皮的ピンニングすることであると述べている.

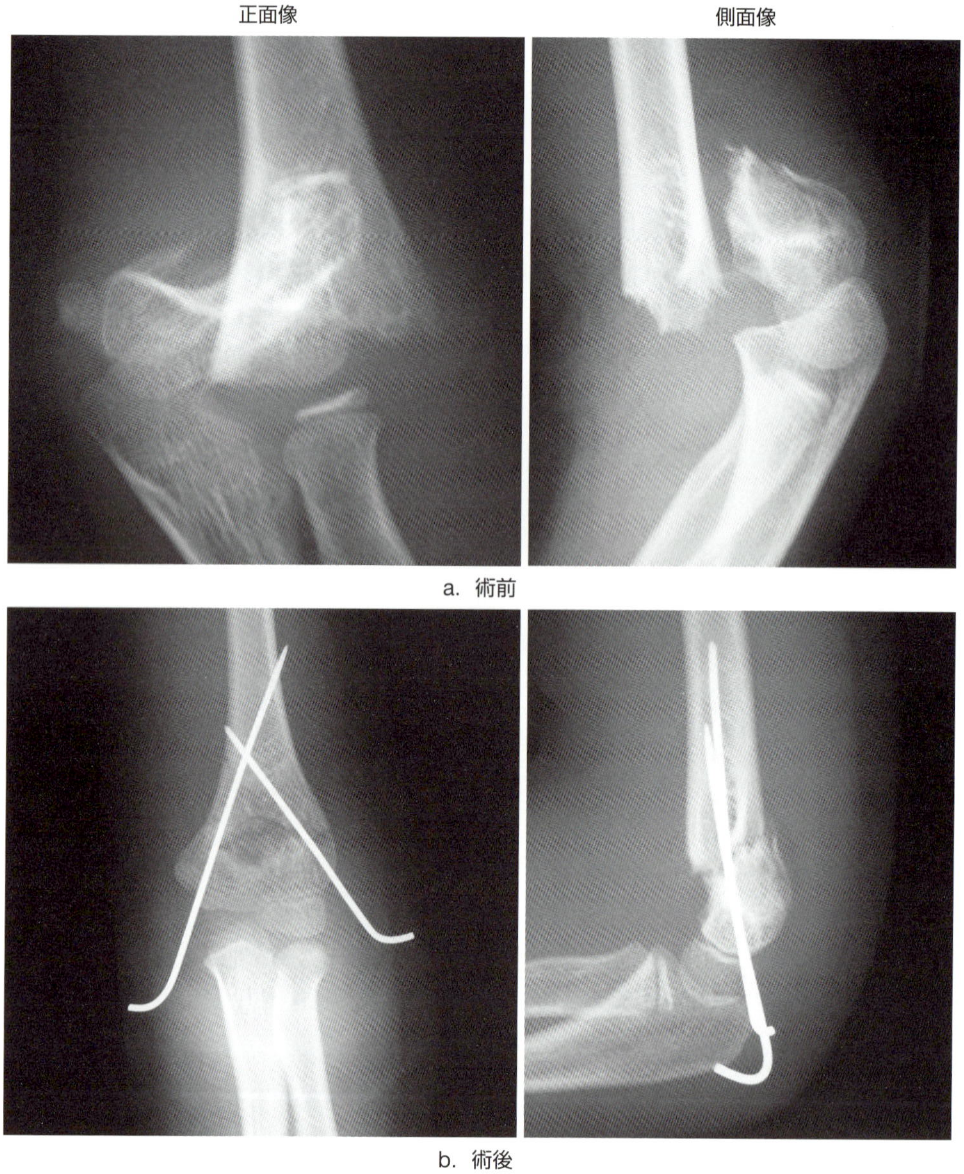

各論2　上肢の骨折・脱臼

正面像　　　　　　　　　側面像

a. 術前

b. 術後

図10　9歳，女児，Smith-阿部Ⅳ型

1）経皮的ピンニングの時期

　可及的に早期に行うのがよいと思われる．腫脹が高度な症例の場合，1週間程度の垂直牽引を行い，腫脹軽減を待ってから本法を施行するとの考えが多いが，服部[19]は早期の施行を奨励しており，受傷翌日までに93.7％（受傷日に77.2％，翌日に16.5％）行っていて，その根拠として，腫脹・転位の強さと整復困難性は別の問題であるため，と述べている．また，瀬戸[20]は，整復されていない骨折を1週間待っても腫脹は軽減せず，かえって整復困難になることが多く，早く治療を行えば，整復は行いやすいと述べている．

　新井[21]によると，受傷から6〜8時間後に腫脹はピークに達するとされている．よって受傷から6時間以内に全身麻酔および経皮的ピンニングが可能な体制を整えることが理想であるが，たとえ受傷後6時間以上を経過していたとしても，緊急手術扱いで行うのがよい．

2）実際の手技

　全身麻酔下に腹臥位とし，肩を90°外転し，整復台に肘を乗せ，前腕部を下垂する．整復台はL字棒にタオルやムートンを巻き代用することもできる．整復はまず，肘伸展位で（過伸展になってはいけない），長軸方向への牽引を1〜2分かけて行う．十分に短縮転位が矯正されたら，X線透視で正面像をみながら内・外側転位と内・外反転位を矯正する．次に牽引をかけつつ，遠位骨片を後方から押しながら肘関節を屈曲し，屈曲転位を矯正する．最後に回旋転位を矯正するが，側面像で鉤状窩

E. 小児の肘関節周囲骨折・脱臼

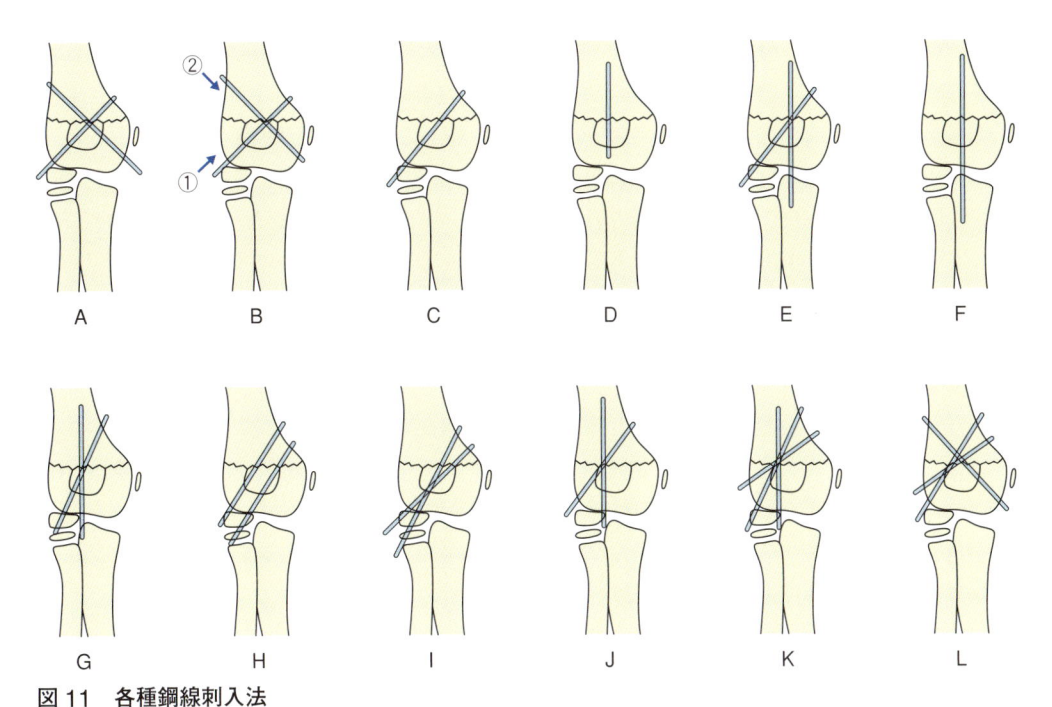

図11　各種鋼線刺入法
〔服部順和，ほか：小児上腕骨顆上骨折—整復台を用いる経皮ピンニング（25年間の経験）．骨折　24：580-583，2002 から〕

と肘頭窩によってつくられるX字形が明瞭になるように努める．回旋転位の矯正に関して，服部[19]は遠位骨片よりもむしろ近位骨片を助手が回旋させて矯正すると述べているが，前腕を回内位にすると矯正されやすいとの報告[21]もある．

整復位が得られたら，経皮的ピンニングに移る．1.6 mmまたは1.8 mmのKirschner鋼線を患児の年齢や骨の太さによって使い分ける．

Zionts[22]らによれば強固な固定の順序は，① 内外側からの交差，② 外側からの3本，③ 外側からの平行2本，④ 外側からの交差2本であり，内外側からの交差刺入法は最も固定性に優れていると考えられ，一般的にも多く用いられている．しかし，内側上顆からの刺入には常に医原性尺骨神経損傷の危険性がつきまとう．それを回避するために，日下部[13]は，皮膚刺入点をやや前方寄りとし，Kirschner鋼線の先端を内側上顆の前方に一度当てた後，後方へずらしてから刺入すると述べ，井上[9]は，小切開で尺骨神経を直視下に確認して行うべきであると述べている．また，尺骨神経損傷を回避するために交差刺入法以外にさまざまな刺入方法が報告[19]されている（図11）．

私たちは尺骨神経の医原性損傷を回避するために，まず外側からKirschner鋼線を刺入してある程度の固定性を得たうえで内側から鋼線を刺入するが，この際，5 mm程度の小切開からモスキート鉗子で皮下組織を剥離し，安全を確認して鋼線を刺入している．

3）後療法

術後は背側ギプス副子固定を行う．前腕の固定肢位（回内，中間位，回外）は議論のあるところであるが，ピンニングによってしっかり固定されていれば，関与は少ないと思われる．外固定期間は3週間程度とし，年齢に応じて3〜6週でKirschner鋼線を抜去する．特に運動療法・理学療法の必要はなく，患児と保護者に家庭での可動域訓練の仕方を指導するのみでよい．肘関節は最も関節拘縮を生じやすい部位ではあるが，小児では3〜6週間程度の外固定で拘縮を残すことはない．

4 観血的整復固定術

適応は，① 開放骨折，② 徒手整復不能例，③ 血管損傷合併例であり，神経障害の存在は手術的治療の適応にはならない．

前述した経皮的ピンニングを試みたものの，徒手整復が不能であった場合は，引き続き腹臥位のまま，後方からの進入がよい．井上[23]は上腕三頭筋の内・外側から骨折部を展開するbilaterotricipital approachの有用性を述べ，その中で整復障害因子として最も多かったのは近位骨片が前方骨膜を突き破り筋肉に突き刺さった状態であったと報告している．このような場合には，むしろ前方から進入するほうが骨折部の状態が把握しやすい．

血管損傷合併例では前方からの進入がよい．血管の損傷を確認した後，骨折を整復内固定し，血管の処置を行う．

5 合併症

1）神経損傷

Wilkins[12]による 7,212 例の集計によると，本骨折の神経損傷の合併頻度は 7.7％であった．その他，報告者によって若干異なるが，本骨折の神経損傷の合併頻度はおおむね 10～20％であり，転位の強い Smith-阿部分類Ⅲ・Ⅴ型に限ると 30％以上と考えられる[24-28]．

正中神経，橈骨神経，尺骨神経すべてが損傷されうるが，その割合を Wilkins[12]は橈骨神経 41.2％，正中神経 36％，尺骨神経 22.8％と，橈骨神経が最も損傷されやすいと述べているが，わが国の報告[24-28]では，正中神経損傷のほうが橈骨神経損傷よりわずかに多く，医原性を除くと尺骨神経損傷は比較的まれとされている．損傷神経と遠位骨片の転位方向にはある程度相関があり，正中神経は外後方への転位で，橈骨神経は内後方への転位で損傷されやすい．

皮下骨折に伴う神経の断裂はきわめてまれである．ほとんどの例で自然回復が期待できるので，神経麻痺に対する手術の待機期間を 3 か月とする考えは広く定着している．すなわち待機期間中に Tinel 徴候陽性部位が遠位に伸び，麻痺の回復が少しでもみられたら手術をする必要はない．和田ら[29]は，神経麻痺の平均回復開始時期を，正中神経で 9.4 週，橈骨神経で 7.3 週，完全復活まではそれぞれ 6.3 か月，5.5 か月であったと報告している．よって 3 か月が経過しても Tinel 徴候が伸びず麻痺の回復傾向がみられない場合には，手術的に損傷神経を展開し，麻痺の原因に応じて対処する．

2）血行障害

神経損傷に比べて頻度的には少ないが，本骨折の最も重篤な合併症である．血行障害には，受傷時の血管損傷による一次性のものと局所の腫脹・浮腫による二次性のものがある．

（1）一次性血行障害

原因として動脈の断裂はまれであり，骨片による圧迫やスパスムによるものが多い．症状としては，いわゆる 5P（pain：骨折部位だけではなく指先までの激しい疼痛，pallor：蒼白，paralysis：麻痺，pulselessness：橈骨動脈拍動欠如，paresthesia：しびれ感）が参考になる．上腕動脈の尺側を正中神経が伴走しているので，正中神経も同時に損傷されやすい．血行障害が疑われたら，緊急で徒手整復を行わなければならない．骨片の整復とともに循環が改善されれば経皮的ピンニングを施行し，経過観察する．改善しない場合には，早期に手術的治療に移行する必要がある．前方から進入し，損傷状態を確認し対処する．

（2）二次性血行障害

局所の腫脹・浮腫によるコンパートメント症候群であり，完成した拘縮を Volkmann 拘縮と呼ぶ．最も重篤であり，本骨折を治療するにあたって絶対に避けなければならない合併症である．不十分な整復の後に肘関節鋭角屈曲位でギプス固定した場合に生じやすい．臨床的には前記 5P に加えて，手指を他動的に伸展させた際の激痛（stretch sign）が参考になる．疑わしい場合にはコンパートメント内圧を測定し，30～40 mmHg 以上あれば，直ちに筋膜切開を行う．

Volkmann 拘縮の予防に関して Copley[30]は，①診察で血行不全を見逃さないこと，②徒手整復経皮的ピンニング後 30 分経過して症状の改善がないときには直ちに展開，③コンパートメント内圧の注意深い測定と必要なら筋膜切開をあげている．徒手整復ギプス固定から経皮的ピンニングへと治療法が変わり，整復後に肘関節鋭角屈曲位をとらない固定肢位になってからは，Volkmann 拘縮は激減している．

（3）内反肘変形

本変形の発生機序に関して，過去には，骨端線損傷による内側成長軟骨板の成長障害と外側顆の過成長によるもの（二次発生説）と考えられていた時期もあった．しかし現在では，遠位骨片の内反傾斜と内旋の残存が原因（一次発生説）であることがわかっている．すなわち，内反肘変形の発生の有無とその程度は，本骨折の初期治療段階で決定される．

内反肘変形を防止するためには，整復時および治療経過中の carrying angle（肘外偏角または肘外反角）を正確に計測することが重要である．しかし，carrying angle の計測は肘伸展位で行うため，整復時や外固定中には肘伸展位をとれず，carrying angle を計測することはできない．そのような場合には，Baumann 角（上腕骨小頭部の骨端線と上腕骨軸の角度；図 12）を計測することで，carrying angle を予測する．Baumann 角のための X 線撮影は，上腕をカセッテに平行に置き，内・外旋中間位で行わなければならない．Baumann 角は上腕が外旋していると減少し，内旋していると増加する．正確に撮影された X 線像での Baumann 角は carrying angle とよく相関し（表 4）[31]，肘関節の屈曲角度には影響されない．阿部[18]は，内反肘変形を発生させないためには Baumann 角が 80°未満になるように整復する必要があると述べている．

E. 小児の肘関節周囲骨折・脱臼

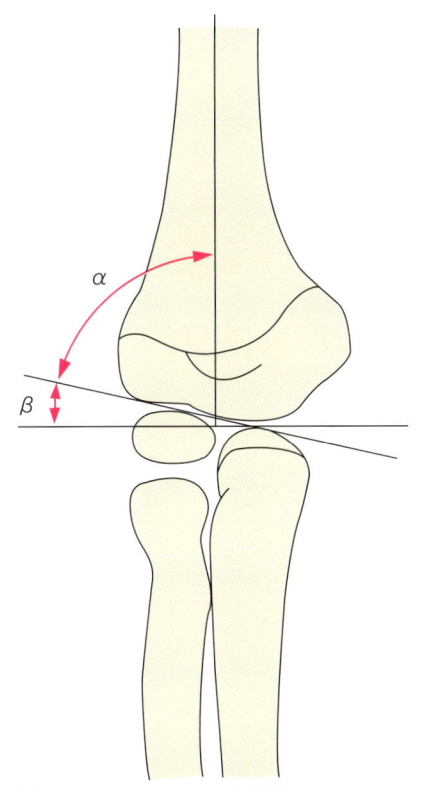

図12 Baumann角の測定
α：Baumann角（正常では70°〜80°）
β：90°−αでも表現される．

表4 Baumann角とcarrying angleの関係

Baumann角	Carrying angle
108°	−20°
101°	−15°
94°	−10°
86°	−5°
79°	0°
73°	5°
65°	10°
58°	15°
50°	20°

内側の骨皮質が粉砕されている場合には最初に転位がほとんどなくても，外固定中に遠位骨片が内反傾斜していくことが知られている．このような症例では受傷時に転位があまりなくても，経皮的にピンニングをしておくのがよいと考えられる．

生じてしまった内反肘変形は自然に矯正されることはない．一般に本変形自体の機能障害はほとんどないとされている．しかし阿部[32]は，20°を超える高度の内反肘の場合は続発する障害（遅発性尺骨神経麻痺，不安定肘，橈骨頭の習慣性脱臼など）を未然に防ぐため，早めに矯正骨切術を施行したほうがよいと述べている．

❷ 上腕骨外顆骨折

■ 特徴

上腕骨外顆骨折（fracture of the lateral humeral condyle）は，小児肘関節周囲骨折のおよそ10〜15％を占め，上腕骨顆上骨折に次いで多い．好発年齢は2〜10歳でありそのピークは5〜6歳にある．本骨折は骨端線損傷であり，従来はSalter-Harris分類のType Ⅳと考えられていたが，現在は上腕骨小頭を横切る骨折がType Ⅳで，骨折線が骨端線に平行に近く走って滑車に及ぶものはType Ⅱとされている．本骨折の大部分がType Ⅱであり，従来いわれていたType Ⅳの骨折は非常に少ない．

■ 受傷原因

手をついて転倒し，①内反が強制されたとき（pull off：付着筋群の牽引力で），あるいは②外反が強制されたとき（push off：橈骨頭や尺骨滑車外側縁の突き上げによって）に起きる．

■ 臨床症状

受傷直後は肘関節外側に限局した圧痛と腫脹がある．転位の少ない例では腫脹はそれほどみられず，可動域制限も軽度の場合があるが，転位が大きくなるほど腫脹は著明となり，疼痛のため可動域制限も強くなる．

■ X線学的診断および分類

X線像上で明らかな転位があれば診断は容易であるが，はっきりとした外傷歴，および肘関節外側部の圧痛・腫脹があり，本骨折が疑われるにもかかわらず，骨折線が明瞭でないことがある．その場合にはfat pad signの有無を参考にする．

> **Point**
> **fat pad sign（displaced fat pad sign）（図13）**
> 肘関節のfat padにはanterior fad padとposterior fat padがある．
> 1) **anterior（coronoid）fad pad**：鉤状窩のfad padは正常でも，X線側面像でradiolucent像として描写される．骨折によって関節内に血腫が貯留すると，fad padは上方転位して描出される（anterior fad pad sign）．
> 2) **posterior（olecranon）fad pad**：X線側面像において，正常では肘頭窩のfad padは内外顆の陰影に隠れてしまい描出されない．関節内に血腫が貯留すると，肘頭窩のfad

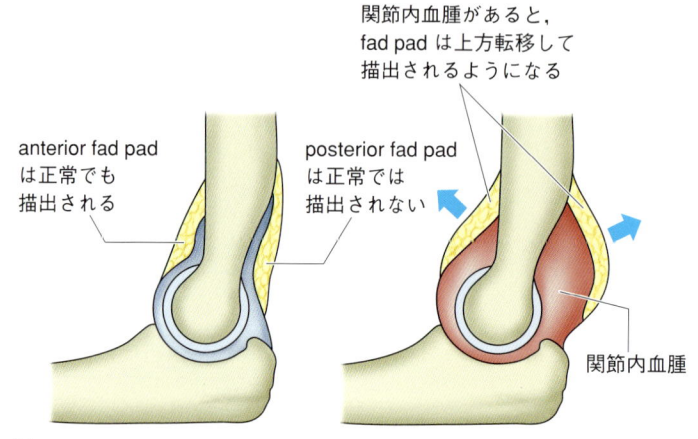

各論2　上肢の骨折・脱臼

関節内血腫があると，fad pad は上方転移して描出されるようになる

anterior fad pad は正常でも描出される

posterior fad pad は正常では描出されない

関節内血腫

図13　Fad pad sign/displaced fad pad sign

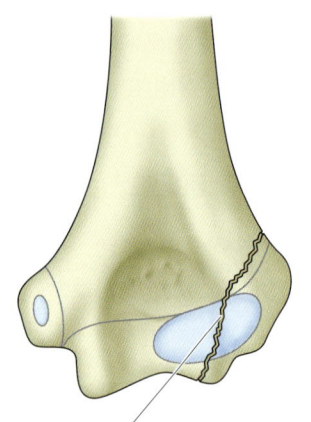

骨折線が上腕骨の滑車切痕に至らず，上腕骨小頭の骨化核を通過する
type I

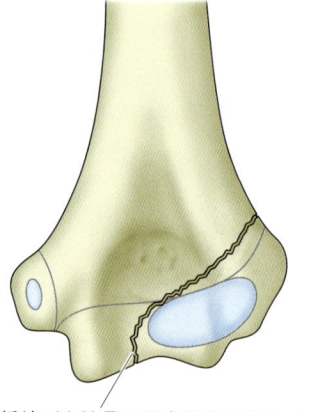

骨折線が上腕骨の滑車切痕を越えて，腕尺関節に至る
type II

図14　Milch 分類

pad も上方に転位して描出されるようになる(posterior fad pad sign).

posterior fad pad sign のほうが anterior fad pad sign よりも骨折の診断に対しては特異性が高いとされている[33].

上腕骨外顆骨折のX線学的分類

Milch 分類(図14)

骨折の型による分類である．

- **Type I**：骨折線が滑車切痕に至らず，上腕骨小頭の骨化核を通過するもの
- **Type II**：骨折線が骨端線に平行に走り，上腕骨の滑車切痕を越えて，腕尺関節に至るもの

Type I は Salter-Harris Type IV であり，Type II は Salter-Harris Type II に相当する．ほとんどが Type II であり，黒川ら[34]は，60例の調査で Type I は10％，Type II は90％であったと報告している．肘関節の安定性に関してみると，Type I は安定型，Type II は不安定型である．

Wadsworth 分類[35]（図15）

転位の程度による分類である．
- **Type I**：転位のほとんどないもの
- **Type II**：側方転位のあるもの
- **Type III**：回転転位のあるもの

阿部の分類[36]
- **Type I**：転位がないか2mm以内のもの
- **Type II**：2mm以上の側方転位があるもの
- **Type III**：回転転位のあるもの
- **Type IV**：後方脱臼を合併しているもの

治療

まず，手術の適応があるか否かを決定する必要がある．文献的には転位が3mmを超えるものは手術の適応としているものが多い．しかし本骨折において，受傷時に転位がほとんどなくても，保存的治療中に転位が増大する例があることはよく知られている．西島ら[37]は，転

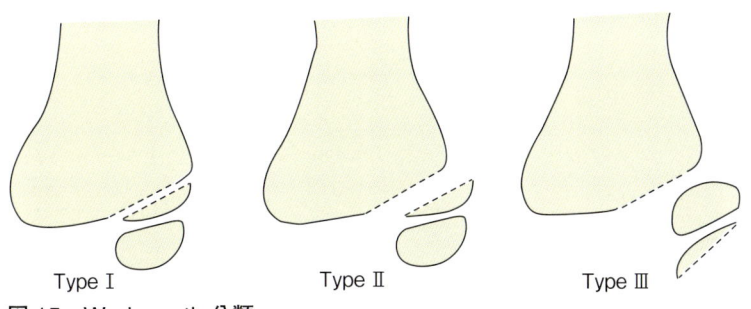

図15 Wadsworth 分類

位が軽度な本骨折ではfat pad sign の有無が参考となり，陰性例は骨膜の破綻を示し，不安定であることから手術を行うと述べている．

1 保存的治療

転位がないか2mm以下のものは保存的に治療する．上腕から手部に至る背側ギプス副子固定を行い，腫脹が減少したらギプス包帯固定に変更する．1週間後，2週間後のX線撮影は絶対に必要であり，転位が増強していたら，ためらうことなく手術的治療に移行するのがよいと思われる．

Pitfall
本骨折の治療上の失敗の多くは，受傷時の転位の少なさのためそれ以後のX線撮影を省略したためか，転位の増大に気づいても手術に移行することをためらったために生じると考えられる．

固定期間は，年齢に応じて4～6週とするが，仮骨形成が不良であったり，骨折部に硬化像がある場合には，さらに2～3週間の外固定を継続し，X線で骨癒合を確認してから外固定を除去したほうがよい．

2 手術的治療

転位が3mm程度のものに対して徒手整復後経皮的ピンニングを行うとの報告[38,39]もあるが，観血的に整復して内固定を選択するのが一般的である．内固定材料としては，Kirschner鋼線，各種のスクリュー，tension band wiring，フェンシング釘などがある．

私たちは，Kirschner鋼線だけでは抜け（back out）による再転位に危険があるため，ねじ切りKirschner鋼線につばのついたフェンシング釘を愛用している．この釘は骨折部を圧着して安定化させることが可能であるが，骨片の回転転位を防止するために，細いKirschner鋼線を平行に刺入する（図16）．

3 合併症

1）陳旧例の治療

前述したとおり，受傷時の転位が軽度で保存的治療中に転位が増強したためにimpending non-union[40]となるものが多い．過去には，受傷後3週以上を経過した陳旧例を手術すると，放置例よりも成績が悪くなるとの報告[35,41]が多かった．しかし，現在では積極的に観血的治療を推奨する報告[42,43]が多くなっている．伊藤ら[44]は29例の手術経験から，受傷後1年未満では整復固定が可能，1年以上の80％に骨移植が必要であったと述べている．

2）偽関節

完成した偽関節に対して，積極的に偽関節手術を施行するという意見と手術には消極的な意見[45,46]があり，現在でも意見の一致はみられていない．積極的な意見を否定するものは，術後の可動域の低下や外顆骨片の広汎な剥離による骨壊死の発生を危惧し，遅発性尺骨神経麻痺に対しては発生した時点で対処すればよいとし，外反肘に関しても矯正骨切術を行えばよいとしている．

しかし最近では，遅発性尺骨神経麻痺・外反肘・変形性肘関節症を防止する意味から，患者が若年者で骨折面の対向性が比較的保たれている症例には積極的に骨接合術を試みるという報告[47,48]が増えている．井上[49]も，偽関節即絶対的手術適応とは断言できないとしても，少なくとも小児期で発見され，運動機能を損なわないと判断した場合には手術を行ってよい，と述べている．

3）外反肘と内反肘

骨折部が癒合せず偽関節になると外反肘変形を生じる．しかし偽関節例を除けば本骨折は外反肘とはならない．むしろ内反肘になることもあり，その原因は骨片の内反位での癒合，および外顆部の過成長によるものと考えられている．

各論 2　上肢の骨折・脱臼

正面像　　　　　側面像

a. 術前

b. 術後

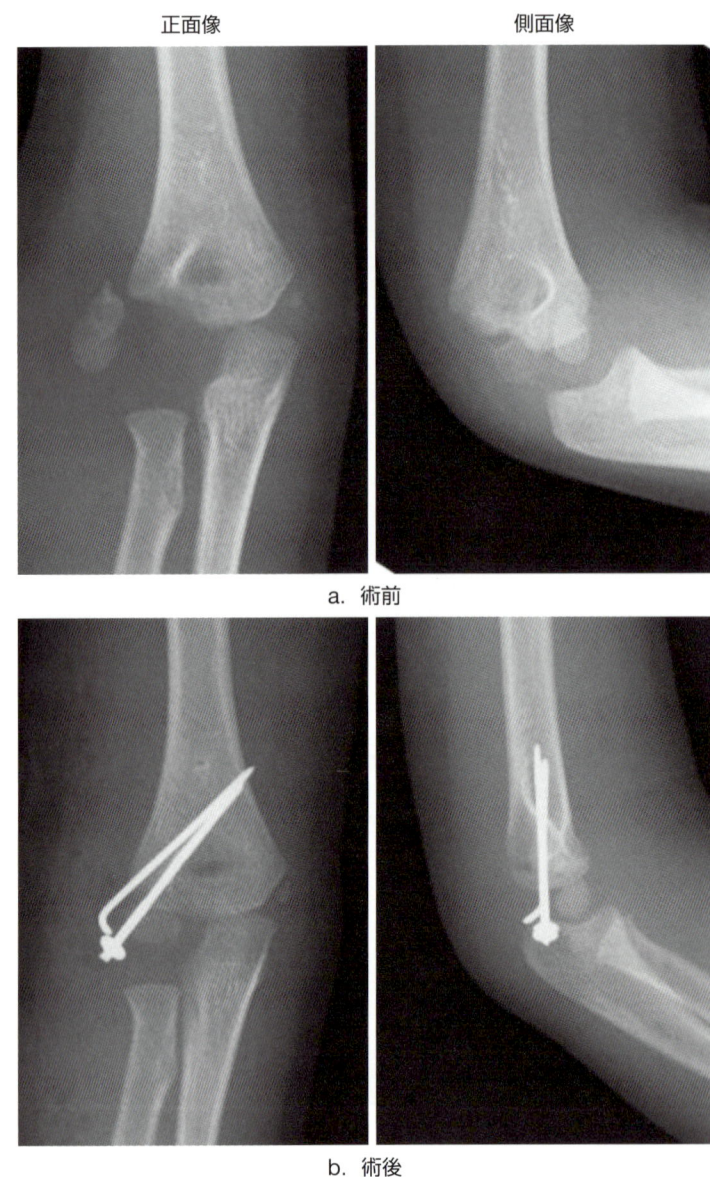

図16　6歳，男児，Wadsworth 分類 Type Ⅲ
観血的にフェンシング釘と Kirschner 鋼線で固定した．

4）遅発性尺骨神経麻痺

偽関節・外反肘に続発するもので，肘関節の外反動揺性と外反角の増強による尺骨神経の牽引によって生じる．10歳代後半で発症するものもあるが，多くは30歳代以降，40, 50歳代である．

3　上腕骨内側上顆骨折

■ 特徴

上腕骨内側上顆骨折（medial epicondyle fracture of the humerus）は，小児肘周辺骨折のおよそ10％を占め，上腕骨顆上骨折，上腕骨外顆骨折に次ぐ頻度で発生する．好発年齢は前二者より少し高く9～14歳で，ピークは11～12歳である．本骨折は骨端線損傷であり，多くは Salter-Harris 分類の Type Ⅰ である．

■ 受傷原因

内側上顆は上腕骨の後内方に突出し，屈曲回内筋群の起始部である．転倒した時に肘関節を伸展位で手をつくと過度の肘外反力が働き，手関節，手指は伸展位で手をつくため，屈曲回内筋の牽引力によって裂離骨折を生じる．多くは骨端部のみの裂離であるが（Salter-Harris 分類 Type Ⅰ），まれに骨幹端の小骨片を伴うことがある

E. 小児の肘関節周囲骨折・脱臼

Ⅰ型　　　Ⅱ型　　　Ⅲ型　　　Ⅳ型

図17　Watson-Jones 分類

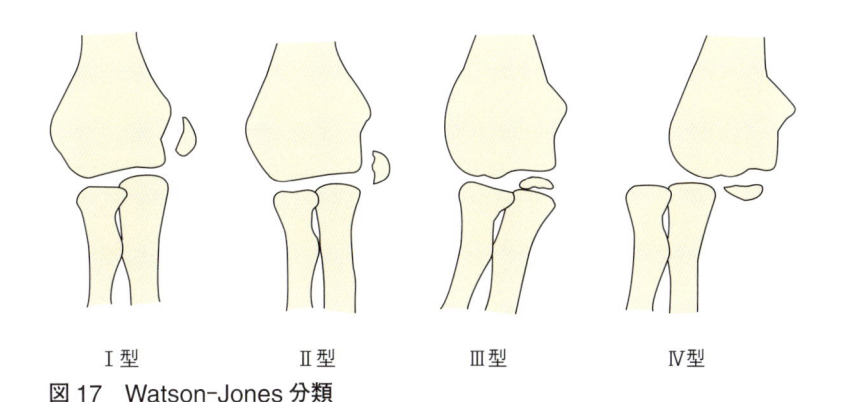

（Salter-Harris 分類 Type Ⅱ）．まれに投球動作や腕相撲など筋力のみで発生することもある．いずれにしても本骨折は関節外骨折であり，関節内骨折である内顆骨折と混同してはならない．

■ 臨床症状

年長児が転倒して，肘関節内側に限局する疼痛と腫脹を訴えていたら，本骨折を疑う．外反動揺性の明らかなものもあり，骨片が関節内に嵌頓すると運動制限が著明になる．尺骨神経麻痺を伴うこともある．

■ X 線学的診断および分類

内側上顆骨端核が出現していない年少時では診断がきわめて困難である（内側上顆骨端核発現年齢：男児7～9歳，女児5～8歳）．その際は，臨床所見のみで診断せざるをえない．少しでも内側上顆骨端核が出現していれば本骨折の診断は容易である．ただし，転位が軽度の場合は健側との比較が重要である．

上腕骨内側上顆骨折のX線学的分類

分類ではWatson-Jonesの分類[50]が有名でよく用いられている．骨片の転位の状態によって4型に分類されている．

Watson-Jonesの分類（図17）
- Ⅰ型：転位がほとんどない．
- Ⅱ型：関節裂隙まで転位がある．
- Ⅲ型：腕尺関節裂隙に嵌入する．内側側副靱帯が断裂し，肘関節が開大し嵌入する．
- Ⅳ型：後側方脱臼に伴い関節裂隙に嵌入する．内側側副靱帯だけではなく，外側側副靱帯も断裂している可能性がある．

■ 治療

Watson-Jonesの分類でⅠ型には保存的療法を選択し，Ⅲ型以上には手術的治療が必要となる．Ⅱ型に関してどれくらいの転位で手術治療をするかについては，報告者によってさまざまである．手術適応となる転位の程度を，Hines[51]らは2 mm，井上[52]は3 mm，Blount[53]は5 mm，Canale[55]は1 cmと述べている．

手術は尺側縦切開で進入し，まず尺骨神経の確認が必要である．内固定にはKirschner鋼線，tension band wiring，各種スクリュー，フェンシング釘などを用いる．

4 いわゆる肘内障

■ 特徴

欧米では，pulled elbow, nursemaid's elbow, subluxation of the annular ligamentなどの呼ばれ方をされており，肘伸展位・前腕回内位で，手を牽引され発生することが多い．左側に多い傾向があり，年齢は2～4歳に多いが，8歳以上でもまれながらみられる．小児骨関節外傷のなかで頻度の高いものの1つである．

■ 受傷原因

親などに手を引っ張られて発症することが定型的と考えられているが，その他，寝返りや転倒した際など，ほかの受傷機序を訴えて来院することもまれではない．横井[55]による97例の調査では，手を引っ張られての受傷が50例（51.5％），手を捻っての受傷が23例（23.7％），その他（服を脱がせていた，でんぐりがえしなど）16例（16.5％），受傷原因不明8例（8.2％）であった．また，麻生[56]は74例中，牽引機序で発症したものは49％にすぎず，牽引機序なしで発症したものは表5のようなものであったと報告している．

各論 2 上肢の骨折・脱臼

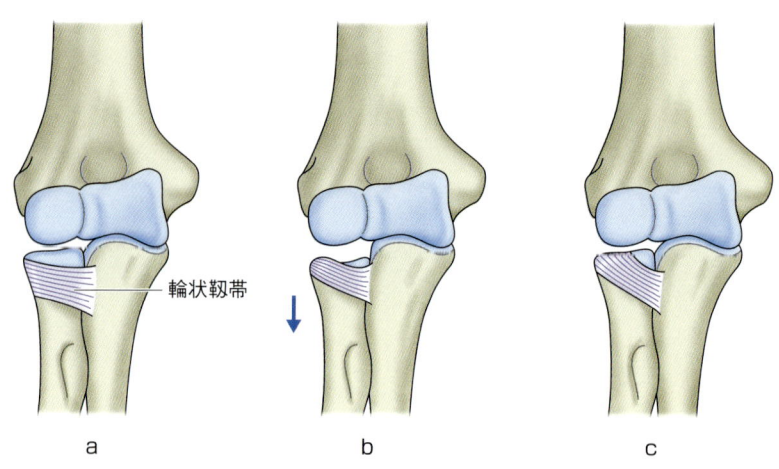

図 18　肘内障の病態
a：正常
b：末梢への牽引により菲薄な輪状靱帯末梢部が断裂し，橈骨上腕関節方向に脱転する．
c：牽引力が消失した後，輪状靱帯は嵌頓する．

表 5　牽引以外の受傷原因

転倒，転落して	7 肘
一緒に遊んでいて	6
寝返りをして	4
上肢に乗られた，踏まれた	3
前回りをして	2
飛びつく，飛び乗る	2
昼寝をしていて	2
抱き上げた	1
四つん這いでくねった	1
手背を叩かれて	1
手を振る	1
椅子が倒れて前腕が押された	1
ブリッジをして	1
ツベルクリン反応検査（注射）をしていて	1
ピアノを弾いていて	1
不明	4

〔麻生邦一：肘内障の臨床的研究―とくに受傷機転と治療法の検討．日小整会誌 17：122-126，2008 から〕

病態

前腕が遠位へ牽引されることによって輪状靱帯が橈骨頭をのりこえ，次いで牽引力が消失した際にその輪状靱帯が上腕骨小頭と橈骨頭の間に嵌頓して発症する（図18）．Salter ら[57]は屍体標本を用いた検討で，輪状靱帯は橈骨頸部付着部に一部断裂を起こして橈骨頭をのりこえると報告している．しかし本症においては腫脹や内出血が認められない点や，整復直後に圧痛が消失する点などから，輪状靱帯の部分断裂は起こっておらず，靱帯の橈骨頸部付着部が伸展するだけと考える説もある．

5 歳以上になると輪状靱帯の橈骨頸部への付着強度が増し，上記の病態が起こりにくくなると考えられている．

臨床症状

主訴として，「急に上肢を動かさなくなった」「肩（あるいは肘，もしくは手首）が外れた」といって来院することが多い．患肢を肘軽度屈曲位・前腕回内位に下垂し動かそうとしないのが特徴的である．健側の手で患肢を支えていることも多い．橈骨頭に圧痛を認めることもあるが，前腕部や手関節に疼痛を訴えることもある．腫脹はない．

診断

典型的な受傷機序と臨床症状が揃っていれば診断は容易である．その際の画像診断は不要という考えが多く，後述する徒手整復操作を行う．明らかな腫脹を認める場合は，肘内障よりも骨折などの外傷を疑う．受傷機序がはっきりしない，あるいは少しでも骨折が疑われる際には，大きなフィルムで X 線検査を行い，鎖骨から手までの骨に異常がないことを確認してから，整復操作を行うべきである．

現在のところ，肘内障の診断に対して決定的な補助診断・画像診断はない．超音波検査で橈側関節裂隙の拡大をみるとの報告[58]もあるが，一般的に使用されるには至っていない．

E. 小児の肘関節周囲骨折・脱臼

治療

　徒手整復を施行する．徒手整復はおおむね容易である．椅子に座った親に患児を抱いてもらい，術者と患児が向き合う状態で操作を行う．整復方法には屈曲回外法と過回内法があり，前者のほうが一般的に広く行われている．

　屈曲回外法は，まず，術者は一方の手で患肢の肘を保持し（母指を橈骨頭にあてがっておく），他方の手で軽度回内位をとっている前腕部を回外させつつ肘を屈曲させる．橈骨頭に当てた母指にクリックを触知するとともに整復される．過回内法は，患肢の肘関節を屈曲約90°に保持し，軽度回内位にある患肢の前腕をさらに回内を強めるように過回内させる．Macias[59]は回外屈曲法と過回内法を比較した結果，過回内法のほうが整復成功率は高かったと報告している．

　整復操作後すぐに患児が上肢を動かし始めることもあるが，整復時に軽度の痛みを伴うことから，泣き出してしまい自動運動の確認ができないことも少なくない．その際には，いったん診察室から出てもらい，10分程度様子をみた後，症状の改善を確認する．

　一般に整復後の外固定は不要であるとされているが，整復後2日間の外固定が再発予防に有効だったとの報告[60]もある．

　いずれにしても，親に病態を十分に説明し，手を引っ張らないように指導することが大切である．

文献

1) Fahey JJ : Fracture of the elbow in children. AAOS Instructional Course Lectures. 17 : 13-46, Mosby, St. Louis, 1960.
2) Houshian S, et al : The epidemiology of elbow fracture in children : analysis of 355 fractures, with special reference to supracondylar humeral fractures. J Ortop Sci 6 : 312-315, 2001.
3) Wadsworth TG : The Elbow. Churchill Livingstone, Edinburgh, pp3-19, 1982.
4) Tachdjian MO : Pediatric Orthopedics. Saunders, Philadelphia, pp40-44, 1972.
5) Blount WP : Fractures in Children. Williams & Wilkins, Philadelphia, p4, 1955.
6) Rogers LF : The Elbow and Forearm, Radiology of Skeletal Trauma. Churchill Livingstone, London, 1987.
7) Chen JCY, et al : Limb fracture pattern in different pediatric group : A study of 3, 350 children. J Orthop Trauma 7 : 15-22, 1933.
8) 小久保吉恭，ほか：小児骨折の実態調査．整形外科 55 : 1621-1626, 2004.
9) 井上博：小児四肢骨折治療の実際．金原出版，東京，pp57-84, 2001.
10) 阿部宗昭：小児上腕骨顆上骨折の問題点．整・災外 24 : 5-14, 1981.
11) Holmberg L : Fractures in the distal end of the humerus in children. Acta Orthop Scand(Suppl)103 : 1945.
12) Wilkins KE : Fractures and dislocations of the elbow region. pp363-500(Rockwood CA Jr, et al : Fractures in Children), Lippincott, Philadelphia, 1984.
13) 日下部虎夫：上腕骨顆上骨折に対する徒手整復・経皮的ピンニング法．OS NOW 1 : 23-33, 2007.
14) 加原尚明，ほか：上腕骨顆上骨折に対する創外固定法．整形外科と災害外科 48 : 939-945, 1999.
15) 松崎交作，ほか：小児上腕骨顆上骨折に対する装具と直達牽引の効果．骨折 19 : 28-35, 1997.
16) Flynn JC, et al : Blind pinning of displaced supracondylar fractures of the humerus in children ; sixteen years' experience with long term follow-up. J Bone Joint Surg 56-A : 263-272, 1974.
17) 横山清司，ほか：小児上腕骨顆上骨折の治療．新案の顆上骨折整復台による経皮ピンニング．整形外科 30 : 959-967, 1974.
18) 阿部宗昭：肘周辺骨折．pp230-240（日本小児整形外科学会教育研修委員会編：小児整形外科テキスト），メジカルビュー社，東京，2004.
19) 服部順和，ほか：小児上腕骨顆上骨折―整復台を用いる経皮ピンニング（25年間の経験）．骨折 24 : 580-583, 2002.
20) 瀬戸洋一：外傷―小児上腕骨遠位部骨折の問題点．整形外科 56 : 1511-1519, 2005.
21) 新井猛，ほか：小児上腕骨顆上骨折の手術療法―経皮的ピンニング法．整・災外 50 : 1499-1503, 2007.
22) Zionts LE, et al : Torsional strength of pin configurations used to fix supracondylar fractures of the humerus in children. J Bone Joint Surg 76-A : 253-256, 1994.
23) 井上博：上腕骨顆上骨折の観血的治療．MB orthopaedics 36 : 45-54, 1991.
24) 松崎交作，ほか：小児上腕骨顆上骨折における合併症の予防．第4回日本肘関節研究会口演・討論要旨，18-19, 1992.
25) 田島明，ほか：小児上腕骨顆上骨折の合併症について．第4回日本肘関節研究会口演・討論要旨，20-22, 1992.
26) 高橋文人，ほか：小児上腕骨顆上骨折の神経・血管合併症について．第4回日本肘関節研究会口演・討論要旨，24-25, 1992.
27) 佐々木孝，ほか：上腕骨顆上骨折に伴う神経．第4回日本肘関節研究会口演・討論要旨，28-29, 1992.
28) 長谷川利雄，ほか：小児上腕骨顆上骨折に合併した神経損傷．第4回日本肘関節研究会口演・討論要旨，29-31, 1992.
29) 和田正一，ほか：小児上腕骨顆上骨折に合併した神経損傷の検討．整形外科と災害外科 43 : 36-39, 1994.
30) Copley LA : Vascular injuries and their sequelae in pediatric supracondylar humeral fractures ; Toward a goal of prevention. J Pediatr Orthop 16 : 99-103, 1996.
31) 井上隆，ほか：小児の肘部骨折における Baumann 角の意義．骨折 10 : 180-185, 1998.
32) 阿部宗昭：内反肘変形による機能障害．MB orthopaedics 6 : 91-98, 1993.
33) Skaggs DI, et al : The posterior fad pad sign in association with occult fracture of the elbow in children. J Bone Joint Surg 81-A : 1429-1433, 1999.
34) 黒川雅弘，ほか：小児上腕骨外顆骨折における骨端線損傷について．第6回日本小児整形外科学会学術集会抄録号，p65, 1995.
35) Wadsworth TG : Injuries of the capitular(lateral humeral condylar) epiphysis. Clin Orthop Relat Res 85 : 127-142, 1972.
36) 阿部宗昭，ほか：小児上腕骨外顆骨折について（予後調査例の

37) 西島雄一郎, ほか：小児上腕骨外顆骨折手術適応決定における displaced fat pad sign の意義. 骨折 5：40-43, 1983.
38) Foster DE, et al：Lateral humeral condylar fractures in children. J Pediatr Orthop 5：16-22, 1985.
39) Mintzer CM, et al：Percutaneous pinning in the treatment of displaced lateral condyle fractures. J Pediatr Orthop 14：462-465, 1994.
40) Flynn JC, et al：Non-union of minimally displaced fractures of the lateral condyle of the humerus in children. J Bone Joint Surg 53-A：1096-1101, 1971.
41) Jakob R, et al：Observations concerning fractures of the lateral condyle in children. J Bone Joint Surg 57-B：430-436, 1975.
42) Flynn JC, et al：Prevention and treatment of non-union of slightly displaced fractures of the lateral condyle of the humerus in children. An end-results study. J Bone Joint Surg 57-A：1087-1092, 1975.
43) 阿部宗昭：上腕骨外顆骨折に対する治療上の問題点, Impending non-union の症例を中心に. 日整会誌 53：1257-1258, 1979.
44) 伊藤恵康, ほか：小児上腕骨外顆偽関節の治療. 骨折 8：227-230, 1986.
45) Wilson PD：Fracture of the lateral humeral condyle in childhood. J Bone Joint Surg 18：301-318, 1936.
46) Hardacre JA, et al：Fracture of the lateral humeral condyle in children. J Bone Joint Surg 53-A：1083-1095, 1971.
47) Shimada, K, et al：Osteosynthesis for the treatment of non-union of the lateral humeral condyle in children. J Bone Joint Surg 79-A：234-240, 1997.
48) 中尾保志, ほか：小児上腕骨外顆偽関節に対する手術的治療. 別冊整形外科 37：24-28, 2000.
49) 井上博：小児四肢骨折治療の実際. 金原出版, 東京, pp93-108, 2001.
50) Watson-Jones R：Fractures and Joint Injuries（Wilson JN, ed）. 5th ed, Churchill-Livingstone, London, pp644-645, 1976.
51) Hins RF, et al：Operative treatment of medial humeral epicondyle fractures in children. Clin Orthop 223：170-174, 1987.
52) 井上博：小児四肢骨折治療の実際. 金原出版, 東京, pp108-119, 2001.
53) Blount WP：Fractures in Children. Williams & Wilkins, Philadelphia, pp55-56, 1955.
54) Canale ST：Medial epicondyle fractures. pp1870-1872（Crenshaw AH, ed：Cambell's Operative Orthopedics）, CV Mosby, St Louis, 1987.
55) 横井広道, ほか：小児肘内障 97 例の受傷機転と治療. 中部整災誌 48：707-708, 2005.
56) 麻生邦一：肘内障の臨床的研究―とくに受傷機転と治療法の検討―. 日小整会誌 17：122-126, 2008.
57) Salter RB, et al：Anatomic investigations of the mechanism of injury and pathologic anatomy of "pulled elbow" in young children. Clin Orthop 77：134-143, 1971.
58) Kosuwon W, et al：Ultrasonography of the pulled elbow. J Bone Joint Surg 75-B：421-422, 1993.
59) Macias CG, et al：A comparison of supination/flexion to hyperpronation in the reduction of radial head subluxations. Pediatrics 102：e10, 1998.
60) Taha AM：the treatment of pull elbow：A prospective randomized study. Arch Orthop Trauma Surg 120：336-337, 2000.

（小宮宏一郎）

Hippocrates と開放骨折

医学の父と呼ばれる Hippocrates（460-377 B.C.）の時代, 多くの開放骨折の患者は破傷風, 壊疽あるいは菌血症で死亡していた. また, たとえ死亡しないにしても, 創は化膿して治癒すると考えられていた.

Hippocrates は小さな傷を有する開放骨折を洗浄し, パレスチナのギリアデ山の樅の木から取れる樹脂で傷をふさぎ, 温めた酸味の強いワインと蝋をしみこませた加圧布で患肢を固定し, 創が安定したら骨折部を整復した. この期間は通常, 7〜10 日後である. すなわち, 受傷後すぐに骨折部を整復せず 7〜10 日後に整復することを勧めたのである.

（糸満盛憲）

各論2　上肢の骨折・脱臼

F　前腕骨骨折・脱臼

1　両前腕骨骨折

■ 解剖学的特徴

両前腕骨の外側に位置する橈骨は頭側後方に凸の弯曲を描く．尺骨は比較的まっすぐな形をしており，回内外する際にはその軸として働き橈骨が周りを回旋する．橈尺骨は回外位で平行になり，回内位で交叉する．

橈尺骨間の支持機構は骨間膜と近位橈尺関節および遠位橈尺関節をそれぞれ連結している靱帯組織によって形成される（図1）[1]．前腕はリング構造を呈しており，橈骨あるいは尺骨が骨折によって短縮すると，他方の骨も骨折するか，近位あるいは遠位橈尺関節で脱臼することが多い．前腕の骨折が疑われる場合には手・肘関節を含んだX線検査が必要である．

■ 受傷原因

交通事故，コンタクトスポーツ，高所からの転落などによる．多くは，前腕の捻転および直達外力であり，捻転では橈尺骨の異なるレベルでの斜骨折，螺旋骨折の形を取り，直達外力では同一レベルでの横骨折となることが多い．

■ 診断

1）臨床評価

一般的に骨折部の転位，患肢の変形が大きく，開放性のことも少なくないため診断は比較的容易である．疼痛，腫脹と手や前腕の機能障害を主訴に来院することが多い．

神経学的評価，局所の血行評価が重要で，橈骨・尺骨動脈の拍動を触知し，正中・橈骨・尺骨神経の機能評価をする．尺骨縁は皮下に近く，浅い創でも容易に骨が露出するため，開放創に注意する．

極端に強い持続性の疼痛や前腕筋の緊張，手指の他動的ストレッチによる疼痛がみられる場合にはコンパートメント症候群に十分注意する必要がある．

2）X線学的評価

正面，側面のX線写真を撮影する．必要があれば斜

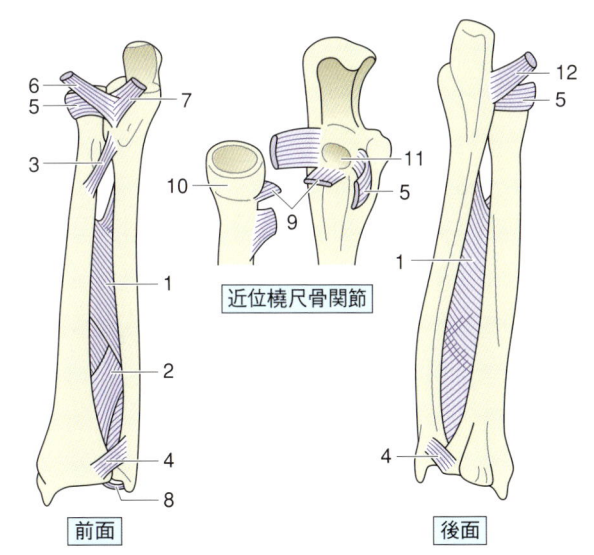

図1　橈骨，尺骨間の骨間膜
1. 前部線維
2. 後部線維
3. 斜索（Weitbrecht靱帯）
4. 遠位橈尺関節の前部および後部靱帯
5. 輪状靱帯
6. 肘の外側側副靱帯の前部線維
7. 肘の内側側副靱帯の前部線維（anterior fibers）
8. 三角線維軟骨複合体
9. 方形靱帯
10. 橈骨頭
11. 橈切痕
12. Lateral ulnar collateral ligament（Morrey）

〔Kapandji著，萩島秀男監訳：関節の生理学I．上肢．医歯薬出版，東京，p107, 109, 1986から〕

各論2　上肢の骨折・脱臼

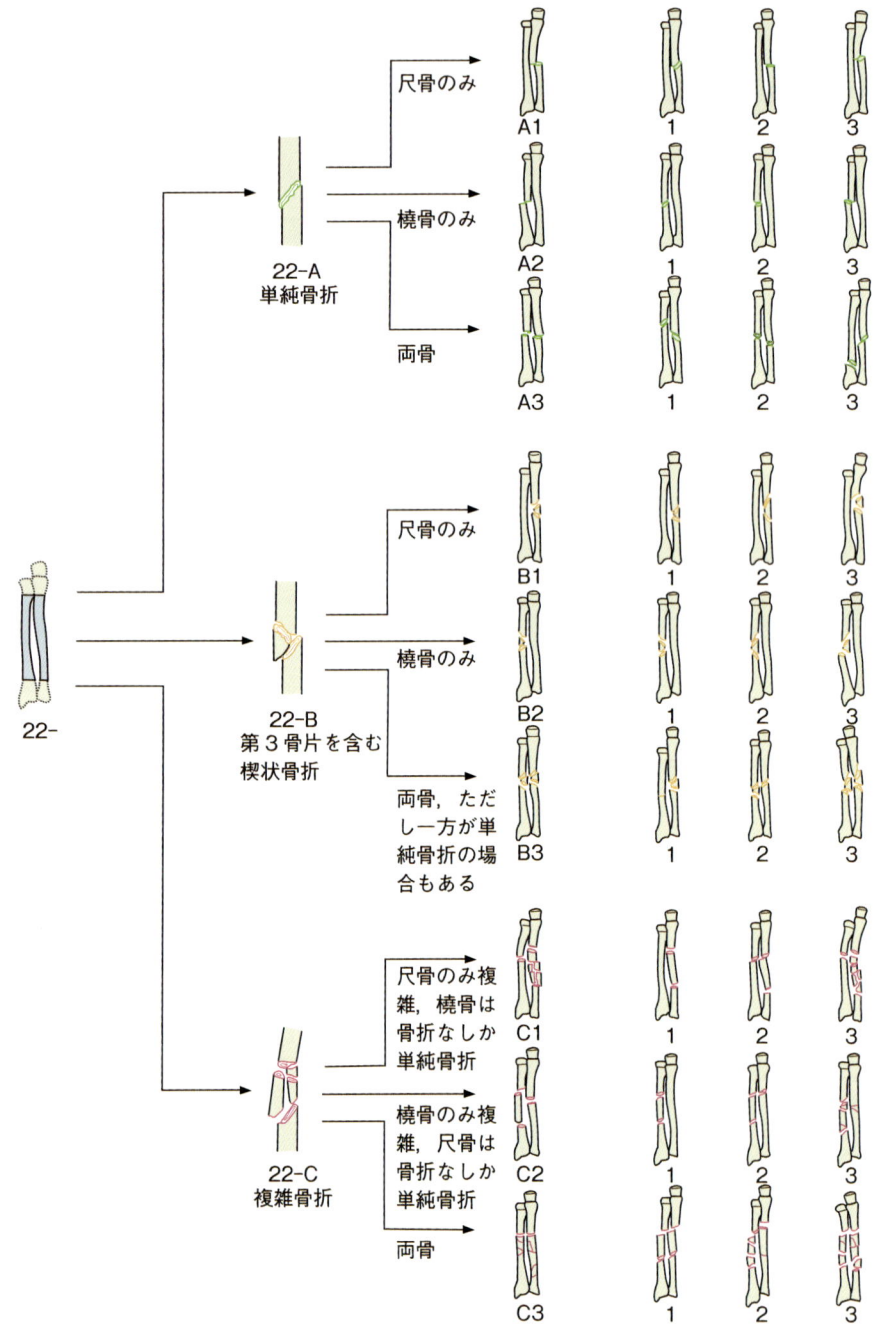

図2　AO分類

位撮影も行う．X線像の評価は同側の手関節と肘関節も行い，付随する脱臼や骨折を除外する．

> **Pitfall**
> 著しい腫脹と強い疼痛を訴える場合には，stretch signなどコンパートメント症候群の診断手技を忘れてはならない．

■ 分類

AO分類を図2[2)]に示す．

治療

1 保存的治療

まれではあるが，橈尺骨ともに転位がない場合，上腕から手関節まで肘関節屈曲90°，回旋中間位で外固定する．ただし，骨折の整復位が保持できなくなる場合があるため，頻回のX線撮影によるフォローアップが必要となる．

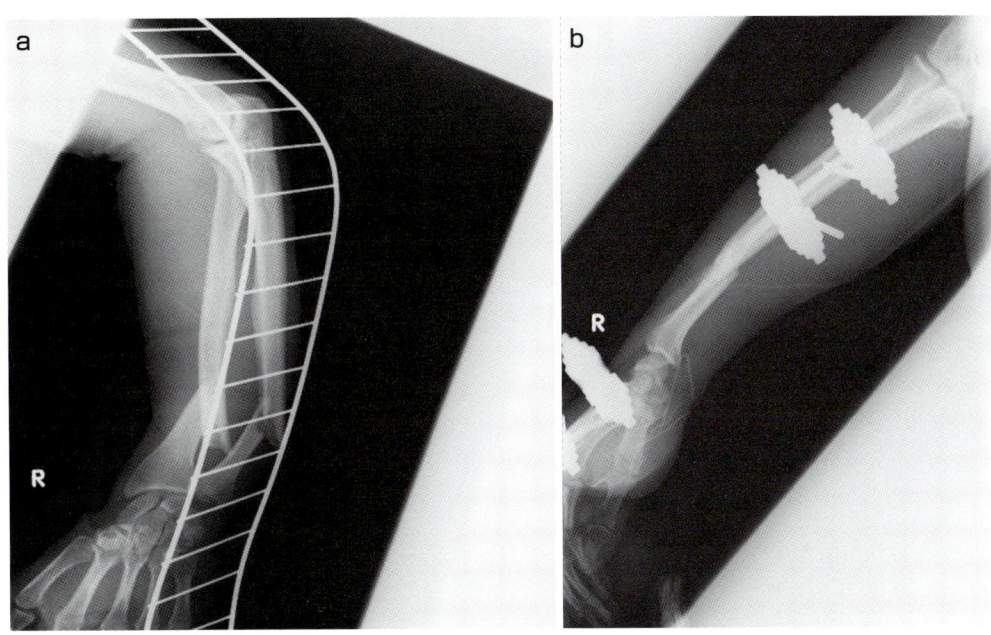

図3 Gustilo type ⅢBの両前腕骨開放骨折（AO分類22-A3）
a：骨折部の転位と両骨の短縮を認めた．
b：受傷同日．緊急デブリドマンの後，創外固定を施行した．

2 手術的治療

手術の適応

成人において転位した橈尺骨骨折は観血的骨接合術の適応である．

内固定は骨移植の有無にかかわらず，コンプレッションプレート（3.5 mm DCP）を使用することが多い．

Point
プレート固定の基本
① 橈尺骨長を修復すること（近位あるいは遠位橈尺関節部での亜脱臼を避ける）
② 回旋変形の修復
③ 橈骨の弯曲の修復（前腕の回旋に重要）

橈骨へのアプローチは，遠位1/3は掌側にプレートを設置するためHenryのアプローチを使用する．中央部は背側あるいは掌側アプローチを用いる．

尺骨へのアプローチは，骨片の位置や骨折部周囲の状態により，プレートの設置位置を背側あるいは掌側に決定する．

高度粉砕例や大きな骨欠損が存在する場合は，新鮮例であっても自家骨移植を考慮するべきである．

開放骨折（Gustilo type Ⅰ，Ⅱ，ⅢA）では，個々の症例の汚染状態にもよるが，注意深いデブリドマンの後，一期的内固定が可能である．しかし，ⅢB，ⅢCや高度汚染例では創外固定を用い，second look operationを行い治療していく（図3）．

合併症

1）偽関節，変形癒合

前腕骨は橈尺骨ともに細く，軟部組織による被覆が少ないうえに血行が悪い．したがって遷延癒合や偽関節を形成しやすい．多くは，感染例やテクニカルエラーで起こるが，内固定材の抜去，骨移植，再度の内固定が必要となる場合が多い．

2）感染

内固定後の発生率は約3％と報告されている[3-5]．感染例では，外科的ドレナージ，デブリドマン，頻回の洗浄，抗菌薬の投与が必要となる．内固定が強固な場合は，感染時でも骨癒合は得られるため，必ずしもすぐに抜釘をする必要はない．高度感染例では，創外固定に変更して，創の開放療法と頻回のデブリドマンを施行する．

3）Volkmann拘縮

急性期のコンパートメント症候群発症後に起こる，前腕筋群の壊死・瘢痕化の結果として完成する手指の拘縮であり，著しい機能障害を遺残する．急性期にコンパートメント症候群の症状およびコンパートメント内圧など

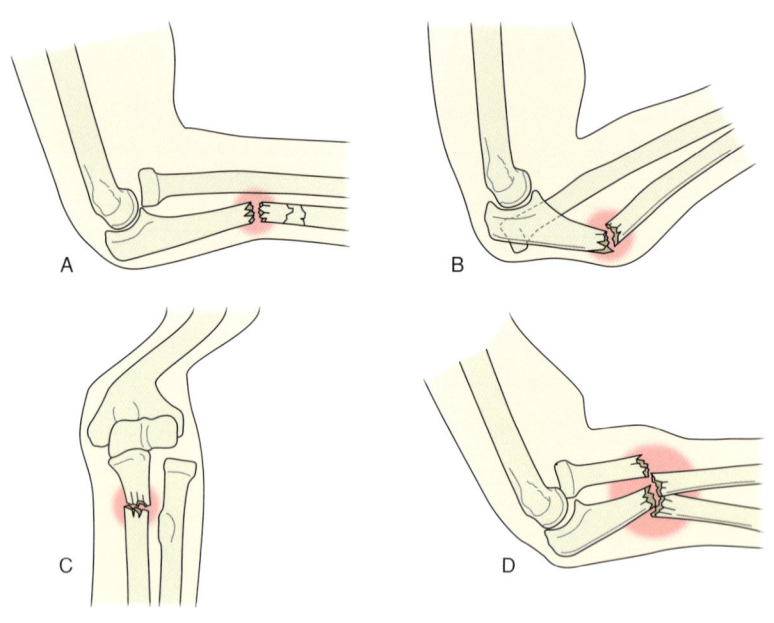

図4 Monteggia骨折のBado分類
A：type Ⅰ
B：type Ⅱ
C：type Ⅲ
D：type Ⅳ
〔Bado JL：The Monteggia lesion. Clin Orthop 50：70-86，1967から〕

臨床的診断が重要であり，診断後はただちに緊急筋膜切開を施行することによって，Volkmann拘縮への移行を防止する必要がある．

Pitfall
急性期に発生したコンパートメント症候群は，躊躇することなく筋膜切開を行うべきである．さもないとVolkmann拘縮に移行して永続的な機能障害をきたす．

4）抜釘時のトラブル

抜釘時の再骨折やインプラントの折損の報告もあり[6]，抜釘を行う際には十分注意する必要がある．

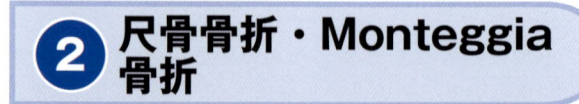

❷ 尺骨骨折・Monteggia骨折

■ 特徴

尺骨骨幹部骨折には夜警棒骨折（nightstick fracture），Monteggia骨折およびスポーツなどによる疲労骨折がある．Monteggia骨折は，1814年イタリアのMonteggia Gによって初めて報告された尺骨近位1/3の骨折に橈骨頭脱臼を伴った肘関節の脱臼骨折である．その後，1962年Bado Jは，Monteggiaによって報告された尺骨近位1/3の骨だけでなく，尺骨骨折のレベルに関係なく，尺骨骨折と橈骨頭脱臼あるいは橈骨頸部骨折などの組み合わせは受傷機序が同じであることからMonteggia lesionと称し，橈骨頭脱臼の方向に基づいて4つの型に分類した（図4）[7]．

■ 受傷原因

尺骨骨幹部骨折は，尺骨皮下縁への直達外力によって起こり，横骨折が多いが粉砕骨折になることもある．Monteggia骨折はさまざまな受傷機序によって起こる．

Badoの分類（Monteggia骨折）
Type 1：橈骨頭の前方脱臼．尺骨骨幹部骨折で前方角状変形を伴うもの．
Type 2：橈骨頭の後方または後外側脱臼．尺骨の骨幹部骨折で後方角状変形を示すもの．
Type 3：橈骨頭の外側方または前外側方脱臼．尺骨の骨幹端部骨折．
Type 4：橈骨頭の前方脱臼．橈骨近位1/3の骨折．橈骨と同じ高位での尺骨骨折．

■ 診断

1）臨床評価

尺骨骨幹部骨折では，患者はたいてい局所の腫脹，疼痛，圧痛を訴え，また，ところどころに擦過傷を認める

F．前腕骨骨折・脱臼

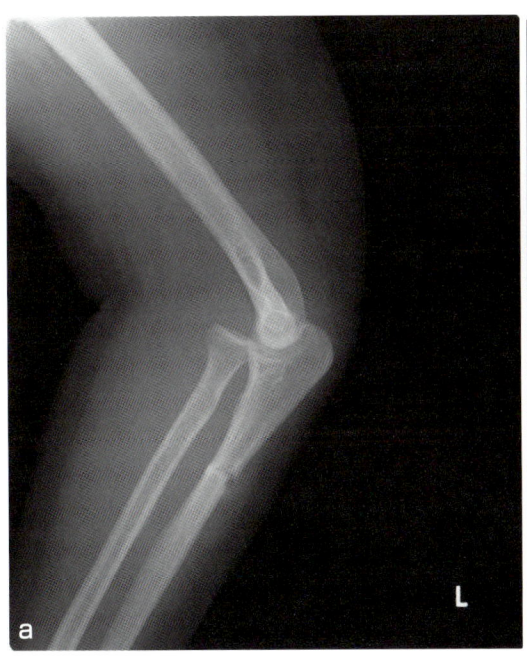

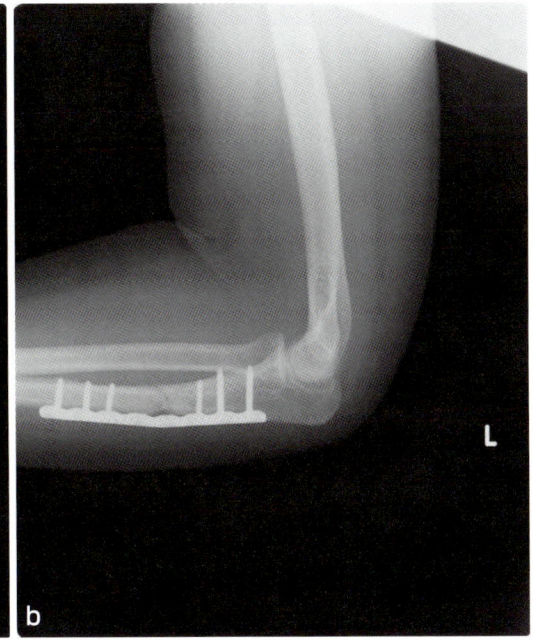

図5　左Monteggia骨折
a：橈骨頭の前方脱臼，尺骨骨幹部骨折を認めた．
b：受傷同日，橈骨頭脱臼を徒手整復し，5日目に尺骨骨折をプレートにて内固定した．

こともある．
　Monteggia骨折の患者では，肘の腫脹，変形，軋音と特に回内・回外時に肘関節可動時の疼痛を訴える．
　神経学的評価，局所血行評価が重要で，時に後骨間神経の傷害が認められることがある[8,9]．

2）X線学的評価

　肘と前腕（手関節を含める）の正面・側面像を撮影する．また必要であれば斜位像も追加する．
　正常なX線像の所見では，以下のことが確認できる．

> **Point**
> **正常なX線所見**
> ① 橈骨骨軸から橈骨頭に引いた線は常に上腕骨小頭を通る．
> ② 回外位側面：橈骨頭の前面と後面に接線を引くと上腕骨小頭が含まれる．

■ 治療

1）尺骨骨幹部骨折

　転位のない骨折や転位の少ない尺骨骨折では保存的治療で十分対応可能である．
　転位を認める場合（10°以上の角状変形）は観血的整復を行い，基本的には3.5mmダイナミックコンプレッションプレート（3.5mm DCP）を用いて内固定することが多い．

2）Monteggia骨折

　保存的治療は小児の場合にのみ考慮されるべきである．
　成人では，通常手術的治療が必要となり，可能であれば麻酔下に橈骨頭を非観血的に整復し，尺骨骨幹部は観血的にプレートで内固定する（図5）．尺骨骨折部が正確に整復されれば橈骨頭は自然に整復され，安定することが多い．
　尺骨の整復固定後に橈骨頭が整復不能な場合にはたいてい輪状靱帯か，まれに橈骨神経を挟み込んでいることがある．橈骨頭に対して観血的整復が必要となれば，輪状靱帯を必ず修復する．
　橈骨頭骨折があれば内固定が必要となることが多い．

③ 橈骨骨折・Galeazzi骨折

■ 特徴

　橈骨の近位2/3の骨折では，合併する損傷のない単独骨折であると考えられるが，遠位1/3を含む骨折の場合は確定診断されるまでは遠位橈尺関節損傷があることを想定しておく．
　Galeazzi骨折〔同義語：逆Monteggia骨折（reverse

各論 2　上肢の骨折・脱臼

Monteggia's fracture)〕とは，橈骨骨幹部中央から遠位 1/3 付近の骨折に遠位橈尺関節の脱臼を伴ったものである．1822 年に Cooper が報告したのが最初とされているが，後に，1934 年に Galeazzi が同様の骨折 18 例の報告をして以来，Galeazzi 骨折と呼ばれるようになった[10]．この骨折は統計学的に Monteggia 骨折の約 3 倍の頻度で認められるとされる．

保存的治療を選択した場合，骨折部を転位させる方向に下記の因子が作用するため偽関節，変形癒合，尺骨遠位端の脱臼を残すことがある[11]．

> **Pitfall**
> **保存的治療で骨折部を転位させる方向に働く因子**
> ① **手の重み**：これによって骨折部が背側に角状変形し，遠位橈尺関節が亜脱臼する．
> ② **方形回内筋**：遠位骨片を近位・掌側方向へ回内するように働く．
> ③ **腕橈骨筋**：近位方向への転位と短縮を起こす．
> ④ **母指伸筋と外転筋**：橈側側副靱帯を短縮・弛緩させ，骨折部を転位させる．

逆 Galeazzi 骨折（reverse Galeazzi fracture）は遠位橈尺関節の破綻を伴った尺骨遠位部骨折をさす．

■ 受傷原因

橈骨骨幹部骨折は，手を伸ばした状態で転落したときに起こり，直達損傷でも介達損傷でも起こりうる．橈骨骨幹部近位 2/3 は伸筋群に包まれて保護されているため，橈骨骨幹部骨折を起こすような高度な外傷では，多くは尺骨骨折も伴う．Galeazzi 骨折では，前腕回内位の強制を伴った手関節屈位での損傷で，TFCC（三角線維軟骨複合体）損傷によって遠位橈尺関節脱臼が起こるとされている[12]．逆 Galeazzi 骨折は，手を伸ばして前腕を回外位の状態で墜落して手をついたときに起こる．

■ 診断

1）臨床評価

疼痛，腫脹，骨折部局所の圧痛を認める．

回内・外を含む肘関節可動域を評価する．まれではあるが前腕の回旋障害によって，骨幹部の骨折に加え橈骨頭脱臼が示唆されることがある．

Galeazzi 骨折の場合，患者は，ふつう手関節痛か，あるいは橈骨骨幹部骨折のために遠位橈尺関節の圧痛を訴える．また，遠位橈尺関節の脱臼は見逃されやすいが，橈骨の短縮変形のために尺骨頭が突出して触知される．

2）X 線学的評価

前腕，肘，手関節の正面，側面像が必要である．

> **Point**
> **遠位橈尺関節損傷の X 線像上の指針**
> ① 尺骨茎状突起基部骨折がある．
> ② 正面像で遠位橈尺関節が広がっている．
> ③ 側面像で尺骨が亜脱臼位にある．
> ④ 5 mm 以上橈骨短縮がある．

■ 治療

1）橈骨近位骨折

転位のない骨折はギプス固定する．少しでも橈骨の弯曲が消失する場合は内固定の適応となる．

2）Galeazzi 骨折

成人では保存療法での成績は不良であるため基本的に内固定を施行する．

Henry のアプローチが一般的に用いられ，橈骨骨折に適した展開が可能であり，橈骨掌側の平坦な部位にプレートを設置する．

遠位橈尺関節脱臼によって背側への不安定性を起こす．そのため，仮に橈骨内固定後も脱臼位を呈しているなら，背側関節包切開が必要となる．不安定なら遠位橈尺関節を Kirschner 鋼線で固定する．もし，遠位橈尺関節が安定していれば，術後の外固定で十分である．

■ 術後プラン

- 遠位橈尺関節が安定していれば，早期可動域訓練を開始する．
- 遠位橈尺関節が不安定なら長上肢シーネかギプスで前腕回外位で 4〜6 週間固定する．
- 遠位橈尺関節の Kirschner 鋼線は 6〜8 週で抜去する．

④ 橈骨遠位端骨折

■ 解剖学的特徴[13]

橈骨遠位の骨幹端では，皮質は菲薄であり主に海綿骨からなる．関節面は月状骨と舟状骨と接するため 2 か所凹面が存在する．また，尺骨と遠位橈尺関節を形成する尺骨切痕が存在する．

前腕にかかる軸圧に対しては，80％が遠位橈骨で支え

られており，残りの20%は尺骨とTFCC（三角線維軟骨複合体）によって支持されている．

橈骨遠位関節面の正常なpalmar tiltが傷害されて反転すると，尺骨とTFCCに負荷が伝達される．残りの負荷は橈骨遠位部に対して偏心性となり，舟状骨窩の背側に集中する．

橈骨遠位部には，多数の靱帯が存在しており，これらは橈骨遠位端骨折の際には，たいてい正常に保たれているため，軸方向の牽引によって"リガメントタキシス（ligamentotaxis）"が働き，骨折を整復する方向へ働く．

掌側の靱帯は背側よりも強固で，橈骨手根関節の安定性に強く関与している．

■ 疫学

橈骨遠位端骨折は最も多い上肢の骨折の1つである．高齢者での発生例は骨の脆弱性と関連があり，大腿骨近位部骨折と同様に加齢に従って増加する傾向にある．高齢者における橈骨遠位端骨折のリスクファクターは骨密度（BMD）の低下，家族歴，早期の閉経などがあげられる．

■ 受傷原因

若年層では，高所からの転落，オートバイ事故やスポーツ競技中の事故が多い．高齢者層では，転倒などの低エネルギー外傷によるものがほとんどである．最も多い受傷原因は手関節を背屈位・肘伸展位での転倒である．

■ 診断

1）臨床評価

典型例では手関節は腫脹し，皮下出血，圧痛，可動時痛を伴っている．同側の肘関節と肩関節も付随する傷害がないか評価する．注意深い神経血管系の評価を行い，特に正中神経の機能評価が重要である．治療によっては，肘・手・手指関節拘縮，手根管症候群（骨片による神経損傷，血腫，コンパートメント内圧上昇などによる），複合性局所疼痛症候群（CRPS）などの後遺症を生じることもある．

2）X線学的評価

手関節の正面，側面像が必須で，必要に応じて斜位像も撮影する．症状があれば，肩関節や肘関節のX線像も評価しておく．

受傷直後には骨片が重なり合い，骨折線，骨片の位置関係がわかりにくい場合がある．その際には，徒手的に牽引をして撮影する．また，健側のX線像も正常なulnar varianceやscapholunate angleと比較するのに役に立つ．

CTは関節内損傷の程度を評価，橈骨遠位部の尺骨切痕の状態や尺骨頭との位置関係を確認するのに役立つ．

> **Point**
> 正常なX線所見
> ① 橈骨端尺側傾斜 radial inclination：平均23°（13°〜30°）
> ② 橈骨長 radial length：平均11〜12 mm（8〜18 mm）
> ③ 掌側傾斜 palmar（volar）tilt：平均11°〜12°（0°〜28°）

■ 分類

1）AO分類[2]

Type A 関節外骨折，type B 関節面の一部が骨折した単純関節内骨折，type C 骨幹端と関節面が骨折した複雑関節内骨折の3型に大別される．各型が骨折部位や粉砕の程度によって3グループに，さらにそれぞれが3サブグループに分類される．

2）Melone分類[14]

月状骨嵌入損傷の機序に基づいた橈骨遠位端関節内骨折の分類で，関節面の骨片は基本的に3つからなり，転位の程度によって4型に分けられる．

3）Frykman分類[15]

橈骨手根関節内，遠位橈尺関節内に及ぶ骨折線の有無や，尺骨茎状突起骨折の合併の有無によって8型に分けられる．

■ 骨折の種類（図6）

1）Colles骨折

関節外骨折では，橈骨遠位端関節面よりやや近位の骨端から骨幹端に起こる骨折で，遠位骨片が背側に転位する．臨床的には，"フォーク状変形"と呼ばれることもある．現在では，橈骨遠位の関節内骨折に対しても名前が使用されている．90%近くの橈骨遠位端骨折がこのパターンの骨折型である．

2）Smith骨折

逆Colles骨折ともいわれ，遠位骨片が掌側に転位する．

3）Barton骨折

橈骨遠位端の背側縁あるいは掌側縁の骨片が手関節と

各論2　上肢の骨折・脱臼

1) Colles 骨折
2) Smith 骨折
3) Barton 骨折 (volar or dorsal lip)
4) Chauffer 骨折

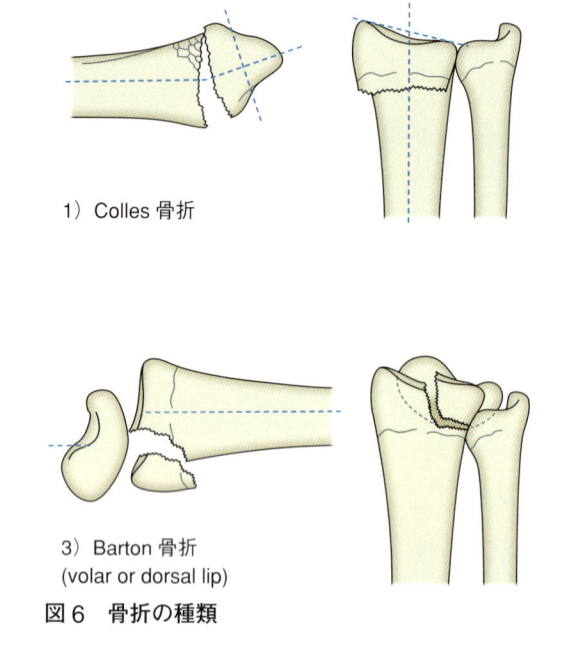

舟状骨　月状骨

図6　骨折の種類

ともに転位する．手関節の亜脱臼，脱臼骨折である．

4) Chauffeur 骨折

橈骨茎状突起が矢状面で折れ，骨片が手根骨とともに近位へ転位する関節内骨折である．舟状・月状骨間離開，月状骨周囲脱臼を合併することがある．

治療

> **Point**
> 橈骨遠位端骨折のX線パラメータの許容範囲
> ① Radial length：健側との相違が2～3 mm 以内
> ② Palmar tilt：neutral tilt(0°)
> ③ 関節内ステップオフ：<2 mm
> ④ Radial inclination：< 5° loss
> ⑤ McQueen らの報告[16]によると橈骨遠位端骨折後の手根骨のアライメントが予後に大きな影響を与えるとしている．

1　保存的治療

手術的治療が必要とされる場合でもすべての症例で徒手整復は試みるべきである．骨折部の整復は受傷後の腫脹，疼痛を軽減し，正中神経の圧迫を和らげる．

1) ギプスによる治療の適応

・骨折部の転位がないか，あっても転位の少ない安定型の骨折で，X線学的評価上許容できる範囲内で骨癒合が得られることが期待できるもの．
・高齢者で将来的な手関節の機能障害よりも，現時点の全身状態や手術によるリスクを優先すべき症例．

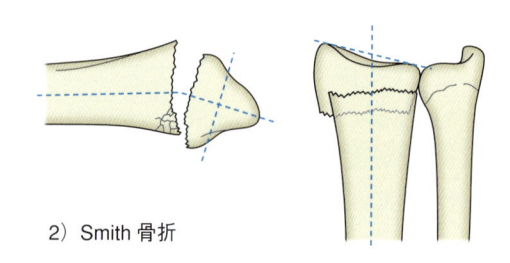

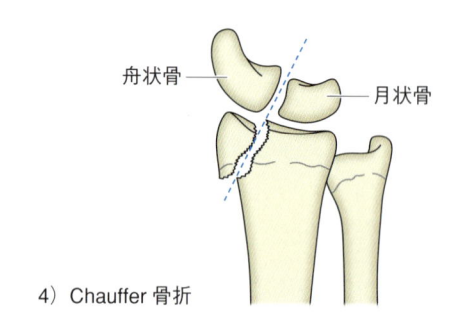

2) 徒手整復時の麻酔について

①Hematoma block：骨折部に麻酔薬を注射するもの．私たちは行っていない．
②局所静脈内ブロック(Bier's block)：患肢に駆血帯を100～150 mmHgで使用し，静脈から麻酔薬を注入する静脈麻酔．
③腕神経叢ブロック

3) 徒手整復のテクニック(背側転位型)

①遠位骨片を過伸展する．
②橈骨遠位を圧迫しつつ牽引して近位骨片遠位部の骨折端に対して整復する．
③手関節は中間位からやや屈曲位で"sugar tong"シーネを当てる．この際，極端な屈曲肢位は避けるようにする．
④固定時にMP関節はフリーとする．
⑤腫脹が消退したらギプス包帯を巻き込む．
⑥理想的な前腕の肢位，固定期間，長上肢ギプス固定の必要性に関しては，現在も議論の余地があり，いまだprospectiveな研究はなされていない．
⑦ギプス固定は約6週間継続するか，X線写真上で骨癒合が認められたら除去する．
⑧特に不安定型骨折や骨質の脆弱な症例では頻回のX線撮影が必要となる．

2 手術的治療

手術の適応
- 整復後の再転位
- 関節面の粉砕，ステップオフやギャップ
- 骨幹端の粉砕あるいは骨欠損
- 転位して掌側支持が破綻したもの
- 遠位橈尺関節の不適合

1）経皮的ピンニング

主に関節外骨折や2-partの骨折に用いられる．

2本か3本のKirschner鋼線で骨折部を通してクロスピンニングを行う．1本は橈骨茎状突起から近位に向かって刺入し，もう1本は遠位骨片の背尺側から近位に向けて刺入する．経皮的ピンニングでは，ふつうシーネ固定か創外固定による補助固定が必要である．術後約3〜4週で鋼線を抜去し，シーネ固定はさらに2〜3週継続する．

2）Kapandjiの"Intrafocal"ピンニング[17]

転位を起こさないよう支持することによって遠位骨片を閉じ込める手技である．

鋼線を直接骨折部に橈側からと背側から刺入する．鋼線を持ち上げて遠位骨片を整復後に鋼線で近位の対側の皮質を貫く．骨片は背側および近位への転位に対して鋼線で支持される．比較的簡単で安価な方法であるのに加え，特に高齢の患者に対して有効である．

3）創外固定

比較的合併症が少ないことから，その使用頻度は増加傾向にある．

①Spanning（bridging）：牽引効果によって得られるリガメントタキシスはradial lengthやradial inclinationを修復するように働くが，palmar tiltはほとんど修復できない．過度の牽引は手指の動きが硬くなり，術中透視下に手根骨間の拡大をみることによって確認をし，過牽引になることを避けなければならない．粉砕骨片や関節内骨片は経皮的ピンニングを追加する．その際，ピンは3〜4週間で抜去するが，ほとんどの場合，創外固定は6〜8週間は装着する必要がある．

②Non-spanning（non-bridging）：手関節を架橋しない創外固定では，橈骨骨折部の遠位と近位にのみピンを刺入し固定して治療するものである．この方法では，橈骨遠位に十分に大きな健常部が存在することが必要である．

McQueenは，non-spanningのほうがpalmer tilt，手根骨の正常な配列をより良好に保持し，spanningよりも強い握力と手指の機能の回復を認めたと報告している[18]．

4）観血的整復内固定（ORIF）

①**背側プレート**：アプローチの際に掌側の神経血管を避けることができる．固定する側が骨折で圧迫された側であった場合に圧壊部に対してbuttress効果がある．この手技の初期報告では，良好な結果が報告されており，創外固定よりも橈骨の解剖学的修復が可能で，より早期の機能回復が得られている．背側プレートでは，伸筋腱の合併症が認められることがある．

②**掌側non-locked plate**：主な適応は掌側に剪断力が働いた骨折型である．背側の粉砕骨片のある骨折では整復位の保持が不可能であると思われる．

③**掌側locking plate**：掌側locking plateにより背側に粉砕骨折を認める橈骨遠位端骨折の安定した内固定が掌側からのアプローチのみで可能になった．

筆者の推奨する方法

私たちはlocking plateを用いた最小侵襲プレート骨接合術（Minimally Invasive Plate Osteosynthesis；MIPO）[19]を行っている．

（1）適応

透視下に関節面と主骨片の整復が可能なAO分類23-B2以外の症例[13]．

（2）準備

①LCP Total System Small Fragment（LCP T型プレートスモール・オブリークアングル，LCPロッキングスクリュー・スモール，スタンダードスクリューセット）あるいはLocking Distal Radius System 2.4（ロッキングDRP 2.4掌側，Tiロッキングスクリュー2.4 mmスタードライブ，コーテックススクリュー2.4 mm/2.7 mmスタードライブ），以上すべてSynthes社，テンプレートを用い選択する．またLCPねじ付きドリルスリーブ3本を用意する．

②チタン製Kirschner鋼線各種．関節面や小骨片の固定に用いる．

③径1.2 mm Kirschner鋼線各種．LCPの仮固定に用いる．

④健側手関節単純X線写真．患側の術後のできあがり目標とする．

各論2　上肢の骨折・脱臼

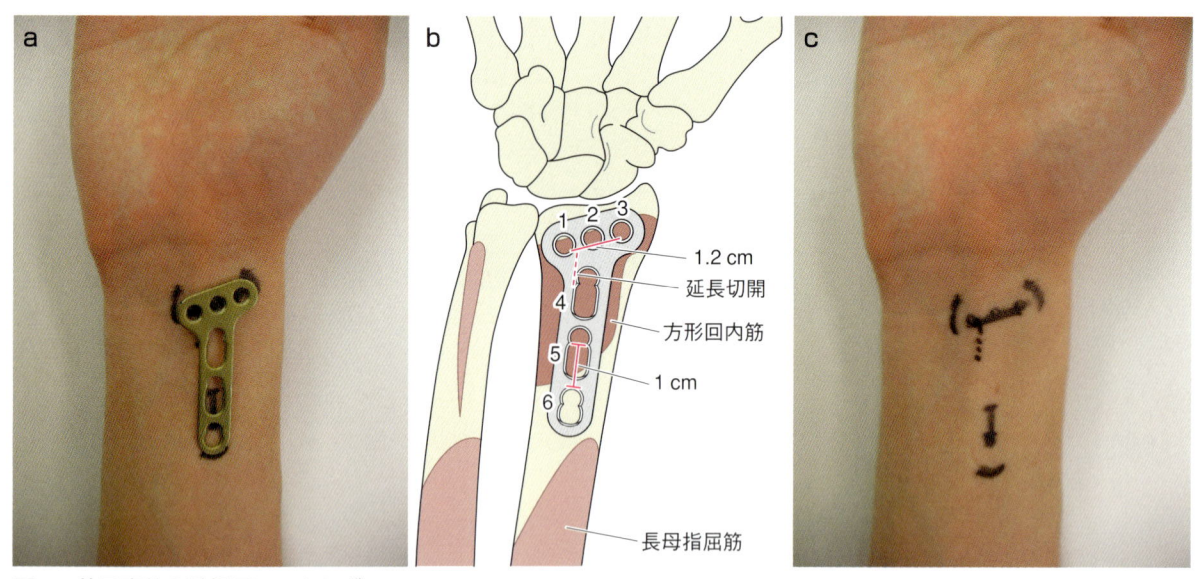

図7　執刀直前の透視下マーキング
a：プレートを手関節掌側に置き，透視下に理想の位置に合わせる．
b：前腕骨とプレートとの位置関係と皮切部位を図に示す．
c：術直前の皮切部のマーキング後．
〔中央図（田中正，中村光伸：最小侵襲手術に必要な新しいアプローチ 四肢骨折アプローチ（MIPO）．J MIOS 35：57-64，全日本病院出版会，2005から）〕

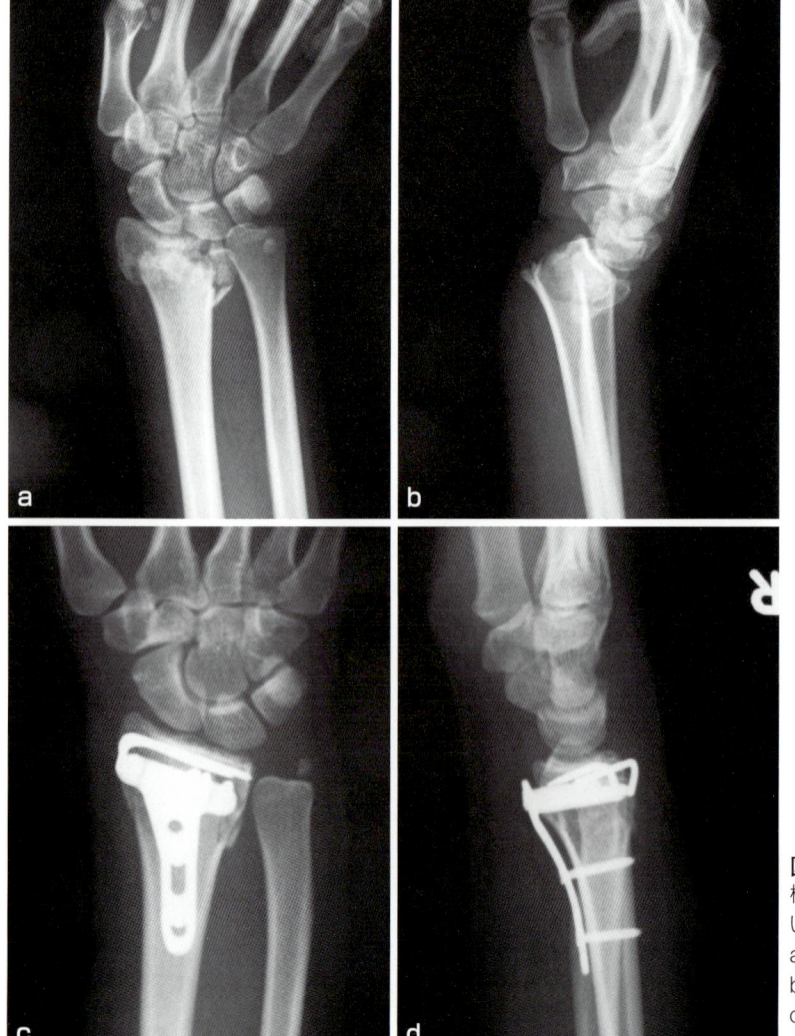

（図中ラベル：1.2 cm／延長切開／方形回内筋／1 cm／長母指屈筋）

図8　AO分類 23-C2
橈骨遠位端用ロッキングプレート DRP 2.4 掌側を用い MIPO を行った症例．
a：受傷時の右手関節正面像
b：受傷時の右手関節側面像
c：術後の右手関節正面像
d：術後の右手関節側面像

F. 前腕骨骨折・脱臼

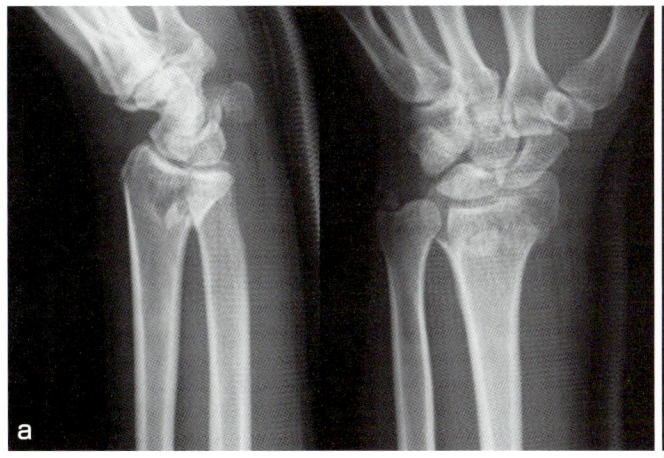

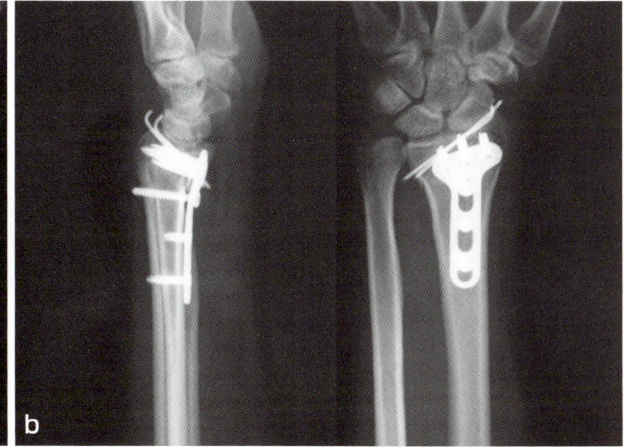

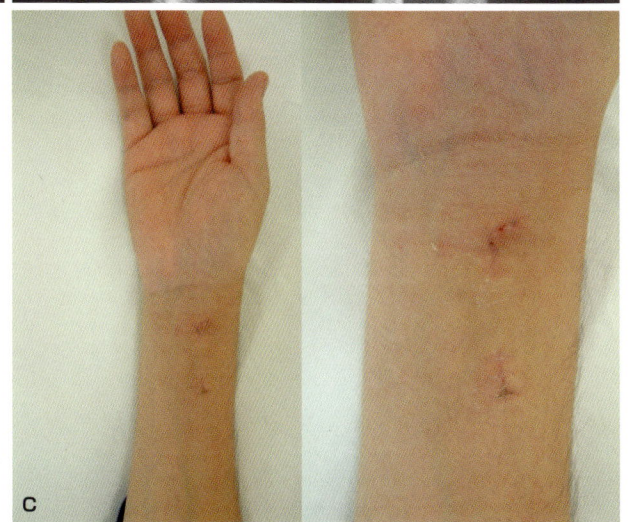

図9 AO分類 23-C2
術前後のX線像と術後の創の状態.
a：受傷時の右手関節2方向X線像
b：術後の右手関節2方向X線像
c：抜糸直後の皮切部

(3) 方法

皮切は，使用するプレートを前腕掌側に置き，透視下に理想の位置に合わせてマーキングを行う(図7)．プレートの遠位部に約1.2 cmの斜切開を置き，さらに図7のように延長切開を置く．橈側手根屈筋を尺側に橈骨動脈を橈側に，方形回内筋上で筋鉤で分ける．プレートを皮切部から骨軸に沿って近位に向かい滑らせるように挿入し，方形回内筋上を通過させて内固定するものである(図8, 9)．

① **内固定の補助**：補助的な移植には，自家骨移植，同種骨移植，骨補填材の移植がある．補助的Kirschner鋼線は関節面を含む小さな骨片の固定に有効である．

② **関節鏡を用いた関節内骨折の整復**：関節鏡は橈骨遠位端骨折に合併する軟部組織損傷をより具体的に評価する上で価値があるが，従来の方法と比較してより優れた結果をもたらすかどうかについてはいまだまとまった見解がない．

> **Point**
> 関節鏡が効果的な骨折とは
> ① 骨幹端骨折のない関節面の粉砕した骨折
> ② 明らかな骨間靱帯の損傷のある骨折や大きな尺骨茎状突起基部骨折のないTFCC損傷

(4) 合併症

① 正中神経障害[20]：整復後に起こった正中神経障害では，外固定を除去して手関節を中間位にすることが必要であり，改善がなければ，外科的に確認して手根管の開放を考慮する．

② 変形癒合あるいは偽関節[21,22]：不適応な骨折整復や不安定性から起こり，内固定と骨移植あるいは骨切りが必要な場合もある．

③ 変形性関節症：橈骨手根関節や尺骨手根関節の損傷の結果によるものであり，それゆえ関節面の解剖学的修復が重要になる．

④ 手指，手関節，肘関節の拘縮：特に長期のギプスやシーネによる外固定，創外固定で起こる．手関節固定

中に積極的な手指と肘関節の作業療法や，固定除去後の注意深いリハビリテーションが重要である．

⑤**腱断裂**[23]：橈骨遠位端骨折の晩期合併症であり，長母指伸筋腱に多く認められる．転位の小さな骨折の場合も起こり，腱鞘の血管損傷や腱が仮骨に挟み込まれることによって変性変化を起こす．背側プレートによる内固定では，伸筋腱損傷が多く報告されている．

文献

1) Kapandji 著，荻島秀男監訳：カパンディ　関節の生理学 I．上肢，医歯薬出版，東京，p107，109，1986．
2) Fracture and dislocation compendium：Orthopaedic Trauma Association Committee for Coding and Classification. J Orthop Trauma 10(Suppl 1), 1996
3) Chapman MW, Gordon JE, Zissimos AG：Compression-plate fixation of acute fractures of the diaphysis of the radius and ulna. J Bone Joint Surg 71(2)-A：159-169, 1989.
4) Duncan R, Geissler W, Freeland AE, et al：Immediate internal fixation of open fractures of the diaphysis of the forearm. J Orthop Trauma 6(1)：25-31, 1992.
5) Jones JA：Immediate internal fixation of high-energy open forearm fractures. J Orthop Trauma 5(3)：272-279, 1991.
6) Rosson JR, Shearer JR：Refracture after the removal of plates from the forearm. An avoidable complication. J Bone Joint Surg 73(3)-B：415-417, 1991.
7) Bado JL：The Monteggia lesion. Clin Orthop 50：71-86, 1967.
8) Morris AH：Irreducible Monteggia lesion with radial nerve entrapment. J Bone Joint Surg 56-A：1744, 1974.
9) Jessing P：Monteggia lesions and their complicating nerve damage. Acta Orthop Scand 46：601-609, 1975.
10) Galeazzi R：Ueber ein besonderes Syndrome bei Verletzungen im Bereich der Unterarmknochen. Arch Orthop Unfallchir 35：557-562, 1934.
11) Hughston JC：Fracture of distal radial shaft：Mistakes in management. J Bone Joint Surg 39-A：249-264, 1957.
12) Mikic ZDJ：Galeazzi fracture-dislocation. J Bone Joint Surg 57-A：1071-1080, 1975.
13) Koval JK, Zuckerman JD：Part Ⅲ．Upper extremity fractures and dislocation. Handbook of Fractures, 3rd ed. Lippincott Williams & Wilkins, Philadelphia, 2006.
14) Melone CP Jr：Articular fractures of the distal radius. Orthop Clin North Am 15：217-236, 1984.
15) Frykman G：Fractures of the distal radius including sequelae, shoulder-hand syndrome, disturbance in the distal radioulnar joint and impairment of nerve function. Acta Orthop Scand(Suppl 108)：3+, 1967.
16) Mackenney PJ, McQueen MM, Elton R：Prediction of instability in distal radius fractures. J Bone Joint Surg 88-A：1944-1951, 2006.
17) Greatting MD, Bishop AT：Intrafocal(Kapandji) pinning of unstable fractures of the distal radius. Orthop Clin North Am 24(2)：301-307, 1993.
18) McQueen MM：Non-spanning external fixation of the distal radius. Hand Clin 21(3)：375-380, 2005.
19) 峰原宏昌，中村光伸，内野正隆：橈骨遠位端骨折に対するプレート法―ロッキングプレートを用いた MIPO. J Mios No. 46：40-45, 2008.
20) Dressing K, Peterson T, Schmit-Neuerburg KP：Compartment pressure in the carpal tunnel in distal fractures of the radius. A prospective study. Arch Orthop Trauma Surg 113(5)：285-289, 1994.
21) Pogue DJ, Viegas SF, Patterson RM, et al：Effects of distal radius fracture malunion on wrist joint mechanics. J Hand Surg [Am] 15(5)：721-727, 1990.
22) Porter M, Stockly I：Fractures of the distal radius. Intermediate and end results in relation to radiologic parameters. Clin Orthop 220：241-252, 1987.
23) Hove LM：Delayed rupture of the thumb extensor tendon. A 5-year study of 18 consecutive cases. Acta Orthop Scand 65(2)：199-203, 1994.

（峰原宏昌）

各論2　上肢の骨折・脱臼

G 手根骨骨折・手指骨折・脱臼

1 手根骨骨折

手根骨骨折の発生頻度は舟状骨が最も多い．以下三角骨，豆状骨，有鈎骨，大菱形骨，月状骨，有頭骨，小菱形骨の順である[1]．

1 舟状骨骨折

■ 受傷原因と病態

手根骨骨折中発生頻度が最も高い．手関節伸展・橈屈位で手をついて生じる．

骨折好発部位は，舟状骨の中1/3である．受傷早期に正しく診断することが重要であり，適切な診断・治療が行われない場合は偽関節，遷延癒合をきたすことが多い．偽関節例を放置しておくと，手根骨間のアライメント異常が生じやがてSLAC（scapholunate advanced collapse）wrist に進行する．

■ 症状と診断

症状は橈側の手関節痛，snuff box での圧痛，軽度の腫脹を認める．母指を保持し近位側に軸圧を加えると疼痛が生ずる．

診断はまず単純X線撮影を行う．新鮮骨折時，通常の手関節正面・側面2方向では骨折線が認め難く，正確な診断が得られないことがある．本骨折が疑われる場合には，ほかの手根骨との重なりなく舟状骨全体を描出する手関節尺屈位正面，前腕回内45°での撮影を追加する．X線像で骨折線を認める場合には診断は容易であるが，問題となるのは臨床所見で骨折が疑われても，X線像で骨折線を認めない場合である．この際は外固定を行い1〜2週間後に再撮影すると骨折線を認めることがある．

MRIは早期診断に有用であり，T1強調像で骨折部に

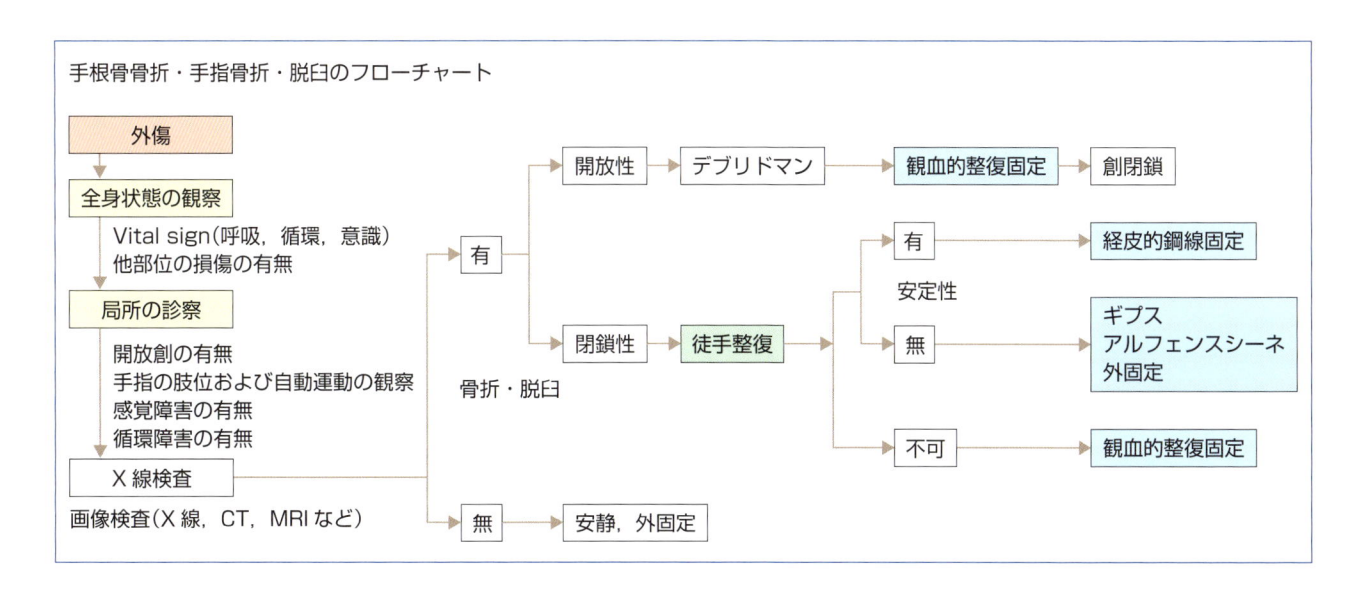

手根骨骨折・手指骨折・脱臼のフローチャート

各論2　上肢の骨折・脱臼

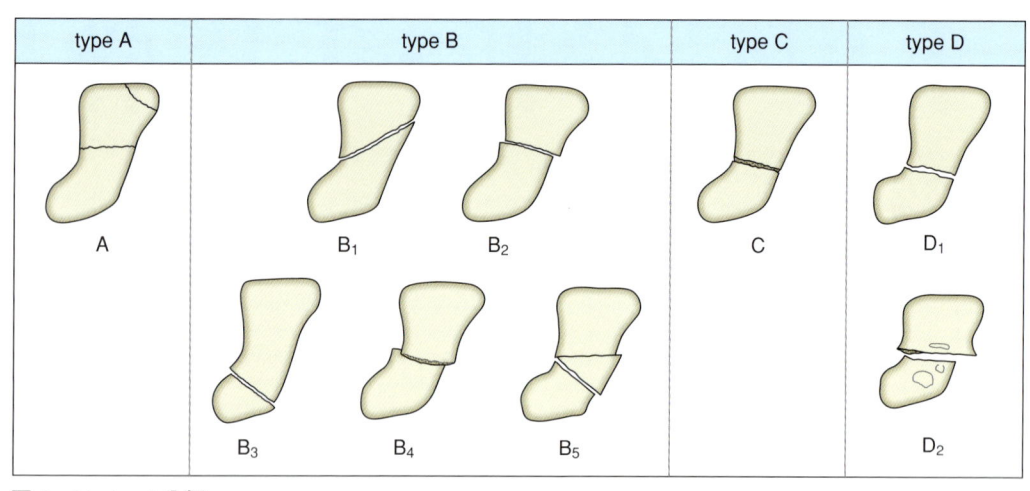

図1　Herbert分類

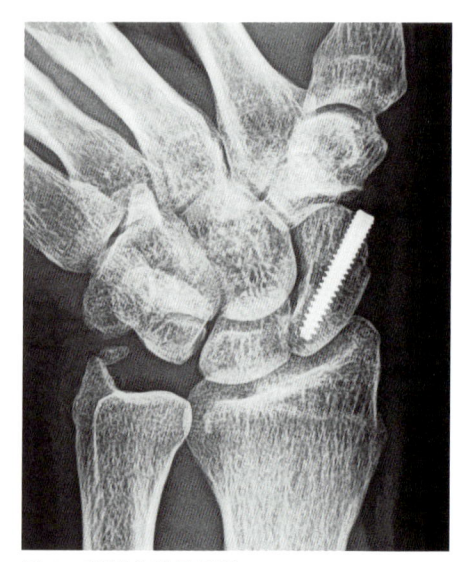

図2　新鮮舟状骨骨折
Cannulated screw(Acutrak)で固定

一致して低信号域を示す.

■ 分類

骨折型分類は，HerbertらによるX線分類が用いられる[2]（図1）．1996年にはFilanら[3]がHerbertの分類を一部改訂して報告している．

■ 内固定材の変遷

近年，外固定期間の短縮とより確実な骨癒合を得ることを目的に，新しい形状の内固定材が開発され臨床応用されつつある．その最初の報告は，骨折部を圧迫固定するHerbertスクリュー[2]の出現に始まり，その後，種々のcannulated typeのスクリューが考案された[4]．

治療

1 新鮮例

新鮮安定型にはギプス固定による保存的治療の適応がある．しかし，外固定の範囲・期間，肢位については議論がある[5]．私たちは，母指を外転対立位で近位指節間関節までとし，手関節は軽度屈曲尺屈位，肘関節は固定せずとしている．固定期間は6〜8週間としているため手関節拘縮の発生は否めない．

近年，手関節機能障害の発生防止や，骨折後の早期の職場やスポーツ復帰を希望する例に手術的治療が選択される[6]．患者の社会的背景などを考慮して治療法を選択してよい．

新鮮不安定型（骨片間の間隙が1mm以上）は手術的治療の適応である．スクリューのデザインの変遷とともに手術手技も向上し，エイミングデバイス（aiming device）を用いてX線透視下に小切開からスクリューを挿入して固定する最小侵襲手術が可能となっている[4]．

筆者の推奨する方法

原則として掌側侵入法で，以前は数本のKirschner鋼線で内固定を行っていたが，近年はcannulated screwを用いている（図2）．

2 偽関節

骨移植と適切な内固定材の選択で確実な骨癒合を目指す．移植骨片は従来より皮質骨付き海綿骨や海綿骨の形状を工夫して用いられてきた．近年では有茎の血管柄付き骨移植術も試みられている[7]．

筆者の推奨する方法

皮質骨付き海綿骨を腸骨から採取し Russe 法に準じて行っている．舟状骨長軸長が短縮している場合，移植骨片を十字(criss cross)状に造形して移植する[8]．固定は数本の Kirschner 鋼線を経皮的に刺入，外固定を加える．Criss cross 型骨移植術は，舟状骨長の保持と手根骨配列異常の矯正に有用である．

2 有鉤骨

解剖学的特徴

有鉤骨は手根骨中の遠位尺側に位置し，遠位側は第4，5中手骨と関節を形成している．その形態は体部と掌側に弓状に突出する鉤部からなり，手根骨中最も特異的な形態を呈する．

鉤は手根管の尺側壁を形成し，その先端には横手根靱帯の尺側遠位端が，また短小指屈筋，小指対立筋が付着している．このため体部と鉤部骨折の受傷機序は異なる．

治療

1 体部骨折

原因と病態

受傷原因は握り拳での殴打や，ハンドルを握った状態でのオートバイ事故によるものが多い．

多くは第4あるいは5手根中手(CM)関節脱臼に合併する[9]．

症状と診断

CM関節背側脱臼の合併が大多数を占めるので，手関節尺側背部の疼痛，腫脹，圧痛，皮下出血および凸変形などを認める．また，疼痛による尺側指の運動時痛，可動域制限を生じる．画像診断は比較的容易で，単純X線撮影，必要ならCT撮影を行う．

治療法

CM関節脱臼骨折に合併することが多いため，観血的治療が選択される．直視下に関節面を整復し Kirschner 鋼線を用いて内固定する．必要ならギプスシーネの外固定を加える．

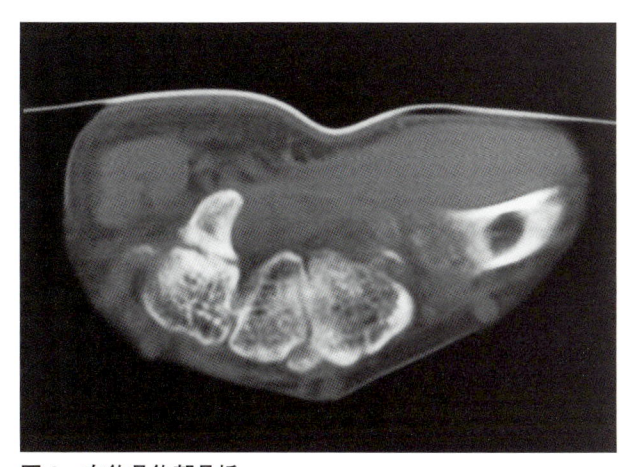

図3 有鉤骨鉤部骨折
CT像で骨折が明らかとなる．

2 鉤部骨折

原因と病態

受傷原因に特徴がある．手におけるスポーツ外傷の代表的疾患の1つであり，野球のバット，テニスラケット，ゴルフクラブなどを振る際にグリップエンドが鉤部に当たって直接的な外力により発症する．また，手関節背屈位で転倒し掌側をぶつけて生じることもある．好発部位は鉤基部である．

症状と診断

有鉤骨鉤部を中心とした疼痛，圧痛および手関節の運動時痛を認める．尺骨神経領域の感覚異常を示すことがある．本骨折は誤った診断が下される場合があり，的確な診断を得るポイントは問診にある．スポーツの場合，利き手の確認，競技種目と疼痛を生じたときの状況を問診する．これらの問診で鉤部骨折を疑うことが診断の鍵となる．

単純X線撮影による正面・側面の2方向撮影のみでは鉤部骨折は診断不可能である．鉤部を撮影可能な手根管撮影などの追加が必要となるが，疼痛で肢位の維持が困難な場合がある．このため的確な診断にはCT撮影が必須となる(図3)．

陳旧例では小指屈筋腱皮下断裂が先行して発症し，その原因として鉤部骨折が見出される場合がある[10]．

治療法

新鮮例でかつ非転位例ではギプスによる保存的治療[11]や骨接合術が考慮される．しかし骨癒合の判断が困難な

各論2 上肢の骨折・脱臼

ことから，鉤骨片の摘出を推奨する報告が多い．スポーツ選手などで早期の復帰を望む場合には新鮮例でも骨片の摘出術の適応となる．

筆者の推奨する方法[12]

新鮮，陳旧例を問わず鉤骨片摘出術を行っている．進入法は掌側，側方が用いられるが，手根管開放術と同じ近位手掌皮線に沿う掌側切開を愛用している．本皮切は展開が良好で創瘢痕の障害は少ない．腱断裂合併例には同時に腱再建術を行う．

2 手根骨脱臼骨折

受傷原因と病態

手根骨脱臼骨折は，外力の大きさと衝撃の加わる部位によって種々の組み合わせの損傷が生じる．代表的な型としては，月状骨周囲背側脱臼，月状骨掌側脱臼，経舟状骨月状骨周囲脱臼があり，前二者では舟状月状骨靱帯または月状三角骨靱帯の損傷を伴う．

症状と診断

臨床所見では手関節の腫脹，疼痛を認め，手指は屈曲位をとることがある．また，正中神経障害を合併することがある．

X線検査では手関節の正確な正面・側面撮影を行う．健常の手根骨では単純X線手関節正面像で3本の滑らかな弓状の曲線(Gilula line)が引ける．すなわち，Arch Ⅰは舟状骨-月状骨-三角骨の近位側の線，Arch Ⅱはこれらの骨の遠位側の線，Arch Ⅲは有頭骨-有鉤骨の近位側の線である(図4)．これらの3本の弓状の線が滑らかに描けない場合，靱帯損傷あるいは靱帯損傷に手根骨骨折の合併による手根骨の配列異常を示唆する(図5)．この場合，同時に健側の手関節X線撮影を行い，フィルムを裏返しにして患側手のフィルムと重ねると異常が判明し，正確な診断の一助となる．手根骨脱臼骨折は見過ごされる頻度が高く，X線像の注意深い読影が求められる．

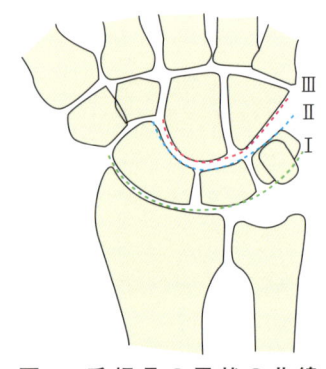

図4 手根骨の弓状の曲線(GilulaのArch line)
健常手関節正面X線像では滑らかな3本のArch lineが引ける．

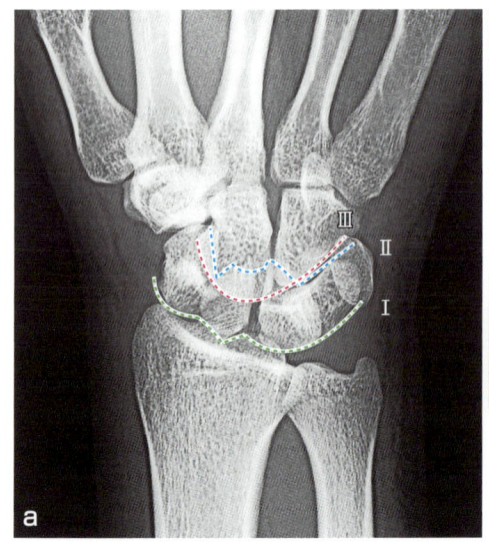

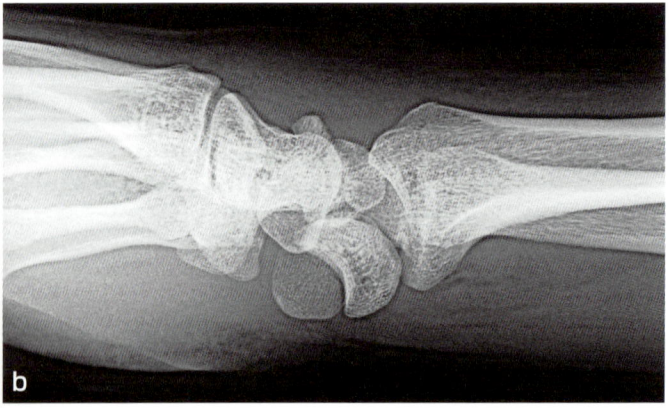

図5 経舟状骨月状骨周囲脱臼
a：正面像．Arch line Ⅰ，Ⅱが不整(line Ⅲは整)となっている．
b：側面像

治療

1 新鮮例

脱臼は早期に整復する．まず徒手整復を試みる．月状骨周囲脱臼，月状骨脱臼では，整復後不安定性があればKirschner鋼線で経皮的に固定する．非観血的整復が困難な場合，観血的整復を行う．経舟状骨月状骨周囲脱臼では脱臼整復後に舟状骨の骨接合を行う．

舟状骨骨折を伴う場合，脱臼整復後も舟状骨は転位しているため，直視下に解剖学的位置に整復し確実に内固定を行う．舟状骨の転位を残したまま骨接合を行うと偽関節に移行することがある．

筆者の推奨する方法

ゆび把持あみ牽引を用いて徒手整復を行う．整復可能な場合，不安定性を確認しつつ数本のKirschner鋼線で経皮的に固定する．徒手整復が不能な場合，小切開を加えて小エレバトリウムで愛護的な整復を試みることもある．観血的整復に至った場合，可能なかぎり月状骨周囲の靱帯の縫合を試みるが困難なことが多い．

2 陳旧例

受傷時になんらかの理由で見逃され，陳旧性となった場合，観血的整復は困難となる．陳旧性月状骨周囲脱臼の治療法としては，近位手根列切除術，手関節固定術，創外固定器を用いた整復術がある[13]．

筆者の推奨する方法

創外固定器を用いて整復術を行っている．まず延長用創外固定器を装着し，10～14日間かけて橈骨と遠位手根骨列間を開大する．二次的に整復を障害している瘢痕組織を除去し整復する．

③ 中手骨骨折

受傷原因と病態

中手骨骨折は日常頻繁に遭遇する骨折であり，原因は主に殴打や転倒である．中手骨には手根伸筋腱・屈筋腱，多数の内在筋および骨間筋が付着する．このため，骨折を生じると筋の作用によって背側凸の転位を示す．

骨折部位によって基部，骨幹部，頚部，骨頭部に分け

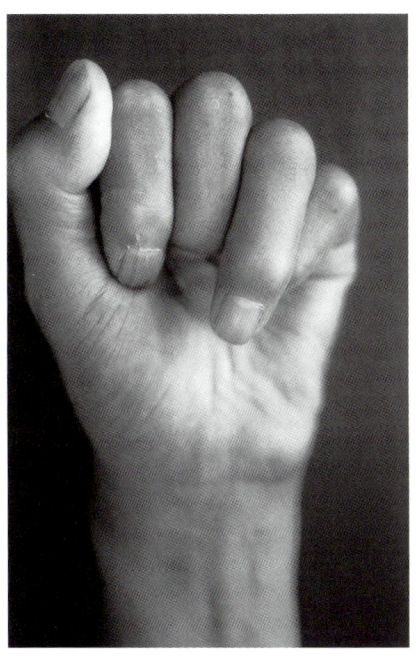

図6 交差指
指屈曲時，小・環指が交差している．

られる．基部では第1中手骨に発生するBennett脱臼骨折があり，尺側では有鈎骨骨折を伴う場合がある．骨幹部では螺旋，斜骨折型を呈しやすく，複数の中手骨で骨折を生じる．頚部骨折は第4, 5中手骨に発生することが多く，通常ボクサー骨折と呼ばれる．

症状と診断

殴打の有無などの受傷機序を問診する．症状は，手背部の疼痛，腫脹，変形，手指運動時痛などを認める．X線撮影では正面像に加え両斜位像が必要となる．側面像は中手骨が重なるため診断価値は低い．中手骨骨頭骨折ではBrewerton撮影が有用な場合がある．CT検査は基部から手根中手関節部の脱臼・骨折に有用である．

治療

回旋転位を起こしたまま癒合すると，指屈曲時に交差指をきたし機能障害が生じる（図6）．回旋変形を生じない治療方法を選択することが重要である．

1 基部骨折

骨癒合が良好な部位なので，整復後3週間程度の外固定を行う．整復位保持目的で必要ならKirschner鋼線による経皮的固定を行う．Bennett脱臼骨折は，整復位保持が困難なため外固定のみでは再転位をきたしやすい．透視下で徒手整復（整復が不可能な場合は直視下整復を

各論2　上肢の骨折・脱臼

行う)を行い，数本のKirschner鋼線で経皮的固定を行う．第4, 5中手骨骨折で有鉤骨骨折を伴う場合は観血的整復を必要とする．

2　骨幹部骨折

1) 保存的治療

第2～5中手骨では回旋転位を起こしやすく，その結果として指屈曲時に交差指をきたす．

5°の回旋で指屈曲時には1.5 cm交差する[14]．徒手整復後，中手指節間(MP)関節90°屈曲位に保持し，手指最大屈曲時に交差指を生じない症例に適応がある．外固定法は装具(Galveston装具)，シーネ，ギプスなどがある．

2) 手術的治療

回旋転位が残存する場合，内固定の適応となる．容易に徒手整復される場合，数本のKirschner鋼線による経皮的固定は侵襲も少なく簡便であり，整復位が保持される．しかし長軸方向にKirschner鋼線を刺入した場合，手指の可動域制限を残しやすい．横骨折例では，隣接の健常な中手骨に向かい数本のKirschner鋼線を平行に刺入してもよい．また，手根中手関節周辺に小切開を加え，遠位に向かい数本のKirschner鋼線で髄内固定する方法もある[15]．

徒手による解剖学的整復が得られない場合，直視下で整復後にスクリュー，プレートや鋼線締結などによる内固定を行う．

筆者の推奨する方法[16]

石黒法[17]に準じた方法を用いている．すなわち，ギプス固定範囲はMP関節70°～80°屈曲位で基節骨中央部から近位は手関節までとし，近位指節間(PIP)関節および手関節は動かせるようにする．必要なら隣接指テープ固定を加える．螺旋および斜骨折の場合，指短縮を残存する傾向にあるが機能的には支障はない．

3　頚部骨折

MP関節を90°屈曲位とし遠位骨片を牽引しつつ背側につき上げたり，MP関節伸展位で骨折部を背側から押すことで整復位を得る．この際，屈曲変形のみならず回旋転位にも注意して整復操作を行う．治療法の選択は，通常遠位骨片の屈曲角度で決められるが，そのためには正確な肢位によるX線撮影が求められる．

1) 保存的治療

徒手整復後屈曲転位が30°以内で，MP関節90°屈曲位に保持し，手指最大屈曲時に交差指を生じない場合，石黒法に準じたギプス固定の適応となる．

2) 手術的治療

徒手で回旋転位整復困難な場合，整復位保持が困難な場合に適応となる．徒手整復が困難な場合は小切開あるいは直視下で整復後に，経皮的にKirschner鋼線を刺入して固定する．しかし，MP関節周辺の手背部からのKirschner鋼線刺入は手指の拘縮をきたしやすく刺入方向に注意する．第5中手骨例では，基部から髄内にKirschner鋼線を刺入し固定する方法(Foucher法)の報告もあるが，私たちは整復後，尺側から経皮的にKirschner鋼線を遠位および近位骨片に平行に刺入し第4中手骨に固定している．

4　基節骨骨折

病態

骨幹部骨折を生じると伸筋腱，屈筋腱のバランスが崩れる．骨間筋，虫様筋，および側索の作用と伸筋腱の牽引によって，一般的には掌側凸の転位を示す．

頚部では遠位骨片は一般に背側に転位する．骨頭が90°回転した場合は正面のみのX線像では骨折を見逃すことがあり，正側面からのX線像が必須となる．

治療

1) 保存的治療

適応は転位のない安定型および横骨折で整復位が良好，斜骨折で回旋転位が整復された場合である．

肢位は手関節30°背屈，MP関節30°～40°，PIP関節50°～60°，遠位指節間(DIP)関節軽度屈曲位とし，前腕から指尖部まで外固定する[18]．私たちは，中手骨骨折の場合と同様に，徒手整復後に指最大屈曲時に交差指を呈しない場合は石黒法で治療している．

2) 手術的治療

徒手整復が困難，保存的治療で整復位の保持が困難，複数指骨折の場合に適応となる．利点は解剖学的な整復位が保持できること，外固定期間の短縮，早期からの可

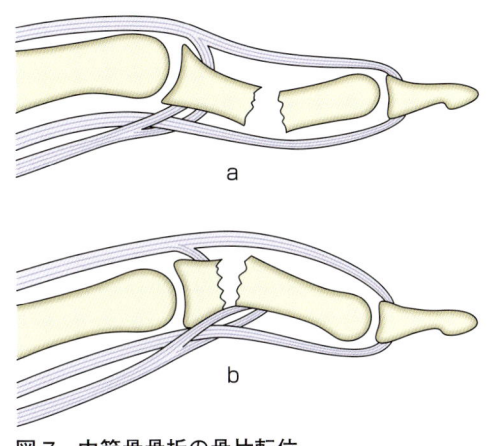

図7 中節骨骨折の骨片転位
骨折部位が浅指屈筋腱付着部遠位にあると掌側凸(a)，近位にあると背側凸(b)の転位を呈する．

動域訓練が可能なことなどである．欠点は手術侵襲があること，インプラントの抜去の必要性があるなどである．固定法にはスクリュー，鋼線締結，プレート固定法などがあるが，侵襲が少なく簡便な経皮的 Kirschner 鋼線固定法も用いられる．

5 中節骨骨折

■ 病態

骨折部位が浅指屈筋腱付着部より遠位にあると掌側凸の，近位にあると背側凸の転位を呈する（図7）．小児では基部の骨端線損傷を生じやすく背側凸転位の形をとる．

■ 治療

治療方針は基節骨のそれに準ずるが，固定方法に限度があり，早期からの運動療法が難しい．骨折部位によって異なる特有の変形を呈するため，保存的治療では固定肢位が異なる．すなわち，掌側凸転位の場合は MP 関節軽度屈曲位，指関節は強い屈曲位固定を，背側凸転位の場合は指伸展位で固定する．

6 末節骨骨折

■ 病態

重量物による受傷が多く，粉砕骨折を呈することが多い．深指屈筋腱の停止部より遠位の粉砕骨折の場合は骨癒合が得られにくく，偽関節となりやすい．

■ 治療

皮下骨折の場合はアルフェンスシーネによる外固定で十分である．爪下血腫を伴う場合は太めの注射針を用いて爪に小孔を開け，血腫を排出させることで疼痛を軽減する．爪が損傷されていない場合には副子として作用するので抜爪をせず，血腫を排除するのみとする．

7 近位指節間(PIP)関節脱臼骨折

■ 受傷原因と病態

中節骨の遠位骨片の転位方向によって背側脱臼と掌側脱臼骨折とに分けられる．日常高頻度にみられるのは背側脱臼骨折で，過伸展型と軸圧型がある．過伸展型は，中節骨基部掌側板付着部の裂離骨折を伴うが，関節面の陥没骨折は認めない．軸圧型は，ソフトボールや野球の球による長軸方向からの圧迫力が加わって起こるもので，中節骨の背側脱臼とともに掌側関節面骨片の一部が陥没する形態を呈する．一方，掌側脱臼骨折はまれであり，脱水機の洗濯物に指を巻き込まれた際に生じる[19]．

■ 症状と診断

PIP 関節の腫脹，疼痛，可動域制限，変形，皮下出血などを認める．診断は患指 PIP 関節の X 線像で行う．この際，正確な PIP 関節の正面・側面像を撮影するような肢位を保持する．

■ 治療

1 背側脱臼骨折

徒手整復は，中節骨を把持し遠位方向に牽引を加えながら掌側に押さえ，PIP 関節を屈曲位に保つ．脱臼整復

各論2　上肢の骨折・脱臼

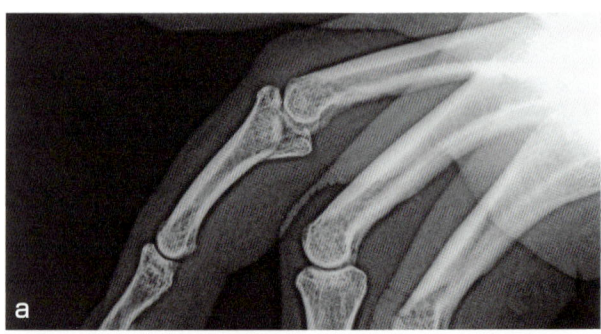

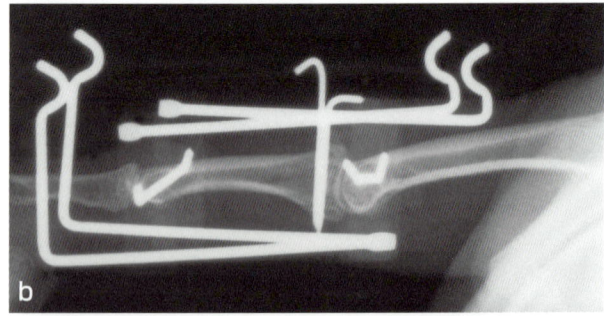

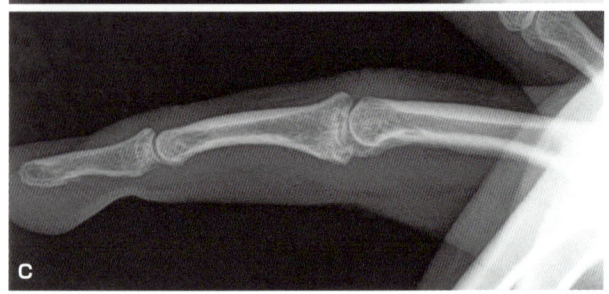

図8　PIP関節内骨折
経骨髄整復後に鋼線固定し，創外固定器を装着した．
a：初診時
b：術直後
c：6か月後

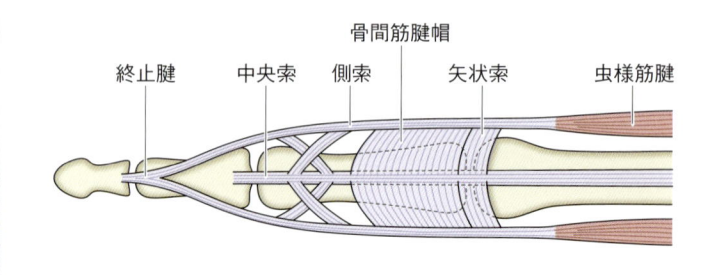

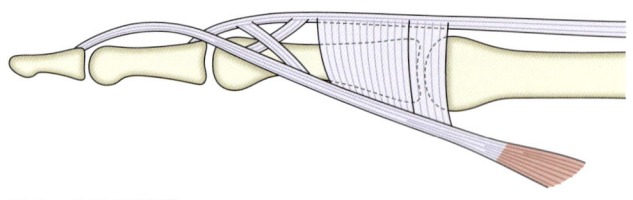

図9　指伸展機構

は比較的容易に得られる．

過伸展型で安定性がある場合は指屈曲位での背側からのシーネ固定を行う．不安定性が残存する場合，シーネ固定の代わりに背側からのKirschner鋼線刺入による伸展ブロック法[20]がある．

軸圧型では，関節面陥没骨片の整復が必須となる．整復法は遠位からKirschner鋼線による経皮・経骨髄整復[21]か，直視下での骨片整復固定を行う．骨欠損部に骨移植が必要となる場合がある．Kirschner鋼線を用いて骨片の固定と背側脱臼を防止する．

筆者の推奨する方法

まず経皮・経骨髄整復を試み陥没骨片の整復が得られたらKirschner鋼線で固定する．陥没骨片の整復が困難な場合は直視下での整復に移る．固定はdynamic distraction 創外固定器を用い，術後早期から関節を動かす（図8）．

2 掌側脱臼骨折

一側の側索が基節骨骨頭頸部の掌側に完全に嵌入するため，一般に徒手整復は困難である．背側切開での整復障害因子の解除が必要となる[19]．

8 手指腱断裂

解剖学的特徴

示指から小指には中手指節（MP）関節，近位指節（PIP）関節，遠位指節（DIP）関節の3関節がある．関節の伸展は伸筋によって，屈曲は屈筋によって行われる．伸筋は指伸筋腱と骨間筋（虫様筋）腱が膜状の伸展機構を形成する（図9）．一方，屈曲は浅・深指屈筋，骨間筋の3筋にコントロールされている[22]．

1 伸筋腱

受傷原因

ガラスの破片，包丁など鋭利なものでの開放創を伴う開放性断裂と，創を伴わない皮下断裂とに大別される．皮下断裂の場合，好発部位は手関節部と腱停止部である．皮下断裂は，手関節部では関節リウマチ，橈骨遠位端骨折後，変形性手関節症，Kienböck病などでみられる．腱停止部では，ソフトボールや野球の捕球時に手指に当たり伸筋腱断裂（槌指）をきたす．槌指は腱のみの型

G. 手根骨骨折・手指骨折・脱臼

（腱性）と末節骨背側骨片を伴う型（骨性）とがある．槌指は適切な治療が行われずに放置された場合，スワンネック変形を，また PIP 関節背側近傍での中央索の断裂はボタン穴変形をきたす．

■ 症状と診断

開放性断裂の場合は，病歴の聴取，開放創の有無と手指の自動伸展が困難なことから診断は容易に得られる．皮下断裂は手関節部の病変，スポーツ競技中などに生じやすいので，詳細な病歴聴取および X 線撮影が必須となる．診断上の注意点は後骨間神経麻痺との鑑別である．橈骨神経の枝である後骨間神経麻痺では母指の外転，IP 関節の伸展，指 MP 関節の伸展が障害される．

> **Pitfall**
> 指伸展が不能となるため，伸筋腱皮下断裂と誤診されることがある．

■ 治療

1 開放性断裂

新鮮例にはデブリドマンとともに，必要なら創部を切開延長して腱縫合術を行う．適切な治療が行われた場合の機能的予後は良好である．

陳旧例の場合は長掌筋腱を用いての腱移植術あるいは腱移行術が必要となる．

2 皮下断裂

手関節部での断裂の場合，通常腱縫合術は不可能であり，長掌筋腱を用いての腱移植術，隣接健常腱を利用した端側縫合術あるいは健常な伸筋腱を力源とする腱移行術で再建する．

新鮮槌指は，腱性には DIP 関節伸展位で指尖装具を装着する．骨性は，一般的には伸展ブロックを利用した closed reduction 法（石黒法）[23] を用いる（図10）．

筆者の推奨する方法

新鮮腱性槌指には約 8 週間の指尖装具を行う．この際，装具による皮膚圧迫に注意する．骨性の場合は closed reduction 法を行う．

代表的な伸筋腱縫合法には以下の方法がある[22]．

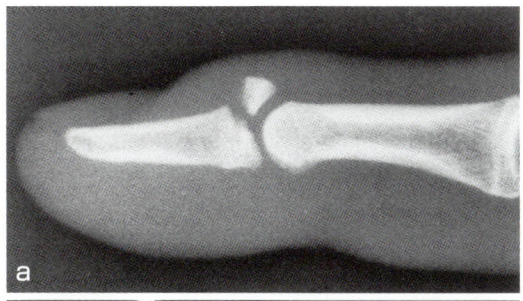

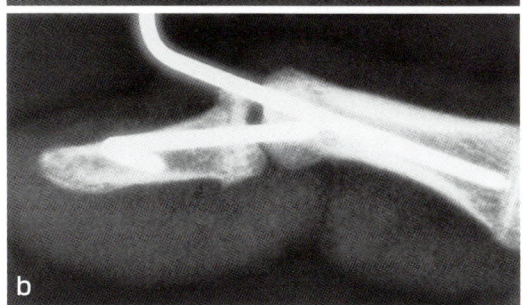

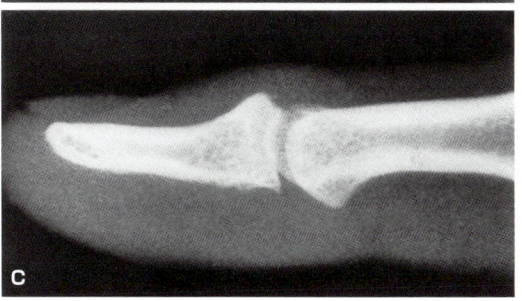

図10 骨性槌指
Closed reduction 法（石黒法）を行う．
a：初診時
b：整復後
c：2 年後

> **Point**
> **伸筋腱縫合法**
> ・8 の字縫合
> ・水平マットレス縫合
> ・Kessler 法　2-strand
> ・Double Tsuge 4-strand
> ・両端針ループ＋Tsuge 6-strand（吉津 1 法）

2 屈筋腱

■ 受傷原因

伸筋腱断裂と同様，開放性断裂と皮下断裂とがある．手関節部での皮下断裂は，有鉤骨鉤骨折後，関節リウマチなどで発生する．深指屈筋腱停止部の断裂は比較的まれであるが，ラグビーなどで相手のシャツをつかんだとき，手を振り払われて DIP 関節に強い伸展力が加わり

各論2　上肢の骨折・脱臼

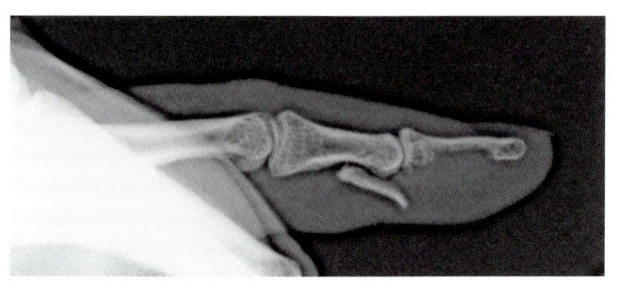

図11　深指屈筋腱停止部での皮下断裂
末節骨骨折を伴っている.

深指屈筋腱が末節骨付着部で裂離(jersey finger)することがある(図11).

症状と診断

手指の自動屈曲が困難となる.指神経損傷を合併する場合は感覚低下を認める.浅指屈筋の機能検査は,患指以外の指は伸展位に固定し,PIP関節を屈曲させて調べる.深指屈筋は,PIP関節を伸展位にしてDIP関節を屈曲させる.Jersey fingerで末節骨骨折を伴う場合,X線側面像で骨片の位置を確認する.

> **Pitfall**
> 診断上の注意点は前骨間神経麻痺との鑑別であり,屈筋腱皮下断裂と誤診されることがあり注意を要する.

治療

1 開放性断裂

新鮮例の治療方針は伸筋腱の場合と同様であり,ノーマンズランドでの断裂も一次縫合を行う.リストカットの場合,多数の屈筋腱断裂および正中神経損傷を伴うことがあり,神経縫合も行う.

筆者らの推奨する方法

新鮮例はループ針を用いてDouble Tsuge 4-strand縫合し補助縫合を追加する.陳旧例は長掌筋腱を用いての腱移植術を行っている.

2 皮下断裂

伸筋腱断裂の場合と同様,腱縫合術は不可能である.私たちは,長掌筋腱を用いての腱移植術,環指浅指屈筋腱を利用しての腱移行術で再建している.Jersey fingerでは裂離骨片を遠位に引き戻し骨接合を行う.

9 指尖部損傷

解剖学的特徴

手指背側にある爪は指尖部を保護し,掌側の皮膚,軟部組織の副子の役目を担っている.

指尖部掌側は感覚が敏感であり,把持機能など手指使用時に重要な部位である.

病態

指尖部損傷は労働災害などで生じやすく,日常頻繁に遭遇する外傷である.大多数が圧挫損傷で爪,指腹部の損傷を生じる.また高頻度に末節骨開放骨折を伴う.

症状と診断

指尖部の疼痛・出血などである.診断は容易で爪を含めた軟部組織の損傷を認める.末節骨開放骨折を合併することがありX線撮影を行う.

治療

損傷状態を把握後にまず行うべき処置は,創部のデブリドマン,止血,異物の除去,十分な洗浄などである.

その後の治療法には以下の方法がある.創部を湿潤に保つことによって生体が本来もっている治癒力を促すアルミニウムホイル被覆療法[24],人工真皮を用いる方法[25],局所皮弁,指動脈を用いた前進皮弁や逆行性動脈皮弁,遊離皮弁などがある[26].

> **Point**
> 指尖部損傷を治療するうえで留意すべき点[27]
> ① 指長が温存されること
> ② 断端はふっくらとした良好な軟部組織で覆われていること
> ③ 感覚ができるだけ正常に近いこと
> ④ 関節機能が温存されていること

筆者が推奨する方法

簡便なアルミニウムホイル被覆療法を行っている.利点は簡便であること,欠点はほかの治療法に比較して治癒期間が長いことである.

文献

1) 佐々木孝, 持田郷, 設楽幸伸, ほか：有鉤骨骨折—手根骨骨折の統計的観察と治療結果 3. 日手会誌 10：696-699, 1993.
2) Herbert TJ, Fisher WE : Management of the fractured scaphoid using a new bone screw. J Bone Joint Surg 66-B : 114-123, 1984.
3) Filan SL, Herbert TJ : Herbert screw fixation on scaphoid fractures. J Bone Joint Surg 78-B : 519-529, 1996.
4) 田中寿一, 柳田博美, 大迎知宏, ほか：舟状骨骨折に対する新しい screw (DTJ) の開発と治療. 日手会誌 19：643-647, 2002.
5) Clay NR, Dias JJ, Costigan PS, et al : Need the thumb be immobilized in scaphoid fractures? — a randomised prospective trial. J Bone Joint Surg 73-B : 828-832, 1991.
6) 木佐貫修, 城崎和久, 藤木淳一郎, ほか：新鮮手舟状骨骨折に対する Herbert 法の治療経験—保存的治療との比較. 日手会誌 16：61-65, 1999.
7) 牧野正晴, 松崎浩徳：血管柄付き第 2 中手骨基部骨移植術. 日手会誌 16：98-102, 1999.
8) 二見俊郎, 米本光一, 若林伸之, ほか：手舟状骨偽関節に対する新しい手術法の紹介. 骨折 9：10-14, 1987.
9) 田崎憲一, 佐々木孝, 伊藤恵康, ほか：手尺側 CM 関節損傷. 日手会誌 5：420-425, 1988.
10) 小林明正, 二見俊郎, 山本真：屈筋腱損傷を伴う有鉤骨鉤骨折の 2 例. 関東整災誌 15：560-563, 1984.
11) Whalen JL, Bishop AT, Linscheid RL : Nonoperative treatment of acute hamate hook fractures. J Hand Surg 17[A] : 507-511, 1992.
12) 小林明正, 二見俊郎, 篠原弘行, ほか：有鉤骨鉤骨折に対する骨片摘出術の有用性について. 日手会誌 12：116-119, 1995.
13) 水関隆也, 津下健哉, 梶谷典正, ほか：陳旧性月状骨周囲脱臼に対する創外固定器を用いた整復術. 日手会誌 16：113-115, 1999.
14) Freeland AE, Geissler WB, Weiss APC : Surgical treatment of common displaced and unstable fractures. Instr Course Lect 51 : 185-201, 2002.
15) 瀧川宗一郎, 藤巻悦夫, 稲垣克記, ほか：中手骨頚部および骨幹部横骨折に対する髄内釘固定法の検討. 日手会誌 12：188-191, 1995.
16) 小林明正, 森口尚生, 井村貴之, ほか：中手骨骨折に対する MP 関節屈曲位ギプス療法. 日手会誌 23：137-140, 2006.
17) 石黒隆, 橋爪信晴, 井上研次, ほか：指基節骨および中手骨骨折に対する保存療法— MP 関節屈曲位での早期運動療法. 日手会誌 8：704-708, 1991.
18) 津下健哉：手の外科の実際 第 6 版. 南江堂, 東京, pp183-247, 1985.
19) 富田泰次：近位指節間関節掌側脱臼. pp133-136 (榊田喜三郎, 山本真監修：手指の骨折と合併損傷), 南江堂, 東京, 1987.
20) 須川勲, 大谷和雄, 小林明正：K 鋼線伸展ブロック法による PIP 関節脱臼骨折の治療. 中部整災誌 22：1409-1412, 1979.
21) 佐々木孝, 岩田清二, 亀山真, ほか：指節骨関節面陥没骨折に対する経皮・経骨髄整復法. 日手会誌 6：663-666, 1989.
22) 金谷文則 (三浪明男編)：最新整形外科学大系. 中山書店, 東京, pp102-118, 2007.
23) 石黒隆, 伊藤恵康, 内西兼一郎, ほか：骨片を伴った mallet finger に対する closed reduction の新法. 日手会誌 5：444-447, 1988.
24) 佐藤和毅, 佐々木孝：指尖部損傷の保存療法— Occlusive dressing 法. 日手会誌 12：546-550, 1995.
25) 宗内巌, 黒川正人, 井川和彦, ほか：爪・指尖部損傷—人工真皮を用いた治療. MB Orthop 20(3)：69-73, 2007.
26) 橋本二美男：指尖部損傷—有茎皮弁による爪・指尖部損傷の治療. MB Orthop 20(3)：75-79, 2007.
27) 佐藤和毅, 佐々木孝：爪・指尖部損傷—アルミホイル法. MB Orthop 20(3)：61-67, 2007.

(小林明正)

3 骨盤・寛骨臼の外傷

CONTENTS

- **A** 骨盤の外傷
- **B** 寛骨臼の外傷

各論3　骨盤・寛骨臼の外傷

A　骨盤の外傷

■ 骨盤の機能と解剖

骨盤骨折の急性期の病態を把握し診断や治療方針を決定，そして急性期以降の機能障害発生について理解するには，骨盤の解剖とバイオメカニクスを理解することが必要である．ここでは骨盤の解剖についての詳細を述べるわけではなく，実際の臨床に関連した機能解剖について述べる．

1）骨盤周囲の靱帯（図1）

骨盤は左右一対の寛骨と後方の仙骨の3つの骨成分で構成された輪状構造を呈している．前方は恥骨結合，後方は左右の仙腸関節で結合し，それぞれの結合部は種々の靱帯で支持・補強されている．

前方の恥骨結合は，上縁と下縁が2つの恥骨靱帯で結合されている．一方，後方の仙腸関節は，人体中で最も強靱といわれる骨間仙腸靱帯（interosseous ligament）を含め，多くの靱帯で補強されている．その理由は，仙腸関節の面積は成人日本人で平均14cm^{2}の小さな関節であり，関節面は平坦で，立位・歩行時の傾きは荷重時方向に対してほぼ水平に近いという不利な条件をカバーするためである．このことからも，仙腸関節脱臼が放置されると，腰痛など骨盤輪後方部の疼痛が残存する可能性が高いことが理解できる．

仙腸関節の前方は前仙腸靱帯（anterior sacroiliac ligament），後方は後仙腸靱帯（posterior sacroiliac ligament），骨間仙腸靱帯で結合されている．また，第5腰椎横突起と腸骨翼を結ぶ腸腰靱帯（iliolumbar ligament）も仙腸関節の補強に寄与している．仙骨前面と坐骨棘は仙棘靱帯（sacrotuberous ligament）で結合され仙腸関節の外旋を抑制，仙骨前面と坐骨結節は仙結節靱帯（sacrotuberous ligament）で結合され仙腸関節のおじぎ運動を抑制している．

これら骨盤周囲の靱帯を含めた軟部組織は，骨盤輪の安定性に大きく関与している重要な解剖学的構造物である．

2）バイオメカニクス

人間が立位，歩行時に骨盤にかかる荷重は，股関節部から後方の寛骨および仙腸関節，仙骨へと伝えられ，骨盤前方1/3部にはあまり伝えられない．このため，恥骨枝は荷重時に前方骨盤輪に生じる圧迫力に対する支柱の役割をする程度といわれている（図2）．したがって，恥骨枝のみの損傷では骨盤輪の安定性にはほとんど影響し

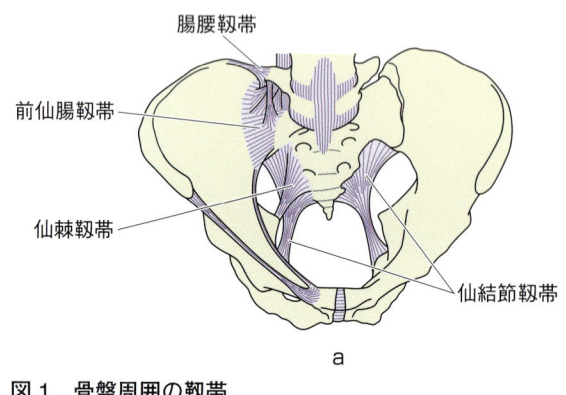

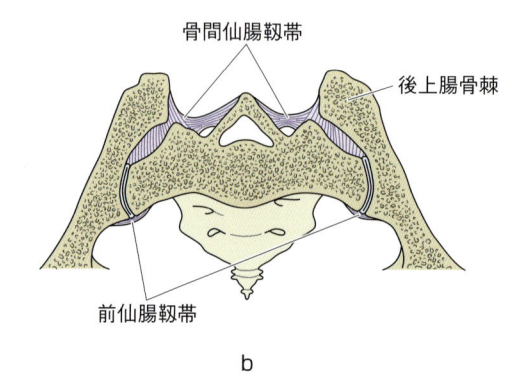

図1　骨盤周囲の靱帯

ない.

その後, Tileらは骨盤の安定性を支持する靱帯の作用はより複雑で, 骨盤にどのような荷重が加わった状態で, どの靱帯が切離されたかによって異なることを報告している[1]. 片脚起立の場合, 前方骨盤輪には圧迫力, 後方骨盤輪には伸展力が作用するため, 恥骨結合部の切離ではほとんど転位は生じないが, 骨盤後方部の靱帯が切離されると大きな転位が生じる. 一方, 両脚起立の場合には前方骨盤輪には伸展力, 後方骨盤輪には圧迫力が作用するため, この状態で骨盤後方部の靱帯が切離されてもあまり転位は生じない. しかし, 骨盤前方部の靱帯が切離されると大きな転位が生じる(図3). このように, 骨盤周囲の多くの靱帯は相互に複雑に作用し合い骨盤の安定性に寄与している.

これらの研究から, 骨盤前方部の恥骨枝は, 従来考えられていた以上に骨盤輪の安定性に寄与していることが判明し, 両脚起立では骨盤輪後方部が約60%, 前方部が約40%程度と考えられている. したがって, 完全不安定型骨盤輪損傷の治療では, 骨盤後方部の固定のみでは不十分で, 前方部の固定も合わせて行うことが早期の荷重歩行に必要なことが示唆される.

3) 骨盤の安定性

骨盤輪の安定性は, 安定(stable), 部分安定(partially stable), 完全不安定(completely unstable)の3つで表現されるが, この間には移行型が存在し明確に区分けされるわけではない. 骨盤の輪状構造の維持, 言い換えれば安定性の維持には, 前に述べたように骨盤周囲の靱帯が深く関与している.

Pennalらが遺体を用いて行った実験は, 靱帯損傷と骨盤不安定性の発生についての関係を明白にしている[2]. まず, 恥骨結合部の靱帯のみを切離し, 両側寛骨を外旋させても恥骨結合は2.5cm以上離開しない. 恥骨結合をさらに離開させるには仙棘靱帯, 前仙腸靱帯, 仙結節靱帯の切離が必要であり, これらの靱帯の切離によって骨盤は本を開いたような形(open book)となる. この種々の程度の不安定性は, 回旋(水平)不安定または部分不安定と呼ばれる(図4a, b). そして, さらに骨間仙腸靱帯, 腸腰靱帯を切離すると, 骨盤輪は回旋(水平)方向の不安定性に加えて, 垂直方向の不安定性が生じ完全不安定と呼ばれる(図4c).

4) 血管

骨盤周囲には多くの血管が存在し, 骨盤輪損傷時に同時に損傷されると著しい後腹膜出血をもたらし重篤なショックとなる.

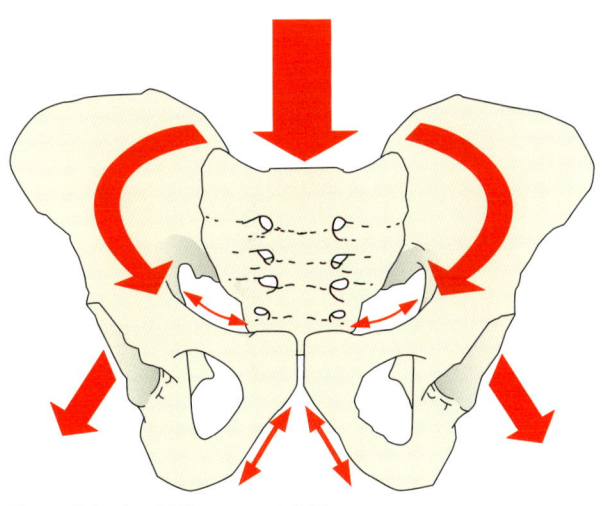

図2 歩行時に骨盤にかかる荷重
荷重は主として脊柱から骨盤輪後方部と伝えられ, 前方部は支柱の役割をする程度である.

両脚起立時　　　　　片脚起立時

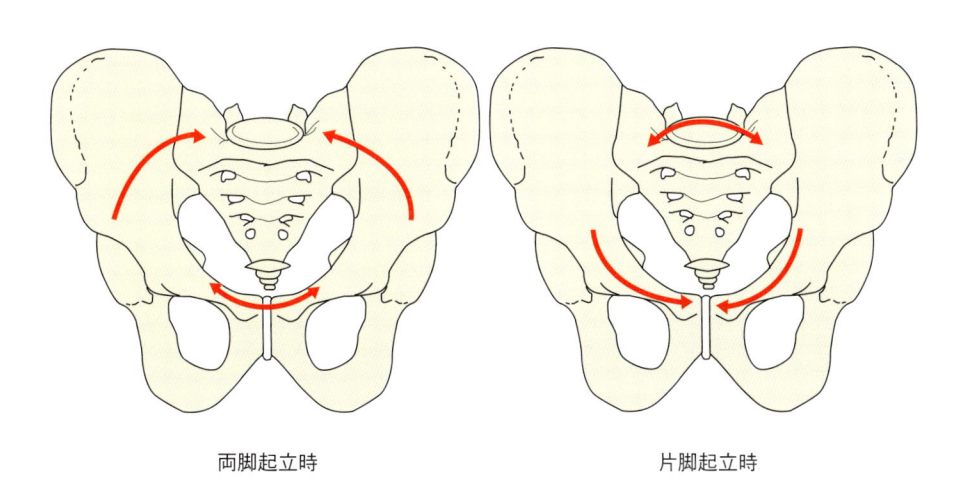

図3 両脚荷重, 片脚起立時の骨盤荷重ライン
両脚起立時には後方には圧迫力, 前方には伸展力が生じ, 片脚起立時には反対の力が生じる.

各論3　骨盤・寛骨臼の外傷

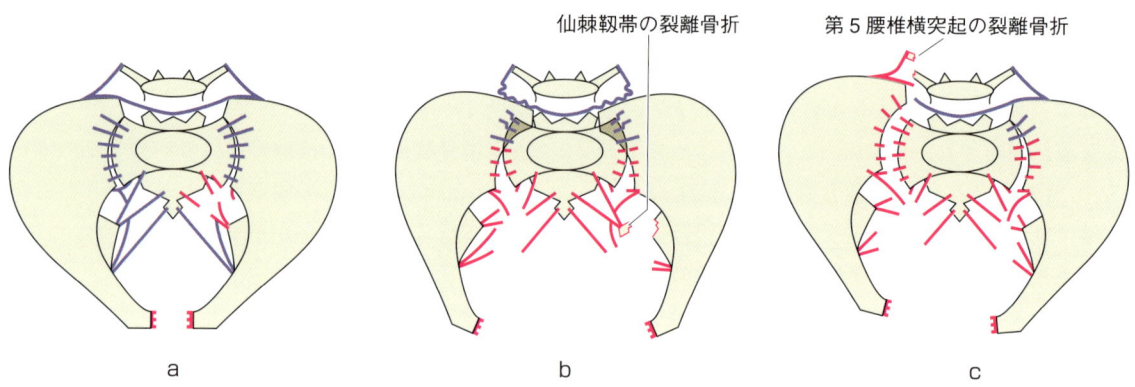

図4　骨盤不安定性と靱帯損傷の関係
a：恥骨結合の離開が2.5 cmを超えた時点で、仙棘靱帯、前仙腸靱帯の損傷が起こり、中等度の回旋不安定性が生じる。
b：さらに外力が加わると前方の靱帯はすべて断裂し、著しい回旋不安定性が起こるが、垂直方向の安定性は維持されている。
c：最終的には後方骨盤輪を維持・補強しているすべての靱帯は断裂し、垂直方向の不安定性も生じる。

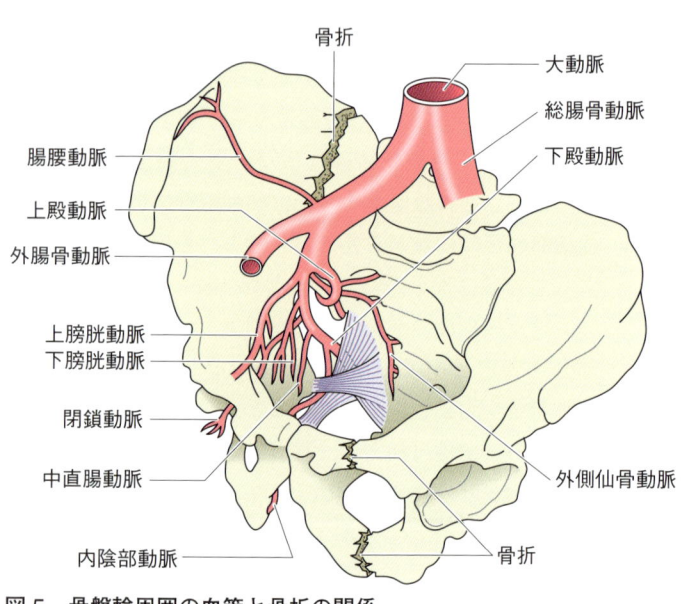

図5　骨盤輪周囲の血管と骨折の関係

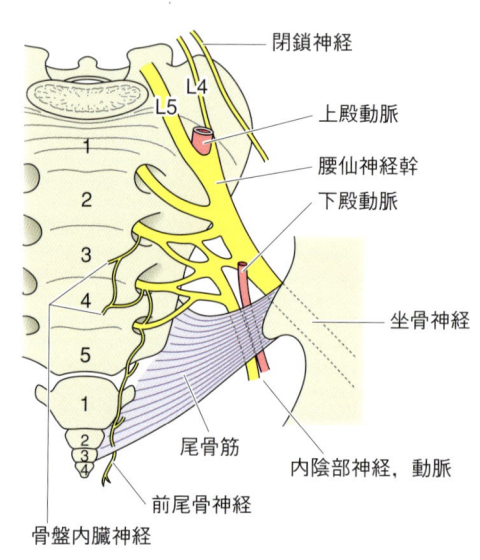

図6　骨盤輪周囲の神経
〔Anderson JE：Grant's Atlas of Anatomy, 8th ed. Williams & Wilkins, Philadelphia, 1983から〕

特に、内腸骨動静脈領域の血管や仙骨前面に存在する静脈叢は骨盤輪にきわめて近接して存在する。内腸骨動静脈（internal iliac artery/vein）は外腸骨動静脈から分岐後、後方へは上殿動静脈（superior gluteal artery/vein）、腸腰動静脈（ilio-lumber artery/vein）、外側仙骨動静脈（lateral sacral artery/vein）など、前方へは閉鎖動静脈（obturator artery/vein）、内陰部動静脈（internal pudendal artery/vein）などの分枝を出しており、これらの血管は骨盤骨折に伴って損傷を受けやすい（図5）。

また手術中の操作で注意しなければならない血管として死冠（corona mortis）がある。これは、閉鎖動静脈が下腹壁動静脈から分岐して起こるものであり25％程度に存在するといわれている。術中に損傷すると思いがけない出血となるため注意深い処置が必要である。

5）神経（図6）

骨盤腔の前方には第2～4腰神経から構成される大腿神経や閉鎖神経が走行し、後方には仙骨翼前面を下降する第5腰神経と、第5腰椎横突起の側を下降してきた第4腰神経の分枝と一緒になった腰仙神経幹が存在する。その後、大坐骨切痕近傍で第1～4仙骨神経と合流し、坐骨神経と陰部神経に分かれる。これらの神経は、腸骨後方部や仙骨骨折など骨盤輪後方部の骨折により損傷を受けやすい。

6）下部尿路および直腸、生殖器

骨盤腔は恥骨上面から仙骨翼までの弓状線を境界に、頭側の大骨盤と尾側の小骨盤に分けることができる。大

A. 骨盤の外傷

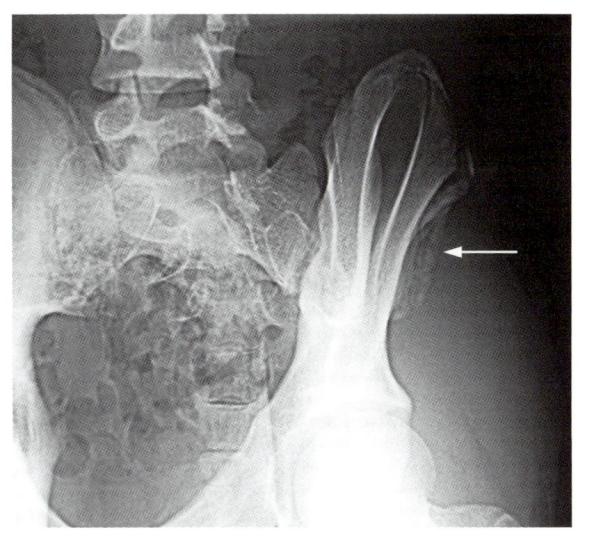

図7　若年者の骨盤付着部裂離骨折

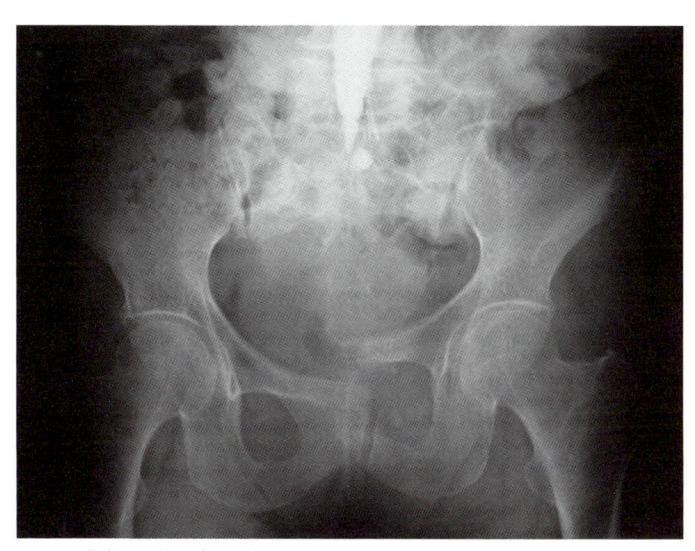

図8　高齢女性の脆弱性骨折
ベッドから転落して受傷.

骨盤には主として腹腔内臓器が存在し，小骨盤内には膀胱，尿道などの下部尿路や直腸，女性では子宮や腟が存在する．小骨盤内臓器は骨盤骨折で損傷を受けやすく，特に膀胱や尿道は恥骨のすぐ後方に位置するため，骨盤輪前方の損傷(恥骨骨折や恥骨結合離開)の合併損傷として注意が必要である．

受傷原因と分類

1) 受傷原因

骨と筋肉の成長がアンバランスな成長期の若年者では，スポーツ時に特徴的な骨盤骨折を起こすことがある．力学的な弱点となっている骨盤周囲の筋付着部の骨端軟骨に生じる裂離骨折である(図7)．裂離骨折は，ダッシュやキック時などに急激に強大な牽引力が筋の付着部に加わった際に生じるが，マラソンなどの反復外力によっても生じる．

一方，青壮年者の骨盤骨折の多くは，高所からの転落，交通事故などの高エネルギー外傷が原因である．これらの損傷は多臓器の損傷を合併することが多く，骨盤骨折に伴う大量の後腹膜出血がショックの原因となることも少なくない．

また，高齢者の女性の場合，骨質の脆弱化が原因で，歩行中の転倒やベッドからの転落などによる比較的軽度の外力で骨盤輪の脆弱性骨折が生じることがある(図8)．

2) 分類

骨盤輪損傷の分類については，過去に数多くの分類法が報告されてきた．1950年代後半，Pennalらは350症例を超える骨盤輪損傷を分析し，損傷外力が主として前後圧迫外力(AP-compression force)，側方圧迫外力(lateral compression force)，そして垂直剪断外力(vertical shear force)の3つの外力方向に基づくことを提唱した．その後，Tileはその分類を修正発展させ，欧州のAOグループが提唱した分類法と協議調整の結果，現在では包括的な分類法が作成されている(図9)．また，不安定型骨盤輪損傷のみに焦点を当てたYoung-Burgess分類も用いられることが多い．

Young-Burgess分類の特徴的な損傷パターン(図10)

- **LC-Ⅰ**：恥骨枝の横骨折，仙骨部の圧迫骨折
- **LC-Ⅱ**：恥骨枝の横骨折，クレッセント骨折(crescent fracture)
- **LC-Ⅲ**：恥骨枝の横骨折，対側骨盤のopen book(APC)損傷
- **APC-Ⅰ**：恥骨結合離開，軽度の恥骨結合離開/仙腸関節周囲の靱帯断裂(−)
- **APC-Ⅱ**：恥骨結合離開または恥骨枝の縦骨折，仙腸関節の開大(+)；仙腸関節前面の靱帯断裂(+)，後方の靱帯損傷(−)
- **APC-Ⅲ**：恥骨結合離開または恥骨枝の縦骨折，片側骨盤の完全分離；仙腸関節完全脱臼，仙腸関節前方・後方靱帯の断裂(+)
- **VS**：恥骨結合離開または恥骨枝の縦骨折，頭側転位(+)，仙腸関節部での損傷が多いが，時に腸骨，仙骨部での損傷
- **CM**：LC/VSまたはLC/APCの複合損傷

基本的にはこれらの分類は，(1)安定型か不安定型か？ (2)不安定性の程度は？ (3)外力の方向は？ (4)損傷は片側性か両側性か？の共通概念によって分けられている．

各論 3　骨盤・寛骨臼の外傷

A1：裂離骨折　　A2：転位のない骨折　　A3：仙骨横骨折

B1：open book 型　　B2：側方圧迫型　　B3：両側部分(不)安定型

C1：片側完全不安定型　　C2：片側完全不安定型＋片側部分(不)安定型　　C3：両側完全不安定型

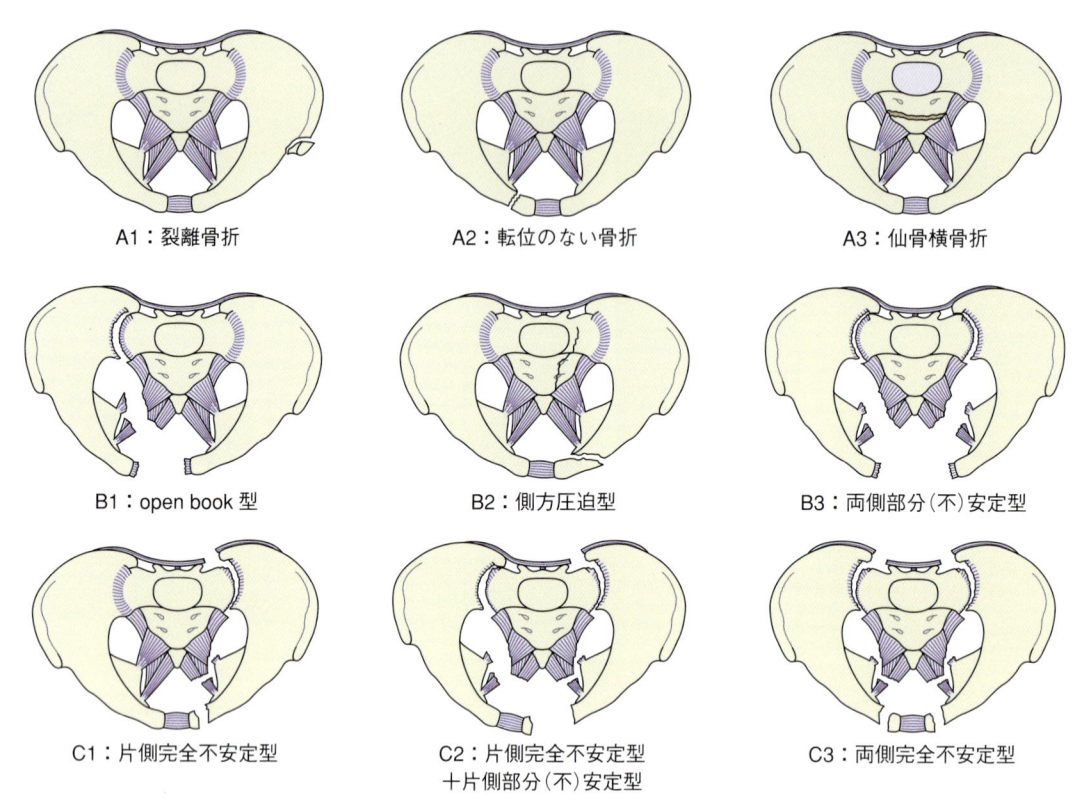

図9　包括的骨盤骨折分類
A：安定型
B：部分(不)安定型
C：完全不安定型

LC-Ⅰ　　LC-Ⅱ　　LC-Ⅲ

APC-Ⅰ　　APC-Ⅱ　　APC-Ⅲ

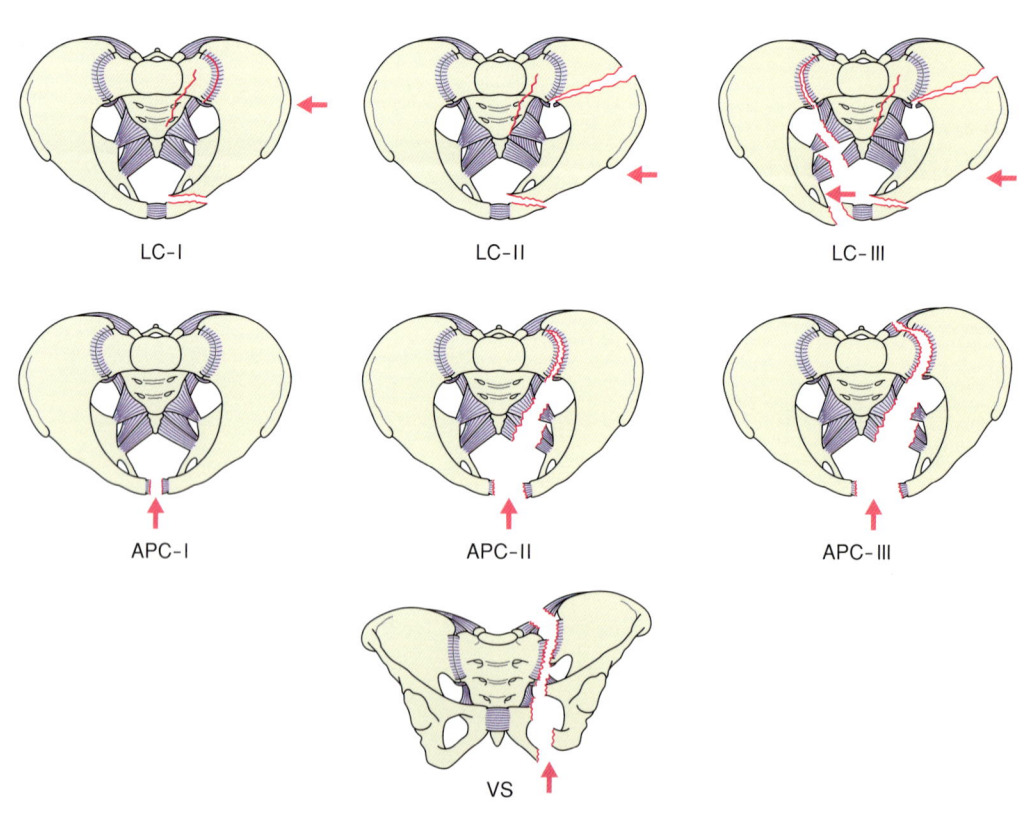

VS

図10　Young-Burgess 分類
LC：側方圧迫外力(lateral compression)
APC：前後圧迫外力(anteroposterior compression)
VS：垂直剪断外力(vertical shear)

376

> **AO/OTA 骨盤骨折分類の基本概念**
>
> Type A：安定型
> Type B：部分(不)安定型
> 　　　　B1：前後圧迫型(open book 損傷)
> 　　　　B2：側方圧迫型
> 　　　　B3：両側損傷
> Type C：完全不安定型
> 　　　　C1：片側完全不安定型
> 　　　　C2：片側完全不安定型＋片側部分(不)安定型
> 　　　　C3：両側完全不安定型

(1) 安定型か不安定型か？

安定型骨盤輪損傷とは，若年者のスポーツ外傷でみられる裂離骨折，腸骨翼骨折や仙骨の横骨折など骨盤の輪状構造に影響のない部位での骨折である．また，骨盤輪の前方・後方ともに骨折がみられるものの，ほとんど転位のない骨折も安定型とする．その理由は，転位のない骨折とは，骨盤輪の安定性に大きく関与している周囲の靱帯損傷がないと判断できるからである．

そして，外力が恥骨枝に直接作用して生じた両側恥骨枝骨折(straddle fracture, butterfly fracture)も安定型に分類される．バイオメカニクスの項で述べたように，骨盤輪前方 1/3 部には荷重伝導路が存在しないため，この部のみの骨折では安定性に影響がないと判断できるからである．しかし，このような骨折はまれである．

骨盤後腹膜出血量やショック状態を呈する頻度などを比較すると，安定型損傷は不安定型損傷に比較して重症度は低い．

(2) 不安定性の程度は？

不安定型骨盤輪損傷とは，骨盤輪の前方および後方部の少なくとも2か所に骨折が存在し，骨盤の輪状構造が破綻し種々の程度の不安定性を有するものと定義できる．不安定型損傷は，不安定性の程度または方向によって部分(不)安定型と完全不安定型に分類される．しかし，これらの間には移行型が存在し，実際の臨床例では正確な分類が容易ではないことも少なくない．

部分(不)安定型損傷は，骨盤輪前方から後方部にかけての靱帯は損傷されてはいるものの，骨盤輪後方構築を支持・補強している靱帯は完全には損傷されていない．このため，回旋(水平)不安定性を有するが，垂直方向の不安定性は呈さない(図4a, b)．完全不安定型損傷は，骨盤輪の前方から後方構築が完全に破綻した損傷である．このため，骨盤輪状構造は完全に破綻し，回旋(水平)不安定性のみならず垂直・後方への不安定性も有する(図4c)．

不安定型骨盤輪損傷の重症度は，一般的には完全不安定型損傷が部分安定型に比較して高いとされている．しかし，必ずしも骨折型と重症度が一致しない例も少なくない．

(3) 外力の方向は？

骨盤輪損傷時に生じた外力の方向は，前後圧迫外力，側方圧迫外力，垂直剪断外力の大きく3つに分けられる．しかし，実際の臨床例を検討してみると単純に3つの型に分けられない場合も少なくないため，Young-Burgess 分類では，いくつかの複合外力と考えられるものを複合型としている．側方圧迫外力による損傷が最も頻度が高く，続いて前後圧迫外力，垂直剪断外力である．

部分(不)安定型損傷は，外力方向によって側方圧迫型または前後圧迫型(open book 型)損傷に分けられる．一方，完全不安定型損傷の多くは垂直剪断外力によって生じるが，強大な前後圧迫外力や側方圧迫外力によっても生じることがある．

(4) 損傷は片側性か両側性か？

骨盤輪に作用した外力の強さによって，損傷が片側骨盤にとどまっているか，両側に及んでいるかによってさらに詳細に分類している．外力の方向と強さによる骨盤輪の損傷様式については，Young-Burgess 分類によく表されている(図10)．

■ 症状と診断

1) 症状

若年者の裂離骨折は，スポーツ中の走・跳・蹴などの急激な動作を契機に股関節周囲に強い疼痛を訴え，歩行や走行ができなくなることが多い．一方，反復刺激によって生じた裂離骨折は，日常動作ではあまり疼痛を訴えないことがあるので注意が必要である．

若年者の裂離骨折，高齢者の比較的軽微な外力による骨盤骨折を除き，明らかな中～高エネルギー外力による青壮年者の骨盤骨折は，直後から強い疼痛を訴え歩行不能となる．

2) 診断

他の部位の損傷診断と同様，問診による受傷機序の聴取そして身体所見から損傷部位を推定し，画像検査により確定診断する．しかし，高エネルギー外傷の場合，primary survey において出血性ショックとなりうる骨盤骨折の有無を，まず単純X線写真正面像で確認する．

(1) 問診

どのような状況で発生したかについて，救急隊員や本

各論3　骨盤・寛骨臼の外傷

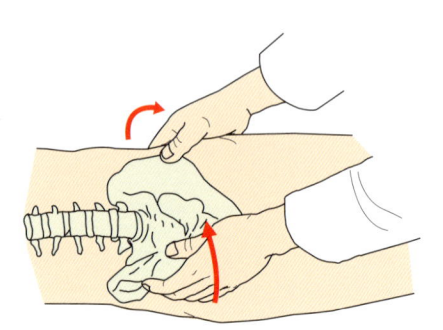

図11　骨盤骨折の用手的不安定検査
両側の腸骨翼に手を添えて，ゆっくりと骨盤を内旋させ，骨盤の動揺性の有無を検査する方法．

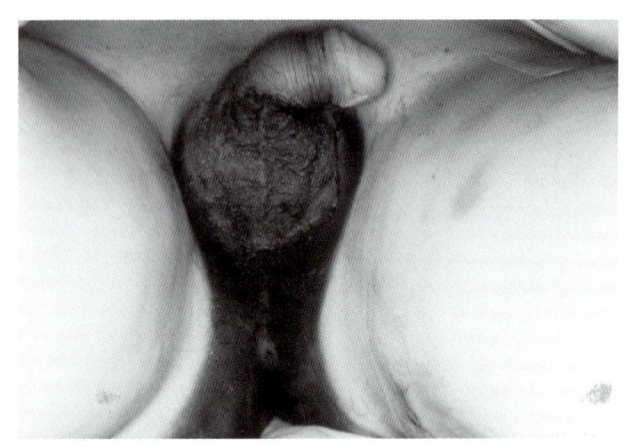

図12　会陰部の皮下出血
尿道損傷を疑わせる所見である．

人から情報を得ることが診断の第一歩である．スポーツ中に発生した若年者の損傷では筋腱付着部の裂離骨折，転倒など比較的軽微な外力による高齢者の損傷では恥骨枝骨折などの安定型骨折の可能性が高い．一方，高所からの転落，オートバイ事故，歩行中にはねられるなどの高エネルギー外傷では，常に不安定型骨盤輪損傷の存在を疑って初期診療を開始しなければならない．

（2）身体所見

視診では下肢の肢位や開放創の有無を注意して観察する．下肢長幹骨の骨折がないにもかかわらず，異常外旋，内旋位や下肢長差が存在する場合には，不安定型骨盤輪損傷が強く疑われる．鼠径部や会陰部に開放創がみられた場合には，開放性骨盤骨折の可能性が高く，これは死亡率が50％と報告されている重篤な損傷である．触診による圧痛部の位置や下肢の運動時痛の有無から骨折部位が推測でき，恥骨結合部の陥没も恥骨結合離開を疑わせる重要な所見である．

骨盤の用手的不安定検査法（図11）が紹介されてはいるが，この操作を不用意に繰り返すと出血を助長する危険性があるため，ショック状態の患者や意識障害を伴う患者では，骨盤正面単純X線撮影を優先する．

骨盤部の診察時には，骨盤周囲の臓器損傷の可能性についても注意する必要がある．外尿道口からの出血や会陰部の皮下出血（図12）は尿道損傷を強く疑わせる所見である．膀胱内留置カテーテル挿入時に抵抗がある場合も尿道損傷が疑われるため，無理な挿入は行わないようにする．

直腸診の際には，尿道損傷を疑わせる前立腺高位浮動，直腸損傷を疑わせる血液の付着，そして骨盤骨折に伴う仙骨神経損傷を疑わせる肛門括約筋の収縮不良の所見もチェックする．女性の場合，腟損傷にも注意する．

仙骨神経損傷の運動・感覚障害は，筋力低下が肛門括約筋や足関節底屈力の低下であり，感覚障害部位も肛門周囲や足部，足底部に限局しているため見逃しやすいことに注意すべきである．

（3）画像診断

前述した身体所見から，不安定型骨盤骨折の可能性が高いと判断したならば，まず骨盤簡易固定法による固定を行った後，画像検査を進めていく．

① **単純X線写真**：画像検査は，1枚の骨盤正面単純X線撮影を最優先する．骨盤正面単純X線写真から得られる情報量は多く，系統的な読影によって約90％は診断可能ともいわれている．骨盤輪の前方構築は後方に比較して弱いため，骨盤骨折では前方部の損傷はほぼ必発である．そして，輪状構造の1か所に骨折転位が生じたら，多くの場合，後方部にも損傷を伴うため，骨盤輪前方から後方へと系統的に読影を進めていく．

> **Point**
> **骨盤単純X線写真の読影ポイント**
> ① 腰椎棘突起が正面に位置
> ② 恥骨上下行枝の骨折の有無（骨折線が水平か垂直か）
> ③ 恥骨結合離開の有無（2.5 cm以上か否か）
> ④ 寛骨臼部の骨折の有無
> ⑤ 坐骨棘の裂離骨折の有無
> ⑥ 腸骨翼の非対称や頭側転位の有無
> ⑦ 腸骨部骨折の有無
> ⑧ 仙腸関節離開の有無
> ⑨ 弓状線の延長線がS2仙骨孔に位置しているか
> ⑩ 仙骨孔の形状は左右対称か
> ⑪ 第5腰椎横突起の裂離骨折の有無
> ⑫ 仙骨縁の裂離骨折の有無

さらに骨盤入口部撮影（inlet view），出口部撮影（outlet view）を追加し損傷部を詳細に検討していく．入口部撮影法は管球を頭側へ60°傾けて撮影する方法で，骨盤の回旋転位や前後への転位を描出するのに適

A. 骨盤の外傷

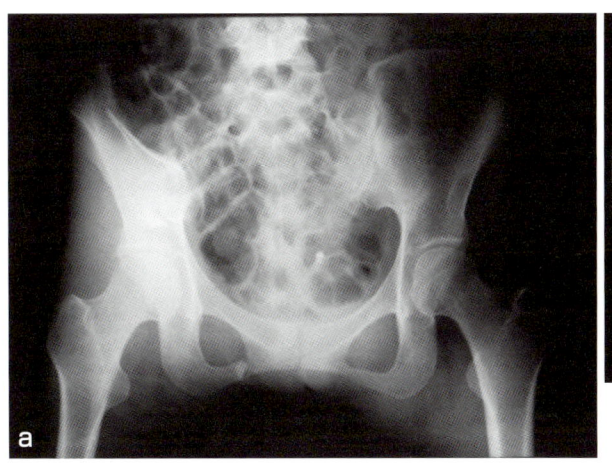

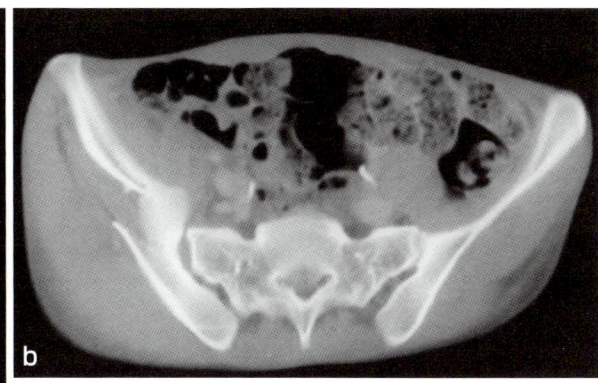

図13 CT の有用性
a：腸管内ガスのため骨盤輪後方の読影は困難．
b：CT 画像で骨折部の形態が明瞭に描出．

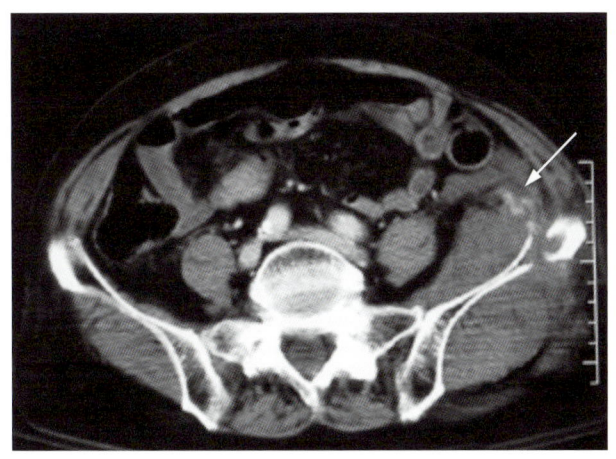

図14 造影 CT 上の造影剤の漏出像
骨盤内動脈造影および閉塞術を考慮する所見である．

している．一方，出口部撮影法は管球を尾側に45°傾けて撮影する方法で，骨盤の頭側転位や仙骨骨折の状態を把握するのに適している．

しかし，高エネルギー外傷では他の重要臓器損傷の検索のため，限られた時間内での効率のよい検査が必要のため，角度を変えての単純 X 線撮影の適応はスポーツ外傷や高齢者の低エネルギー外傷に限られる．

②CT：CT による骨盤骨折の診断は，原則として循環動態の安定している患者，あるいは救急スタッフや設備の整った施設に限られる．なぜならば，外傷患者の初療においては CT 室への移動時や撮影時に容態が急変することがまれではなく，その場合の対処が遅れがちであるからである．

CT から得られる情報は，腸管ガスの存在のために読影が困難な骨盤輪後方部の詳細な骨折形態ばかりではなく（図13a, b），造影 CT による骨盤内の造影剤漏出像から血管造影と動脈塞栓術の適応判断も可能である（図14）．

治療

骨盤輪損傷に対する治療は，救命のための超急性期（受傷後約1時間）の後腹膜出血に対する出血コントロールと，急性期以降の機能再建を目的とした骨折・脱臼に対する整復固定に分けられる．

1 骨盤後腹膜出血に対する初療

安定型骨折は，高齢者を除き出血性ショックとなることはまれであるため，不安定型骨折に対する出血コントロールが問題となる．

骨盤輪損傷による出血源は，骨折部，静脈性，動脈性出血の3つであり，85〜90％は骨折部と静脈損傷に起因する出血とされている[3]．このため，急性期の止血のためにまず行うことは，骨折部を密着させ骨折部からの出血を抑制すること，そして骨折部を安定化させ凝血塊の形成を促し凝固機能の破綻を防ぐことにある．

以下に，不安定型骨盤骨折に対する後腹膜出血コントロールの方法と適応について述べる．どの方法を選択するかは，患者の循環状態，骨盤骨折形態，合併損傷の内容，施設の能力などによって異なる．

1）骨折部の整復固定
（1）簡易固定法

特別な技術を必要とせず，誰もが簡単に数分以内に施行可能な方法として，骨盤周囲に巻いたシーツを緊縛し

各論 3 骨盤・寛骨臼の外傷

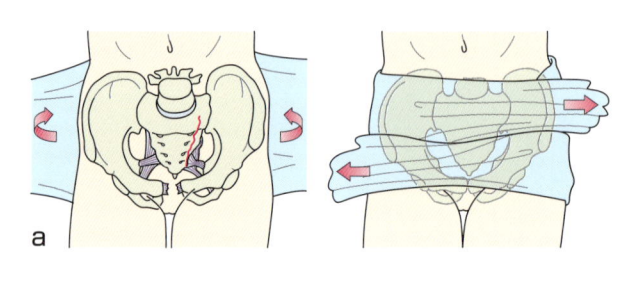

図 15 簡易固定法
a：シーツを用いた骨盤緊縛法
b：抑制帯を用いて代用した緊縛法

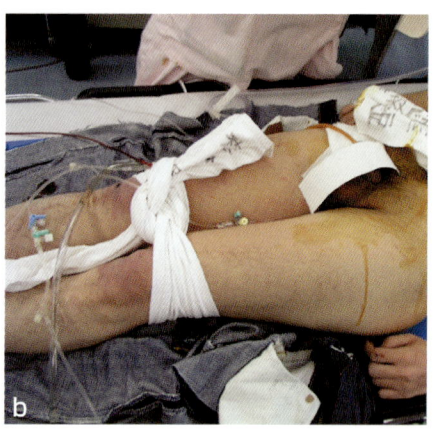

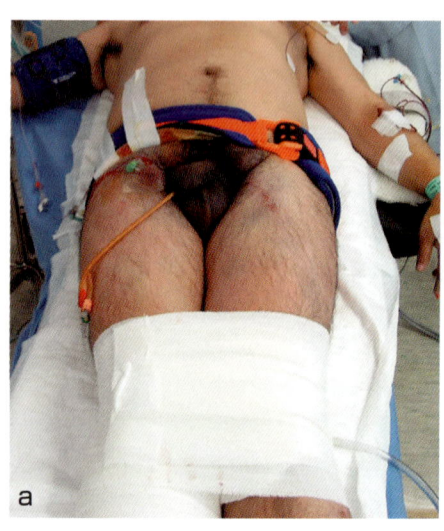

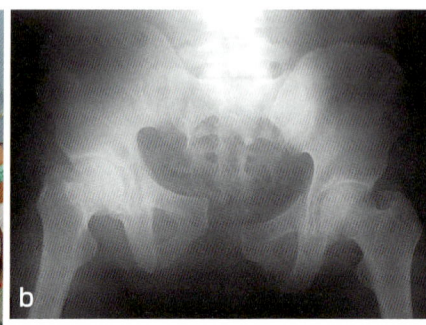

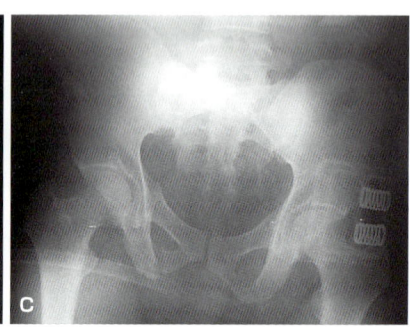

図 16 pelvic binder による簡易固定法
a：装着時
b, c：骨折部はよい位置に整復されている．

open book 型損傷の整復を行うシーツ緊縛法（図 15a, b）がある．その後，pelvic binder と呼ばれる種々の骨盤骨折固定用具が製品化されている．これらの固定具を大転子部の高さに装着し，適度な力で締め上げて圧迫するのが基本であり，受傷後早期ならば整復は容易である．

骨盤内血管造影および動脈塞栓術を行うことが多いわが国では，大腿動脈穿刺を行う部位を確保するため，やや頭側の腸骨稜部に装着することが多い．さらに膝部を抑制帯で緊縛し，両下肢を内旋させることによって整復はさらに容易となる（図 16a〜c）．

簡易固定を行った後は，再度単純 X 線写真で整復状態を確認する．そして整復不良であったならば，創外固定に変換する必要がある．簡易固定法はあくまで，より強固な固定を行うまでの一時的な固定法である．

（2）ショックパンツ

腹部から下肢全体を空気加圧することによって，血液の中心化と同時に骨折部の固定を期待する方法である．しかし，装着によって腹部超音波検査などの初期診療の妨げになることや，脳圧・胸腔内圧上昇などの合併症のため，簡易骨盤骨折固定ベルトの出現以降，使用される機会はほとんどない．

（3）創外固定法

たくさんの種類の創外固定器が市販されているが，基本的な原理は同じである．ピン刺入部として，腸骨稜に 2〜3 本刺入して固定する方法と下前腸骨棘付近に 1 本刺入して固定する方法がある（図 17a, b）．下前腸骨棘付近からの創外固定ピンの刺入は，最も骨質の密な部位での固定のため，腸骨稜からの刺入に比較して固定力に優れている．しかし，手技がやや煩雑で，軟部組織が厚い部位への刺入のためピン刺入部からの感染が危惧され，長期の固定には適さないという欠点がある．

創外固定は open book 型損傷の部分（不）安定型の固定に優れている．しかし，完全不安定型に対しては，後方骨盤骨折部の圧迫ができないためショック症例に対し

A. 骨盤の外傷

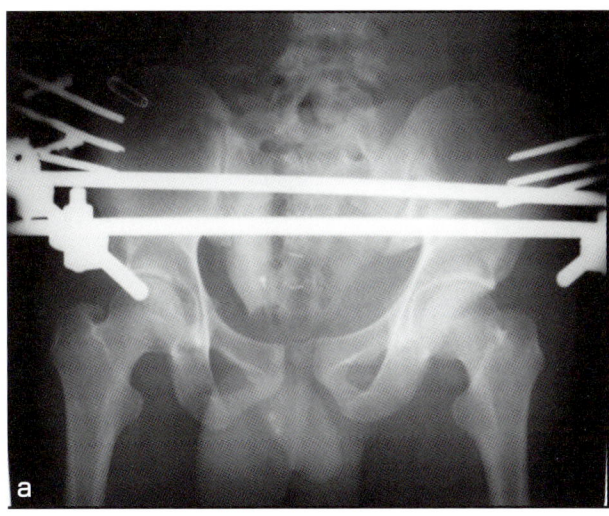

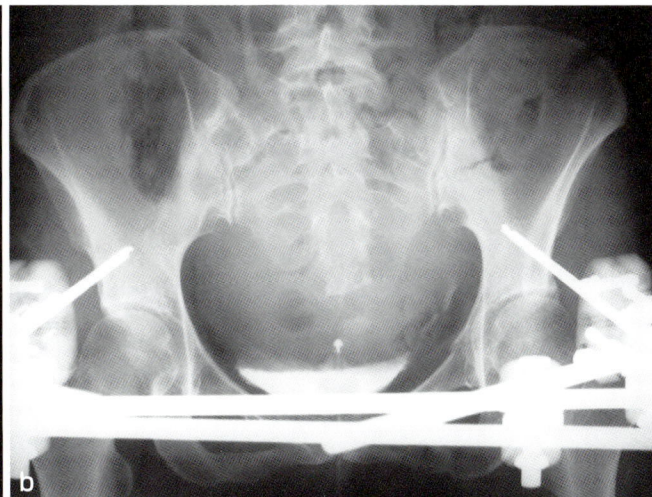

図17 創外固定法
a：腸骨稜に数本のピンを刺入して固定する方法
b：下前腸骨棘付近に1本のピンを刺入する方法

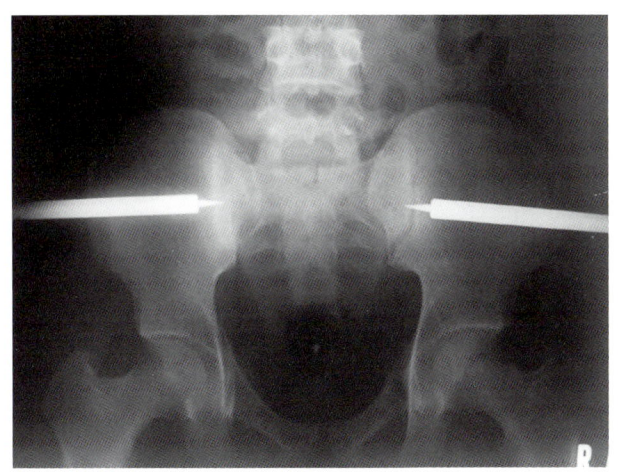

図18 pelvic clamp

ては止血効果に乏しい．

> **Pitfall**
> 創外固定は，完全不安定型の骨折に対しては，後方骨盤骨折部の圧迫ができないため，ショック症例に対しては止血効果に乏しい．

(4) Pelvic clamp

欧州のAOグループによって開発された，骨盤輪後方部に直接ピンを刺入し圧迫をかけ骨折部同士を密着させることが可能な創外固定器の一種である（図18）．

ショック状態の完全不安定型骨折に対して使用するのが原則である．慣れれば短時間に施行可能であるが，刺入部位を誤ると腸骨翼を貫いたり，大坐骨切痕に迷入して腹腔内臓器や神経血管を損傷する危険性がある．このため，経験のある医師がいる施設で行い，装着は短時間にし，早期に内固定に変更することが望ましい．

2) 経カテーテル的動脈塞栓術（transcatheter arterial embolization；TAE）

骨盤内動脈造影を行い造影剤の漏出部位（動脈損傷部）を確認した後，損傷動脈の近位にカテーテルを進め，ゼラチンスポンジや金属コイルなどの塞栓物質を出血部位に塞栓し止血する方法である（図19a, b）．

骨盤骨折に起因する骨盤内動脈性出血に対するTAEの有効性は広くコンセンサスが得られている．しかし，初療時の迅速な（搬入後20〜30分）施行のためには，放射線科医との密接な協力体制が必要である．

合併症として，頻度は少ないが殿筋や殿部皮膚など種々の部位の組織壊死の報告がある．しかし，その成因の1つに動脈塞栓術の影響があることは間違いないが，受傷時の軟部組織損傷など他の因子の関与も考えられ，必ずしも一元的に説明できない．

3) 外科的止血

骨盤骨折に起因する後腹膜出血に対して外科的止血を行うことはきわめてまれである．かつて内腸骨動脈の結紮術が行われた時期があったが，側副血行路が豊富な骨盤内血管では止血効果に乏しく，期待された治療成績は得られなかった．

その後，欧州のAOグループによって骨盤内パッキングが紹介された．彼らはショック状態の不安定型骨盤骨折に対して，搬入後30分以内にpelvic clampによる固定を行うとともに，積極的に小骨盤腔内にガーゼまたは外科タオルによるパッキングを行い，救命率の向上を

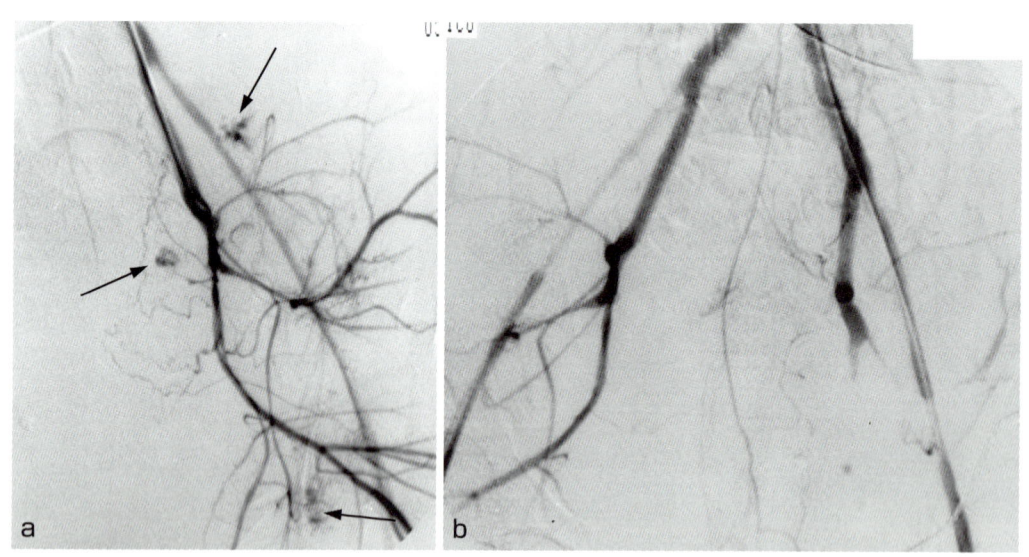

図 19　動脈塞栓術
a：骨盤内動脈造影．骨盤内動脈造影で複数箇所に造影剤の漏出がみられる．
b：動脈塞栓術後．動脈塞栓術によって止血されている．

報告している[4]．

しかし，米国や日本と欧州とは外傷外科医の教育システムが異なることや，感染などの合併症に対する懸念もあり，骨盤骨折に対するパッキングは日本ではいまだ普及してはいない．

2 骨折に対する治療

骨盤骨折に対する治療法は，骨折型や骨折の局在部位，全身および局所状態，年齢などさまざまな因子を考慮して固定法を選択することになる．内固定は主として完全不安定型に対して行われ，その時期は合併損傷の内容と程度に左右されるが，一般的には急性期を脱した受傷後3日以降2週間以内が適切とされている．

1）各骨折型に対する治療方針

（1）安定型骨折

安定型骨盤骨折のほとんどは保存的治療可能である．しかし，骨片が大きく，転位が著しい裂離骨折，腸骨翼骨折，straddle fracture に対してスクリューやプレートによる整復内固定を行う場合がある．

（2）部分(不)安定型骨折

外力の方向と不安定性の程度によって治療法を選択することになるが，基本的には前方フレーム創外固定で治療可能である．

側方圧迫型は，骨盤輪周囲の靱帯損傷を伴うことが少ないため，不安定性が少ないものは外転枕などを用いたベッド上安静による保存的治療が可能である．筆者は，不安定性の程度を判断するために全身麻酔下に徒手的に側方圧迫外力をかけて骨折部の動揺性をチェックするようにしている．

不安定性が明らかな場合には創外固定器を装着することが多いが，内旋変形が著しい場合には，徒手整復または観血的整復後に内固定を行うこともある（図20a, b）．

前後圧迫型も同様に不安定性の程度によって治療方針を決定する．不安定性の判断はCT上の仙腸関節部の開大の程度，恥骨結合部の離開程度（2.5 cmを超えるか否か）が治療法選択の目安となる．

恥骨結合離開が2.5 cm以内で仙腸関節部の開大がわずかな場合，ベッド上で側臥位になるだけで容易に整復されるため保存的治療の適応となる．一方，恥骨結合離開が2.5 cmを超える場合，少なくとも仙棘靱帯や前仙腸靱帯は損傷されているため不安定性が強いと判断する．このような open book 型では創外固定または内固定を選択することになる．

損傷部が恥骨結合部の場合プレート固定を行うことが多い．しかし，恥骨骨折の場合には創外固定による治療法も有用である．また不安定性が著しい場合には，仙腸関節に対して経皮的スクリュー固定など比較的侵襲の低い方法を選択することもある．

（3）完全不安定型

骨盤輪後方構築が完全に破綻した完全不安定型骨盤輪損傷は，創外固定のみでは頭側転位を制御することはできない（図21a, b）．したがって，治療は創外固定に加えて，大腿骨遠位からの直達牽引を行った後，時機をみて内固定に変換するのが原則である．固定は骨盤の前方・後方構築の強固な固定を行う骨盤輪の再建に主眼が置か

A. 骨盤の外傷

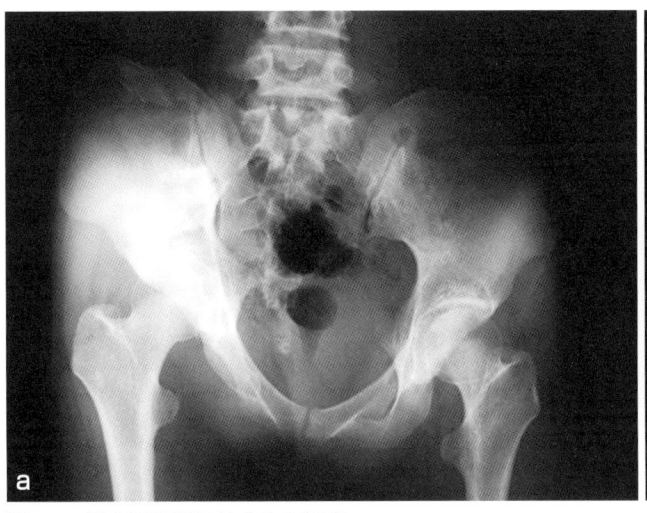

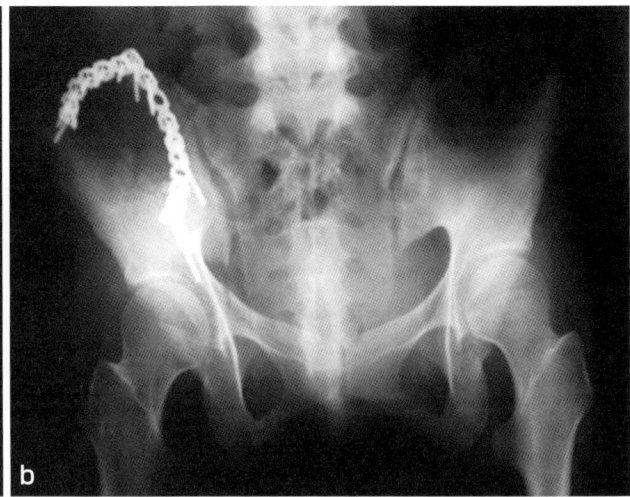

図20 側方圧迫型に対する内固定
a：術前．右側骨盤は著しく内旋変形し，麻酔下で徒手的にも整復不能．
b：術後．観血的に整復しプレートによる内固定を施行．

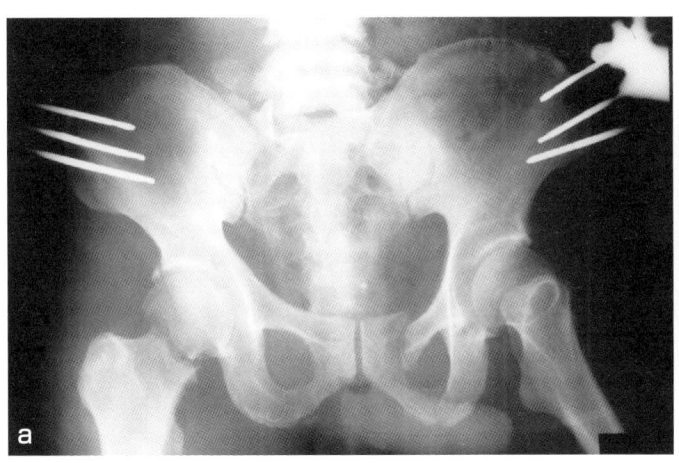

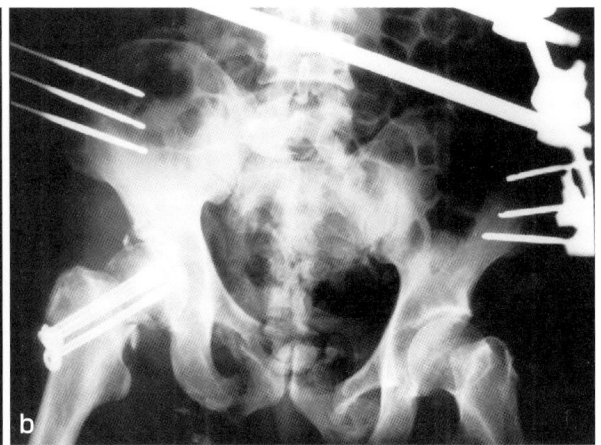

図21 完全不安定型骨折に対する創外固定
a：受傷当日．初期治療に創外固定を装着．
b：受傷後6週間．徐々に頭側転位が進行．

れる．

2）骨折部位に対する内固定法の選択

内固定は骨盤輪の損傷部位と損傷形態を十分に評価して適切な固定法を選択する．

(1) 恥骨結合

プレートを用いた固定が基本である．通常，恥骨結合部の固定には1枚のプレート固定で十分である．しかし，なんらかの理由で完全不安定型骨折の後方部の固定を行うことができなかった場合や，後方部の固定が不十分と判断した場合には，恥骨の上方と前方からの2枚のプレートで固定することもある（図22）．

恥骨結合に用いるプレートは，各々の恥骨枝に1穴ずつ固定するプレート固定法と2穴以上で固定する方法がある（図23a, b）．荷重歩行時に恥骨結合部にはわずかな回旋運動が生じるため，2穴プレート固定の場合プレートにかかる負担を干渉できるとしている．実際，恥骨プレートの多くは，術後経過中に折損することが多いが，後方部の固定がしっかりしていれば恥骨部には疼痛を訴えることはない．

(2) 恥骨枝

恥骨枝骨折の固定法はプレート固定とスクリュー固定がある．

プレート固定のための手術アプローチは，骨折部位が恥骨枝の内側かまたは外側かによって，恥骨上アプローチ（Pfannenstiel）またはmodified Stoppaアプローチを選択する．いずれのアプローチも，恥骨上行枝に付着した腹直筋は切離することなく，腹直筋の後方から恥骨上方へ展開してプレートを設置する．Modified Stoppaアプローチでは，腹直筋を白線部で縦切しCorona mortis

各論 3　骨盤・寛骨臼の外傷

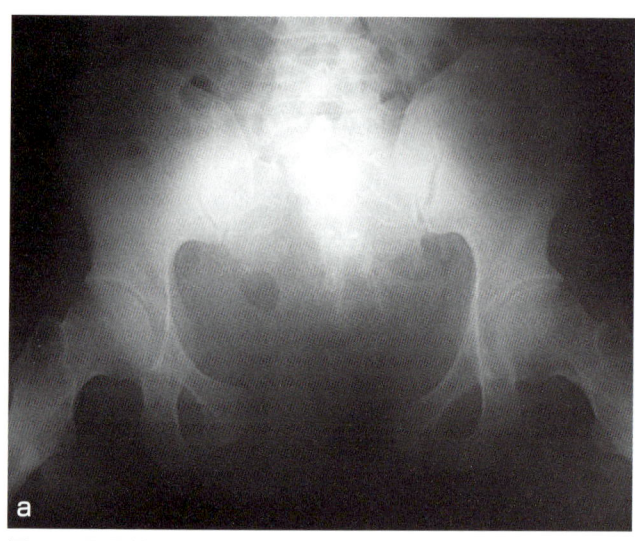

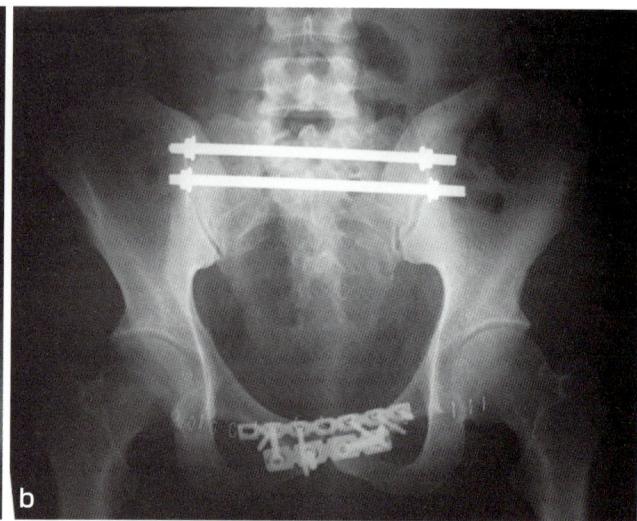

図22　恥骨結合に対する2枚プレート固定
a：受傷当日．体重が100 kg以上の患者．恥骨結合は大きく離開している．
b：術後．後方のsacral barによる固定力は不十分と判断して，恥骨結合は2枚のプレートで固定．

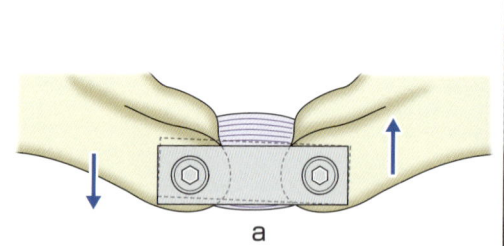

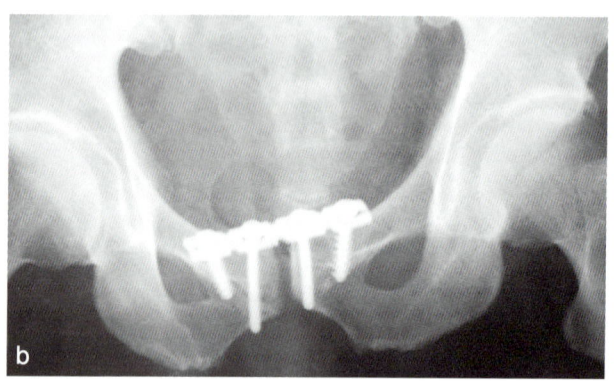

図23　恥骨結合に対するプレート固定
a：恥骨枝にスクリュー1本ずつのプレート固定．恥骨結合のわずかな動きに合わせてプレートも動く．
b：恥骨枝にスクリュー2本ずつのプレート固定．

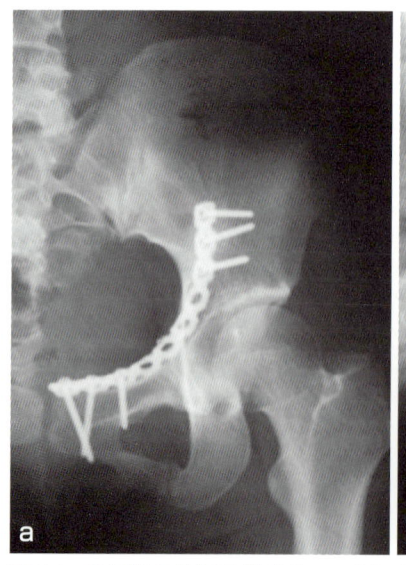

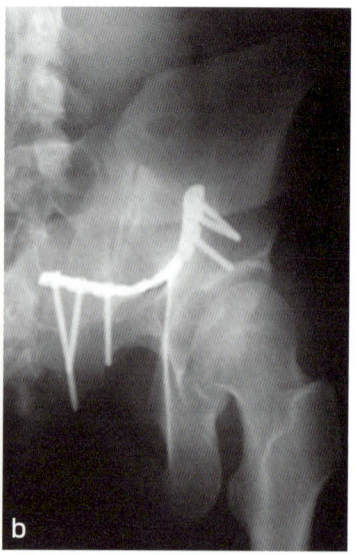

図24　外側恥骨骨折に対するmodified Stoppaアプローチによるプレート固定
a：正面像
b：out-let像

A. 骨盤の外傷

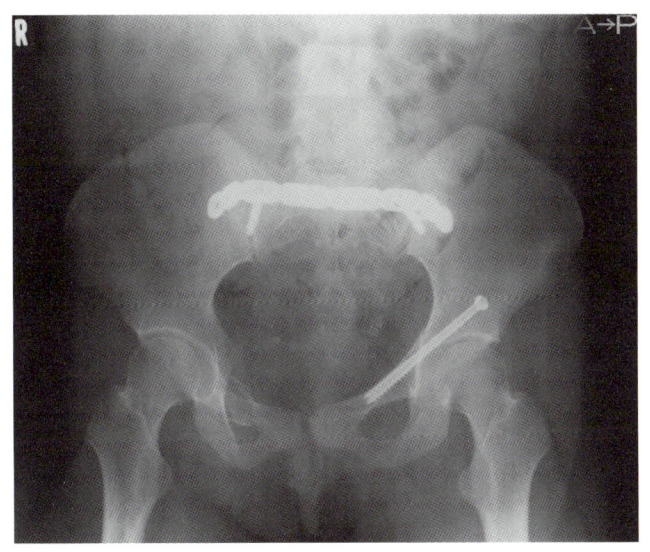

図25 恥骨枝骨折に対する経皮的順行性スクリュー固定

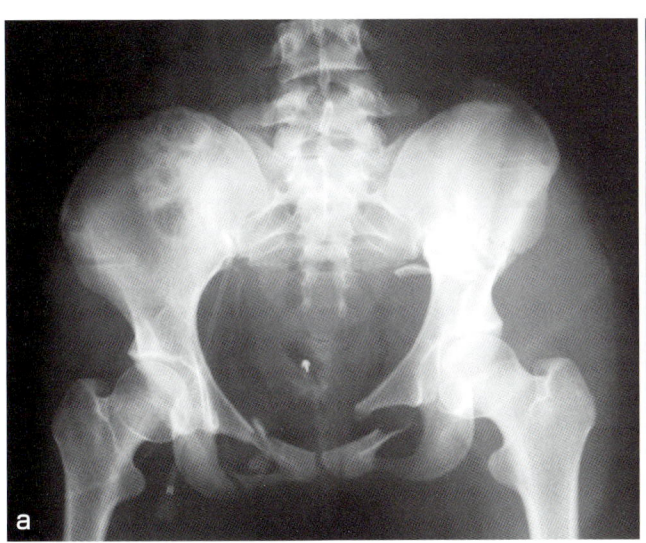

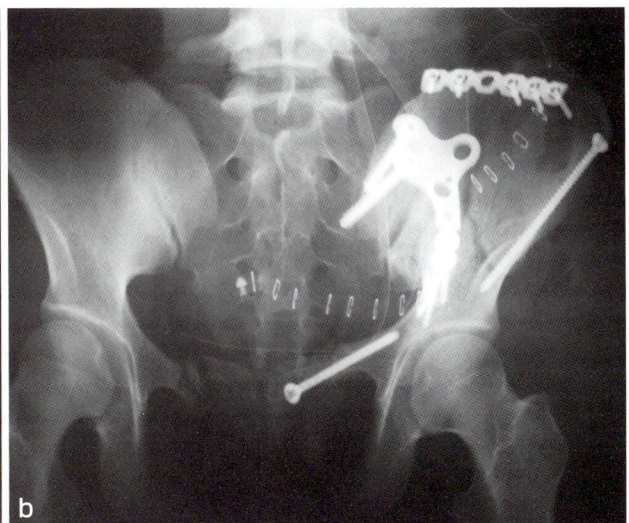

図26 恥骨枝骨折に対する逆行性スクリュー固定
転位が大きいため open method でスクリューを挿入．
a：術前
b：術後

の血管処理を確実に行った後，プレートを設置する（図24）．

スクリュー固定法は順行性固定法（図25）と逆行性固定法（図26a, b）がある．いずれの手術も経皮的に挿入するか，または局所を展開した open method で挿入することになる．

Pitfall
経皮的スクリュー固定法は，術中に適切な位置に挿入されているかの判断は必ずしも容易ではなく，股関節内への誤挿入や大腿動静脈損傷には十分注意が必要である．したがって，経皮的スクリュー固定は転位のわずかな骨折に対してのみ行うようにしている．

(3) 腸骨

腸骨稜に沿った皮切で腸骨内側にアプローチすることによって，容易に骨折部の整復固定が可能である．固定はプレートとスクリューを組み合わせて用いる（図27）．

腸骨骨折に対するスクリュー固定法として，下前腸骨棘から上後腸骨棘に向かって挿入する方法がある（図28）．この部位は骨質の最も密な部位であるため，強い固定力が得られる．骨折部の転位が少ない骨折では経皮的に挿入することも可能であり有用な方法である．

(4) 仙腸関節脱臼・仙腸関節脱臼骨折（crescent fracture）

プレート固定法またはスクリュー固定法がある．
プレート固定法を行う場合，前方アプローチで仙腸関

各論3　骨盤・寛骨臼の外傷

節を展開し，1枚または2枚のプレートを用いて固定する．この際，術後の疼痛発生の可能性を考慮して，筆者は必ず骨移植を行って関節固定術を行うようにしている（図29a, b）．

仙腸関節脱臼骨折で腸骨後方の骨片が大きい場合には，後方からのアプローチによるプレート固定を行う場合がある（図30）．しかし，後方からの展開には常に創哆開や感染などの軟部組織の合併症の危険が伴う．このため，最近は前方からのアプローチによる固定がほとんどである．

スクリュー固定法には，患者を腹臥位とし後方から局所を展開して大坐骨切痕部から仙腸関節部を指で触れながらスクリューを挿入する方法と，仰臥位で経皮的に挿

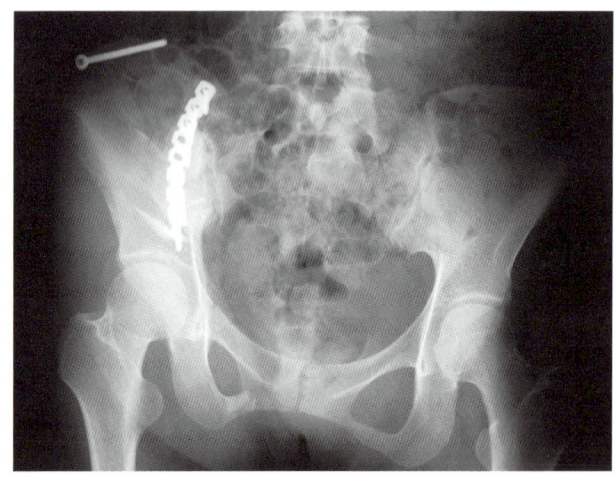

図27　腸骨骨折に対する内固定
プレートとスクリューを組み合わせて固定する．

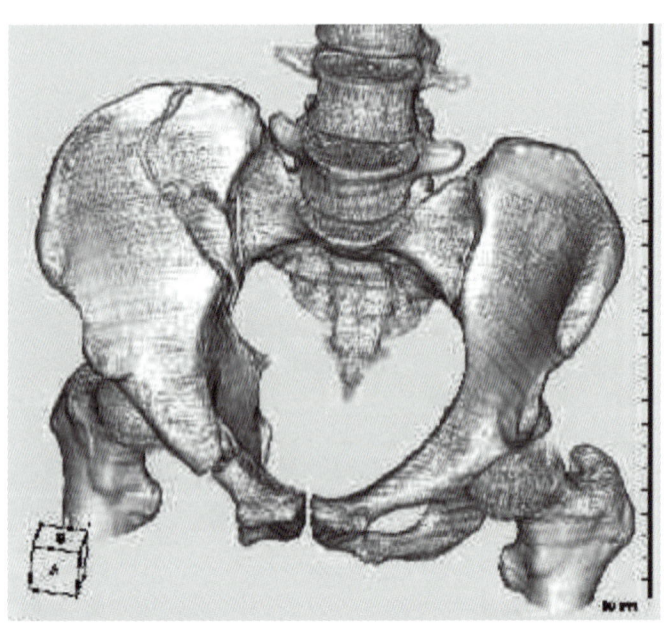

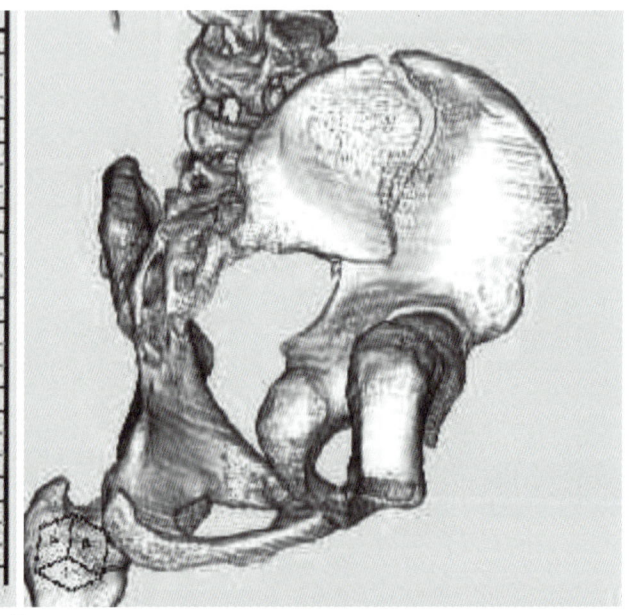

a．術前

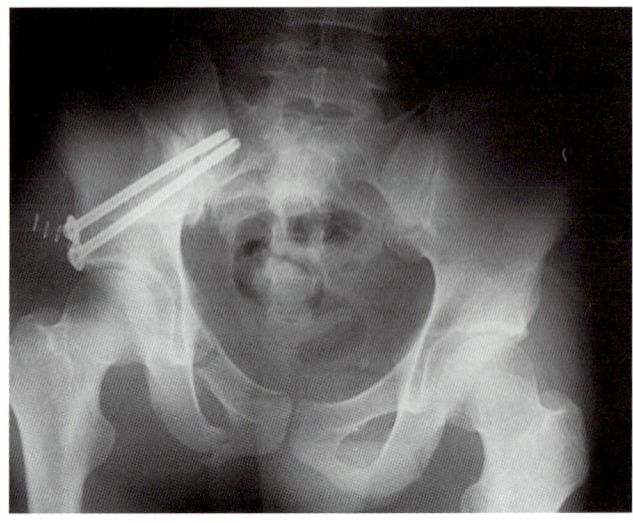

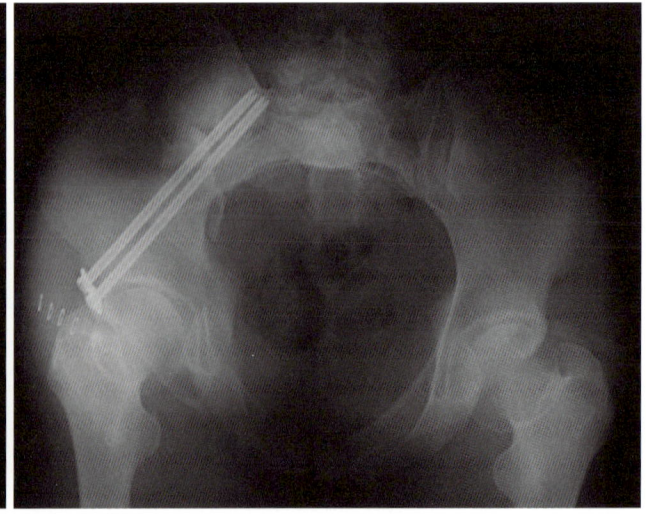

b．術後

図28　腸骨骨折に対する経皮的スクリュー固定
骨折部の転位がわずかであったため，経皮的スクリュー固定を選択．十分な長さのスクリューを挿入することがポイントである．

図29 仙腸関節脱臼・仙腸関節脱臼骨折に対するプレート固定
a：2枚のプレートによる固定
b, c：仙腸関節部用プレートによる固定

a．術前

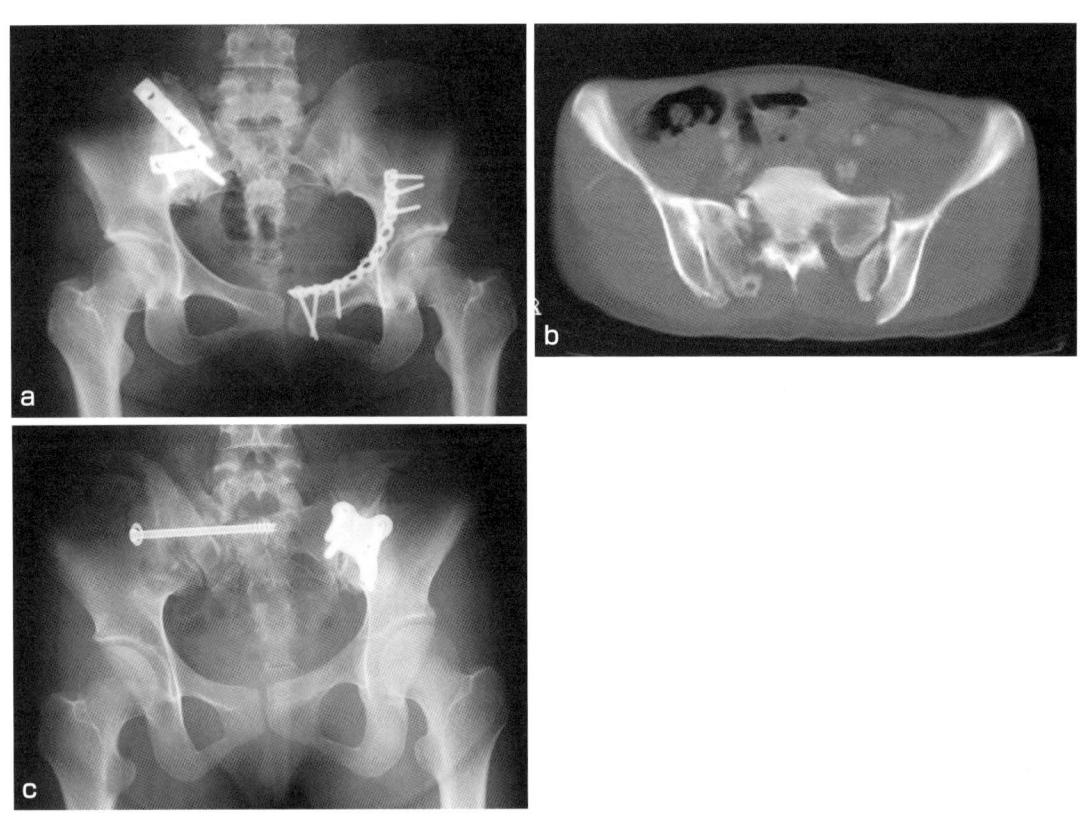

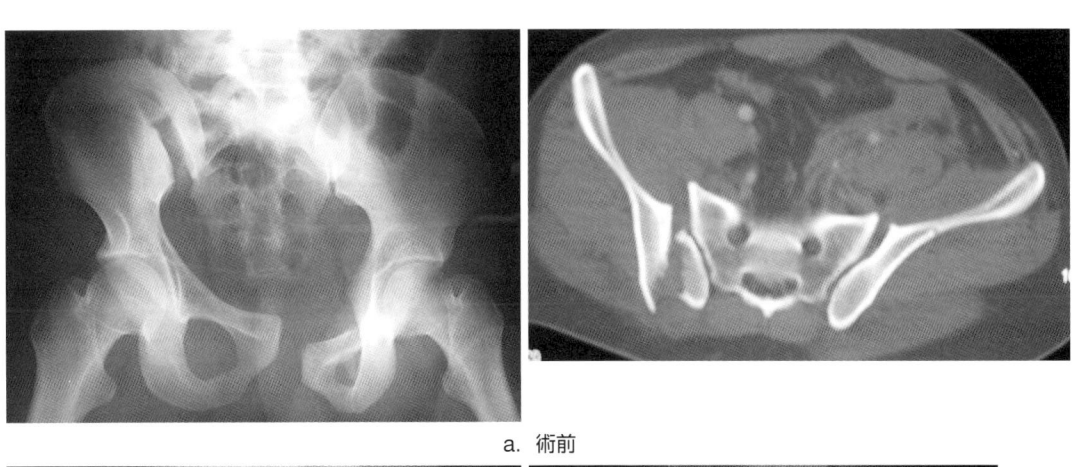

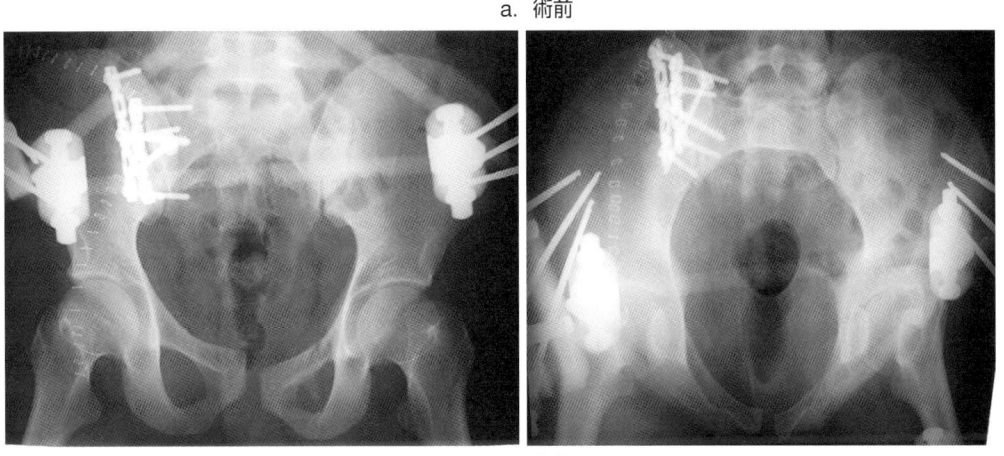

b．術後
図30 仙腸関節脱臼骨折に対する後方からのプレート固定

各論3　骨盤・寛骨臼の外傷

zone I　　　　zone II　　　　zone III

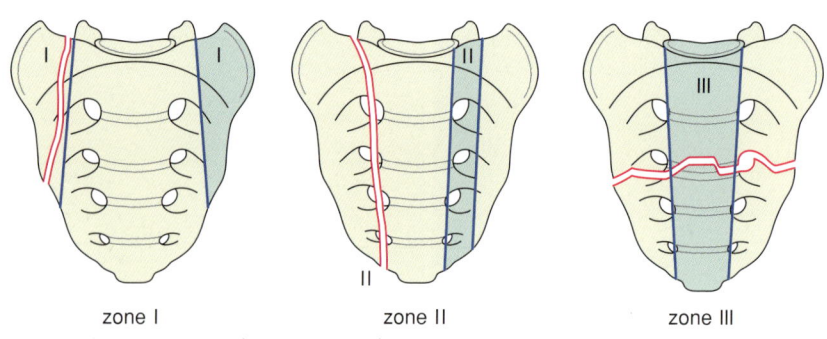

図31　仙骨骨折の分類（Denisの分類）

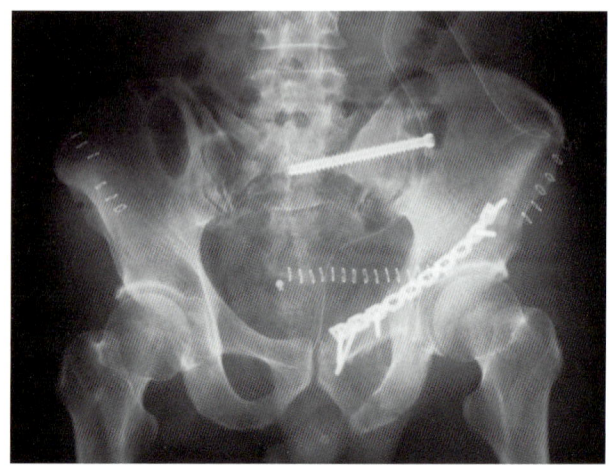

図32　左仙骨骨折（zone II）に対する経皮的スクリュー固定
骨折部に圧迫力がかからないよう，全ねじきりスクリューを使用．

入する方法がある．しかし，仙腸関節完全脱臼に対するスクリュー固定は1本のスクリューしか挿入が困難なため固定力が乏しく，全身状態不良例などを除き，筆者はあまり使用してない．

Pitfall
仙腸関節完全脱臼に対するスクリュー固定は固定力が乏しい．

（5）仙骨

骨盤骨折に対する内固定法について，現在最も議論の多い骨折部位が仙骨骨折である．仙骨骨折は骨折部位によって，仙骨孔外側の仙骨翼部の骨折（zone I），仙骨孔にかかる骨折（zone II），仙骨孔内側の仙骨中心部の骨折（zone III）に分類されている（図31）．

内固定法として経皮的スクリュー固定（図32），後方からのプレート固定（図33），sacral bar固定（図22b）などがある．プレート固定法として，両側の腸骨にプレートを渡し固定する方法と，仙骨のみにプレートを当て固定する方法がある．

プレート固定が力学的には優れているが，受傷時に後方部の軟部組織損傷を伴うことが多い完全不安定型骨折では，内固定時の軟部組織への侵襲による術後の創哆開や感染が最も大きな問題となる．

このため，多発外傷症例に対しては経皮的スクリュー固定を選択することが多くなってきた．しかし，X線透視下にスクリューを適切な位置に挿入することは決して容易ではなく，脊柱管内への誤刺入，内腸骨動脈損傷，第5腰神経損傷などが報告されている．またzone II骨折に対してのスクリュー固定は，挿入時に仙骨孔に圧迫力が生じないよう全ねじ切りのスクリューを使用すべきである．

仙骨骨折に対する経皮的スクリュー固定を行う場合，周辺解剖と手術手順を十分に理解したうえで施行しなければ，むしろ高侵襲な手術となる可能性がある．今後CTガイドあるいはナビゲーションシステムの利用による安全かつ正確な場所へのスクリュー挿入が可能になれば，さらに普及するものと考えられる．

■ 予後

不安定型骨盤輪骨折の機能予後についての，長期間にわたるまとまった報告は少ない．ヨーロッパで行われた多施設前向き臨床研究結果によると，部分（不）安定型の91％，完全不安定型の75％に単純X線写真上に満足すべき治癒がみられたにもかかわらず，臨床的に優，良の成績が得られたものは，それぞれ70％と54％のみであり，成績不良例の主な原因は疼痛の残存であった．不安定型骨盤骨折後に疼痛のみられなかったものは，部分（不）安定型の41％，完全不安定型の27％にすぎず，男性の12％に勃起障害，女性の2％に異常性感症がみられたと報告されている[5]．

このように，骨盤骨折の機能障害はさまざまであり，その原因は必ずしも明らかではない．以下に，それぞれの障害とその原因について述べる．

A. 骨盤の外傷

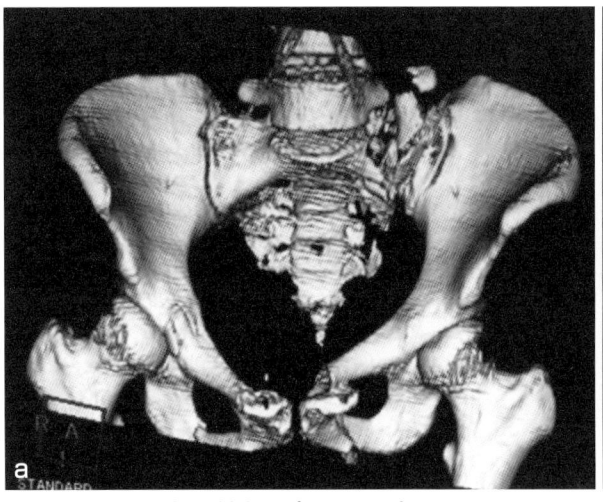

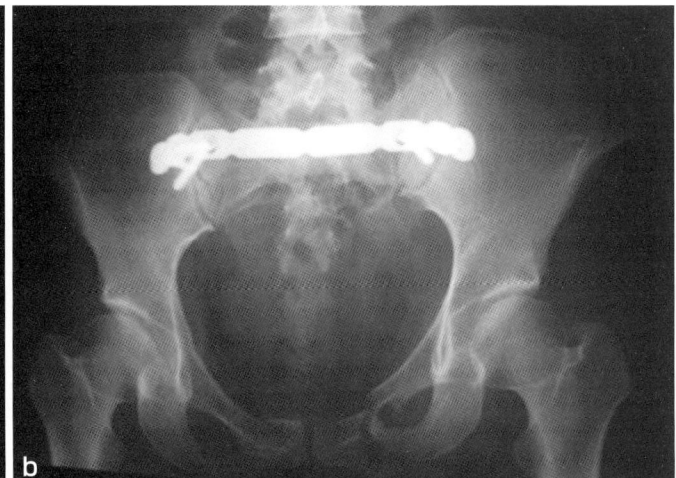

図33 左仙骨骨折に対するプレート固定
a：術前
b：術後

1）骨盤後方部の疼痛や腰痛

　荷重時の力の大部分を受ける骨盤後方部に，未治療の仙腸関節脱臼や不適切に治療された仙骨骨折の偽関節などが原因で不安定性が残存すると，疼痛が生じる可能性が高い．Tileらは，これらの原因によって完全不安定型骨折の60％は持続性の疼痛を訴えていると報告している[6]．また，Hendersonは，保存的に治療された不安定型骨盤骨折26例の受傷後平均8年の予後調査から，50％が後方骨盤部の不快感を日常的に訴え，骨盤後方部の転位が1cmを超えた症例に頻度が高く，転位の程度と疼痛残存の関連について指摘している[7]．
　一方，骨盤骨折に対して手術的治療を行った後も疼痛を訴える患者に対して，単純X線写真，腰仙部CTによる検討を行ったところ，45％に腰椎横突起骨折，ほとんど転位のない椎体，椎間関節骨折，仙椎骨折などが発見され，疼痛発生との関連が示唆されている[8]．
　このように骨盤骨折後の疼痛の発生には，骨盤骨折部だけではなく，合併する腰仙椎移行部の損傷についても注意深い検索が必要である．

2）骨盤変形

　日常診療で時に遭遇し問題となる骨盤骨折後の変形は，片側骨盤の頭側転位である（図34）．患側下肢は短縮し，下肢長差の程度によって跛行を生じることもある．骨性の癒合が完成したのならば疼痛を伴うことはないかもしれないが，座位で体幹は患側に傾き，手で支えが必要となる．そして長期的には，腰椎の片側に負担がかかり，二次性に変形性脊椎症による腰痛が発生する可

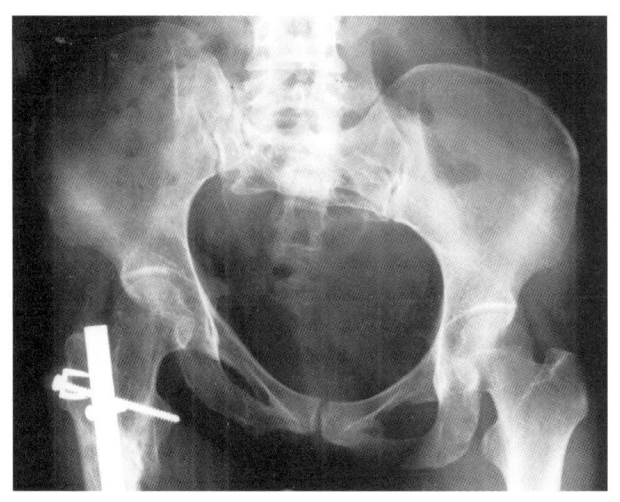

図34 骨盤骨折後の頭側転位による変形

能性もある．
　頭側転位の多くは，創外固定のみで治療された完全不安定型骨折に生じているため，急性期から頭側転位を含めた骨盤変形に十分に留意しなければならない．

3）神経障害

　骨盤骨折に合併した神経損傷の頻度についての報告はさまざまであるが，不安定型骨折の20〜40％の発生率のようである[9]．Zone IIの仙骨骨折では仙骨神経根が，仙腸関節近傍の骨折では第4〜5腰神経根や坐骨神経が損傷されやすい．損傷された神経によって，下肢の感覚・運動障害や疼痛，膀胱直腸障害などがみられる．
　神経損傷の予後については，受傷後の経過観察のみで比較的高率に回復するという報告と回復しないという報告があり，一定の見解は得られていない[4,9]．

したがって，治療法も保存的治療あるいは積極的に局所を展開して神経の除圧を行うとの報告に分かれており，仙骨骨折に合併した神経損傷に対する治療法はこれからの課題である．

4）下部尿路，性生活の障害

排尿障害，残尿感，排便障害などの膀胱直腸障害や，男性の勃起障害，女性の異常性感症などの障害は，合併した神経損傷や泌尿生殖器の損傷，転位した骨片による圧迫などが原因となる．

近年，骨盤骨折後に，泌尿生殖器の損傷を伴わないにもかかわらず，女性では尿失禁，尿意頻数，膀胱炎，夜尿症，月経困難症，性交時の疼痛などを訴える頻度が有意に高いことが報告されている．骨盤骨折と症状発現の関係をみると，骨折部の転位が5mm以上の症例に多く，前後圧迫型と垂直剪断型に多く，原因として受傷時に同時に損傷された骨盤床の破綻との関連が指摘されている[10]．

文献

1) Tile M, ed：Fractures of the Pelvis and Acetabulum. Lippincott Williams & Wilkins, Philadelphia, pp36-37, 2003.
2) Pennal CF, Sutherland GO：Fractures of the Pelvis（motion picture）. Park Ridge, IL：American academy of orthopaedic surgeons film library, 1961.
3) Ben-Manachem Y, Coldwell DM, Young JWR, et al：Hemorrhage associated with pelvic fractures：causes, diagnosis, and emergent management. Am J Roentgenol 157：1005-1014, 1991.
4) Pohlemann T, Bosch U, Gänsslen A, et al：The Hannover experience in management of pelvic fractures. Clin Orthop Relat Res 305：69-80, 1994.
5) Pohlemann T, Tscherne H, Baumgartel F, et al：Pelvic fractures：Epidemiology, therapy and long-term outcome：overview of the multicenter study of the Pelvic Study Group. Unfallchirurg 99：160-167, 1996.
6) Tile M：Pelvic ring fractures：Should they be fixed? J Bone Joint Surg 70-B：1-12, 1988.
7) Henderson RC：The long-term result of nonoperatively treated major pelvic disruptions. J Orthop Trauma 3：41, 1989.
8) Mears DC, Rubash HE：Clinical Results. Pelvic and Acetabular Fractures. SLACK, New Jersey, pp429-486, 1986.
9) Reilly MC, Zinar DM, Matta JM：Neurologic injuries in pelvic ring fractures. Clin Orthop 329：28-36, 1996.
10) Copeland CE, Bosse MJ, McCarthy ML, et al：Effect of trauma and pelvic fracture on female genitourinary, sexual, and reproductive function. J Orthop Trauma 11：73-81, 1997.

〔新藤正輝〕

Biological osteosynthesis

解剖学的整復と圧迫プレートによる強固な内固定を提唱したAOグループは，近年，より生物学的な環境を重視するようになりbiological osteosynthesisを強調するようになってきた．骨が周囲の軟部組織からの血流によって生存していることを考慮すると当然のことである．「観血的手術後治癒遷延或は仮関節発生を時々見聞する．著者の考へでは其原因に二様の因子があると思ふ．其一つとして折れた机の脚を修繕するのと同様な概念を以って手術されたるものがある．吾々は機械的に骨折部を接合するのではなくして，**生物学的に骨接合**をやらねばならない．言ひかへれば，骨再生現象を手術的操作によつて少しも障碍することなく，反つてこれを都合よく行はせるために手術によって整復位の固定をやるのが本旨である」と述べて，神中は70年以上も前に生物学的骨接合術の重要性を強く指摘した．

〔神中正一：骨折治療学，1936〕

〔糸満盛憲〕

各論3　骨盤・寛骨臼の外傷

B 寛骨臼の外傷

1 寛骨臼骨折

■ 解剖学的特徴

寛骨は骨盤の一部を構成しており，臼蓋関節面を支えるように囲む腸骨，恥骨，坐骨によって構成される．したがって，寛骨臼骨折は臼蓋関節面の骨折としてのみとらえず，それを支える3つの骨の立体的形態も把握すべきである．

Judet[1] 寛骨臼は腸骨稜前部から恥骨に至る前柱と腸骨下部から坐骨に至る後柱とによって逆Y字構造を呈し，さらにこれに前壁と後壁を加えた4つの要素によって構成されるとし，外科的寛骨臼の概念を確立した（図1）．前柱と後柱が交わり仙骨と連結する最も厚い部分を sciatic buttress とした．

■ 受傷原因と分類

受傷原因の多くは青壮年者の交通事故や転落などの高エネルギー外傷によるもので，大転子部または膝関節に加わった大きな力が骨頭を介して寛骨臼を破壊して骨折を生じる．最近では，骨粗鬆症を伴う高齢者の転倒によって起こるものも増えている．

寛骨臼骨折は大転子，膝など力の加わる部位や大腿骨の肢位によって種々の骨折型が生じる．寛骨臼骨折を最も的確に表現しているのは Judet-Letournel 分類[1] で，基本骨折と複合骨折の2つの骨折型に分け，さらにそれぞれを5つの骨折型に分ける方法で，広く用いられている．これは，基本骨折として寛骨臼を構成する前柱，後柱，前壁，後壁と横骨折の5型とし，さらに複合骨折として基本骨折の少なくとも2型以上を含む5型の合計10型に分類している（図2）．

■ 診断

寛骨臼は立体的に複雑な形態であるため，各画像所見から正確に骨折型を把握しなければ適切な治療方針を計画することができない．

1）単純X線像

正面像，両45°斜位像撮影が必須である．慣れるまで読影は骨モデルと対比しながら行うと理解しやすい．

正面像で読影すべき部位は，前壁の辺縁，後壁の辺縁，臼蓋荷重部，涙痕（寛骨臼内壁），ilio-pectineal line（前柱部分），ilio-ischial line（後柱部分）である（図3a）．閉鎖孔斜位像（obturator oblique view）では，前柱の辺縁，後壁の辺縁，閉鎖孔を読影する（図3b）．腸骨斜位像（iliac oblique view）では，腸骨翼，前壁の辺縁，後柱の辺縁を観察する（図3c）．単純X線像から骨折型をほぼ診断可能である．

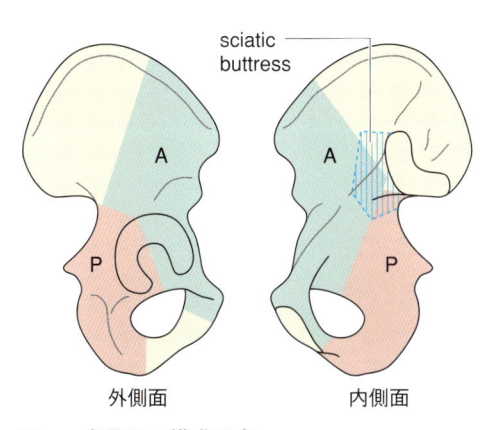

図1 寛骨臼の構成要素
前柱と後柱が交わり，仙骨と連結する最も厚い部分を sciatic buttress とした．

各論 3 骨盤・寛骨臼の外傷

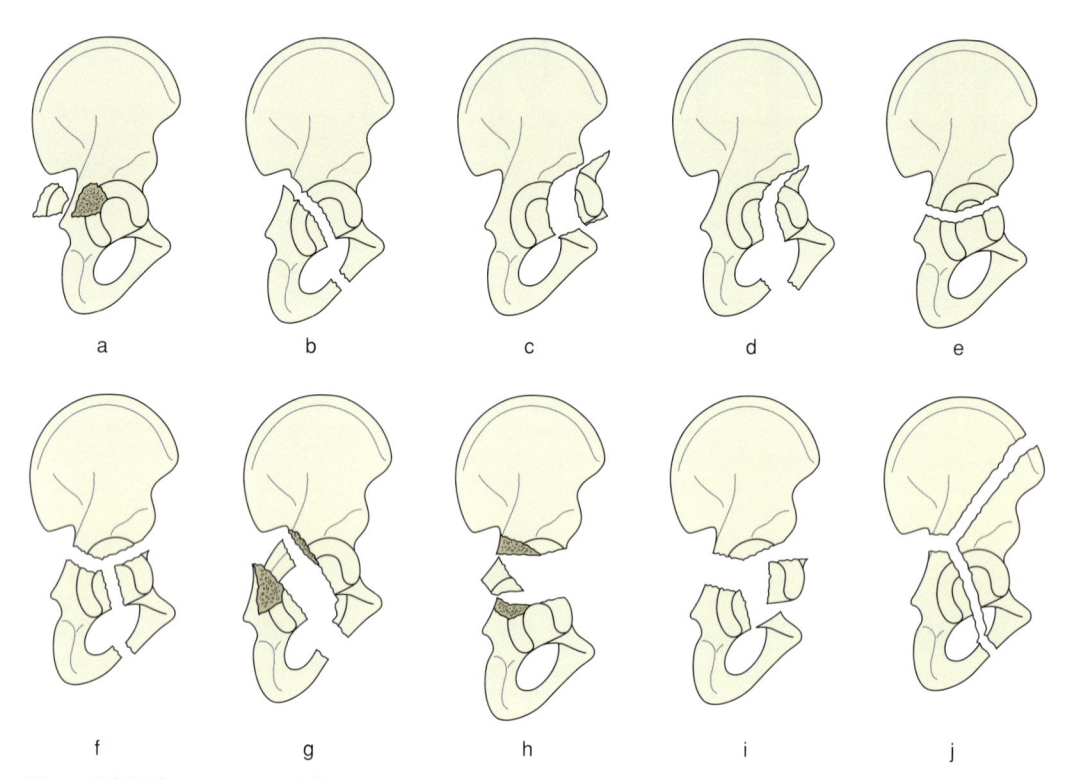

図2 骨折型（Letournel 分類）
〔Judet R, Letournel E : Fractures of the acetabulum. Classification and surgical approaches for open reduction. Preliminary report. J Bone Joint Surg 46-A : 1615-1646, 1964 から〕

a．正面像　　b．閉鎖孔斜位像　　c．腸骨斜位像

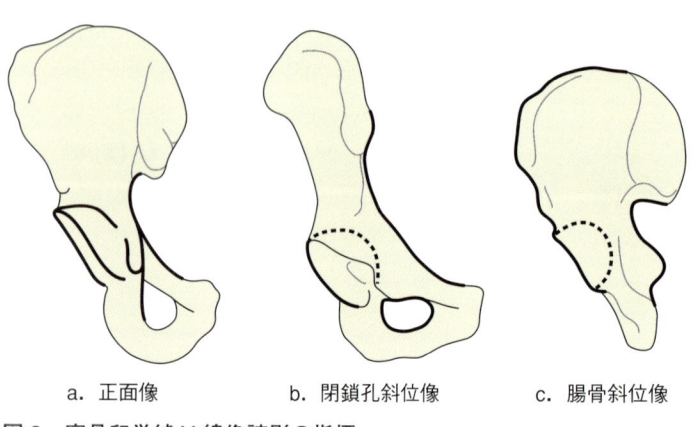

図3　寛骨臼単純X線像読影の指標
a：正面像では前壁の辺縁，後壁の辺縁，臼蓋荷重部，涙痕（臼蓋内壁），ilio-pectineal line（前柱部分），ilio-ischial line（後柱部分）を読影する．
b：閉鎖孔斜位像では，前柱の辺縁，後壁の辺縁，閉鎖孔を読影する．
c：腸骨斜位像では，腸骨翼，前壁の辺縁，後柱の辺縁を読影する．

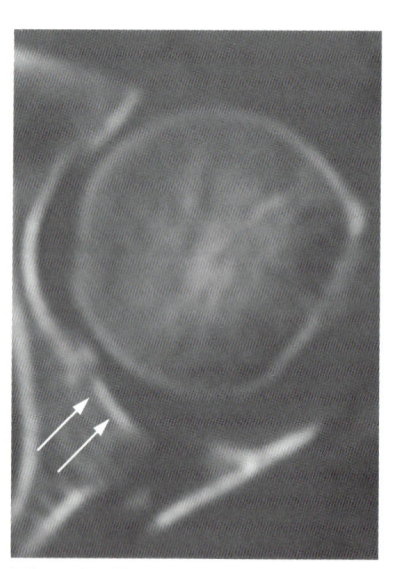

図4　CT像
寛骨臼後壁骨折に陥没骨折を認める．

2) CT，3D-CT

骨片の大きさや転位の程度，関節内骨片，関節面の陥没骨折（marginal impaction），大腿骨頭骨折の有無など，単純X線像から読影困難な情報を得ることが可能で，今では不可欠な検査となっている（図4）．3D-CT像は骨頭を除去した描出が可能で，画像を自由に回転させてあらゆる方向から骨折を観察できるため，骨折状態を正確に把握しやすく，手術計画を立てるうえできわめて有用である（図5）．

治療

1 保存的治療

転位のない骨折，関節面の転位が1mm以内で関節面

B. 寛骨臼の外傷

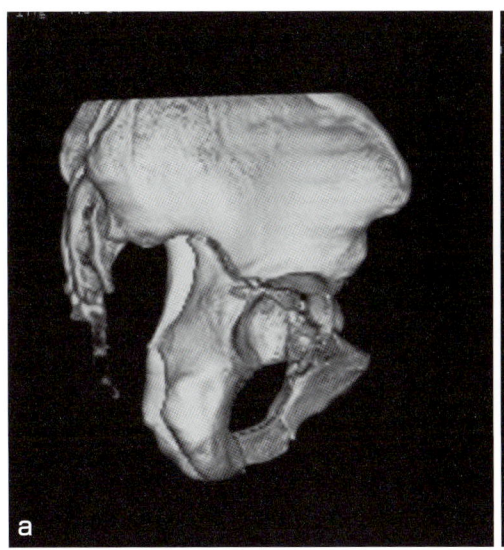

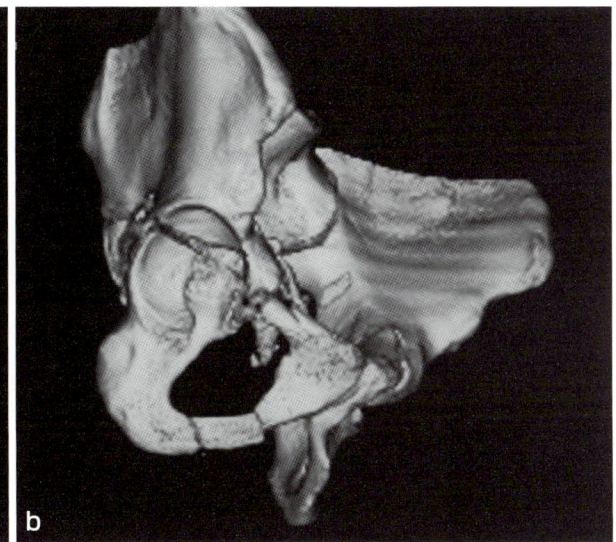

図5 3D-CT 像
骨折状態を詳細に把握しやすい．

の陥没骨折を認めない，関節内骨片を認めないなど臼蓋関節面の転位が許容されるもの，また全身状態が不安定で手術に耐える状態ではない症例などは保存的治療とする．

転位のない骨折では骨膜損傷を伴わないため，疼痛が誘発されない程度に可及的早期から股関節の運動は許可する．また荷重部に骨折を認めなければ，疼痛が誘発されない程度に早期から荷重を許可する．

2 手術的治療

寛骨臼骨折は関節内骨折であるため，関節内骨折治療の原則に従って，関節面の解剖学的整復，強固な固定，早期可動域訓練を行うべきである．

手術適応は以下のとおりである．

> **手術の適応[2]**
> ① 徒手整復不能な脱臼骨折
> ② 直達牽引による荷重関節面の整復が得られない場合（2 mm以上の転位）
> ③ 関節面の陥没骨折
> ④ 大きい後壁骨片のため関節不安定性がある場合
> ⑤ 関節内骨片の存在
> ⑥ 坐骨神経麻痺を合併する場合
> ⑦ 同側大腿骨骨折，膝の靱帯損傷を伴う場合 など

手術時期に関しては，徒手整復不能な脱臼骨折は大腿骨頭壊死の合併のリスクが高いことから緊急手術の必要がある．それ以外は受傷後数日から2週間以内が望ましい．

> **Pitfall**
> 受傷後3週経過すると，骨折部は軟性仮骨によって埋め尽くされるため整復操作に難渋する．多発外傷やなんらかの合併症のため全身状態が悪い場合に手術時機を逸することがあるが，3週間以上が経過した場合には，よほど自信がなければ手術に踏み切ってはならない．

徒手整復不能な脱臼骨折は，緊急手術の適応となる．直達牽引を2～3日行っても荷重関節面の整復が得られない場合は，その後整復を得ることはまずない．後壁骨片の大きさが後壁関節面の50%以上であれば，関節不安定性があると判断する[3]．関節内骨片の存在は整復阻害因子になり，骨頭と臼蓋の適合不良を起こし外傷性変形性関節症の原因となる．固定不能な小さい骨片は除去し，大きい骨片は整復固定する．坐骨神経麻痺を合併する場合は坐骨神経が後壁骨片に圧迫されたり，骨折部に挟まれたりすることがある．麻痺の原因を早期に除去することで，麻痺の改善がみられやすい．同側大腿骨骨折，膝の靱帯損傷を伴う場合に寛骨臼骨折に対し牽引することは，大腿骨骨折や膝の靱帯の治療の障害になりうるため寛骨臼の手術を行う．

一方，手術の禁忌は以下のとおりである．

> **Point**
> **手術の禁忌[2]**
> ① 全身状態が不安定な場合
> ② 高度骨粗鬆症
> ③ 高度粉砕骨折
> ④ 術野になる範囲に創がある場合
> ⑤ 術者の経験不足

高度骨粗鬆症は十分な固定が得られないし，高度粉砕骨折では整復固定が困難である．術野になる範囲に創がある場合では感染の合併を懸念する．寛骨臼の手術は決して容易ではないため，術者の経験も適応の考慮に入れる．両柱骨折などの複合骨折は十分な経験が必要であり，整復不良症例の臨床成績は保存的治療に劣ることを肝に銘じておく必要がある．

> **Pitfall**
> 関節内骨折に対する手術的治療失敗の機能的成績は，保存的治療例のそれよりはるかに悪いことを銘記すべきである．

1）手術アプローチ

寛骨臼骨折に対してさまざまなアプローチがあるが，単独のアプローチであらゆる骨折型に対応することはできない．私たちは前柱骨折，前壁骨折に対しては前方アプローチ（ilioinguinal approach），後柱骨折，後壁骨折に対しては後方アプローチ（Kocher-Langenbeck approach）を用いている．それぞれのアプローチに関しての詳細な内容は手術手技書をご参照いただきたいが，ここでは両アプローチついて簡潔に述べる．

前方アプローチは，前柱骨折，両柱骨折，前壁骨折，横骨折，前方＋後方半横骨折が適応となる．前柱が観察しやすく，外転筋に侵襲を加えないので，外転筋力低下や異所性骨化は起こりにくい．しかし，関節面を直視できないため，寛骨内面の整復状態を目安にすることで関節面の整復を得る．また，術野を確保することで外側大腿皮神経が牽引され，術後大腿外側部のしびれを認めることが多い．

後方アプローチは後柱骨折，後壁骨折，後柱＋後壁骨折，横骨折，横骨折＋後壁骨折，T字状骨折が適応となる．侵襲は少ないが，坐骨神経損傷に対し注意を払う．股関節伸展，膝屈曲にして神経の緊張を避けても大坐骨切痕，小坐骨切痕にかけたレトラクタによって神経が圧迫され損傷を起こすことがある．体位は，後壁骨折単独では側臥位，腹臥位のいずれでもよいが，後柱骨折を伴う場合は，側臥位で行うと大腿の重さによって整復に難渋するため腹臥位で行うほうがよい．

両柱骨折ではfloppy lateral positionを用いて，前方アプローチと後方アプローチを併用している．

2）骨折の整復と固定

特に複合骨折の場合，骨折状態を詳細に把握したうえで，整復順序，内固定方法を綿密に計画することが重要である．

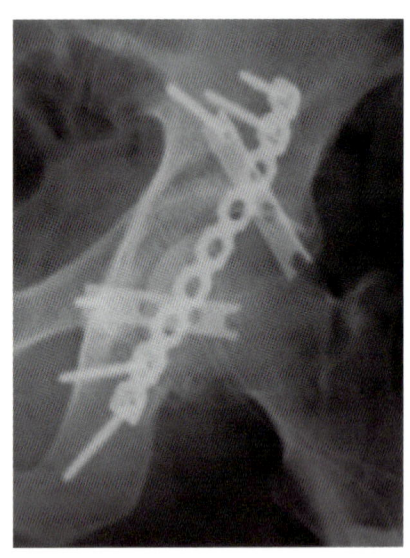

図6　スプリングプレート法

整復にはbone hook，ポイント付き骨鉗子，Frabauf型骨鉗子，各種骨盤整復用鉗子を用いる．また骨に開けたドリル孔や挿入したスクリューヘッドを利用して整復することもできる．寛骨臼骨折ではこの整復操作が最も難しく，熟練を要する．整復の基本は関節面の整復であるが，正常な位置の骨片に対して順次整復を行う．両柱骨折では一般的に前柱骨片に比べ，後柱骨片のほうが転位が大きいため，まず前柱の整復を行い，次に後柱の整復を行う．両柱骨折の正常な位置にある骨片は仙骨と連続性のある腸骨後方部の骨のみである．整復はこの腸骨後方部の骨に前柱を整復することから始まる．

固定材料はAO 3.5 mmリコンストラクションプレート（reconstruction plate）を使う．関節近傍にスクリューを挿入する場合，関節内に迷入しないようX線透視装置で確認するか，スクリューを挿入する度に股関節を動かしひっかかりのないことを確認する．

寛骨臼骨折の中で後壁骨折が最も多くみられる．固定法としては通常スクリューやプレートが多く用いられているが，時にスクリュー固定が困難な，薄く小さな後壁骨片を認めることがある．私たちは，スクリュー固定が困難な骨片に対しスプリングプレート法を用いている（図6）．後壁骨片を解剖学的に整復して強固に固定し，骨軟骨片の直下の骨欠損部は骨移植を行うことが重要である（図7）．スプリングプレート法は，AO 1/3円プレートをスクリュー孔で切断し，先端をhook状に曲げ（図8），プレートを骨折部から離れたスクリュー孔で固定し後壁骨片を押さえるようにする（図9a）．さらに，この1/3円プレートをリコンストラクションプレートで押さえる（図9b）．スプリングプレート法を報告したMast

B. 寛骨臼の外傷

図7　骨移植
陥没骨折を整復した結果生じた骨欠損に対して骨移植を行うことが重要である．

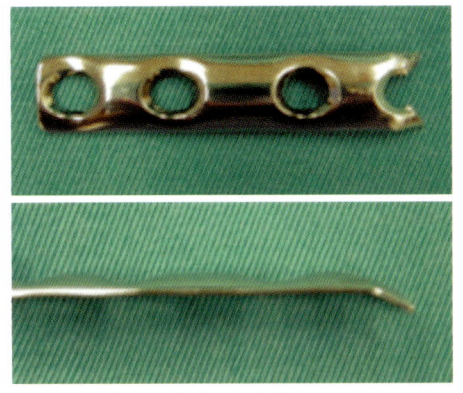

図8　スプリングプレート法
AO 1/3 円プレートをスクリュー孔で切断し，先端を hook 状に曲げる．

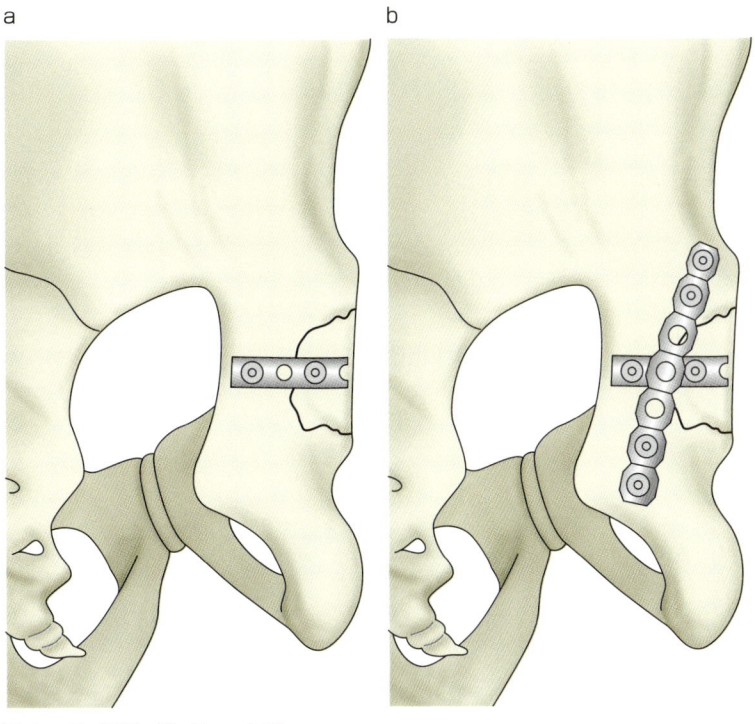

図9　スプリングプレート法
a：AO 1/3 円プレートを骨折部から離れたスクリュー孔で固定し，後壁骨片を押さえるようにする．
b：1/3 円プレートをリコンストラクションプレートで押さえる．

ら[4]は，骨片全体を支持固定するため良好な固定が得られるとしている．

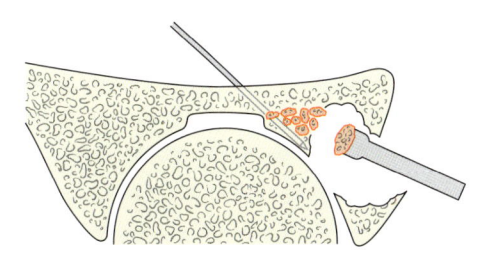

3）合併症

後方脱臼に伴う坐骨神経損傷が多い．前述したとおり，手術操作によって坐骨神経損傷，外側大腿皮神経損傷を合併することもある．外転筋を剥離すると，異所性骨化が発生しやすくなる．また，単純 X 線像から変形性股関節症，大腿骨頭壊死の発生を観察し，特に大腿骨頭壊死が疑われる場合には，MRI や骨シンチグラフィなどの検査を加える．

2　外傷性股関節脱臼

■ 解剖学的特徴

股関節は臼蓋と大腿骨頭からなる人体最大の球関節で，外傷性股関節脱臼の頻度は肩関節，肘関節に次ぐ．脱臼が生じ難い原因は股関節の関節構造の特徴にある．大腿骨頭は深い寛骨臼と関節唇に包み込まれ，大腿円靱帯が寛骨臼底と骨頭とを結合し，関節包増強靱帯の中の特に腸骨大腿靱帯が非常に強固である（図10）．

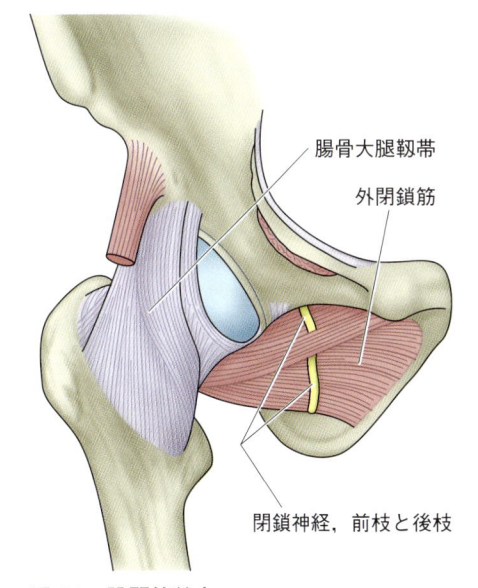

図10　股関節前方
関節包増強靱帯の中で特に腸骨大腿靱帯は非常に強固である．

■ 受傷原因と分類

解剖学的特徴から大きな外力が加わらなければ脱臼は起きない．したがって，交通事故や転落などの高エネルギー外傷によって起きることが多く，同時に骨頭骨折，

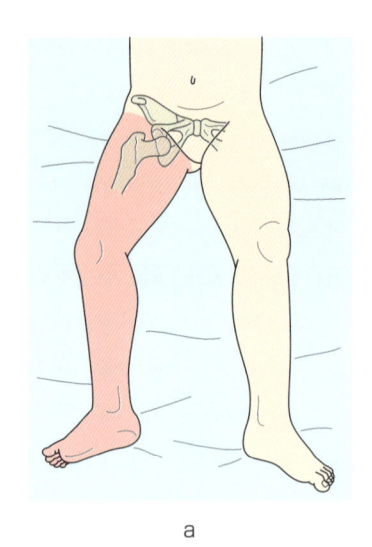

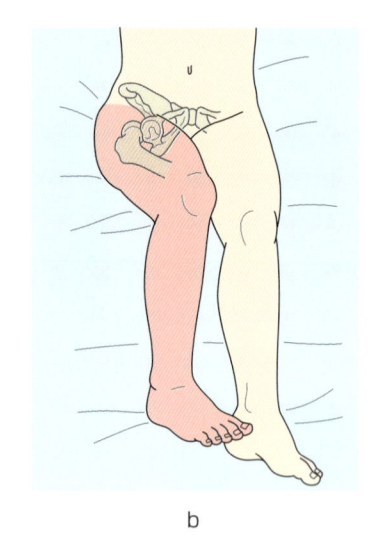

図 11　前方脱臼と後方脱臼の特徴的な肢位
a：前方脱臼の肢位．下方（閉鎖孔）脱臼では，軽度屈曲・外転・外旋位で骨頭を内転筋部に触れる．
b：後方脱臼の肢位．患肢は短縮し，軽度屈曲・内転・内旋位をとる．

寛骨臼骨折を合併することも多い．よく知られているダッシュボード損傷（dashboard injury）は，股関節屈曲位で膝関節前面を強打し，大腿骨を介して骨頭が後方に脱臼あるいは脱臼骨折を生じたもので，股関節脱臼の約90％を占める[6]．

分類は股関節脱臼の位置によって分けられ，Thompson-Epstein 分類[7]が一般的であるが，Stewart-Milford 分類[8]，Brav 分類[9] などもある．前方脱臼は上方（恥骨）脱臼と下方（閉鎖孔）脱臼に分けられる．後方脱臼は Thompson-Epstein 分類で type Ⅰ〜Ⅴ に分けられ，約半数以上に骨折を合併し，寛骨臼骨折を伴う場合は Judet-Letournel 分類[10]，骨頭骨折を伴う場合は Pipkin 分類[11] が用いられる．

中心性脱臼は通常の股関節脱臼とは異なり，寛骨臼骨折として扱う．

診断

外見上，特徴的な下肢の肢位をとる．前方脱臼は股関節が外転・外旋位で後方からの外力で生じる．上方（恥骨）脱臼では，伸展・外転・外旋位で鼠径部に骨頭を触れ，下方（閉鎖孔）脱臼では，軽度屈曲・外転・外旋位で骨頭を内転筋部に触れる（図 11a）．

後方脱臼は股関節が屈曲位で大腿骨長軸方向に外力が加わり生じる．患肢は短縮し，軽度屈曲・内転・内旋位をとる（図 11b）．坐骨神経損傷は 10％ にみられ[7]，膝靱帯損傷，大腿骨骨幹部骨折などもまれではない．

1）単純 X 線撮影

寛骨臼骨折と同様に基本的には正確な正面像，両 45°斜位像撮影が必須である（図 12）．この 3 方向 X 線像から脱臼の方向，骨折部位，骨片の位置を把握する．

2）CT，3D-CT

単純 X 線像から読影困難な関節内骨片，関節面の陥没骨折，骨頭骨折の部位と大きさなど関節内の情報を得るために有用である．寛骨臼骨折の項でも述べたが，3D-CT 像は骨頭を除去した描出が可能で，任意の方向から立体的に観察できるため正確な状態が把握できる．整復前の CT 像をみることがあるが，単純 X 線像で診断した後，直ちに整復を行い，その後に CT 撮影を行う．CT 撮影を行うために脱臼位のまま時間が経過することで大腿骨頭壊死発生率を高めることになり，また合併骨折に対して手術が必要な場合，整復前の CT 像からの情報は有用でないためである．

治療

あらゆる外傷で「受傷直後が最も健常に近い」という原則があり[5]，脱臼は可及的早期に整復を行わなければならない．特に股関節脱臼は，整復までに時間を要すると大腿骨頭壊死の合併率が高くなる．後方脱臼では，坐骨神経麻痺の有無，前方脱臼では，大腿神経麻痺の有無を整復前に必ず確認する．

B. 寛骨臼の外傷

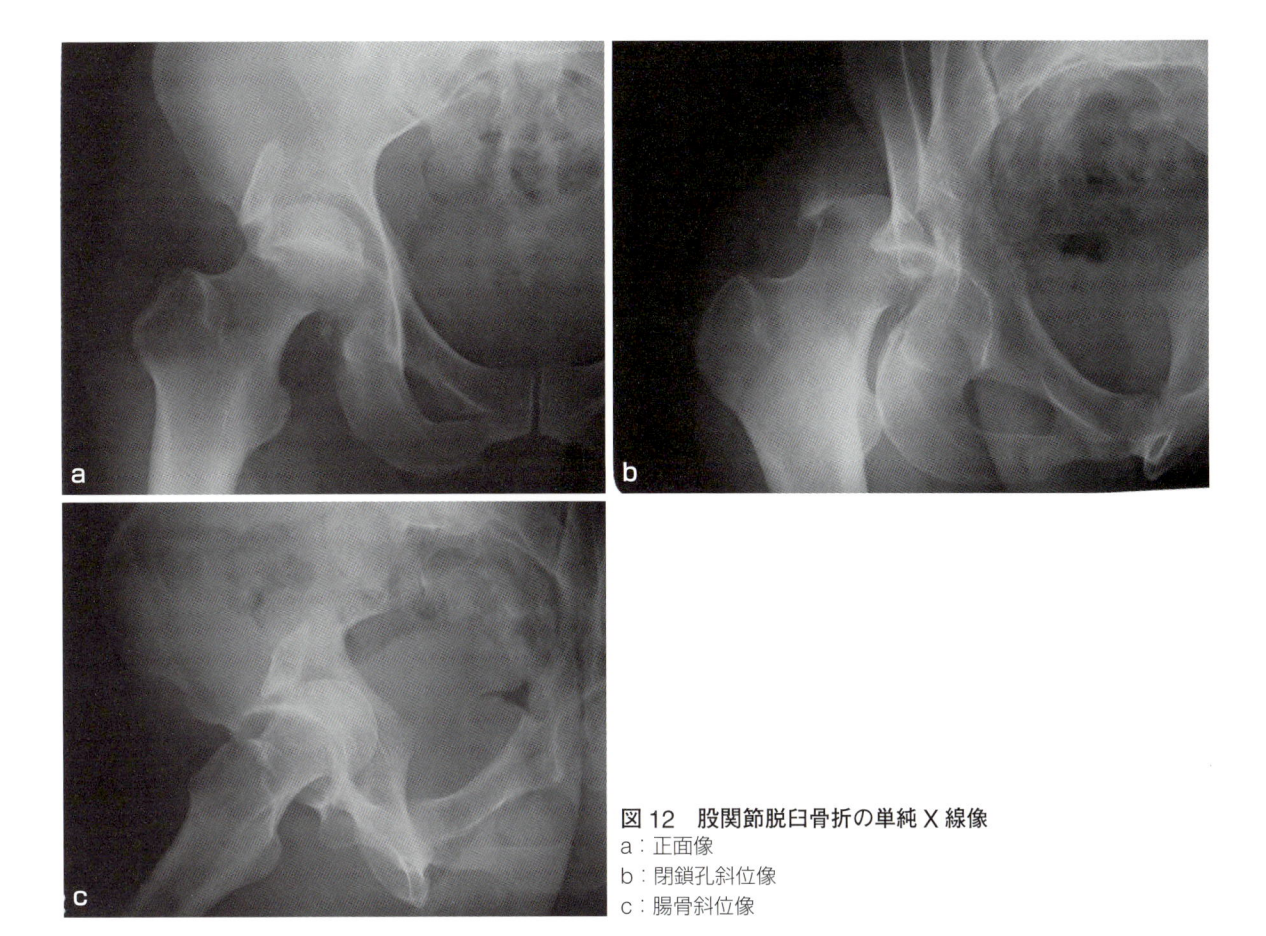

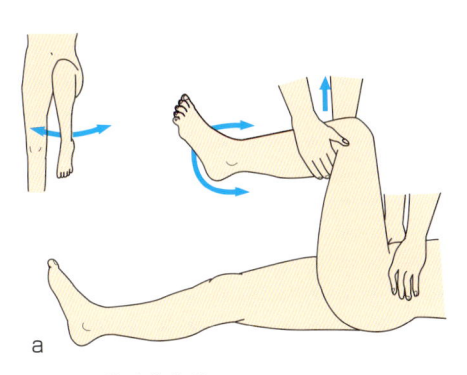

図12 股関節脱臼骨折の単純X線像
a：正面像
b：閉鎖孔斜位像
c：腸骨斜位像

図13 徒手整復法
a：Allis法
b：Stimson法

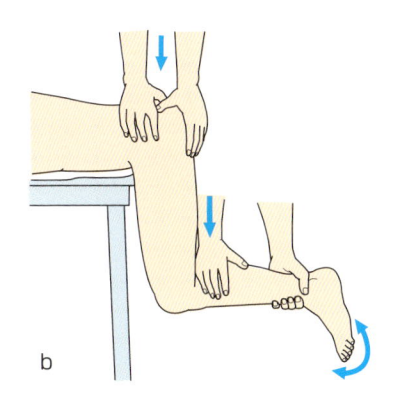

1 後方脱臼の整復方法

整復操作は筋弛緩を得るために必ず麻酔下に行う．私たちはAllis法[12]を好んで行っているが，ほかにStimson法[12]がある．

Allis法は仰臥位で行い，術者は患肢を牽引しながら徐々に股関節，膝関節を90°まで屈曲する．このとき助手は牽引によって骨盤が浮き上がらないように固定する．大きな後壁骨片を伴う脱臼骨折の場合は整復されるが，後壁骨折を伴わない場合または小さい後壁骨片を伴う場合では，少し牽引を強め愛護的に内外旋を加え整復する（図13a）．

Stimson法は腹臥位で行うため多発外傷の患者には適していないが，愛護的整復方法といわれている．術者は患肢を股関節，膝関節を90°に屈曲して下方に牽引し，股関節に軽度内外旋を加える．助手は大腿骨頭を下方に押し，補助する（図13b）．

整復に難渋する場合，暴力的操作となり医原性骨折を起こす危険があるため，観血的整復を行う．整復後は単純X線撮影，CT，3D-CT撮影を行い整復状態，骨折

状況，関節内遊離骨片の有無などを詳細に検討する．

2 前方脱臼の整復方法

後方脱臼と同様，Allis法が用いられる．後壁よりも前壁のほうが，骨頭に対する臼蓋の被覆が浅いため後方脱臼よりも整復は容易である．しかし，前方脱臼の整復法が多少，後方脱臼と異なる点がある．上方(恥骨)脱臼は，骨頭を鼠径部に触れるため，骨盤を固定している助手は骨頭を前方から後方へ押し出す．下方(閉鎖孔)脱臼では，助手を2人とし，1人は骨盤を固定し，もう1人は術者が牽引をかけたときに大腿内側から外側へ牽引を加える．股関節を軽度屈曲し内外旋を加えると整復される．

手術的治療

手術適応は前項の寛骨臼骨折と重複するが，脱臼の徒手整復不能，後壁骨片が大きく整復後の不安定性を認める，関節面の不適合性を認める，関節内骨片を認める場合である．

手術の適応
① 脱臼の徒手整復不能．
② 後壁骨片が大きく整復後の不安定性を認める．
③ 関節面の不適合性を認める．
④ 関節内骨片．

徒手整復不能例は緊急に観血的整復術を行うべきであるが，その他の手術適応例は可及的早期(術後2週以内)に行うことが望ましい．

手術法に関しては，前方脱臼は前方アプローチ，後方脱臼では後方アプローチを用い寛骨臼骨折の手術法に準ずる．

文献

1) Judet R, Letournel E : Fractures of the acetabulum. Classification and surgical approaches for open reduction. Preliminary report. J Bone Joint Surg 46-A : 1615-1646, 1964.
2) 越智隆弘：最新整形外科学大系　骨盤・股関節．中山書店，東京，pp348-359, 2006.
3) Calkins MS, et al : Computed tomographic evaluation of stability in posterior fracture dislocation of the hip. Clin Orthop 227 : 152-163, 1988.
4) Mast J, Jakob R, Ganz R : Planning and Reduction Technique in Fracture Surgery. Springer, New York, pp54-56, 1989.
5) 山野慶樹：骨折と外傷・治療の考え方と実際．金原出版，東京，pp77-99, 2000.
6) Estein HC : Traumatic Dislocation of Hip. Williams & Wilkins, Baltimore, 1951.
7) Thompson VP, Estein HC : Traumatic dislocation of hip : A survey of two hundred and four cases covering a period of twenty-one years. J Bone Joint Surg 33-A : 746-778, 1951.
8) Stewart MJ, Milford LW : Fracture-dislocation of the hip : An end-result study. J Bone Joint Surg 36-A : 315-342, 1954.
9) Brav EA : Traumatic dislocation of hip. J Bone Joint Surg 44-A : 1115-1134, 1962.
10) Judet R, Letournel E : Fractures of the acetabulum. Classification and surgical approaches for open reduction. Preliminary report. J Bone Joint Surg 46-A : 1615-1636, 1964.
11) Pipkin G : Treatment of grade IV fracture-dislocation of the hip. J Bone Joint Surg 39-A : 1027-1042, 1957.
12) DeLee JC : Fractures and Dislocation of Hip. pp1659-1852 (Rockwood CA Jr : Fractures in Adults. Vol 2), Lippincott-Raven, Philadelphia, 1996.

〔内野正隆〕

4 下肢の外傷

CONTENTS

- A 大腿骨近位部骨折
- B 小児の大腿骨近位部骨折
- C 大腿骨骨幹部骨折
- D 大腿骨遠位部（顆部・顆上部）骨折
- E 膝蓋骨骨折
- F 膝関節骨軟骨骨折
- G 外傷性膝関節脱臼
- H 膝関節靱帯損傷
- I 大腿四頭筋損傷と膝蓋腱損傷
- J 脛骨近位部骨折
- K 下腿骨骨幹部骨折
- L 足関節骨折（果部骨折）
- M 下腿遠位部骨折（pilon骨折）
- N 足関節捻挫，靱帯損傷，脱臼
- O 足根骨骨折・脱臼
- P 前足部骨折・脱臼
- Q アキレス腱損傷

各論4　下肢の外傷

A 大腿骨近位部骨折

解剖学的特徴

　股関節は臼状の寛骨臼に球状の大腿骨頭がはまり込んだ形態をしており，きわめて自由度があり，大きな可動域を有する球関節である．寛骨臼の臼底には大腿骨頭靱帯（円靱帯）が付着し，大腿骨頭にあらゆる方向への運動を許容しながら寛骨臼内にしっかり固定する働きをしている（図1）．

　関節包は腸骨大腿靱帯，恥骨大腿靱帯，坐骨大腿靱帯によって表層部分が補強され，特に腸骨大腿靱帯の遠位部は厚く，体の中で最も強靱である．この前壁は股関節屈筋群とともに，立位においては股関節の過伸展，および骨盤の後傾を制御している．輪帯は大腿骨頭から大腿骨頸部に続きとり囲むように存在する（図2）．

　前額面において大腿骨頸部長軸と大腿骨骨幹部長軸のなす角である頸体角は，約130°の角度を形成する．また矢状面では，約20°の前捻角を呈している．大腿骨頸部には股関節周囲筋の筋力や荷重が強い剪断力と弱い圧

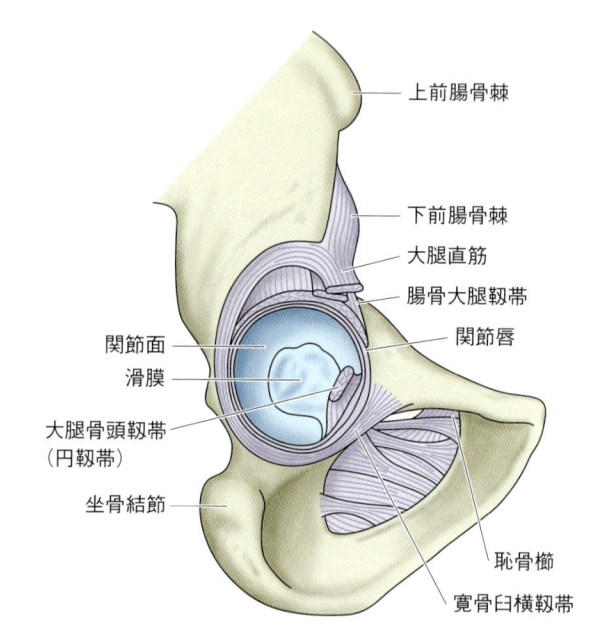

図1　寛骨臼と関節唇，靱帯群

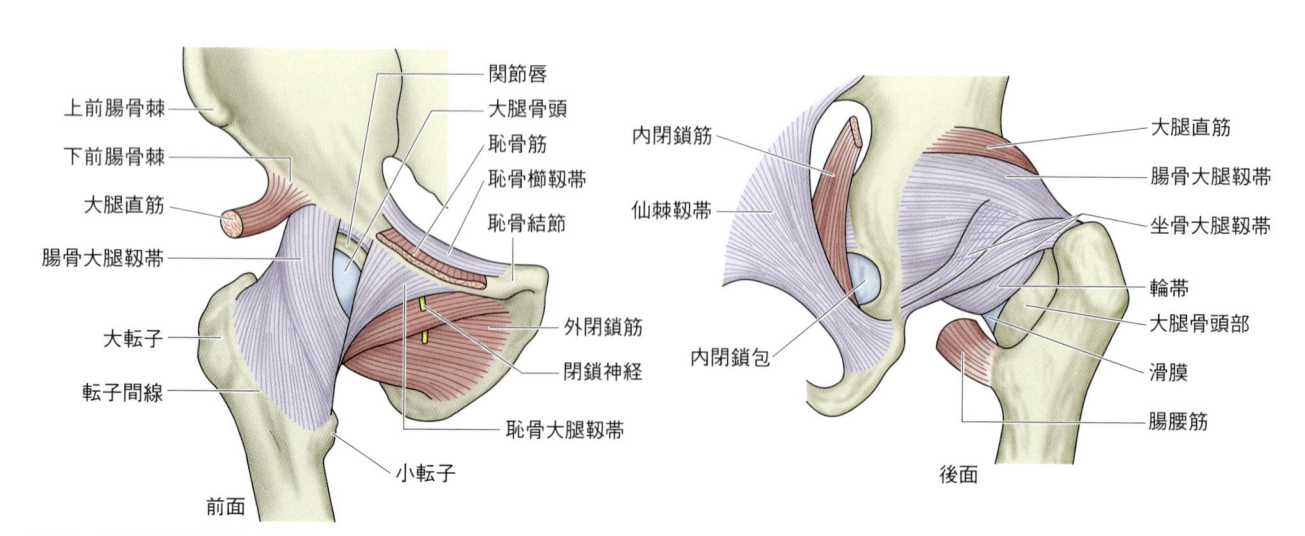

図2　股関節の関節包と靱帯

A. 大腿骨近位部骨折

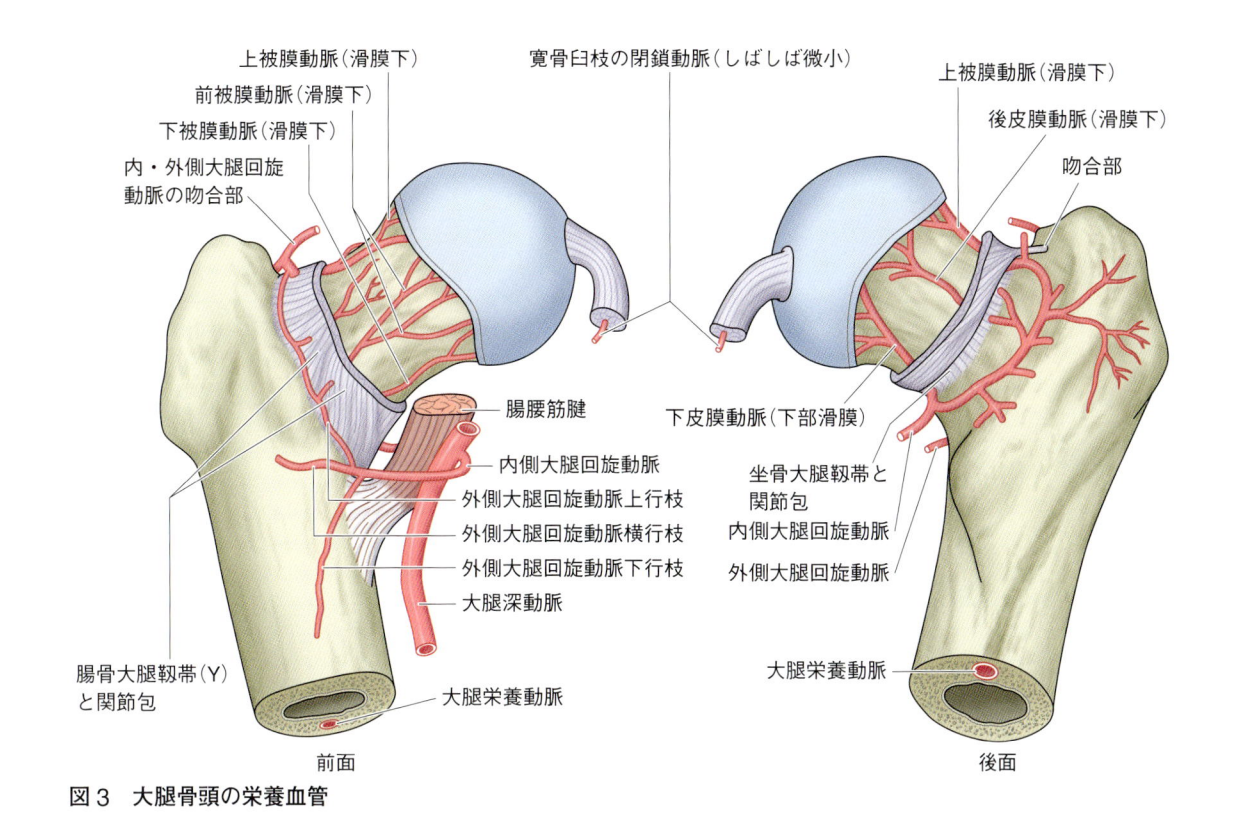

図3 大腿骨頭の栄養血管

迫力として作用し，骨折が発生しやすく，さらに偽関節を作りやすい形態を呈している．

大腿骨頭のほとんどは関節軟骨に覆われているため，栄養血管は頚部の被膜下から骨頭内に進入する．この被膜下動脈の損傷は大腿骨頚部骨折の予後に大きく影響する．主要なものは，大腿深動脈から分岐する内側大腿回旋動脈で，頚部後方に回り込み後頚部動脈(posterior column artery)となる．この枝は頚部後上方の被膜下を通って骨頭に入る上皮膜動脈(superior retinacular artery)となり，これが骨頭外側部・上部・内側部・中央部などに分布し，骨頭の2/3以上の領域を栄養している（図3）．この血管束は関節包靱帯と骨との間に位置するため，固定され可動性が少なく，外傷によって損傷を受けやすい．大腿骨頚部骨折を受傷すると，この部分の靱帯とともに血管が損傷されることが多いため，骨頭壊死が高率に発生する．

1 大腿骨頭骨折

■ 受傷原因

大腿骨頭骨折（以下，骨頭骨折）は，外傷性股関節脱臼に合併するものが多く，前方脱臼では骨頭の上方が，後方脱臼では前方および前下方が剪断されることが多い．

この骨折は，骨折治癒において重要である骨膜を欠くこと，近位骨片が小さいこと，骨折部に剪断力が働き，栄養血管の損傷による骨壊死が生じやすいなどの問題があり，診断および治療に難渋することがある．

■ 診断とX線学的分類

外傷性股関節脱臼に伴って発生し，栄養血管の損傷を伴うと外傷性大腿骨頭壊死症(late segmental collapse)を続発する．また，股関節の不安定症や，関節内の小骨片が存在すると変形性股関節症が生じ，後に問題となる．したがって，受傷時の正確なX線像，CT像に基づいた治療方針の決定と的確で迅速な治療が重要である．

> **Pitfall**
> X線像では骨片が小さくみえても，実際には軟骨を含み大きいこともあるので注意が必要である．

CTスキャンは骨頭骨折，特に脱臼整復後の小骨片の介在を診断するのにきわめて有効であり，単純X線写真で発見することができなかった小骨片の存在や関節内への嵌頓が明らかになる．最近は3D-CT像の構築によって，立体的に骨片の大きさや位置の把握が可能となっている（図4）．また単純X線写真，CT像において確認できない小骨片が，関節造影を併用した断層撮影やCT撮影で診断されることもある．

各論 4　下肢の外傷

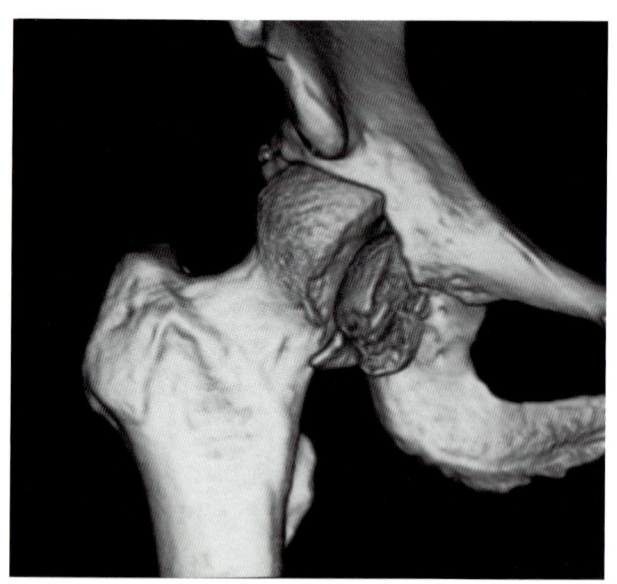

図4　3D-CT による画像
48歳，女性．転倒して受傷．右股関節脱臼骨折．脱臼は整復されたが骨頭骨折および寛骨臼骨折を伴う．

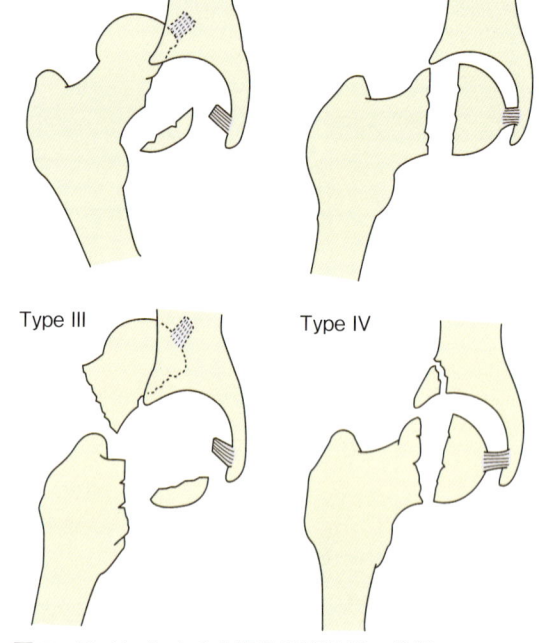

図5　Pipkin による大腿骨骨頭骨折の分類

Point
チェックポイント
① 股関節の脱臼肢位
② X線像において骨片の大きさ，部位，転位の程度
③ 関節内の小骨片の有無
④ 大腿骨頭以外の合併損傷の有無
⑤ 股関節脱臼に伴う運動・感覚障害の有無

■ X線学的分類

治療法の決定に際しては骨折型の把握が重要で，Pipkin の分類が広く使用されている（図5）．

骨折型の把握― Pipkin の分類
Type Ⅰ：骨片が円靱帯より下方に位置するもの
Type Ⅱ：骨片が円靱帯の付着部を含むもの
Type Ⅲ：骨頭骨折に頸部骨折が合併したもの
Type Ⅳ：骨頭骨折に臼蓋骨折が合併したもの

粉砕した小骨片が関節面に挟みこまれれば，変形性関節症が惹起されるが，確認困難な場合が少なくない．整復前に加えて，整復後も関節内骨片の有無を検索する必要がある．特に整復後のCT像が有用である．

■ 治療

骨片の転位が大きいと徒手整復が困難なことが多い．関節内の小骨片は摘出する必要があるが，荷重面の骨折や，骨片を摘出することで股関節の不安定性を生じる骨片（特に骨頭の1/3以上を占める骨折）はスクリューや骨釘による内固定が必要である．外傷時に関節端には，かなりの外力が加わったことが考えられるため，関節軟骨の損傷，骨片の阻血などを考慮して早期の荷重は避ける．骨片の粉砕が強い場合には人工骨頭置換術を選択せざるをえないが，年齢によっては股関節固定術も考慮する．脱臼整復後，荷重部に骨片が挟まりこまず，転位が小さい場合，また明らかな小骨片の存在がない場合には保存的治療を行うこともある．

手術の適応
① 関節内の小骨片を伴う骨折
② 荷重面の骨折や骨頭の1/3以上を占める骨折では内固定が必要
③ 荷重面の損傷が著しく，粉砕が強い骨折
④ 大腿骨頸部，臼蓋骨折骨片が大きい骨折

1　観血的・股関節鏡下骨片摘出術

Pipkin type Ⅰでは骨片が荷重部にないことから，臨床上問題にならないことが多く，保存的治療を原則とする考え方もある．股関節脱臼整復後のX線像で関節裂隙の拡大が認められれば，関節内の介在骨片を疑い，観血的あるいは股関節鏡下に骨片を摘出する．

A. 大腿骨近位部骨折

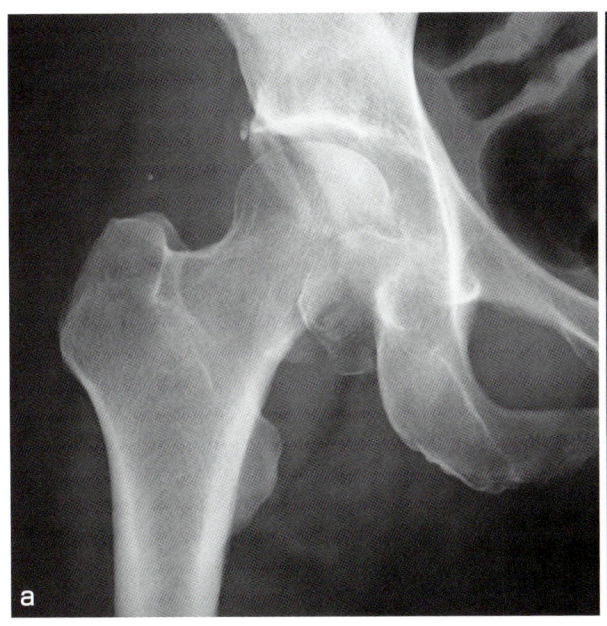

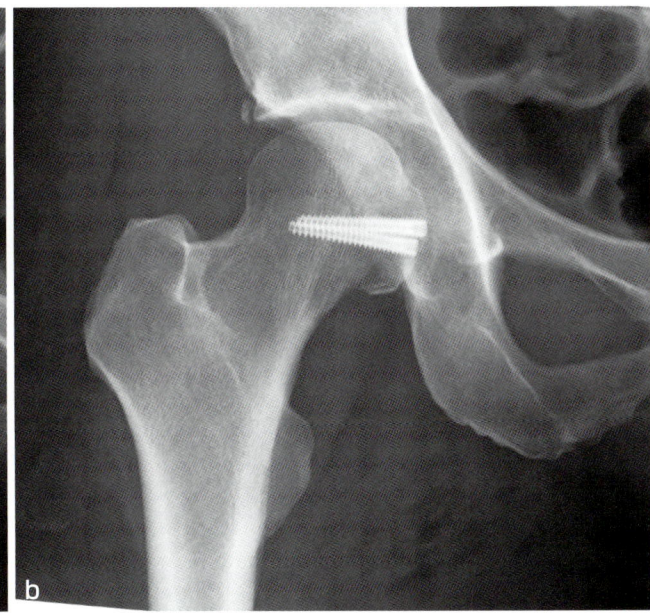

図6　Pipkin type Ⅱの骨接合術
a：48歳，女性．脱臼は整復されたが骨頭骨折および寛骨臼骨折を伴う．
b：アキュトラックスクリューで内固定を行った．

2 観血的骨接合術

Pipkin type Ⅱでは，骨片に荷重面が含まれることが多く，骨頭の不安定性が生じ，関節機能の破綻をきたしやすいため，一般的には骨接合術の適応である．関節包を切開し，骨頭・頚部境界部から骨折面に向かって固定を行う．固定材料はスクリュー（金属，ポリ-L-乳酸，サファイア），ピン（ポリ-L-乳酸，サファイア），骨釘などが用いられる（図6）．

3 人工骨頭置換術

Pipkin type Ⅲは，まれであるが最も予後が悪いため，一期的に人工骨頭置換術もやむをえない．しかし若年者には骨頭温存を試みるべきであり，まず骨頭骨折に対して観血的骨接合術を行い，後に頚部骨折の固定を行う．

筆者が推奨する方法

1) 同種移植骨を用いた骨接合術

放射線滅菌された凍結乾燥同種皮質骨をペグ状に加工し，これを骨釘として使用する（図7）．

2) ポリ-L-乳酸スクリュー，ピンを用いた骨接合術

近年は，比較的固定性が良好である生体吸収性のポリ-L-乳酸スクリュー，ピンを使用する．抜去が不要であり，磁性がないため，MRIにも対応可能であり有用である．

2 大腿骨頚部骨折

受傷原因

わが国ではこれまでに，大腿骨近位部の骨折は大腿骨頚部内側骨折（関節包内骨折）と頚部外側骨折（関節包外骨折）とに分類され，両者を合わせて大腿骨頚部骨折と呼んでいた．2005年に大腿骨頚部/転子部骨折診療ガイドライン[1]の出版に伴い，大腿骨近位部骨折の分類が改定され，各部位の呼称が統一された（図8）．

高齢者が転倒して，起立が不能になった場合には，まず大腿骨頚部骨折を念頭に置かなければならない．高齢者の大腿骨頚部骨折は，骨粗鬆症が発生の基盤となっている．大腿骨頭から頚部境界付近で，海綿骨から一次圧縮骨層板群にかけて集中する応力が繰り返し生じ，骨梁の微小骨折がバランスを失い抵抗減弱部分が発生する．転倒したときに大腿骨頚部に体重がかかり，一次圧縮骨層板群がある程度強度を有する場合，Adams弓が嘴状に折れる典型的な骨折を生じる[2]．

大転子外後方の打撲によって，大腿骨頚部に長軸圧力が働き，骨頭下部が挫折すると同時に前上方に剪断力が加わる．また，足から転落して大腿骨長軸に力を受けると，骨頭と頚部の境界に剪断力が働き，そこに大腿部が

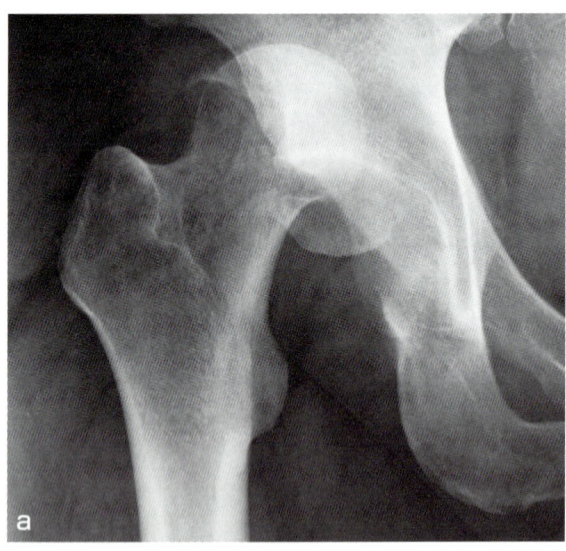

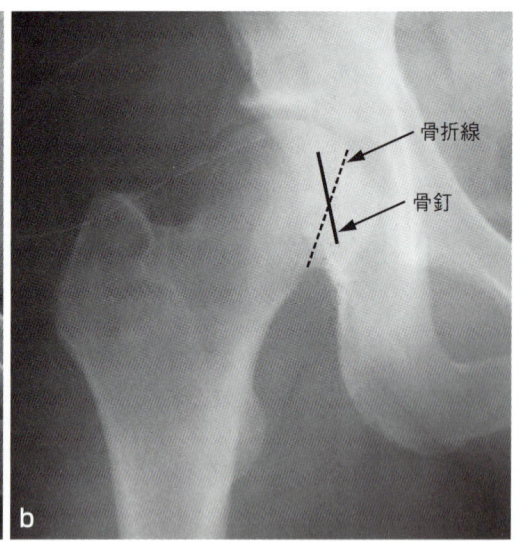

図7　同種移植骨を用いた骨接合術
a：39歳，男性．交通事故で受傷．右股関節脱臼骨折．
b：放射線滅菌された皮質骨をペグ状に加工し，骨釘に使用した．

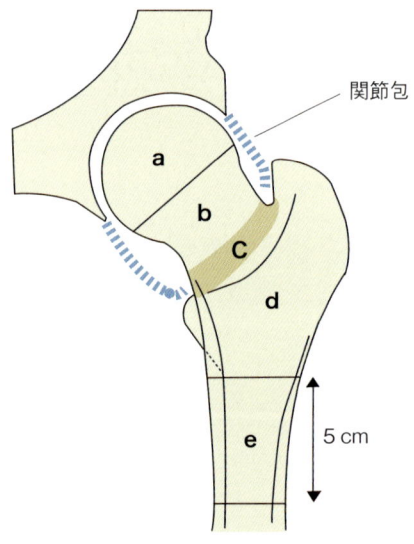

図8　大腿骨近位部骨折の分類
a：骨頭骨折(head fracture)
b：頚部骨折(neck fracture)
c：頚基部骨折(basi-cervical fracture, basal fracture of the femoral neck)
d：転子部骨折(trochanteric fracture)および転子間骨折(intertrochanteric fracture)
e：転子下骨折(subtrotrochanteric fracture)

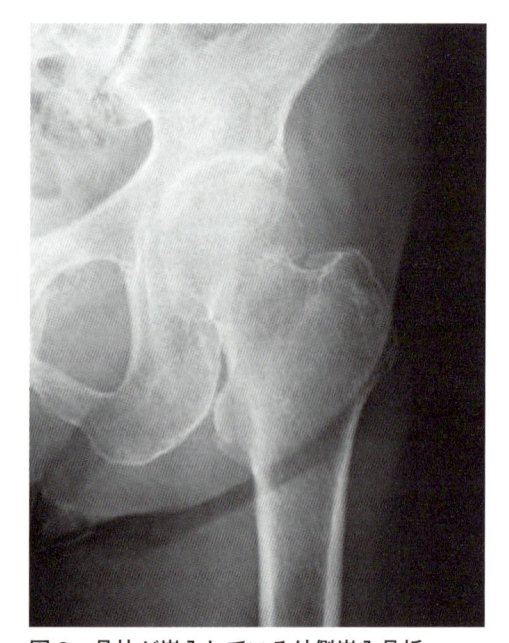

図9　骨片が嵌入している外側嵌入骨折

内転して屈曲力も加わり骨折をきたす．ほかにも，下肢が固定され体幹が捻転するための外旋骨折や，大腿軸が骨頭に対して外転して骨折するものもある．

外力の強さは受傷時年齢と関係する．高齢者は軽微な低エネルギー外傷によって骨折が発生することが多い．これに対して若年者では，高所からの転落，交通外傷などによって股関節部分に強力な高エネルギー外力が加わって発生する．

診断とX線学的分類

症状は受傷直後から起立・歩行不能となる．ただし，骨片が嵌入している外側嵌入骨折の場合は(図9)，時に起立・歩行が可能なこともある．仰臥位において，膝を伸展したままでの患肢挙上が不可能となる．転位がある場合には患肢は短縮し，股関節は軽度屈曲・外転・外旋位をとることが多い．

A. 大腿骨近位部骨折

臨床症状や受傷機序から診断はそれほど困難ではないが，確定診断はX線像による．下肢が外旋位をとるため，大転子が後方に回転し頸部と重なり，骨折線がわかりにくいことがあるので注意を要する（図10）．骨折線がわかりにくくても，左右像を撮影し，健側と比較することによって骨折線を見出すことが可能となる．不完全骨折は見逃すと，stageが進行するため，疑わしい場合は緊急入院をして，CT, MRI（図11）や骨シンチグラフィを行う．

> **Point**
> チェックポイント
> ① 股関節の肢位
> ② X線像において骨折部位，転位の程度
> ③ 若年者の場合，合併損傷の有無，X線学的分類

大腿骨頸部骨折に関してはさまざまな分類が説かれてきたが，Gardenの分類[3]が最も多く臨床上使用されている（図12）．

> **大腿骨頸部骨折の分類―Gardenの分類**
> Stage Ⅰ：不完全骨折．
> Stage Ⅱ：完全骨折であるが，転位のまったくないもの（外側嵌入骨折はここに入る）．
> Stage Ⅲ：完全骨折で，骨頭骨梁の流れの方向から判断して部分的に転位しているが，両骨片は互いに接触を維持している．正面像のX線所見における骨頭骨片の骨梁の走行を重視し，これが横走していればstage Ⅲである．
> Stage Ⅳ：骨折に伴い支帯が切れて，骨頭骨片は完全に連絡が断たれるために，大腿骨頭の骨梁は荷重方向に向かい，寛骨臼内の骨梁と同様な走行を示す．

Stage Ⅲとstage Ⅳの判別法は，Weitbrechtのretinaculumのhinge actionによる近位骨片転位の特徴をよく理解しなければならない．このWeitbrechtのretinaculum（支帯）は頸部の後下方にある強靱な被膜であり，骨頭部の広い部分を栄養すると考えられる下被膜動脈（inferior retinaculum artery）を包んでいる．このため骨頭の回旋が起こるが，一方で，牽引下での下肢の股

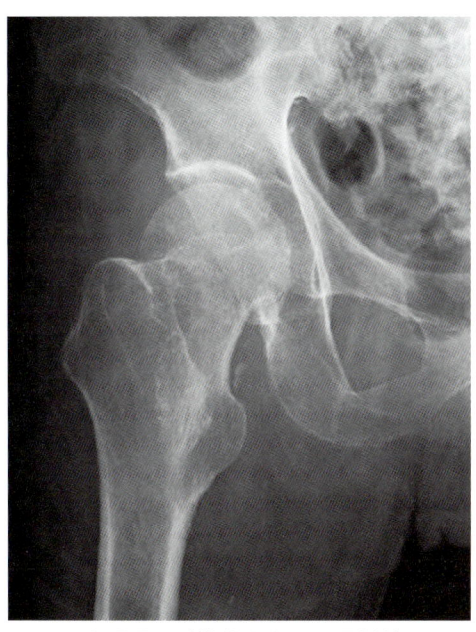

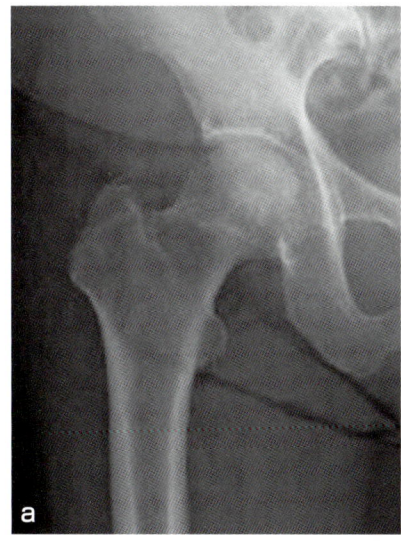

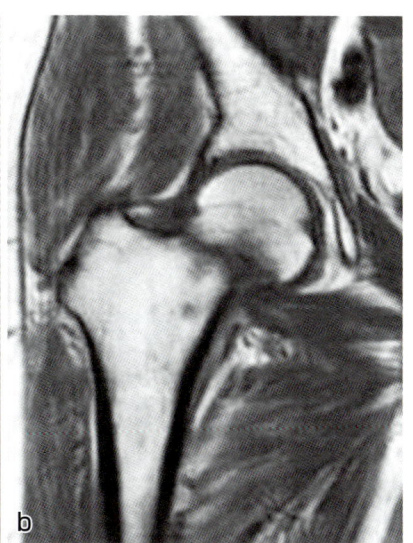

図10 大腿骨が外旋位をとり，骨折線がわかりにくい

図11
a：単純X線像では，骨折線がわかりにくい．
b：MRI, T1強調像によって大腿骨頸部の脆弱性骨折が明瞭に描出された．

各論 4　下肢の外傷

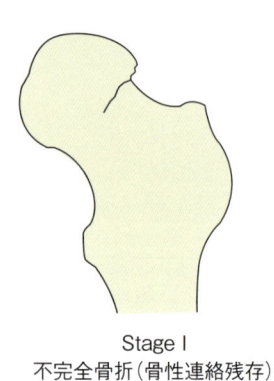

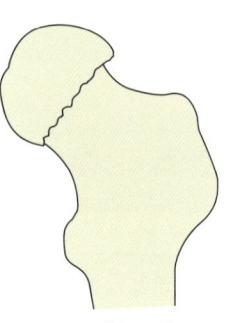

図 12　Garden 分類

- Stage I　不完全骨折（骨性連絡残存）
- Stage II　完全骨折，転位なし（軟部連絡残存）
- Stage III　完全骨折，骨頭回旋転位（軟部連絡残存）
- Stage IV　完全骨折，骨頭回旋なし（すべての連絡なし）

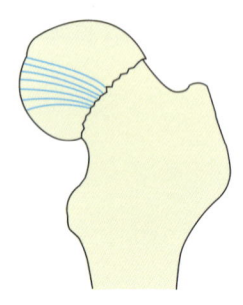

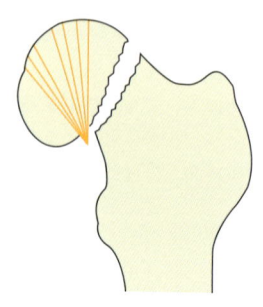

関節外転内旋で骨折部が整復されるのは，この支帯による軟部連絡が残っているからである．私たちは stage III を牽引状態の X 線像によって 2 つに分けている．易整復型（reducible type，IIIa）は Weitbrecht の retinaculum が残存しているものであり，整復不全型（irreducible type，IIIb）は Weitbrecht の retinaculum が多くは断裂しているが，残存している症例も含まれているものである．

治療

治療法の選択は年齢，全身合併症の有無，骨折の転位度が目安となる．青壮年期の場合は，高エネルギー外傷が多く，転位が高度であることが多いが，まずは骨頭温存を試みるべきであり，可及的早期の整復・内固定が重要である．

しかし，症例の多くは高齢者であり，いろいろな合併症を有していることが多い．治療法は術前の X 線所見，手術に耐えうる全身状態か否かを把握するために既往症のチェックが重要である．状況によっては，手術が必要でも保存的治療を選択せざるをえないこともある．

手術の適応
① Garden 分類の stage II，III，IV
② 早期離床を目指す患者（高齢者）

1　保存的治療

Garden 分類の stage I と stage II において全身状態が良好で重度の合併症がなく長期臥床に耐えうると考えられる場合には，安静，牽引療法，ギプス固定（spica cast）などの保存的治療が選択されることがある．しかし，最近では早期離床を図るため，手術的治療が選択されることが多い．通常，転位がないので手術翌日から荷重・歩行が許可される．

2　手術的治療

1）内固定法

（1）CCHS（cannulated cancellous hip screw）法

ガイドピンを刺入し，チタン製の cannulated cancellous screw で固定する．骨頭に対するダメージが少なく，患者への侵襲も少ない．術後に続発する外傷性大腿骨頭壊死の検索のための MRI 撮影も施行することができる．

Pitfall

スクリューは骨折部を圧着するためのラグスクリューとして用いるので，ねじ山は確実に骨折部を越えて挿入しなければならない．スクリューは大腿骨の頸部軸に平行に挿入し，スクリュー同士もお互いに平行でなければならない．頸部の骨折部に骨吸収が生じ，頸部が短縮した場合，骨折部に圧着力がかかるようにするためである．もしスクリューが平行に挿入されていない場合は，頸部が短縮，圧着するときの妨げになり，骨頭内で動きが生じ，骨頭から逸脱し，関節内に穿孔してしまう可能性がある．スクリューは三角形をなすように挿入する（図 13）．

外側嵌入骨折の場合は，そのままの位置で骨折部が陥入し安定しているため，骨折部を無理に整復せず，そのままの位置で固定する．その場合，骨頭の前後捻に注意しないと，スクリューの先端が骨頭の前後に集中してしまい，固定性が悪くなる（図 14）．

（2）Hansson ピン法

ピンの尖端から，ねじ式による鉤爪が出る構造になっており骨頭の骨折部での回旋を防止する．骨折部を越えてピンを 2 本刺入するが，皮膚切開はピン刺入部の小切開で，術式が簡単で，早期荷重が可能であるといわれている．近年好んで使用される固定材であるが，スクリューに比べてピンが太く，ピン刺入部での骨折の報告

A. 大腿骨近位部骨折

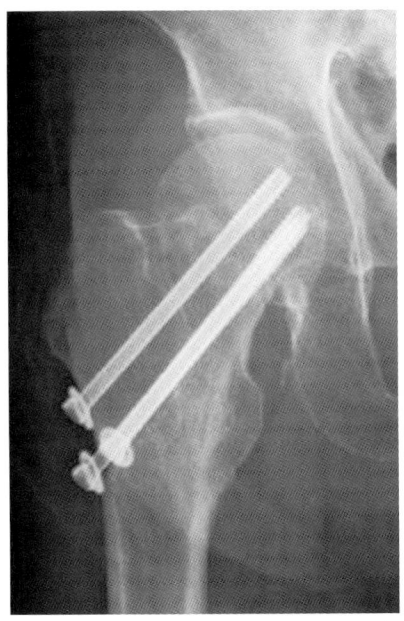

図13 スクリューは三角形をなすように挿入
私たちはスクリューの3本のうち2本は頚部内側皮質に近い部分，つまり三角形の底辺が足側（下側）になるように挿入している．

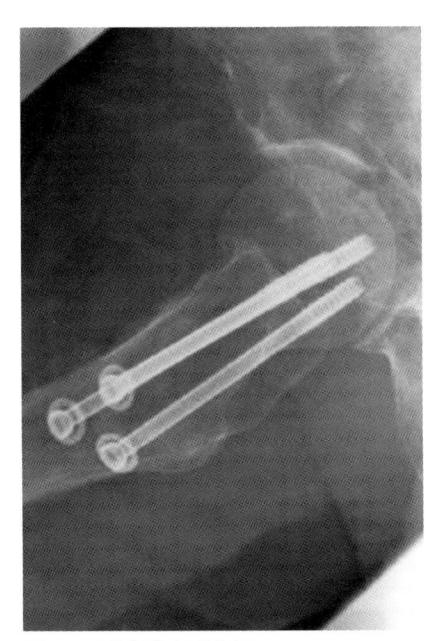

図14 固定性の不良例
骨頭の前後捻に注意しないと，スクリューの先端が骨頭の前後に集まってしまい，固定性が悪くなる．

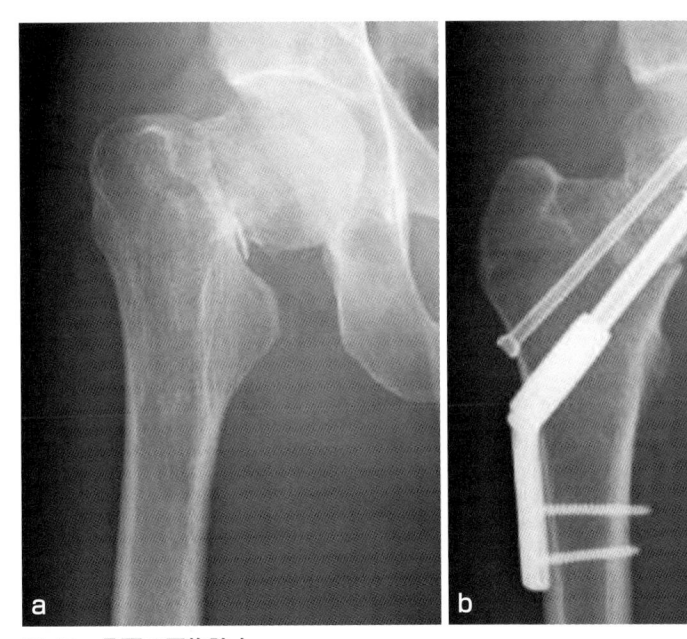

図15 骨頭の回旋防止
a：45歳，男性．Garden stage Ⅳ．
b：CHS/DHSのラグスクリューを挿入する前に，頚部の骨折部を通じて追加スクリューを骨頭に挿入し，骨頭の回旋を防止する．

もあり，筆者は経験がない．
(3) CHS (compression hip screw) /DHS (dynamic hip screw, Synthes社)法
骨粗鬆症を強く認める場合や，頚部外側皮質の粉砕が強い場合にはCHS/DHS法にスクリューを追加すれば有用である．CHS/DHSのラグスクリューを挿入する前に，頚部の骨折部を通じて追加スクリューを骨頭に挿入する．このスクリューは術中のラグスクリュー挿入時の近位骨片の回旋，および術後の大腿骨頚部の回旋を防ぐために，そのまま挿入しておく（図15）．

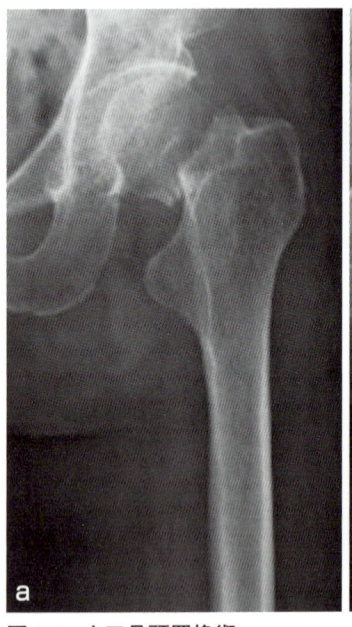

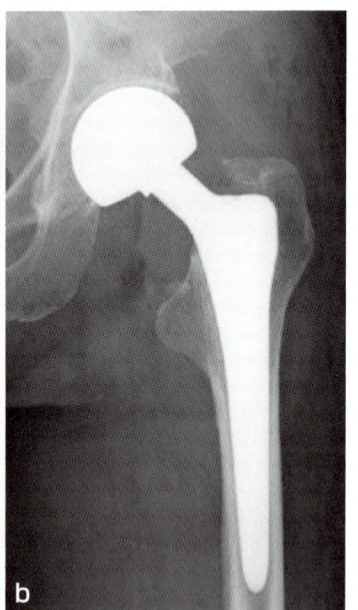

図17　人工骨頭置換術
a：61歳，女性．Garden stage Ⅳ．
b：セメントレス人工骨頭に置換した．

・頬づえ釘骨接合術

大腿骨頚部骨折に対する釘はすべてが骨髄内固定である．大腿骨頚部は骨髄腔の広い骨端部と同じであり，髄内釘の適応ではないという考えに基づいて，山本真により頬づえ釘固定法が考案された[3]．典型的骨頭下骨折では，骨頭に続くあごの部分が温存されており，その部分に支持釘（頬づえ釘）として設置する．前捻角があるので，大腿骨前面の延長が骨頭の直下にくる．釘に遠位部分はプレートでスクリュー固定するようになっている（図16）．

1970年代から1980年代後半まで行われていたが，股関節屈曲に際して釘のあごに相当する部分が臼蓋前縁とimpingeするため，最近は施行していない．

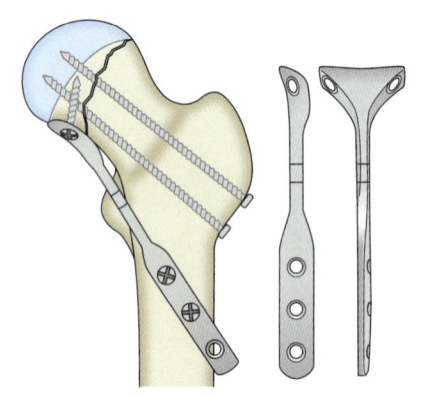

図16　頬づえ釘骨接合術
〔山本真，ほか：髄内釘による骨折手術．南江堂，東京，p189，1989から〕

2）人工骨頭置換術

高齢者において骨折部での転位が大きく，骨癒合不全や外傷性大腿骨頭壊死の発生が予想される場合や，人工骨頭置換術をすることによって，早期離床，早期歩行練習が可能と思われる場合には人工骨頭置換術を選択する．手術後は数日以内に全荷重が可能となり，早期退院が可能である．しかし，一方で感染の危険性，またCCHSと比較して手術侵襲がはるかに大きいため，患者の既往症，全身状態を把握し，麻酔科医との連携が必要である．

筆者の推奨する方法

1）CCHS法による固定

筆者らはスクリューの3本のうち2本は頚部内側皮質に近い部分，つまり三角形の底辺が足側（下側）になるように挿入し力学的強度を保つ（図13）．骨粗鬆症がある場合，スクリューヘッドが皮質骨を突き抜けてしまわないように，ワッシャーを使用する．

2）人工骨頭置換術（図17）

私たちは，高齢者に対しても皮質骨の強度が十分保たれている場合には，セメントレス（セメント非使用）による人工骨頭置換術を施行している[4]．セメントを髄腔内に注入する際の心・血管系への影響（血圧低下）がないことや，短時間で手術を終わらせることができるからであ

る．しかし，セメントレス人工骨頭はセメント人工骨頭と比較し，疼痛面（大腿部痛）で劣るとの報告もある．

③ 大腿骨転子部骨折

これまでは頚部外側骨折（関節包外骨折）に分類されていた骨折であり，大腿骨頚部骨折に比べ骨折部に十分な血流を有し，骨折面が大きく，海綿骨に富んでおり，仮骨形成が良好などの骨癒合に必要な条件は揃っている．しかし，頚部骨折よりも大きな外力によって生じていることが多く，全身的な影響が大きく，頚部骨折より高齢者に多く発生する点が重要である．骨癒合の点から考えると，治療としては保存的に行うことも可能であるが，高齢者の長期臥床に伴う合併症（尿路感染症，誤嚥性肺炎，老年性認知症など）を防ぐ目的で，早期に手術を行い，早期離床，早期リハビリテーションを図るのが一般的である．手術を行うほうが生命予後も良好と報告されている．

■ 受傷原因

高齢者が転倒して，起立が不能になった場合には，まず大腿骨頚部骨折を考えるが，80歳前後の女性が強い疼痛を訴えている場合は，大腿骨転子部骨折を考える．転倒することで大転子部分を強く衝撃すると，頚部と大転子部との境界をなす転子間部に圧迫や転子部が内転することによる屈曲力が加わり，転子部に骨折を生じることが多い．下肢外旋位で，股を開いた状態で後側方に転倒し受傷する場合や，下肢内旋位で股をすぼめた状態で前側方に転倒する場合に起こる．

受傷後は骨折によって頚体角が減じ，内反股を生じ，遠位骨片は外旋方向に転位する．

■ 診断とX線学的分類

受傷後，起立歩行不能となり大転子部に腫脹および激痛を認める．患肢は短縮し内反股を呈し，下肢は外旋位をとる．圧痛は大転子部に著明で，転位が大きい場合，骨折部での異常可動性は股関節の可動性と区別が困難なこともある．患肢を持っての移動時には，骨折部の軋音を手に感じることもあり，大腿部の自動運動は不可能である．

単純X線2方向撮影において骨折の程度と骨折線の方向を確認する．肢位によってX線像だけでは骨折線がわかりにくい場合は，CTによって骨折部を確認し治

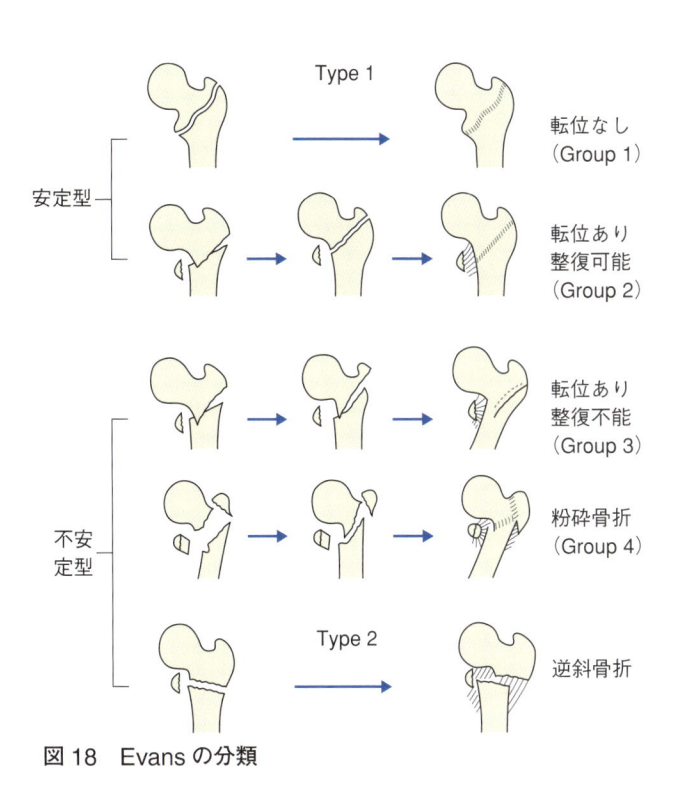

図18 Evansの分類

療方針を決定する．

> **Point**
> チェックポイント
> ① 股関節の肢位
> ② X線像において骨折部位，転位の程度
> ③ 若年者の場合，合併損傷の有無，X線学的分類

■X線学的分類

治療法の選択，予後を予測するうえで，安定型と不安定型に分類されるEvansの分類[5]が一般的に多く使用されている（図18）．Evansは保存的に治療を行った患者における合併症において，骨癒合後に生じる内反股が最も重要であるとし，大腿骨内側骨皮質の損傷の程度と骨折部の整復位維持の難易度で安定型と不安定型に分類した．内側骨皮質が内側と後方で正確に接触しないと大腿骨頭および大腿骨頚部に内反が生じたり，後方転位を起こしたりすることを考慮している．

安定型は骨折部に転位がないか，転位があったとしても骨折線は単純で，原則的には第3骨片がないものである．特に小転子を含めた大腿骨内側骨皮質に骨折をきたし，これが第3骨片になって転位していないものとしている．骨折部の整復によって近位骨片の頚部calcarが遠位骨片の内側皮質骨と密着し安定なもので，また小転子が第3小骨片として転位していても骨折部の安定性に

各論 4　下肢の外傷

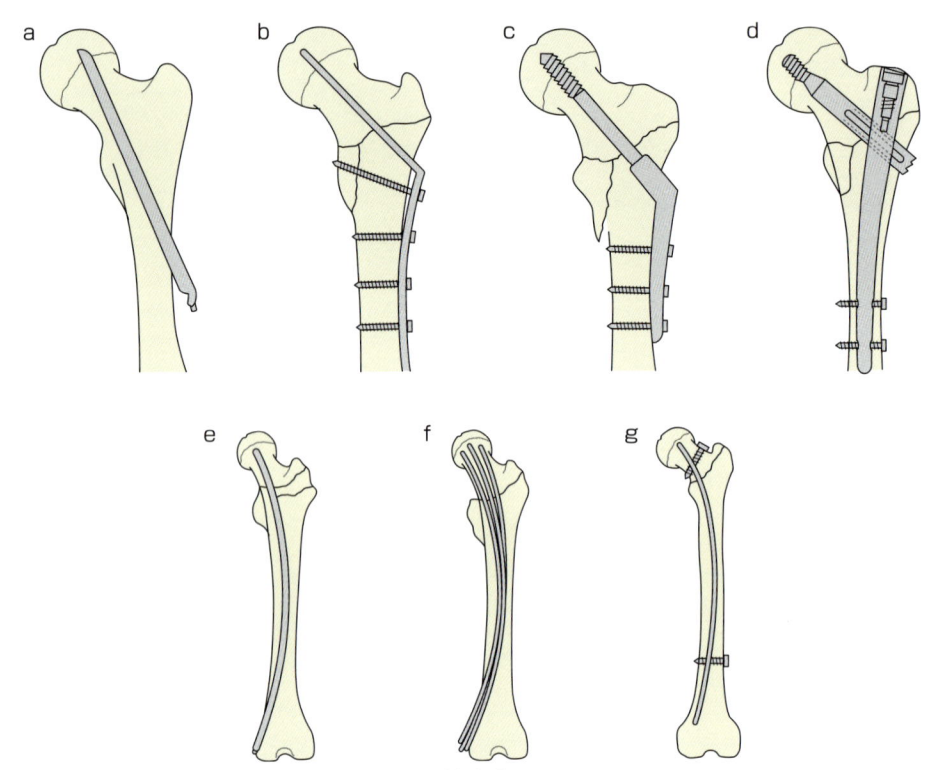

図19　大腿骨転子部骨折に対する種々の骨接合法
a：Küntscher 強斜位固定法
b：blade-plate 固定法
c：nail(screw)-plate 法
d：gamma locking 法
e：Küntscher condylo-cephalic 法
f：Ender 法
g：円筒釘による interlocking 法

問題のないものも含まれる．

不安定型は近位と遠位骨片が接触する面における骨皮質が欠損したものや，第3，4骨片の転位によって近位と遠位骨片の連続性が失われたものである．頚部内側皮質が第3骨片として転位し，後方の大転子が完全に離れ，転位したもので，特に4つの骨片に分離したものは不安定であり骨癒合が認められず，内反変形をきたすものが多い．

治療

転子部骨折に対する保存的治療はほとんど行われなくなった．転子部骨折は血流もよく骨癒合も良好であり，適切な治療を行えば偽関節を起こすことはまれである．また，骨頭壊死をきたすこともまれであり，予後良好な骨折といえる．もちろん保存的治療でも骨癒合が期待できるが，内反変形の防止，早期離床，早期退院の点から，強固な内固定を行うほうが，標準的な治療であると考えられる．

手術の適応

ほぼ全例（全身状態が不安定な患者以外）

1 保存的治療

牽引療法では遠位骨片が内転することが多いので，外転位に牽引する．回旋は骨折部位によって異なり，大転子が近位骨片についている場合は外旋位，遠位骨片についている場合は内旋位に保持する必要がある．

外転位でのギプス固定も良好な整復位を保持し固定するが，長期の固定によって膝関節の拘縮をきたしやすい．

2 手術的治療

一般的にはブレード・ネイルプレートやラグスクリューとプレートを用いる方法，髄内固定を用いる方

A. 大腿骨近位部骨折

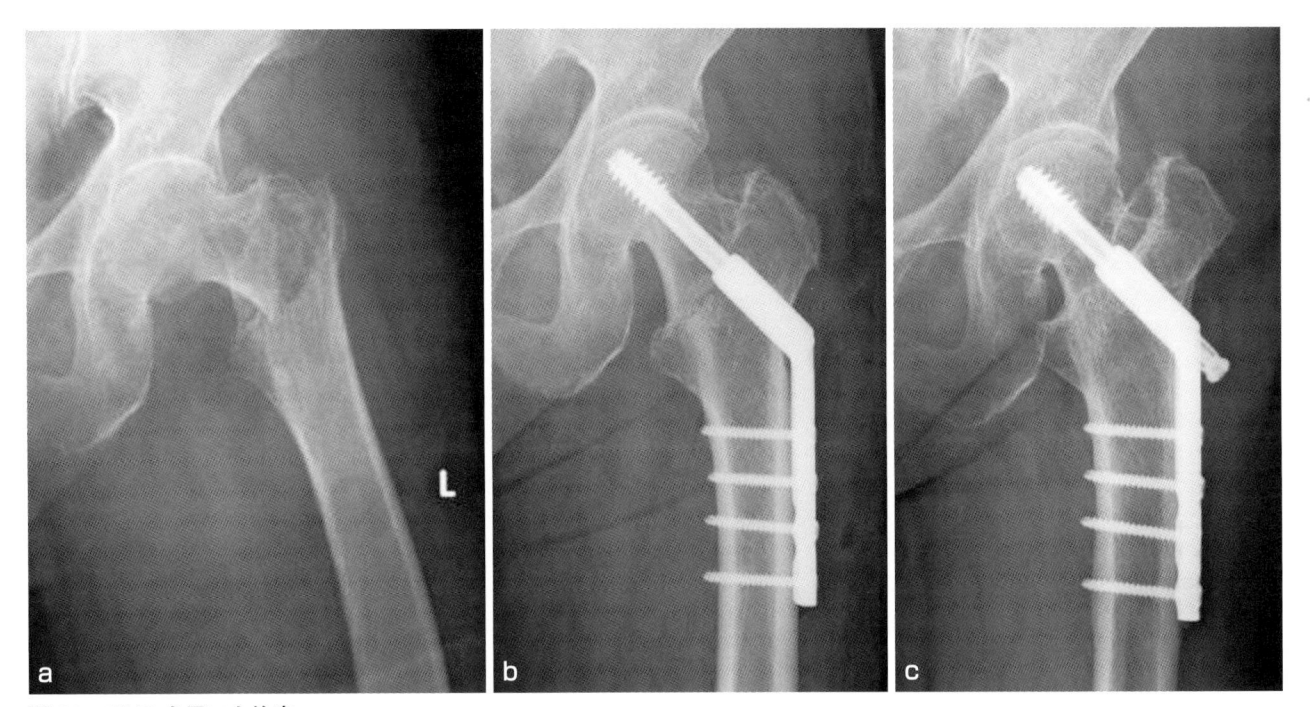

図20 CHSを用いた治療
a：77歳，女性．屋内で転倒して受傷．
b：DHSで固定．
c：ラグスクリューがバレル内をスライドすることによって骨折部に圧迫力が加わった．

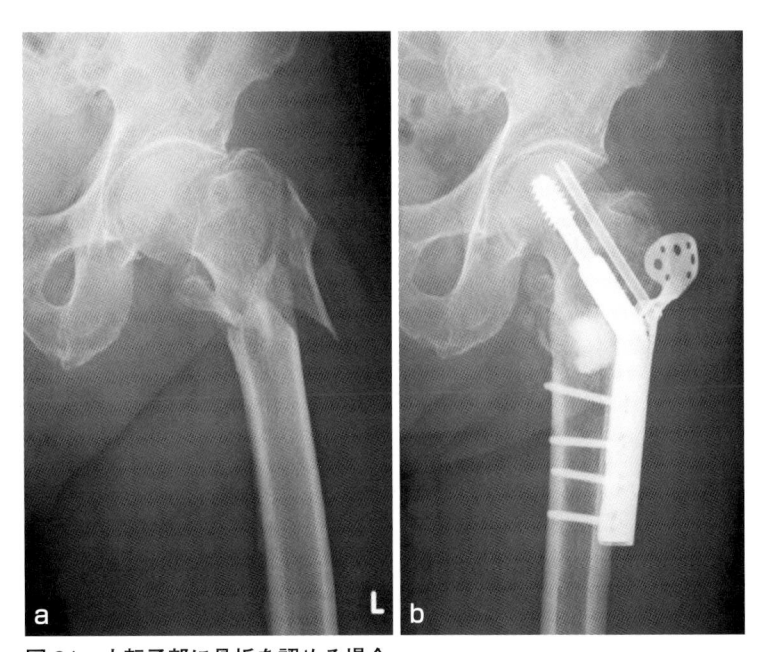

図21 大転子部に骨折を認める場合
a：81歳，男性．畑仕事中に転倒して受傷．
b：大転子部にも骨折を認めたため，つば付きプレート（トロキャンタープレート）を併用し固定を行った．また骨欠損に対してα-TCPを補填した．

法，その中間的なものに分けられる（図19）．

1）CHS（compression hip screw）法

本骨折には，従来，nail-plateやblade-plateが主流をなしていた．手術手技の問題などから，最近ではラグスクリューとプレートからなるCHSが最も一般的に使用される．安定型，不安定型ともに用いることが可能であり，骨頭に挿入したラグスクリューを骨幹部に固定したバレルプレートで保持し，ラグスクリューがバレル内をスライドすることによって骨折部に圧迫力がかかる（図

各論 4　下肢の外傷

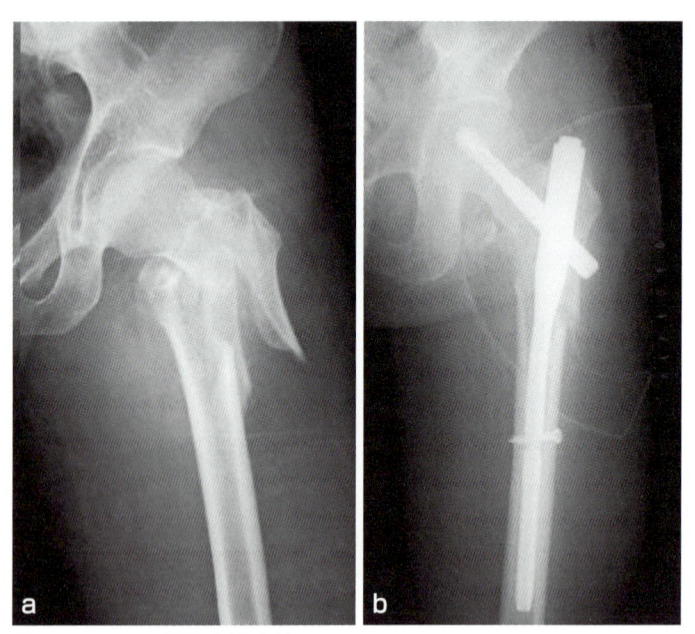

図22　γ-nail 型髄内固定法
a：43歳，男性．大転子部に粉砕骨折を認めた．
b：PFN で骨折部の固定を行った．

20)．手術に先立ち牽引手術台を用いて徒手的に骨折部を整復することが重要である．プレートの角度は 135°を使用することがほとんどであるが，不安定型の場合は，近位骨片がやや外反位で固定されたほうが骨癒合に有利である場合，角度の大きいプレートを選択することもある．また，大転子部に骨折を認める場合は，つば付きプレート（トロキャンタープレート）を併用し固定を行う（図21）．

2) γ-nail 型髄内固定法（図22）

不安定型骨折に対して使用される．最もよい適応は，転子下を含む転子部の粉砕骨折，小転子を含む後内側の粉砕骨折や逆斜走転子間骨折（Evans type Ⅱ）である．γ-nail タイプの髄内固定材が多数開発され市販されており，最近は適応が拡大して，使用されることがあるが，固定材の選択には固定材に何を期待して使用するかよく考えて選択する必要がある．短い髄内釘の先端や，遠位ロッキングスクリュー部分での遅発性大腿骨骨折が発生したと報告されている．逆斜走転子間骨折（Evans type Ⅱ）や，転子下骨折に対しては，確かに本器具は利点を有すると考えるが，通常の安定した大腿骨転子間骨折に対しては利点があるとは考えていない．

3) Intramedurally nail 法（Ender ピン，condylo-cephalic nailing）

Ender 法[6]は，1968年に Ender が弾力性のある3本のピンを大腿骨内顆部直上から閉鎖性に骨頭へ挿入する方法を報告し，わが国でも良好な成績が報告されてきた．当院でも1980年前後に大腿骨転子部骨折に対し，本法を施行していた．しかし，ピンの遠位への逸脱，内反変形，骨頭穿通，減捻または後捻，膝部痛などの問題点が報告された[7]．また，不安定型骨折では骨折端の破砕のために，早期荷重によって骨折端の噛み込みによる頸部短縮が生じた．そこで頸部の骨皮質（Adams 弓）の内側骨皮質と外側骨皮質によって，近位骨片を髄内釘に結合する方法で強固な固定力を得られると考え，細くて強い円筒釘にスクリューで横止めをした condylo-cephalic nailing を1982年に試みたが[8]，最近では，同様な骨折はほとんどが CHS 法に取って代わった．

筆者の推奨する方法

1) CHS（compression hip screw）/DHS（dynamic hip screw，Synthes 社）法による固定

近位骨片の固定性を得るために，ラグスクリューは軟骨下骨ぎりぎりまで挿入したほうがよいと考える．私たちは近位骨片の回旋転位を予防するために，ラグスクリューと平行に 6.5 mm のチタン製 cannulated cancellous screw を挿入している（図23）．

2) 人工骨頭置換術

高齢者に対しては大腿骨転子部骨折であっても，早期

A. 大腿骨近位部骨折

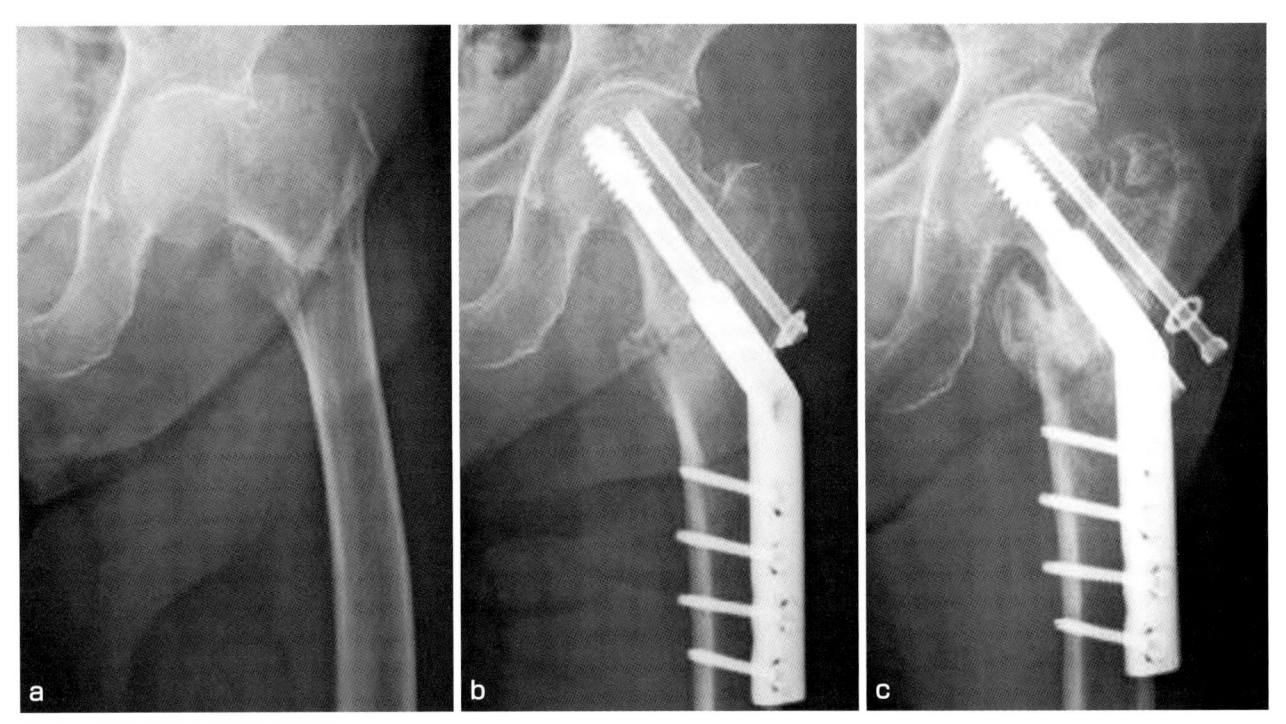

図23 近位骨片の回旋転位予防
a：94歳，女性．屋内で転倒して受傷．
b：DHSと回旋転位を予防するために，ラグスクリューと平行に6.5 mmのチタン製 cannulated cancellous screw を挿入した．
c：骨癒合は得られたが，ラグスクリューが telescoping している．

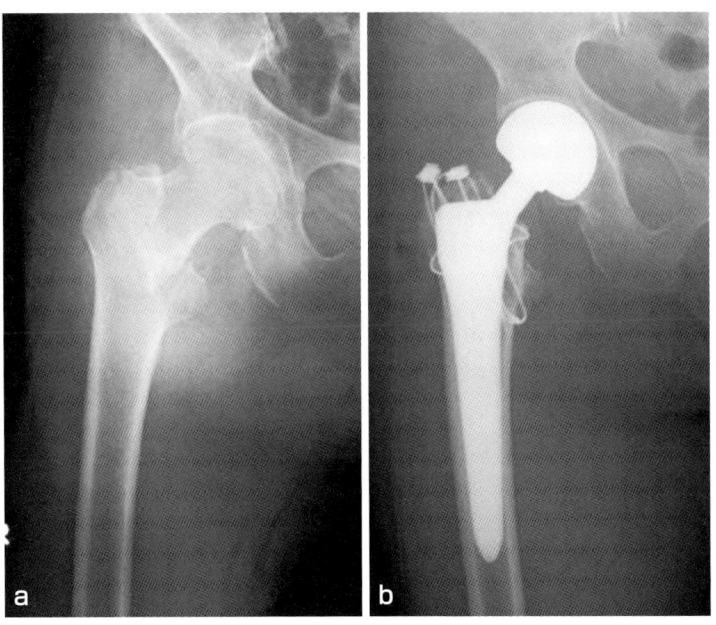

図24 A I wiring system
a：91歳，女性．大腿骨転子部骨折だが早期離床，早期リハビリテーションを図るために，人工骨頭置換術を選択した．
b：頚部内側皮質骨の修復と大転子部の骨折に対し，A I wiring system で固定した．

各論4　下肢の外傷

離床，早期リハビリテーションを図るために，人工骨頭置換術を選択することがある．大転子に骨折がある場合は，A I wiring systemで固定を行う(図24).

4 大腿骨転子下骨折

受傷原因

大腿骨頚部骨折や転子部の骨折と比べると，より若年者に発生することが多い．受傷機序は直達外力によるものが多く，高齢者の場合は転倒などの軽微な外傷によるものであるが，若年者の場合は高エネルギー外傷によるものが多い．若年者が受傷時に受けるエネルギーは高齢者と比べはるかに大きく，多発外傷や多発骨折を伴うことも多い．

また，転移性あるいは原発性骨腫瘍による病的骨折の好発部位でもあり，診断には注意を要する．

大腿骨転子下骨折とは，小転子から5cm遠位までに骨折線が及んでいるものであり，偽関節・変形癒合の発生率が高く治療上問題が多い．転子下は皮質骨からなり，海綿骨が乏しく血行が悪い．また力学的ストレスが集中する部位であること，骨折部での接触面積が小さいことから，転子部骨折に比べると骨癒合にははるかに不利である．

診断とX線学的分類

外傷後ただちに激しい疼痛を伴い，起立および自動運動は不能となり，大腿部近位から中央にかけて著明な腫脹と皮下血腫を認め，患肢は短縮，外旋する．開放骨折を生じることはきわめて少ないが，骨折部からの出血によって出血性ショックを呈することもあるので注意を要する．

診断は，単純X線2方向撮影において骨折の程度と骨折線の方向を確認する．また，骨盤骨折や股関節脱臼を合併することがあるので，骨盤や股関節のX線撮影も同時に行うほうがよい．若年者の場合，高エネルギー外傷に伴い多発外傷をきたすことが多いため，全身の検索を必ず行う．

> **Point**
> チェックポイント
> ① 股関節の肢位
> ② X線像において骨折部位，転位の程度
> ③ 若年者の場合，合併損傷の有無

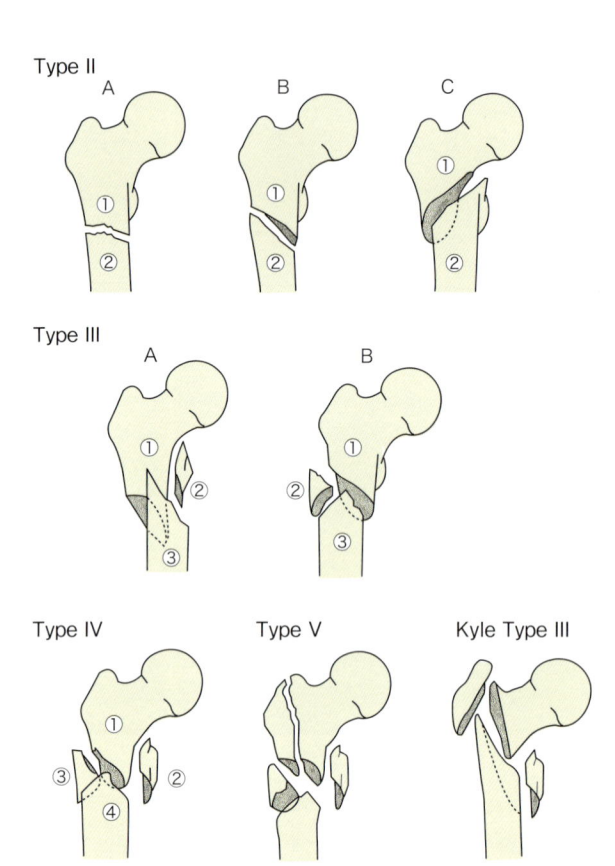

図25　転子下骨折のSeinsheimer分類（＋Kyle Type Ⅲ）
Type Ⅰ：non-displaced fractures. 骨片の転位が2mm以下（図は省略）．
Type Ⅱ：2-part fractures
　　　　(A)横骨折
　　　　(B)螺旋骨折で小転子は近位骨片に付いている．
　　　　(C)螺旋骨折で小転子は遠位骨折に付いている．
Type Ⅲ：3-part fractures
　　　　(A)螺旋骨折で小転子は第3骨片となっている．
　　　　(B)螺旋骨折で外側に butterfly fragment がある．
Type Ⅳ：comminuted fractures. 4骨片かそれ以上．
Type Ⅴ：subtrochanteric-intertrochanteric fractures
　　　　骨折線が大転子を通っているもの．
Kyle Type Ⅲ：intertrochanteric fracture with varus deformity
　　　　後内側骨皮膚部分と大転子部分に骨片を有する．

■X線学的分類

大腿骨転子下骨折には多くの分類があるが，比較的多くの報告で用いられているものは，Seinsheimerの分類[9]である．後に転子下から転子間骨折にあたるKyle Type Ⅲ[10,11]が追加された（図25）．骨折部の安定性は，内側から後内側の骨皮質の支持によって得られるため，Seinsheimer Type Ⅲ-A, Ⅳ, ⅤおよびKyle Type Ⅲは不安定骨折であり，遷延骨癒合，偽関節，内固定材料の破損の危険性が高いと考えられる．

A. 大腿骨近位部骨折

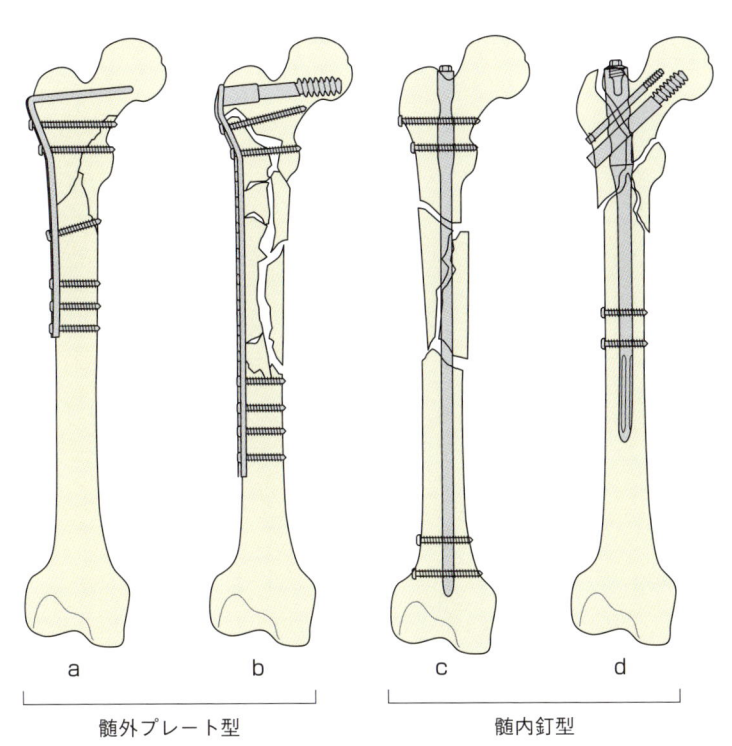

図26 転子下骨折における固定法の4つの選択肢
a：95°アングルブレードプレートを用いた固定
b：複雑骨折部を架橋するDCSによる固定
c：大腿骨髄内釘
d：PFNによる固定

(左側 a, b：髄外プレート型　右側 c, d：髄内釘型)

治療

大腿骨転子下骨折に対する治療では，牽引療法などの保存的治療が行われることもあるが，偽関節の頻度も高い．たとえ骨癒合は得られても，変形癒合や股関節の拘縮，骨・筋肉の萎縮によって患肢の機能が完全に回復することは困難である．全身状態が手術に耐えうるのであれば，観血的治療が一般的に選択される．

手術の適応
① 全身状態が手術に耐えうる患者
② 骨片が著しく転位した骨折

1 保存的治療

以前は，安静，牽引療法，ギプス固定などの保存的治療が選択されることもあったが，その成績は満足できるものではなく，最近では手術的治療が選択される．

2 手術的治療（内固定法）

現在使用されている内固定材は大きく分けて髄内釘型と，プレート型である（図26）．

1）髄内釘法（図27）

以前は，転子下骨折の固定に対しEnderピンを使用した治療が行われていた．粉砕がほとんどない単純な横骨折や斜骨折などの安定型骨折では，なんとか固定を得ることができた．しかし，粉砕の著しい骨折や骨欠損を伴う場合は，髄内釘での固定では不十分であった．そこで，インターロッキングネイルが用いられるようになり，転子下骨折における髄内釘の適応範囲が広がった．

近位骨片をスクリューで固定することによって，内反変形が防止でき，また，遠位骨片をスクリュー固定することで短縮，および回旋が防止できる．さらに，骨折部周囲の軟部組織を剥離せず，血行を温存でき，早期に骨癒合を得られるなどの利点を有する．

Pitfall
髄内釘挿入部である梨状窩に骨折が及んでいる場合は，注意を要する．

2）プレート法

AOの95°のコンディラープレートとDCSは転子下骨折にも有用である．また，130°アングルプレートは近

各論 4　下肢の外傷

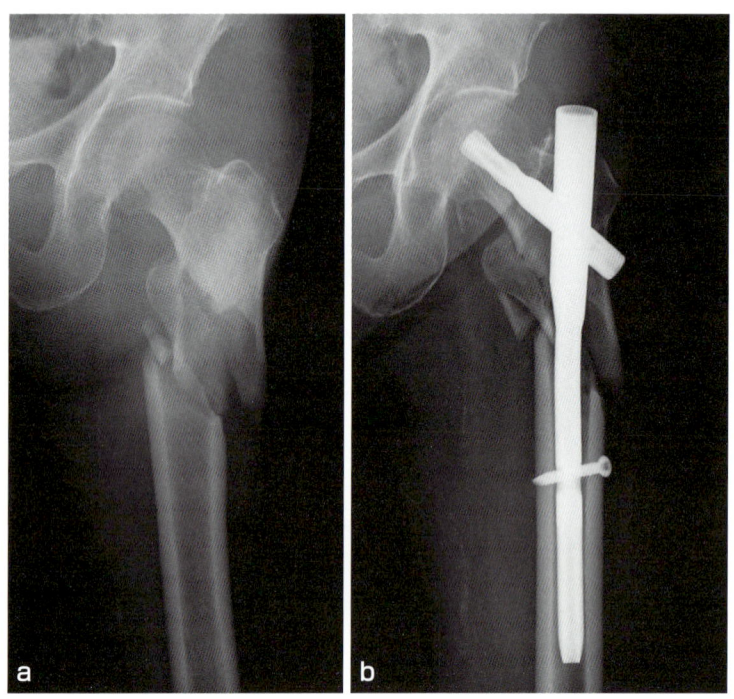

図 27　髄内釘法による固定
a：66 歳，女性．バイクで転倒し受傷．転子下から転子間粉砕骨折 Seinsheimer Type V．
b：Proximal Femoral Nail Antirotation（PFNA）で固定したが，整復位が不良である．

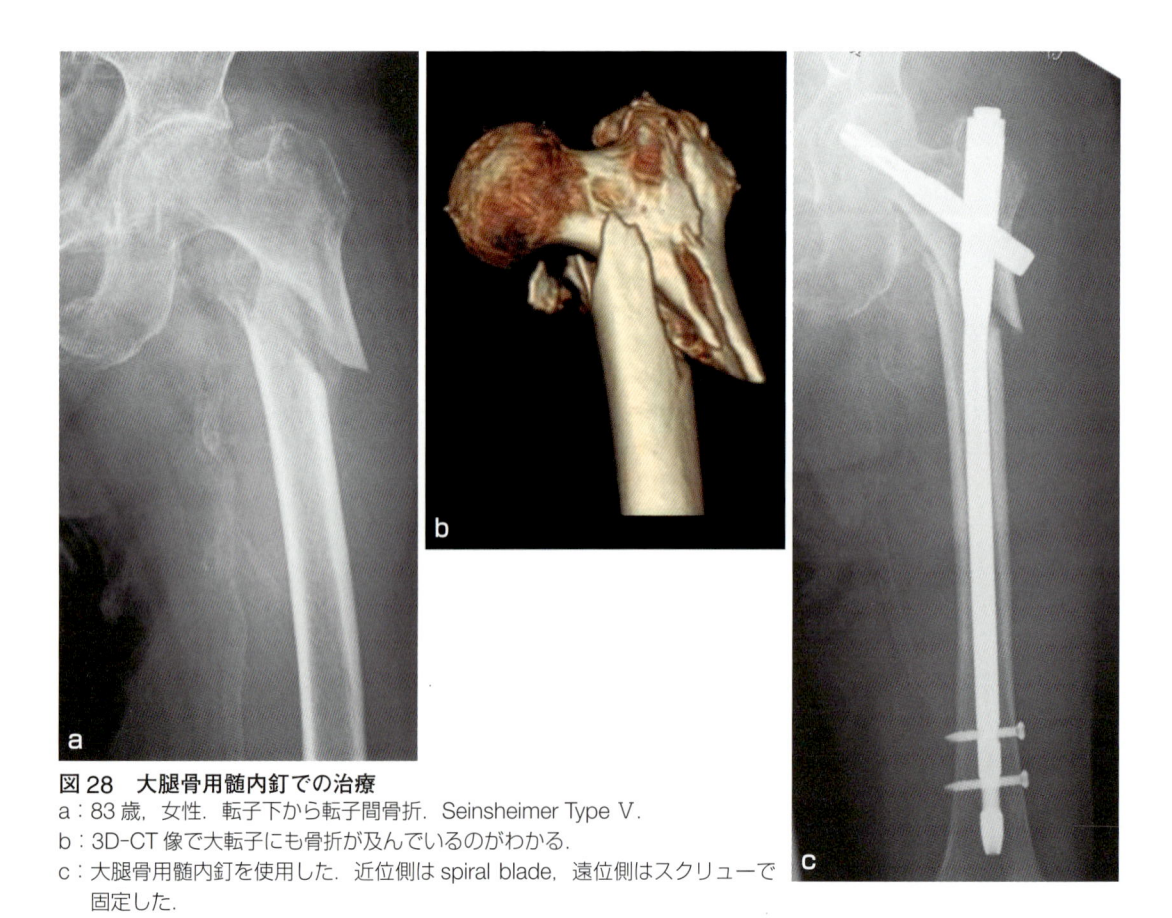

図 28　大腿骨用髄内釘での治療
a：83 歳，女性．転子下から転子間骨折．Seinsheimer Type V．
b：3D-CT 像で大転子にも骨折が及んでいるのがわかる．
c：大腿骨用髄内釘を使用した．近位側は spiral blade，遠位側はスクリューで固定した．

位骨片を1本,あるいは2本のスクリューで固定できるような低位の転子下骨折には有用である.

95°のコンディラープレートとDCSは近位骨片の把持力が強く,内反変形や回旋変形を防止することができる.また,高位の転子下骨折だけでなく,粉砕した転子部骨折にも使用できる.さらに長いプレートを使用することで,低位の転子下骨折にも対応可能である.これらのプレートにおける最大の利点は,転子下骨折の整復前に,固定が困難である近位骨片に挿入できることである.インターロッキングネイルが使用できないような著しい粉砕骨折に対し,このプレートは特に有用である.内側皮質が粉砕している場合は,自家骨移植,あるいは人工骨の移植を併用する.

筆者の推奨する方法

1)髄内釘法による固定

骨折部が転子下から転子部に及んでいる場合は,Proximal Femoral Nail(PFN)を使用する.骨折部が転子下から骨幹部に及んでいる場合は,髄内釘(図28)による固定が有効と考える.

2)プレート法による固定

転子下から骨幹部の粉砕骨折の場合,髄内釘が使用できないことがある.その場合DCSによる固定を好んで用いる.プレートは粉砕骨折部分である骨幹部を滑らせ,トンネルテクニックにより挿入が可能である.

文献

1) 日本整形外科学会診療ガイドライン委員会,大腿骨頚部/転子部骨折診療ガイドライン策定委員会,厚生労働省医療技術評価総合研究事業「大腿骨頚部骨折の診療ガイドライン作成」班:大腿骨頚部/転子部骨折診療ガイドライン.南江堂,東京,2005.
2) Minamisawa I, et al : The fracture lines and the etiological factors on the senile intracapsular fracture of the femoral neck. The Hip ; Clinical Studies and Basic Research. Elsevier Scien Pub, Amsterdam, pp261-265, 1984.
3) Garden RS : Low-angle fixation in fractures of the femoral neck. J Bone Joint Surg 43-B : 647-663, 1961. 山本真,ほか:大腿骨頚部内側骨折に対する新しい骨接合法の試み—第1報・その理論と固定法—.整形外科 29:825-832, 1978.
4) 福島健介,高平尚伸,内山勝文,糸満盛憲,ほか:セメントレス全人工股関節置換術の高齢者に対する短期成績—Duetto SI stemを用いて—.日本人工関節学会誌 34:105-106, 2004.
5) Evans EM : The treatment of trochanteric fractures of the femur. J Bone Joint Surg 31-B : 190-203, 1949.
6) Ender HG : Treatment of trochanteric and subtrochanteric fracture of the femur with Ender pins. The Hip, Mosby, St. Louis, pp187-206, 1978.
7) 笹本憲男,糸満盛憲,小林明正,ほか:大腿骨頚部外側骨折に対するEnder's pinning法の問題点.関東整災誌 13:55-61, 1982.
8) 笹本憲男,山本真,糸満盛憲,ほか:高齢者大腿骨頚部外側骨折の円筒釘横止め法.整形外科 37:1041-1048, 1986.
9) Seinsheimer F III : Subtrochanteric fracture of the femur. J Bone Joint Surg 60-A : 300-306, 1978.
10) Kyle RF, Gustilo RB, Premer RF : Analysis six hundred and twenty two intertrochanteric hip fractures : a retrospective and prospective study. J Bone Joint Surg 61-A : 216-221, 1979.
11) Bregman GD, Winquist RA, Mayo KA, et al : Subtrochanteric fracture of the femur : fixation using the Zickel nail. J Bone Joint Surg 69-A : 1032-1040, 1979.

〔内山勝文〕

各論4　下肢の外傷

B 小児の大腿骨近位部骨折

病態と解剖学的特徴

小児大腿骨頚部骨折と呼ぶことが多いが，本骨折は大腿骨頚部骨端線損傷と頚部骨折，転子部骨折を含んでいるので，ここでは大腿骨近位部骨折(hip fracture, fracture of proximal femur)と呼ぶことにする．本骨折の発生頻度は，成人の大腿骨近位部骨折の1％未満，小児骨折の中でも1％未満ときわめてまれな骨折である．したがって，ほとんどの整形外科医はその生涯でこの骨折に遭遇しないか，めぐりあったとしてもごく少数例に限られる．

1) 複雑な骨端部の形態と成長に伴う変化

小児の大腿骨近位部は骨頭下，大転子，小転子部の骨端成長帯を含めて軟骨性分が多く，成長に伴って次第に骨化していく．出生時にはまだ骨頭の骨化中心(ossification center)も存在せず，生後3〜5か月で骨化が始まる．大転子の骨化中心の出現ははるかに遅く，4歳前後で初めてX線像上確認できるようになる．大転子の骨端線は14歳前後で閉鎖し，骨頭下の骨端線はそれと相前後して，あるいは少し遅れて閉鎖する(図1)．

大腿骨頚部と骨幹部のなす角すなわち頚体角は新生児期には約130°であるが，起立歩行を始めると140°〜145°と一時増加した後，再び次第に減少して，成人になると

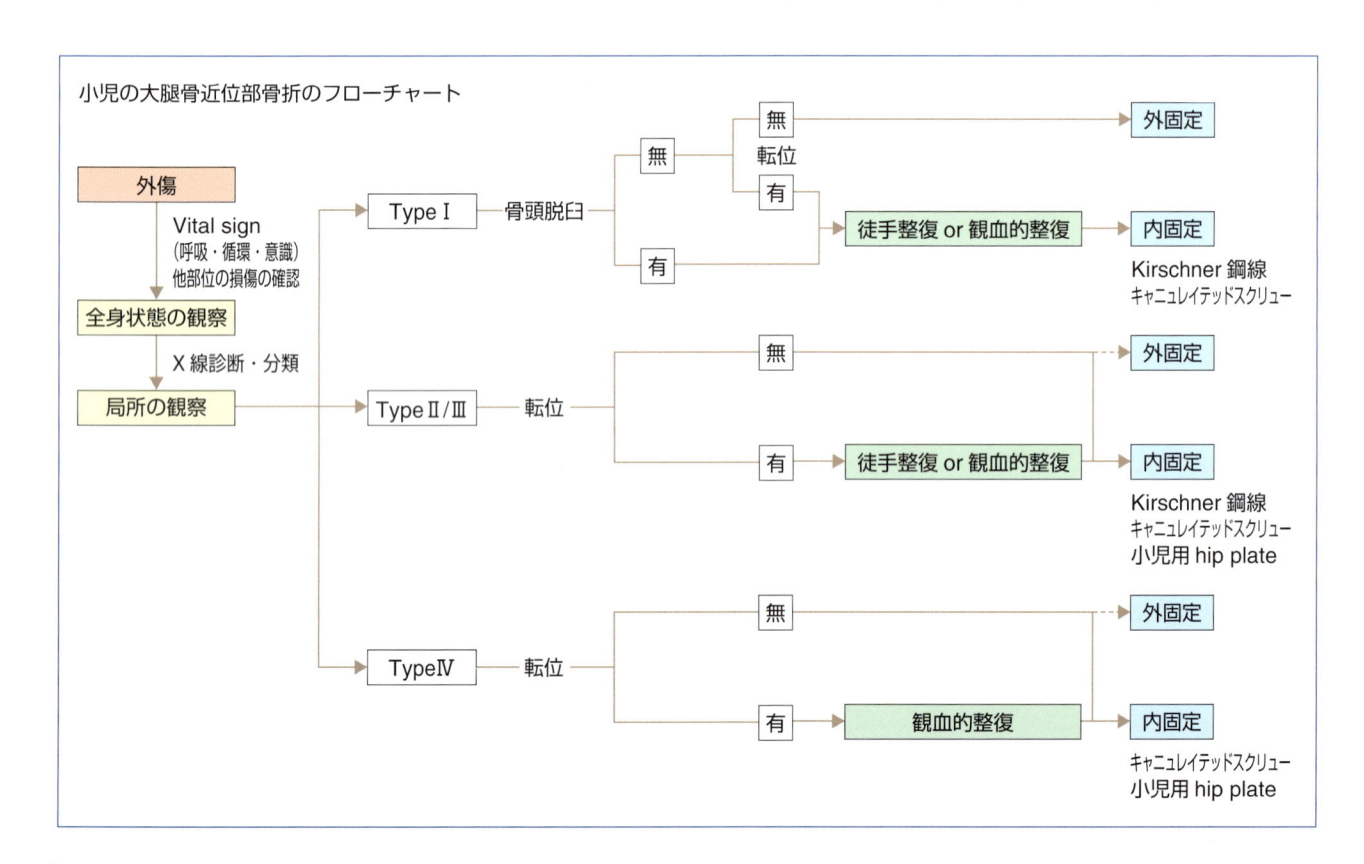

小児の大腿骨近位部骨折のフローチャート

外傷 → Vital sign（呼吸・循環・意識）他部位の損傷の確認 → 全身状態の観察 → X線診断・分類 → 局所の観察

Type I → 骨頭脱臼
- 無 → 転位 無 → 外固定
- 無 → 転位 有 → 徒手整復 or 観血的整復 → 内固定（Kirschner鋼線，キャニュレイテッドスクリュー）
- 有 → 徒手整復 or 観血的整復 → 内固定

Type II/III → 転位
- 無 → 外固定
- 有 → 徒手整復 or 観血的整復 → 内固定（Kirschner鋼線，キャニュレイテッドスクリュー，小児用hip plate）

Type IV → 転位
- 無 → 外固定
- 有 → 観血的整復 → 内固定（キャニュレイテッドスクリュー，小児用hip plate）

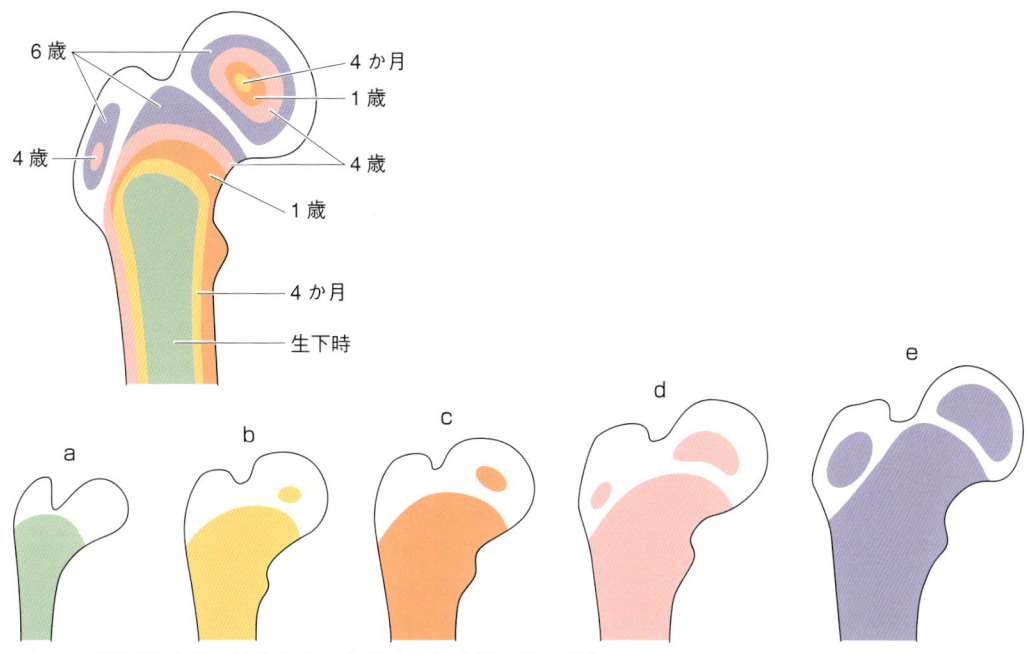

図1　大腿骨近位部の骨化中心の出現時期と成長に伴う変化
a：生下時
b：4か月
c：1歳
d：4歳
e：6歳

〔Edgren W：Coxa plana. A clinical and radiological investigation with particular reference to the importance of the metaphyseal change for the final shape of the proximal part of the femur. Acta Orthop Scand 84（Suppl）：24, 1965から一部改変〕

125°〜130°になる．大腿骨頸部が骨幹部に対して前方に捻れている状態を前捻（anteversion）と呼び，この捻れの程度を前捻角として表す．小児期には15°〜20°であるが，成人になると10°〜15°に減少する．

2）血管の解剖

この部位の骨折で最も重要なことは，特殊な走行を呈する血管の分布とその損傷に伴う骨頭壊死の発生である．大腿骨頸部と骨頭は股関節包内に存在し，骨頭はほとんど関節軟骨に覆われている．また骨端線が存在することから頸部を通る骨髄内からの骨頭の栄養血管はなく，そのほとんどを頸部被膜を通って骨頭内に進入する血管に依存する．主なものは内側大腿回旋動脈の分枝である大腿骨頭後頸部動脈（posterior column branch）で，骨頭の2/3〜4/5はこの動脈によって栄養される．この動脈は頸部後方に回り，転子間稜の内側を通って上行し頸部被膜に入り上被膜動脈（superior retinacular artery）となって骨頭と頸部の骨軟骨移行部から骨頭内に進入するため，頸部骨折などで損傷されやすい弱点となっている．成人では大腿外側回旋動脈の分枝である下被膜動脈（inferior retinacular artery）から骨頭下部のごく一部が栄養されるが，骨端線が開存している小児ではこの血管系による骨頭の栄養はほとんど皆無である（図2）[1]．

■ 受傷原因

交通事故や高所からの転落によって起こることが多く，一時期，公園などに設置されている箱型ブランコに押し倒されて起こることが話題になって，その危険性が指摘されたことがあった．いずれにしても高齢者の大腿骨近位部骨折とは受傷機序が異なり，高エネルギーによる損傷であるため，他部位の骨折や内臓損傷を伴うことがあることに注意を要する．

■ 診断と分類

1）症状と診断

股関節部の強い疼痛のため起立歩行不能となる．患肢は内転・外旋位をとり，幾分短縮し，他動運動で著しい疼痛を訴える．確定診断と治療法決定のため，X線撮影は不可欠である．疼痛のためLauenstein撮影が不可能な場合には，健側股関節を90°屈曲し，患肢を伸展位のまま少し外転して撮影した軸写像が参考になる．

各論 4　下肢の外傷

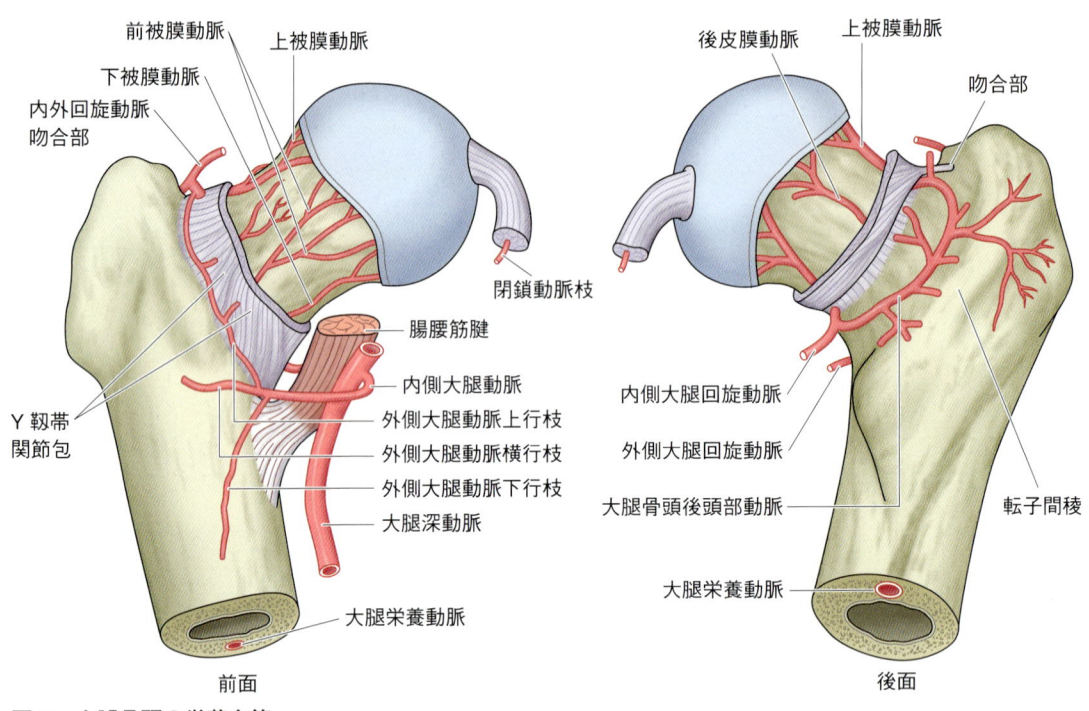

図2　大腿骨頭の栄養血管

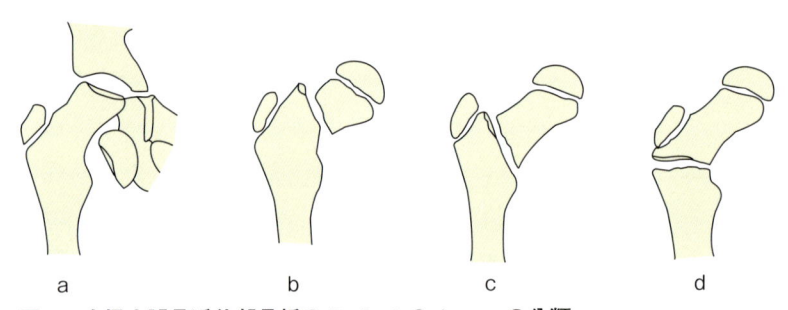

前面／後面

ラベル（前面）：前被膜動脈，上被膜動脈，下被膜動脈，内外回旋動脈吻合部，Y靱帯 関節包，閉鎖動脈枝，腸腰筋腱，内側大腿動脈，外側大腿動脈上行枝，外側大腿動脈横行枝，外側大腿動脈下行枝，大腿深動脈，大腿栄養動脈

ラベル（後面）：後皮膜動脈，上被膜動脈，吻合部，内側大腿回旋動脈，外側大腿回旋動脈，大腿骨頭後頭部動脈，転子間稜，大腿栄養動脈

図3　小児大腿骨近位部骨折のDelbet-Colonnaの分類
a：Type Ⅰ；骨頭下骨端線離開（transepiphyseal fracture）
b：Type Ⅱ；頚部骨折（transcervical fracture）
c：Type Ⅲ；頚部基部骨折（cervicotrochanteric fracture）
d：Type Ⅳ；転子部骨折（traochanteric fracture）

2）X線学的分類

Delbetの分類あるいはDelbet-Colonnaの分類が広く用いられている．これはDelbetによって最初に記載され，Colonnaによって一般に広く知られるようになったものである[2]．

Delbet-Colonnaの分類（図3）

- **Type Ⅰ：骨頭下骨端線離開（transepiphyseal fracture）**

大腿骨近位骨端線で起こる骨折で，いわゆる骨端線離開（epiphyseal separation）である．大腿骨頭すべり症との鑑別を要するが，すべり症は内分泌異常を伴っていたり，Flörich型の肥満を伴うことがあるなどの特徴があるが，acute typeあるいはacute on chronic typeでも比較的弱い外傷で起こる．大腿骨骨頭下骨端線損傷は大きな外力によって起こり，頚部の小骨片のスパイクを有するSalter-HarrisのⅡ型になることもある．また骨頭が寛骨臼外に脱臼することもある．脱臼を伴わない例をtype ⅠA，伴う例をtype ⅠBと分類する．

- **Type Ⅱ：頚部骨折（transcervical fracture）**

大腿骨頚部を通る骨折である．大腿骨近位部骨折の約46％を占め，type Ⅱ骨折の77％は転位している[3]．転位を有する例は非転位例に比べて骨頭壊死の発生率が高くなる．一般に骨頭壊死の原因は初期の転位の程度に依存すると考えられているが，閉鎖腔である関節内血腫のタンポナーデ効果によって骨頭栄養血管が圧迫され骨頭の血行が障害されるためであるとする考え方もある[4]．

- **Type Ⅲ：頚部基部骨折（cervicotrochanteric fracture）**

頚部と転子部の移行部すなわち関節包付着部で起こる骨折で，骨折線が関節包の内外に及ぶことがある．Type Ⅱに次いで多く約34％を占める[3]．骨頭壊死や早期骨端線閉鎖などの

B. 小児の大腿骨近位部骨折

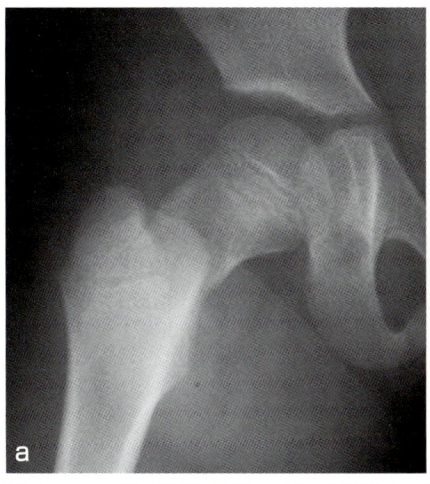

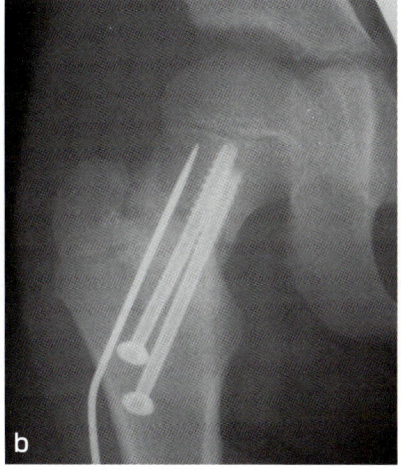

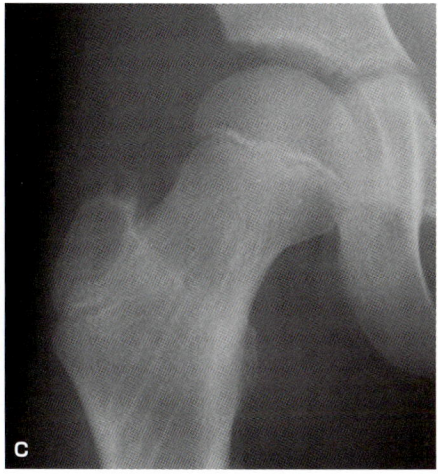

図4　type Ⅲの頚部骨折．窓から転落して受傷した6歳，女児
a：受診時X線前後像
b：術後X線像．透視下に整復し，キャニュレイテッドスクリュー2本とKirschner鋼線1本で内固定した．術後外固定せず5週後から部分荷重を開始した．
c：術後2年のX線像．合併症なく治癒した．
〔小宮宏一郎，ほか：小児大腿骨頚部骨折の治療成績．骨折 26：538-541, 2004から〕

合併症の発生はtype Ⅱと同様に転位例に多く，約20〜30%の発生率である[3]．

・**Type Ⅳ：転子貫通骨折（intertrochanteric fracture）**
大腿骨頚部骨折の約12%を占め，type Ⅱ，Ⅲに次いで多く，type Ⅰが最も少ない．関節外骨折であり，骨壊死，早期骨端線閉鎖による内反股などの合併症の発生頻度は最も低い．

治療

治療の考え方

小児の骨折であることから，転位のない例は徒手整復・外固定でよいと考えられているが，ギプス内での再転位による内反股，偽関節などの合併症が起こりうることから，Kirschner鋼線などのスムースなピン，あるいはキャニュレイテッドスクリューによる内固定が勧められる．Kirschner鋼線は骨端線を貫通してもよいが，骨端線早期閉鎖を起こす原因になるのでスクリューで骨端線を貫いてはならない．また骨頭壊死を防止するために，関節穿刺によって関節内血腫を除去することを勧める報告者もいるが，私たちは行っていない．

手術適応と治療の実際

・**Type Ⅰ**：骨端線の中で最も力学的強度が低い肥大軟骨細胞層か石灰化軟骨層で起こる離開であるため，多少の転位を残して癒合しても成長障害をきたすことはないが，骨頭骨化中心の血行障害による壊死のリスクは高く，85〜100%とほぼ全例に骨頭壊死が発生する[5]．一般にX線透視下に愛護的に徒手整復して軽度外転・回旋中間位でのhip spica固定が行われるが，骨端軟骨内での損傷であるため平滑で滑りやすく，転位しやすいことからKirschner鋼線による内固定が勧められる．骨頭の脱臼を伴う例（type ⅠB）では透視下に徒手整復を試みるが失敗することが多く，手術的に整復内固定を行うほうがよいとされている．また思春期の患者ではキャニュレイテッドスクリューによる骨端線固定がよいといわれているが，私たちはこのtypeの骨折の治療経験はない．

・**Type Ⅱ，Type Ⅲ**：この2つのタイプの骨折が最も多く，合併症の発生頻度もほぼ同等であることから，治療戦略も同様である．非転位例はhip spicaによる外固定でもよいが，頻回のX線コントロールを行いながら，注意深く経過を観察する必要がある．外固定では内反股や偽関節のリスクが高いことから[4,6]，たとえ転位がなくても内固定を推奨する研究者が多い[3,7]．私たちも全例内固定することを基本方針にしている．

転位例は術前に鋼線牽引で緩徐に整復を試みるか，あるいは透視下に徒手整復して内固定する．転位の著しいtype Ⅲ骨折は関節包などの軟部組織が整復障害因子となっていることがあるので，徒手あるいは牽引で整復位が得られない場合には，積極的に観血的に整復する必要がある．解剖学的な整復位で内固定された例では骨壊死や内反股，偽関節などの合併症の発生率が低いことが知

各論 4　下肢の外傷

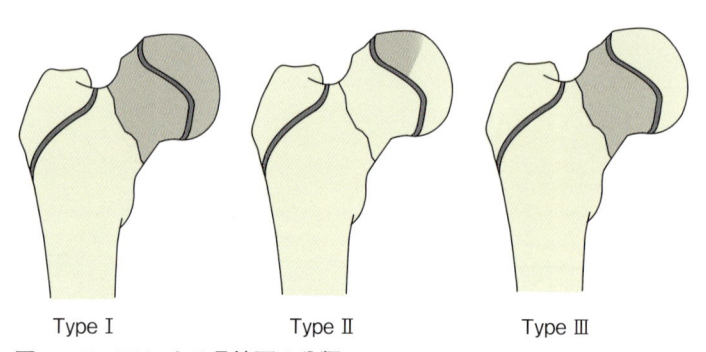

図5　Ratliff による骨壊死の分類
〔Ratliff AHC : Fracture of the neck of the femur in children. J Bone Joint Surg 44-B : 528-542, 1962 から〕

られている[4,8]．年少児ではKirschner鋼線，年長児ではキャニュレイテッドスクリューを用いる（図4）．

> **Pitfall**
> 透視下に整復が困難なときには無理をせず，観血的に解剖学的整復を目指すべきである．整復位不良例では骨頭壊死などの合併症の頻度が高い．

Type IIIと近位骨片が長いtype IIの骨折は骨端線を貫通することなくキャニュレイテッドスクリューで安定した内固定が可能であるが，骨端線に近い部位での骨折はKirschner鋼線で骨端線を貫通させて固定したほうが安定しやすい．転位例では約60％に骨壊死が発生するが，非転位例での骨壊死の頻度は低い[4]．

> **Pitfall**
> 骨端線を貫通して固定する際にはKirschner鋼線を用いる．骨端線を貫通してよいのはKirschner鋼線だけである．骨端線の早期閉鎖を起こすので，決してスクリューで固定してはならない．

・Type IV：年少児の転子部骨折は転位のない例が多いので，通常hip spicaで6〜8週間固定することで変形することなく癒合することが多いが，年長児の骨折は転位をきたしやすい．転位例は観血的に整復して，小児用hip plateで固定すると外固定は不要である．キャニュレイテッドスクリューで固定する場合には，数週間，外固定を併用するほうがよい．海綿骨の豊富な関節外骨折であるため骨癒合は良好であるが，固定性が不良な場合には内反股をきたすことがあるので注意を要する．

私たちが経験した症例は14例14関節であり，男子8例，女子6例，平均年齢は12.5歳（6〜16歳）であった．Delbet-Colonnaによる病型分類はtype IIとIIIが各々5例，type IVが4例で，type Iはなかった．このうち転位例は8例，非転位例は6例であった．受傷原因は，交通事故8例，転落3例，転倒2例，箱型ブランコによる圧挫傷1例であった[9]．治療は，転位例8例はすべて観血的あるいは透視下に整復して内固定したが，非転位例6例中4例は保存的治療，2例は透視下にスクリュー固定を行った．

> **Pitfall**
> Type IVの転子部骨折をキャニュレイテッドスクリューで内固定した場合には，必ず外固定を行う．さもないと内反股変形をきたすことがある．

■ 合併症

1）大腿骨頭壊死（osteonecrosis）

大腿骨頭壊死は最も重篤な合併症であり，本骨折全体では約30％に起こる[3,4]．受傷時の転位と血行障害が原因であると考えられており，転位したtype IB，II，IIIで頻度が高く，Canaleによると各々100％，52％，27％であり，type IVは0％であった[4]．受傷後24時間以内に整復して内固定した例では発生率が低下することから[3,10]，早期の積極的な除圧と安定した内固定が推奨されている[8,10]．しかし関節穿刺・血腫除去が骨頭の血行を必ずしも改善しないという考え方もあり[11,12]，いまだ結論は得られていない．しかし観血的に整復する場合には関節包を切開しており，透視下に外側から小切開でスクリュー固定する際にも関節包を切開して除圧することは可能である．

Ratliffは骨頭壊死を3つのタイプに分類した[5]．

> **Ratliffによる骨頭壊死の分類（図5）**
>
> ・Type I：骨折線から近位部全体の壊死で，頚部の骨硬化と骨頭の広範囲の陥没を起こすもので，頚部外側の血管系がすべて損傷されたために起こると考えられている．骨壊死の50％を占め，最も予後が悪い．

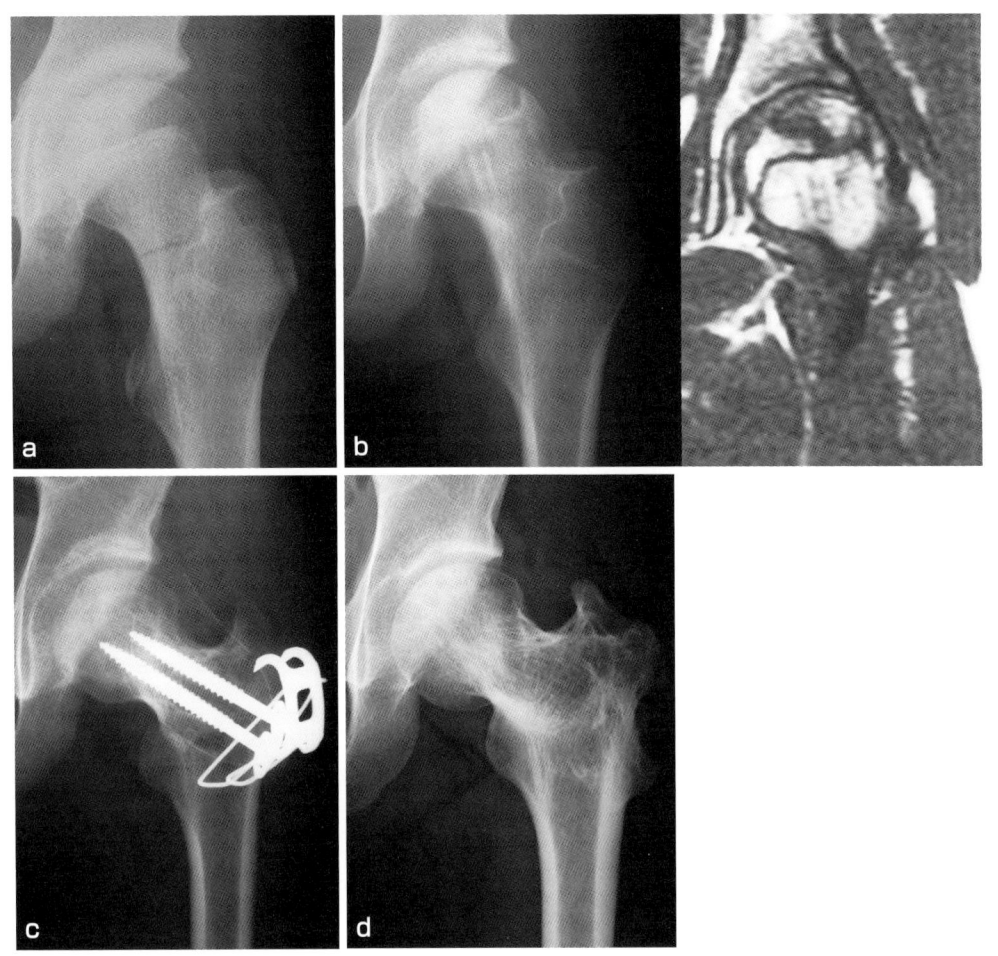

図6　typeⅡの頚部骨折．屋根から転落して受傷した12歳，女児
a：受診時X線前後像．転位がなく安定性が良好なため介達牽引下にベッド上安静とし，骨癒合を確認して8週から部分荷重歩行を開始した．
b：受傷後9か月のX線前後像とMRI T1強調像．骨頭荷重部に壊死を認める．
c：20°内反を加えた前方90°の骨頭回転骨切り術を施行した．
d：術後6年8か月のX線前後像．骨頭の圧潰なく，壊死部も修復された．
〔小宮宏一郎，ほか：小児大腿骨頚部骨折の治療成績．骨折 26：538-541, 2004 から〕

- **TypeⅡ**：骨頭の小範囲の壊死で，上あるいは後被膜動脈の一部が損傷されたために起こると考えられている．TypeⅠに次いで多く，予後は比較的良好である．しかし，荷重部に壊死があり陥没が危惧される場合には，内反骨切り術や大腿骨頭前方あるいは後方回転骨切り術によって陥没を防止するべきである．
- **TypeⅢ**：まれなタイプであるが，骨折線から骨端線の間の骨硬化を起こすもので，予後は良好である．

私たちが経験した14例の検討では，骨頭壊死を生じたものは2例（14％）であり，すべてtypeⅡであった．したがってtypeⅡは5例中2例（40％）に骨壊死が発生したことになる．この2例中1例は転位例（観血的整復内固定）で，残りの1例は非転位例（ギプス固定）であった[9]．

骨壊死は受傷後6か月から2年の間に起こることが多いので，最低2年間は定期的にX線検査やMRIによる定期的な経過観察が必要となる．

診断が確定したらPerthes病と同様に，骨頭にかかる負荷を分散するために外転（免荷）装具や内反骨切り術によるcontainment therapyを行う．壊死部が限局したtypeⅡでは，骨頭回転骨切り術によって荷重部に健常な部分を移動させて壊死部の修復を待つことも可能である（図6）[9]．

2）内反股・偽関節（coxa vara, nonunion）

内反股は内反位での変形癒合，骨端線早期閉鎖，骨壊死などに続発する合併症である．観血的整復と内固定を行った群ではきわめて少ないが，hip spicaによる保存的治療では約20〜30％に内反股が発生する[3,4]．成長に伴って大転子高位，脚短縮，外転筋の筋力不全による跛

行を呈するようになるので，外反骨切り術や大転子移行術などの手術的な治療が必要になることがある．

小児の骨折であるため偽関節の発生率はきわめて低く約7％である[3]．Type Ⅲに起こるが，3～6か月経過して骨壊死の所見がないにもかかわらず疼痛や著明な跛行を呈するときには，偽関節を疑ってCT検査で確認する必要がある．偽関節が確認されたら再度骨接合術を行って強固に内固定する．必要に応じて転子下外反骨切り術を追加して骨折部を安定させると同時に，圧迫力が作用して骨癒合を促すことを期待する．

3) 早期骨端線閉鎖（premature closure of growth plate）

Type ⅡやⅢを観血的に整復して骨端線を貫いてピンやスクリューで固定した例に起こりやすく，28％に起こるといわれている[3]．しかし，大腿骨近位骨端線による成長は13％に過ぎないので，5歳未満の小児でないかぎり運動機能に影響する脚長差をきたすことはない．

Point
- 高エネルギー外傷であるので，他部位の損傷，特に内臓の鈍的損傷の有無を念頭に置いて全身を検索する．
- ギプスによる保存的な治療では，再転位をきたして内反股や偽関節になることがあるので頻回のX線検査によって確認し，転位をきたすようであれば内固定に切り替えるべきである．
- 骨折型によって骨壊死の発生頻度が異なる．骨壊死は機能障害の原因になる最も重篤な合併症であることを認識するべきである．
- 正確な整復と強固な内固定が原則である．
- Kirschner鋼線は骨端線を貫いてもよいが，骨端線を貫いてスクリューで固定すると早期閉鎖を起こすので注意を要する．

文献

1) Edgren W : Coxa plana. A clinical and radiological investigation with particular reference to the importance of the metaphyseal change for the final shape of the proximal part of the femur. Acta Orthop Scand 84(Suppl) : 24, 1965.
2) Colonna PC : Fracture of the neck of the femur in children. Am J Surg 6 : 793-797, 1929.
3) Hughes KO, Beaty JH : Current concept review : Fractures of the head and neck of the femur in children. J Bone Joint Surg 76-A : 283-292, 1994.
4) Canale ST, Bourland WL : Fracture of the neck and intertrochanteric region in children. J Bone Joint Surg 59-A : 431-443, 1977.
5) Ratliff AHC : Fracture of the neck of the femur in children. J Bone Joint Surg 44-B : 528-542, 1962.
6) Lam SF : Fractures of the neck of the femur in children. J Bone Joint Surg 53-A : 1165-1179, 1971.
7) Bray TJ : Femoral neck fracture fixation. Clin Orthop 339 : 20-31, 1997.
8) Flynn JM, et al : Displaced fractures of the hip in children : Management by early operation and immobilization in a hip spica cast. J Bone Joint Surg 84-B : 108-112, 2002.
9) 小宮宏一郎，ほか：小児大腿骨頚部骨折の治療成績．骨折 26 : 538-541, 2004.
10) Cheng JCY, et al : Decompression and stable internal fixation of femoral neck fractures in children can affect the outcome. J Pediatr Orthop 19 : 338-343, 1999.
11) Pape H, et al : Long-term outcome in children with fractures of proximal femur after high energy trauma. J Trauma 46 : 58-64, 1999.
12) Maruenda JI, et al : Intracapsular pressure after femoral neck fracture. Clin Orthop 340 : 172-180, 1997.

〔糸満盛憲〕

各論4　下肢の外傷

C 大腿骨骨幹部骨折

解剖学的特徴

　大腿骨は股関節と膝関節を連結する身体で最も長大な長管骨であり，下肢全体のアライメントを整えて体重を支え，歩行，跳躍などのさまざまな下肢の運動機能を司る．大腿骨骨幹部は重要な2つの機能を有する．その1つは股関節と膝関節を正しい位置関係（アライメント，alignment）に保持する機能であり，もう1つはそれらの関節の運動機能を発揮する筋肉の付着部を提供することである．

　大腿骨近位部は約125°〜135°の内反位と10°〜15°の前捻を呈しており，骨幹部はおよそr＝1,600の前弯を呈している．また大腿骨頭中心と遠位顆間部中央を結ぶ荷重線（機能軸）に対して骨幹部の解剖軸は外方に約6°〜7°に傾いている．すなわち脛骨では機能軸が解剖軸におよそ一致しているが，大腿骨の解剖軸は機能軸に対して約6°〜7°外側に偏位している（図1）．これらの形態は成長に伴って変化するだけでなく，加齢によっても変化する．高齢化に伴う変化は，骨粗鬆症の進行に伴う骨の生物学的退行と荷重軸の偏位による力学的環境の変化によるもので，近位部の内反が増強して老人性内反股が進行し，骨幹部では内反，前弯が増強する．

　膝関節は屈伸に伴う20°程度の回旋運動があるものの，その主要な動きは屈伸のみであるが，股関節は球関節であるため大きな可動域と自由度を有する．このような解剖学的特徴から下腿骨骨折において回旋変形がほとんど許容されないのに対して，大腿骨骨折における回旋変形にはあまり注意が払われてこなかった．しかし最近，大腿骨の回旋変形による機能障害が明らかになり，注意が喚起されている[1,2]．

　大腿骨骨幹部は周囲を豊富な筋肉に被覆されているため，下腿骨骨折に比べると開放骨折の頻度ははるかに低い．これらの強大な力を発揮する多くの筋肉が付着し，自由度の大きな股関節を有するため，外傷による一次的な転位だけでなく，筋力による特有の二次的な転位形式があるので注意を要する（図2）[3]．

　大腿骨遠位部では膝窩動脈が骨に接近しているが，骨幹部は直接血管と接触するところはなく，爆発や自動車事故，銃創などの重度の軟部組織の挫滅を伴う開放骨折でないかぎり，この部位の骨折で主要動脈の損傷を起こすリスクはきわめて低い．大腿骨の血行は大腿深動脈の貫通枝からの分枝が，大腿骨粗線（linea aspera）の中央にある栄養孔から骨髄内に入る栄養動脈によって維持されている．また骨膜は周囲の軟部組織からの豊富な血管が分布しており，下腿骨骨折に比べると骨折治癒過程における生物学的環境は良好である．また皮質骨の外側1/3は骨膜側から，内側2/3は骨髄内の栄養血管から血流が供給されている．

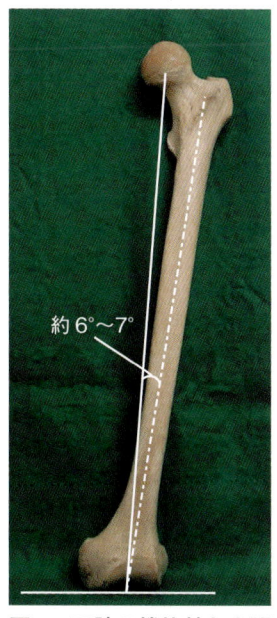

図1　下肢の機能軸と大腿骨の解剖軸
実線：機能軸　破線：解剖軸

各論 4　下肢の外傷

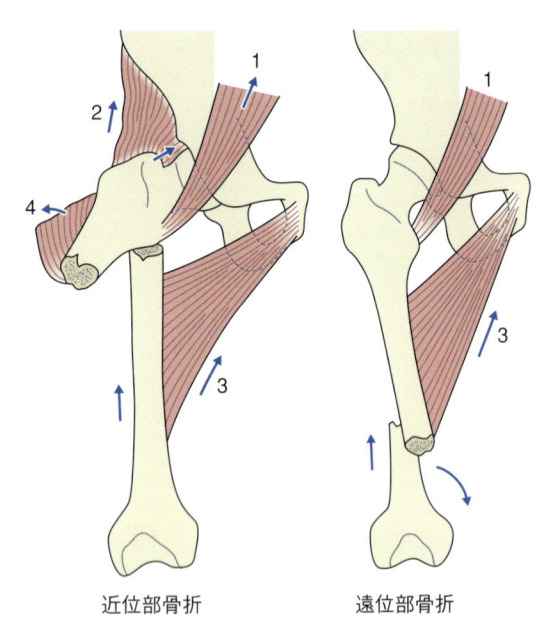

図2　大腿骨骨幹部骨折の典型的な転位
1. 腸腰筋
2. 中・小殿筋
3. 内転筋
4. 大殿筋

〔神中正一著：骨折治療学 第3版，診断と治療社，東京，1940から〕

近位部骨折　　遠位部骨折

■ 受傷原因

交通事故による受傷が最も多く，高所からの転落あるいは飛び降り，労働災害によるものがこれに続く．いずれも高エネルギー外傷(high energy trauma)であり，多発外傷を呈する頻度も高い．車のデザインの改良，シートベルト着用の義務化などによってダッシュボードによる損傷(dashboard injury)は減少している．しかし，自動車の高速走行による事故，自殺企図による高所からの転落，オートバイの高速走行による事故は重症度が高く，致命的な重要臓器損傷を伴い治療に難渋することが多い．また一方では，歩行者や自転車の事故は必ずしも減少してはいない．学校や家庭内での外傷による骨折も当然あるが，これらの頻度は低く，単独の損傷であることが多い．

■ 診断と分類

高エネルギー外傷であることが多いので，他部位の損傷があることを念頭に置いてバイタルサインをチェックし，重要臓器の損傷，出血に伴う外傷性ショックをはじめ，致命的な外傷を見落とさないように注意する．

> **Point**
> **高エネルギー外傷患者のチェックポイント**
> 患者が搬入されたら，呼吸，循環，意識などのバイタルサインをチェックすると同時に，以下の5つの致命的な病態は即座に診断して対応する必要がある．
> ① 上気道閉塞：異物や凝血塊，舌根沈下によって起こるもので，即座に異物除去，気管内挿管などによって気道を確保する必要がある．
> ② 緊張性気胸：肺胸膜のチェックバルブ現象によって吸気が胸腔内に充満して心肺を圧迫し呼吸循環不全を起こすもので，胸腔ドレナージで対処可能である．
> ③ 心タンポナーデ：心筋挫傷や心臓破裂によって心嚢内に貯留した血液で心臓が圧迫されて心機能が障害されるもので，心嚢穿刺によって血液を排除することで改善する．
> ④ 脳ヘルニア：脳挫傷，頭蓋内出血による頭蓋内圧の亢進によって脳幹がテント下に脱出するもので，高張減圧剤の静脈内投与や外減圧を要する．
> ⑤ 出血性ショック：出血による低容量性ショックであるので，出血部の止血と急速輸液，輸血による容量療法を行う．

多発外傷患者ではこれらの病態は見落としてはならない致死的な病態であるので，常に細心の注意を払って最優先でチェックし，治療するべき項目である．

骨折に伴う疼痛，腫脹，変形，機能障害は必発で，受傷機序と症状から骨折の診断は比較的容易である．大腿骨骨折が疑われたら，以下の項目をもらさずチェックすべきである．

> **Point**
> **大腿骨骨折患者のチェックポイント**
> ① 変形，腫脹の程度
> ② 開放創の有無と汚染の程度
> ③ 受傷からの経過時間(特に開放骨折では重要)
> ④ 循環障害の有無
> ⑤ 感覚，運動障害の有無
> ⑥ 隣接関節の損傷の有無
> ⑦ 筋・腱・靱帯損傷の有無

1) 単純X線検査

治療方針を決定するために股関節と膝関節を含めた2方向単純X線検査は不可欠である．多くは強大な直達外力による骨折であるため，骨片の転位，粉砕の程度，軟部組織損傷の程度も重度で，AO type Bあるいは Cになることが多い．介達外力による損傷は直達外力による損傷より放散するエネルギーが小さく，骨片の転位，軟部組織損傷も最小である．

2) その他の画像検査

大腿骨骨幹部骨折の診断と治療法決定のためには，通常，単純X線検査で十分であり，関節部骨折のように

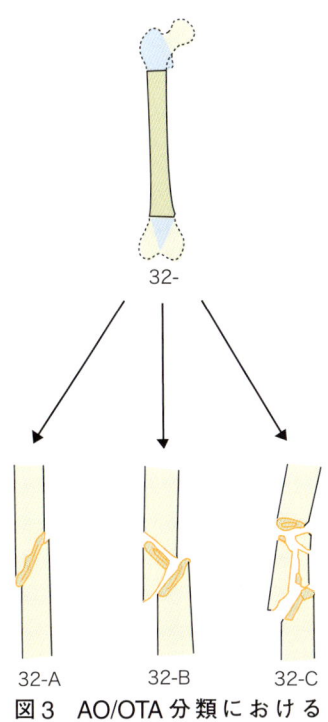

C. 大腿骨骨幹部骨折

図3 AO/OTA分類における大腿骨骨幹部の定義
〔Müller ME, et al, eds : Classification of Fractures of Long Bones. Springer-Verlag, Berlin, 1990から〕

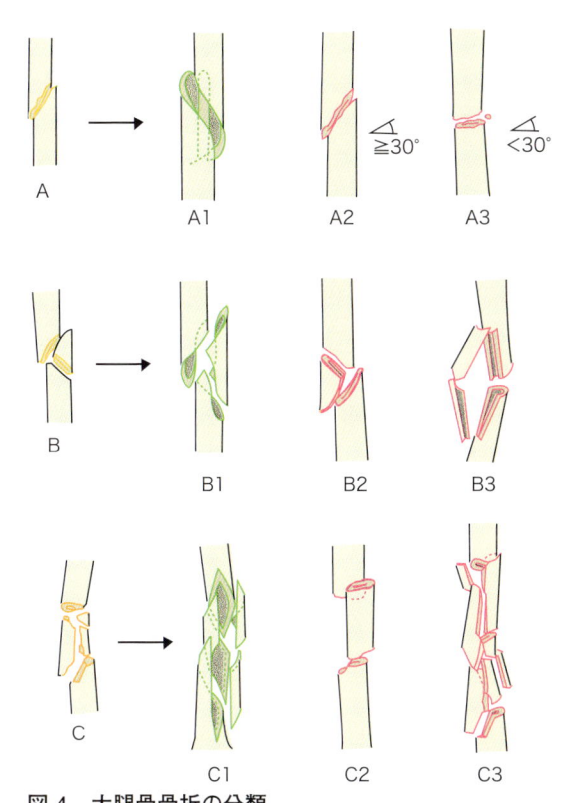

図4 大腿骨骨折の分類
〔Müller ME, et al, eds : Classification of Fractures of Long Bones. Springer-Verlag, Berlin, 1990から〕

CTを必要とすることはほとんどない．

血管損傷が疑われる場合には血管造影を行う．

3）大腿骨骨幹部骨折の分類

大腿骨骨幹部骨折は日常診療でよく遭遇する骨折であり，古くから横骨折，斜骨折，螺旋骨折，粉砕骨折，節状骨折などと単純に分類され，さらに青柳[4]，Winquist[5]らによる粉砕骨折を4～6型に細分する方法が用いられてきた．しかしMüllerらによるAO分類，すなわち「長管骨骨折の包括的分類法（The Comprehensive Classification of Fractures of Long Bone）」が提唱されて以来，骨折のコンピュータ登録のためのコード化が進み，Orthopaedic Trauma Association（OTA）とAOが共同で開発したAO/OTA分類が，世界中の外傷外科医，整形外科医の共通言語として広く用いられるようになってきた[6,7]．

分類は骨折の重症度を反映し，治療法選択・術前計画の役に立ち，その結果の評価の基盤を提供するものでなければならない．AO/OTA分類は，骨（bone）とその骨の中における部位（segment）を数字で，骨折の形態（type）をアルファベットで，さらに粉砕の程度で群（group）に分類する方法で，骨折の形態はAからCへ，群は1から3へと重症度を反映した分類法になってい

る．この下に小群（subgroup），付帯事項（qualification）とさらに詳細な分類が可能であるが，日常診療では群（group）までの分類で十分である．

大腿骨は3，骨幹部は2とコード化される．大腿骨骨幹部（32）は，小転子直下から遠位大腿骨顆部の横径を一辺とする正方形に囲まれた遠位部を除く部分と定義されている（図3）．この分類の要点は，整復後の2つの主骨片の接触状態によって3型に分類することである．すなわち，Aは整復後，上下の主骨片が90％以上接触する単純な骨折，Bは楔状骨片を有する骨折で，整復後，主骨片が部分的に接触する骨折，Cは粉砕骨片を挟んで上下の主骨片が接触しない骨折である（図3）．群の1は螺旋骨折，2は骨折線が30°以上の傾斜を有する斜骨折，3は骨折線が30°未満の斜骨折と横骨折が含まれ，type B，Cにおいてもこの3つの群が基本となる（図4）．

■ 合併症

大腿骨骨折に伴う急性期の合併症，合併損傷についてのみ述べる．

1）局所の合併症

① **血管，神経損傷**：この部位では血管や神経は骨と接触していないため，損傷のリスクは低い．軟部組織

各論4　下肢の外傷

損傷を伴う開放骨折では注意を要する．
② 隣接関節の損傷：遠位骨幹部骨折では膝関節内に骨折が及ぶことがあり，また靱帯損傷を伴うことがある．
③ 軟部組織損傷：高エネルギー外傷であるので，骨折部が大きく転位している場合には開放骨折でなくても高度の軟部組織損傷を伴うことがある．
④ 皮膚の損傷：種々の程度の皮膚損傷あるいは欠損を伴う開放骨折になることがある．開放骨折では軟部組織損傷の程度，汚染の程度，受傷からの経過時間などが問題となる．汚染が高度な場合にはガス壊疽，破傷風などにも注意を要する．
⑤ コンパートメント症候群：下腿骨骨折や前腕骨骨折だけでなく，大腿骨骨折でもコンパートメント症候群を起こすことがあるので，高度の軟部組織損傷や血管損傷のため，急速に腫脹が増大する場合には注意が必要である．

2）全身性合併症

① 出血性ショック：大腿骨骨折では皮下骨折であっても 500〜1,000 ml の出血があることを念頭に置いて初期治療に当たるべきである．また，他の部位の損傷の有無，特に鈍的内臓損傷に注意を要する．
② 脂肪塞栓症候群：受傷後12〜24時間の潜伏期を経て発症するもので，10〜20％の死亡率を有する合併症である．呼吸，循環，意識，粘膜や皮膚の出血斑に注意する．
③ 深部静脈血栓症，肺血栓塞栓症：骨折の転位を放置すると静脈が圧迫されて血流がうっ滞して血栓を形成することがある．骨折部は整復して固定し，可及的に筋肉を収縮させて血流のうっ滞を起こさないように心がける．待機的な手術では，超音波検査やMR静脈造影で静脈血栓のルールアウトをするほうがよい．

治療

治療の考え方

骨折部は受傷直後が最も整復しやすいが，わが国では搬入直後にすべての骨折を手術的に整復して内固定することが可能な施設はほとんどなく，待機的に治療されることが多い．

骨接合術，特に髄内釘による手術が発展し，横止め髄内釘法（interlocking nail；ILN）が広く使われるようになった現在，特別な理由がないかぎり，成人の大腿骨骨幹部骨折を鋼線牽引やギプスによる外固定などによって保存的に治療する機会はほとんどない．保存的治療では豊富な軟部組織を介して固定するために，たとえ整復位で外固定したとしても再転位することが多く，変形癒合，遷延癒合，偽関節になる可能性が高いこと，外固定で骨癒合を得るには8〜12週間の固定を要すること，さらにこのように長期間の外固定によって骨癒合が得られたとしても，膝関節の拘縮，骨・筋の萎縮，軟部組織の傷害による循環障害などの，いわゆる骨折病（fracture disease）の発生によって，長期間のリハビリテーションを必要とすることなどの生物学的，医学的問題が生じる可能性がある．またそのほかにも，患者が職業を失い家庭生活，社会生活が崩壊する危険を伴うこと，また社会的にも生産性が低下する，医療経済学的にも不利であるなどの理由から，活動的な成人の大腿骨骨幹部骨折を保存的に治療するメリットは，今日まったくないといっても過言ではない．

手術的に治療するに当たっては，正確な長さと下肢のアライメント，回旋を矯正することが求められる．整復において注意を要することは，骨折部を解剖学的に整復することにこだわるのではなく，下肢全体の回旋と長さ，機能的なアライメントを矯正することを第一に考えることである．そのうえで強固な固定材を用いて内固定することによって，術後早期から関節運動，筋力訓練などに加えて，可能なかぎり早期に荷重・歩行を許可することが可能な固定方法を選択するべきである．

> **Point**
> ① 骨幹部骨折における整復とは，骨片を解剖学的にそろえることではない．上下の関節の機能軸と回旋，骨長を正常に修復することである．
> ② 成人の大腿骨骨幹部骨折は手術的な治療が第一選択である．早期運動，早期荷重・歩行を可能にする手術方法を選択するべきである．

1 プレート固定

Egger の internal splint や K-U compression plate は，その強度に問題があり，大腿骨骨幹部骨折に用いた場合，外固定を併用する必要があったため，最近では適応がなくなった．

1）AO圧迫プレート（AO compression plate）

AOグループは従来のプレートの弱点を克服して早期運動を可能にすることを目指して，材質，デザインを改

C. 大腿骨骨幹部骨折

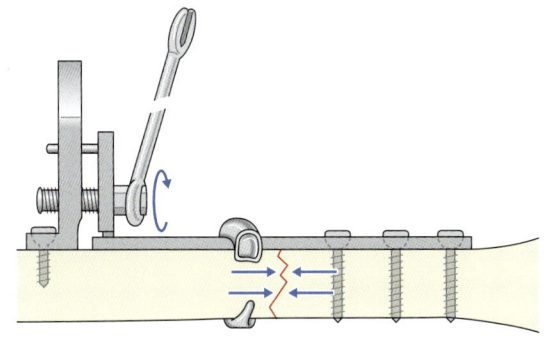

図5 Tension device を用いた AO compression plate による圧迫固定法
〔Müller ME, et al, eds：Manual of Internal Fixation. Springer-Verlag, Berlin, 1970 から〕

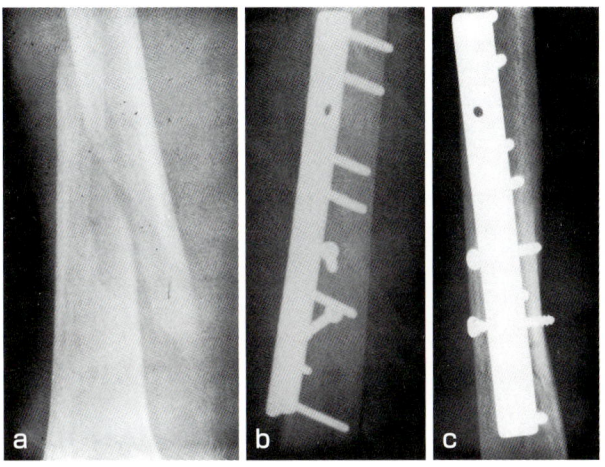

図6 ラグスクリューと圧迫プレートによる絶対的安定性
外仮骨を形成することなく癒合する（direct fracture healing）．
〔Schatzker J, Tile M：The Rationale of Operative Fracture Care. 平澤泰介監訳：骨折．シュプリンガー東京，東京，1989 から〕

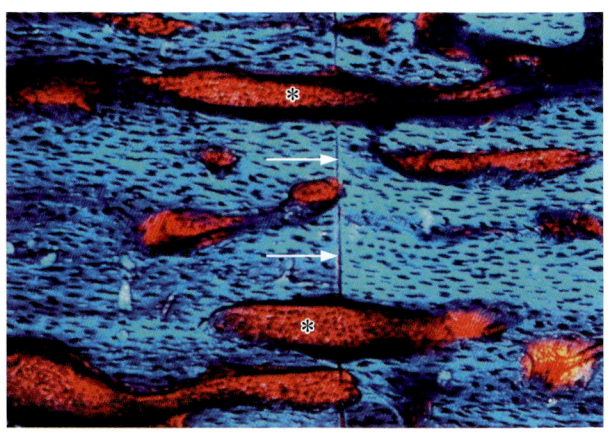

図7 羊の脛骨骨切り部を圧迫プレートで固定した際にみられる直接骨癒合（骨単位性骨癒合）
矢印：骨切り線
＊：骨切り線を通過する osteon
〔Perren SM：Evolution of the internal fixation of long bone fractures. J Bone Joint Surg 84-B：1093-1110, 2002 から〕

良し手術器具を整備して，正しい手順で手術を遂行するためのマニュアルを作成した[8]．これによってプレートの強度を増し，骨との適合性を改善することに成功し，骨折部を解剖学的に整復して骨片間に圧迫（interfragmentary compression）をかけて強固に固定することを可能にした．

この手法は1970年代にわが国に導入され，長管骨骨折の治療に広く用いられた．骨折部を大きく展開し，広範に骨膜を剥離して粉砕骨片を含めて骨折部を解剖学的に整復し，tension device を用いて骨折部に圧迫を加えて強靱なプレートで圧着固定する方法である（図5）[8]．骨折部を解剖学的（water proof）に整復して微動だにしないほど強固に固定する（絶対的安定性；absolute stability）ことによって，外仮骨を形成せずに骨折線が消えて癒合する（図6）[9]．組織学的には骨単位（osteon）が骨折線を越えて他方の骨に進入することによって癒合することから，骨単位性骨癒合（osteonal fracture healing）とも呼ばれる（図7）[10]．この癒合形態は直接的（一次性）骨癒合〔direct (primary) fracture healing〕と呼ばれ，一時期は望ましい骨癒合形態であると考えられていた．

しかし，骨折部に圧迫をかけてスクリューで強靱なプレートを骨に圧着して固定するために，骨の壊死，粗鬆化が起こるほか，外仮骨を欠如するため骨の強度が低下し，プレート抜去後に再骨折を起こすなどの問題が起こった．これらの問題の詳細については総論を参照されたい．現在は大腿骨骨幹部骨折を AO 圧迫プレートで内固定することはほとんどない．私たちは大腿骨骨幹部骨折に対して AO 圧迫プレートを用いないことにしてきた．

2）Locking plate (LP), locking compression plate (LCP)

プレートの孔をねじ切りして，ここにスクリューヘッドをねじ込むことによってプレートとスクリューを一体化させて，角度安定性（angular stability）を持たせるようにしたのが locking plate (LP) であり，標準的なスクリューと locking screw のいずれもが挿入できるようにスクリューホールを改良（combination hole）したのが locking compression plate (LCP) である．従来のプレートの固定力は骨に圧着することによる摩擦力に依存していたが，LP，LCP ではプレートとスクリューが一体化して1つの construct を形成することによって角度安定性を有するため，骨に圧着する必要がなく固定性が強化された．特に高度な骨粗鬆症の症例では優れた固定性を発揮する．

LCP が開発されたことによって，骨幹部の粉砕骨折

各論 4　下肢の外傷

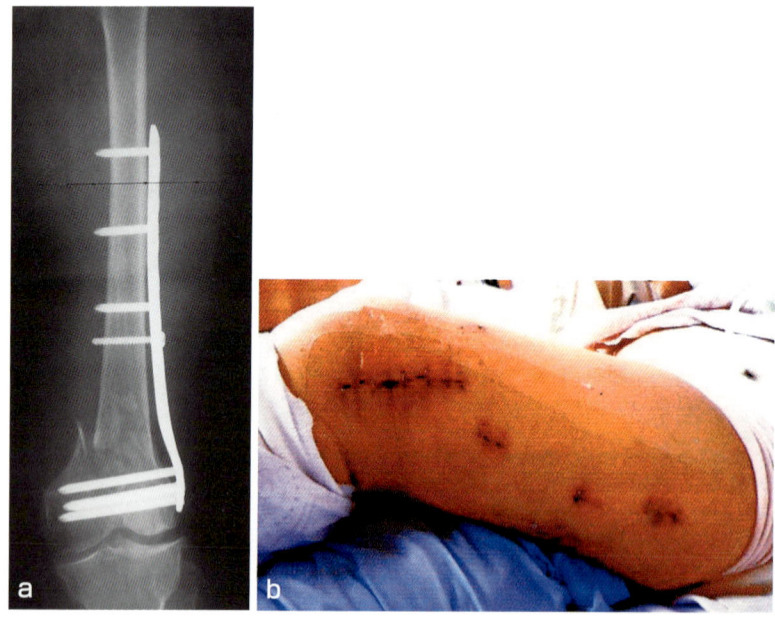

図 8　大腿骨遠位端粉砕骨折に対する LCP を用いた架橋プレート固定
骨折部は広く展開することなく，骨膜上に滑り込ませた LCP を上下の小切開から主骨片にスクリュー固定することができる．

に対して骨折部を展開せずに小切開からプレートを骨膜上に滑り込ませて，上下の主骨片のみを locking screw でプレートに固定する，いわゆる小切開プレート骨接合術〔mini-incision plate osteosynthesis（MIPO）〕が可能となった（図8）．この方法は横止め髄内釘法と同じ考え方に基づくものである．すなわち閉鎖性に間接的に骨折部を可及的に整復（indirect reduction）し，あるいは粉砕骨片は整復する必要はなく上下の関節のアライメントを矯正して上下の主骨片だけを固定するものである．この方法では横止め髄内釘法と同様に骨折部から離れた位置でプレートと骨が固定されることから，長い working length が得られる．その結果インプラントの弾性によって骨折部に生じる micromotion が，外仮骨の形成を刺激して癒合する間接的（二次性）骨癒合〔indirect (secondary) fracture healing〕を得ることが期待できる．

　髄内釘は骨の中央に挿入されるため力学的には有利であるが，LCP が角度安定性を有するとはいっても，プレートは骨の表面に偏心性に設置されるため力学的にはきわめて不利である．また力学的強度も髄内釘には劣る．特に粉砕骨折においては反対側の骨折端の接触がないため，プレートに大きな負荷がかかり破損のリスクが高くなるので，架橋仮骨が形成されるまで荷重は許されない．

　私たちのプレート骨接合術の適応は骨端部および骨端幹部骨折のみとしており，基本的には骨幹部骨折にプレートを用いるのは以下のような例外的な症例のみである．

> **手術の適応**
>
> **大腿骨骨幹部骨折に対するプレート骨接合術の適応**
> 私たちは，大腿骨骨幹部骨折は横止め髄内釘法によって固定することを原則としている．したがって大腿骨骨幹部骨折におけるプレートの適応は以下のとおりであり，きわめて限られた例のみである．
> ① 遠位骨端部（AO 33）に及ぶ骨折で，髄内釘で固定できない例（図9）
> ② 人工股関節置換術例の骨幹部骨折（図10）
> ③ 人工膝関節置換術例の顆部・顆上部骨折で，逆行性髄内釘では固定性に問題がある例
> ④ 高度の骨粗鬆症で骨髄腔が拡大しているため髄内釘では良好な固定性が得られない例，などである．

2　髄内釘固定

　髄内釘固定法は大腿骨骨幹部骨折に対する内固定法の gold standard である．Ender ピンなどの撓屈性のピンによる固定も行われているが，回旋固定性，粉砕骨折における短縮などに問題があるため，私たちは行っていない．

　私たちは大腿骨骨幹部骨折を髄内釘で固定する際には，リーミングを行い static interlocking で固定することを基本としている[12]．軟部組織損傷の程度が深部感染の発生にリスク要因となることから[13]，unreamed nailing は開放骨折に対する即時内固定など，特殊な状況のもとでのみ使用する．

C. 大腿骨骨幹部骨折

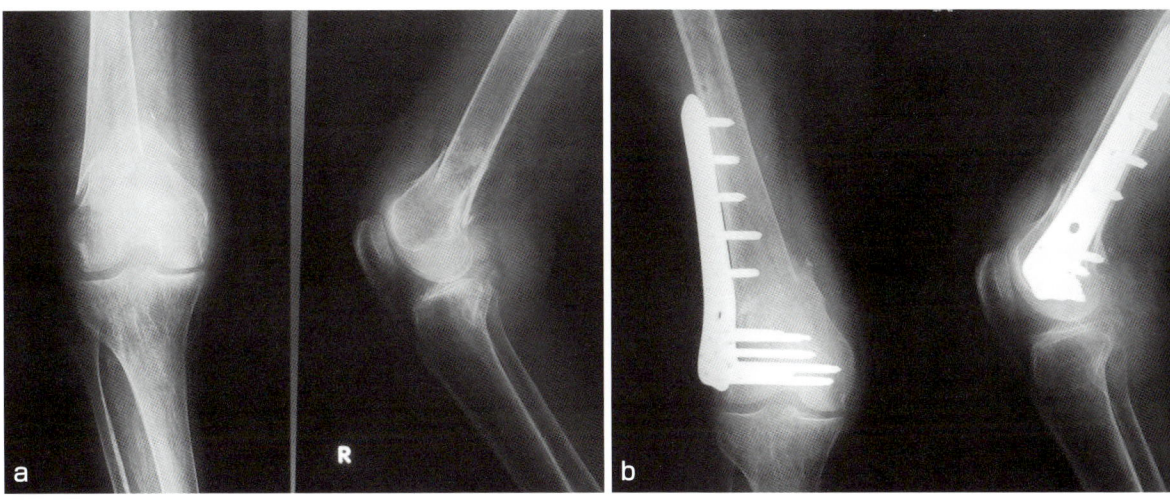

図9　大腿骨遠位部骨折に対するLCPによる固定
58歳，女性．創外固定器を用いて整復し，LCPで内固定した．

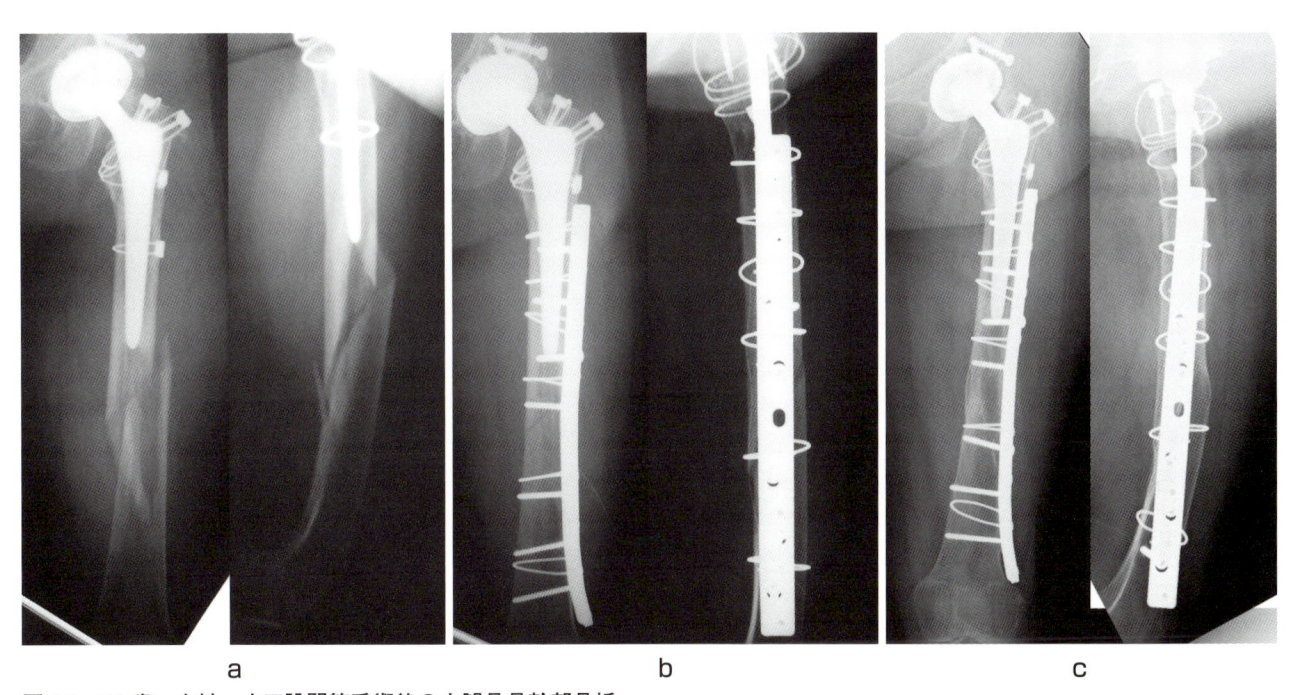

図10　71歳，女性．人工股関節手術後の大腿骨骨幹部骨折
a：術前．遠位骨片に斜めに走る骨折線があり，AO分類は32-A-2．
b：術直後．骨折部を整復し，DCPにスクリューとケーブルを併用して固定した．
c：術後6か月．骨癒合良好で疼痛なく歩行可能である．

1）Unreamed nailing(URN)の実際

（1）適応

　Unreamed nailingの適応はきわめて限られたものである．

手術の適応

Unreamed nailingの適応
① **開放骨折に対する即時内固定**：開放骨折では感染成立のリスクが高い．可能なかぎり手術による骨や軟部組織の傷害を軽減することが望ましいためURNを用いる．
② **多発外傷患者で髄内固定が適応となる例**：特に肺損傷を有する多発外傷患者では，リーミングによる肺実質の炎症反応の亢進[14]によるARDSの危険があり，低侵襲，少ない出血量，短時間で手術を終えることが望ましいことからURNを用いる[15]．

（2）術前準備

　URNは上記の適応に対して緊急手術として行われる場合と，開放骨折に対するデブリドマン後のsecond

各論 4　下肢の外傷

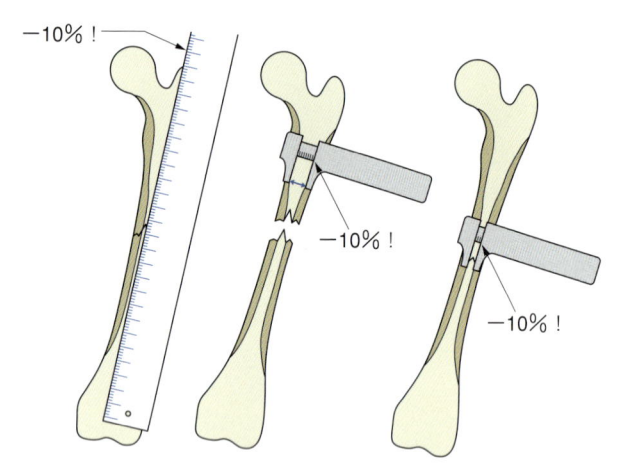

図 11　術前，健側 X 線写真による髄内釘のサイズの決定法
〔Küntscher G : Praxis der Marknagelung. FK Schattauer-Verlag, Stuttgart, 1962 から〕

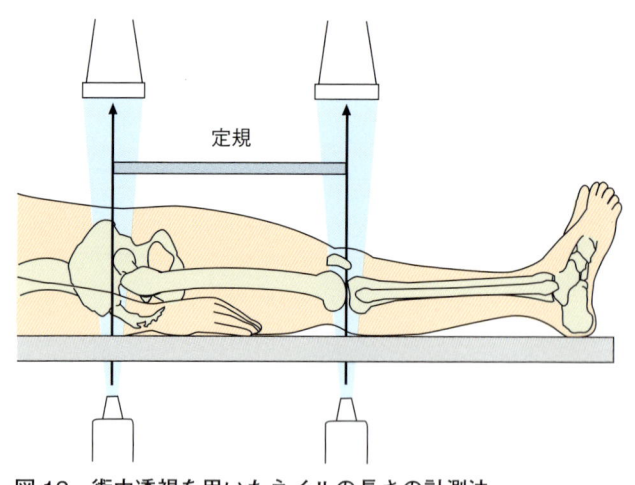

図 12　術中透視を用いたネイルの長さの計測法
〔Rüedi TP, Murphy WM, eds : AO Principles of Fracture Management. 糸満盛憲，日本語版総編集：AO 法骨折治療．医学書院，東京，2003 から〕

look 時あるいは待機的手術として行われる場合がある．開放骨折に対する髄内釘固定は徹底的なデブリドマンが行われた後に行われる．早期に骨接合術を行うのであれば，腫脹が増大する受傷後 6 時間以内が望ましいが，わが国で外傷を取り扱う病院では必要な機材が常時ストックされていない，麻酔医，看護師，整形外科医が 24 時間対応になっていない施設の事情などから，皮下骨折患者の definitive な手術的治療が来院直後に行われることはほとんどない．

術前計画については，急性期の手術であるので，待機手術のような詳細な作図までは要求されない．またプレート固定に比べると横止め髄内釘法ではあまり詳細な術前計画の必要はないが，上下の関節を含めた患側と健側の X 線写真は必須である．大腿骨骨幹部骨折の髄内釘法で最も注意を要することは，粉砕骨折における長さと機能軸アライメント，すべての骨折型における回旋変形に対する注意である．メジャー入りの健側の X 線写真から，テンプレートを用いて髄内釘の長さと径を計測しておくが，X 線写真の拡大率を考慮する必要がある．大まかには Küntscher の述べているように約 10％の拡大率があることを覚えておくと便利である（図 11）[16]．URN であるので特にネイルの径の予測は大切である．最近の研究では大腿骨の拡大率の平均は 1.09，脛骨では 1.07 倍であるといわれているので参考にするとよい[17]．しかし最近は，X 線写真もデジタル化されて拡大率 0％の写真が提供されることが増えたので，必ずしも拡大率を考慮する必要がなくなってきた．また，健側 X 線正面像における小転子の形態と大腿骨遠位部の形態を参考にして回旋変形を術前に確認しておく必要がある[1]．

（3）手術台と患者の体位

受傷直後には徒手的に骨折部を整復することはきわめて容易であるので牽引手術台は不要である．X 線透過性の通常の手術台で患者は仰臥位とし，手洗いをする前に X 線透視装置をセットし，骨折部の整復を試みて C-arm の操作性と手術操作が容易に行えることを確認しておく必要がある．手術が始まってからこれを行うと，いたずらに手術時間が延長したり術野が不潔になったりするので好ましくない．混乱した救急の現場では特に注意を要する．

（4）術中のネイルのサイズの決定方法

URN では，髄腔の損傷を最小限にとどめ，ネイルの打ち込みによる骨折部の破砕を防止するためにより細いネイルが用いられる．X 線像の拡大率などの影響で必ずしも適切なサイズが選択できるとは限らないので，術前に計画した長さと径を中心に数種類のサイズのネイルを用意しておく．

術中に髄内釘の長さを決定する方法には以下の 2 つの方法がある．

① 手術台に垂直に C-arm をセットし，健側大腿骨近位部を透視画面の中央にして大転子先端に相当する皮膚にペンで印をつける．次いで C-arm を膝関節部に水平移動して遠位 epiphyseal scar のレベルにペンで印をつけて，この長さをメジャーで実測する．

② 上記の C-arm をスライドさせる透視方法で，手術台と平行（X 線照射軸と直角）にした定規を大転子先端に合わせておいて C-arm を移動させて膝関節部での透視像から定規の目盛を直接読み取る方法である（図 12）[18]．

いずれの方法もきわめて正確な計測法である．

C. 大腿骨骨幹部骨折

横止め髄内釘はあくまでKüntscher原法の延長線上にあることを認識し，横止めをする場合でも十分に長いネイルを用いるべきである．特に遠位の骨髄腔拡大部の骨折を髄内釘で固定する際には注意を要する．さもないと固定性不良によって偽関節になることがある．

X線透過性の定規を用いて髄内釘の径を計測することも可能である．

> **Pitfall**
> 横止め髄内釘においても十分な長さの髄内釘を用いるべきである．

(5) ネイル挿入部の準備

髄内釘固定においてはネイルの挿入点(entry point)はきわめて大切である．股関節を屈曲・内転して大転子を触れ，その先端から約10cm近位の大腿骨軸の延長線上に約3cmの小切開を加える．URNであるので，ここから直接大転子を直視する必要はなく，またリーマから軟部組織を保護する必要もない．皮膚切開から指を挿入して大転子を触れながら透視下にガイドワイヤを梨状筋窩に差し込み，2方向で大腿骨の骨軸の延長線上に正しく挿入されたことが確認できたら，cannulated drillで釘の挿入部を開窓する．またガイドワイヤを用いず直接オールで開窓してもよい．挿入部が外側に偏位すると，ネイルの打ち込みによって内側骨皮質を破砕することがあるので注意が必要である．右利きの術者が右大腿骨近位骨幹部骨折の髄内釘固定術をする際には，挿入部が外側に寄りやすいので特に注意を要する．

> **Pitfall**
> ネイルの挿入部は正確でなくてはならない．近位骨片が外転・屈曲していることが多く，entry pointが外側・前方になりやすいので注意を要する．

(6) 整復とネイルの挿入

待機手術では後に述べる理由で大腿骨骨折の整復は必ずしも容易ではないが，急性期には比較的容易である．通常，用意されたURNを近位骨髄腔に挿入して骨折部まで進め，助手に骨折部を整復させながら術者は髄内釘をてこにして遠位骨髄腔に進めることができる．遠位骨髄腔にネイルの先端が入ったら術者は骨性の抵抗を感じる．この際，透視下に大腿骨近位部の形態(特に小転子の大きさ)と膝蓋骨の位置と顆部の形態を健側に合わせることで回旋を矯正する(総論参照)[1,2]．遠位骨幹部の骨髄腔拡大部の骨折では，poller screw (blocking screw)を挿入しておくことで，髄内釘の偏心性挿入による角状変形を防止することが可能である(図13)．

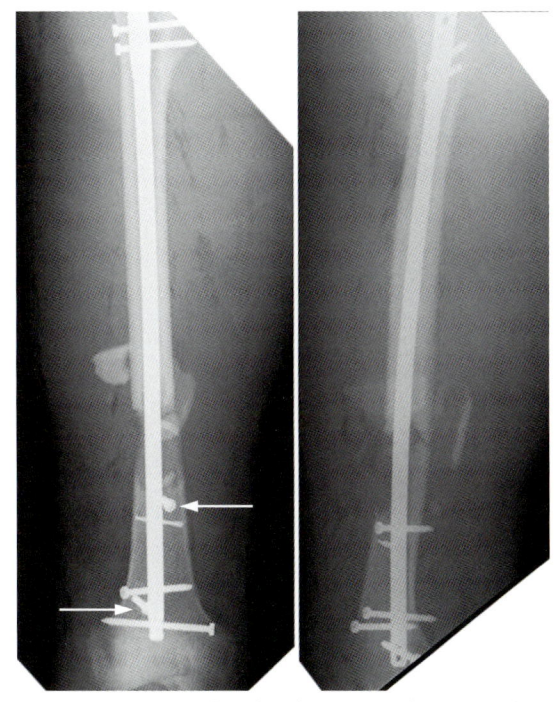

図13 オートバイ走行中に転倒して受傷した27歳男性
角状変形を防止するためにpoller screw(矢印)を挿入して固定した．

(7) 横止めねじ(interlocking screw)の挿入

URNは細く，骨髄腔内で不安定で固定性が悪いので，横止めねじの挿入は必須の手技である(図14)．回旋，アライメント，骨折部の整合性などを確認して横止めねじを挿入する．第3骨片は解剖学的に整復する必要はない．むしろ整復操作で骨膜を剥離するほうが骨癒合には好ましくない(図15)．近位はtarget deviceあるいはaiming deviceを用いて挿入可能であるが，遠位はX線透視下に用手的free handに挿入する[12]．この際，横止め孔が正円になるまでC-armを操作して正しい位置に固定する(図16)．横止め孔の形を正円にするために患肢を回旋あるいは内外転することは決してしてはならない．不定形の骨の表面に直接ドリリングすると滑ってうまくいかないことが多いので，まずポンチで骨表面に傷を付けておいてドリリングすると失敗することが少なくなる(図17)[12]．患肢は手術台上に正しいアライメントで助手がしっかり把持しておく必要がある．操作するのはC-armであって，患肢ではない．

> **Pitfall**
> ① URNではねじ横止めは必須である．
> ② 横止め孔が正円になるまではC-armを操作する．決して患肢を動かしてはならない．

各論4　下肢の外傷

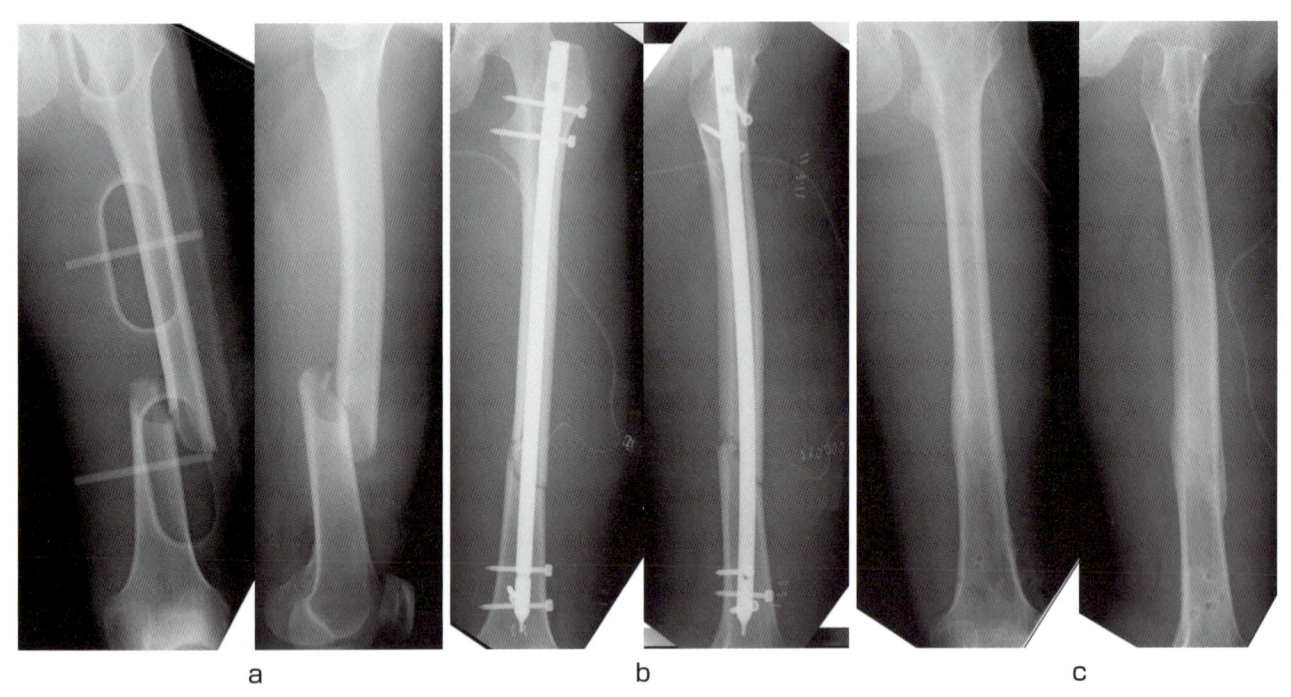

図14　URNによる固定例
35歳，男性．乗用車同士の衝突事故で受傷したGustilo type IIの開放骨折．骨折型はAO 32-A-2．受傷当日，デブリドマン後にunreamed nailで固定された．この例ではネイルの誘導のためにpoller screwを挿入した．
a：搬送直後
b：手術直後
c：術後1年6か月，抜釘直後．

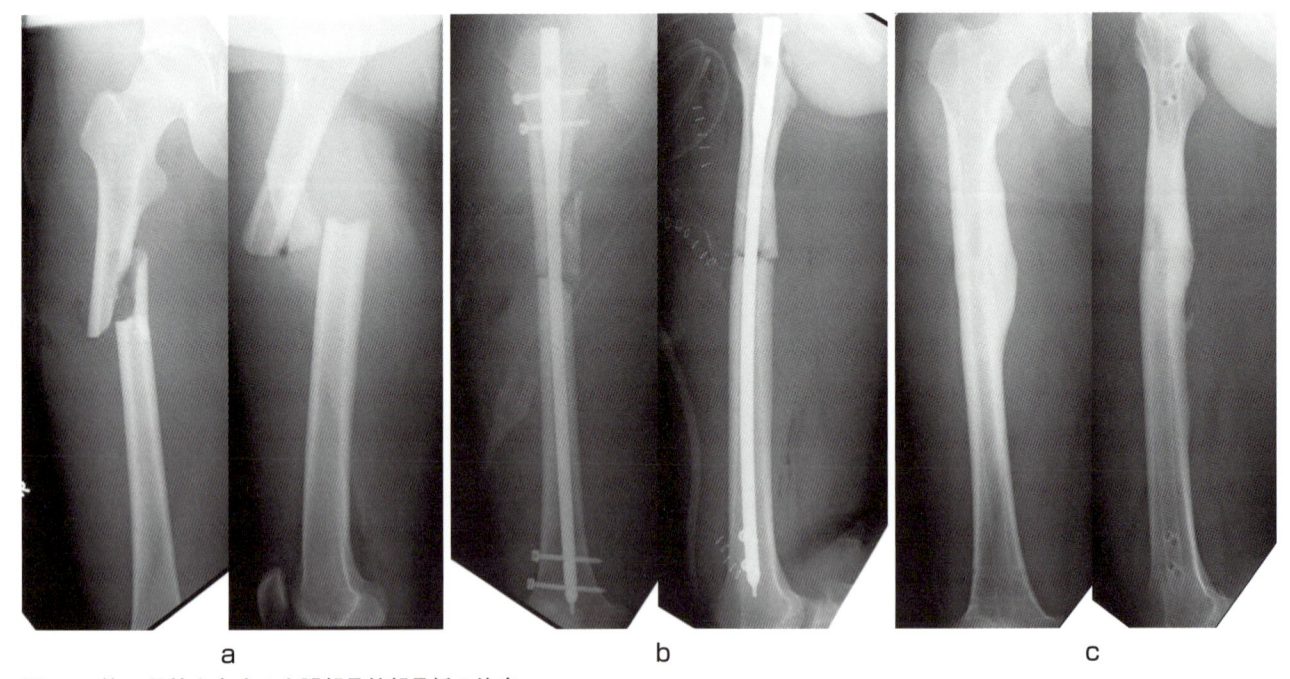

図15　第3骨片を有する大腿部骨幹部骨折の治療
20歳，男性．バイクで走行中，乗用車と衝突して投げ出されて受傷したGustilo type IIIAの開放骨折．骨折型は大きな第3骨片を有するAO 32-B-2．受傷当日はデブリドマンを行い，2日後にunreamed nailで固定した．
a：搬送直後
b：髄内釘固定直後
c：術後1年3か月，抜釘後．

C. 大腿骨骨幹部骨折

(8) URN後の骨癒合遷延例に対する対応

開放骨折では周囲の軟部組織の損傷がより高度であるうえに，デブリドマンによって組織の修復に関与する種々の成長因子が洗い出され，皮下骨折で骨折治癒過程に必須である骨髄由来の未分化細胞を含む血腫は，開放骨折では感染成立の母床になるとの考えから，吸引ドレーンで排出される．これらの劣悪な条件がそろっているため開放骨折の骨癒合は皮下骨折よりはるかに遅い．Gustilo分類でgradeが高い開放骨折ではその傾向は強くなる．

骨折治癒の条件の悪い開放骨折こそ強固な内固定材料による固定が要求されるが，その急性期の固定には細いURNが用いられることが多い．本来，力学的強度の劣るネイルを用いたURN後には架橋仮骨が確認されるまで荷重は許されるべきではないが，RNに比べて癒合期間が長くなるため創治癒後恐る恐る部分荷重を始め，3か月以上経過すると全荷重を許しているのが現状であろう．このようなことから，URN後にはRNに比べてネイルやスクリューの破損が多く，骨移植やネイルの入れ替えなどの追加手術の率も高いことはよく知られている[21,22]．

> **Point**
> RNに比べてURNでは
> ① 骨癒合率が低い．
> ② 骨癒合期間が長い．
> ③ インプラントの破損が多い．
> ④ 追加手術(ネイルの入れ替え，骨移植など)の率が高い．

骨折の内固定後は，骨折部の癒合とインプラントの疲労のマッチレースであるといっても過言ではない．すなわち，骨折が早く癒合すればインプラントは破損することなく機能を果たすが，骨癒合が遷延するとすべての負荷をインプラントが受ける期間が延びることによって疲労破損を起こす原因となる．特に細いネイルが使われる開放骨折においてこの傾向が強い．骨折治療用インプラントは人工関節ほどの疲労強度は要求されていない．

URN後の遷延癒合例に対しては，いたずらに時間をかけて経過観察するのではなく，通常，架橋仮骨が形成される3〜4か月を経過しても癒合傾向がない，あるい

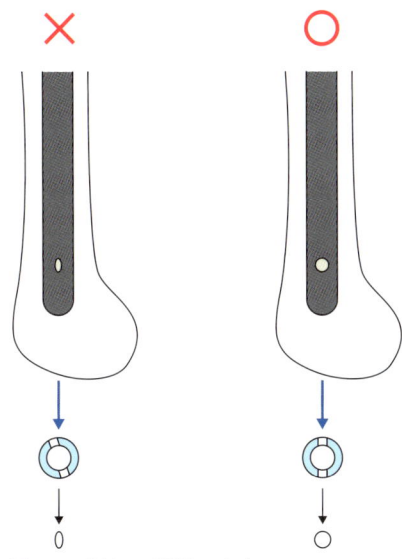

図16　正しいドリル方向
正しい方向にドリルを進めるためには透視で孔が正円に見えなければならない．

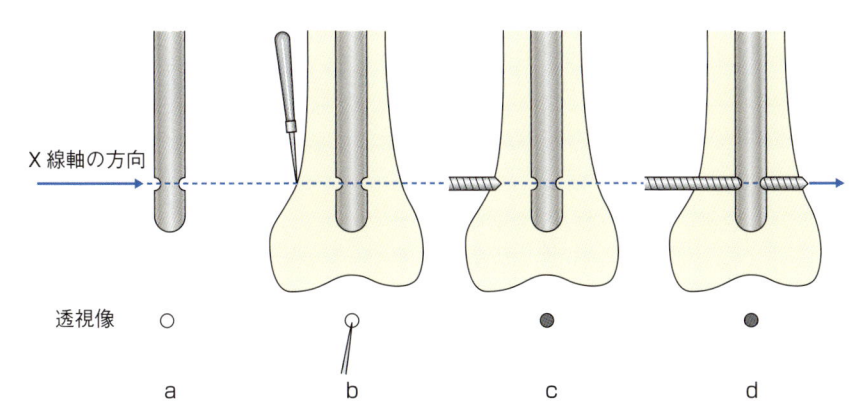

図17　骨表面にポンチで傷をつけてドリリングする方法
a：横止め孔がX線透視で正円に見える(X線軸が正しく投射されている)ようにC-armを固定する．
b：ポンチの先端を孔の中央の骨皮質に押し付け，X線軸の方向に立てて回転させて骨表面にポンチ孔を作る．
c：ドリル先をポンチ孔に押し込んでX線軸方向に立てると孔が見えなくなる．
d：ドリルが髄内釘の横止め孔を通過した状態での透視像．
〔山本真，ほか：髄内釘による骨折手術．南江堂，東京，1989から〕

各論4　下肢の外傷

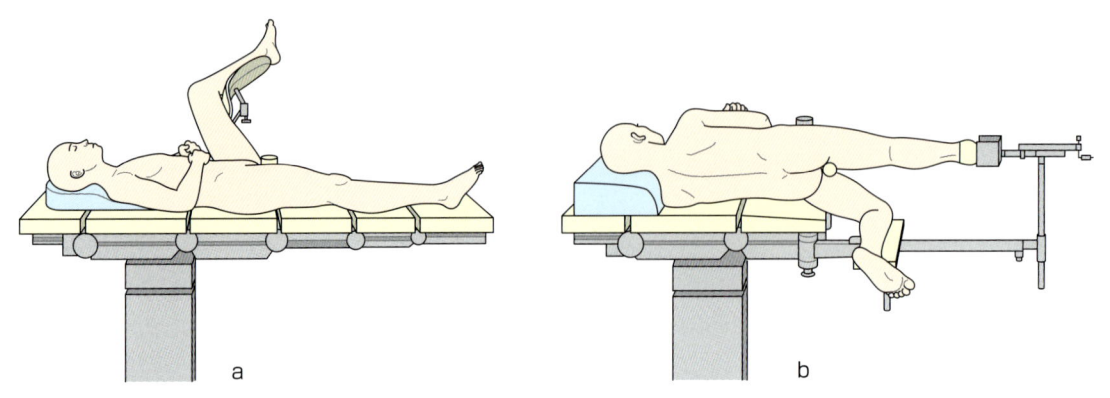

図18　大腿骨髄内釘手術の際の体位
a：仰臥位で牽引手術台に固定し，C-arm を設置したところ．
b：側臥位で牽引手術台に固定したところ．
〔Rüedi TP, et al, eds：AO Principles of Fracture Treatment. 2nd ed, Vol. 1, Thieme, Stuttgart, 2007 から〕

は骨折端が次第に吸収され round off するような所見がみられる場合は，荷重を継続することによるインプラント折損の危険があると考えるべきである．このときの対応には，① reamed nail への変換，② 自家骨移植の追加，③ ネイルの入れ替えと decortication，などのオプションがあるが，骨折部の状態によっていずれかを選択する．

2）Reamed nailing(RN)の実際

(1) 術前準備

髄内釘固定の適応がある場合には，脛骨結節から鋼線牽引して可能なかぎり短縮を防ぎ整復位を得ながら準備を進める．この際，安静と腫脹による深部静脈血栓症（DVT）の発生を防止するため，足関節の自動運動を積極的に行わせることが大切である．DVT の存在は肺血栓・塞栓症の原因になるので，リスクがある場合には D-dimer の測定や超音波検査を行っておくほうがよい．

待機手術であるので十分な計画が可能である．メジャーを入れた健側のX線写真を用いて髄内釘の長さと径を計測し，これを患側に合わせて作図をする．特に粉砕骨折では脚短縮を起こさないように注意して準備する必要があるため，健側のX線写真による作図は必須である．

使う予定の髄内釘および横止めスクリュー，ガイドワイヤ，リーマ，オールなど手術器具の準備に加えて，あらかじめX線透視装置（C-arm），必要に応じて牽引手術台などの点検を行っておくべきである．

> **Pitfall**
> 鋼線牽引で手術を待機している間には，DVT予防のため積極的に足関節の自動運動を行わせる．

(2) 手術台と患者の体位

受傷後数日を経て待機的に RN を行う際には特別な配慮が必要である．牽引手術台を用いることが多いが，X線透視可能な通常の手術を用いることもある．

牽引手術台を用いる場合には，痩せ型の患者は仰臥位でもよいが，肥満患者では側臥位のほうが手術操作が容易である（図18）[12]．牽引手術台を用いると術中一定の整復位・肢位を保持することが可能であるため，リーミング，ネイルの挿入などが容易になる．しかし会陰部の支柱（perineal pillar）による皮膚や血管・神経の圧迫が問題となることがあるので注意を要する．これらの合併症を防止するためには，牽引はガイドワイヤの挿入，ネイルの骨折部通過など必要最小限にし，それ以外の操作中は緩めておくべきである．

通常の手術台で手術を行う場合には，特に患肢を自由に内転，回旋させることが可能で，X線透視が可能であることを確認しておく．これを怠ると術中に手術台のフレームが透視の邪魔になることがあるので，必ず手洗い前に確認しておくべきである．

> **Pitfall**
> 牽引手術台を用いるときには会陰部の皮膚，神経・血管の圧迫による合併症の発生に注意する．

(3) Entry point の作成

基本的には URN と同様であるが，RN ではリーミングを行う際に軟部組織を保護するデバイスを用いるため皮膚切開は約5cmとし，大転子を指で触れ外転筋群を線維方向に分けて梨状筋窩に到達する．大腿骨軸と一致するポイントをオールで開窓してガイドワイヤを挿入する．Entry point は正確でなくてはならない．

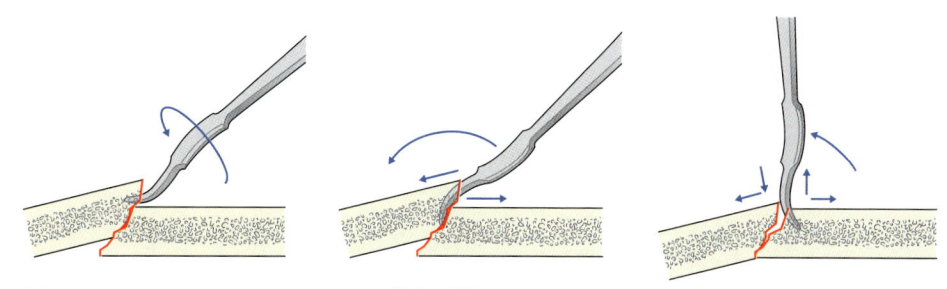

図19 Hohmannレトラクタによる整復手技
〔Krettek C, et al : Accuracy of intramedullary templates in femoral and tibial radiographs. J Bone Joint Surg 78-B : 963-964, 1996 から〕

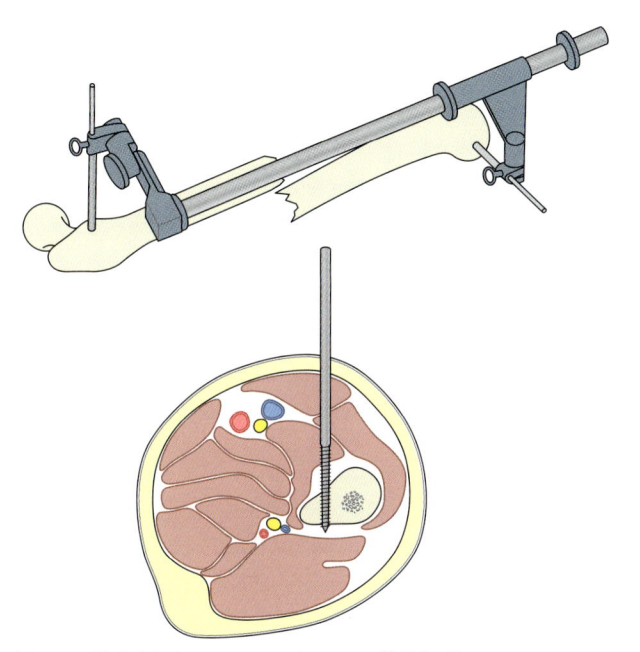

図20 整復用ディストラクタによる整復操作
近位のSchanz screwを外側から刺入するとネイル挿入時にハンドルの邪魔になる．前方から刺入するとネイル挿入時のハンドルの障害にならない．断面図はSchanz screwと神経血管の関係を示す．
〔Rüedi TP, Murphy WM, eds : AO Principles of Fracture Management. 糸満盛憲, 日本語版総編集：AO法骨折治療．医学書院, 東京, 2003 から〕

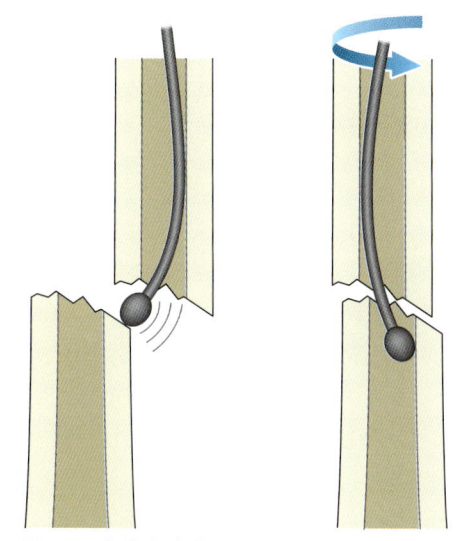

図21 先端を弯曲させたガイドワイヤで遠位骨髄腔を探って整復する

(4) 整復

髄内釘固定術の際には可能なかぎり骨折部を展開せず，閉鎖性に整復を図ることを心がける．大腿骨骨折は，軟部組織が豊富であるため挿入点が直視できない，内転位で腸脛靱帯が緊張するため骨折部が短縮するなどの理由で，脛骨骨折に比べると整復が難しい．特に待機手術の場合には軟部組織の拘縮が起こり始めているのでさらに難しくなる．しかし閉鎖性に整復が不可能な場合には，躊躇せず骨折部に小切開を加えてエレバトリウムや先端の尖ったHohmannレトラクタ，hookなどを用いて整復する（図19）[18]．閉鎖性手技にこだわるあまり，強引な牽引を行い皮膚や神経・血管の損傷を起こしたり，過度な徒手的マニプレーションによって骨折部周囲の軟部組織損傷を拡大することがあってはならない．

いったんガイドワイヤが遠位骨片に挿入できたら牽引を緩めることができる．

通常の手術台で手術する場合には，患肢の下に枕を挿入し，いったん折り曲げて骨折部をかみ合わせるなどの方法で整復が可能なこともあるが，大腿骨骨折を整復するために作成された特殊なディストラクタ（distractor）を用いると容易である（図20）[18]．

遠位骨幹部の骨髄腔拡大部の骨折では，髄内釘が偏心性に挿入されるのを防ぐためにpoller screwを用いることはURNの項で述べたとおりである．

(5) ガイドワイヤの挿入

最初に先端にオリーブの付いたガイドワイヤを骨折部まで進めて，透視下に骨折部を整復して遠位骨髄腔にガイドワイヤを進める．オリーブ付きのガイドワイヤを用いる理由は，リーミング中にリーマが破損した場合オ

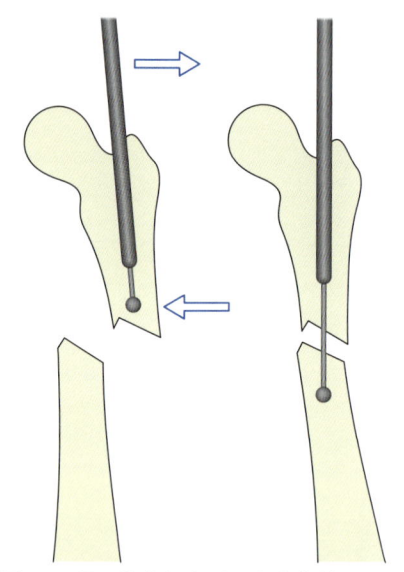

図22 細い髄内釘を用いた整復法

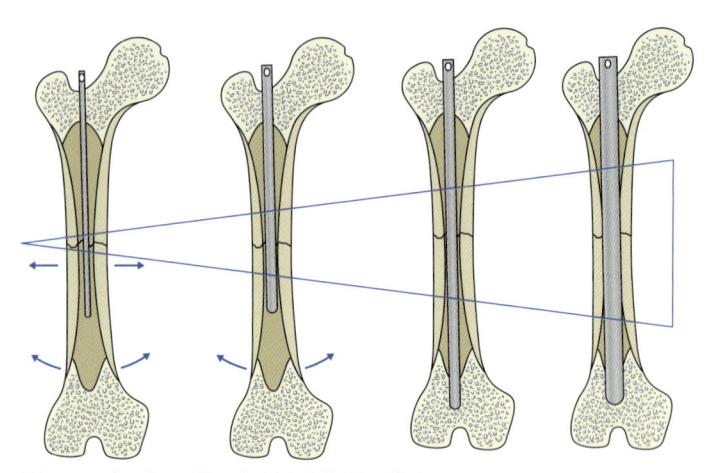

図23 リーミングによる適応範囲の拡大
細い URN では皮質骨との接触域が狭く固定性が不良であるが，リーミングすることでより太いネイルの使用が可能となり，ネイルと骨の接触域が拡大して固定性が向上する．

リーブで引っ掛けて抜去するためである．ガイドワイヤが骨折部に到達したら，助手に骨折部を整復させて遠位骨髄腔に誘導する．骨折部が転位している場合には，ガイドワイヤの先端を少し曲げておいて，これで遠位骨髄腔を探って挿入することも可能である（図21）．ガイドワイヤが遠位骨髄腔に入ったら術者は骨髄腔の壁のざらざらした感触を手に感じることができる．滑るように入る場合には骨外にあると考えて，異なる方向のX線透視で確認する．助手の徒手的な操作に加えて，中空の細い髄内釘をガイドワイヤに沿わせて近位骨髄腔に挿入し，これをてこにすることで近位骨片の骨折部を遠位骨端部に整復することもできる（図22）．

牽引手術台を用いる場合も，通常の手術台で行う場合も，ガイドワイヤの先端のオリーブは遠位 epiphyseal scar の中央に打ち込んで固定しておく．用手的にガイドワイヤの先端を正しい位置に誘導できない場合には，poller screw を挿入してこれに沿わせて誘導することで正しいアライメントで挿入することができる（図13）．仰臥位ではガイドワイヤが後方に位置し骨折部が反張し，側臥位では内顆側に偏位して外反しやすいので，このガイドワイヤの先端の位置はきわめて重要である．

ガイドワイヤが骨折部を通過して適切な位置に先端が固定されたら，ここで牽引を緩めるべきである．同じ長さのガイドワイヤがあれば，骨髄内に挿入し遠位 epiphyseal scar の中央に打ち込んだガイドワイヤと平行において髄内釘の長さを選択するための参考にすることもできる．

> **Pitfall**
> ガイドワイヤの先端を遠位 epiphyseal scar の中央に打ち込んでおくことによって角状変形の発生を防止する．正しいアライメントを得るのが困難な場合には，poller screw に沿わせてガイドワイヤを誘導する．

（6）リーミング

URN では骨とネイルの適合性がルーズであるため，固定性は必ずしも良好ではない．安全に力学的強度の高い太い髄内釘を，広い範囲で内側骨皮質に適合させて挿入することで，より安定した固定性を獲得し安定性を向上させて，早期の荷重歩行を可能ならしめる目的でリーミングを行う（図23）．通常，予定されている髄内釘の径より1mm大きなサイズまでリーミングするほうが安全である．Küntscher のクローバー釘を用いる際には，ネイルと同径あるいは 0.5 mm 大きなサイズまでのリーミングでよかったが，最近のネイルはクローバー釘のように全長にわたってスリットを有するものはないので，少し大きめにリーミングするほうが安全である．

皮膚切開から entry point に至る軟部組織，特に外転筋群をリーマで巻き込まないように組織をレトラクトして保護し，リーマの刃が entry point に到達して徒手的に骨内に押し込んだ後にリーマを回転させる．骨髄腔狭小部では皮質骨を掘削する抵抗があるので，無理に圧をかけずに gentle reaming を心がける（図24）．特に骨髄腔狭小部の骨折では，骨折部を通過する際には遠位骨片の骨折端を削るため抵抗が大きくなるが，偏心性の掘削，新たな骨折の危険を回避するために，できるだけ助手に整復させながらリーマを進めるべきである（図

C. 大腿骨骨幹部骨折

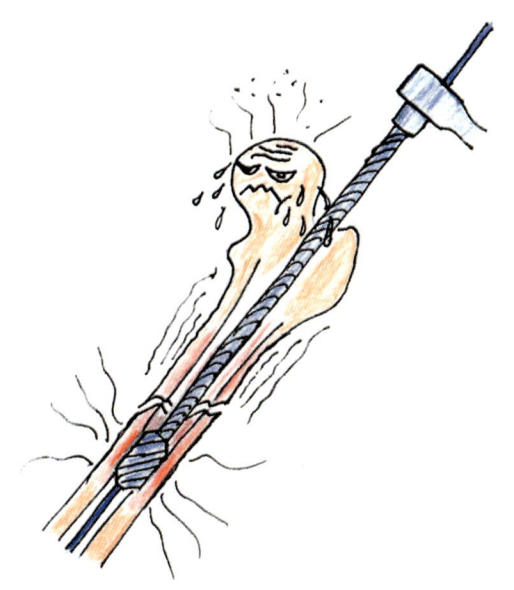

図24 切れない刃のリーマで圧をかけて無理やりリーミングしてはいけない

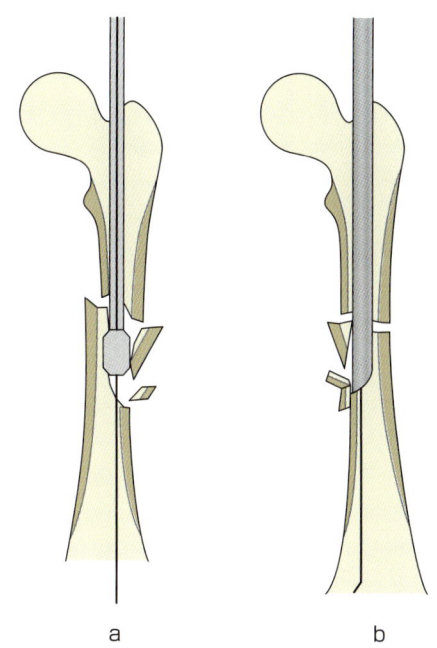

図25 術中骨折の危険
a：骨折部の整復位不良のまま無理にリーミングすると，遠位骨片を破砕することがある．
b：髄内釘を打ち込む際にネイルの先端が遠位骨折端に咬み込んで端開する危険がある．

25a）．また，リーマが遠位骨髄腔拡大部に到達したら抵抗がなくなるので，これから先はリーミングする必要はない．

一時的なものとはいえ，リーミングによる皮質骨の血流障害，熱の発生，骨壊死，骨髄内圧の上昇による骨屑や脂肪組織の骨外静脈への流出，さらに肺血栓・塞栓症の危険などが問題であると指摘する研究者もいる（総論参照）．したがって，髄内リーミングに当たっては，シャフトが細く鋭利な刃のリーマを用いる，無理に圧をかけない，必ず0.5 mmごとに段階的に行う，リーミングは必要最小限にする，などに注意することで前述のリスクを低減するように努めるべきである．

現在のところ，URNはRNに比べて骨癒合率が低い，骨癒合期間が長い，インプラントの破損が多い，偽関節の発生率が高い，骨移植やネイルの入れ替えなどの追加手術の率が高いことなどが知られており[19-22]，骨折治療の臨床的観点からはRNのほうが優れていることは明らかである（総論参照）．一方，軟部組織損傷の程度が感染リスクを増大させるという臨床的データ[13]のほかに，中実のURNのほうが中空のRNより感染率が高いという動物における感染モデルの実験結果がある[23]．この結果を考慮しても，待機手術における髄内釘法においてはリーミングを行って強度の高いネイルを用いることが最良の選択である．

> **Pitfall**
> ① 大腿骨骨折に対する待機的髄内釘固定においてはreamed nailingがgold standardである．

> ② リーミングは，よく切れる刃のリーマを用いて，圧をかけずにやさしく行うべきである．

(7) ガイドワイヤの入れ替え

髄内釘の腔が細くガイドワイヤのオリーブが通らない場合には，この段階でオリーブの付いていないガイドワイヤに入れ替える必要がある．最近は髄内釘には通るがリーマには通らない，オリーブの小さなガイドワイヤが用意されている機種もあるので，その際には入れ替える必要はない．

(8) 髄内釘の挿入

あらかじめ術前計画と術中の透視で確認して選択された髄内釘に，近位部の横止め孔のtarget device兼打ち込み器を装着して，正確に横止め可能なことを確認しておく．これをガイドワイヤに沿わせてentry pointまで進め，可能なところまで徒手的に押し込んでいく．骨性の抵抗を感じたらゆっくりとハンマで叩いて髄内釘を打ち込んでいく．骨折部を通過するときは最も注意を要する．大腿骨用の髄内釘は通常弯曲がついているので，前後の向きを間違えてはならない．ここで牽引を加え，さらに助手に整復位を保持させて骨折部を通過させる．整復位が不十分な場合には髄内釘の先端が遠位骨片の骨折端に咬み込んで破砕する危険があるので，X線透視で十

439

各論 4　下肢の外傷

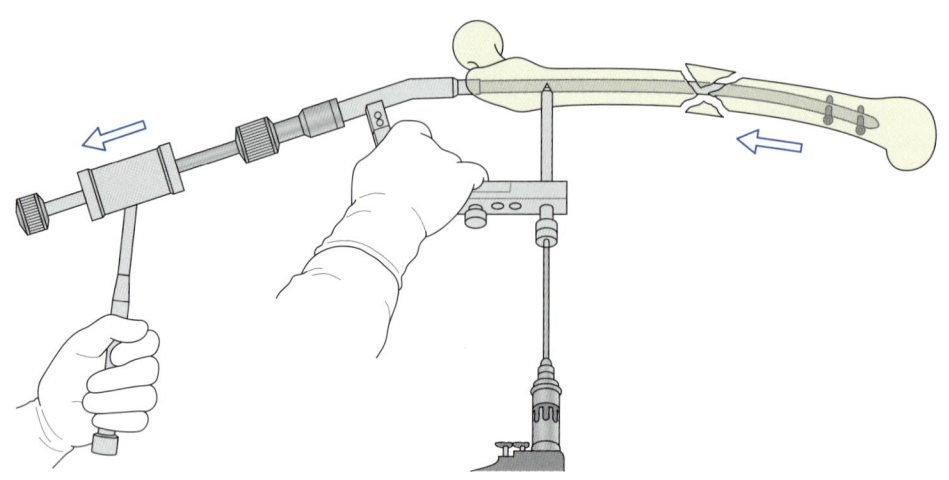

図 26　骨折間隙が離開した場合の対応
髄内釘の打ち込みによって骨折部が離開した場合には，まず遠位の横止めを行い，抜釘器を用いてバックストロークをかけて骨折部を接近させておいて近位の横止めスクリューを挿入する．
〔Rüedi TP, Murphy WM, eds：AO Principles of Fracture Management. 糸満盛憲，日本語版総編集：AO 法骨折治療．医学書院，東京，2003 から〕

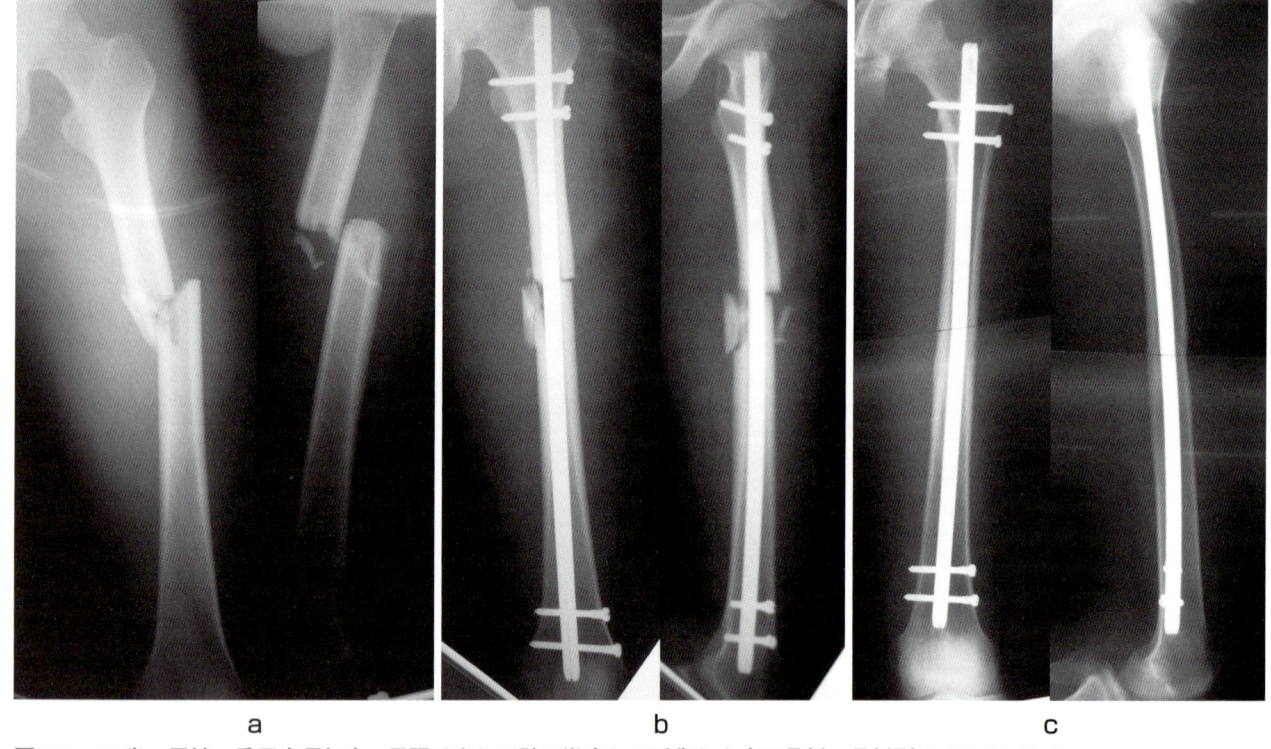

図 27　23 歳，男性．乗用車運転中，居眠りをして壁に激突して受傷した皮下骨折．骨折型は AO 32-B-2．
a：搬送直後
b：髄内釘固定直後
c：術後 8 か月後

分に注意しながらネイルを進める(**図 25b**)．ネイルの先端が遠位骨髄腔に 2〜3 cm 入ったら回旋変形を正しく整復して，遠位 epiphyseal scar を目安にできるだけ深く打ち込んでいく．打ち込みが困難な場合には，無理に打ち込むと骨折を起こす危険があるので，さらに 0.5 mm 大きな径のリーマでリーミングを追加するべきである．ネイルが骨折部を越えたところで牽引を完全に緩めて打ち込むことで，骨折部を圧着することができる．それでも骨折間隙が離開した場合には，遠位の横止めスクリューを挿入した後抜釘器を装着してバックストロークをかけて骨折端を密着させる(**図 26**)[18]．

私たちが用いている円筒釘(cylinder nail)は断面が正円形で表面平滑なので，ネイルを完全に打ち込んだ後でも回旋変形を整復することが可能である．回旋変形は，

健側大腿骨の近位部の形態と膝蓋骨を描きこんだ遠位部の形態を別々にトレースし，透明なフィルムに200〜300％に拡大コピーしたものを術中の透視画面に貼り付け，これをテンプレートとして透視像を合わせることで10°以内に改善することが可能である（総論参照）[1]．自由度の高い股関節があるため多少の回旋変形は問題にされない傾向にあるが，膝関節の疼痛のためスポーツ活動や日常生活の障害になることがあるので，可能なかぎり10°以下にとどめるべきである（図27）．

> **Pitfall**
> 骨折部における負荷を髄内釘だけでなく骨にも分散し，仮骨の架橋形成を短縮するために，骨折端にギャップを作ってはならない．

（9）横止めスクリューの挿入

この操作は unreamed nailing の項で述べたので省略する．

（10）リハビリテーション

私たちは横止め髄内釘法を導入した1971年以来，固定性が強化された骨接合術では特別なリハビリテーションプログラムは必要がないと考え，患者の自由に任せて荷重歩行を許可する早期荷重歩行の試みを続けてきた．

その結果，大腿骨骨折で41％，下腿骨骨折で86％の症例が2週間以内に全荷重歩行が可能となった[12]．骨髄腔拡大部の骨折であっても，粉砕骨折であっても荷重歩行可能となる日数にはほとんど差がないことも明らかになった．つまり髄内釘にねじ横止めを追加するという，ごく簡単な操作だけで骨幹部横骨折と同じように治療しうることを示すものであり，当時としては画期的な進歩であった．最も荷重歩行開始時期に影響する因子は，頭部，胸部，腹部などの合併損傷の有無であった．大腿骨骨折の多くが交通外傷などの高エネルギー外傷であったのに比べて，下腿骨骨折はスポーツによる単独外傷を多く含んでいたためと思われる[12]．骨折部の不安定性が原因の偽関節例でリーミングして髄内釘を入れ替えるだけの症例は，骨折部の安定性が得られたら骨折部の疼痛が即座に消失するため，手術創の疼痛は残るが手術翌日から荷重歩行が可能となる．

近年，大腿骨骨幹部骨折は交通外傷や転落事故などの高エネルギー外傷で重篤な合併損傷を有する例が多く，骨折型も粉砕骨折，開放骨折の頻度が高くなっていることもあり，必ずしも早期荷重歩行が可能となるとは限らない．荷重歩行ができない術後であっても関節可動域訓練，筋力増強訓練は可能なかぎり早期に開始することにしている．理学療法士によるベッドサイドリハビリテーションを早期に始め，起座，車椅子移乗可能となったらリハセンターで，できるだけ早く全荷重歩行可能となるように訓練を進める．

スポーツなどによる単独骨折例には現在でも特別なリハビリテーションプログラムは用意していない．

3）髄内釘手術における新たな工夫

閉鎖性髄内釘法は小切開から骨全長にわたる長いネイルを骨髄内に挿入して固定するために，力学的にも安定した固定性が得られる．また，これにねじ横止め interlocking を加えることで回旋不安定性，粉砕骨折における短縮を防止することが可能となったことから，長管骨骨折治療の gold standard となっている．

しかし手技的には，いくつかの問題点が残っている．その1つが大腿骨順行性髄内釘（antegrade nailing）の際の挿入点（entry point）作成における以下のような問題である．

> **Pitfall**
> **大腿骨順行性髄内釘の挿入点作成時の問題点**
> ① 骨幹近位部の骨折では近位骨片が外転・外旋・屈曲転位しているため，挿入点が梨状筋窩より外側，すなわち大転子部になりやすい（図2）．
> ② 挿入点が内側・後方に寄り過ぎると大腿骨頭の栄養血管 posterior column vessel を損傷し，骨頭壊死の原因になりうる（図28）．Doca らは16対の新鮮死体大腿骨を用いて AO universal nail を挿入する実験を行い，頸部軸の後方で大転子と頸部の境目に entry point を作成した群では，梨状筋，内閉鎖筋，外閉鎖筋腱の部分損傷が起こるだけではなく，7例全例で内側大腿回旋動脈の分枝である posterior column branch が損傷されたことを報告し，梨状筋窩からネイルを挿入する従来の entry point に警告を発した（図28c）[24]．
> ③ 無理な操作によってネイル挿入時に，あるいは頸部と大転子移行部に存在するネイル挿入部が弱点となって抜釘後に大腿骨頸部骨折を起こすことがある．
> ④ 大転子の近位3〜4cmを横走する上殿神経，下殿神経を損傷することによる大殿筋，中・小殿筋の筋力不全が起こりうる．

γ-nail や proximal femoral nail（PFN）のように，小転子レベルから近位を多少外反させ，大転子先端から挿入するタイプの髄内釘が開発されて，不安定型大腿骨転子部骨折の固定に用いられている．

そこで私たちは，上記の合併症を防止するために，シリンダネイルを改良して近位部を約8°外反させた髄内釘を開発し，マドンナ（Madonna）と名づけた（図29a,b）．材質はオートロン90ステンレス鋼であり，4点曲げ強度は従来の SUS316L の約5倍である．近位部には

各論 4　下肢の外傷

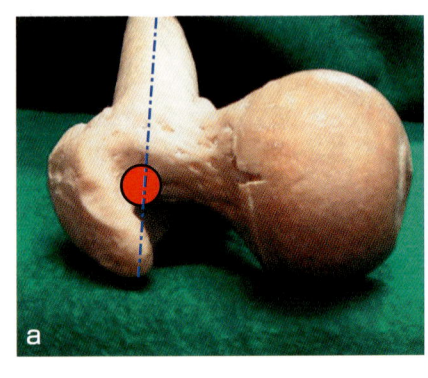

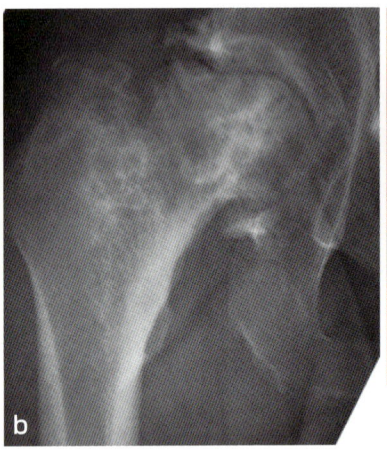

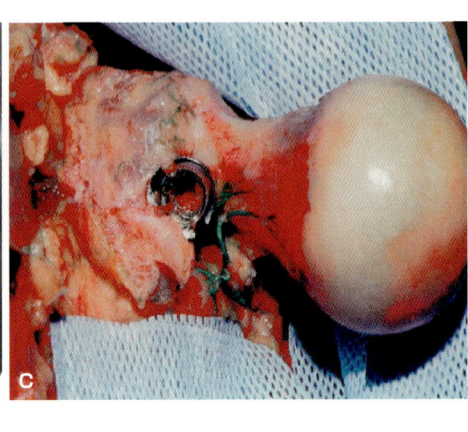

図 28　大腿骨髄内釘挿入部の危険
a：通常の髄内釘挿入部（梨状筋窩）
b：56歳，男性．大腿骨骨幹部骨折に対する髄内釘骨接合術後に発生した大腿骨頭壊死
c：髄内釘挿入に伴う posterior column vessel 損傷の危険
〔図 c：Dora C, et al：Entry point soft tissue damage in antegrade femoral nailing. J Orthop Trauma 15：488-493, 2001 から引用〕

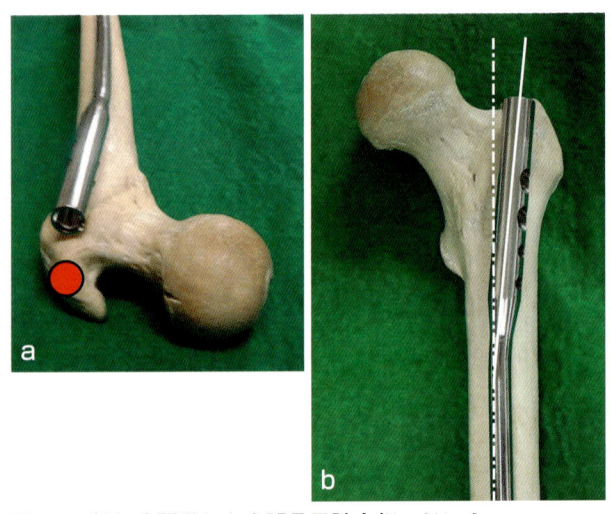

図 29　新しく開発した大腿骨用髄内釘マドンナ
a：Entry point は大転子先端
b：正面像では約 8°外反している．

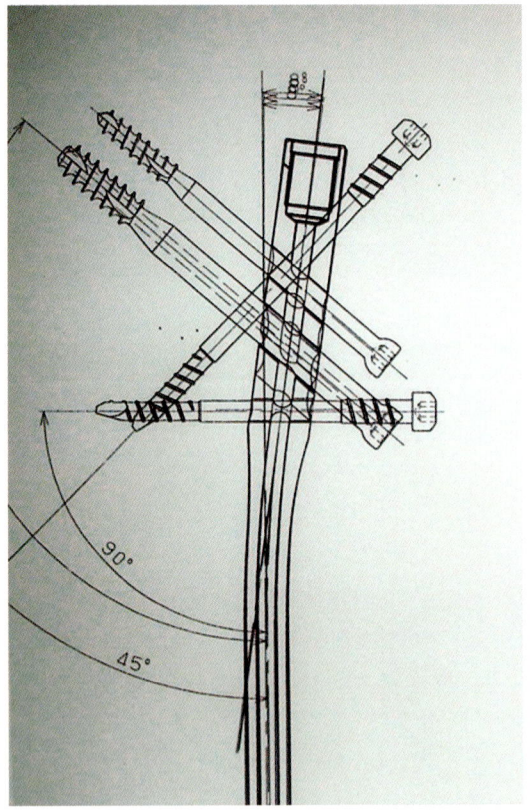

図 30　マドンナの近位部の形状と 3 方向の横止めスクリュー
打ち込み器，target device の装着を簡便にするために近位部の直径は 13 mm と一定である．

直径 13 mm のシリンダ型であり，転子部，転子下骨折にも使用できるように 3 方向の横止め孔を設けており（図 30），いずれの孔も target device で横止めスクリューが挿入可能である．遠位の横止め孔はより安定性を高めるために 45°の角度を持たせている（図 31）．

強度の高いオートロン 90 を用いているため，早期荷重・歩行を許可することが可能である（図 32）．しかし粉砕の強い骨折では，架橋仮骨がみえるようになるまでは 1/3 部分荷重とすることにしている（図 33）．手技的には大転子先端から挿入するため，中・小殿筋，股関節包に侵襲を加えることがなく，術後の疼痛も軽くなった．しかし三次元的な形状を呈しているので，使用するネイルより髄腔のリーミングは 1～1.5 mm 大きくするほうが安全である．

C. 大腿骨骨幹部骨折

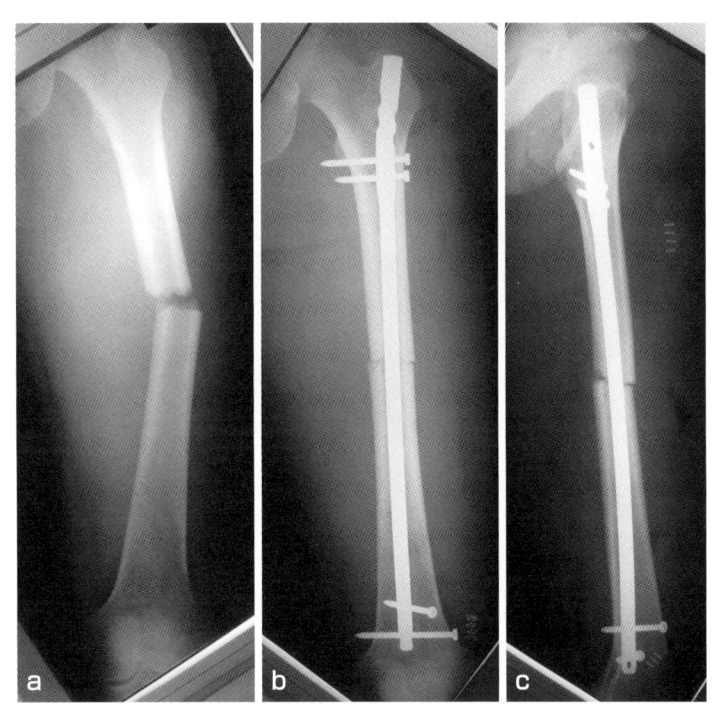

図31 マドンナによる骨接合術
41歳，男性．遠位の横止めスクリューは45°の角度を有する．

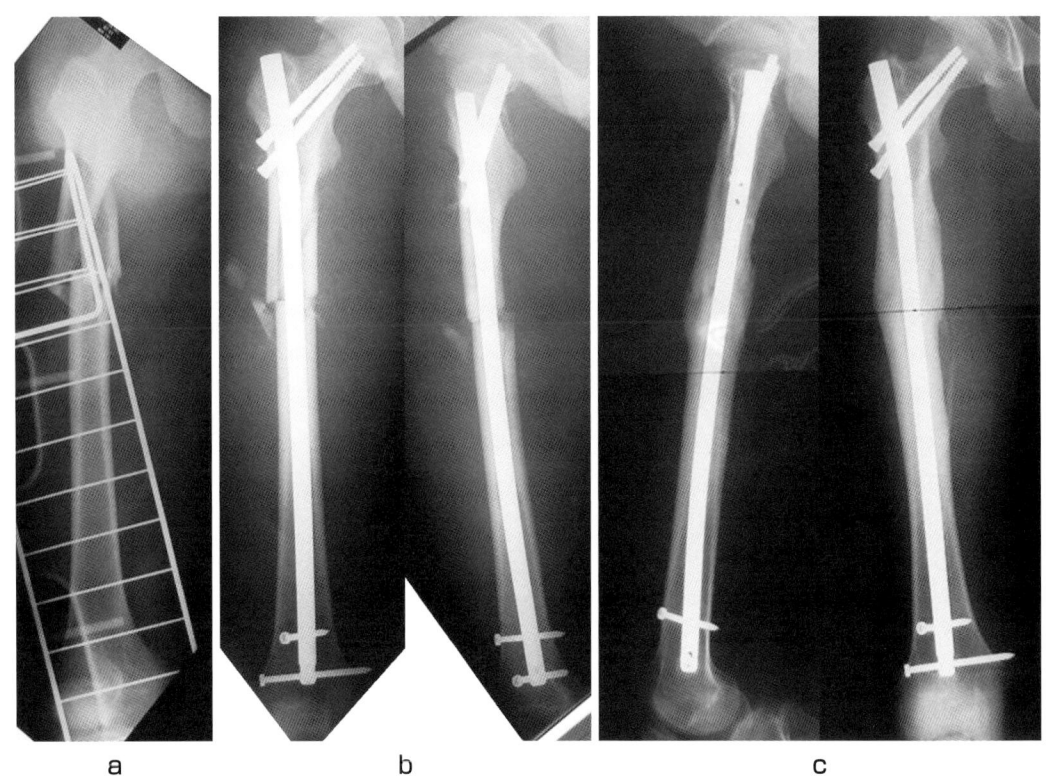

図32
17歳，男性．バイクで走行中，壁に激突して受傷した．骨折型はAO 32-B-2．新しい髄内釘マドンナで固定した．転子下骨折であるため，近位の横止めは骨頭に挿入するreconstruction typeのスクリューを用いた．
a：受診時X線像
b：術直後
c：1年3か月後（抜釘直前）

各論4　下肢の外傷

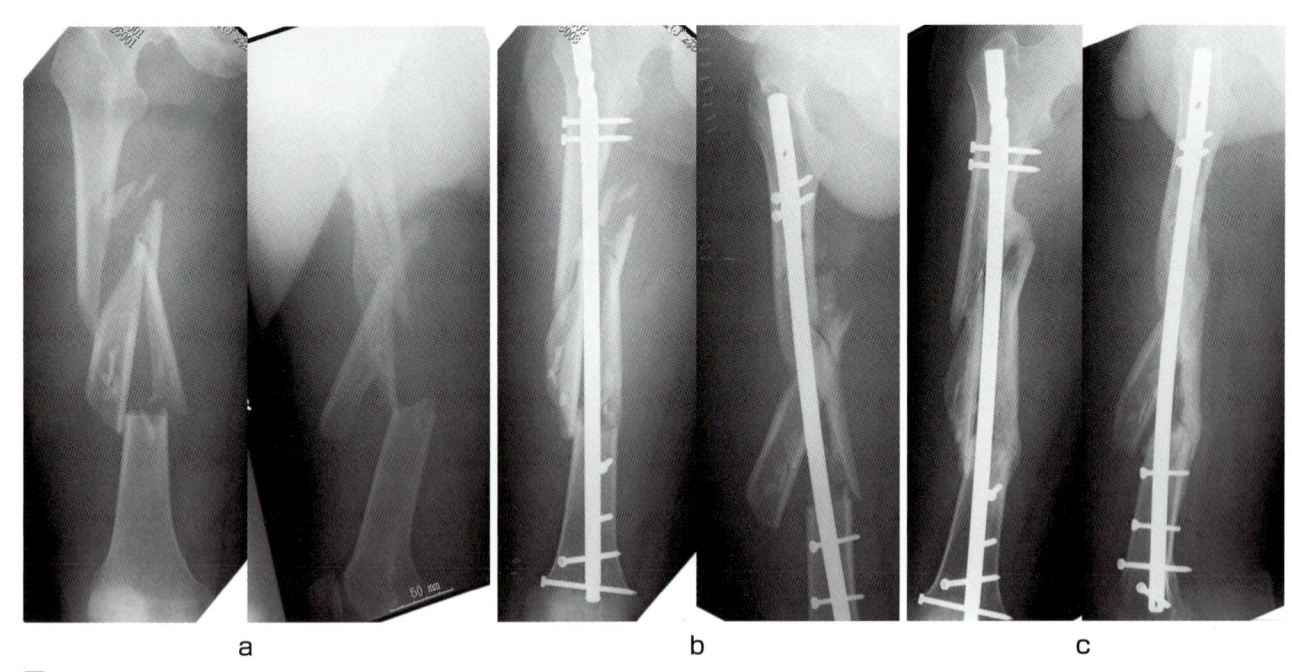

図33
25歳，男性．交通事故で受傷した．骨折型は AO 32-C-3．新しい髄内釘マドンナで内固定した．遠位骨髄腔拡大部でのアライメントを保持し安定性を向上させるため，poller screw を挿入した．
a：受診時 X 線像
b：術直後（反転した骨片もあえて整復する必要はない）
c：4か月後，すでに仮骨による癒合が進んでいる．

文献

1) 横関淳：円筒釘横止め法により治療した大腿骨粉砕骨折の下肢アライメントの検討．北里医学 22：20-28, 1992.
2) Krettek C, et al：Unreamed intramedullary nailing of the femoral shaft：Operative technique and early clinical experience with the standard locking option. Injury 27：233-254, 1996.
3) 神中正一：骨折治療学 第3版，診断と治療社，東京，1940.
4) 青柳孝一，ほか：大腿骨骨幹部粉砕骨折の分類と治療．整形外科 32：1826-1828, 1981.
5) Winquist RA, et al.：Comminuted fractures of the femoral shaft treated with intramedullary nailing. Orthop Clin North Am 11：633-648, 1980.
6) Müller ME, et al, eds：Classification of Fractures of Long Bones. Springer-Verlag, Berlin, 1990.
7) Orthopaedic Trauma Association Committee for Coding and Classification：Fracture and Dislocation Compendium. J Orthp Trauma 10(Supple 1)：1-153, 1996.
8) Müller ME, et al, eds：Manual of Internal Fixation. Springer-Verlag, Berlin, 1970.
9) Perren SM：Evolution of the internal fixation of long bone fractures. J Bone Joint Surg 84-B：1093-1110, 2002.
10) Schatzker J, Tile M：The Rationale of Operative Fracture Care. 平澤泰介監訳：骨折．シュプリンガー東京，東京，1989.
11) Rüedi TP, et al, eds：AO Principles of Fracture Treatment. 2nd ed, Vol. 1, Thieme, Stuttgart, New York, 2007.
12) 山本真，ほか：髄内釘による骨折手術．南江堂，東京，1989.
13) Noumi T, et al：Intramedullary nailing for open fractures of the femoral shaft；Evaluation of contributing factors on deep infection and non-union using multivariated analysis. Injury 36：1085-1093, 2005.
14) Aoki S, et al：Effects of reamed or undreamed intramedullary nailing under non-damaged conditions on pulmonary function in sheep. J Trauma 59：647-658, 2005.
15) 山本真，ほか：中実棒状髄内釘（かじき頭つき）ねじ横止め法について．整形外科 41：1575-1978, 1990.
16) Küntscher G：Praxis der Marknagelung. FK Schattauer-Verlag, Stuttgart, 1962.
17) Krettek C, et al：Accuracy of intramedullary templates in femoral and tibial radiographs. J Bone Joint Surg 78-B：963-964, 1996.
18) 糸満盛憲，日本語版総編集：AO法骨折治療．医学書院，東京，2003.
19) Moed BR, et al：Unreamed retrograde nailing of fractures of the femoral shaft. J Orthop Trauma 12：334-342, 1998.
20) Clatworthy MG, et al：Reamed versus undreamed femoral nails：A randomized, prospective trials. J Bone Joint Surg 80-B：485-489, 1998.
21) Tornetta P 3rd, et al：Reamed versus nonreamed anterograde femoral nailing. J Orthp Trauma 14：15-19, 2000.
22) Bhandari RJ, et al：Reamed versus nonreamed intramedullary nailing of lower extremity long bone fractures：A systemic overview and meta-analysis. J Orthop Trauma 14：2-9, 2000.
23) Melcher GA, et al：Infection after intramedullary nailing：An experimental investigation on rabbits. J Trauma 39：1123-1128, 1995.
24) Dora C, et al：Entry point soft tissue damage in antegrade femoral nailing. J Orthop Trauma 15：488-493, 2001.

（糸満盛憲）

各論4 下肢の外傷

D 大腿骨遠位部（顆部・顆上部）骨折

■ 解剖学的特徴

　大腿骨顆部・顆上部は，大腿骨骨幹部が円筒型をしているのに対して，遠位になるほど外径が大きく，皮質が薄く，髄腔内は海綿骨で占められる．顆部の前方関節面は膝蓋骨関節面と関節を形成しており，主に外顆と接触している．後方関節面は顆間窩によって二分され，顆間窩の後方部には前十字靱帯が，前方部には後十字靱帯が付着している．内上顆部の内転筋結節は大内転筋の停止部であり，その遠位には内側側副靱帯，腓腹筋が付着している．一方，外上顆部には膝窩筋腱，外側側副靱帯，腓腹筋が付着している．膝窩筋腱は外側側副靱帯の直下を交叉し後方へ向かう．

　膝窩動脈は膝関節10 cm近位で大内転筋によって構成される後方部コンパートメントの内転筋管裂孔を通り，後方にまわって顆間窩の中へ続く．脛骨神経，総腓骨神経は膝窩動静脈の外側を伴走している．特に開放骨折あるいは後方に回転転位した遠位骨片の存在する皮下骨折では膝窩動脈損傷を合併することが多く，その有無を確認することが重要である．また，手術ではこのことから内側からのアプローチを避けるべきである．神経損傷についても同様であり感覚障害，麻痺筋の有無を確認することが大切である．神経損傷は脛骨神経に比べ総腓骨神経の頻度が高い．

■ 受傷原因

　大腿骨顆部・顆上部骨折の発生頻度は全大腿骨骨折の4〜7％であり，股関節の骨折を除外すると31％である．近年，高エネルギー外傷や人口の高齢化に伴い発生率はさらに増加している．

　大腿骨顆部・顆上部骨折は直達あるいは介達外力として膝関節の内反，外反，回旋さらに軸方向への圧迫外力などが大腿骨遠位部に加わって生じる．

　損傷メカニズムは，低エネルギー外傷によるものと高エネルギー外傷によるものに分けられる．低エネルギー外傷によるものは，高齢者に多く，転倒など比較的軽微な外力で生じ，受傷前の日常生活はあまり活動的でないことが多い．また，骨粗鬆症を基礎疾患にもち，変形性膝関節症などを合併している頻度が高い．一方，高エネルギー外傷によるものは青壮年に多く，交通事故，高所からの転落など強い外力で生じ，受傷前は活動的であることが多い．また，多発外傷を伴いやすく，同側下肢の骨折や靱帯損傷，血管・神経損傷，大腿四頭筋などの軟部組織損傷を伴うことが多い．さらに開放骨折の頻度も高く，粉砕骨折や広範な骨欠損を伴うことも多い．

　高エネルギー外傷によるメカニズムの1つには交通事故によるダッシュボード損傷があり，膝関節屈曲位において直達外力が加わって引き起こされる．この外傷では，寛骨臼骨折，股関節脱臼，大腿骨頸部骨折，大腿骨幹部骨折，膝蓋骨骨折を合併することがある．また，複合靱帯損傷を合併することもあるが，骨折部が安定するまで診断は困難なことが多い．

　転位は一次的には外力の方向，二次的には重力の影響と骨折部位および筋付着部の位置関係で決まる．骨折線が腓腹筋付着部の直上にあれば（後述するAO分類A1，A2など），遠位骨片は腓腹筋の緊張によって後方へ回転転位して後方凸変形が生じ，内転筋付着部直上にあれば外方凸変形が生じる（図1）．したがって，近位骨片は前方に位置するため開放骨折でなくても大腿四頭筋の損傷を，遠位骨片によって膝窩部の神経血管損傷を合併することがある．本骨折はこのような理由から治療が困難であることが少なくなく，他の関節内あるいは関節近傍の骨折と同様に，正確な解剖学的整復と強固な内固定による早期の積極的な関節可動域訓練を行うことが原則である．

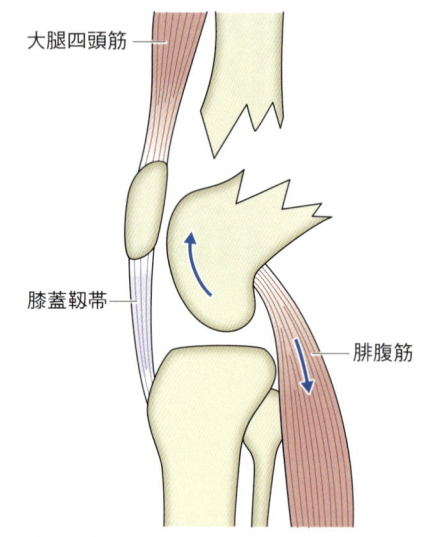

各論 4　下肢の外傷

図 1　大腿骨顆上骨折の転位メカニズム

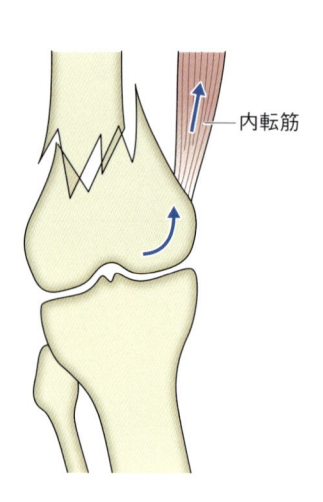

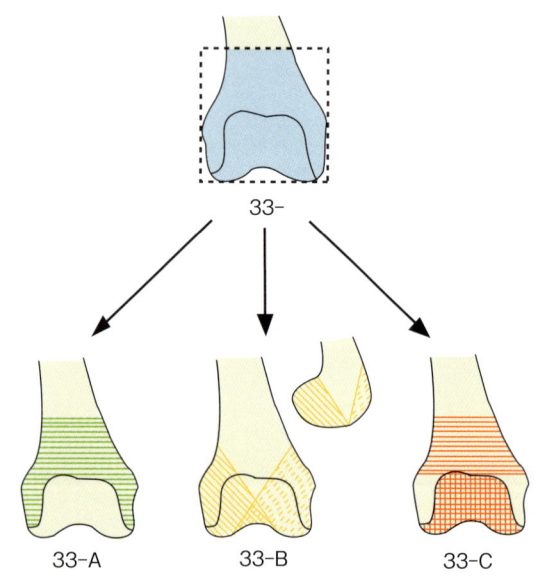

図 2　AO 分類
AO 分類による大腿骨遠位部の区分(segment)と骨折型(type)

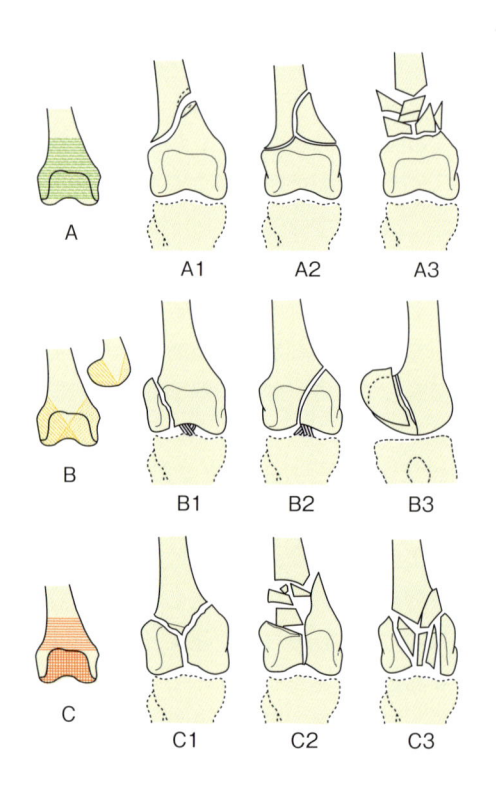

type A	関節外骨折
A1	単純な骨折
A2	骨幹端部に楔状第 3 骨片を伴う骨折
A3	骨幹端部粉砕骨折
type B	部分関節内骨折
B1	外顆骨折
B2	内顆骨折
B3	冠状骨折
type C	完全関節内骨折
C1	関節面，骨幹端部，いずれも単純な骨折
C2	関節面は単純骨折，骨幹端部は粉砕骨折
C3	関節面の粉砕骨折

図 3　AO 分類
AO 分類による大腿骨遠位部骨折の型(type)と群(group)

診断と X 線学的分類

大腿骨顆部・顆上部骨折の分類は，1960 年代には牽引療法や副子による保存的治療が中心であったため，Neer の分類のように遠位骨片の転位方向を基本にしたような単純なものが用いられていた．その後，Hole 分類が顆上骨折と顆部単独骨折に対して用いられた．しかし，これらの分類法は高エネルギー外傷による高度粉砕骨折が少ない時代に作られた単純なものであり，近年では高エネルギー外傷による高度粉砕骨折が増加し，これらの分類では対応できなくなった．このようなことから，近年ではこれらの分類を発展させた Seinsheimer の

D. 大腿骨遠位部（顆部・顆上部）骨折

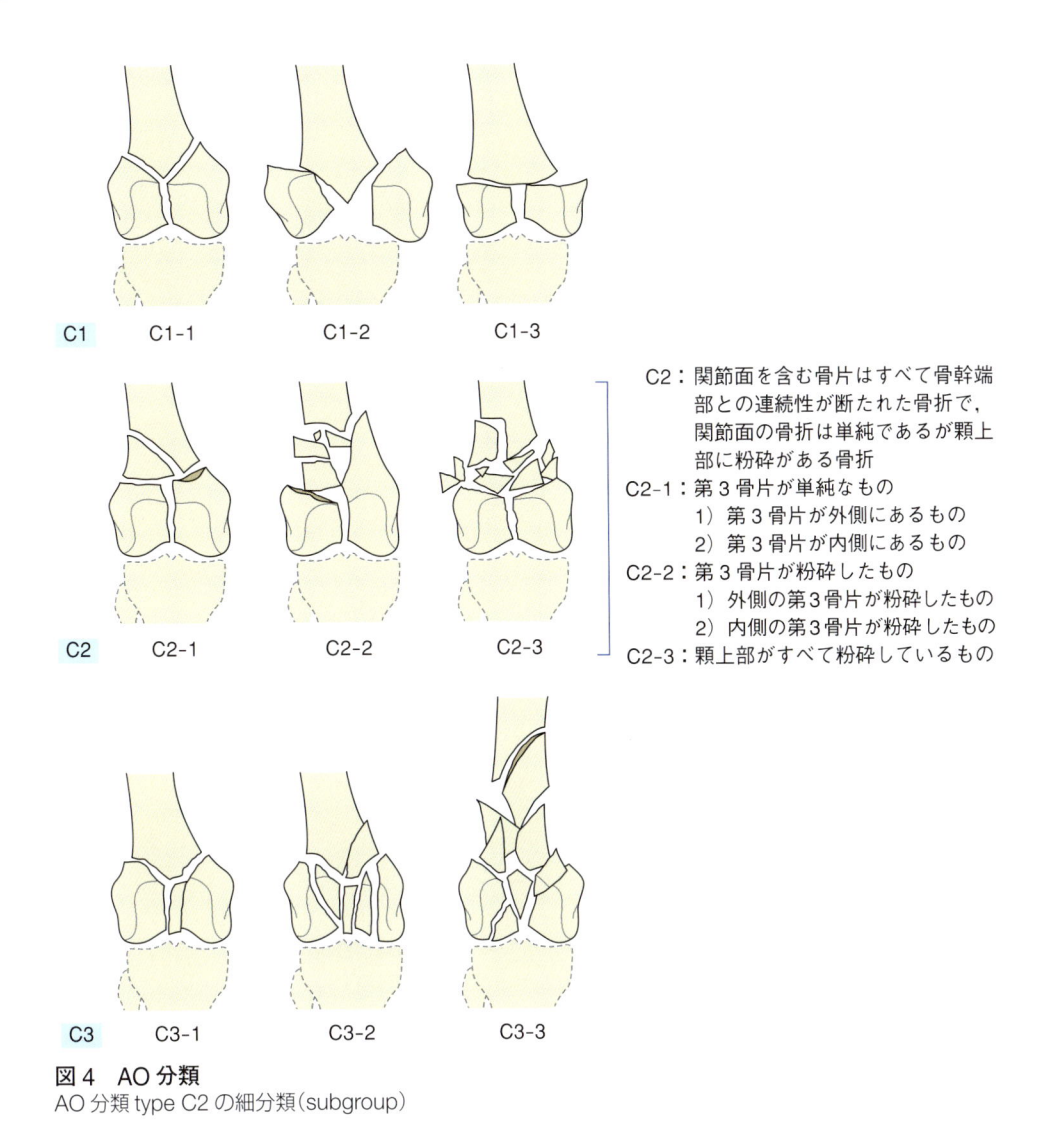

図4 AO分類
AO分類 type C2 の細分類（subgroup）

C2：関節面を含む骨片はすべて骨幹端部との連続性が断たれた骨折で、関節面の骨折は単純であるが顆上部に粉砕がある骨折
C2-1：第3骨片が単純なもの
　1）第3骨片が外側にあるもの
　2）第3骨片が内側にあるもの
C2-2：第3骨片が粉砕したもの
　1）外側の第3骨片が粉砕したもの
　2）内側の第3骨片が粉砕したもの
C2-3：顆上部がすべて粉砕しているもの

分類あるいは AO 分類が広く用いられるようになった．特に AO 分類は，現在では最も広く用いられている．

1) AO 分類

AO 分類は，骨折の形態を詳細に分類し，コード化することによって，コンピュータ登録を可能にした優れた分類法であり，予後判定や治療方針の決定，特に内固定の選択に有用である．

顆部の横径を一辺とする正方形の部分に主骨折線が存在するものを大腿骨遠位部（segment code：33）骨折としている．骨折型（type）として大きく A，B，C の3型に分けられる．Type A は関節外骨折（関節包内骨折であっても関節摺動面に骨折が及んでいないものは関節外骨折とする），type B，C は関節内骨折である（図2）．そして，各々が骨幹端部および関節面の粉砕の程度によって3群（group）に細分される（図3）．さらに，group は粉砕の程度によって subgroup に分けられる（図4）．このようにして，詳細な骨折の形態が表現できるようになっている．すなわち，segment-type-group-subgroup を数字とアルファベットによって記載する．たとえば，33-C2-3 であれば，最初の3は大腿骨，次の3は遠位部，C は完全関節内骨折，2は顆上部の粉砕骨折，最後の3は顆上部がすべて粉砕していることを意味している．

AO が提唱した type-group 分けによって，内固定具の選択を前提とした各々の骨折の特徴が明瞭になった．Type A はいわゆる顆上骨折である．したがって関節面は保たれるが軸に対しては不安定である．Type B は大腿骨顆上部の骨折を伴わない，すなわち一方の関節面を含む骨片が骨幹部とつながっている関節内骨折である．したがって大腿骨骨幹部との連続性は保たれるため，大腿骨軸に対しては比較的に安定性が得られやすい．B3 は顆部が前額面で冠状に骨折する coronal fracture である．Type C は大腿骨顆上部の骨折を伴う関節内骨折である．すなわち関節面を含むすべての骨片は骨幹部との連続性がない．したがって関節面および軸に対しては不

447

各論4　下肢の外傷

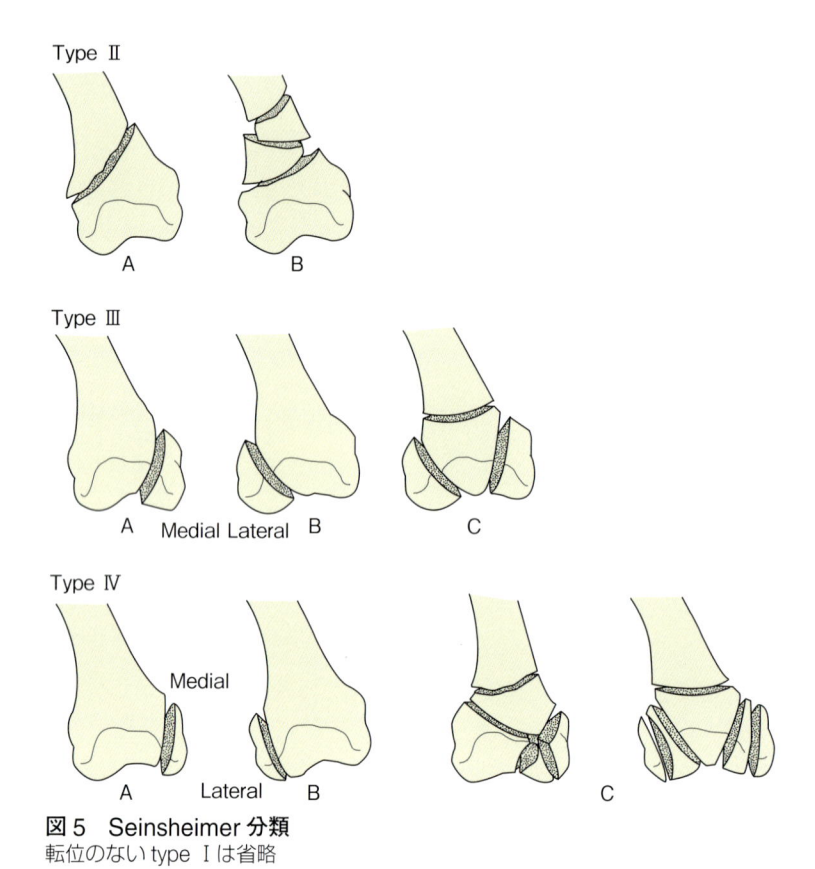

図5　Seinsheimer 分類
転位のない type I は省略

安定であり，良好な整復位と術後成績を得ることは容易でない．A3は骨幹端部の，C2，C3は関節内のいわゆる高度粉砕骨折であり，特にC3は解剖学的整復を得ることが困難であり，安定した内固定が難しく機能的予後不良の骨折である．

Subgroupの代表として33-C2について述べる（図4）．

C2-1：整復すると，第3骨片の存在しない側の関節部骨片は，骨幹部と直接接触して安定する．

C2-2：C1-1の第3骨片が粉砕しているもので，整復するとC1-1と同様に，粉砕骨片の存在しない側の関節部骨片は近位主骨片と連続し安定する．

C2-3：粉砕の程度にかかわらず整復しても，近位と遠位の主骨片同士は接触せず不安定になりやすく，大部分の負荷がインプラントにかかる．

2）その他の分類

（1）Seinsheimer 分類

顆部関節面の損傷状態によって大きく4型に分類される．Type I は転位のない顆上骨折で転位は2 mm以下のもの，type II は転位があるが，骨折線が顆部，顆間窩に及ばないもの，type III は顆間窩に及ぶ骨折で1つの骨折片として内顆骨折，外顆骨折，両顆骨折があるもの，type IV は顆部関節面に及ぶ骨折である．さらに，それらは細分される（図5）．

（2）Neer 分類

Type I はいわゆるT字型骨折やY字型骨折であり，転位がほとんどない骨折である．Type II A は大腿骨骨幹部の近位骨片が外側に転位し，それに対して顆部は内側に転位している骨折である．Type II B は大腿骨骨幹部の近位骨片が内側に転位し，それに対して顆部は外側に転位している骨折である．Type III は type I に加え顆上部が粉砕している骨折である．この分類は受傷機序による分類であり大腿骨骨幹部に対する顆部の転位を基本としているため，関節内あるいは関節面の骨折に対しては考慮されていない（図6）．

（3）Hole 分類

大腿骨顆上骨折は転位のない骨折，嵌入している骨折，転位を伴う骨折，粉砕骨折の4つのtypeに分けられ，大腿骨顆部骨折は転位のない骨折，転位を伴う顆部単独骨折，両顆部骨折，後方顆部の冠状骨折の4つのtypeに分けられる（図7）．大腿骨顆部骨折の分類は後方顆部を除き，いずれの場合も骨折線は矢状面で顆間部に向かって斜めに走行する．

> **Point**
> チェックポイント
> ① 変形，腫脹の程度
> ② 開放創の有無と程度
> ③ 受傷からの経過時間，特に開放骨折では大切

D. 大腿骨遠位部（顆部・顆上部）骨折

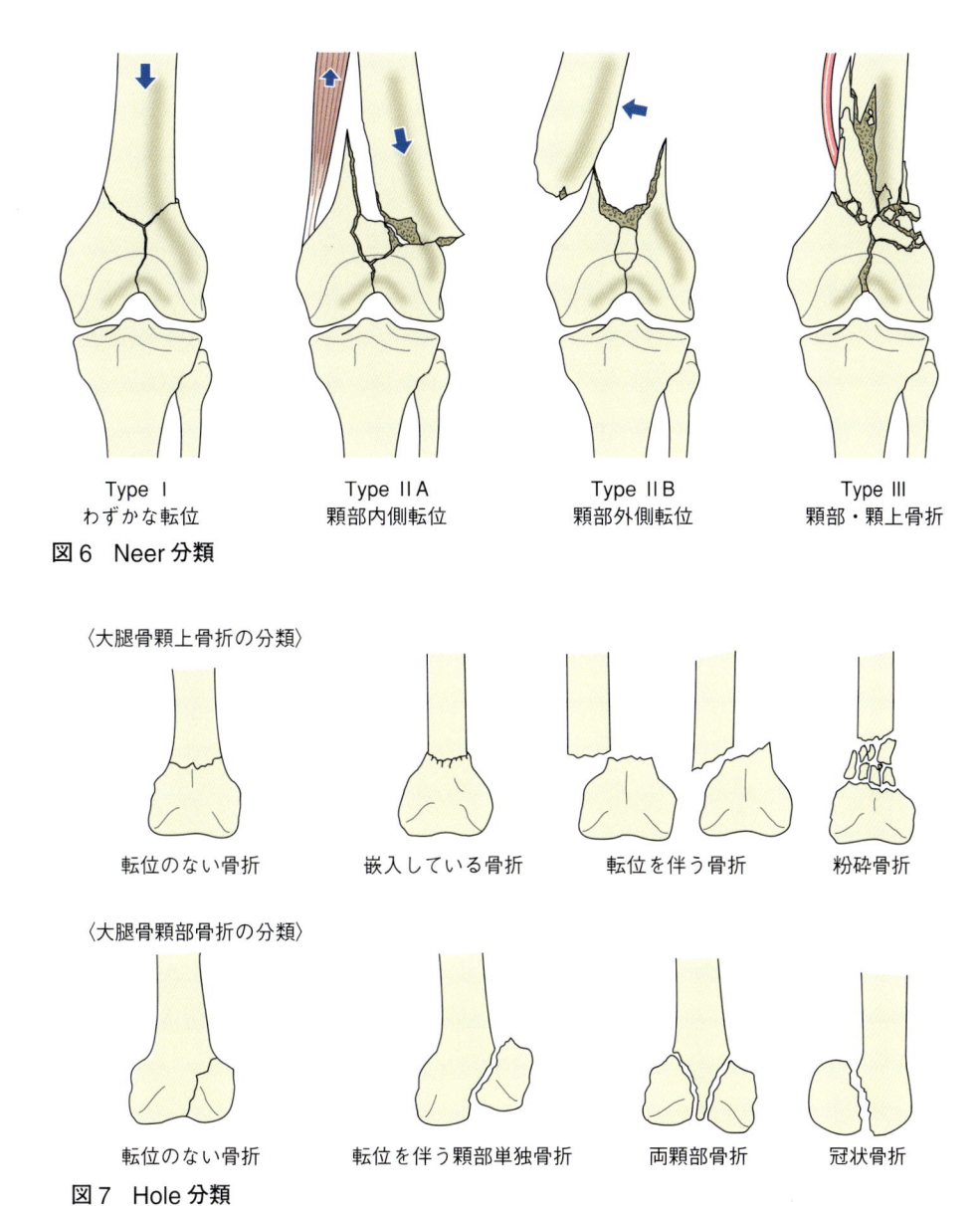

Type I	Type IIA	Type IIB	Type III
わずかな転位	顆部内側転位	顆部外側転位	顆部・顆上骨折

図6　Neer 分類

〈大腿骨顆上骨折の分類〉

転位のない骨折　　嵌入している骨折　　転位を伴う骨折　　粉砕骨折

〈大腿骨顆部骨折の分類〉

転位のない骨折　　転位を伴う顆部単独骨折　　両顆部骨折　　冠状骨折

図7　Hole 分類

④ 循環障害，特に直達外力による骨折
⑤ 感覚・運動障害
⑥ 隣接関節の損傷の有無
⑦ 靱帯損傷の有無

治療

本骨折は，荷重肢の関節内骨折であること，解剖学的に特有の形態を有し，正確な整復と強固な内固定が行われないと，保存的に治療した場合に比べてはるかに予後が悪いことなどから，技術的にはきわめて難しい骨折の1つである（図8）．

> **Point**
> 治療の目標
> ① 骨折部，特に関節面の正確な整復
> ② 骨幹端部の正確な整復による下肢全体のアライメントの回復
> ③ 骨折が癒合するまでの確実で強固な固定による整復位の保持
> ④ 早期リハビリテーション（運動療法）による膝関節機能の獲得

1 保存的治療

優れた内固定具が開発されていなかった1960年代までは，本骨折に対する手術的治療によって変形癒合，偽関節の発生，深部感染のほかに，特に術後に外固定を併用せざるをえなかったために，骨癒合後の関節拘縮が高

各論4　下肢の外傷

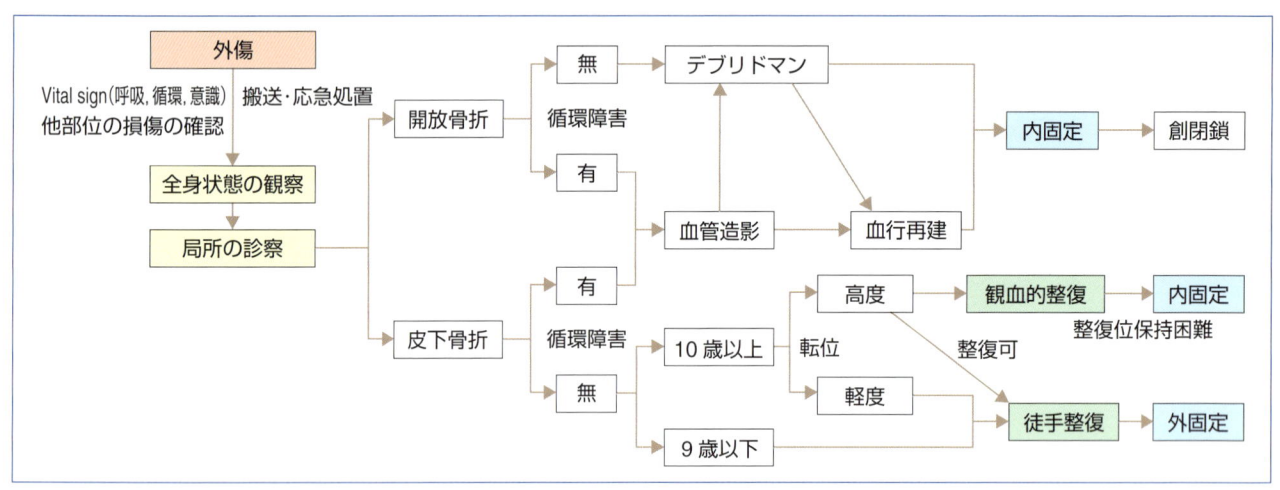

図8　大腿骨遠位部骨折のフローチャート

頻度に発生したことから，牽引や外固定などの保存的治療が推奨された．また，転位があっても全身状態などでリスクが高い場合には，現在でも保存的に治療せざるをえないことがある．

　関節面の転位を有する場合は，保存的には整復が困難であり，観血的に整復するべきである．また骨幹端部にかかる転位した骨折あるいは粉砕の高度な骨折は整復位を得にくく，整復位の保持も困難であるため，偽関節，変形癒合の頻度が高い．長期間の固定で，関節拘縮による機能障害が大きな問題である．

> **Pitfall**
> **保存的治療による成績不良の原因**
> ① 遠位骨片が腓腹筋の牽引力によって，後方に回転するために，正確な整復とその保持が困難
> ② 関節内の転位した骨折の整復が困難
> ③ 粉砕骨折では，第3骨片の正確な整復が困難
> ④ 6〜8週間の固定の結果生じる膝関節の拘縮

1）牽引療法

　一般的に脛骨結節から直達牽引する．AO分類A1，A2などが対象になる．遠位骨片が後方に回転転位しているので，骨幹部骨折や近位部骨折のように，膝関節軽度屈曲位では回転転位を整復することができない．腓腹筋の緊張をとって，骨折部を整復する方法には以下のようなものがある．

（1）牽引法
角度の調節可能な特殊な架台に乗せて強い屈曲位で牽引するが，正確な整復位を得ることは困難なことが多い．

（2）2方向牽引法
脛骨結節からの軸方向牽引と大腿骨顆部からの前方への牽引を組み合わせて整復する．しかし，骨折線の高さによっては，鋼線が関節腔を貫通することがあり，刺激による疼痛や感染の危険性があるので注意を要する．

（3）Balanced suspension traction法
ThomasスプリントとPearsonアタッチメントを組み合わせた牽引療法である．膝関節を他動的に動かすことによって関節拘縮を防止しながら骨折を治療する方法であり，主に大腿骨骨幹部骨折に用いられていたが，遠位部骨折にも応用されることがある．しかし，関節に近い部位の骨折であるため，整復位の保持が困難で転位をきたしやすい．

　これらのいずれの方法でも，ある程度の仮骨が形成されたらギプスによる外固定に変更し，免荷による離床を許可する．

> **Pitfall**
> **牽引療法の欠点**
> ① 固定性が悪く，整復位の保持が困難なため，偽関節，変形癒合の頻度が高い．
> ② 直達牽引では，鋼線刺入部に感染(pin-tract infection)する危険がある．
> ③ 過度の牽引によって，遷延癒合に陥ることがある．
> ④ 長期臥床を要するため，高齢者には不適当である．

2）外固定法

　骨折型にかかわらず，転位のない骨折は膝関節軽度屈曲位で大腿から足先までギプス包帯によって固定する．しかし，ギプス内転位をきたすことがあるので，最低限週に1回の定期的なX線撮影をして確認する必要がある．十数年前までは，石膏によるギプスが用いられてきたが，最近はプラスチックによる外固定材が普及した．一定期間，外固定によって局所の腫脹が軽快したら，機

D. 大腿骨遠位部(顆部・顆上部)骨折

能的装具療法に移行することができるが，整復位を保持することが難しく，綿密な観察と装具の調整を行わないと偽関節や変形癒合になりやすい．牽引療法に比べると，長期臥床を要しないことが長所としてあげられるが，いくつかの欠点もある．

> **Pitfall**
> **外固定法の欠点**
> ① 腓骨神経の圧迫による麻痺をきたすことがある．
> ② ギプス内で再転位をきたしやすい．
> ③ 局所の腫脹によって，循環障害をきたすことがある．
> ④ 皮膚の清潔が保ちにくく，皮膚炎，褥瘡をきたすことがある．
> ⑤ 関節拘縮，筋萎縮は必発し，これが骨癒合後の機能障害の原因になる(fracture disease)．

2 手術的治療

大腿骨顆部および顆上部骨折はその解剖学的特徴と特有の転位をきたすことから，観血的に治療されるようになり，諸家によって良好な成績が報告されている．一方，多発外傷を伴った大腿骨顆部および顆上部骨折の治療成績は，観血的に治療されているものの機能的に予後不良のことが少なくない．

本骨折の最終目標を達成することは，ほとんどの場合は手術的治療によってのみ可能である．骨折部は正しい位置に，正しいアライメントで，強固に固定され，早期リハビリテーションとして運動療法を行わせることによって，確実な骨癒合を得るばかりでなく筋および関節を含めた患肢全体の機能を最大限に獲得することを目指して，観血的整復内固定(open reduction/internal fixation；ORIF)が行われる．

> **Point**
> **治療成績の評価法**
> Shelbourne & Brueckmannの方法がある．関節可動域，変形癒合，疼痛，短縮の項目をもとにexcellent, good, fair, failureのいずれかに評価される．さらに，excellent, goodをacceptable群，fair, failureをunacceptable群とし，これをもとに予後不良因子の検討を行うことが可能である．

1) 創外固定法

> **創外固定法の適応**
> ① 開放骨折
> ② 感染性偽関節
> ③ 欠損偽関節における骨延長，骨移動術

現在多くの機種やモデルが市販されているので，各々の症例に合わせて適切なものを選んで使用する．開放骨折では，感染の危険性があるので，骨折部と開放創のデブリドマンの後，近位と遠位の骨片に，貫通ピンあるいはハーフピンを挿入し，これを創外で固定する．最近は骨に貫通させなくてもよいピンレス創外固定が開発されているが，これは脛骨骨幹部骨折にのみ適用される機種である．骨幹部骨折では早期に関節運動が開始できるのが特徴である．しかし，創外固定を要する大腿骨遠位部骨折では，膝関節そのものも開放であることが多く，さらに遠位のピンを脛骨に挿入せざるをえない．したがって，膝関節を動かすために，創の一期的治癒を待ってから内固定に変更(conversion)すべきである．

2) プレート固定法

> **観血的整復および内固定(ORIF)の適応**
> ① 血管・神経損傷を伴う骨折
> ② 関節面の転位した粉砕骨折
> ③ 関節内開放骨折
> ④ 保存療法によって整復が得られない関節内骨折
> ⑤ 同側下肢の合併損傷：特にプラトー骨折などの脛骨骨折の合併
> ⑥ 多発外傷
> ⑦ 病的骨折

本骨折の内固定に用いられるプレートは，AO condyle plateやdynamic condylar screw(DCS)などの有角プレート，T字型あるいはL字型buttress plate，顆部の形態に近似したanatomical plateなどがある．AO condyle plateはブレードとプレート部が，DCSはtube plateの角度が固定されているので，正しい位置に正しい角度で設置されれば，正常な膝関節のアライメントが獲得できる．

最近開発されたlocking compression plate (LCP)はスクリューヘッドがプレートの孔にロックするため，角度安定性を有し，顆上部の粉砕骨折であっても安定した固定性が得られる．また小切開から骨膜上に滑り込ませて固定する．大腿骨顆部・顆上部骨折専用の内固定器less invasive stabilization system (LISS)は，すべてのスクリュー孔がlocking holeになっており，これを用いることによってこの部の粉砕骨折を小切開から内固定することが可能になった．特に遠位骨片が小さく，骨粗鬆症が著明な人工膝関節置換術後の顆上骨折にはよい適応である．

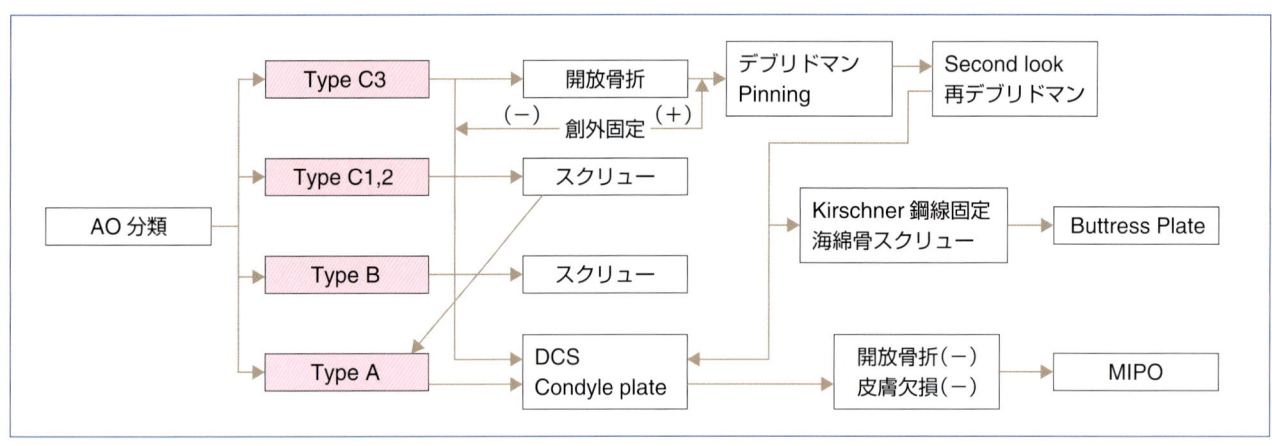

図9 大腿骨遠位部骨折のAO分類別整復固定法のフローチャート

3）逆行性髄内釘固定法

骨折部を展開せずに行える特徴をもつが，ネイルを打ち込む部位は大腿骨軸の延長線上であり，膝蓋骨が滑走する膝蓋大腿関節の軟骨部分である．ネイルの突出やこの部位に10 mm以上の大きな孔を開けることは，膝蓋大腿関節の軟骨損傷をきたす恐れがあり，長い年月を経た後の大腿膝蓋関節の関節症の原因となることが危惧されるため，高齢者の顆上部の粉砕骨折には用いてもよいが，若年者の骨折にむやみに適応を拡大することは厳に慎むべきである．

Pitfall
私たちは若年者に対しては逆行性髄内釘は禁忌としている．

高齢者に対してやむをえず逆行性髄内釘固定を行う場合には，以下の方法で行う．透視下に整復位を得た後，膝関節90°屈曲位にして，膝蓋腱中央に切開を加えた後，大腿骨顆間窩から十字靱帯を損傷しないように，逆行性に髄内釘を打ち込み，適切に横止めスクリューを設置する．髄内釘の先端を関節内に突出させないように設置することが重要である．人工膝関節置換術後の顆上骨折で比較的遠位骨片が大きい場合にはよい適応である．

4）AO分類別の整復固定法（図9）

（1）Type A

関節面に骨折が及んでいない関節外骨折なので，あまり問題となることはない．遠位骨片が後方に回転しているので，これを正確なアライメントに整復することが肝要である．特にtype A3では，顆上部が粉砕骨折であるので，骨折線の適合で見極めることは危険である．この際には，外顆の最大前後径を目安にする．すなわち，最大前後径を結んだ線が，大腿骨軸と直角になるように整復する．Condyle plateやDCSを用いる場合には，ブレードやラグスクリューの挿入部と方向を，この線を目安に行う必要がある．

（2）Type B

骨折線が関節内に限局する骨折なので，関節を切開して段差を残さないように正確に整復する必要がある．外顆の骨折は外側から，内顆の骨折は内側から展開する．ラグスクリューを用いて圧迫固定する（図10）．

（3）Type C1，2

骨折線が関節内に及び，骨幹端部の骨折を伴うため，問題となることが多い．この型の骨折を整復する手始めは，関節内骨折の注意深い整復である．関節内の骨折は単純な形なので比較的容易に整復できる．まず，内・外顆を整復して2本の海綿骨スクリューで固定することによって，type Aと同じ形にさせる．この操作で遠位骨片をまとめることによってtype C1はtype A1と，type C2はtype A2と同様に扱うことが可能になる．ただし，注意しなければならないことは，condyle plateやDCSを用いる予定の場合には，ブレードやラグスクリューを挿入する部位と方向をあらかじめ確認して，これらと海綿骨スクリューが接触しないようにすることである．

（4）Type C3

最も難しい骨折である．関節内骨折の注意深い整復のために，必要に応じて脛骨結節を骨切りして内側に反転し，関節面を十分に観察できる視野を確保する．もし，外顆骨片が小さいことから，condyle plateやDCSを用いることができない場合には，buttress plateで固定するために粉砕骨片を整復し，プレートを設置する部位を避けてKirschner鋼線などで仮固定し，海綿骨スクリューで骨片間を固定する．このように，遠位骨片を大

D. 大腿骨遠位部（顆部・顆上部）骨折

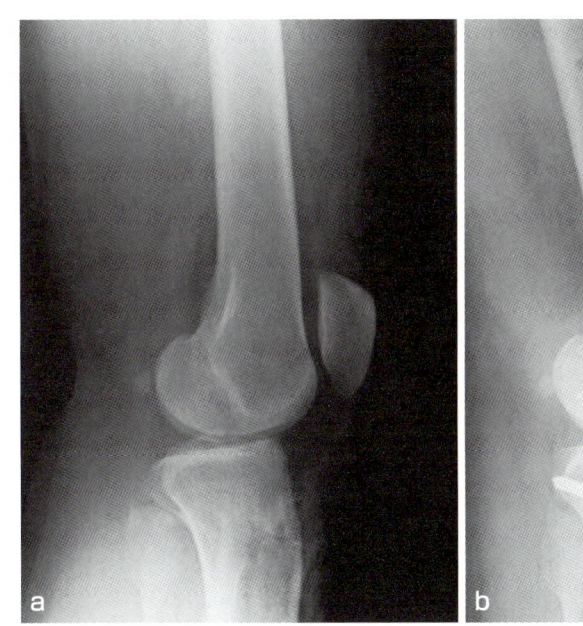

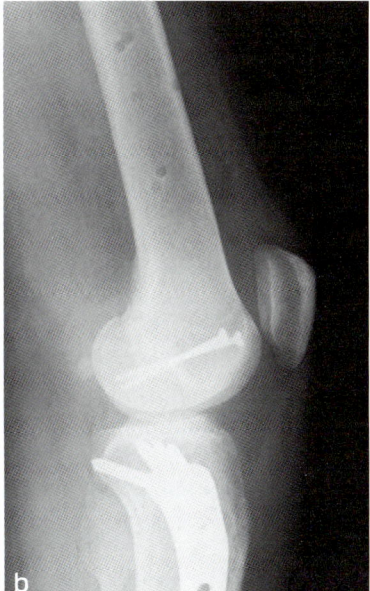

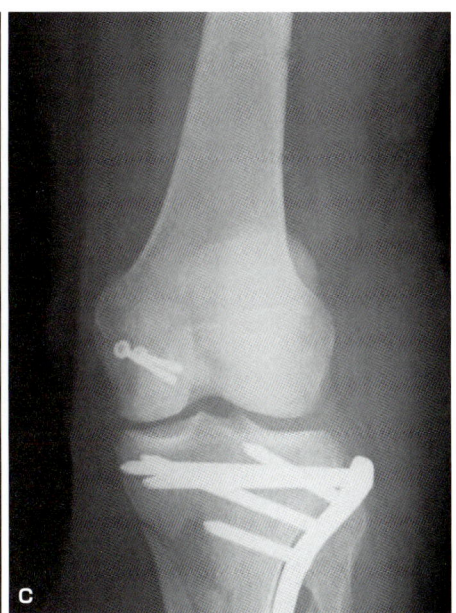

図10 AO分類 type B3 の症例
術前と術後の単純X線像
a：術前側面像
b：術後側面像．前方からスクリューで固定されている．
c：術後正面像

きな1つの骨片として扱えるかどうかが，正確な解剖学的整復を行える鍵となる．

筆者の推奨する方法

1）術前計画

X線像を詳細に読影することによって，骨折の状態を正確に診断し，細心の注意を払って術前計画を立てる．まず健側の2方向のX線像をトレーシングペーパーに写し，下肢のアライメントを確認する．これを裏返したものに，骨折側のX線像から読み取った骨折線と骨欠損の状態を書き込む．この図から骨折の状態を三次元的にイメージしながら，適切な内固定具の種類とサイズを選択し，手術手順を決める．ラグスクリューの位置や方向，ブレードの位置や方向などを確認しながら内固定の手順をトレーシングペーパーに順次書き込んでいく．3D-CT撮影や，用いる予定のインプラントのテンプレートなどを利用すると，より正確な術前計画を行うことが可能である．反対側にすでに変形がある場合には，以下に述べるような立体的な解剖学的特徴を念頭に置いて，正しい作図をする必要がある．術前に正しい情報を十分に入手して計画を練っておくことによって，正確な整復と強固な固定が可能になるばかりでなく，手術時間を短縮し，出血量や感染などのリスクを減らすことができる．

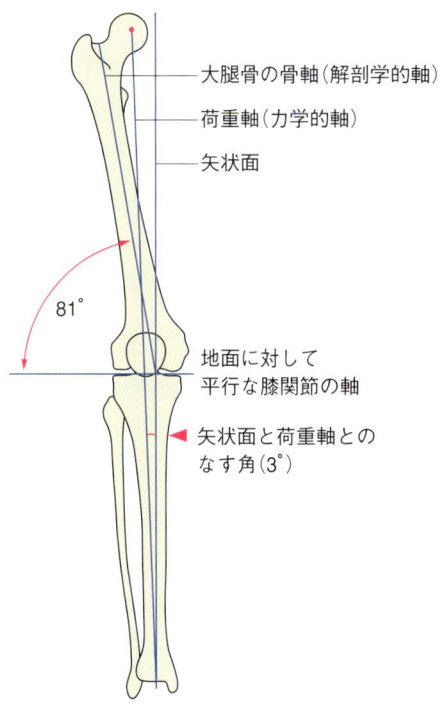

図11 大腿骨遠位部の解剖学的特徴（正面図）
荷重軸（力学的軸）は大腿骨頭中心，膝関節，足関節を結ぶ線である．荷重軸は矢状面から3°，大腿骨の骨軸である解剖学的軸から6°傾いている．膝関節面は地面と平行であり，解剖学的軸から81°傾いている．

各論 4　下肢の外傷

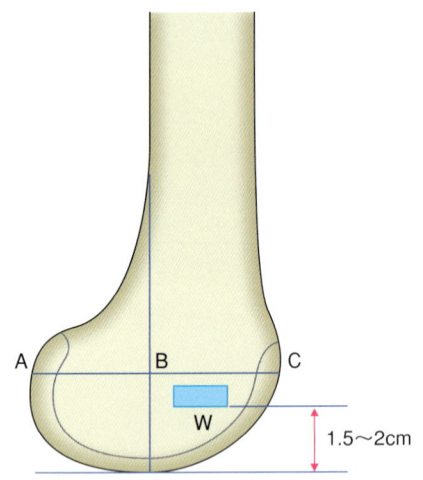

図12　大腿骨遠位部の解剖学的特徴（側面図）
大腿骨骨幹部後方の骨皮質線の延長が，顆部の最大前後径の中央を通り前後に二等分される．ACは大腿骨軸に90°で，W（窓）はcondylar plateあるいはdynamic condylar screw（DCS）のブレード，あるいはラグスクリューの挿入部位であり，顆部の前方部BCの中央部，大腿骨遠位端から1.5～2cmの限られた部位である．

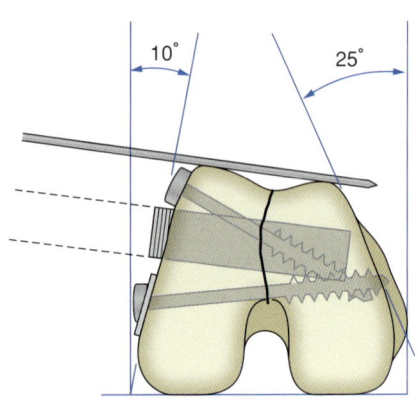

図13　大腿骨遠位部の解剖学的特徴（関節面からみた図）
顆部を関節面側からみると，台形をしており，前方と後方の関節面は平行でなく外顆が内顆より高くなっている．内側壁と外側壁は前方に傾斜し，前方の幅は後方の幅に比べ短い．
ブレードあるいはラグスクリューの挿入は前方関節面のKirschner鋼線と平行で，さらに前後像でも膝関節面に平行でなければならない．

・立体的な解剖学的特徴

　脛骨プラトーの関節面は，前後で地面と平行で，大腿骨内外顆の関節面はこれに対応している．しかし，大腿骨の骨軸（解剖学的軸）は荷重軸（大腿骨頭と膝の中心を結ぶ線上で関節面に垂直）と一致せず，膝関節面に対して81°（79°～82°）の角度をなし，外反位を呈している（図11）．

　側面像では，大腿骨骨幹部後方の骨皮質線の延長が，ちょうど顆部の最大前後径の中央を通る，すなわち顆部がこの線によって前後に二等分される．また，顆部は骨幹部から後方へ突出している．一方，顆部前方部は大腿骨骨幹部と連続する．したがって，condylar plateあるいはdynamic condylar screw（DCS）のブレードあるいはラグスクリューは顆部の前方部分に挿入されなければ，プレートは大腿骨にフィットしない（図12）．

　顆部を関節面側からみると，台形をしており，前方の関節面は後方の関節面と平行でなく幅も狭い．内側壁と外側の壁は前方に傾斜しており外側は10°で内側は25°である．また，外顆は内顆に比べ大きい（図13）．このような形態的特徴から，condylar plateあるいはDCSを用いる場合にはブレードあるいはラグスクリューを挿入する部位と方向が限られてくる．X線像から得られる大腿骨の幅は，後方の内側壁と外側壁の幅であり，実際にブレードあるいはラグスクリューを挿入する前方半分の幅ではない．したがって，その幅に合わせてそれらの長さを選ぶと関節内に突出してしまい，内側側副靱帯の前方線維に達してしまうことになる．ブレードあるいはラグスクリューは内側壁の8～10mm手前で止めるようにする必要がある．

2）手術体位と術野の準備

　通常の手術台で仰臥位とし，臍部から足先まで消毒し，患肢全体を自由に動かせるようにドレーピングする．また，一期的に骨移植が必要と予想される場合には，腸骨稜から採骨できるようにドレーピングする．牽引手術台は，牽引によって大腿筋膜張筋，大腿四頭筋など軟部組織の緊張が強くなり，かえって視野が狭くなり，整復・固定が困難になるので通常用いない．膝窩部に滅菌シーツを枕にして，膝関節を軽度屈曲位にする．必要に応じて，滅菌した空気駆血帯を使用する．

3）進入法

　大転子と外顆中央部を結ぶ線上で縦に皮膚切開し，遠位部分を少し前方に曲げて脛骨結節のレベルまで延長する．大腿筋膜張筋を同線上で切開し，外側広筋は筋間中隔で剝離し，前方に反転する．この際に貫通動脈が視野に現れるので，これを結紮して離断する．すべての骨片を剝離せずに，骨膜は可能なかぎり温存する．

D. 大腿骨遠位部（顆部・顆上部）骨折

4）関節内骨折の整復

DCSのラグスクリューを設置する正しい位置を確認してメチレンブルー（ピオクタニン）あるいは電気メスで印を付ける．両顆間部の骨折線を正確に整復して，Kirschner鋼線で仮固定し，術前計画に沿ってDCSのラグスクリューの邪魔にならないように，2本の海綿骨スクリューで，内・外顆の縦の骨折部を固定する．骨粗鬆化が進んでいる場合には，ワッシャーを用いる．骨欠損が大きいときは，ペースト状の人工骨や同種骨移植も考慮する．

5）ラグスクリューの設置

内・外顆の前縁は高さが違うので，これに沿わせてガイド（膝蓋大腿関節面の傾きを示す）としてKirschner鋼線を刺入する．さらに大腿脛骨関節を示すガイドとしてのKirschner鋼線を刺入する．次いで外顆の最長前後径を結んだ線を参考にして付けた点（関節面から約1.5〜2.0cm）からラグスクリューのガイドピンを挿入する．ラグスクリューのガイドピンが正しい位置から正しい方向に挿入できたら，これに沿わせてラグスクリューのための孔をドリルで拡大し，デプスゲージで長さを決定する．タップでねじ切りした後，適切な長さのラグスクリューを設置する．

6）骨幹端部の骨折の整復

ラグスクリューにチューブプレートを組み合わせて長軸方向のアライメントを正して，圧着ボルトでチューブプレートとラグスクリューを固定して一体化する．

骨折部を整復してプレートを近位骨片に固定するが，ラグスクリューが約10°〜15°後方に向かって挿入されているため，プレートを骨幹部の最外側に設置すると，遠位骨片が外旋位で固定されることになるので注意を要する．固定が終わったら，下肢のアライメント，膝関節を屈伸して固定性と可動性を確認し，洗浄，吸引ドレーンを留置して創を閉鎖する．

7）リハビリテーション

術後2〜3日間は膝関節60°〜90°屈曲位でギプス副子固定をするが，吸引ドレーンを抜去したらCPMで他動的運動を開始する．1週を経過して，可能になればベッドサイドに足下垂をして，自動伸展訓練を開始する．松葉杖による部分荷重（10〜20kg）も併せて開始する．6〜8週で1/3の部分荷重を許可するが，全荷重は架橋仮骨が形成されるまで待ったほうが安全である．

この手術で最も注意するところは，関節内骨折の整復とラグスクリューの設置である．すなわち，関節内骨折の正確な整復と強固な固定によって，早期リハビリテーションとしての運動療法を可能にし，関節拘縮を防止し，変形性関節症への進展を防止することができる．また，ラグスクリューを正しい位置から正しい方向に設置することで，膝関節および患肢全体の正しいアライメントを獲得することが可能になる．

8）多発外傷に伴うAO type Cの治療

本骨折の中で最も治療が困難とされるのが，多発外傷に伴うAO type Cの大腿骨顆部・顆上開放骨折である．以下に治療の際，問題となるポイントをあげる．

> **Point**
> ① 遠位骨片が腓腹筋の牽引力によって，後方に回転するために，正確な整復とその保持が困難
> ② 関節内の転位した骨折の整復が困難
> ③ 粉砕骨折では，第3骨片の正確な整復が困難
> ④ 6〜8週間の固定の結果生じる膝関節の拘縮

この骨折については，golden hour内のデブリドマンを行った際に，関節面を合わせる目的で，ピンニングあるいはスクリューなどの最低限の器材による内固定，および創外固定を組み合わせた固定を初期治療として行う．この後，数日以内にsecond lookと再デブリドマンを行い，感染の危険がないと判断したら強固な内固定に変更する（conversion）．また，多発外傷のため初期に内固定が行えず，創外固定を用いた場合でも，ピン挿入部からの感染予防のために，可及的早期に内固定に変更すること（conversion）を原則にする（図14）．

> **Point**
> **プレート固定時の注意事項**
> 顆上部に粉砕骨折がない例では，いずれのタイプのプレートでも安定した固定性が得られる．すなわち，正確な整復位が得られれば，外側はプレートで支持され，内側は上下の主骨片同士が連続性を回復するために，インプラントと骨に荷重が分散されることになる．
> Type A2のような内側の第3骨片が大きい例でも，これをラグスクリューで固定することによって同様に扱うことができる．しかし，この部位の整復位は膝関節の内・外反変形，回旋変形のもとになるので十分な注意が必要である．またプレートは通常外側から設置されるので，骨折部内側に間隙を残したまま固定すると癒合が遷延しやすく，内反変形を残して癒合しやすい．
> 顆上部の粉砕骨折を伴う場合で，プレートを設置する側と反対側，すなわち内側に粉砕がある例および顆上部全体が粉砕している例では，いかなるタイプのプレートで固定しても，ほと

各論 4　下肢の外傷

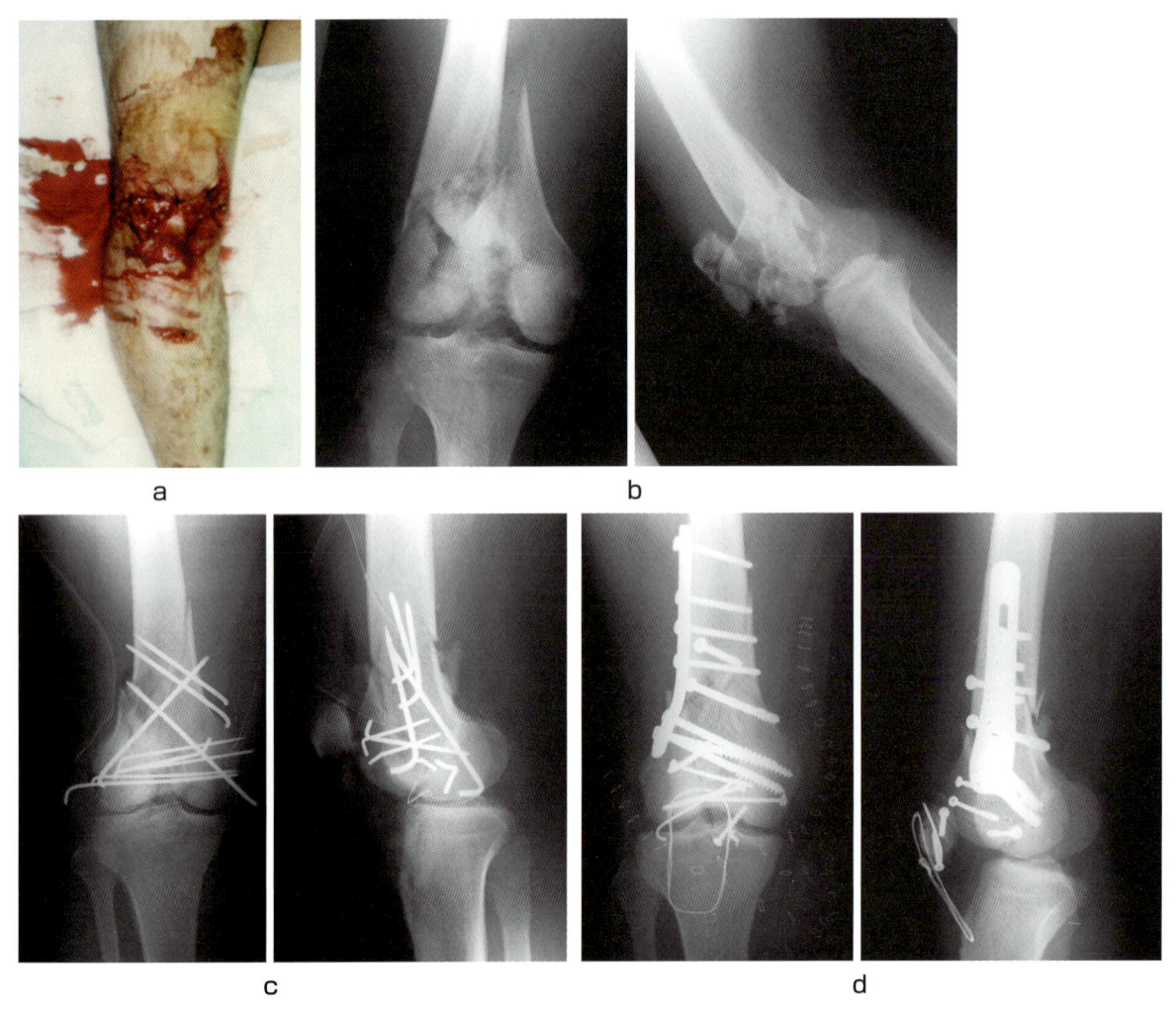

図 14　右大腿骨顆部・顆上開放骨折
a：28 歳，男性．受傷直後の所見．
b：術前単純 X 線像．AO type C3, Gustilo type ⅢA であった（左：正面像，右：側面像）．
c：同側膝蓋骨骨折，膝蓋腱断裂，Gustilo type ⅢA の肘関節部開放骨折，肺挫傷などの合併損傷を伴っていた．初期治療として golden hour 内にデブリドマンを行った後，関節面を合わせる目的でピンニングを用いて，一時的な内固定を行った（左：正面像，右：側面像）．
d：受傷後 3 日目に再デブリドマンとともに，最終固定としてプレートによる内固定を追加．Shelbourne & Brueckmann の評価成績は excellent である（左：正面像，右：側面像）．

んどの負荷がインプラントに集中することになる．インプラント破損の危険があるので，術後の荷重時期は X 線学的な所見をもとに慎重に決めるべきである．また，内側に短い buttress plate を設置することも有効な方法である．

9）MIPO（minimally invasive plate osteosynthesis）

MIPO は，小切開部から経皮的にプレートを挿入して骨折部を固定する biological fixation を期待した biological plating である．従来の切開法に比べて，骨折周囲の軟部組織や血流が保たれる利点がある．骨折部を副子で固定する形に近いため，extramedually splinting とも呼ばれている．プレートは locking compression plate system（LCP）を用いるが，大腿骨遠位用の anatomical plate として LCP-distal femur（LCP-DF）や less invasive stabilization system-distal femur（LISS-DF）を使用してもよい．適応は基本的に皮膚欠損を伴った開放骨折でなく，AO 分類 33-type B でないものである．

膝下に枕を入れて膝関節を軽度屈曲位にする．透視下で整復位を確認しながら，外側から進入する．必要があれば内側にも加える．関節内骨折があれば，直視下に大骨鉗子を用いて整復し，Kirschner 鋼線で仮固定を行う．ギャップがある場合にはラグスクリューを用いて関節面の正確な解剖学的整復を行う．整復困難が予測される場合には，あらかじめ創外固定を用いてから内固定へ移行することもある．その後，プレートを挿入するために，

D. 大腿骨遠位部（顆部・顆上部）骨折

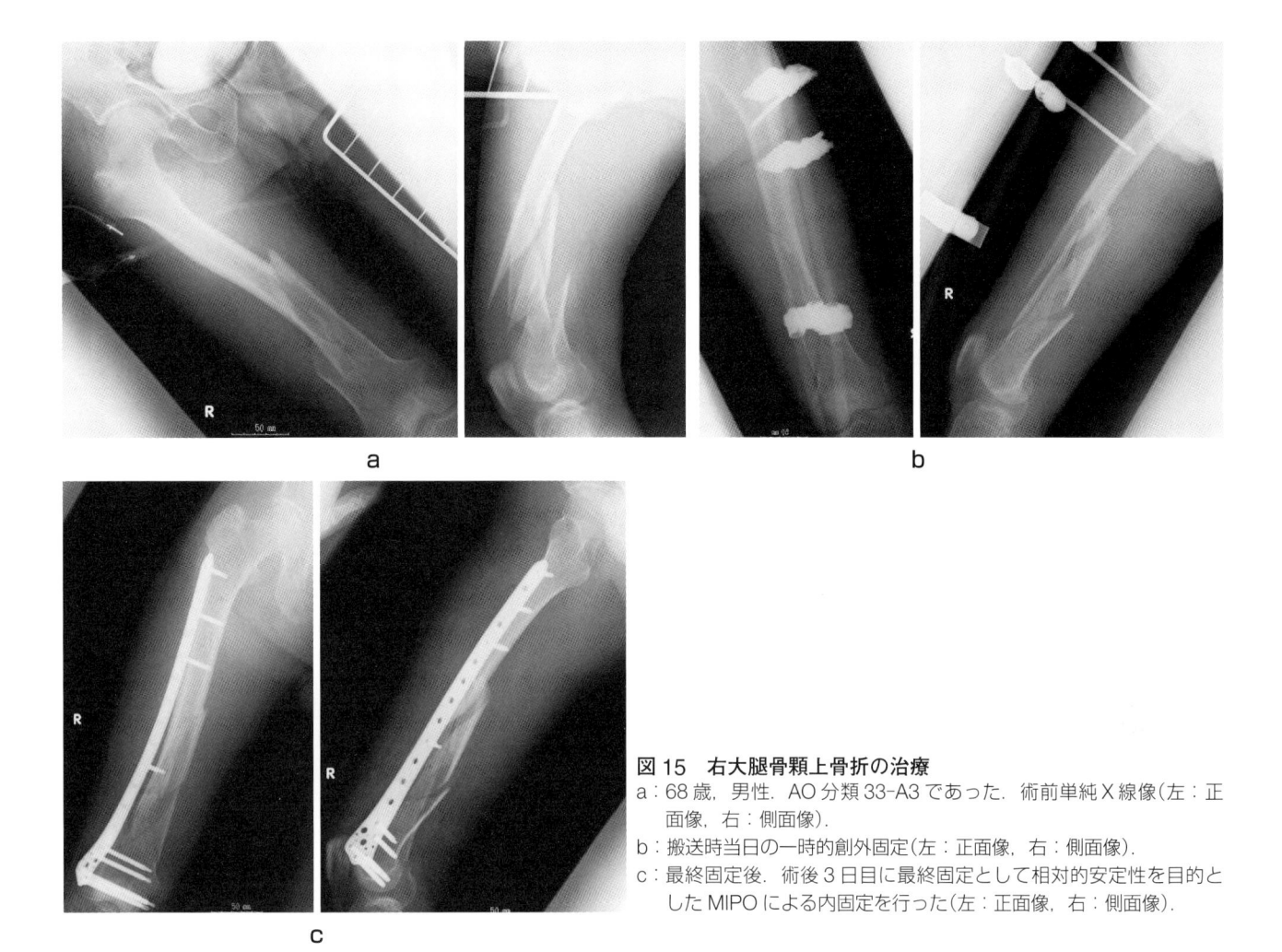

図15　右大腿骨顆上骨折の治療
a：68歳，男性．AO分類33-A3であった．術前単純X線像（左：正面像，右：側面像）．
b：搬送時当日の一時的創外固定（左：正面像，右：側面像）．
c：最終固定後．術後3日目に最終固定として相対的安定性を目的としたMIPOによる内固定を行った（左：正面像，右：側面像）．

軟部組織の最小限の剥離を行い，骨膜上にトンネルを作成する．挿入ガイドにプレートを設置し，骨に沿わせて適切な位置へプレートを挿入し，Kirschner鋼線で仮固定を行う．次に，近位側の皮膚に小切開を加えてプレートを大腿骨軸上に正確に誘導し，同様にKirschner鋼線で仮固定を行う．この際に，過伸展変形が生じやすいので注意する．透視下で，遠位側をlocking screwで固定する．仮固定のKirschner鋼線を抜去した後，最終的に近位側をlocking screwで固定し，必要なスクリューを追加する．スクリュー孔のすべてをスクリューで固定する必要はなく，主骨片を最低限3本以上のスクリューで固定する（図15, 16）．

10）人工膝関節置換術（TKR）後の大腿骨顆上骨折

TKR後の大腿骨顆上骨折の発生頻度は0.3～2.5％である．遠位の骨片が大腿骨コンポーネントに近いため，整復操作が困難な場合が多い．また骨質が脆弱であるため，固定後の転位が起こりやすい．そのため，術中に創外固定を使用することで内固定時の整復位保持が容易になる．すなわち，一時的に創外固定を使用した後に内固定を行う．創外固定器としてチューブシステム（カーボンロッド）を用い，透視下に整復位を保持する．その後LCPで固定する．

11）術後合併症とその治療
（1）合併症

遷延癒合，偽関節，変形癒合，変形性関節症，関節拘縮，阻血性壊死などがある．いずれも術前計画を含む手技的な失敗が原因である場合が多い．すなわち，骨折部や関節面の不完全な整復，固定性不良などが原因になる．

遷延癒合や偽関節は，整復が不完全な場合，内側buttressの再建が不完全な場合，固定性が不完全な場合に起こりやすい．変形癒合は，不完全な整復や，ラグスクリューあるいはブレードの挿入角度を誤ると発生しやすい．変形性関節症は，関節面に粉砕がある場合で，解剖学的に正確な整復がなされないと起こりやすい．関節

各論4　下肢の外傷

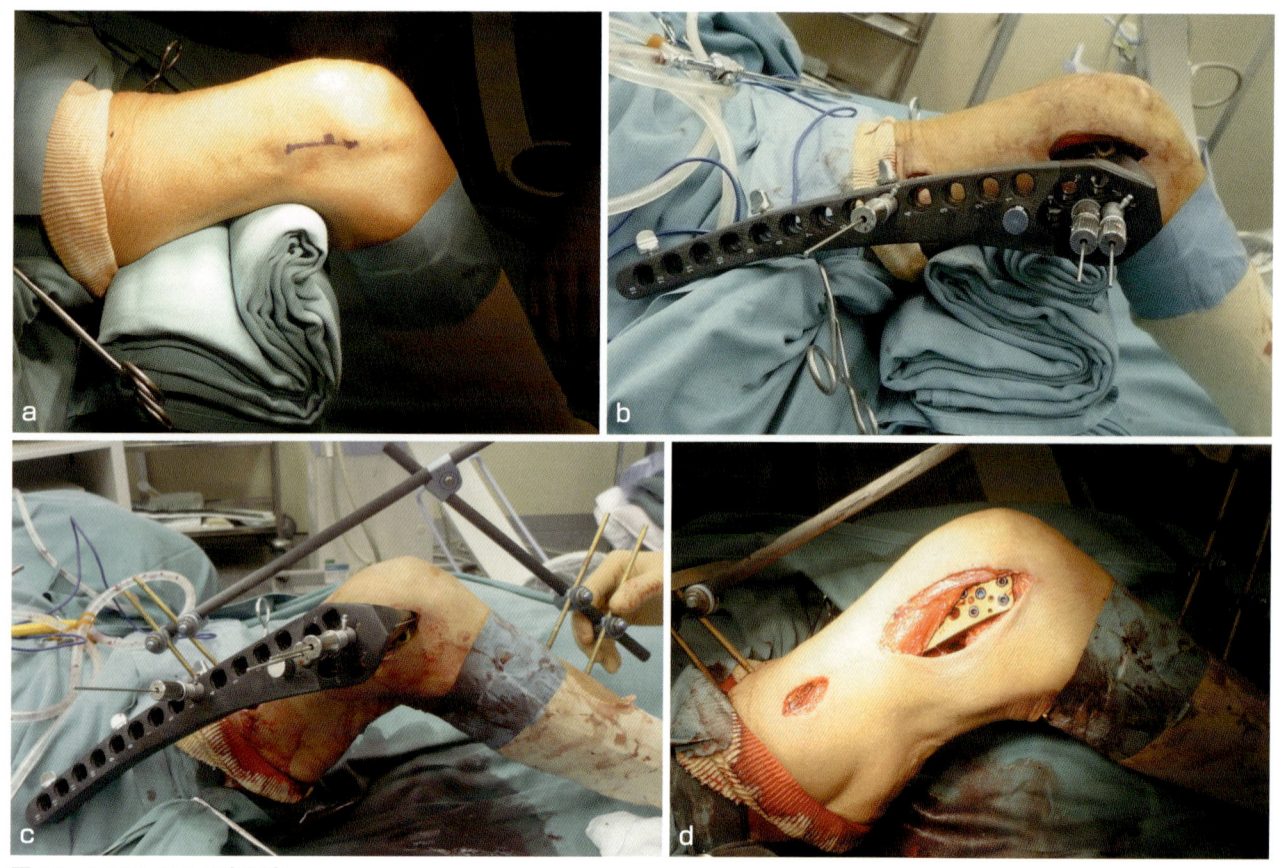

図16　MIPOによる内固定
a：切開部位と膝関節ポジション
b：挿入ガイドにプレートを設置して，骨に沿わせて適切な位置へプレートを挿入した．
c：内固定時の整復位保持を容易にするために，一時的に創外固定を使用した．
d：MIPOによる最終固定

拘縮は，固定性が不十分で，外固定を併用せざるをえない場合に生じる．また，不注意により，ラグスクリューやブレードの挿入方向や長さを誤ったために，顆間窩や関節内に突出して滑膜を刺激して炎症を起こし，疼痛のため関節運動が制限されて拘縮を起こすことがある．さらに，開放骨折で断裂した膝伸展機構を修復した場合には，早期運動療法が行えず，高い頻度で発生する．阻血性壊死は，type B3やtype C3の例で，骨折した顆部の遊離骨片が陥りやすい．軟部組織の連続性が残っていれば温存することが大切である．

（2）関節拘縮の治療

膝関節拘縮は治療に難渋することが多い．骨癒合後に膝関節の屈曲が90°に達しない場合には，関節授動術を行ったほうがよい．原因は，関節内瘢痕による癒着，皮膚や膝蓋支帯の瘢痕による癒着，損傷された大腿四頭筋の瘢痕化による癒着がある．これらの原因を診断して，治療に望む必要がある．関節内の癒着が原因になっている場合には関節鏡視下関節内癒着剥離術が適応になる．麻酔下に関節鏡で直視しながら癒着部分を剥離していく．高度に癒着した関節内で関節鏡が入りにくい場合には，無理をせずにエレバトリウムで膝蓋大腿関節と膝蓋上嚢を剥離して生理的食塩水を満たして関節鏡を挿入し，ハサミやパンチなどを用いてさらに鏡視下に剥離を進める．関節を屈伸しながらつっぱる瘢痕組織と癒着部分をていねいに剥離，切除する．特に，内・外側の谷部を十分に剥離することが大切である．

筋腱拘縮が原因の場合には，Thompson法に準じた大腿四頭筋形成術が広く行われている．これは筋腱拘縮の主たる病態が，大腿四頭筋，特に内側広筋の瘢痕化，中間広筋の癒着と拘縮であるためである．大腿骨前面に癒着した中間広筋とその他の広筋を周囲から剥離するだけでなく，必要に応じて切離する．通常，大腿直筋の延長は行わないが，目指す可動域が得られない場合には，必要に応じて延長する．関節内拘縮，特に内・外側の谷部の癒着剥離を同時に行う．切離した膝蓋支帯は縫合できないので，切離したままにする．術後は創が治癒するまで90°屈曲位で外固定をするが，できるだけ早期にCPMによる授動屈伸運動を行わせる．膝関節の伸展力

が減弱するのが欠点である.

開放骨折による拘縮の場合には，筋・関節内だけでなく瘢痕化した皮膚の処置を行うことが多く，Z形成術だけでなく，遊離皮弁，場合によっては血管柄付き皮弁術を併用することがある.

文献

1) Neer CS, et al : Supracondylar fracture of the adult femur. J Bone Joint Surg 49-A : 591-613, 1967.
2) Baker SP, et al : The injury severity score : a method for describing patients with multiple injuries and evaluating emergency care. J Trauma 14 : 187-196, 1974.
3) Schatzker J, et al : The Toronto experience with the supracondylar fracture of the femur 1966-1972. Injury 6 : 113-118, 1974.
4) Schatzker J, et al : Supracondylar fractures of the femur. Clin Orthop 138 : 77-83, 1979.
5) Seinsheimer F : Fractures of the Distal femur. Clin Orthop 153 : 169-179, 1980.
6) Shelbourne KD, et al : Rush-pin fixation of supracondylar and intercondylar fractures of the femur. J Bone Joint Surg 64-A : 161-169, 1982.
7) Hole M : Fracture and Dislocation of the Knee. Fractures in Adults. 2nd ed. Lippincott, Philadelphia, 1984.
8) Müller ME, et al : The Comprehensive Classification of Fractures of Long Bones. Springer-Verlag, Berlin, 1990.
9) Gustilo RB, et al : Current concepts review : the management of open fractures. J Bone Joint Surg 72-A : 299-304, 1990.
10) Müller ME, et al : Manual of Internal Fixation. 3rd ed. Springer-Verlag, Berlin, 1991.
11) Helfet DL : Fractures of the Distal Femur. Skeletal Trauma. WB Saunders, Philadelphia, 1992.
12) Schatzker J : Supracondylar Fractures of the Femur. The Rationale of Operative Fracture Care. 2nd ed. Springer, Berlin, 1996.
13) Wiss DA : Fractures of the Knee, Part Ⅲ : Supracondylar and Intercondylar Fractures of the Femur. Fractures in Adults. 4th ed. Lippincott-Raven, Philadelphia, 1996.
14) 糸満盛憲，横山一彦：大腿骨顆部・顆上部骨折の治療. 日整会誌 71(4): S565, 1997.
15) 東計，横山一彦，中村聡明，新藤正輝，泉敏弘，関口昌和，糸満盛憲：大腿骨顆上・顆間部骨折の治療成績—AO分類 Type A, Cについて. 第26回神奈川関節外科研究会, 1998.
16) 横山一彦，糸満盛憲：大腿骨顆上骨折に対する順行性髄内釘横止め法. 関節外科 17(10): 68-74, 1998.
17) 横山一彦，東計，関口昌和，泉敏弘，新藤正輝，糸満盛憲：大腿骨顆上，顆間骨折の機能成績. 第46回日本災害医学会学術大会, 1998.
18) 糸満盛憲：大腿骨遠位部骨折. pp269-282(水野耕作，糸満盛憲編：骨折治療学), 南江堂, 東京, 2000.
19) 高平尚伸，新藤正輝編：大腿骨顆部・顆上骨折の分類. Monthly Book Orthopaedics 14(13): 1-7, 2001.
20) 高平尚伸，新藤正輝，田中啓司，横山一彦，糸満盛憲：多発外傷を伴った大腿骨顆部および顆上部骨折の治療— AO type Cを中心に. 骨折 23(2): 591-594, 2001.
21) 高平尚伸：神経圧迫症候群. pp53-57(中村利孝，吉川秀樹編：ゴールドスタンダード整形外科 外傷・救急；I. 筋骨格系損傷の診断と治療，C. 合併症), 南江堂, 東京, 2003.
22) 岩瀬大，占部憲，内野正隆，相川淳，藤田護，渡辺哲哉，森谷光俊，糸満盛憲：人工膝関節置換術後に生じた大腿骨顆上骨折に対するわれわれの工夫〜創外固定を用いプレート固定法. 第38日本人工関節学会, p333, 2008.

〔高平尚伸〕

各論4　下肢の外傷

E　膝蓋骨骨折

■ 解剖学的特徴

　膝蓋骨は大腿四頭筋腱内の種子骨であり，形態は逆三角形で，前面はほぼ平坦で，後方は大腿骨と関節を形成し全体的に凸型である．関節面は膝蓋骨の近位側3/4を占め，幅が広く，やや凹状を呈する外側関節面(lateral facet)と，幅が狭い凸状を呈する内側関節面(medial facet)に分けられる．近位側には大腿四頭筋の付着部が，遠位側には膝蓋腱の起始部がある．両側には膝蓋支帯があり，関節包と連続している．

　膝関節屈伸運動に伴い，大腿骨顆部膝蓋骨関節面および大腿骨顆間窩などの大腿骨膝蓋滑車溝を滑走する．これらは適合性を保ち，安定した軌道を通る．また膝関節の伸展力を能率的に機能させる大腿四頭筋のレバーアーム(lever arm)を延長する役割がある．すなわち，膝蓋骨の機能は，腱の走行変換点での滑車作用，四頭筋伸展レバーアームの延長，四頭筋腱集束環作用，膝蓋腱アプローチ角の増大，膝関節前面の保護，膝屈伸時の膝頭の丸みの形成などである．

　膝蓋大腿関節の接触面は，膝関節の屈曲角度によって変化する．完全伸展位では膝蓋骨の膝蓋大腿関節面近位側にある脂肪体に接触する．屈曲20°では，大腿骨の膝蓋大腿関節面の遠位側が膝蓋骨の膝蓋大腿関節面近位側に接触する．90°屈曲位では膝蓋骨の関節面最上部に達し，90°以上の屈曲では顆間窩に入る．

　膝蓋骨周囲の環状血管網は膝蓋骨前面に血管を送り，これらの細血管は10～10数個の骨孔を通って中央部および遠位部から骨内に進入する．したがって，膝蓋骨遠位側1/2は血行が比較的豊富であるが，近位側1/2は血行が乏しい．

■ 受傷原因

　膝蓋骨骨折の発生頻度は全骨折の約1%である．膝蓋骨骨折は，直達外力または介達外力により生じるが，大部分の症例は直達外力による．

　直達外力による損傷には，転倒して直接地面に膝をついた場合や交通事故におけるダッシュボード損傷，あるいは転落などがある．膝を直接ついた場合には，地面からの直達外力に加えて大腿四頭筋の収縮による介達外力が同時に作用する．ダッシュボード損傷では膝の正面から直達外力が加わるが，縦骨折か粉砕骨折になることが多く，骨折部の転位は少ないことが多い．また開放骨折

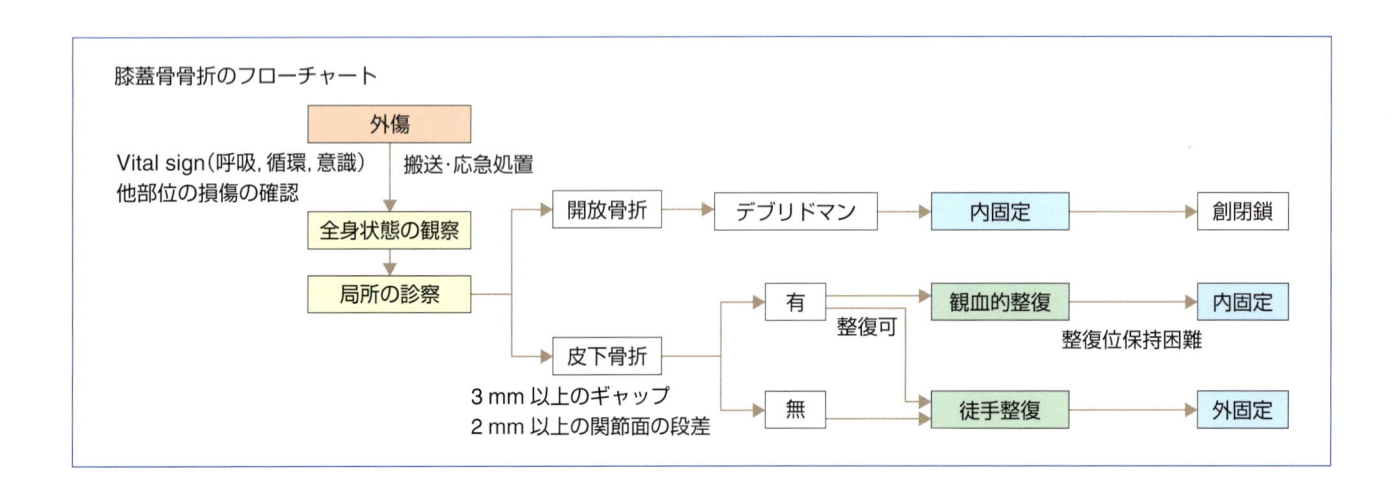

E. 膝蓋骨骨折

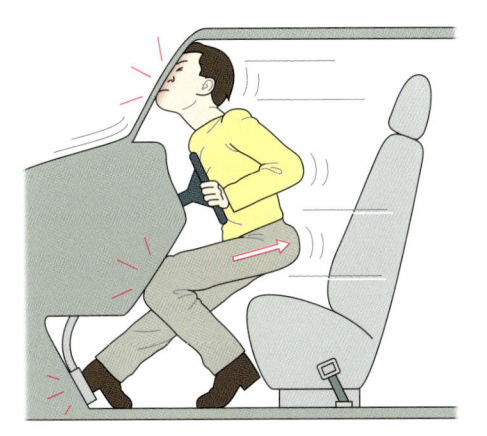

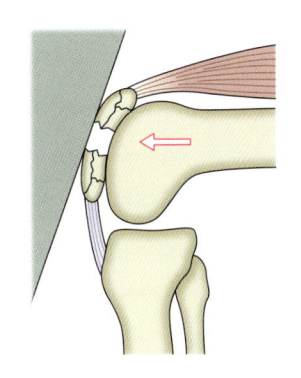

図1 ダッシュボード損傷と膝蓋骨横骨折の転位のメカニズム
〔高平原図〕

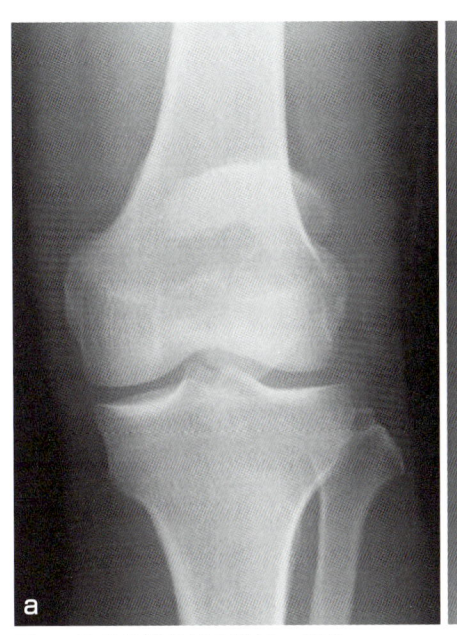

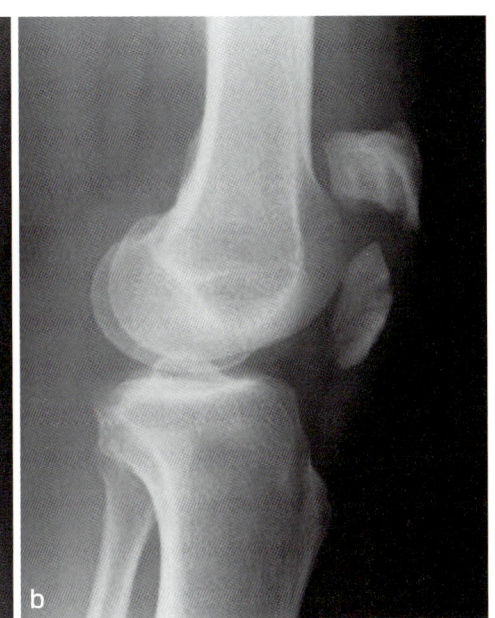

図2 膝蓋骨横骨折の単純X線像
a：正面像
b：側面像．骨片が上下に大きく離開している．

になることもまれではない．さらに同時に同側の股関節後方脱臼や寛骨臼後壁骨折を伴いやすく，顔面損傷，頸椎損傷，ハンドルによる胸部外傷あるいはシートベルト損傷，手あるいは手関節損傷，大腿骨骨幹部骨折，足関節骨折なども合併しやすい（図1）．

介達外力は，転倒時の踏ん張り，転落時の着地などにより，大腿四頭筋が急激に強く収縮したり，膝関節が強制屈曲した場合に生じやすい．その際，膝蓋支帯は断裂し，膝蓋骨は横骨折になり，骨折線は離開して転位は大きくなる．

診断とX線学的分類

外傷の既往と症状から診断は容易である．症状は，局所の疼痛，関節内血腫による著明な腫脹，限局性の圧痛，膝関節自動伸展障害がある．骨折部が離開した場合には陥凹を触れることができる．関節内血腫は，通常の膝蓋骨上部にみられる馬蹄形の腫脹とは異なり，滑液包血腫として膝蓋骨浅層にドーム状に出現する．血腫内には脂肪滴がみられる．また，軋音がある．鑑別診断には亀裂骨折や分裂膝蓋骨が重要である．

単純X線撮影は，前後方向と側方向と軸射像（skyline view）の3方向撮影が行われる．局所所見から骨折が明らかで，屈曲によって疼痛が増強され，十分な屈曲が困難な場合には，無理に軸射像を撮影する必要はない．

骨折型は形態によって横骨折（図2），縦骨折，粉砕（星状）骨折（図3），辺縁骨折，上極骨折，下極骨折（図

各論4　下肢の外傷

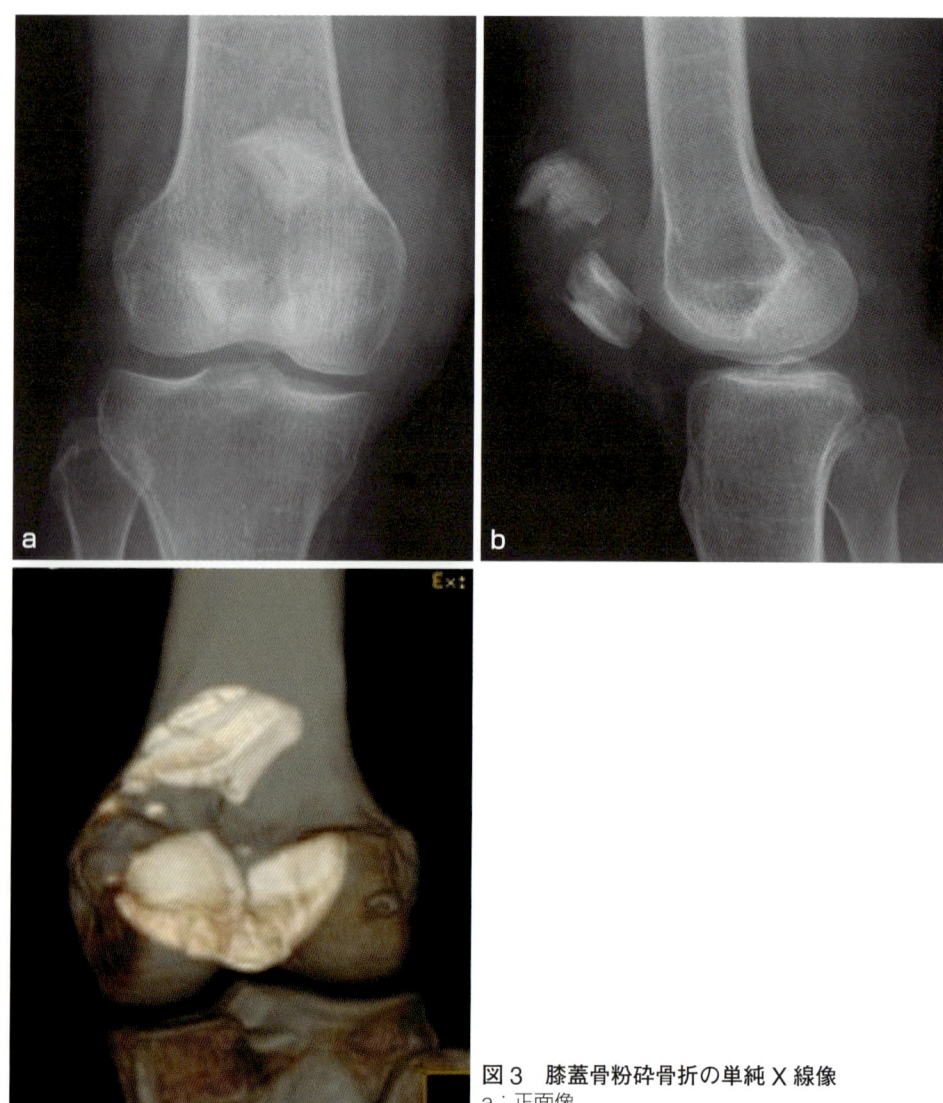

図3　膝蓋骨粉砕骨折の単純X線像
a：正面像
b：側面像
c：3D-CT像

4)，sleeve骨折，骨軟骨骨折に分けられる．横骨折は50〜80％と最も頻度が高く，次いで粉砕骨折が30〜35％を占める．外上縁の骨折では健側撮影も行い，分裂膝蓋骨，特にSaupeの分類によるtype IIIとの鑑別を要する．下極の裂離骨折はSinding-Larsen-Johansson病との鑑別を要する．sleeve骨折は，10歳前後の小児にみられる関節軟骨を含んだ膝蓋骨下極の未骨化部の裂離骨折である．Rockwoodの分類では，骨折形態と転位の程度によって7型に分類される（図5）．

Point
チェックポイント
① 変形，腫脹の程度
② 開放創の有無と程度
③ 受傷からの経過時間，特に開放骨折では大切
④ 循環障害，特に直達外力による骨折
⑤ 感覚・運動障害
⑥ 隣接関節の損傷の有無
⑦ 筋・靱帯損傷の有無

治療

1　保存的治療

　骨折の転位が少ない場合には保存的治療が選択される．保存的治療を行う基準は，X線像で転位が3mm，関節面レベルで2mm以内である．
　関節穿刺で関節血腫を除去後，ギプスシーネで膝関節伸展位にして固定する．約1週間後に，腫脹が消失したら，足関節フリーのシリンダーキャストに巻き直し，3〜

E. 膝蓋骨骨折

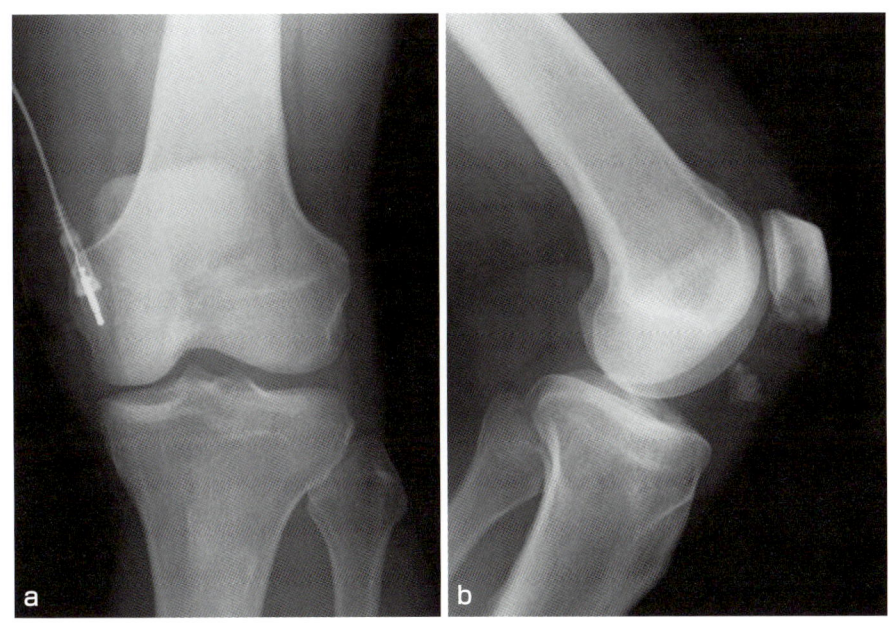

図4 膝蓋骨下極骨折の単純X線像
a：正面像
b：側面像

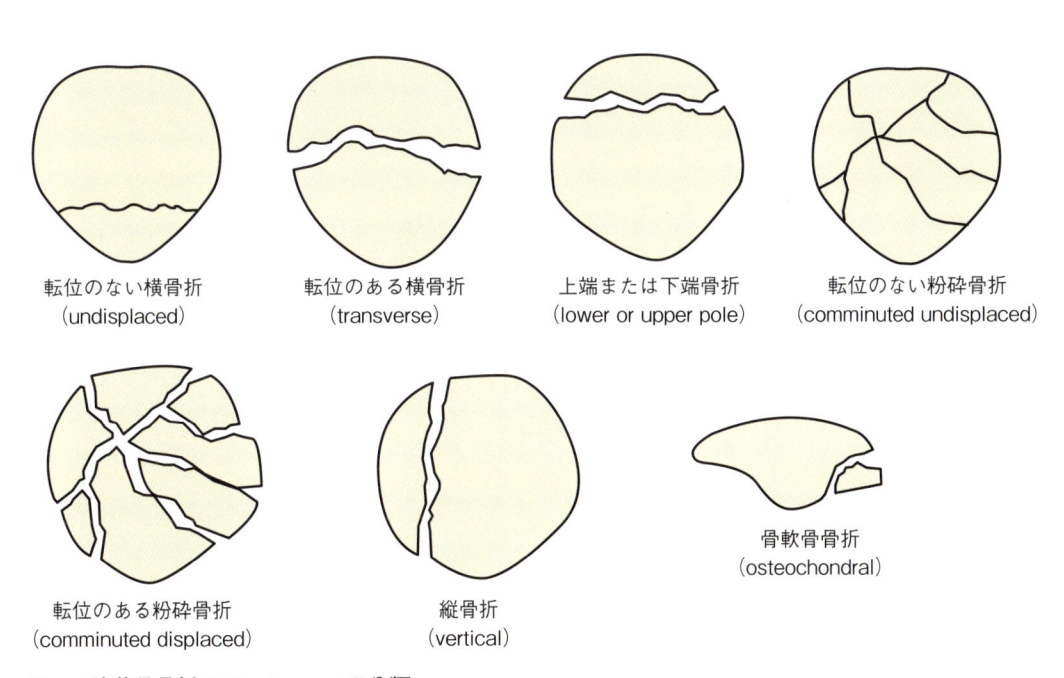

図5 膝蓋骨骨折のRockwoodの分類

- 転位のない横骨折（undisplaced）
- 転位のある横骨折（transverse）
- 上端または下端骨折（lower or upper pole）
- 転位のない粉砕骨折（comminuted undisplaced）
- 転位のある粉砕骨折（comminuted displaced）
- 縦骨折（vertical）
- 骨軟骨骨折（osteochondral）

4週間固定する．キャストは重力方向に向かって滑り落ちるので，足部の内外果やアキレス腱に直接当たらないように，ギプステクターをクッションにして，また膝蓋骨周辺を十分にモデリングする．固定中は下肢挙上訓練を行い，荷重歩行は許可する．シリンダーキャストを除去した後は，関節可動域訓練，大腿四頭筋の筋力訓練を行う．

2 手術的治療

手術の適応

① 3 mm以上のギャップ
② 2 mm以上の関節面の段差
③ 開放骨折

骨折の固定法には種々の方法があるが，膝蓋骨骨折は

各論 4　下肢の外傷

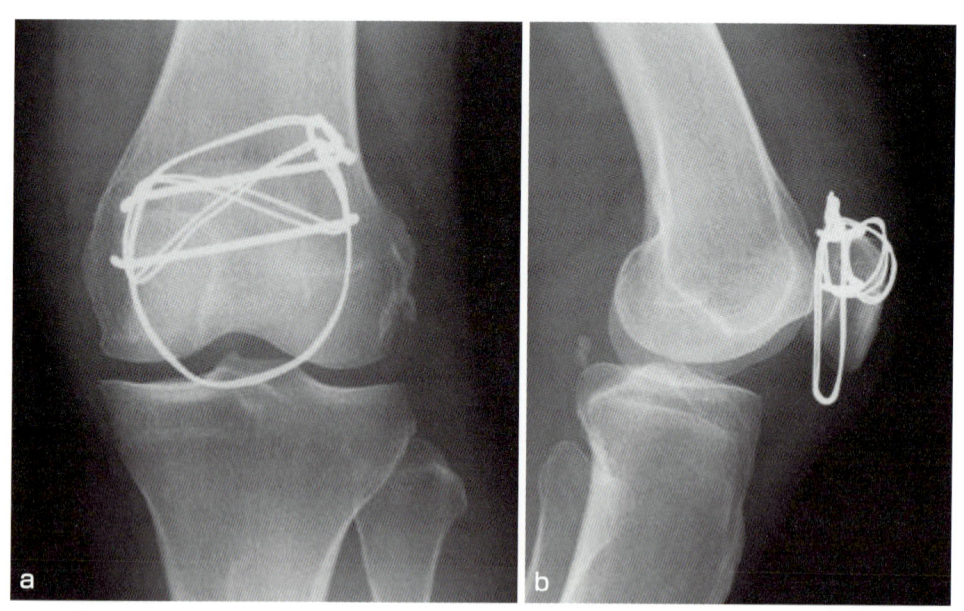

図 6　粉砕骨折における Kirschner 鋼線と周囲締結法による固定
一般的に行われている従来の方法．
a：正面像
b：側面像

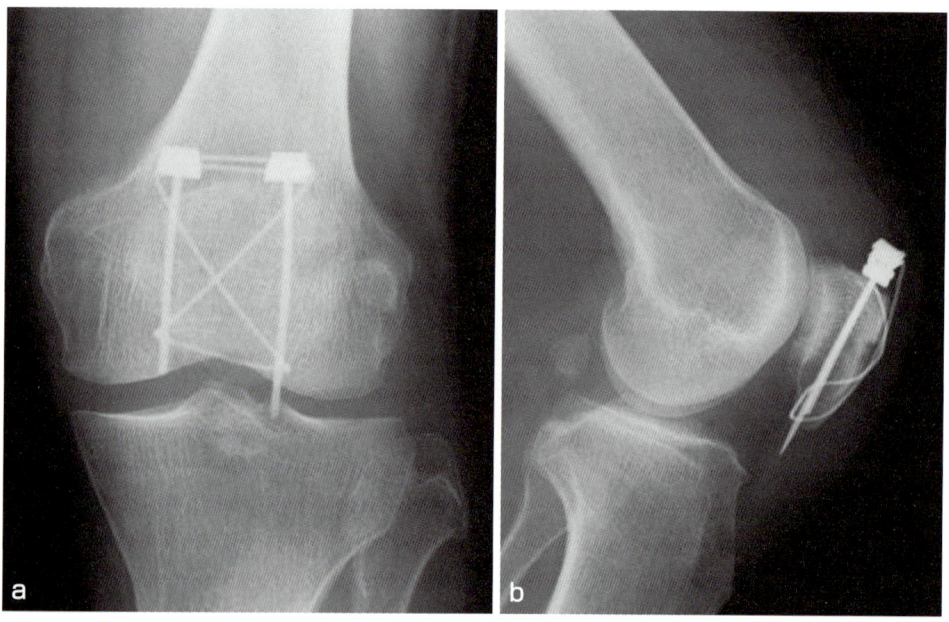

図 7　pin-sleeve system による固定
筆者の推奨する方法．
a：正面像
b：側面像

大腿四頭筋によって上下方向に牽引力が加わるため，主に引き寄せ締結法（tension band wiring fixation, Zuggurtung 法）が用いられる．通常の周囲締結固定法だけでは，膝関節が屈曲すると骨折は前方に向かって離開する．引き寄せ締結法では，大腿四頭筋が収縮しても骨片は離開せず，むしろ大腿四頭筋の収縮あるいは膝関節の屈曲によって膝蓋骨の骨折面全体に圧迫力が加わる．すなわち，骨折面に作用する筋力による引張力を動的圧迫力に変換して骨折部の安定化を得るだけでなく，骨癒合を促す方法である．

最も頻度の高い転位を伴う横骨折では，膝蓋骨骨折部直上に横切開を加える．この切開では膝関節の屈曲時に緊張がかかりにくく，瘢痕も目立ちにくい．骨折部を展開して，凝血塊を掻爬した後，整復して Kirschner 鋼線を骨折部に横切るように 2 本平行に刺入する．さらに軟鋼線を 2 本の Kirschner 鋼線に 8 の字に掛けて，膝蓋骨

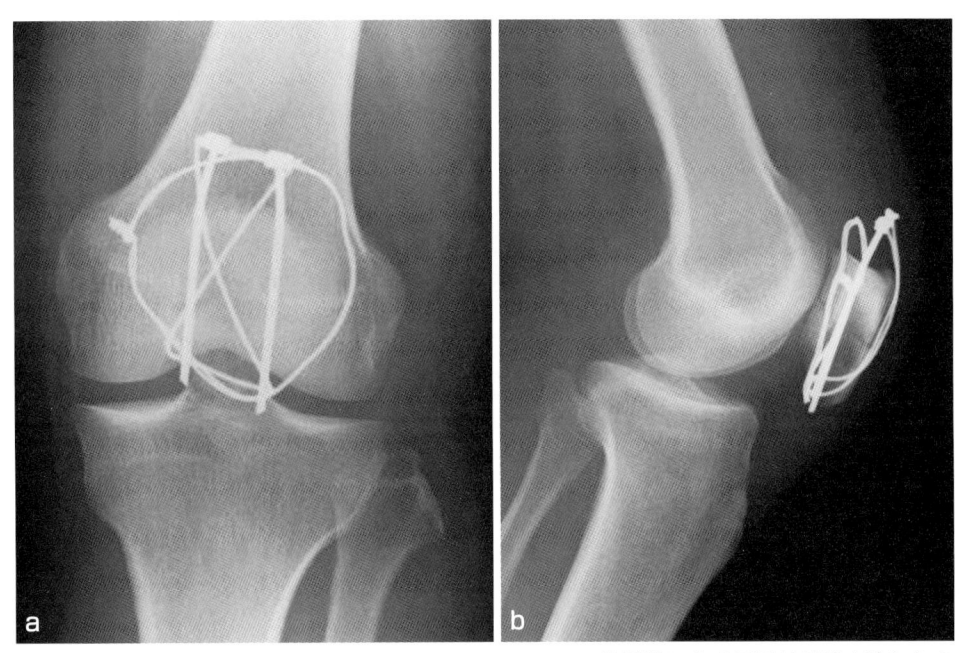

図8 pin-sleeve system による tension band wiring に軟鋼線による周囲締結法を追加した固定
pin-sleeve system のみで固定が困難な場合に推奨できる．
a：正面像
b：側面像

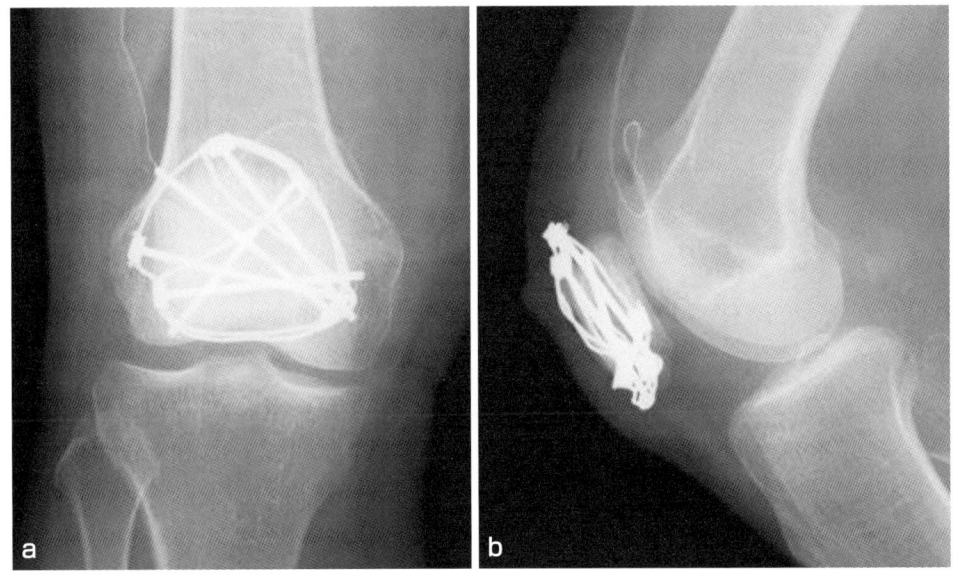

図9 pin-sleeve system に Kirschner 鋼線を併用した固定
より固定が困難な場合に推奨できる．
a：正面像
b：側面像

前面を通して締結する．粉砕骨折では，比較的大きな骨片同士を Kirschner 鋼線で固定して，関節面を整えた後，膝蓋骨周囲に軟鋼線を通し，周囲締結を行う（図6）．膝蓋骨下極の骨折では，引き寄せ締結法のみで固定すると遠位部の小骨片が関節内に傾いて転位するため，ラグスクリューで骨片を固定してから引き寄せ締結法を行う．膝蓋骨関節面外や，粉砕骨折，上外縁部骨折，外縁部縦骨折で骨片が小さい場合には摘出する．

術後に外固定は不要であり，早期に大腿四頭筋訓練として等尺性運動を行い，関節可動域訓練を始める．この運動によって，関節軟骨の治癒が促進され，さらに膝関節を屈曲させることによって骨折面に動的圧迫力による固定効果を促進することができる．荷重は術後3〜4日以内に許可する．

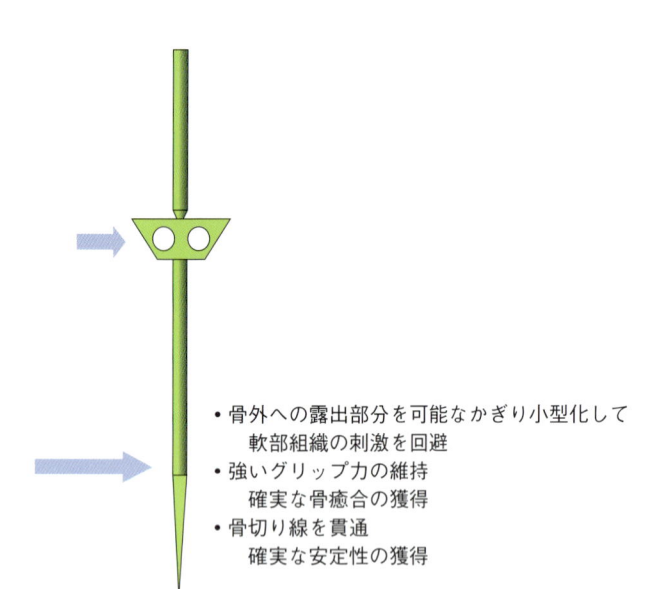

図10　pin-sleeve system
刺入部と把持部の間に浅い切りかきを作っており，ピン刺入後容易に折ることができる．

- 骨外への露出部分を可能なかぎり小型化して軟部組織の刺激を回避
- 強いグリップ力の維持　確実な骨癒合の獲得
- 骨切り線を貫通　確実な安定性の獲得

筆者の推奨する方法

以前は，転位している横骨折や粉砕骨折には二重にした軟鋼線を用いた経皮的周囲締結法を行っていた．しかし，現在では膝蓋骨骨折には基本的に pin-sleeve system を用いた固定法による骨接合術を行っている（図7）．Pin-sleeve system のみで固定が困難な場合には，軟鋼線を用いた周囲締結法を追加する（図8）．Pin-sleeve system 自体の固定が困難な場合には，Kirschner 鋼線を併用した pinning を行う（図9）．

■ Pin-sleeve system

手術の適応
① 開放骨折
② 著しく転位した骨折で整復位の保持が困難な骨折
③ 転位骨片で皮膚の圧迫が著明な骨折
④ 転位のある横あるいは縦骨折
⑤ 粉砕骨折

従来 tension band wiring system は骨端部の筋・靱帯付着部の骨折に対する優れた方法として広く普及したが，用いられる軟鋼線の破損による偽関節の形成や Kirschner 鋼線の逸脱による刺激，炎症による疼痛，皮膚の穿孔による感染などの合併症が，問題として残っていた．この点を改良して開発されたのが，pin-sleeve system である．Pin-sleeve system は，7×7 の縒り wire (cable) と組み合わせることによって，従来の tension band wiring の短所を克服した．材質は2種類あり，人工関節置換術における大転子再接着術の場合には，人工関節との併用を可能にするためのチタン合金製を用いるが，肘頭骨折，膝蓋骨骨折，足関節内果骨折などにはステンレス鋼製を用いる．Pin-sleeve の刺入部と把持部の間には，浅い切りかきがあり，この部位はピン刺入後に容易に折ることができ，非常に便利である．固定力は強固で，ピンが逸脱することはない（図10）．

Pitfall
従来の引き寄せ締結法では，締結する軟鋼線を膝蓋骨の周囲にかけてしまうと，tension band 効果が十分に働かず，骨折部の前方が開大する．また，腱内に軟鋼線を通さないと，鋼線が脱転する危険性がある．さらに，術後の膝関節屈伸運動によって Kirschner 鋼線から軟鋼線が外れて，骨片が再転位する危険性もある．これらが起こると，Kirschner 鋼線は移動して，皮膚を刺激する．また，まれに穿孔して感染を起こすこともある．したがって，Kirschner 鋼線による引き寄せ締結法を用いる場合には，骨外に突出した部分を両側とも必ず曲げることが大切である．観血的整復固定術を行った後には，シリンダーキャストなどによる膝関節の外固定をしてはならない．また，膝蓋骨は可能なかぎり温存する．

❖ 文献
1) Johnson EE : Fracture of the patella. pp1762-1798 (Rockwood CA, et al, eds : Rockwood and Green's Fracture in Adult. 3rd ed.), JB Lippincott, Philadelphia, 1991.
2) Müller ME, Allgower M, Schneider R, Willenegger H : Manual of Internal Fixation, 2nd ed. Springer, Berlin, pp42-47, 1979.
3) 冨士川恭輔：膝蓋骨骨折．pp141-145（冨士川恭輔編：図説膝の臨床），メジカルビュー社，東京，1999．
4) 糸満盛憲，関口昌和，泉敏弘，内山勝文，本部純子，蔵本孝一：新しい tension band wiring system (pin-sleeve system) の開発．臨整外 34：735-744, 1999.
5) 内山勝文，糸満盛憲，関口昌和，泉敏弘，本部純子，東計：新しい骨端部骨接合—Pin-sleeve system を用いて．骨折 22(2)：394-397, 2000.
6) 高平尚伸，新藤正輝：四肢骨折，指趾切断．pp73-78（山本保博監修，有賀徹責任編集：救急現場のピットフォール〈2〉—症状形態からみた観察と処置），荘道社，東京，2001．
7) 原洋，高平尚伸，内山勝文，松本晃，糸満盛憲：新しい Tension band wiring 法—Pin sleeve system の使用経験．骨折 24(2)：605-609, 2002.
8) 高平尚伸，糸満盛憲，内山勝文：Pin-sleeve System—新しい Tension Band Wiring System．日整会誌 80(3)：S173, 2006.
9) 江村星，内野正隆，高平尚伸，峰原宏昌，内山勝文，岩瀬大，河村直，糸満盛憲：AI wiring system を用いた tension band wiring 法の治療成績．日整会誌 82(3)：S488, 2008.

〈高平尚伸〉

各論4　下肢の外傷

F　膝関節骨軟骨骨折

■ 解剖学的特徴

膝関節骨軟骨骨折（tangential osteochondral fracture）の好発部位は膝蓋関節面中央稜から内側固有関節面までの遠位側および大腿骨外側顆外側縁である．これらは，膝関節屈曲30°〜60°で膝蓋大腿関節面が接触面を形成する部位である．

若年者に発生することが多く，軟骨の石灰化層と非石灰化層の境界にある tide mark が不明瞭なために，軟骨下骨組織に受傷時の断応力が加わって骨軟骨骨折として発生する．一方，成人の場合には，骨軟骨移行部では損傷されにくく，tide mark での剥離が起こりやすい．

■ 受傷原因

受傷原因はスポーツ外傷が多い．膝蓋骨骨軟骨骨折は内側関節面（medial facet）の軟骨下骨に起こることが多く，外傷性膝蓋骨脱臼が原因であることが多い（図1）．あるいは大腿骨顆部の直接打撲で生じる．膝関節軽度屈曲位，外反位で回旋力が加わった場合に，膝蓋骨が外側に脱臼し，反射的に大腿四頭筋が強く収縮するために，筋力によって膝蓋骨が急激に整復され，膝蓋骨の関節面が大腿骨外側顆外側縁へ接線方向にぶつかり，その剪断力（shearing force）から関節軟骨あるいは軟骨下骨片を伴った骨軟骨骨折が発生する（図2）．脱臼時に起こす可能性もある．

■ 診断とX線学的分類

10〜20歳代に発生しやすく，骨軟骨骨折が軟骨片のみの場合にはX線像上確認されにくい．骨片を伴った場合でもサイズが小さいと見逃されやすい．特に単純X線正面像や側面像では見落とされることがあり，診断には膝蓋骨軸射像（skyline view）が重要であり，これによってのみ確認されることがある．斜位，顆間窩撮影も有用なことがある．MRIも補助的には有用である．関節鏡検査で確定診断が可能になる．

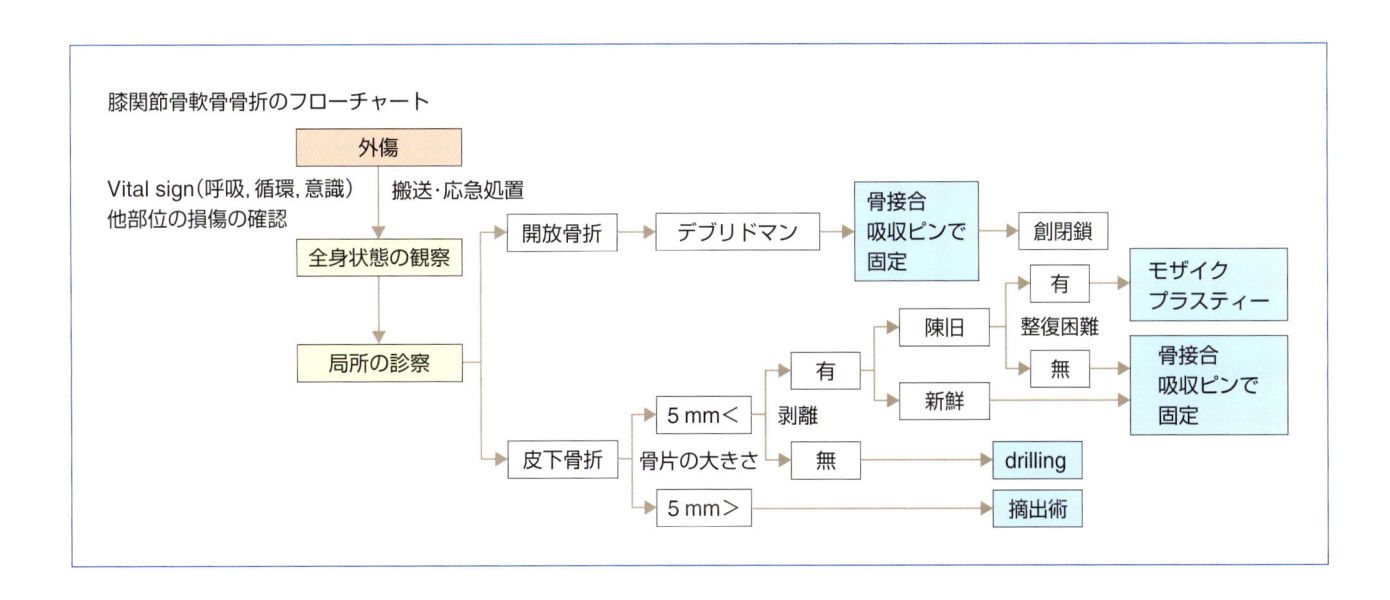

各論4　下肢の外傷

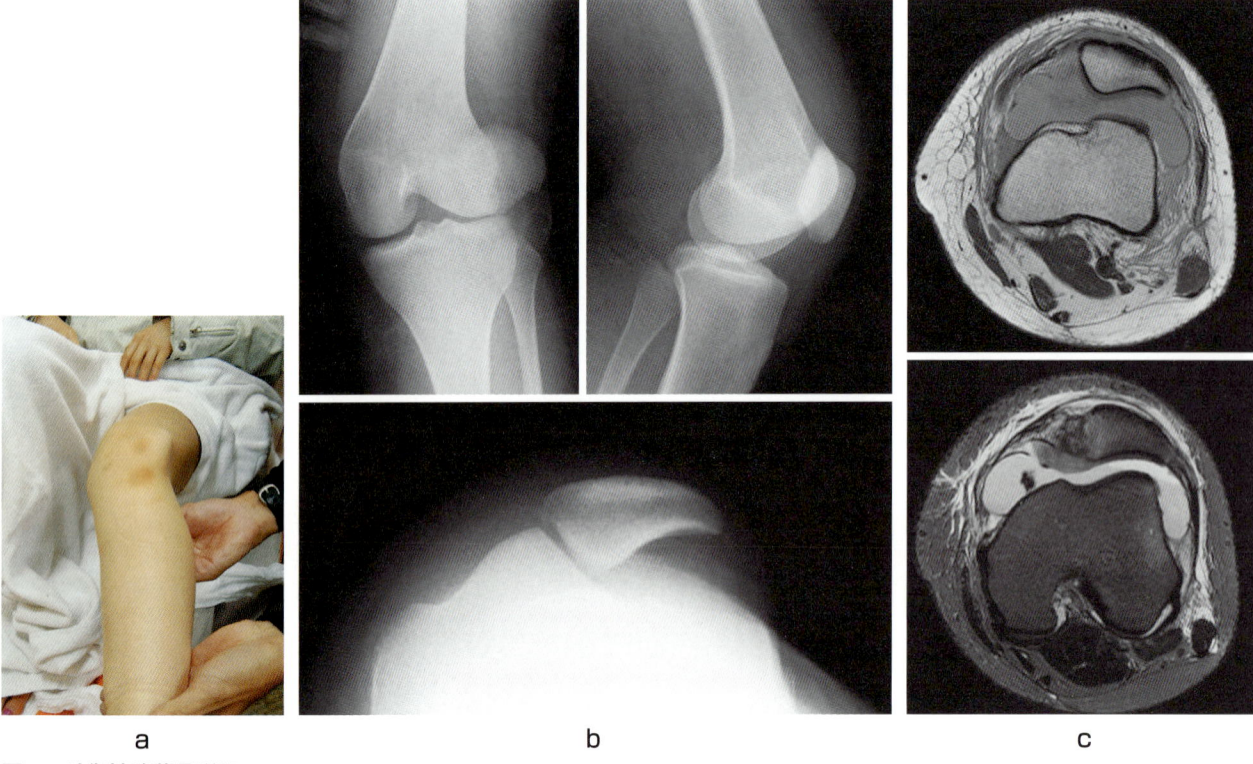

図1　外傷性膝蓋骨脱臼
a：受傷直後の外観
b：単純X線像（左：正面像，右：側面像，下：軸斜像）．正面像，側面像のみでは骨軟骨骨折を見逃すことがあるので注意が必要である．
c：MRI像（上：T1強調像，下：T2強調像）

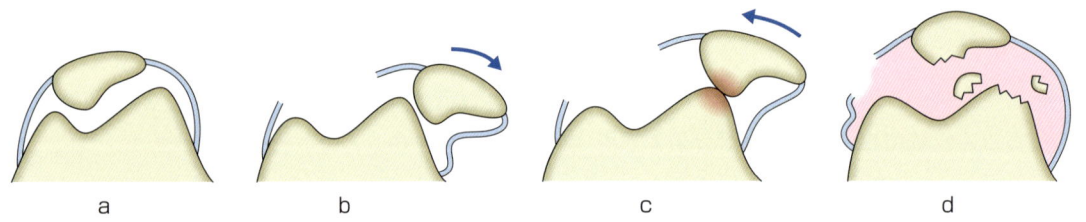

図2　軟骨下骨片を伴った骨軟骨骨折の発生メカニズム
a：受傷前の正常軸射位
b：受傷後の膝蓋骨外側脱臼
c：整復時の剪断力による骨折発生
d：整復時の状態．関節内血腫形成がみられる．

Point
チェックポイント

膝蓋骨脱臼の整復時，あるいは屈曲位で膝を直接打撲した際に，膝関節内の裂離感に伴って疼痛が出現する．受傷時の激痛と脱臼感がポイントである．初診時には関節内血腫による関節腫脹と疼痛が主訴である場合が多い．また，関節可動域制限，内側傍膝蓋部の圧痛，膝蓋骨の異常可動性などが認められ，lockingを呈することもある．

関節内血腫の確認は重要であり，骨折が不明瞭な場合では，関節内血腫に脂肪滴が確認されれば本骨折を疑う．

治療

1 保存的治療

具体的には対症療法を行う．外傷性膝蓋骨脱臼を伴っている場合には，膝関節内血腫に対して，関節穿刺で血腫除去を行った後，膝関節15°〜20°屈曲位で3週間のシーネ固定を行う．その後，dynamic patella stabilizing braceを装着して，関節可動域訓練，筋力増強訓練などを行う．

F. 膝関節骨軟骨骨折

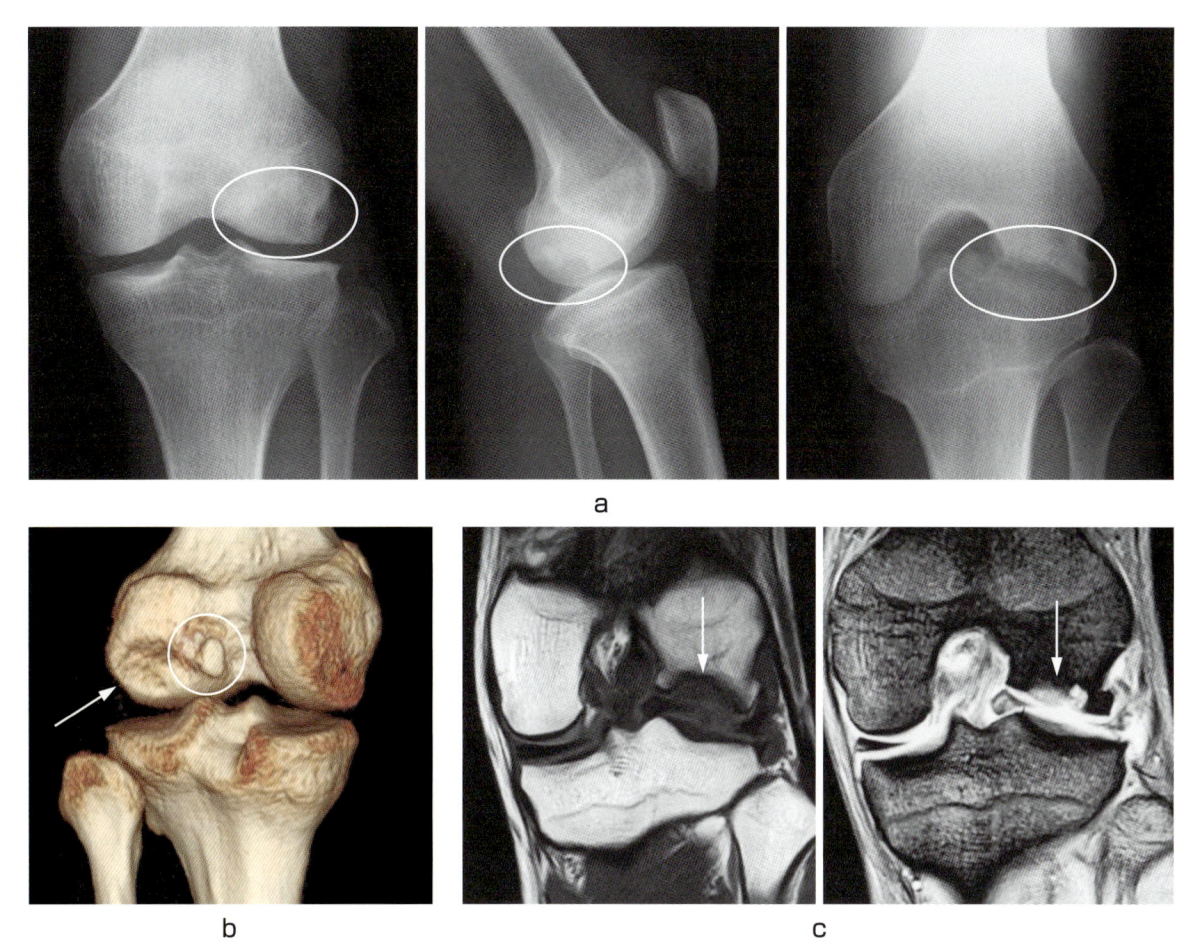

図 3-1 初診時の画像所見
a：単純 X 線像（左：正面像，中央：側面像，右：顆間窩撮影像）
b：3D-CT 像
c：MRI 像
矢印：外側円板状半月の断裂を合併している．

2 手術的治療

　骨軟骨骨折の骨片が小さい場合には，関節内遊離体になる危険性があり，関節鏡視下で摘出する．骨片が大きい場合には，骨折部の整復後に骨接合術を行う．反復性脱臼の予防目的で，膝関節伸展機構の大腿四頭筋内側部すなわち内側広筋の修復術と外側解離を行う．Q 角が大きく再脱臼の可能性が高い場合には，脛骨粗面の内方移行術を追加し，遠位部でのリアライメントを図る．

筆者の推奨する方法

　以前は同種骨の骨釘を用いて可及的に骨片の固定を行っていた．しかし，この方法は最終的な骨癒合が不十分な場合があり，現在では使用していない．直径 5 mm 程度以下の細小骨片の場合には摘出術を行うが，基本的には骨接合を目指す．骨片が離断しても剥離が起こっていない場合にはドリリングを行う．剥離が認められた場合は吸収ピンで固定を行う．

　剥離後に長期間経過した陳旧例で，整復固定が困難と判断した場合には，骨片が直径 5 mm〜1 cm までならモザイクプラスティーによる骨軟骨移植術を行う．骨片のサイズがさらに大きい場合では，整復を行い吸収ピンで固定する（図 3-1〜3：この症例は離断性骨軟骨炎である．手術方法の解説のために用いた）．

　外傷の治療後に反復性膝蓋骨脱臼が認められる場合には，膝関節伸展機構のアライメントを正す目的で Elmslie-Trillat 法，すなわち脛骨粗面の内方移行術を行い，軟部組織の処置として内側広筋の前方移行術および外側支帯切離術を行う．

各論 4　下肢の外傷

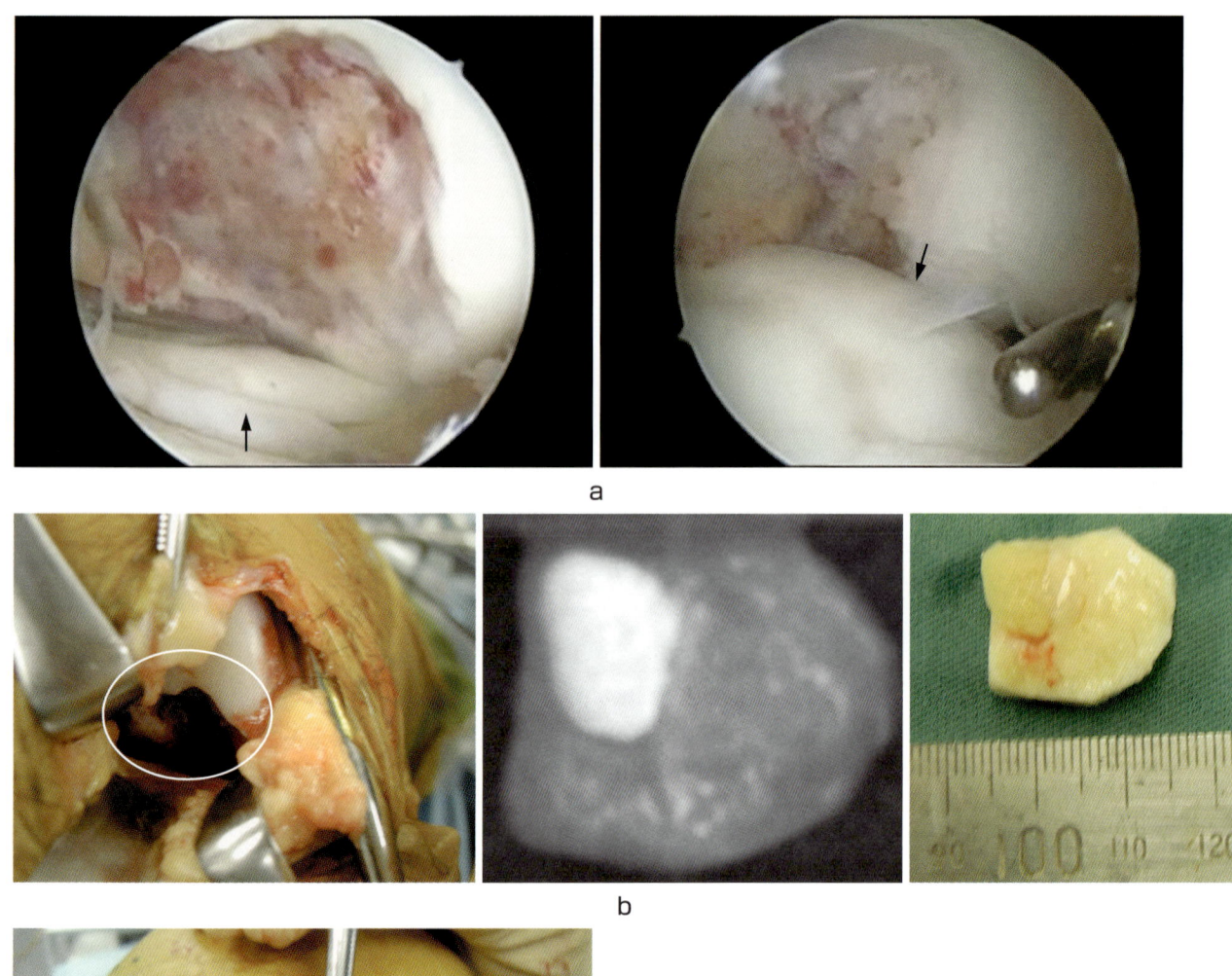

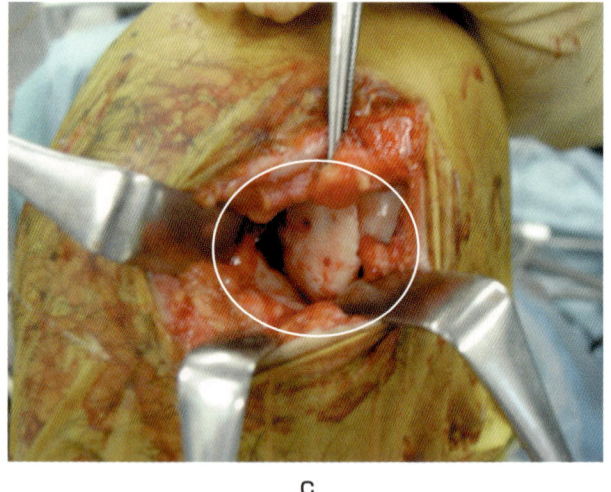

図 3-2　関節鏡視下所見と治療の実際
a：関節鏡視下所見（矢印：骨軟骨片と断裂した半月板がみられる．）
b：欠損部と摘出骨片の所見，摘出骨片の単純X線像．摘出した骨片の大きさは 23×21 mm であった．
c：母床を新鮮化し，骨軟骨片整復後，吸収ピンで固定した．

F. 膝関節骨軟骨骨折

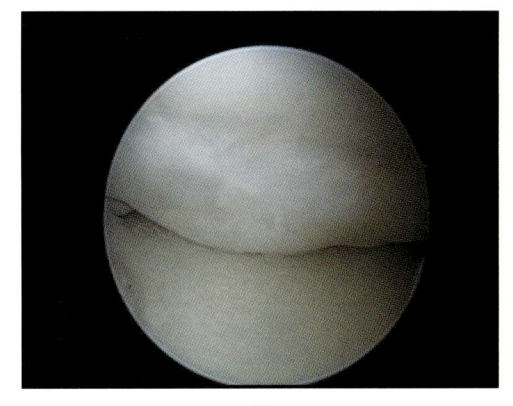

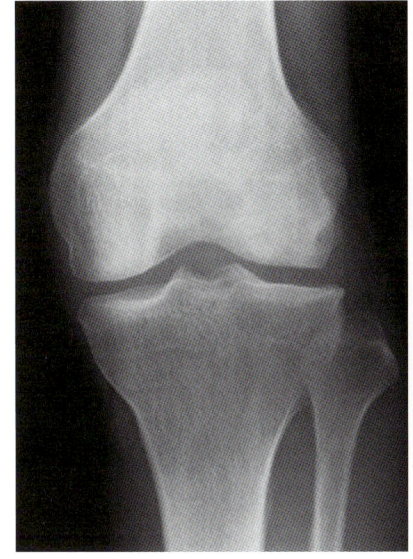

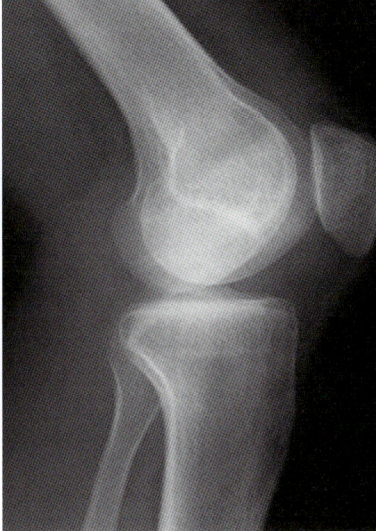

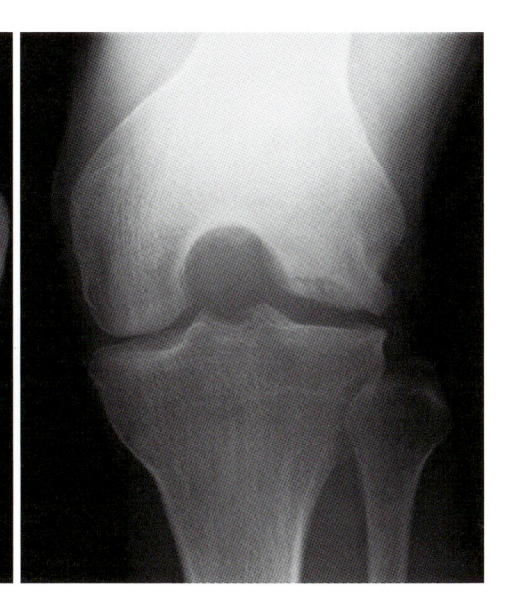

図 3-3 術後経過
a：術後 7 か月の再鏡視所見．軟骨骨片は生着している．
b：術後 8 か月の単純 X 線像（左：正面像，中央：側面像，右：顆間窩撮影像）

Point

鑑別すべき疾患
膝関節骨軟骨骨折と鑑別すべき疾患としては以下のものがあげられる．
① 半月板損傷
② 関節内骨折
③ 離断性骨軟骨炎
④ 色素性絨毛結節性滑膜炎；PVS（pigmented villonodular synovitis）
⑤ 滑膜性骨軟骨腫症
⑥ 膝蓋軟骨軟化症
⑦ 膝蓋軟亜脱臼症候群

文献

1) 片桐崇文，泉敏弘，岩田洋，高岸憲二，糸満盛憲：膝蓋骨亜脱臼を伴う膝蓋大腿関節症に膝蓋骨骨折を合併した 1 症例．関東整形外科学会月例会．第 576 回整形外科集談会東京地方会，1996．
2) 相川淳，北爪伸仁，宮下謙一，高木淳，関忍，八木英憲，二見俊郎，塚本行男：両膝膝蓋大腿関節に発生した離断性骨軟骨炎の 1 例．関東膝を語る会会誌 15(1)：29-34，1999．
3) 助川浩士，占部憲，相川淳，藤田護，福島健介，岩瀬大，江村星，河村直，南谷淳，塗山正宏，糸満盛憲：円板状半月に伴った広範囲の大腿骨外側顆離断性骨軟骨炎の 1 例．神奈川整形災害外科研究会雑誌 21(3)：71-75，2009．

（高平尚伸）

各論4　下肢の外傷

G 外傷性膝関節脱臼

■ 解剖学的特徴

膝関節は，半球状の大腿骨顆部と平坦な脛骨プラトーが結合した不安定な形態をしているものの，接触面積が広く，強靱な4本の靱帯で固定されている．外傷性膝関節脱臼は，膝関節を構成する主要靱帯のうちの少なくとも2つ以上が損傷される重度複合靱帯損傷を合併する．また，高頻度に膝窩動脈損傷を合併することから，緊急手術を必要とするため，膝関節外傷の中でも最も重篤な外傷のうちの1つである．

■ 受傷原因

高エネルギー外傷である自動車やオートバイなどによる交通外傷が最も多い．高所からの転落などの労働災害，アメリカンフットボールやラグビーなどのコンタクトスポーツによる外傷でも起こる．

完全脱臼と不完全脱臼に分けられるが，完全脱臼の発生頻度が高い．脱臼様式は大腿骨に対して脛骨の転位する方向によって，前方，後方，内方，外方，回旋脱臼の5型に分類される（図1）．

脱臼の様式（分類）

前方脱臼
　最も頻度が高い．膝関節の30°以上の過伸展が主な原因である．過伸展によって，後方関節包が断裂し，前十字靱帯（ACL）および後十字靱帯（PCL）が断裂した後，脱臼が発生する．側副靱帯損傷や広範囲の膝窩動脈損傷も合併することがある．神経損傷は過伸展に伴う牽引損傷が起こる．

後方脱臼
　前方脱臼の次に頻度が高い．きわめて強力な外力によって発生する．主に膝関節屈曲位での脛骨前方からの強力な直達外力によるダッシュボード損傷が代表的である．PCL損傷，後方関節包断裂に加えて，ACL，側副靱帯の同時損傷も多い．限局した血管損傷もみられる．神経損傷は転位した脛骨で神経が引き裂かれて発生する．

内方・外方（側方）脱臼
　頻度は前二者に比べて低く，さらに外方脱臼と比べて内方脱臼が低い．足部が固定された状態で，強力な外反あるいは

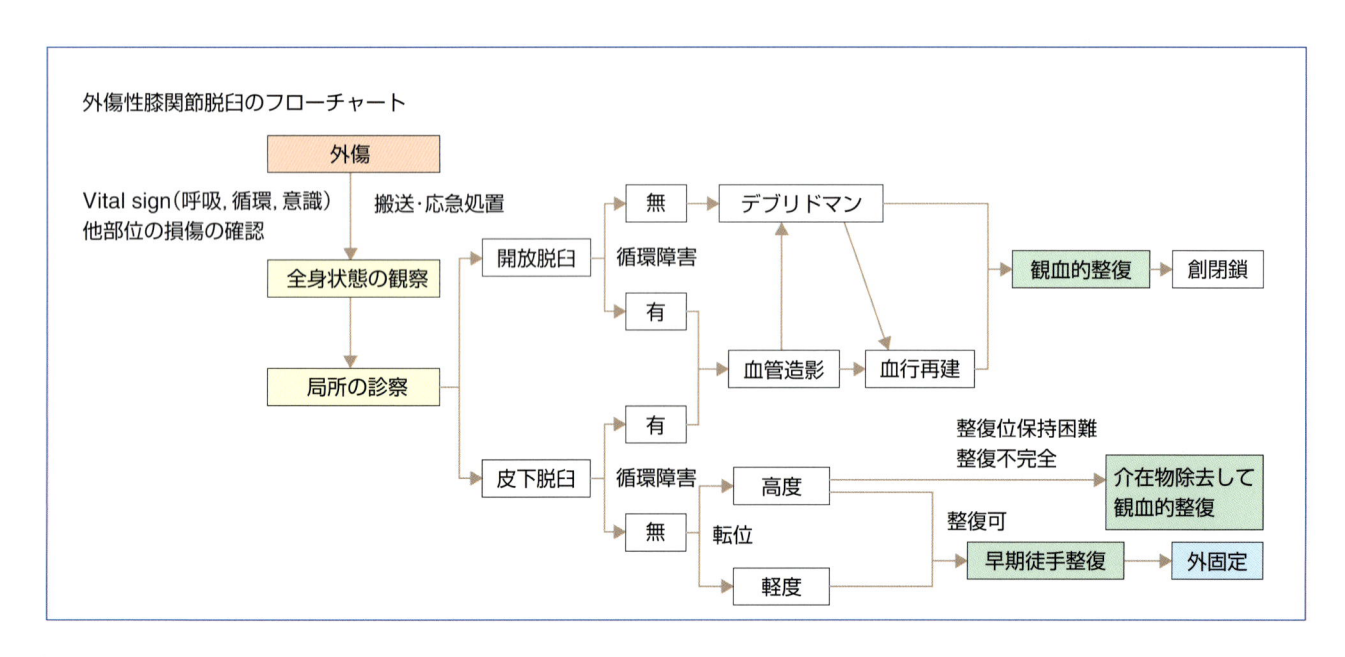

外傷性膝関節脱臼のフローチャート

G. 外傷性膝関節脱臼

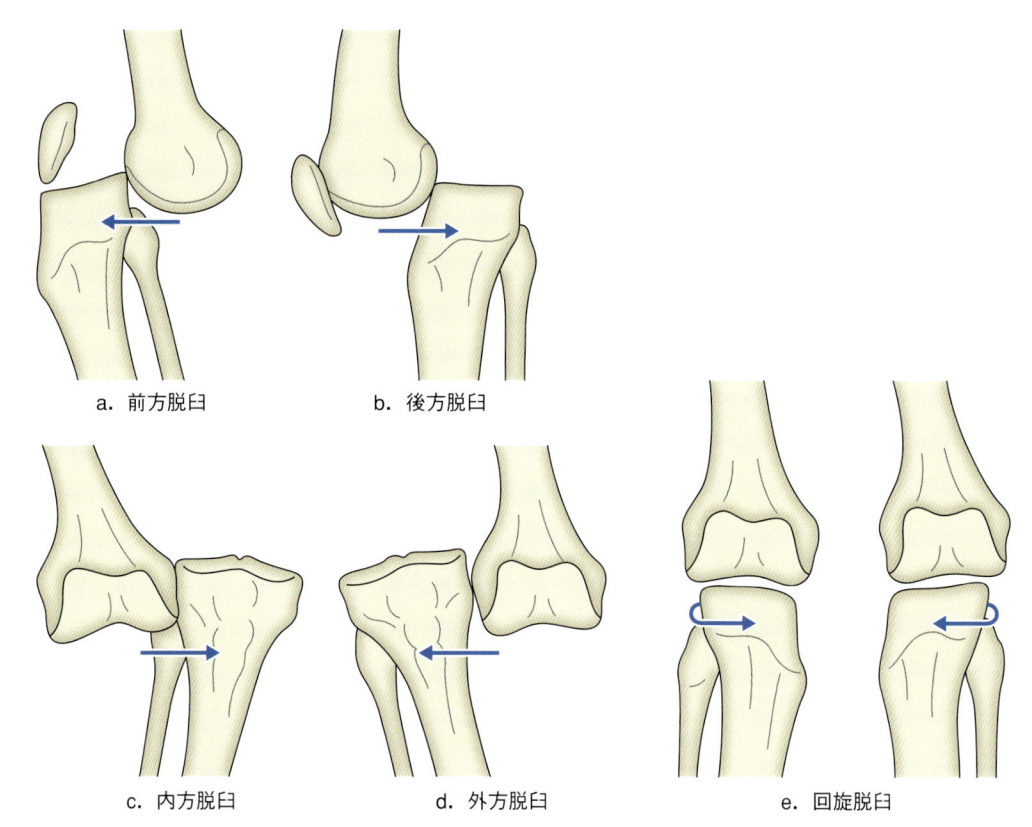

a. 前方脱臼　　b. 後方脱臼

c. 内方脱臼　　d. 外方脱臼　　e. 回旋脱臼

図1　外傷性膝関節脱臼の分類

内反外力によって発生する．多くの場合，脛骨近位端や大腿骨顆上部の骨折が生じる．側副靱帯損傷に加えて，ACL あるいは PCL の断裂を合併する．神経血管損傷は少ない．

回旋脱臼

最も頻度が低い．下腿，足が固定された状態で，体幹が急激に回旋する力が加わって発生する．通常脛骨が後外側方向に脱臼し，大腿骨顆部が関節外へ逸脱して，ボタンホール様に挟まり込み，容易に整復できない．ACL，PCL の同時損傷と側副靱帯損傷の合併が多い．

診断と X 線学的分類

診断は，外傷の既往，受傷機序，著しい腫脹，激しい疼痛，運動制限，特徴的な変形から容易である．ただし，来院時に整復されている場合には，複合靱帯損傷による関節不安定性はあるものの，明らかな変形はみられない．

脱臼様式，併発した骨折の有無を確認して，不安定性を確認するためにストレス X 線撮影を行う．

膝窩動脈損傷の発生頻度は高く，前方脱臼では動脈の引き伸ばしによって起こり，後方脱臼では圧縮や断裂によって発生する．受傷後 6〜8 時間以内に血行が再開されないと，遠位部の阻血性壊死に陥り切断に至る可能性が高くなる．したがって，遠位側の循環障害の有無を確認する必要がある．膝窩動脈損傷の診断は，遠位部の動脈拍動の触知やドプラ血流計で行う．受傷早期で足背動脈の拍動を認めない場合には，早急に脱臼の整復と血管造影検査を行う．また，動脈断裂がなくても，内膜損傷を発生している場合があり，血栓形成による動脈閉塞の可能性も念頭に置く必要がある．

総腓骨神経損傷は，膝窩動脈損傷に次いで発生しやすく，後側方脱臼に多い．一過性の麻痺は少なく，非可逆的で機能的予後は不良である．したがって，総腓骨神経損傷の診断には，運動神経麻痺や知覚神経障害などの有無を確認する必要がある．

靱帯損傷や軟骨損傷などの把握には，MRI 検査が有用である．

開放性脱臼の発生頻度は低いが，感染を併発すると敗血症や膝関節の強直に至る危険性がある．

Point
チェックポイント
① 変形，腫脹の程度
② 開放創の有無と程度
③ 受傷からの経過時間
④ 循環障害
⑤ 感覚・運動障害
⑥ 隣接関節の損傷の有無
⑦ 筋・靱帯損傷の有無

各論4　下肢の外傷

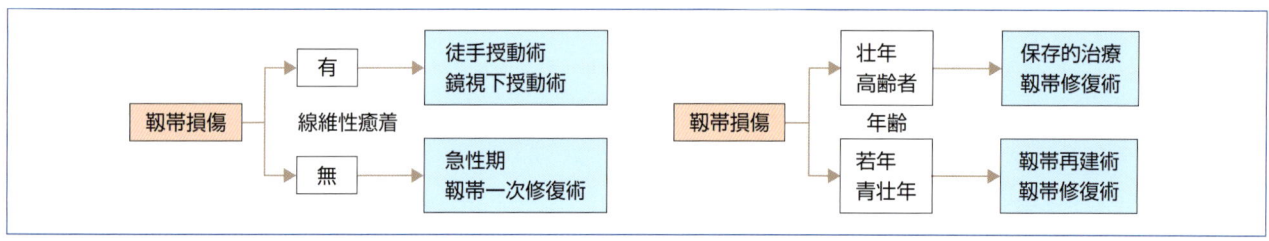

図2　外傷性膝関節脱臼後における靱帯損傷のフローチャート

治療

1 保存的治療

　初期治療として，血管・神経損傷の合併に注意しながら，できるだけ早期に脱臼の整復を行う．静脈麻酔下に下腿を遠位側に長軸方向へ牽引すれば整復されることが多い．しかし，整復が困難な場合には，全身麻酔下あるいは腰椎麻酔下に，脱臼した反対方向に圧迫をかけながら牽引を行えば整復される．

　整復が得られたら，膝関節屈曲20°～30°で，ギプスによる外固定を行う．3週間の免荷の後，装具を装着して荷重歩行訓練，関節可動域訓練，筋力増強訓練などを開始する．並存する靱帯損傷に対しては，ギプス固定や装具療法を行い，適切な時期に再建する．

2 手術的治療

手術の適応
① 麻酔下での整復が困難な場合
② 整復が不完全な場合
③ 靱帯損傷に対して，初期治療として保存的治療を行い，関節可動域が回復した後に不安定性が残存した場合

　上記の手術的治療の適応の①②では介在物の存在を考慮して，観血的に介在物を除去して整復する．
　靱帯損傷に対しては，安定性の獲得と積極的な早期リハビリテーションを目的に，急性期の一次修復を行う．線維性癒着による可動域制限が発生した場合には，追加的に徒手授動術や鏡視下授動術が行われることもある．
　若年期から青壮年期で，活動性が高く，重労働者には二次的な靱帯再建術や修復術が適応になる．壮年期から高齢者では，保存的治療や靱帯修復術が優先される（図2）．

3 合併症に対する治療

　膝窩動脈損傷に対しては，速やかに血行の再建を行う．損傷が限局している場合には端端吻合を行い，損傷が広範な場合には静脈移植や血行再建術を行う．血行再建が6時間以上に及んだ場合や，静脈損傷のために下腿の腫脹が著しい場合には，下腿コンパートメント症候群の発生が危惧されるために減張切開が必要になる．引き伸ばしによる動脈内膜損傷では，受傷後数日経過した後に血栓が形成されて循環障害が引き起こされる場合があるので注意が必要である．

　腓骨神経損傷に対しては，3～6か月間は経過観察を行い，重度の後遺障害に対しては腱移行術，神経移植術，関節固定術などが選択される．

　開放性脱臼は，緊急手術の適応であり，golden hour内にデブリドマンを行う．感染が併発すると，関節固定術や切断に至る場合が少なくない．

筆者の推奨する方法

手術の適応
① 修復を要する血管損傷
② 開放脱臼
③ 著しく転位して，整復位の保持が困難な骨折を伴う脱臼
④ 整復障害因子の存在，特に関節包や靱帯断裂断端の関節内への嵌入

　脱臼を診断した後（図3a, b），早急に麻酔下のX線透視下で整復する（図3c, d）．整復後はギプスシーネによる外固定を行う．側副靱帯損傷あるいは半月板損傷に対しては，1週間以内に側副靱帯や膝窩筋腱の縫合術あるいは関節鏡視下で半月板縫合術などを行う．その後，複合靱帯損傷（図3e）の治療へと移行する．3～4か月後に二期的ACL再建術を行う（図3f）．

　ACL再建術は膝蓋腱からBTB（bone-tendon-bone）を採取し，採骨部には骨銀行からの同種骨を移植して，

G. 外傷性膝関節脱臼

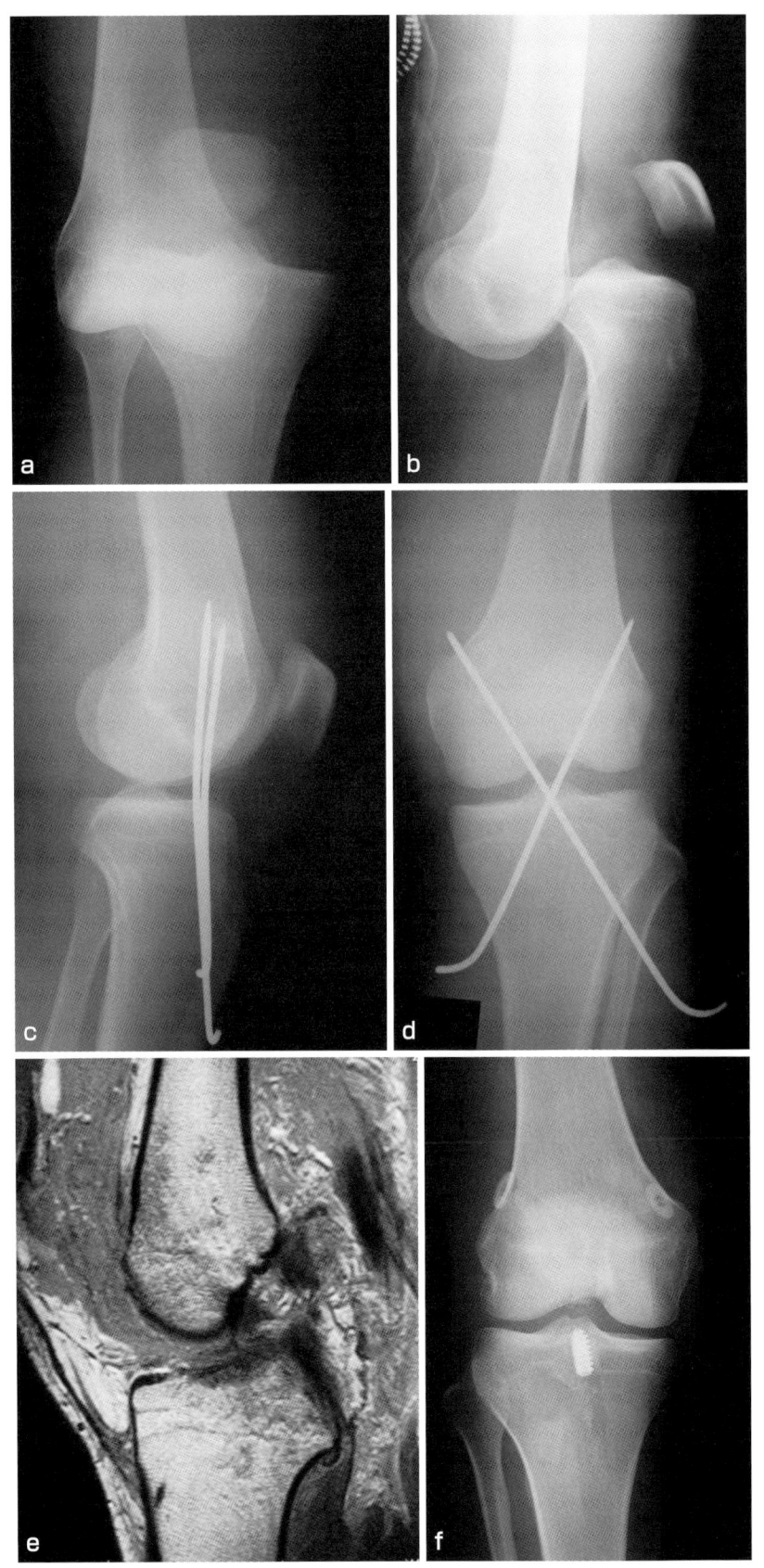

図3 外傷性膝関節脱臼. 23歳, 男性
a, b：単純X線像
c, d：整復後の単純X線像. 不安定性が認められたため, cross pinningで固定している.
e：整復後のMRI像. ACLおよびPCLが断裂している.
f：複合靱帯損傷に対して二期的ACL再建術を施行後の単純X線像.

各論 4　下肢の外傷

BTBをセラミックボタンやエチボンド糸を使用して，スクリューで固定する．術後はギプス固定を行い，術後翌日から車椅子を許可する．術後1週でギプスをカットして，functional knee braceであるDONJOY硬性装具を装着し，−30°〜90°までの可動域制限と1/3の部分荷重を許可する．2週で1/2の部分荷重，3週で2/3の部分荷重，4週でDONJOY装具の可動域制限を解除して全荷重を許可する．

> **Pitfall**
> 膝関節の安定性と可動性は相反するものであり，脱臼整復後の治療において靱帯修復術あるいは一期的再建術を行う限り，拘縮は避けられない．

文献

1) 高平尚伸：神経圧迫症候群．pp53-57（中村利孝，吉川秀樹編：ゴールドスタンダード整形外科外傷・救急，I. 筋骨格系損傷の診断と治療，C. 合併症），南江堂，東京，2003．
2) 笹重善朗：膝関節脱臼．pp343-348（越智光夫専門編集：最新整形外科学大系 第17巻 膝関節・大腿），中山書店，東京，2006．
3) DePalma AF : Injuries of the soft tissues and bony elements of the knee joint dislocations and fracture-dislocations of the knee joint. pp1620-1630 (Connolly JF, ed : DePalma's the Management of Fractures and Dislocations. 3rd ed), WB Saunders, Philadelphia, 1981.

（高平尚伸）

ギプスはパリのモンマルトルの丘の石

ギプスが発明されるまでは，デンプンや卵白などを包帯に浸ませて骨折部に巻き乾燥させて固定していたが，尿や汗で軟化し十分な固定が得られなかった．オランダの軍医Mathijsenは，石灰の粉を包帯にまぶして水に浸し骨折肢に巻いて乾燥させる方法を考案した．これが今日でも使われているギプス包帯である．ギプスをPlaster of Parisと呼ぶことがある．その語源は，パリのモンマルトルから良質の石灰岩が出て，これを利用したためである．

〔Valentin B : Geschichte der Orthopädie, 1961〕

（糸満盛憲）

各論4　下肢の外傷

H 膝関節靱帯損傷

■ 解剖学的特徴

1) 前十字靱帯 (anterior cruciate ligament ; ACL)

大腿骨に対する脛骨の前方移動の86%を制御する．起始部は大腿骨外側顆の顆間窩面後方，停止部は脛骨顆間隆起前方である．前内側線維と後外側線維からなり，前内側線維は90°屈曲位で緊張し，後外側線維は完全伸展位に近づくと緊張する(図1)[1]．平均長38 mm，太さは11 mmであり[1]，最大引っ張り強度は約1725±270 Nである．靱帯内には多種の固有受容体と神経終末が存在し，ACLへの緊張によってハムストリングの活動が増加し，大腿四頭筋の活動が抑制されることが報告されている．

2) 後十字靱帯 (posterior cruciate ligament ; PCL)

大腿骨に対する脛骨の後方移動の約95%を制御する．起始部は大腿骨内側顆，停止部は脛骨後縁中央部である．平均長38 mm，太さ13 mmであり，ACLのほぼ2倍の強度をもつ．PCLは深屈曲で緊張し，伸展で弛緩する．

3) 内側構造

内側側副靱帯 (medial collateral ligament ; MCL) と後内側の後斜靱帯 (posterior oblique ligament ; POL)，半膜様筋，斜膝窩靱帯，腓腹筋内側頭からなる(図2)．MCL浅層の前方線維は屈曲時に緊張し，MCL浅層の後方線維とMCL深層，POLは屈曲時に弛緩する．

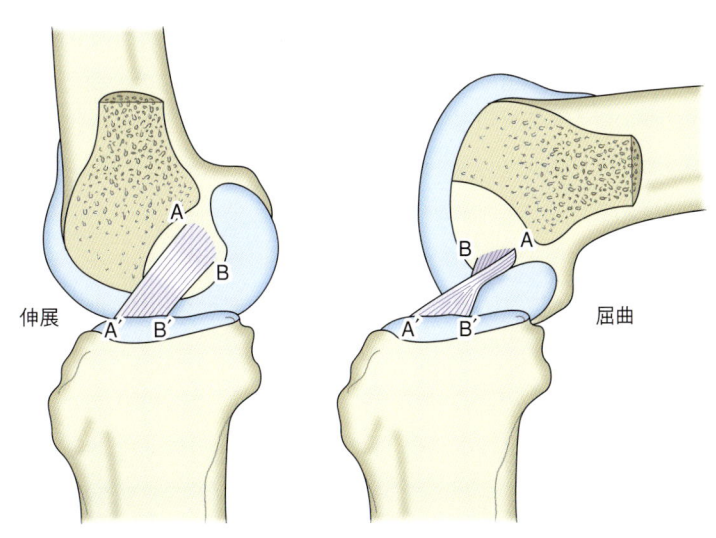

図1　膝関節伸展，屈曲に伴う前内側線維と後外側線維の緊張
AA'：前内側線維
BB'：後外側線維
〔Girgis FG, Marshall JL, Al Monajem ARS : The cruciate ligaments of the knee-joint. Clin Orthop 106 : 216, 1975 から〕

各論4　下肢の外傷

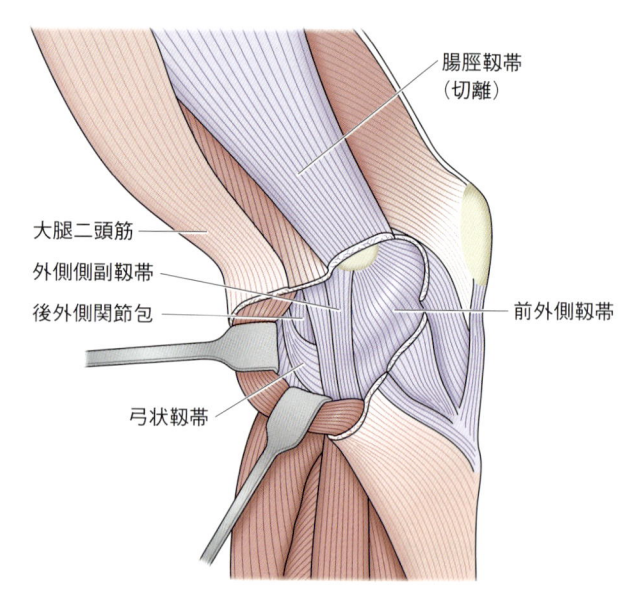

図2　内側構造

図3　外側構造

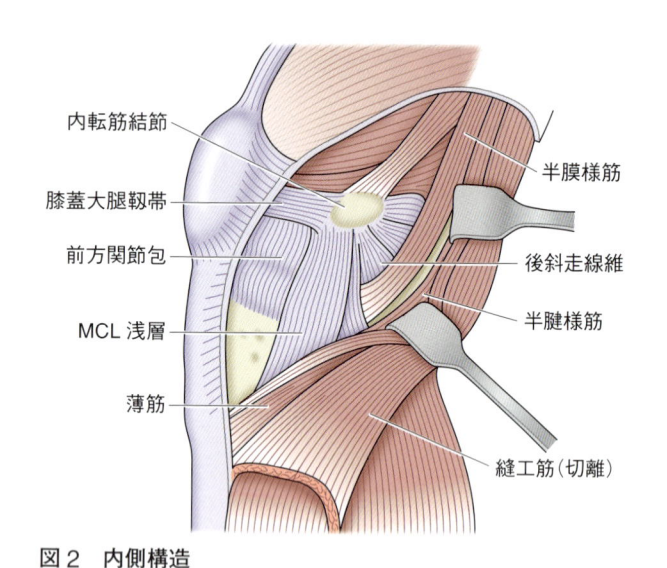

4) 外側構造

外側側副靱帯(lateral collateral ligament；LCL)，腸脛靱帯，膝窩筋，大腿二頭筋からなる(図3)．膝窩筋腱から腓骨頭へ分岐する popliteofibular ligament は LCL とともに後方，内反動揺性および外旋防止に重要である．

■ 受傷原因

主要な機序として脛骨に対する大腿骨の外転屈曲内旋損傷，内転屈曲外旋損傷，過伸展損傷，前後転位損傷などがある．外転屈曲内旋損傷ではまず内側支持機構が損傷され，次に ACL が損傷される．内転屈曲外旋損傷ではまず外側支持機構が，次に1本あるいはすべての十字靱帯の損傷が生じる．過伸展損傷ではまず ACL が損傷され，次に PCL と後方関節包が損傷される．前後転位損傷では ACL あるいは PCL が損傷される．

■ 診断と分類

1) 問診

必ず外傷の既往がある．いつどのような肢位でどのような状況で受傷したか，過去にも膝関節の外傷歴がないか，受傷後の疼痛や歩行・運動能力の程度，腫脹の有無，関節穿刺の既往やその際の穿刺液の性状などを詳細に聴取する．陳旧例では患者自身の外傷の記憶があいまいである場合があるため，注意深い問診が必要である．陳旧例では膝くずれ(giving way)や階段を下りる際の不安感などを訴える．関節の不安定性を長期に放置した場合，不安定性に伴い関節軟骨や半月の損傷を合併する

ため，ひっかかり感やロッキング症状，疼痛の増強が認められる．また加齢的変化よりも早期に変形性関節症が進行し，関節を動かし始める際の疼痛や可動域制限などが出現してくる．

2) 身体所見

創傷や皮下出血の有無を確認する．切創や刺創があれば関節内との交通の有無を確認する．圧挫創や皮下出血の程度や位置によって外力の程度やその方向がわかる．ダッシュボード損傷では脛骨近位に皮下出血を認めることが多い．新鮮例では最初に神経血管損傷の有無を確認し，記録を残すことが重要である．

大腿周径，下腿周径を計測する．新鮮例ではあまり重要ではないが，陳旧例では現在の膝関節機能の客観的な評価として重要である．関節水症の有無は effusion test や膝蓋跳動で評価する(図4)．膝伸展位のままで確認できる部位の圧痛を詳細に調べる．

> **Point**
> 貯留している関節液の量が少ない場合は膝蓋跳動では判断しづらい．effusion test のほうがより正確に診断可能である．

次に徒手不安定性テストと可動域を調べる．正しく評価するためには筋を弛緩させる必要がある．しかし新鮮例では疼痛に伴う筋緊張のため，十分な徒手検査ができない場合がある．また疼痛の程度によっては膝関節を屈曲することができず，伸展位での検査だけしか行えない場合もある．徒手検査をする際には必ず患者の顔をみながら，疼痛の程度を確認して行う．まず伸展位での内外反ストレステストを行い，過伸展の有無とそれに伴う疼

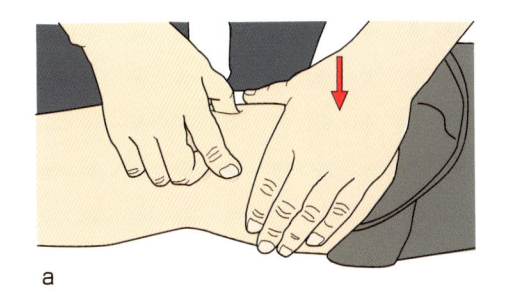

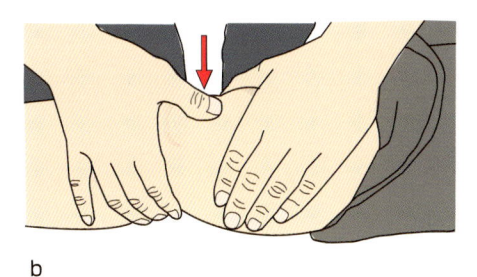

図4 Effusion test と膝蓋跳動
a：Effusion test. 膝蓋骨内外側縁に母指と示指を置き，膝蓋上嚢を手掌で圧迫する．母指，示指に関節液を触知する．
b：膝蓋跳動．膝蓋上嚢を圧迫し，膝蓋骨の跳動を確認する．

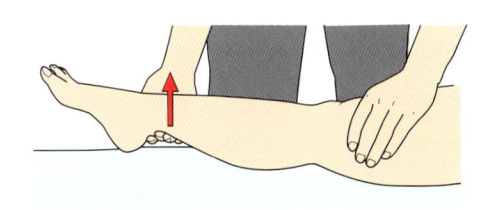

図5 反張膝検査
大腿部をおさえて下腿を挙上し，膝関節反張の有無を確認する．

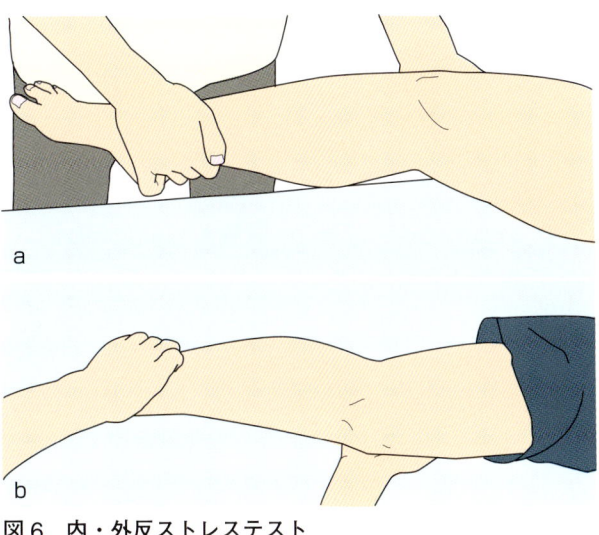

図6 内・外反ストレステスト
a：外反ストレステスト
b：内反ストレステスト

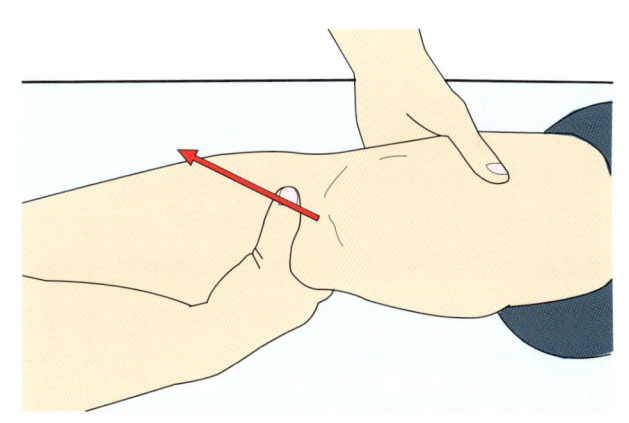

図7 Lachman test（右膝）

痛の有無を検査し，次に膝関節20°屈曲位でLachman testを行う．屈曲が可能であれば，屈曲位での検査を進める．

(1) 反張膝検査（図5）

大腿部をおさえ，下腿を挙上することで膝関節を過伸展させる．両側とも反張膝を認める場合は他の関節の関節弛緩の有無を調べる．一側のみの場合は後十字靱帯損傷や後方関節包損傷の可能性を示す．

(2) 内・外反ストレステスト（varus stress test, valgus stress test）（図6）

膝関節伸展位と30°屈曲位で膝関節に内・外反のストレスをかけ，その異常可動性を左右で比較する．30°屈曲位での内反ストレステスト陽性は，内側側副靱帯の損傷を示す．伸展位でも陽性の場合は，内側支持機構（内側側副靱帯，内側関節包，後斜靱帯，後方関節包）の広範囲な損傷と後十字靱帯，さらには前十字靱帯損傷を考える．30°屈曲位での外反ストレステスト陽性では，一部の外側支持機構（外側側副靱帯，外側関節包靱帯，膝窩筋腱，膝窩筋腱腓骨靱帯など）の損傷がある．伸展位でも陽性の場合はその他の外側支持機構（弓状靱帯腸脛靱帯，大腿二頭筋腱など）の損傷と，後十字靱帯損傷，さらには前十字靱帯損傷がある．

(3) Lachman test（図7）

膝関節20°屈曲位で行う．右膝関節を検査する場合，患者の右側に立ち，左手で大腿遠位をもち，右手で下腿近位をもって脛骨に前方引き出しを行う．前方への移動量とhard end-pointかsoft end-pointかを左右を比較し評価する．

各論 4　下肢の外傷

> **Point**
> 左膝関節を検査する場合，必ず患者の左側に移り，左手で大腿遠位，右手で脛骨近位を把持して同様に行う．前十字靱帯損傷の診断には前方引き出しテストよりも有用である．

(4) gravity test, sagging 徴候と quadriceps active test

両膝関節 90°屈曲位とし，大腿四頭筋を弛緩させる．視診および触診によって左右を比較し，脛骨粗面が膝蓋骨よりも後方に落ち込んでいる場合を sagging 徴候陽性とする．検者の殿部を患者の足背に置き足部を固定して，患者に膝関節を伸展するように力を入れさせて脛骨粗面が前方に移動する場合を quadriceps active test 陽性とする．いずれも後十字靱帯損傷を示す．

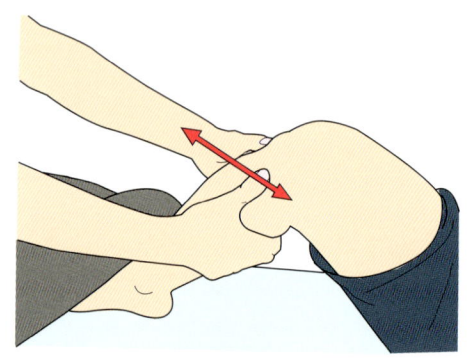

(5) 前方および後方引き出しテスト（anterior drawer test, posterior drawer test）（図8）

Quadriceps active test と同様の肢位で，内外側関節裂隙に両母指を置いて前方および後方に脛骨を引き出す．脛骨の移動量を左右で比較する．前方引き出しテストは前十字靱帯損傷の検査であるが，側副靱帯や半月の影響も反映するため，Lachman test のほうが診断的価値がある．後方引き出しテストは後十字靱帯損傷の診断に有用である．後十字靱帯損傷がある場合，脛骨は後方に落ち込んでいるため前方引き出しテストで前方への移動量が多く感じられ，前十字靱帯損傷と間違いやすい．この場合 Lachman test は陰性で hard end-point である．後方引き出しテストで 10 mm 以上の動揺性を認める場合は，後十字靱帯損傷と内側あるいは外側後方支持機構の合併損傷を考える．

(6) N-test（図9a）

検者が患者の足部をつかみ大腿を内旋かつ軸方向に力を加え，反対側の手で大腿骨顆上部を握り外反させるとともに，検者の母指で腓骨頭を前方に押しながら屈曲

図8　前方および後方引き出しテスト

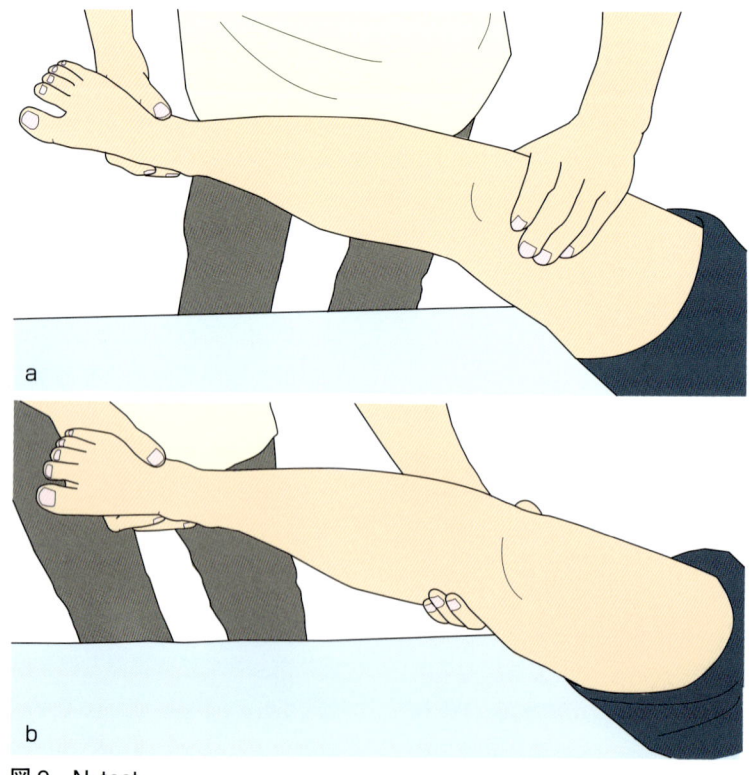

図9　N-test
a：従来の N-test
b：N-test 変法

H. 膝関節靱帯損傷

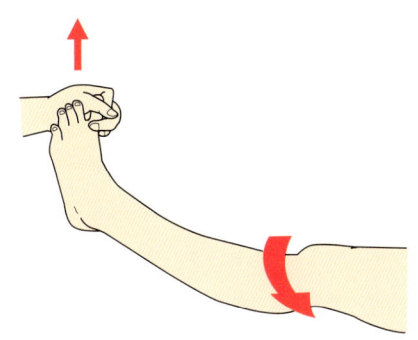

図10 外旋反張テスト
患者の拇指を把持してもち上げると下腿が外旋反張する．

90°から徐々に伸展させる．前十字靱帯機能不全では屈曲15°〜30°で前方内旋位に亜脱臼する．Jerk testもほぼ同様の手技である．Pivot shift testは同様の手技を伸展位から行う．前十字靱帯機能不全でも患者が不安感や疼痛を感じ，十分に筋弛緩ができないと陽性になりにくい．

> **Point**
> **N-test変法**
> 　従来のN-testでは大腿骨顆上部を把持しているため，大腿脛骨関節での動きを観察しにくい．右側の場合，右手で下腿を把持しながら内旋させ，左手母指で腓骨頭を圧迫しながら外反内旋させると，大腿骨と脛骨との相対的な動きを観察しながらN-testを行うことができる（図9b）．

(7) 外旋反張テスト（Hughston's external rotation recurvatum test）（図10）
　膝関節伸展位で患者の拇指を把持してもち上げた際，下腿が外旋反張すれば陽性である．後外側支持機構の損傷を示し，一般的に後十字靱帯損傷を合併する．

(8) ダイヤルテスト（図11）
　患者を仰臥位あるいは腹臥位とし，膝関節30°と90°で足部を外旋させる．健側と比較し10°〜15°以上外旋しているものを陽性とする．30°のみで陽性の場合は後外側支持機構単独の損傷を示唆し，30°と90°で陽性の場合は後外側支持機構と後十字靱帯損傷の合併を示唆する．

靱帯損傷の分類

1) 捻挫（sprain）
　非生理的な外力が関節に加わって関節包や靱帯が損傷されることを捻挫という．American Medical Associationの分類では以下のように分類されている．

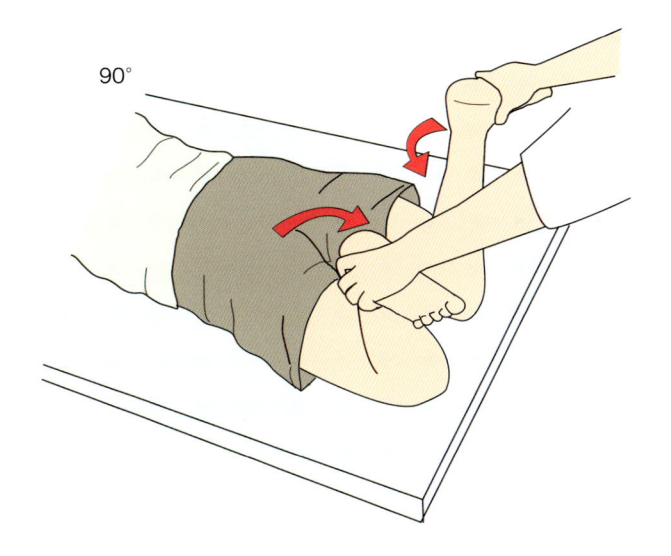

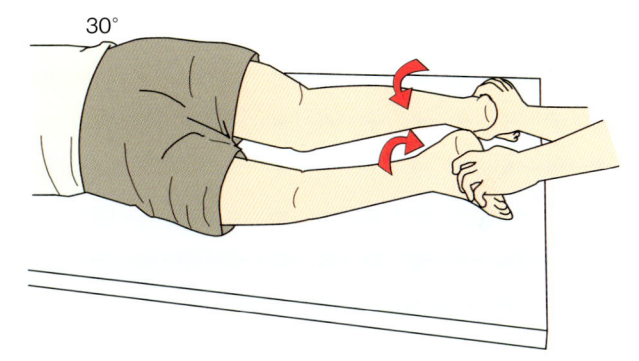

図11 ダイヤルテスト

> **捻挫の分類— American Medical Associationの分類**
> Ⅰ度：局所的疼痛を伴うが不安定性は認めない．靱帯線維の最小限の損傷を意味する．
> Ⅱ度：少しずつ異常運動が認められ，より多くの靱帯線維の断裂が認められる．
> Ⅲ度：靱帯の完全断裂があり，明らかな不安定性が認められる．

2) 不安定性（instability）の分類
　直線性の不安定性と回旋性不安定性を区別する．
(1) 直線性の不安定性
① 内側直線不安定性（straight medial instability）
　外側側副靱帯を回転軸として起こり，内側支持機構が損傷される．外反ストレステストが陽性となる．前十字靱帯損傷や後十字靱帯損傷が伴う場合もある．
② 外側直線不安定性（straight lateral instability）
　内側側副靱帯を回転軸として起こり，外側支持機構と後十字靱帯が損傷される．内反ストレステストが陽性となる．前十字靱帯損傷を伴う場合もある．

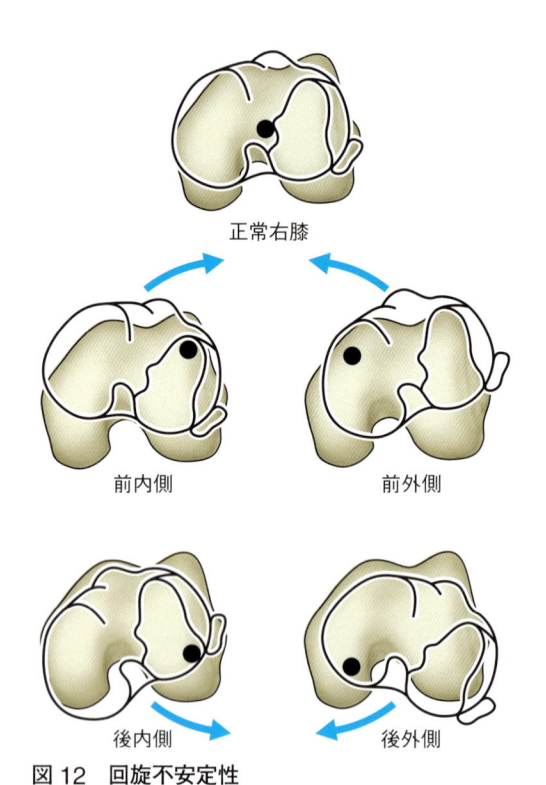

図 12　回旋不安定性
脛骨の異常回旋をもとにした回旋不安定性
〔Scott WN：Ligament and Extensor Mechanism Injuries of the Knee：Diagnosis and Treatment. Mosby-Year Book, St Louis, 1991 から〕

③ 後方直線不安定性（straight posterior instability）
後十字靱帯単独損傷で起こる．内外側側副靱帯，前十字靱帯損傷はない．

④ 前方直線不安定性（straight anterior instability）
前十字靱帯単独損傷で起こる．回旋性の転位はない．

(2) 回旋不安定性（rotator instability）（図 12）[2]

① 前内側回旋不安定性（anteromedial rotator instability）
内側関節包靱帯，内側側副靱帯，後斜靱帯，前十字靱帯の損傷が考えられる．

② 前外側回旋不安定性（anterolateral rotator instability）
外側関節包靱帯，弓状靱帯，前十字靱帯の損傷が考えられる．

③ 後外側回旋不安定性（posterolateral rotator instability）
弓状靱帯，膝窩筋腱，外側側副靱帯の損傷が考えられ，時に大腿二頭筋腱の損傷も伴う．

④ 後内側回旋不安定性（posteromedial rotator instability）
内側側副靱帯，内側関節包靱帯，後斜走靱帯，前十字靱帯，後内側関節包の損傷が考えられる．Hughston ら

は PCL がしっかり機能していれば後内側の回旋不安定性は防げるので，臨床的には起こらないと述べている．

(3) 複合不安定性
直線性の不安定性と回旋不安定性が混合した場合を複合不安定性という．

治療

損傷を受けた靱帯によって臨床症状，診断，治療方法が異なるため，以下は個々の靱帯損傷ごとに述べる．

❶ ACL 損傷

1 臨床症状

ジャンプの着地，急な方向転換など相手と接触せずに受傷することが多い．受傷時断裂音（pop）がしたと訴えることが多い．数時間で高度の腫脹を認め，数日間は疼痛が著明である．関節穿刺で関節血症を認め，一度穿刺をしても翌日にはまた腫脹することが多い．陳旧例では急な方向転換などで膝くずれ（giving way）があり，階段を下りる際などに膝関節の不安定感を訴える．膝くずれに伴い半月損傷や関節軟骨損傷を伴い，疼痛や腫脹が生じることもある．膝関節の不安定性を放置しておくと，徐々に変形性膝関節症へと移行する．

2 診断

問診と身体所見から診断は比較的容易である．新鮮例，陳旧例ともに Lachman test が診断には有用である．N-test は陳旧例では手術の適応を考慮する際に重要であるが，不安感が強い患者では，筋の緊張を十分に弛緩することができず判断が困難な場合もある．

単純 X 線像では側面像で大腿骨外側顆の notch が深い場合がある（図 13）．また脛骨外側部に小骨片（Segond 骨折）（図 14）を認めることがある．

MRI は ACL 損傷および骨軟骨損傷，半月損傷の診断に有用である．ACL 断裂については，MRI 画像よりも身体所見を重視すべきである．

前後の動揺性を定量的に評価するためにはストレス X 線撮影は有用である．膝関節 90°屈曲位よりも，膝関節 20°屈曲位での前方引き出しを行い撮影するほうがよい．計測方法には野沢法[3]や中点計測法[4]などがあるが，ストレスをかけるため正確な側面像が撮影されてい

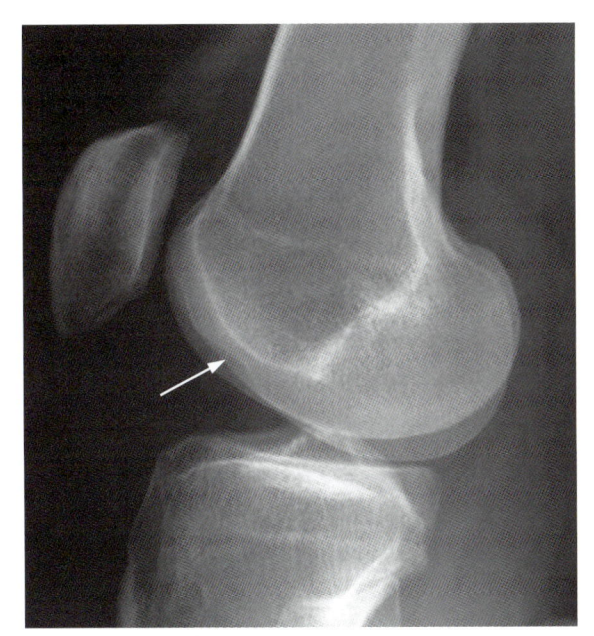

図13 大腿骨外側顆の notch

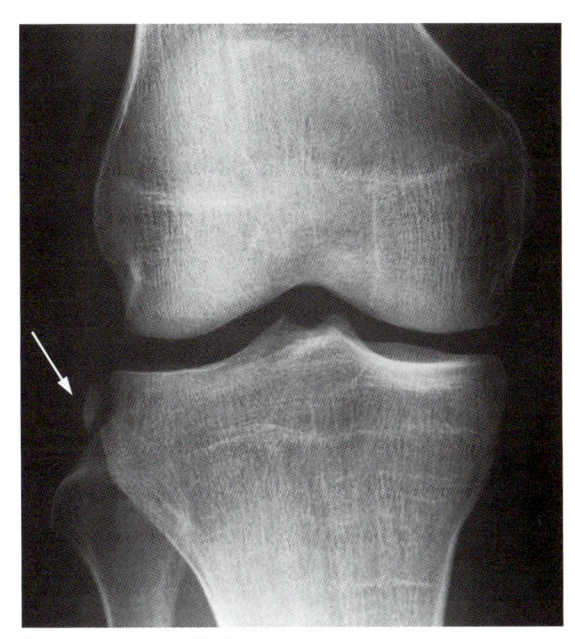

図14 Segond 骨折
脛骨外側に小骨片を認める.

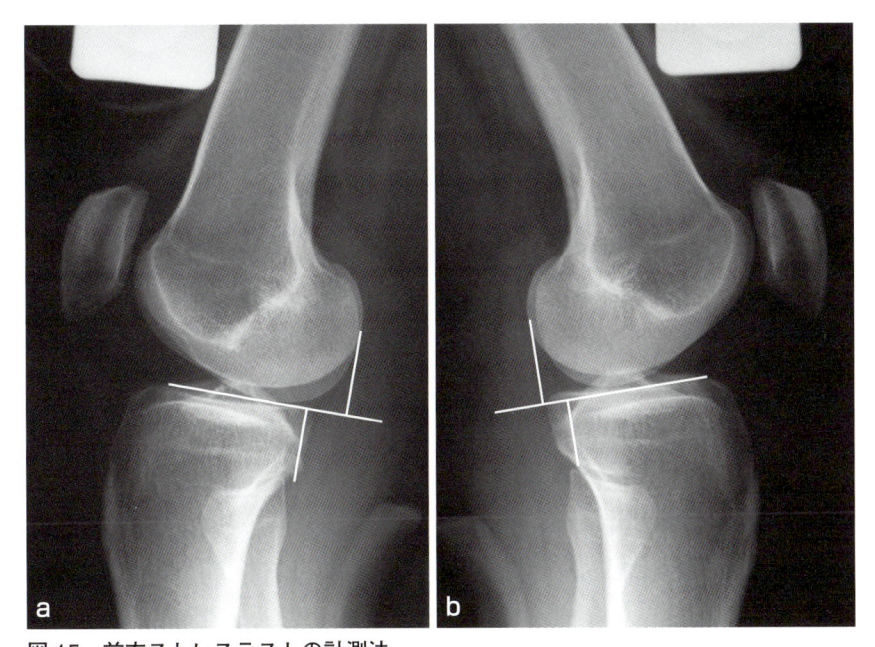

図15 前方ストレステストの計測法
大腿骨脛骨の内外側顆の中点から脛骨内側関節面に下ろした垂線の交点の距離を計測する.
a:右側
b:左側

ない場合がある. 私たちは大腿骨脛骨の内外側顆の中点から脛骨内側関節面に下ろした垂線の交点の距離を計測し, 患側と健側を比較している(図15). KT-1000 も有用であり, 患健側差が3mm 以上であれば断裂があると判断する.

3 治療

1) 治療目的

ACL 損傷の治療目的は, 短期的には膝くずれによる運動機能低下や日常生活動作での不安感を解消することであり, 長期的には変形性膝関節症への移行を予防することである.

各論 4　下肢の外傷

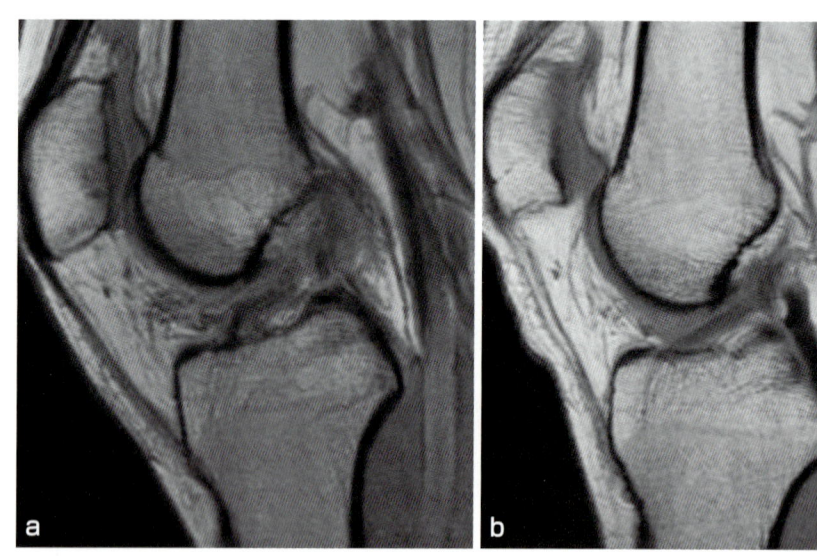

図 16　ACL 損傷保存的治療例（MRI T1 強調像）
a：受傷時
b：受傷後 1 年
画像上，損傷 ACL の緊張は改善している．臨床的にも前方動揺性は認めない．

2）手術適応

手術の適応

新鮮例
　競技スポーツ選手
　活動性が高いスポーツ愛好家
　保存的治療無効例

陳旧例
　本人が希望するスポーツができない人
　日常生活で膝くずれがある人

　新鮮例では損傷した前十字靱帯は断端が吸収されるため，保存的治療では十分に修復されないと考えられていた．また一時修復術にも問題があるため，1980 年代以降は主に手術による靱帯再建術が選択されてきた．しかし近年，井原らが Kyuro 装具という前十字靱帯損傷用装具を開発し，損傷 2 週間以内の新鮮例で，滑膜の連続性がわずかでも残っており，競技スポーツ選手ではない症例に対しこの装具を使用して保存的治療を行い，約 70％に良好な結果を得た[10]．木村らはこの方法を追試し同様な結果を得ており[11]，新鮮前十字靱帯損傷に対する保存的治療が見直されている（図 16）．

　新鮮例での手術適応は，競技スポーツ選手や活動性が高いスポーツ愛好家と保存的治療が無効であった症例である．手術の時期として，受傷直後に再建術を行うと関節線維症（arthrofibrosis）が起こる頻度が高くなるので，受傷後約 3 週間の保存的治療を行い，急性期の炎症が沈静化してから再建術を行う．受傷後 3 か月以上経って再建術を行うと二次的な軟骨損傷や半月損傷の可能性が増加すること，術後スポーツ復帰度や自覚的な満足度がやや劣る傾向にあるため，3 か月以内の再建が推奨されている[5]．

　陳旧例での手術適応は，本人に行いたいと考えているスポーツがある場合や日常生活で膝くずれを感じている症例である．

3）再建材料

　自家腱，同種腱，人工靱帯が使用されてきたが，現在では自家腱が最もよく使用されている．

　自家腱では，半腱様筋腱および薄筋腱や骨付き膝蓋腱が使用されている．自家腱の利点は自家組織であるため移植による異物反応が起こらないこと，同種腱よりはリモデリングが早いことであり，欠点は採取部の疼痛や筋力低下が起こることである．半腱様筋腱および薄筋腱の採取によって膝関節屈曲位での屈曲筋力は低下すると報告されている．骨付き膝蓋腱では anterior knee pain が問題となる．私たちは骨採取に伴う anterior knee pain の防止のために，採取部に同種骨移植を行っている（図 17）．

　同種腱による再建術では主に骨付き膝蓋腱やアキレス腱が使用されている．ドナーから採取後 −80℃で 6 か月以上保存することで組織の抗原性を低下させる．レシピエントの組織を採取することなく，十分な幅の腱を使用できるという利点がある．適切な組織バンクで採取・処

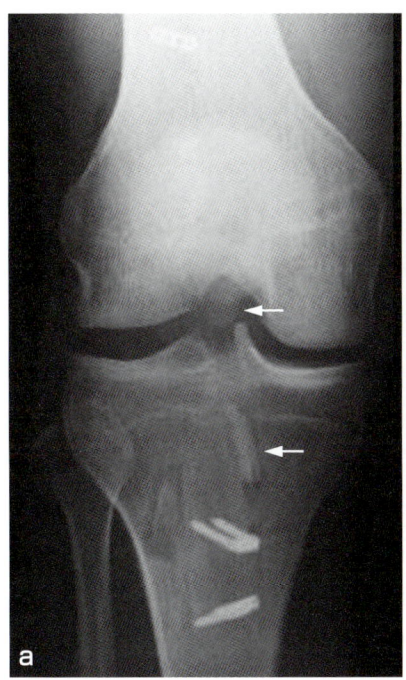

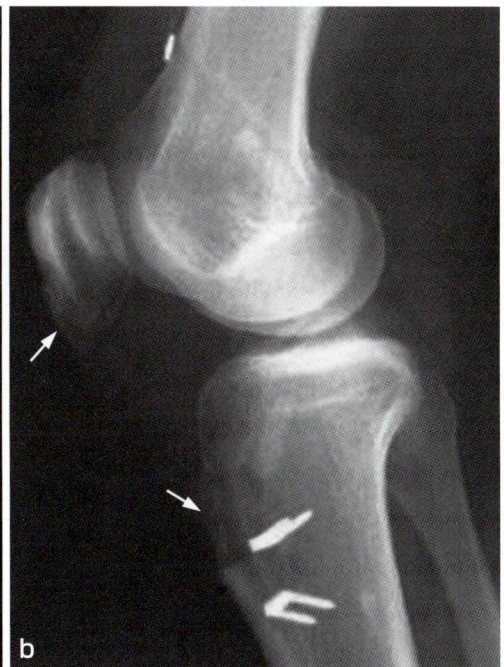

図17　骨付き膝蓋腱採取後の同種骨移植
a：正面像
b：側面像

理・保存された組織であれば，疾患伝播の可能性はきわめて少ないが，同種腱は低温加温処理ができないため，同種保存骨と比較すると免疫反応を起こす可能性が高い．

人工靱帯が関節内に露出すると，関節炎が惹起される．そのため現在人工靱帯は，主に自家移植腱が骨孔内に癒合するための補強材料として使用されることが多い．

4）再建方法

骨付き膝蓋腱ではACLの前内側線維を主に再建するように大腿骨，脛骨骨孔を作成する．大腿骨側は顆間窩の外側壁と天蓋が交わる線上（1～2時あるいは10～11時の位置）でover the topから約4 mm前方の位置，脛骨側は内外側顆間隆起の間のわずかに内側寄りで外側半月前縁の延長線上とする．大腿骨側の固定はinterference screwやend button，脛骨側の固定はinterference screwやスクリュー，ステープルなどが使用される．

半腱様筋腱および薄筋腱では，近年解剖学的二重束再建術が行われるようになってきた．これはACLの前内側と後外側の線維束をどちらも再建するものであり，今後の長期成績が期待されている．

筆者が推奨する方法

1）ギプスによる保存的治療

新鮮例では膝関節20°屈曲位で大腿から足尖までギプス固定を4週間行う．その後前十字靱帯再建術後に使用する硬性装具を8週間使用する．16週から徐々にスポーツを再開する．各サイズのKyuro装具を準備することができない施設でも簡便に行える治療法である．

2）同種骨付き膝蓋腱を用いたACL再建術

再建靱帯は1下肢から2つ採取する．膝蓋骨，脛骨側ともに骨片の幅と長さは自由に変えることができる．膝蓋腱は幅12 mmの腱を採取することができる（図18）．この同種腱を使用し，one incisionによるACL再建術を行う．自家腱採取の必要がないため疼痛や筋力低下が少なく，より早期の退院が可能となる．また手術創が少なく，美容上の利点もある（図19）．術後の後療法は自家腱による再建術と同様に行える．

2　PCL損傷

1　臨床症状

脛骨近位部に前方から外力が加わることで受傷する．

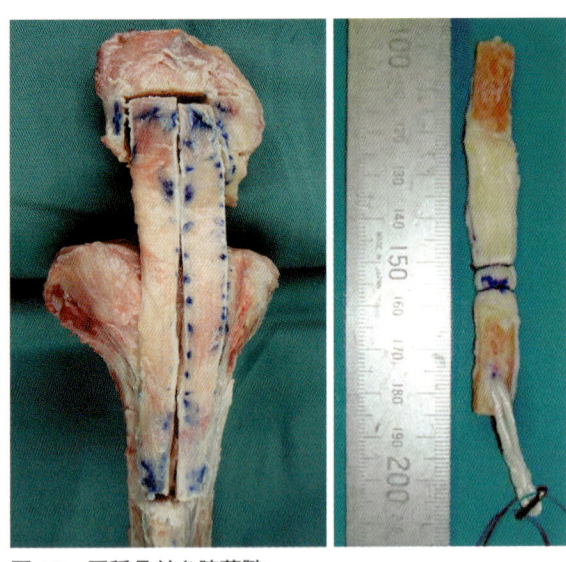

図18 同種骨付き膝蓋腱
1側から2つの骨付き膝蓋腱が採取される.

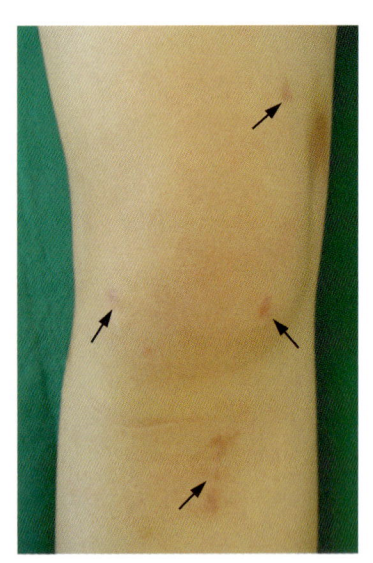

図19 同種腱による再建術後
手術創はend button，関節鏡ポータル，脛骨骨孔の創のみである.

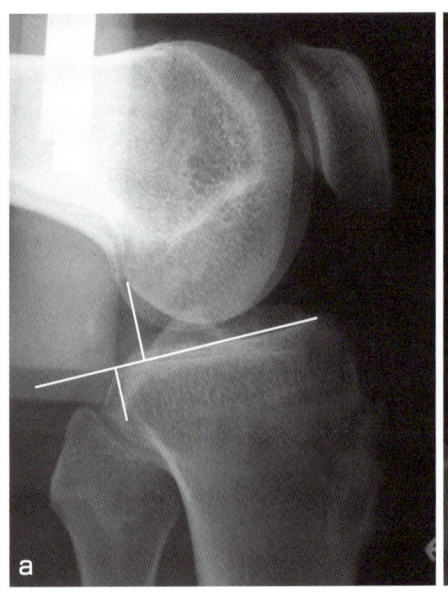

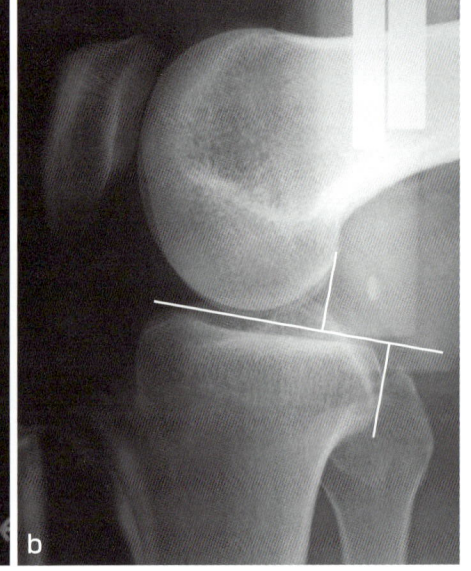

図20 後方ストレス撮影
a：左側
b：右側

ダッシュボード損傷や，膝関節屈曲位・足関節底屈位で転倒した場合に生じる．新鮮例ではACL損傷と比較し疼痛や腫脹が少ない．陳旧例では不安定性が少ないものでは症状は乏しく，スポーツ活動も可能である．不安定性が強い症例では，階段や坂道を下りる際や，しゃがみこみで不安定感を訴える．

2 診断

新鮮例では脛骨近位部に擦過傷や皮下血腫を認めることがある．PCL付着部裂離骨折では膝窩部に皮下血腫を認める場合があり，同部に限局した圧痛を認める．

Sagging徴候とquadriceps active test，後方引き出しテストが診断に有用である．後方引き出しテストでは，PCL単独損傷か後外側支持機構の合併損傷かを鑑別する必要がある．膝関節90°屈曲位で10 mm以上の後方動揺性があり，膝関節30°屈曲位で脛骨の後方亜脱臼を認める場合，後外側支持機構の合併損傷を考える．

ストレスX線撮影は後方動揺性の定量化に重要である（**図20**）．Grade Iは患健側差が0〜4 mm，Grade IIは5〜9 mm，Grade IIIは10 mm以上とする．MRIはPCL損傷およびその他の合併損傷の診断に有用である．また，脛骨顆間隆起周囲の骨折がPCL付着部裂離骨折で

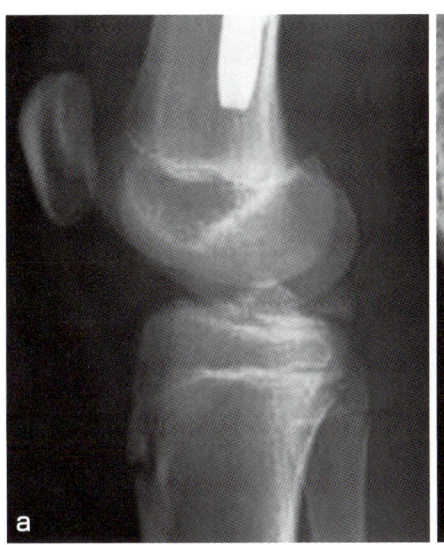

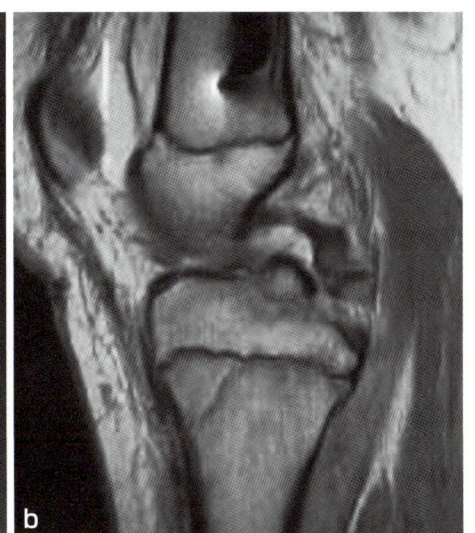

図21 PCL付着部裂離骨折
a：単純X線像
b：MRI T1強調像
裂離した骨片にPCLが付着している．

あるかどうかの診断をつける際にも有用である（図21）．

3 治療

1）手術適応

> **手術の適応**
> 新鮮PCL損傷 Grade Ⅰ，Ⅱ
> 　⇒保存的治療
> 新鮮PCL損傷 Grade Ⅲ
> 　⇒外側支持機構損傷の合併を考慮し，手術的治療
> PCL付着部裂離骨折
> 　転位なし⇒保存的治療
> 　転位あり⇒手術的治療

新鮮PCL単独損傷Grade Ⅰ，Ⅱでは保存的治療が第一選択である．1〜2週間膝関節伸展位固定とし，その後可動域訓練を行う．荷重は伸展位固定では部分荷重，その後はPCL用の装具を装着し徐々に荷重を増加する．大腿四頭筋訓練は受傷後から積極的に開始する．新鮮PCL損傷Grade Ⅲでは後外側支持機構の合併が考えられるため，再建術の適応が検討されるべきである．

PCL付着部裂離骨折で骨片が転位していれば手術適応である．

2）再建材料

ACL再建と同様に，自家腱や同種腱が主に用いられる．自家腱では骨付き膝蓋腱や半腱様筋腱および薄筋腱が用いられている．同種腱では骨付き膝蓋腱やアキレス腱が用いられている．

3）手術方法

（1）PCL再建方法

一重束再建術ではPCLの前外側線維束を再建する術式が主に行われている．脛骨骨孔法（transtibial tunnel technique）と脛骨埋め込み法（tibial inlay technique）がある．脛骨骨孔法では，関節鏡視下に脛骨側はPCL付着部内の遠位部に，大腿骨側はPCLの前外側線維束の付着部に骨孔を作成し，靱帯を再建する．脛骨埋め込み法では関節鏡視下に大腿骨骨孔を作成した後，後方アプローチあるいは後側方アプローチで脛骨付着部を展開し，腱が付着している骨片をPCL付着部に作成した骨溝に埋め込み固定する．その後，大腿骨骨孔に腱を通して固定する．脛骨埋め込み法では脛骨骨孔法と異なり，移植腱の脛骨関節面で急激に方向を変えることがないため，繰り返し負荷による移植腱の弛緩が起こりにくいことがバイオメカニクス的に証明されている．

近年では二重束再建術によって前外側線維束と後内側線維束を再建し，より元のPCL機能に近い再建ができることが報告されている．

（2）PCL付着部裂離骨折に対する骨軟骨接合術

骨軟骨片に転位がなければ保存的治療を選択する．わずかにでも転位があれば手術的治療を考慮する．後方アプローチあるいは後側方アプローチで展開し，転位した骨軟骨片を整復し，スクリューやpull out縫合で固定する．

各論 4　下肢の外傷

図22　PCL付着部裂離骨折
a：単純X線像（正面像）
b：側面像
c：MRI T1強調画像
d, e：pull out縫合による骨軟骨接合術

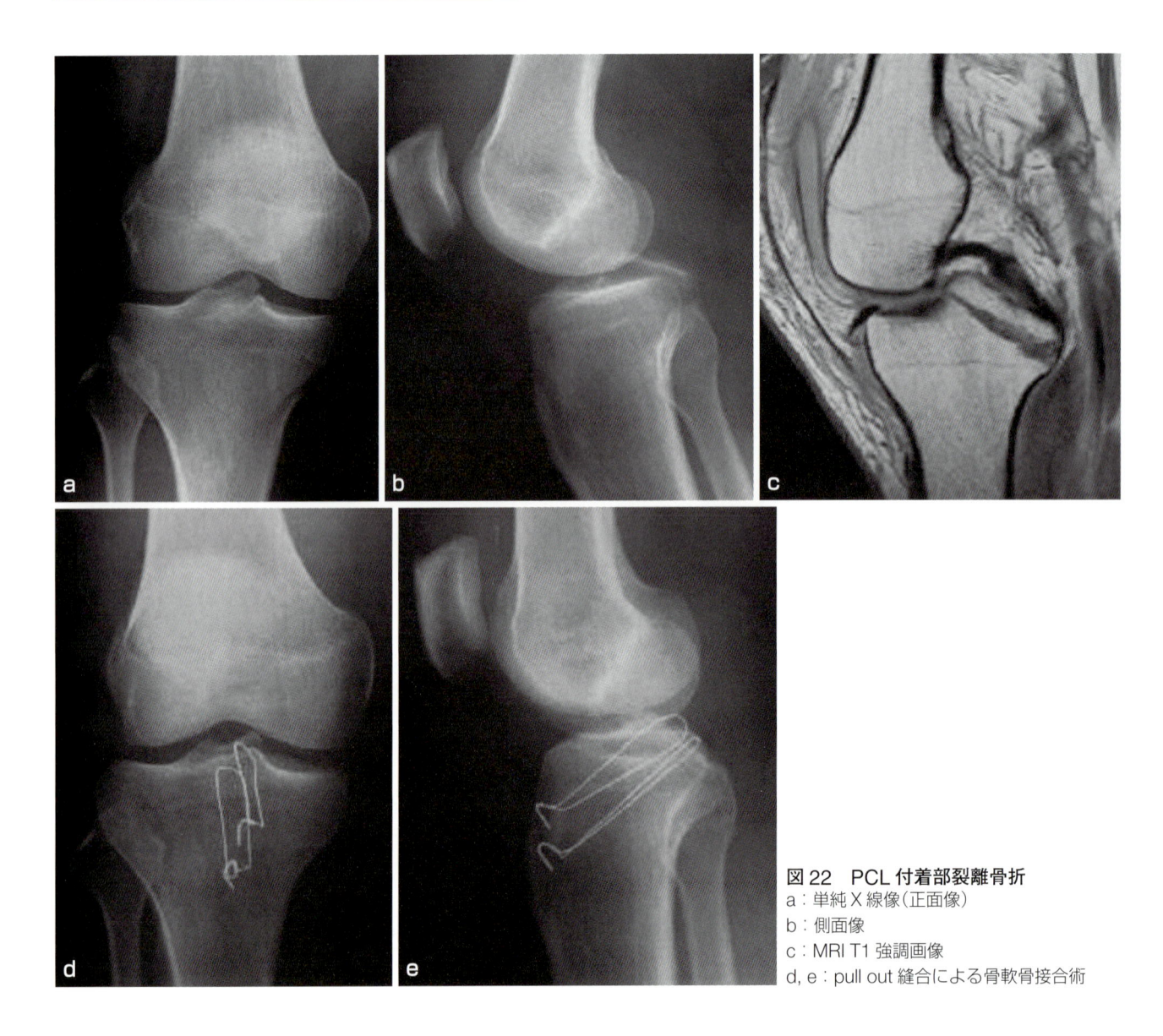

筆者が推奨する方法

1）PCL付着部裂離骨折に対する軟鋼線を用いたpull out縫合（図22）

　後方アプローチで骨軟骨片を展開後整復し，ACL再建用のガイドを用いて，2.4 mmのKirschner鋼線を骨軟骨片の辺縁から刺入し，脛骨近位内側面で関節面から約5 cm遠位部に出す．Smith & Nephew社のsuture retrieverをKirschner鋼線の先端に当てながら，Kirschner鋼線を引き抜きsuture retrieverを骨軟骨片の横に出す．サイズ22の軟鋼線をsuture retrieverに通して，遠位に引き出す．同様の作業を行い，脛骨前面で軟鋼線を締め上げ骨軟骨片を固定する．軟鋼線を用いることで骨軟骨片が十分に固定されているかを確認することができる．また骨軟骨片が粉砕している場合にも適応でき，スクリュー固定と異なり抜去が可能である．成長軟骨板が残存している症例でも，成長障害を経験したことはない．

❸ MCL損傷

1　臨床症状

　膝関節靱帯損傷の中で最も頻度が高い．大腿骨遠位部や脛骨近位部を外側から打撲することで起こる場合が多い．また非接触性に回旋力がかかることでも生じる．歩行時痛や動作時痛を認める．

2　診断

　新鮮例ではMCL部に圧痛と腫脹を認め，時に皮下出血を認める．伸展位および30°屈曲位での外反ストレス

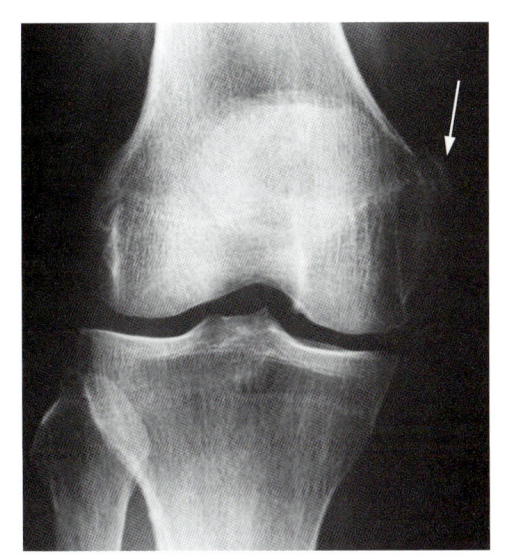

図23 MCL損傷での内側顆の裂離骨片

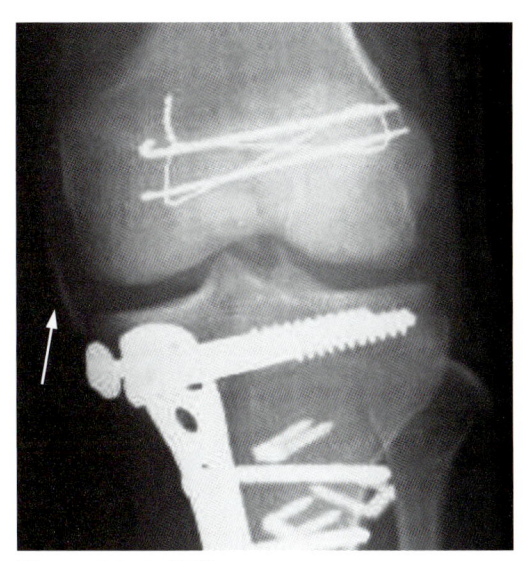

図24 Stieda陰影
MCLの異所性骨化

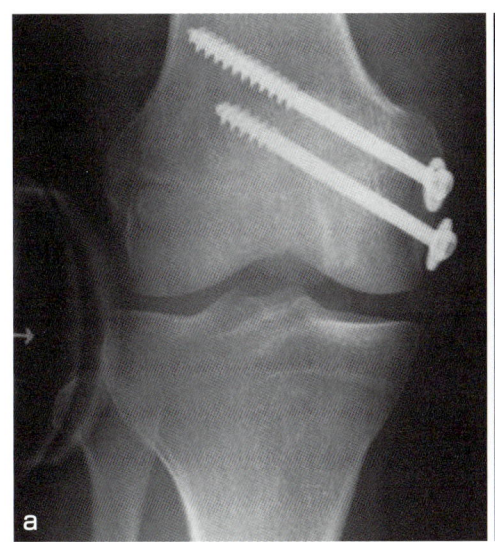

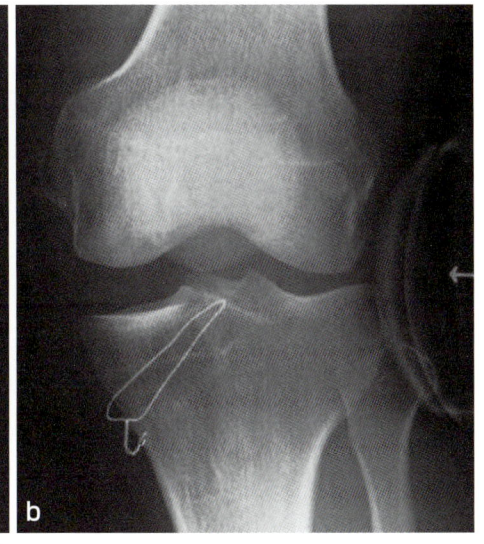

図25 外反ストレス撮影．内反動揺性を認める．
a：大腿骨顆上骨折
b：ACL，MCL損傷，PCL付着部裂離骨折

テストが診断に有用である．捻挫の分類Ⅱ度以上で膝関節30°屈曲位での外反ストレステストが陽性となる．Grade Ⅰは損傷部位に疼痛が誘発されるが，ストレスで関節裂隙の開大がないもの，Grade Ⅱは関節裂隙は多少開大するがend-pointがあるもの，Grade Ⅲは無制限に開大しend-pointがないもの，とする．MCL単独損傷では伸展位での外反ストレスは陰性である．

単純X線像では新鮮例で大腿骨内側顆に裂離骨片を認める場合がある(**図23**)．陳旧例では顆部に沿って異所性骨化(Stieda陰影)(**図24**)を認めることがある．ストレスX線撮影は陳旧例では外反動揺性を定量化できる(**図25**)．MRIはMCL断裂部位やその程度の診断と，半月損傷の有無，その他の靱帯や骨軟骨損傷の有無の評価に有用である．

3 治療

新鮮例では保存的治療が第一選択である．Grade Ⅰ，Ⅱでは弾力包帯やギプスシーネによる固定を行い，松葉杖を使用し荷重を制限する．疼痛が軽減すれば，膝伸展位で荷重を増加させ，可動域訓練，筋力訓練を開始する．Grade Ⅲでは膝関節30°屈曲位でギプス固定を2週間行う．その後MCL用の装具を装着し，可動域訓練と筋力訓練を開始する．荷重は疼痛に合わせて増加させる．可動域が正常となり，筋力が健側の80％以上となれば，徐々

各論4　下肢の外傷

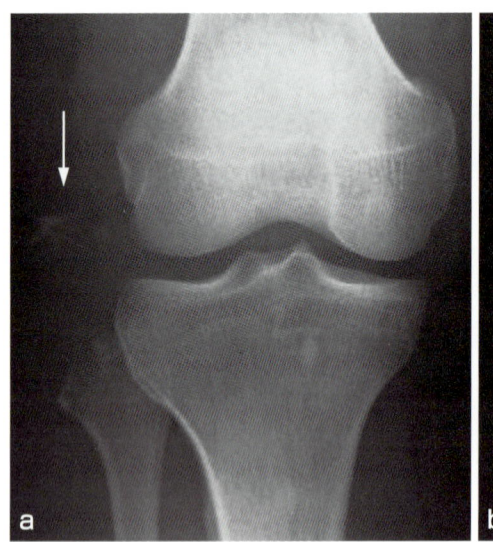

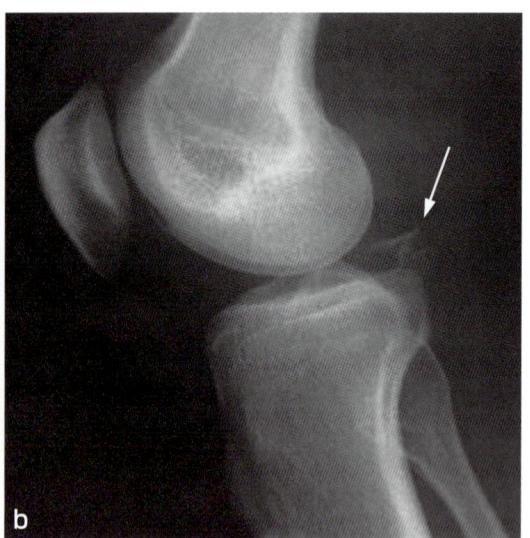

図26　LCL付着部裂離骨折
矢印は裂離骨片を示す．
a：正面像
b：側面像

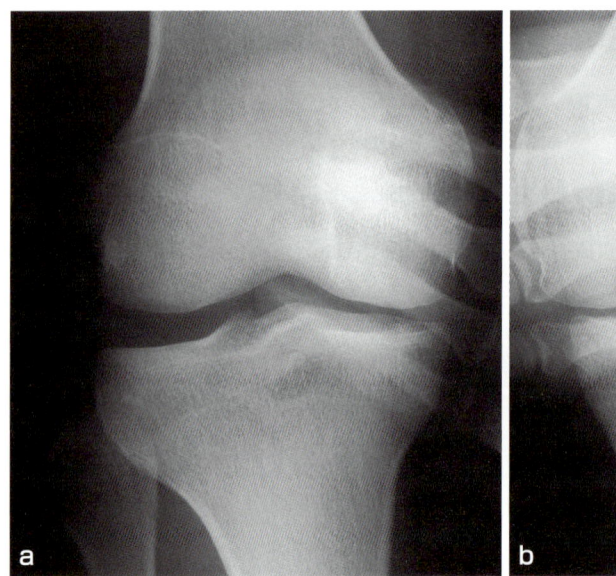

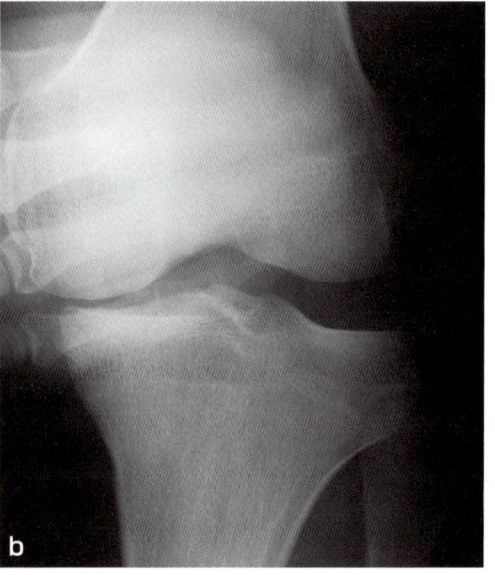

図27　内反ストレス撮影
麻酔下での徒手内反ストレス．左膝に内反動揺性を認める．
a：右側
b：左側

にスポーツを再開する．装具は3〜4か月は使用する．

　MCL損傷にACL損傷を伴う場合，ACL単独損傷と同等の治療成績が得られることが報告されている．また，ACL再建術とMCL修復術を行ったものとACL再建術だけを行いMCLは保存療法を行ったものとでは治療成績は同等であるとの報告があり，MCL，ACLの合併損傷ではMCLは保存的治療をとることが多い．

　陳旧例には，MCL脛骨付着部を小骨片をつけたまま遠位側に移動し固定するMauck法と，反対にMCLの大腿骨付着部を小骨片をつけたまま近位側に移動し固定する逆Mauck法（Augustine法）が報告されている．しかし，これらの方法は移動した靱帯が徐々に弛緩するため，現在あまり行われていない．現在のところ，陳旧性MCL損傷に対する確実な再建方法は確立されていない．Bosworthは半腱様筋を遠位付着部で有茎にしたままMCLの前縦走線維走行部に移行する方法[6]を，安田らは半腱様筋腱と人工靱帯を用いたハイブリッド材料を用いた再建方法[7]を報告している．

4 LCL損傷, 後外側支持機構損傷

1 臨床症状

膝関節可動時や歩行で膝関節外側に疼痛を認める．陳旧例での症状は膝関節の不安定感である．腓骨神経障害を伴う場合は，下腿や足部の痺れや感覚異常，筋力低下を訴える．

2 診断

膝関節外側に腫脹と圧痛を認める．下腿外側から足背と第1趾間の感覚異常の有無，前脛骨筋，腓骨筋，長母趾伸筋の徒手筋力評価を行い，腓骨神経障害の有無を確認する必要がある．

内反ストレステストが診断に重要である．膝関節屈曲30°の内反ストレスが陽性，膝関節伸展0°が陰性であれば外側支持機構の単独損傷を考える．30°でも0°でも陽性の場合，十字靱帯の複合損傷を考える．患者を腹臥位とし，膝関節30°で足部が健側と比較し10°～15°以上外旋しているものをダイヤルテスト陽性とし，後外側支持機構損傷を考える．

単純X線像では外側側副靱帯腓骨付着部の裂離骨折を認めることがある(図26)．ストレスX線撮影では内反動揺性を定量化できる(図27)．

MRIからは半月の断裂，骨挫傷，関節包の断裂，筋挫傷などの情報が得られる．

3 治療

GradeⅠの外側支持機構単独損傷では保存的治療を行う．裂離骨折で転位を伴う場合は内固定を行う．GradeⅡ以上では十字靱帯損傷を合併した高度不安定例が多いため，早期に修復術あるいは再建術をすすめる意見が多い．外側支持機構は修復を行い，後外側支持機構も可能なかぎり修復する．Fibular collateral ligamentやpopliteofibular ligamentの修復が困難な場合は，自家遊離半腱様筋腱移植による再建術を行う．

文献

1) Girgis FG, Marshall JL, Al Monajem ARS : The cruciate ligaments of the knee. Clin Orthop 106 : 216-231, 1975.
2) Scott WN : Ligament and Extensor Mechanism Injuries of the Knee : Diagnosis and Treatment. Mosby-Year Book, St Louis, 1991.
3) 野沢進：膝前十字靱帯損傷時の異常可動性の計測法とその意義．整形外科 24：797-802, 1973.
4) 村瀬研一，星川吉光，黒澤尚：前十字靱帯損傷膝に対する新しいストレスX線法．整形外科 40：975-980, 1989.
5) ACL損傷ガイドライン策定委員会：前十字靱帯損傷診療ガイドライン．南江堂，東京，pp60-79, 2006.
6) Bosworth DM : Transplantation of the semitendinosus for repair of laceration of medial collateral ligament of the knee. J Bone Joint Surg 34-A : 196-202, 1952.
7) 青木喜満，安田和則：陳旧性前・後十字靱帯複合損傷に対する手術的治療とその問題点．Orthopaedics 14(1)：57-64, 2001.

（占部　憲）

各論4　下肢の外傷

I 大腿四頭筋損傷と膝蓋腱損傷

■ 解剖学的特徴

膝伸展機構は大腿四頭筋，大腿四頭筋腱，膝蓋骨，膝蓋腱，脛骨粗面から構成されている．大腿直筋は膝蓋骨の約3〜5cm近位で大腿四頭筋腱に移行し，膝蓋骨前面を越えて膝蓋腱に連続する．内側広筋と外側広筋は膝蓋骨の上内側および上外側で腱様組織となり膝蓋骨に付着する．膝蓋腱は主に大腿直筋から連続する腱線維からなり，脛骨粗面に付着し，一部は脛骨外側で腸脛靱帯と融合する[1]．

■ 受傷原因

着地など膝関節が屈曲した状態で膝伸展機構に急激な収縮が加わった際に起こる．腎疾患や糖尿病，関節リウマチ，全身性エリテマトーデス，痛風，骨軟化症，感染，肥満，ステロイド使用などが伸展機構の断裂に影響を与える．大腿四頭筋断裂は全身疾患や退行性疾患を有する高齢者に多く，膝蓋骨から約2cm以内の脆弱部分に起きることが多い．膝蓋腱断裂は40歳以下の若年者に多い．また，人工膝関節置換術後や外側支帯解離，靱帯再建に伴う膝蓋腱採取などの治療に伴う膝蓋腱断裂も報告されている[1]．

■ 診断

受傷時に疼痛と腫脹を認め，立ち上がることが困難となる．大腿四頭筋断裂では膝蓋骨が遠位に転位し，大腿四頭筋腱の欠損が触知される．膝蓋腱断裂では膝蓋骨は近位に転位し，膝蓋腱部に欠損を触知する．膝関節の自動伸展は不可能か，可能でもextension lagを生じる．

単純X線像では膝蓋骨の高位あるいは低位を評価する．膝蓋骨高位の判断にはInsall-Salvati法[2]がよく用いられる（図1）．MRIや超音波検査によって断裂部位やその程度を評価できる．

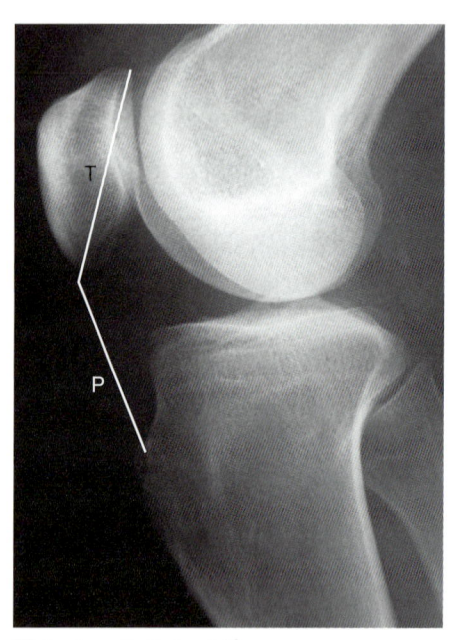

図1　Insall-Salvati法
P：腱の長さ，T：膝蓋骨長，T/P比：平均1.04±0.11

治療

1 大腿四頭筋断裂

新鮮例の場合，不全断裂では保存的治療を，完全断裂では手術的治療を行う．正中縦切開で断裂部を展開し，断裂部を新鮮化した後腱成分に糸をかけ，膝蓋骨に開けた骨孔を通して遠位にpull out縫合する（図2）．術後6週間シリンダーキャスト固定を行う．その後，角度調整付きのヒンジ型膝装具を装着し，徐々に可動域訓練を行う．陳旧例では断端部を可能なかぎり引き寄せ縫合した後に，近位に作成した三角のフラップを反転して補強する（Codivilla法）（図3）．術後後療法は新鮮例と同様である．

I．大腿四頭筋損傷と膝蓋腱損傷

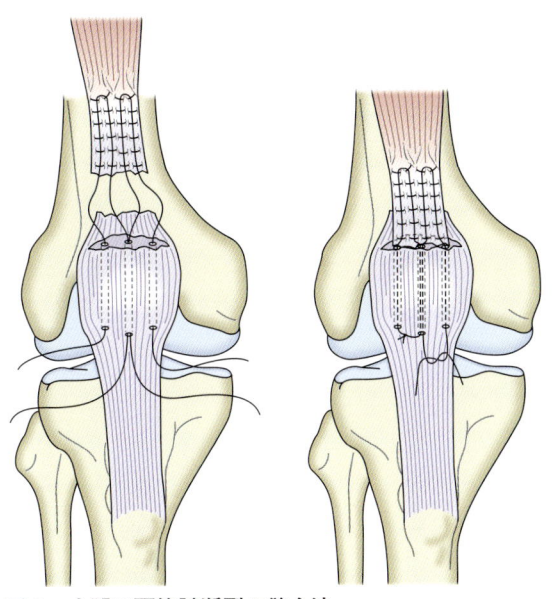

図2　大腿四頭筋腱断裂の縫合法
〔Scott WN, ed : The Knee, vol 1. Mosby-Year Book, St Louis, p472, 1994 から〕

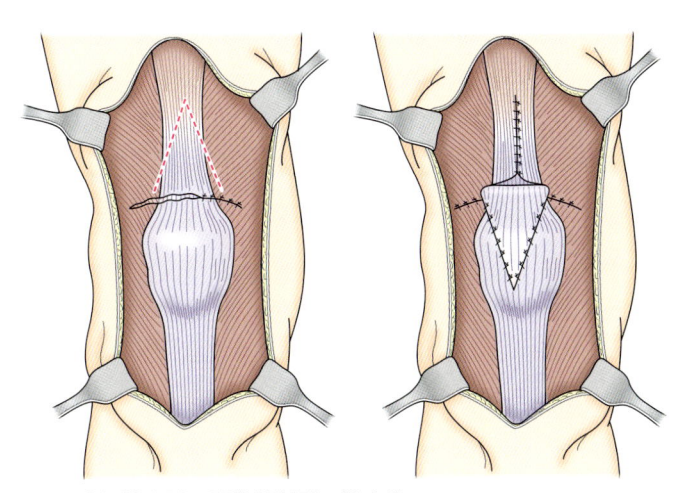

図3　陳旧性大腿四頭筋腱断裂の縫合法
〔Scott WN, ed : The Knee, vol 1. Mosby-Year Book, St Louis, p472, 1994 から改変〕

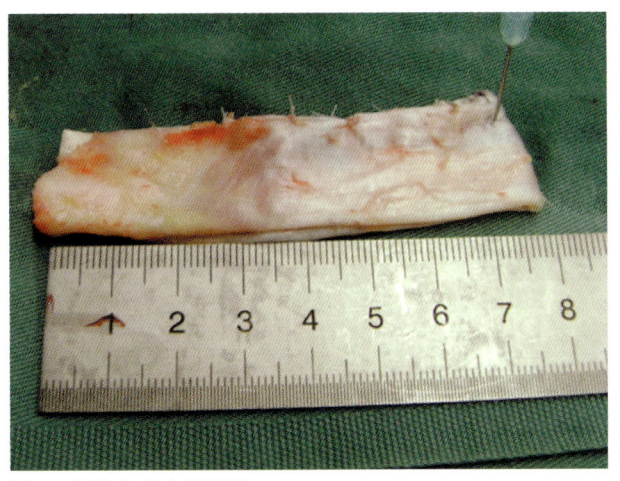

図4　採取した大腿筋膜

膝蓋骨の前面に縫着した人工靱帯

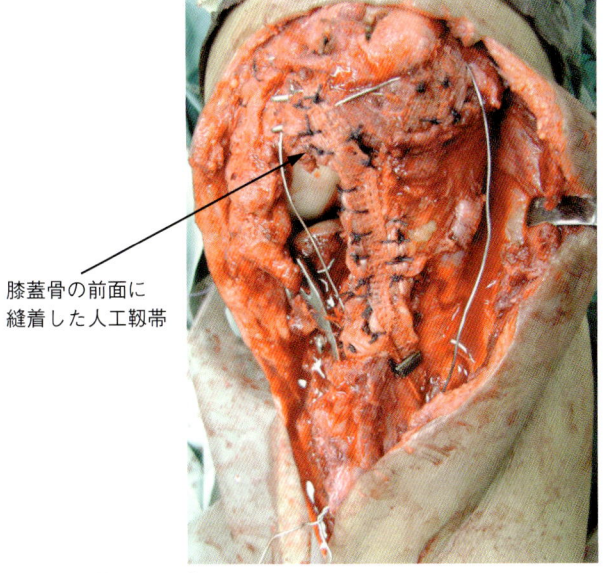

図5　膝蓋腱の再建

2　膝蓋腱断裂

　新鮮例では正中縦切開で展開し，パラテノンを縦切し断裂部を露出する．断裂部を新鮮化した後，腱に糸をかけ膝蓋骨に開けた骨孔を通して近位に pull out 縫合する．補強が必要な場合は自家半腱様筋腱や薄筋腱，人工靱帯などで補強する．陳旧例では膝蓋骨を遠位に引き下げる必要がある．再建にはワイヤ締結法や自家組織，同種組織，人工材料を使用する方法などがある．

筆者が推奨する方法

1）膝蓋腱断裂に対する大腿筋膜張筋と人工靱帯を用いた再建法

　損傷が高度な新鮮例や陳旧例では膝蓋腱の欠損を認める．私たちは欠損部を自家の大腿筋膜張筋で補填する（図4）．移植した大腿筋膜張筋と残存する膝蓋腱は非吸収糸を用いて膝蓋骨と脛骨側に pull out 縫合する．その後，人工靱帯を膝蓋骨の上極に通す．人工靱帯が遠位に牽引されることで膝蓋骨遠位部が浮き上がらないように

各論 4　下肢の外傷

人工靱帯を膝蓋骨の前面にまわして(図 5),再建した靱帯の側面に縫着する.遠位は脛骨に骨孔を作成し,人工靱帯を通してステープルで固定する.術後は翌日から可動域訓練が可能である.

❖ **文献**
1) 松田秀一訳:大腿四頭筋腱断裂と膝蓋腱断裂:膝の外科.金芳堂,京都,2007.
2) Insall JN, Salvati E : Patella position in the normal knee joint. Radiology 101 : 101-104, 1971.

(占部　憲)

Smith-Petersen の三翼釘にガイドワイヤ用の孔はなかった

　細い鋼線などによる貧弱な固定がなされていた大腿骨頸部骨折に対して,Smith-Petersen は三翼釘で強固に固定することによってこの難治性骨折の治療に大きな進歩をもたらした.しかし,これを正確に打ち込むためには骨折部を展開する必要があった.そこで,Sven Johanson がガイドワイヤ用の孔を開けて X 線透視下に挿入可能な改良を施して,小切開から手術が可能となった.

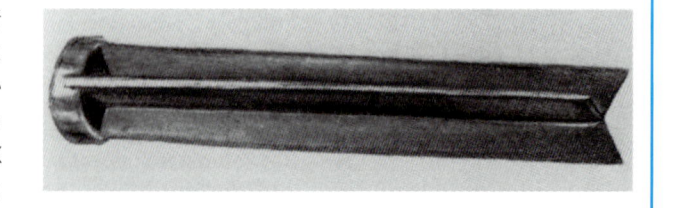

(糸満盛憲)

各論4　下肢の外傷

J　脛骨近位部骨折

1　脛骨顆間隆起骨折

■ 解剖学的特徴

脛骨の顆間隆起は，内側顆間結節，外側顆間結節，前方および後方顆間部の4つの部分からなる（図1）．ACLの付着部は前内側顆間部で内外側半月付着部間である．顆間隆起骨折は一般的にACL付着部裂離骨折のことを指すが，厳密には顆間隆起（intercondylar eminence）と脛骨結節（tibial spine）の骨折を区別するべきである．

■ 受傷原因

大腿骨に対し脛骨が捻転し，膝関節過伸展あるいは過屈曲を強制されることによって起こると考えられる[1]．いずれの年齢でもみられるが，8〜12歳の小児期から思春期に多いとされている．その理由は，骨の成熟が十分でない時期には顆間隆起の近位側は軟骨であり，ACL付着部の強度はACL実質の強度より弱いため，ACL付着部で裂離するためと考えられている[2]．

■ 診断とX線学的分類

疼痛，腫脹を認め，疼痛のため荷重が困難である．関節穿刺で血腫を認める．疼痛や不安感による患者の緊張を十分に弛緩させるとLachman testは陽性となる．内・外側側副靱帯の損傷や半月損傷，大腿骨遠位部骨折，脛骨プラトー骨折の合併の有無に注意する必要がある．

骨片の転位の評価には，正確なX線正面・側面像，顆間窩撮影が必要である．断層写真やMRIやCTによって，骨片の転位の状況を判断することが必要なことも多い．MeyersとMcKeeverは骨片の転位の程度によって骨折型を分類した（図2）[2]．Ⅰ型は裂離骨片の転位がわずかなもの，Ⅱ型は裂離骨片の前方1/3から1/2が転位しX線側面像で嘴様の変形を呈するもの，Ⅲ型は裂離骨片が完全に母床から転位しているものとした．また，Ⅲ型の中で裂離骨片が回転し軟骨面が母床に向い

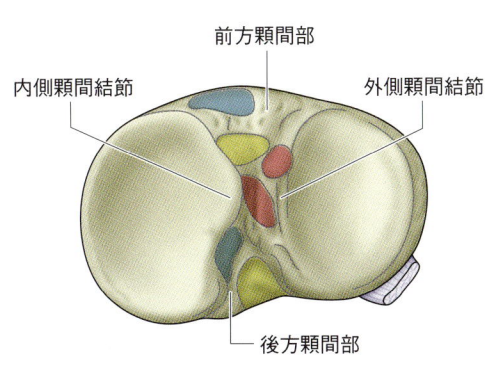

図1　脛骨関節面と靱帯，半月付着部
黄：前・後十字靱帯付着部
青：内側半月
赤：外側半月付着部

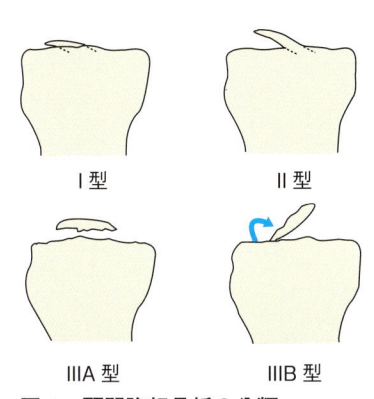

図2　顆間隆起骨折の分類
〔Meyers MH, McKeever FM : Fracture of the intercondylar eminence of the tibia. J Bone Joint Surg 52 (8)-A : 1677-1684, 1970 から一部改変〕

各論4　下肢の外傷

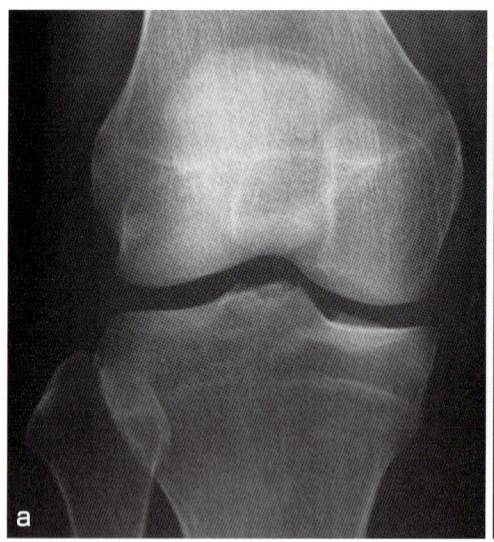

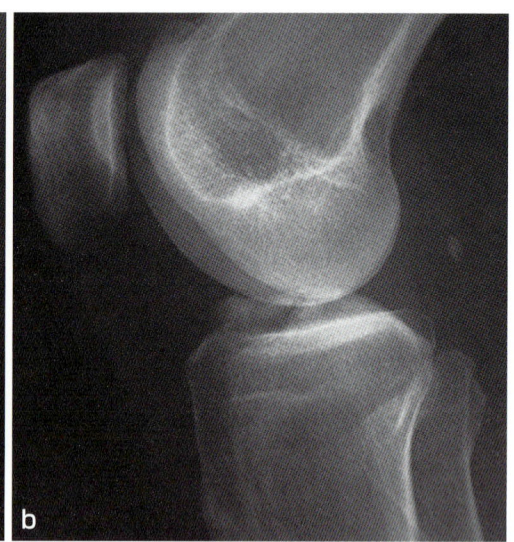

図3　ACL付着部裂離骨折（ⅢB型）のX線像
a：正面像
b：側面像

ているものをⅢ+とした．その後Zaricznyjは，Ⅲ型のうち裂離骨片が母床から完全に離れているもののその位置のずれがわずかであるものをⅢA型，剥離骨片が回転したり細片化しているものをⅢB型（**図3**），脛骨プラトー骨折を伴った粉砕骨折をⅣ型と分類した[3]．MRIやCTは靱帯損傷，半月損傷，他の部位の骨折を評価するためにも有用である[4]．

治療

一般的にⅠ型には保存的治療が選択される．膝関節伸展位あるいは30°屈曲位でシリンダーキャスト固定を6週間行う．荷重は固定直後から積極的に開始する．6週後からはACL損傷用の硬性装具を着用し，可動域訓練を開始する．

Ⅱ型で転位した骨片によって完全伸展が不可能な場合は骨片の整復を行う．関節内に局所麻酔を行い，膝関節完全伸展位として骨片を整復する．2mm以内の転位に整復できた場合は，Ⅰ型と同様の保存的治療を行う．整復が十分でなければ，Ⅲ型と同様な手術的治療を行う．

手術的治療は，関節切開し，あるいは関節鏡視下に骨片を整復し内固定する．McLennanはⅢ型骨折の約40%に外側半月損傷を認めたと報告しており[5]，また内側半月損傷の合併，側副靱帯損傷の合併，骨軟骨骨折の合併の報告も散見される[6,7]．これらの損傷の有無の確認と治療を同時に行えること，手術侵襲が少ないことから関節鏡視下手術が有用であると思われる．固定方法として以下の方法がある．

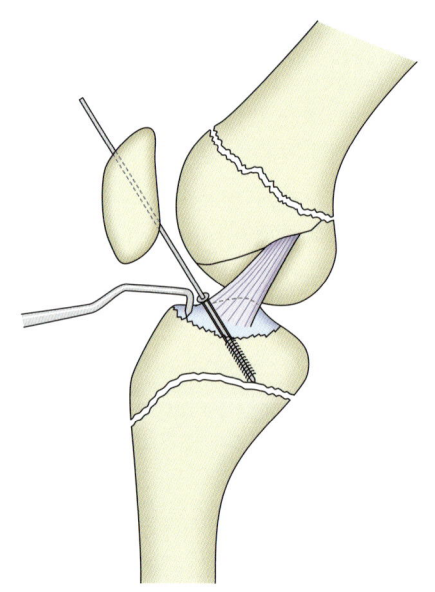

図4　ACL付着部裂離骨折に対するcannulated small screw固定
ガイドピンは膝蓋骨上極内側から経皮的に刺入する．
〔Wall EJ : Tibial eminence fractures in children. Op Tech Sp Med 6 : 209, 1998から〕

1 スクリュー（図4）

裂離骨片を母床に圧着することが可能である．裂離骨片が比較的大きく，粉砕がない場合に適応となる．スクリューヘッドが膝関節伸展位で顆間窩の軟骨を損傷しないようにACL基部に埋没させる．脛骨近位部骨端線が残存している場合は，骨端線を損傷しないような長さのスクリューを使用するよう注意する．

J. 脛骨近位部骨折

2 pull out 固定

　軟鋼線あるいは非吸収性の糸を用いて，脛骨前面の骨幹端に引き出して固定する．裂離骨片が小さい場合や粉砕している場合でも使用可能である．関節鏡視下手術では，固定する軟鋼線や糸を脛骨前面に引き出す方法を工夫する必要がある．糸を使用する場合，裂離骨片を十分に骨折部に圧着した状態で縫合しなければならない．

> **Pitfall**
> 内側半月前角が骨折部に入り込み，整復が困難であることが多いため，十分に ACL 付着部と内側半月前角の前方の軟部組織を廓清して観察する必要がある．

　適切な整復固定を行えば術後成績はおおむね良好である．しかし，適切な整復，固定が行われなければ，前方顆間隆起の変形癒合や骨癒合不全によって，前方動揺性が残存したり，膝関節の完全伸展が不可能になる．また，ACL 付着部裂離骨折でも ACL 実質の損傷を合併することもあり，前方動揺性が残存する場合もある．これらの対処法としては，関節切開による偽関節手術[8]，notch plasty[6]，骨性隆起の切除[9]，変性した ACL の再建[10] などが報告されている．骨端線の閉鎖していない症例では，transepiphyseal スクリューによって骨端線が早期に閉鎖し膝関節が過伸展したとの報告がある[11]．また，私たちは，ACL 再建術後に再建 ACL の基部に発生し，膝関節の完全伸展を障害する cyclops が，ACL 付着部裂離骨折術後にも発生することを報告している（図5）[12]．

筆者が推奨する方法

・ACL 付着部裂離骨折に対する軟鋼線を用いた pull out 縫合（図6）

　関節鏡視下に ACL 付着部および内外側半月の前方の膝蓋下脂肪体，滑膜を十分に廓清する．裂離骨片が容易に整復できるように骨折部の血腫や瘢痕組織を除去する．骨片を整復後，ACL 再建用のガイド先を整復した骨片の辺縁に置き，2.0 mm の Kirschner 鋼線を脛骨近

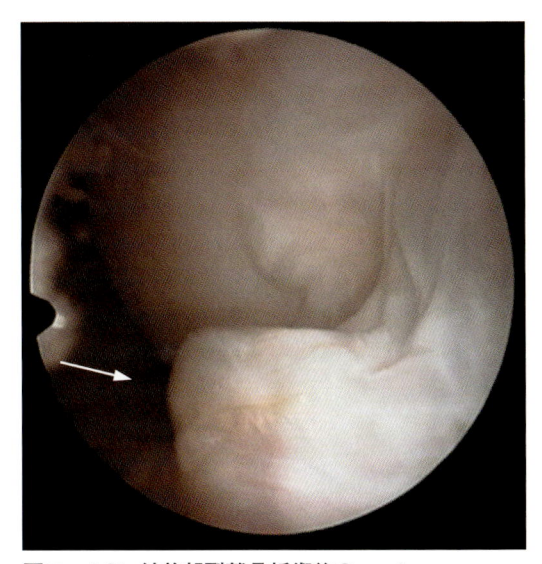

図5　ACL 付着部裂離骨折術後の cyclops

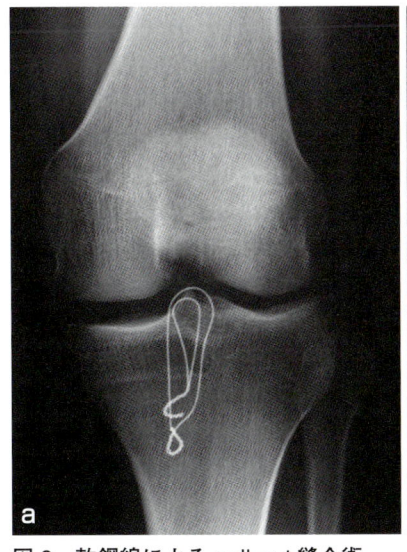

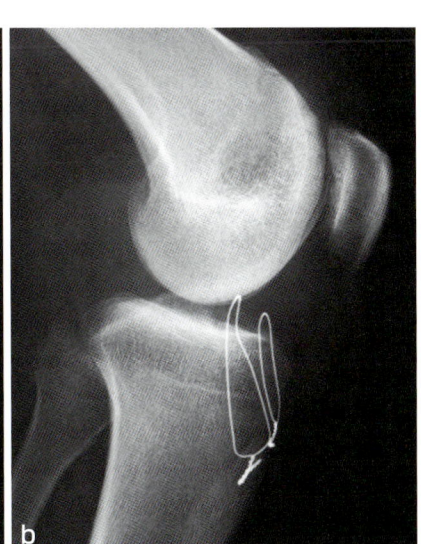

図6　軟鋼線による pull out 縫合術
ACL 付着部裂離骨折
a：正面像
b：側面像

各論4　下肢の外傷

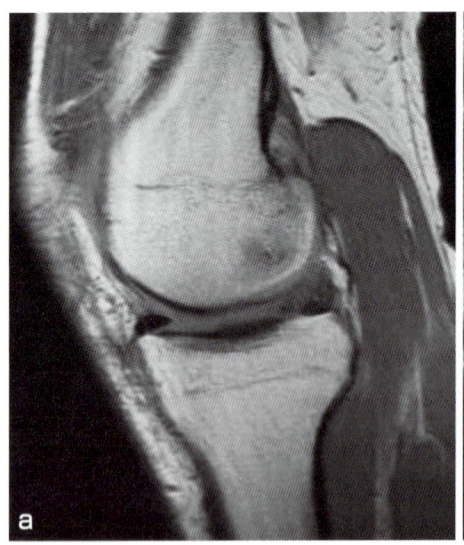

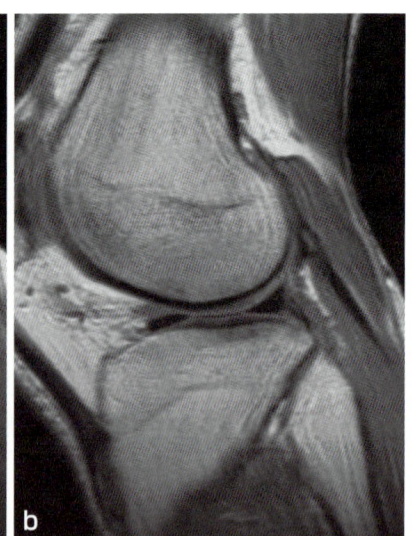

図7　脛骨プラトーの形状
a：内側
b：外側

位内側面で関節面から約5cm遠位部から刺入する．この骨孔にSmith & Nephew 社のsuture retrieverを通して関節内に出し，ポータルから挿入したサイズ24の軟鋼線をsuture retrieverで関節外に引き出す．同様の作業を行い，脛骨前面で軟鋼線を締め上げ骨軟骨片を固定する．軟鋼線を用いることで，骨軟骨片が十分に固定されているかを確認しながら軟鋼線を締め上げることができるので，糸で固定するよりも骨片をしっかりと母床に圧着できる．またスクリュー固定と異なり，膝関節伸展位でも内固定材料が顆間窩軟骨を損傷することもなく，また抜去が可能である．成長軟骨板が残存している症例でも，2.0 mmのKirschner鋼線で2か所骨孔を作成するだけであり，成長障害を経験したことはない．あえて成長軟骨板よりも近位に軟鋼線を引き出す必要はない．骨端線が閉鎖している症例では2.4 mmのKirschner鋼線を使用して骨孔を作成し，サイズ22の軟鋼線を使用する．

2 脛骨プラトー骨折

解剖学的特徴

脛骨プラトーは大腿骨顆部と大腿脛骨関節を形成する．外側プラトーの形状は前額面では平坦からやや凸，矢状面では凸である（図7）．内側プラトーの形状は前額面でも矢状面でも凹となっている．脛骨関節面は前額面で脛骨骨軸に対してやや内反している．欧米人では約3°といわれているが，日本人では欧米人より脛骨近位部での内反，内捻が強いことが報告されている[13]．また関節軟骨も外側プラトーの軟骨は内側プラトーよりも厚い．これらの構造から内側プラトーは荷重による力学的負荷が外側プラトーと比較し大きくなる．そのため内側プラトーの軟骨下骨組織の骨密度は外側と比較し高い．このことは内側と比較し外側プラトーに骨折が生じやすい原因の1つと考えられる．

大腿脛骨関節面にかかる荷重は内側で70〜90％，外側では60〜70％が半月を介して伝達されている．外側半月が内側半月よりも大きく，軟骨面の被覆も大きい．内・外側半月は前角部で互いに靱帯結合し，辺縁は冠状靱帯で関節包に固定されている．そのため脛骨プラトーの損傷に伴い，内・外側半月の損傷を合併することが多い．

脛骨粗面は膝蓋腱の，Gerdy結節は腸脛靱帯の付着部であり，これらの骨性隆起は骨折後で腫脹が強い場合，重要なランドマークとなる．

受傷原因

膝関節が内反または外反し，これに軸圧が加わることによって生じる．外側プラトー骨折が55〜70％と最も多く，内側あるいは両側プラトー骨折は10〜30％程度である．交通事故などによる高エネルギー外傷と，高齢者の骨粗鬆症に伴う低エネルギー外傷がある．高エネルギー外傷では軸圧と剪断力による両側プラトー骨折が多く，低エネルギー外傷では陥没型が多い．

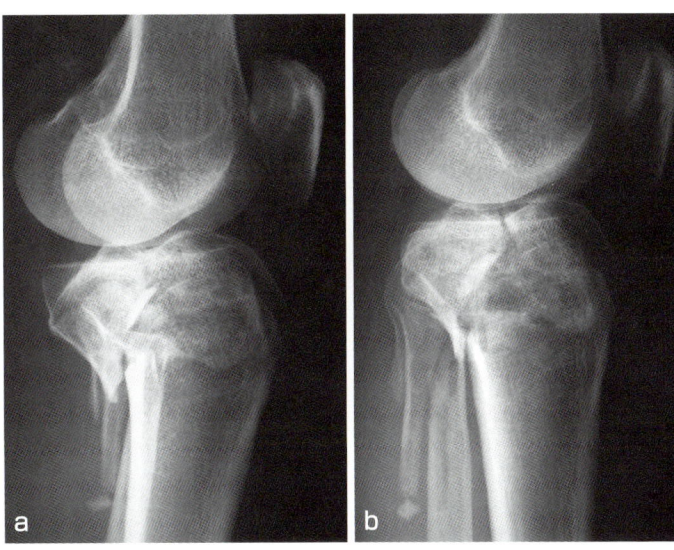

図8　牽引によるリガメントタキシス
a：牽引前
b：牽引後

診断とX線学的分類

> **Point**
> 診察上のチェックポイント
> ① 開放骨折の有無
> 　開放創があれば開放骨折の処置を行う．
> ② 神経血管損傷の有無
> 　下肢動脈の拍動に左右差→血管造影検査
> 　神経損傷→詳細にカルテに記載
> ③ コンパートメント症候群のチェック
> 　stretch signの有無
> 　内圧測定

　腫脹，関節内血症を認める．開放創の有無や擦過傷，挫創，水疱の有無を見逃さないようにする．水疱では水疱内に血腫を認めるかどうかが重要である．水疱内に血腫を認める場合，損傷は表皮だけでなく真皮に及んでいるため，皮下組織と交通していると考える必要がある．また詳細に神経血管学的評価を行う．脛骨プラトー骨折に膝関節脱臼が合併しても，搬送時に自然と整復している場合もあるので，神経血管損傷には注意を要する．両下肢動脈の拍動に左右差があれば血管造影検査を行う．脱臼を伴わない場合は神経血管損傷の合併はまれである．

　関節の不安定性は軟部組織損傷による場合と骨折による場合がある．身体所見だけでは判断が困難な場合が多く，他の画像診断とともに総合的に判断する．

　コンパートメント症候群の発生にも注意を要する．受傷後24～48時間，徒手整復後や手術後にコンパートメント症候群が発症しやすい．頻回に神経血管学的評価を行い，必要があれば内圧測定や筋膜切開を行う．軟部組織の安静と二次的な損傷を避けるために，ギプスシーネ固定，鋼線牽引あるいは創外固定を適宜行う．

　単純膝関節X線撮影は膝関節正面像，側面像，スカイラインビューとともに斜位像も有用である．牽引下でのX線撮影ではリガメントタキシス（ligamentotaxis）が可能であるかどうかが判断できるとともに（図8），整復位となることで骨折部の状態が把握しやすくなる．CTや3D-CTは骨折の重症度や状況を把握するために有用である（図9）．MRIは半月や靱帯損傷などの軟部組織の評価に有用である．

　X線学的分類ではAO分類，Hohlの分類，Schatzkerの分類などが用いられる．AO分類ではtype 41-A：関節外骨折，type 41-B：単顆骨折，type 41-C：両顆骨折に分類する（図10）．Hohlの分類ではundisplaced（3mm以内の陥没か転位）とdisplacedに大別し，displacedをさらにlocal depression, split depression, total depression, split, comminuted upper end of the tibiaの5つに分類している（図11）．Schatzkerの分類ではtype Ⅰ：外側顆のsplitで骨片は楔型であり関節面の陥没を呈さないもの，type Ⅱ：外側顆のsplit depressionで関節面が骨幹端部に陥没しているもの，type Ⅲ：外側顆関節面のcentral depression周囲の骨性rimは保たれているもの，type Ⅳ：内側顆骨折で，Aはsplit, Bはdepressionの骨折であるもの，type Ⅴ：両顆骨折で骨幹端や骨幹部は保たれているもの，type Ⅵ：骨折が骨幹端や骨幹部に及んでいるものの6つに分類している（図12）．

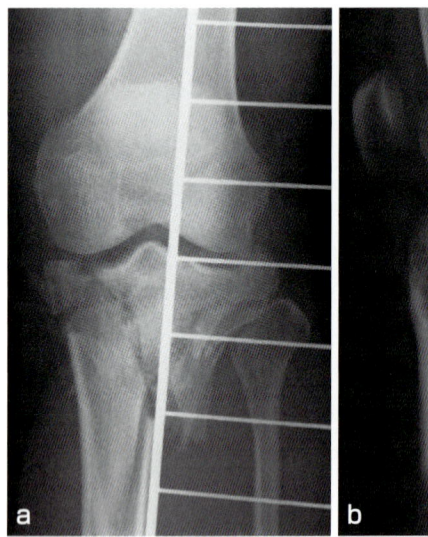

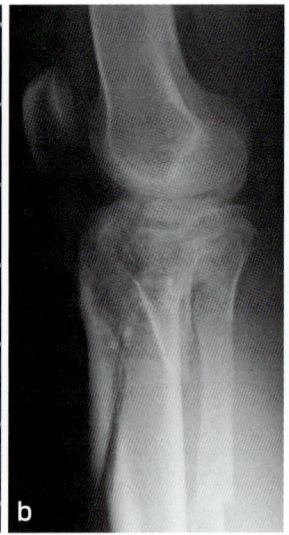

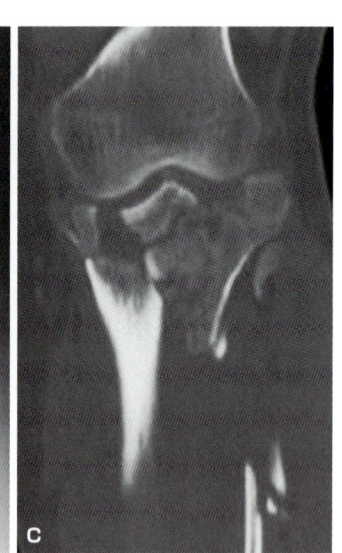

各論 4　下肢の外傷

図9　脛骨プラトー骨折（41C3）
CTによって粉砕の程度を評価する．
a：単純X線正面像
b：単純X線側面像
c：CT像

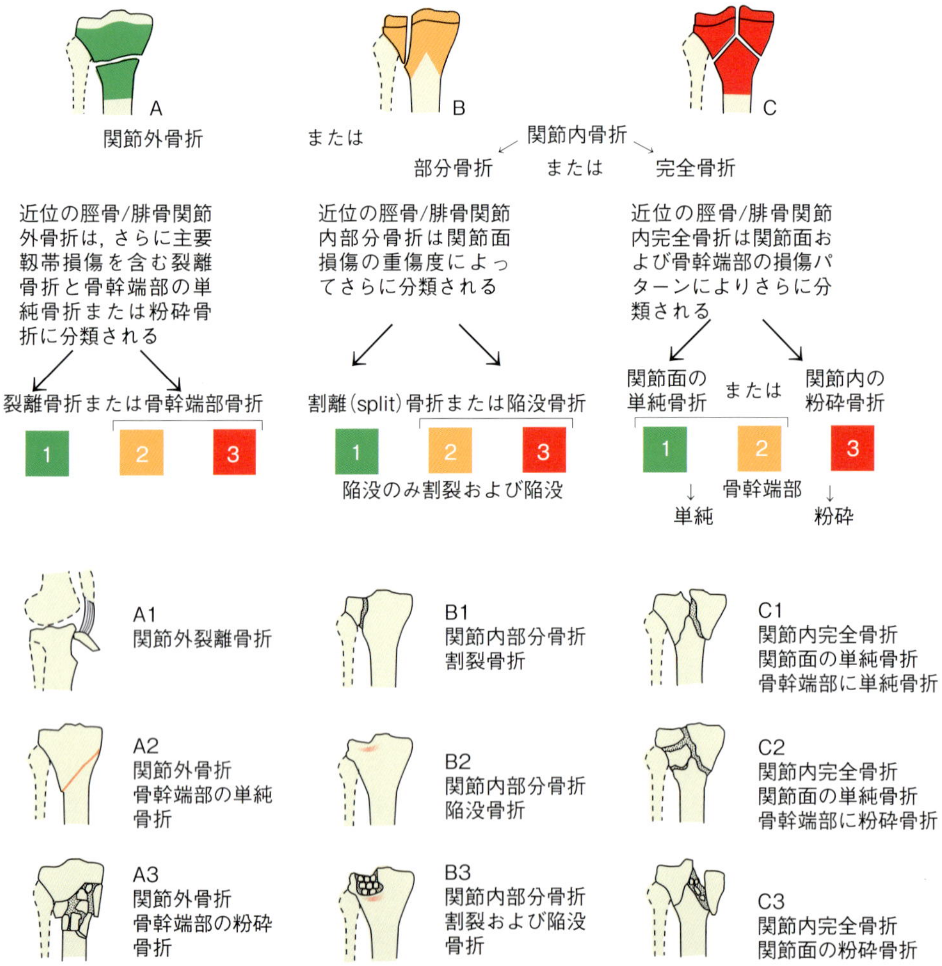

A　関節外骨折

B　関節内骨折
　部分骨折　または
またはC　完全骨折

近位の脛骨/腓骨関節外骨折は，さらに主要靱帯損傷を含む裂離骨折と骨幹端部の単純骨折または粉砕骨折に分類される

近位の脛骨/腓骨関節内部分骨折は関節面損傷の重傷度によってさらに分類される

近位の脛骨/腓骨関節内完全骨折は関節面および骨幹端部の損傷パターンによりさらに分類される

裂離骨折または骨幹端部骨折
1　2　3

割離（split）骨折または陥没骨折
1　2　3
陥没のみ　割裂および陥没

関節面の単純骨折　または　関節内の粉砕骨折
1　2　3
　　単純　骨幹端部　粉砕

A1　関節外裂離骨折
A2　関節外骨折　骨幹端部の単純骨折
A3　関節外骨折　骨幹端部の粉砕骨折

B1　関節内部分骨折　割裂骨折
B2　関節内部分骨折　陥没骨折
B3　関節内部分骨折　割裂および陥没骨折

C1　関節内完全骨折　関節面の単純骨折　骨幹端部に単純骨折
C2　関節内完全骨折　関節面の単純骨折　骨幹端部に粉砕骨折
C3　関節内完全骨折　関節面の粉砕骨折

図10　AO/ASIF分類
〔Müller ME, et al：The comprehensive classification of fracture of long bones. 1995 から〕

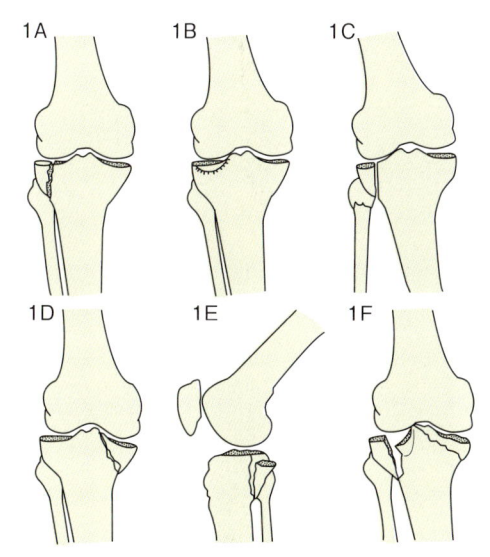

図11　Hohl の分類
Undisplaced(非転位型)：A
Displaced：B, C, D, E, F
B；central depression(中央陥没型), C；split depression(分裂陥凹型), D；total depression(全面陥凹型), E；split(分裂型), F；comminuted upper end of the tibia(粉砕型)

図12　Schatzker の分類

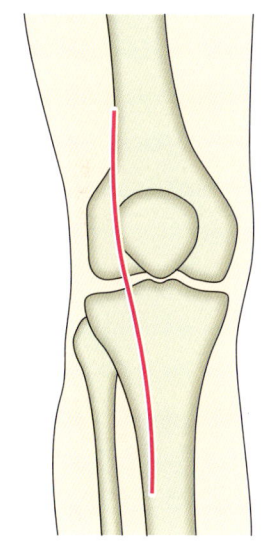

図13　外側傍膝蓋骨皮切

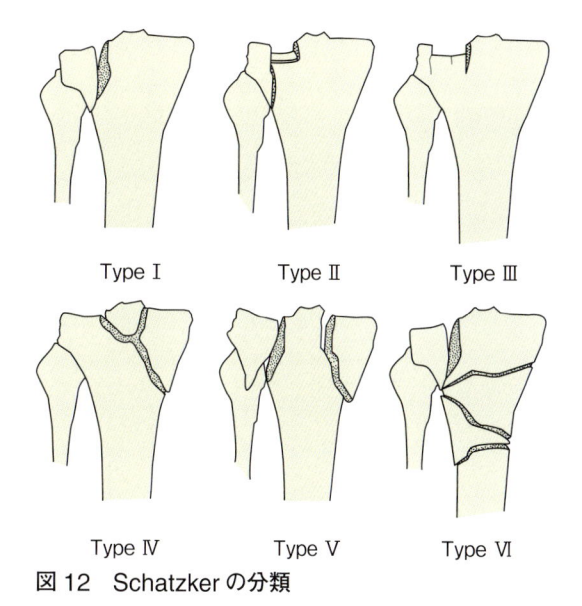

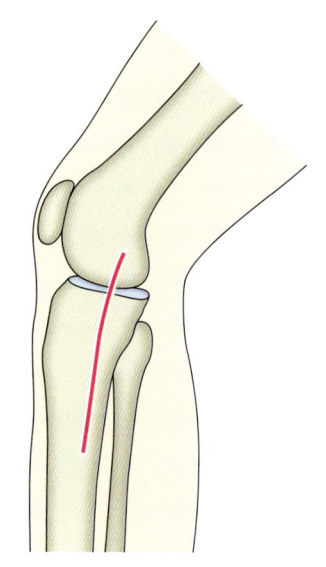

図14　後内側皮切
脛骨は鵞足の後方で展開する．

治療

外側プラトーの低エネルギー外傷などによる転位がわずかな場合や，骨折部が安定型の場合，アライメントが良好である場合，高齢者で活動性が低い場合や重篤な合併症がある場合は保存的治療を選択する．一般的に3 mm 以下の関節面の転位や5 mm 以下の顆部の開大では保存的治療でも良好な結果が期待できる．牽引あるいはギプスシーネ，ギプス包帯で固定し，受傷後3～4週から可動域訓練を開始する．

転位がある場合は手術的治療を選択する．外側プラトーの展開は外側傍膝蓋骨皮切(図13)を用いる．腸脛靱帯は線維方向に切開し，外側筋群は骨の起始部および付着部で剥離する．外側半月は前角で切離して関節包とともに脛骨から剥離することができる．骨接合術後は前角を縫合する．外側半月を輪状靱帯から切離し関節内を展開することも可能である．骨接合術後は外側半月と輪

各論4　下肢の外傷

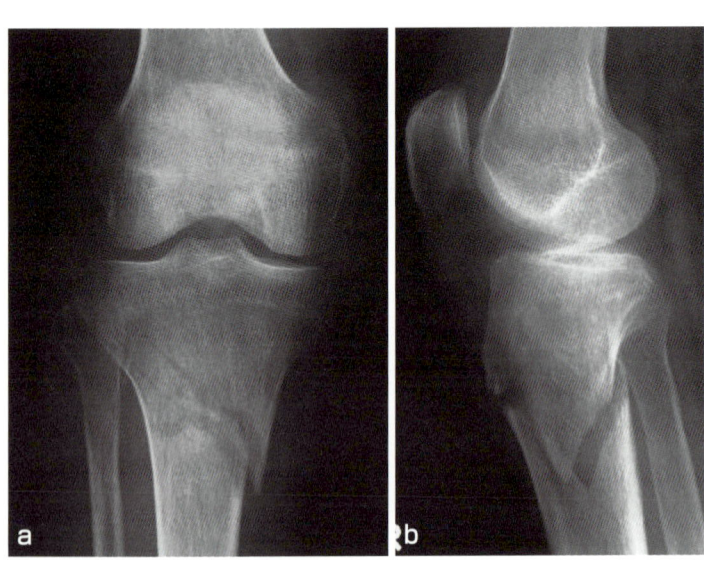

図15　脛骨プラトー骨折（41A2）
a：正面像
b：側面像

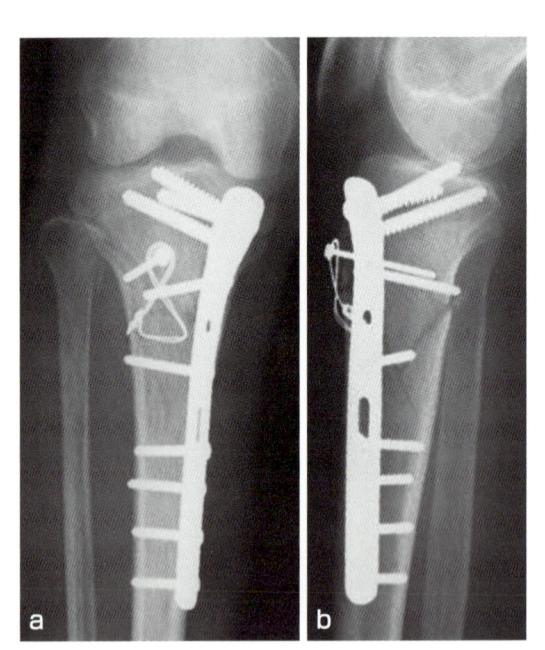

図16　脛骨プラトー骨折（41A2）
プレート固定．脛骨粗面裂離骨折に対してはスクリューと軟鋼線で固定している．

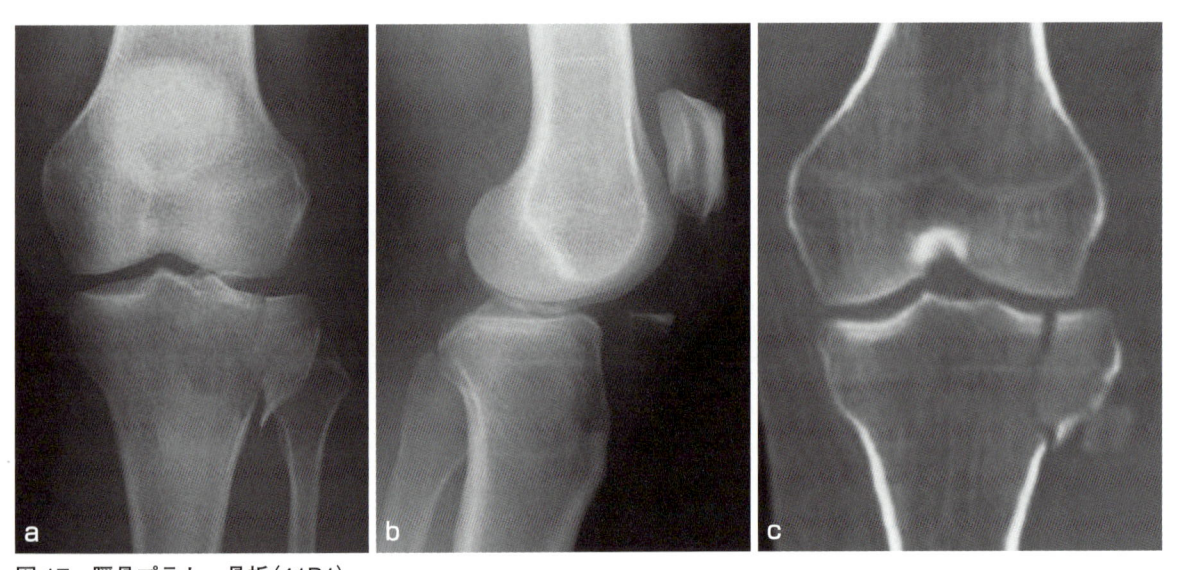

図17　脛骨プラトー骨折（41B1）
脛骨粗面裂離骨折を伴うため，側面像で膝蓋骨高位がみられる．
a：単純X線正面像
b：単純X線側面像
c：CT像

状靱帯を縫合する．
　両顆骨折で内側の展開が必要である場合は，後内側皮切（図14）を追加する．脛骨は鵞足の後方で展開する．

1 Type A

　A1 は関節外裂離骨折であり，ラグスクリューなどで固定する．Type A2（図15）や A3 で，軟部組織の状態がよい場合は，dynamic compression plate や buttress plate で固定する（図16）．軟部組織損傷を伴う高エネルギー外傷ではハイブリッド創外固定法が望ましい．

2 Type B1：split（図17）

　外側プラトーの split では，徒手的な内反強制や牽引などで整復が可能である場合が多い．整復が不可能な場合，外側半月が骨折部に嵌頓している可能性があるため，直視下あるいは関節鏡視下に確認する必要がある．

J. 脛骨近位部骨折

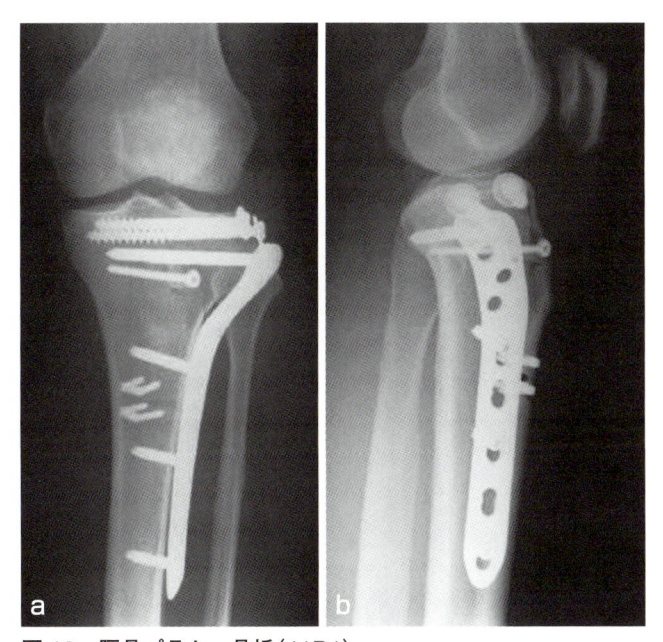

図18 脛骨プラトー骨折（41B1）
Cancellous screw と buttress plate による固定
a：正面像
b：側面像

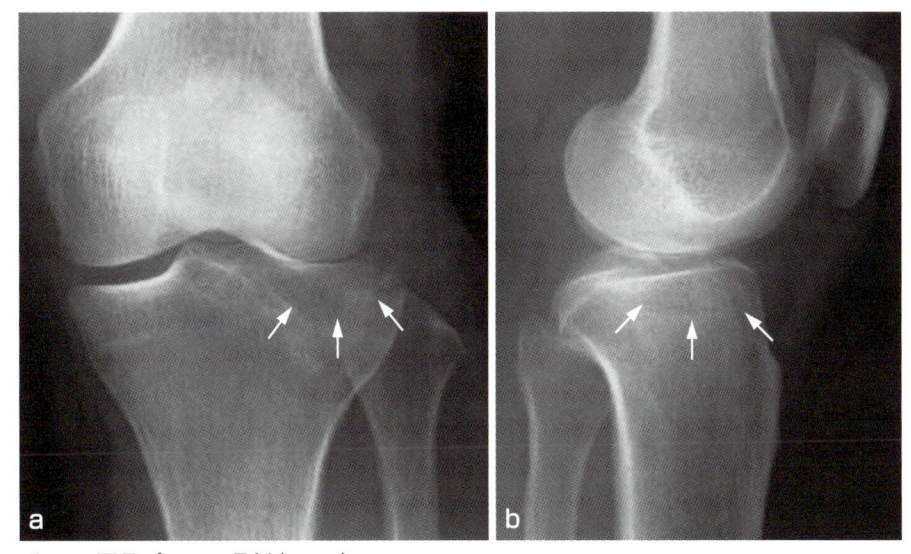

図19 脛骨プラトー骨折（41B2）
矢印の部分に外側プラトー限局性の depression が認められる.
a：正面像
b：側面像

　固定は関節面直下に cancellous screw を 1, 2 本挿入し，楔状骨片に buttress plate を使用するか（図18），楔状骨片の先端にワッシャーをつけた滑り止めのスクリューを併用する．

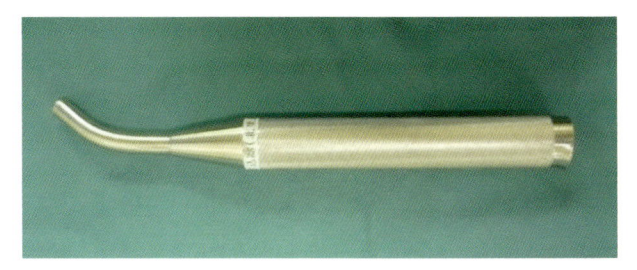

図20 骨片打ち込み器
陥没した関節面の骨片が関節面と平行に打ち上げられるように弯曲をつけている.

各論4　下肢の外傷

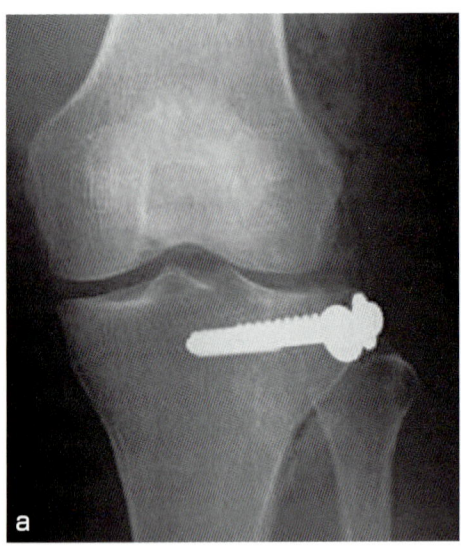

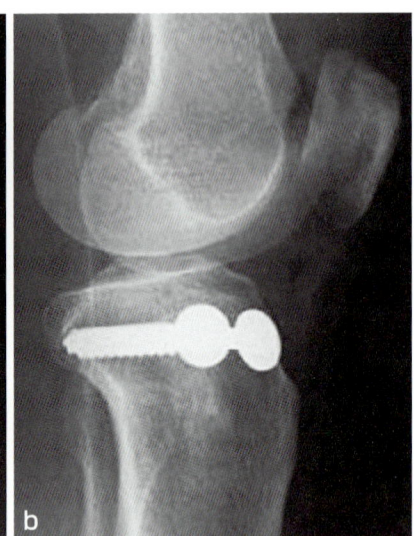

図21　脛骨プラトー骨折（41B2）
骨移植とスクリューによる再陥没の防止
a：正面像
b：側面像

> **Pitfall**
> 脛骨外側プラトーと内側プラトーの形状の相違に注意する．外側プラトーは矢状面では凸だが内側プラトーは凹であるため，外側から関節面直下にスクリューを挿入する際，内側プラトーの関節面を損傷しないよう注意する．

3　Type B2：depression（図19）

外側プラトーの限局性のdepressionである．高齢者で膝関節外反強制されることによって発生するが，若年者のスポーツでも発症する．depressionがある部位によって，直視下，透視下，関節鏡視下に整復を行う．脛骨骨幹端から骨幹移行部の内側あるいは外側を開窓し，骨片打ち込み器（図20）で陥没した関節面を整復する．整復によってできた骨欠損部には自家骨，同種骨あるいは人工骨を移植し，関節軟骨の軟骨下骨にスクリューを挿入することで関節面の再陥没を防止する（図21）．

> **Pitfall**
> 関節鏡視下で行えるのは関節面の中央部でのdepressionのみであり，辺縁に寄っている場合は骨折部が半月の下になるため，関節鏡視下の整復は困難である．

4　Type B3：split depression

外側傍膝蓋骨皮切で骨折部を展開する．骨折部を前方から観音開きとして関節中央部の陥没部を展開する．陥没した関節面は骨片を一塊として遠位から打ち上げるようにして整復し，一時的にKirschner鋼線で固定する．整復によって生じた骨欠損部にはtype B2と同様に骨移植を行う．顆部にはbuttress plateを用いる．

5　Type B2, B3：内側プラトー骨折（図22）

高エネルギー外傷によって生じることが多く，しばしば半月損傷，靱帯損傷，神経血管損傷やコンパートメント症候群を伴うことがある．

顆部の粉砕や転位がない場合は経皮的スクリュー固定やbuttress plate固定を行う．後方部分のsplitでは直視下に整復固定が必要となり，後十字靱帯付着部裂離骨折はスクリューや軟鋼線によるpull out縫合による固定を行う．

6　Type C：bicondylar fracture（図23）

高エネルギー外傷によって生じる．そのため急性期は創外固定によって局所を安定化させ，軟部組織の修復を待つ．牽引によるリガメントタキシスによって顆部のアライメントが改善する場合もある．

まず後内側皮切で内側関節面を解剖学的に整復しプレート固定を行う（図24）．次にこの内側関節面に合わせて，外側傍膝蓋骨皮切で外側プラトーを展開し解剖学的整復を行う．compression plateなどを用いる．軟部組織の損傷を少なくするために，皮膚切開を小さくし，そこからプレートを滑り込ませて固定する（less invasive surgery）．

J. 脛骨近位部骨折

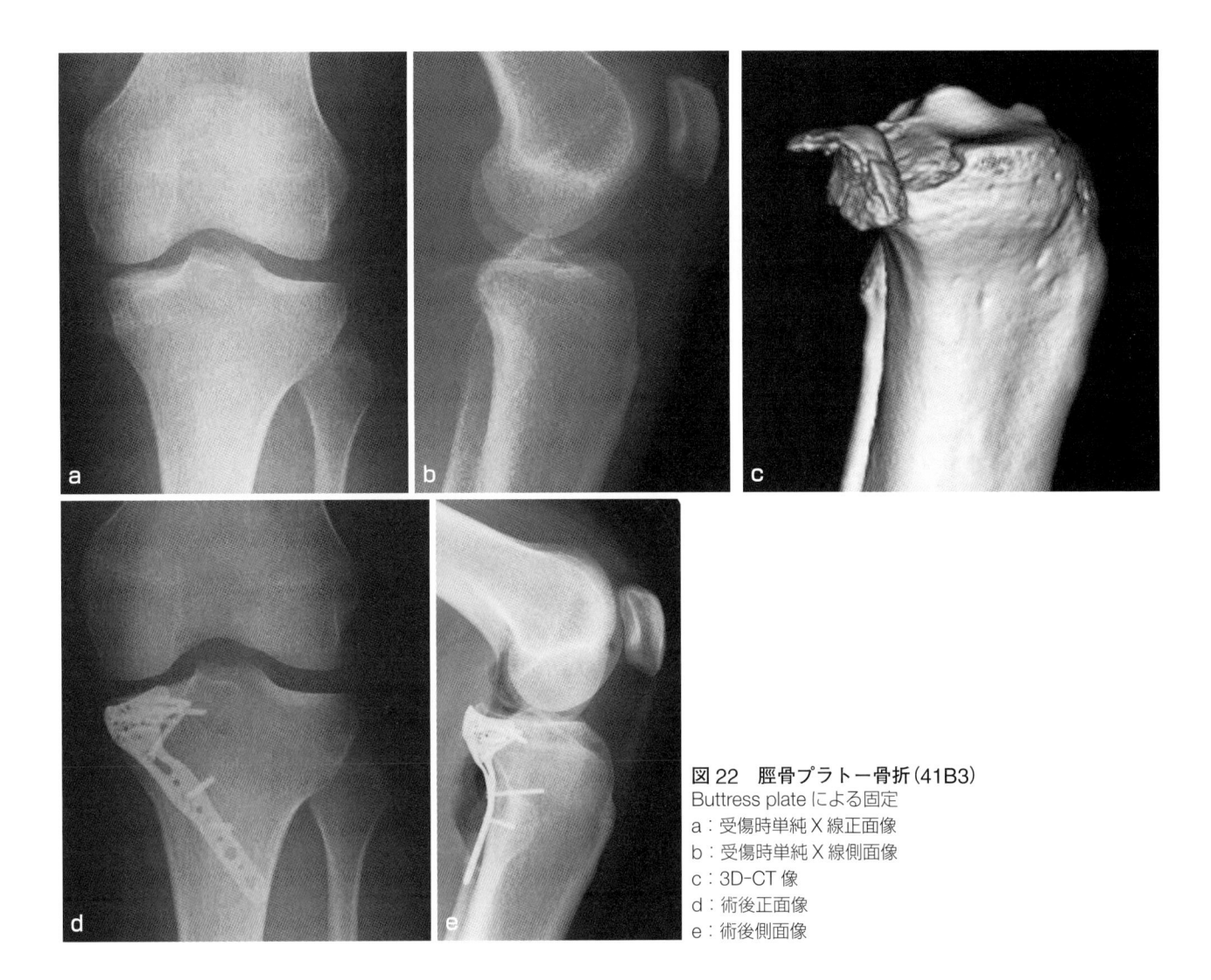

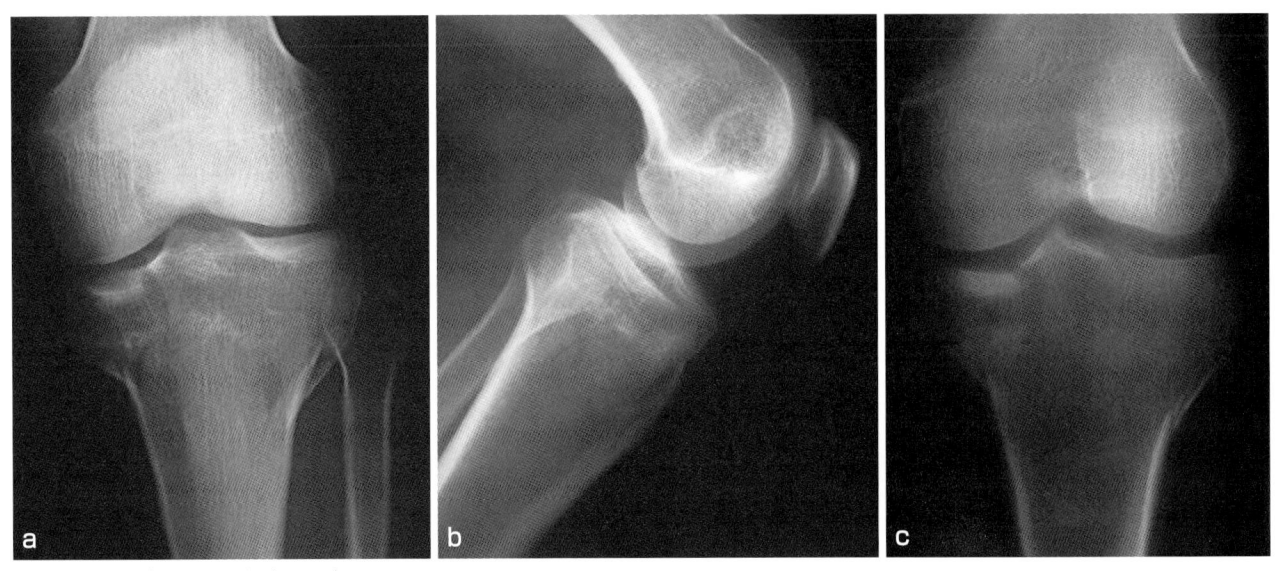

図22 脛骨プラトー骨折(41B3)
Buttress plate による固定
a：受傷時単純X線正面像
b：受傷時単純X線側面像
c：3D-CT像
d：術後正面像
e：術後側面像

図23 脛骨プラトー骨折(41C1)
a：単純X線正面像
b：側面像
c：断層撮影

各論4　下肢の外傷

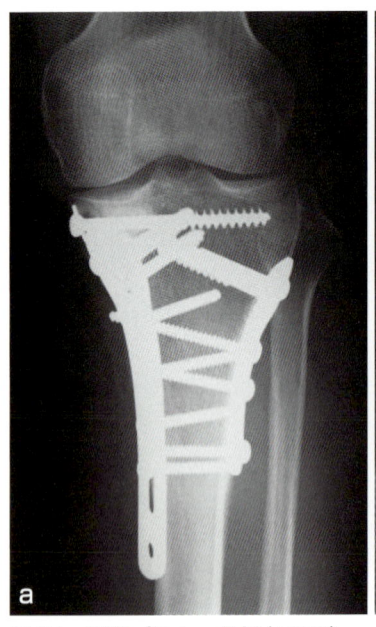

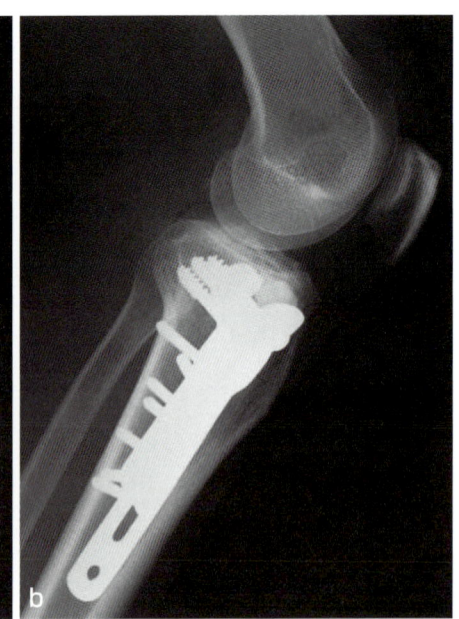

図24　脛骨プラトー骨折（41C1）
プレート固定
a：正面像
b：側面像

■ 後療法

術後は固定性に応じて可能なかぎり早期に可動域訓練を開始する．荷重は単純X線像で仮骨形成が確認されるまではtoe touch gaitまでにとどめる．

■ 合併症

1）軟部組織壊死やそれに伴う感染

注意深い軟部組織の評価と，軟部組織の血流を温存する愛護的な手術操作が必要である．表層部壊死が起こった場合，デブリドマンと皮弁を用いた創閉鎖が必要となる．

2）関節拘縮

可能なかぎり早期に可動域訓練を開始することで予防に努める．拘縮が起こった場合，骨癒合が得られてから，観血的授動術を行う．

3）変形癒合

関節面を形成する大きな骨片が術後早期に再転位した場合は再手術が必要である．関節面の再陥没や骨幹端や骨幹部での転位で変形癒合が起こる場合がある．下肢機能軸に影響を与える場合は，矯正骨切り術の適応となる．

4）変形性関節症

脛骨プラトー骨折に伴う半月損傷，靱帯損傷や関節軟骨損傷は，適切な処置を行ったとしても，その後変形性関節症に移行する可能性をもつ．

3 小児の膝関節周囲骨端線損傷

■ 解剖学的特徴

小児の膝関節では，膝蓋骨，脛骨粗面，脛骨顆間隆起という3つの骨化が終了していない軟骨組織が存在し，そこに膝蓋腱や前十字靱帯が付着している（図25）．また大腿骨，脛骨，腓骨に3つの骨端線（成長軟骨板）が存在し，各部位には内外側側副靱帯や十字靱帯，関節包，各筋肉の起始部および付着部が存在する．そのため下肢に外力が加わった場合，膝関節周囲にはさまざまな介達外力が発生する．軟骨組織の力学的強度は靱帯の力学的強度に劣るため，膝関節周囲ではしばしば骨端部や骨端線損傷が生じる．

大腿骨遠位骨端線と脛骨近位骨端線はそれぞれ下肢成長量の37％，25％を占める．そのため膝関節周囲の骨端線損傷は，その後の下肢成長に重篤な影響を与える．

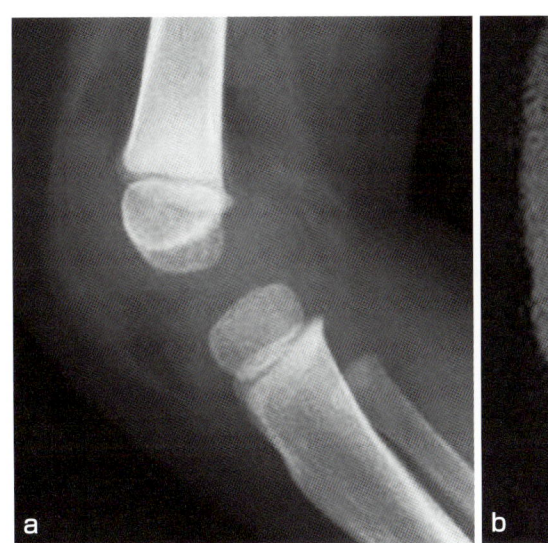

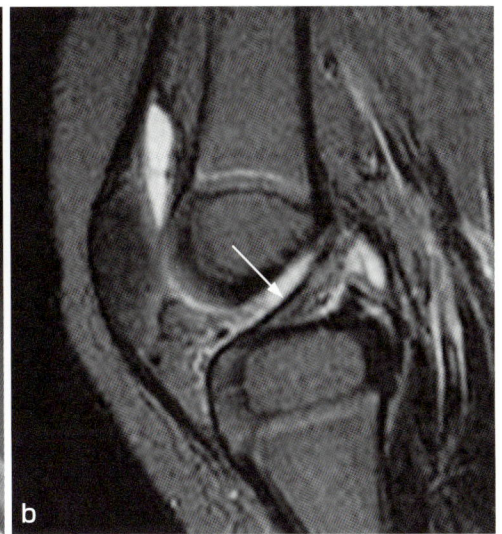

J. 脛骨近位部骨折

図 25　小児の膝関節
矢印：MRI で軟骨部に付着する ACL が描出されている.
a：単純 X 線側面像
b：MRI

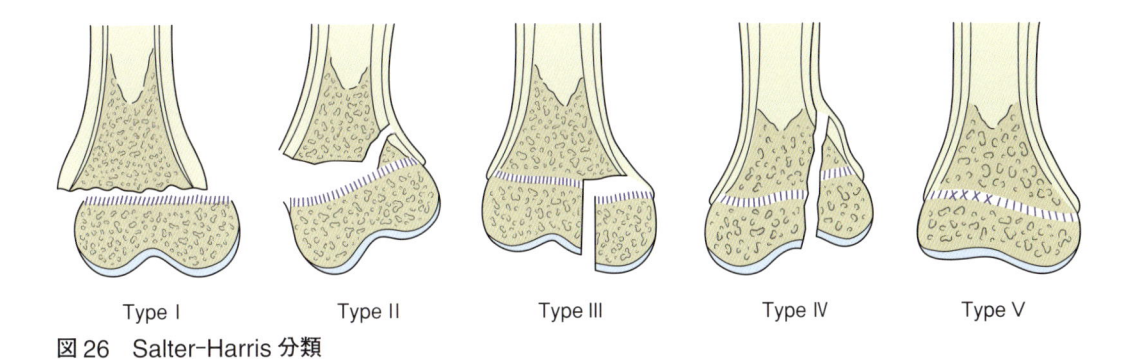

図 26　Salter-Harris 分類

Type I　　Type II　　Type III　　Type IV　　Type V

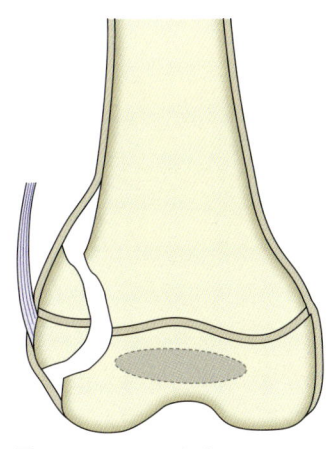

図 27　Rang による type VI

診断と X 線学的分類

　骨端線損傷の存在を考えて診察することが重要である．変形以外には特徴的な臨床症状はないが，骨端線部での圧痛の有無を評価することは重要である．
　診断は X 線像によって確定される．必ず健側も同時に撮影することが重要である．骨端線は約 3～5 mm の厚みがあるため，骨端線の開大を疑う場合，必ず健側と比較する．Salter-Harris 分類がよく用いられている（図 26）．しかしこの分類は軟骨周囲輪（Ranvier 帯）の部分を含む靱帯付着部裂離骨折を含んでいないため，Rang はこれを Salter-Harris 分類の type VI とすることを提唱した（図 27）．

治療

　ほとんどの場合，徒手整復とギプス固定，あるいは牽引で治療する．ギプス固定後や牽引後は循環および神経の状態を頻回に確認する必要がある．
　手術的治療では，解剖学的に整復し，可能なかぎり最小限の内固定材料を使用して固定する．Kirschner 鋼線であれば骨端線を貫いてもよいが，スクリューを骨端線に使用してはならない.

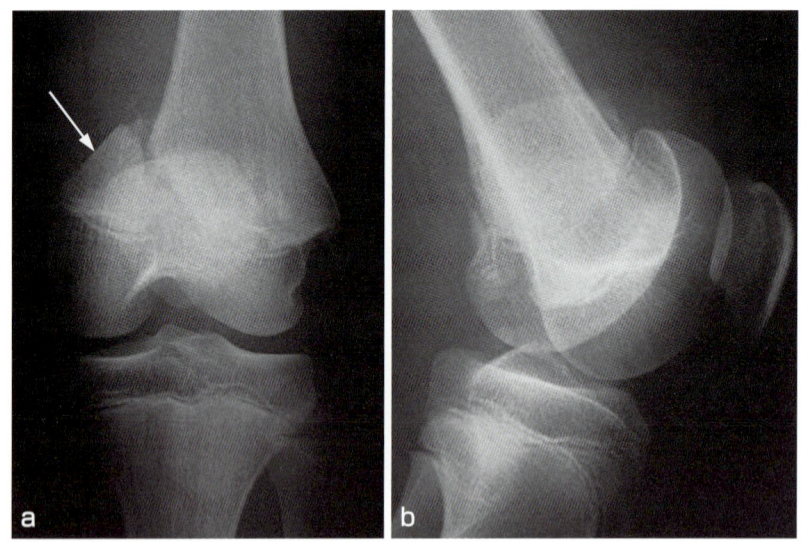

図28 大腿骨遠位部骨端線損傷 Salter-Harris 分類 type II
矢印は Thurston-Holland sign を示す．
a：正面像
b：側面像

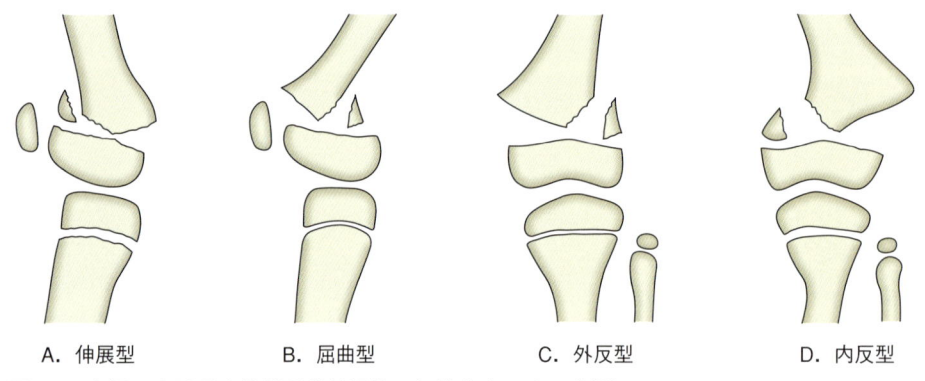

A. 伸展型　　B. 屈曲型　　C. 外反型　　D. 内反型

図29 小児の大腿骨遠位部骨端線損傷の転位方向による分類

■ 予後

Salter-Harris 分類 type I，II では成長軟骨板の静止軟骨層，増殖軟骨層の損傷がないため，適切な整復がなされれば成長障害を起こすことはきわめてまれである．

Salter-Harris 分類 type III，IV では成長軟骨板の静止軟骨層，増殖軟骨層に損傷があるため，正確な整復を得る必要がある．整復が十分でなければ成長軟骨板の部分的な閉鎖を生じ，偏心性の成長障害を起こす．また，骨端線での整復が不十分であれば関節面も解剖学的に整復されていないことになるので，その後変形性関節症性変化を生じる．

Salter-Harris 分類 type V では成長軟骨板全層の損傷であり，骨端線の部分的あるいは完全閉鎖をきたす可能性が高く，その後の成長障害をきたす．

Salter-Harris 分類 type VI では部分的な骨端線の閉鎖が起こり，成長障害をきたす可能性が高い．

1 大腿骨遠位部骨端線損傷

すべての長管骨骨端線損傷の約10％を占める．Salter-Harris 分類 type II が多い．Type II では転位がなくても骨幹端に種々の大きさで骨片を生じ，Thurston-Holland sign といわれる（図28）．転位方向によって図29のように分類される．

1 治療法

1）Type I，II

転位がわずかであれば，そのままギプス固定を行う．固定期間は年齢によっても異なるが，約6〜8週程度である．

J. 脛骨近位部骨折

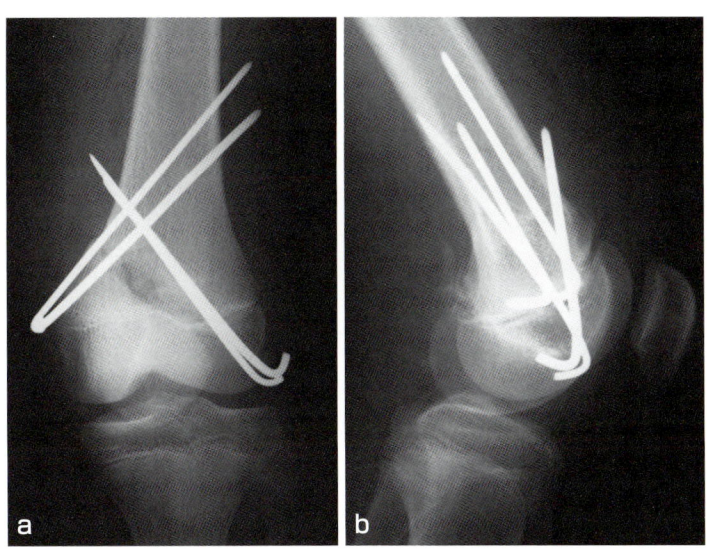

図30 小児の大腿骨遠位部骨端線損傷 type II
Kirschner 鋼線による固定術
a：正面像
b：側面像

転位があれば徒手整復を行う．自家矯正の程度は残存成長期間によって異なるが，矢状面で約10°～15°，前額面で約5°の変形は許容範囲と考える．

> **Pitfall**
> 整復後骨折部が安定していれば外固定を行うが，比較的転位が起こりやすいことを念頭に置いておく必要がある．

骨折部が不安定であれば骨片をスクリューや Kirschner 鋼線で固定するか，骨端部から Kirschner 鋼線で固定する（図30）．術後外固定を併用することも多い．繰り返し整復操作を行うことで成長軟骨板を損傷することがあるため，整復が困難な場合は観血的に整復阻害因子を除去し整復固定する．

> **Point**
> 骨端線に Kirschner 鋼線を刺入することは問題とならないが，Kirschner 鋼線を交差させる部分は骨端線よりも近位部とする．

2）Type III, IV

骨端線と関節面の正確な整復が必要であるため，観血的整復を行うことが多い．直視下あるいは関節鏡視下に関節内を観察し整復を行う．内固定には Kirschner 鋼線やスクリューを使用する．スクリューを使用する場合は骨端線を貫かないよう注意を要する．

2 徒手整復法

1）伸展型
麻酔下仰臥位で，股関節軽度屈曲位，膝関節屈曲位で脛骨近位部を遠位に牽引する．近位骨片は後方から，遠位骨片は前方から圧迫し，膝関節を屈曲させ整復する．

2）屈曲型
麻酔下仰臥位で，股関節伸展位，膝関節伸展位で脛骨近位部を長軸方向に牽引し，近位骨片を前方から圧迫して整復する．

3 予後

角状変形や脚長差が骨端線成長障害で最もよく認められる．大腿骨遠位部骨端線離開では，type I, II の損傷であっても注意を要する．骨端線の早期閉鎖域が全成長軟骨板の30％以内で，あと2年以上成長する可能性がある場合は，架橋切除術を考慮する．早期閉鎖域が広い場合は成長終了後に矯正骨切り術を行う．

2 脛骨近位骨端線損傷

まれな損傷であり，骨端線損傷の1％以下である．Salter-Harris 分類の type I, II が多く，type II の約40％が外反強制によって転位を生じる．転位方向によって図31のように分類される．

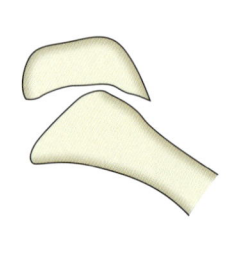

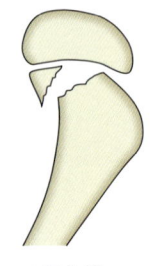

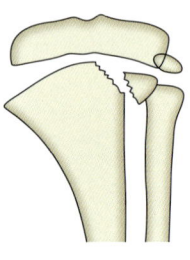

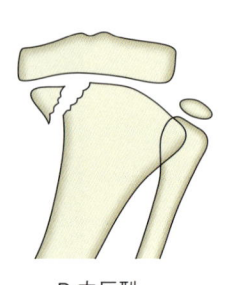

各論4　下肢の外傷

A 伸展型　　B 屈曲型　　C 外反型　　D 内反型

図31　小児の脛骨近位骨端線損傷の転位方向による分類

1 治療法

Salter-Harris分類type I, IIの場合，転位がわずかであればそのまま外固定を行う．内外反変形が5°以上，矢状面での屈曲伸展が10°以上の場合，徒手整復を行い外固定あるいは経皮的に内固定を行う．

> **Pitfall**
> 脛骨近位骨端線損傷の場合，整復後転位が起こりやすいことを考慮する必要がある．

徒手整復が不可能であれば，繰り返し徒手整復を行わず，観血的整復，内固定術を行う．後方に転位した骨片による膝窩動脈損傷の可能性があるため，整復前後に十分に血流を確認する必要がある．

Salter-Harris分類type III, IVの場合，観血的に骨端線と関節面を解剖学的に整復し，内固定を行う．Type IIIではスクリューを骨端に水平に挿入するか，Kirschner鋼線で骨端線を貫通させて固定する．Type IVではスクリューやKirschner鋼線を水平に刺入して固定する．

2 徒手整復法

1) 伸展型

麻酔下仰臥位で股関節45°屈曲位，膝関節50°～60°屈曲位で，脛骨近位部を後方から前方に引き出すようにして整復する．

2) 屈曲型，外転型，内転型

麻酔下仰臥位で股関節伸展位，膝関節伸展位で，脛骨近位部を長軸方向に牽引して整復する．

3 予後

成長障害，血管障害，腓骨神経障害，靱帯損傷に伴う膝不安定症などはSalter-Harris分類type II, IVに合併しやすいが，成長障害はSalter-Harris分類type I, IIでも生じるため注意深い観察が必要である．

3 膝蓋骨裂離骨折

膝蓋骨は膝関節伸展機能に重要な役割を果たしている．若年者では膝蓋骨には骨化していない軟骨部分が多く存在し，この部分に大腿四頭筋や膝蓋腱が付着している．軟骨部分は骨よりも力学的強度が弱いため，膝関節屈曲位での踏み切りやジャンプといった急激な膝関節伸展によって膝蓋骨の下極が関節軟骨面や膝蓋支帯を含めて裂離する．Houghtonらはこの骨折を"sleeve fracture"として報告した[14]．膝蓋骨上極でも同様な裂離骨折が起こる．

裂離部に圧痛を認め，膝自動伸展時に疼痛があり，伸展が不可能な場合もある．単純X線側面像では，sleeve fractureでは膝蓋骨は高位となり，膝蓋骨遠位に小骨片を認める．軟骨のみの裂離骨折の場合は単純X線像では骨片は認められないが，膝蓋骨高位があればこの骨折を考慮しMRIを撮影する必要がある．Sinding-Larsen-Johansen病や分裂膝蓋骨との鑑別が必要である．膝蓋骨上極の裂離骨折では膝蓋骨低位となる．

■治療法

転位がなければ3～4週間のギプス固定を行う．転位がある場合は観血的骨接合術を行う．横切開で骨折部を展開し骨軟骨片を整復後，tension band wiringで固定する．膝蓋支帯も縫合する．術後3週間ギプス固定を行い，その後可動域訓練を開始する．術直後から部分荷重を行う．

陳旧例では膝蓋靱帯再建術が必要となる．

4 脛骨粗面裂離骨折

脛骨近位骨端の骨端核は一次骨化核と二次骨化核からなる（図32）．二次骨化核は8～14歳で出現し，その後2年で一次骨化核と骨性癒合する．そのため一次骨化核と

J. 脛骨近位部骨折

二次骨化核が骨性癒合を生じていない時期に裂離骨折が生じやすい．膝蓋腱の付着部であるため，ジャンプや転落の際の着地などで大腿四頭筋の収縮が膝蓋腱の緊張を増強させ生じる．

診断は単純X線側面像で行う．Watson-Jones はこの骨折を3型に分類し，その後この分類をOgden らが損傷の広がりと転位，粉砕の程度によって改変した（図33）．CTは骨片の損傷の程度を把握するために，MRIは半月や靱帯損傷の検索のために有用である．臨床所見は裂離した部位によって異なる．Type I では裂離部の圧痛を認めるが，関節血症や膝蓋骨高位は伴わない．Type III では関節内血症や膝蓋骨高位を伴う（図34）．

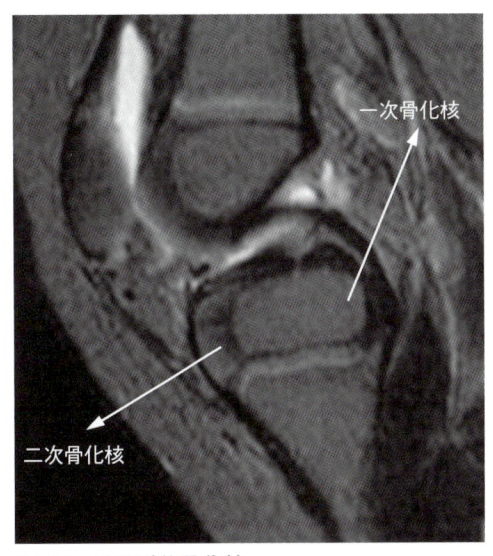

図32 脛骨近位骨化核

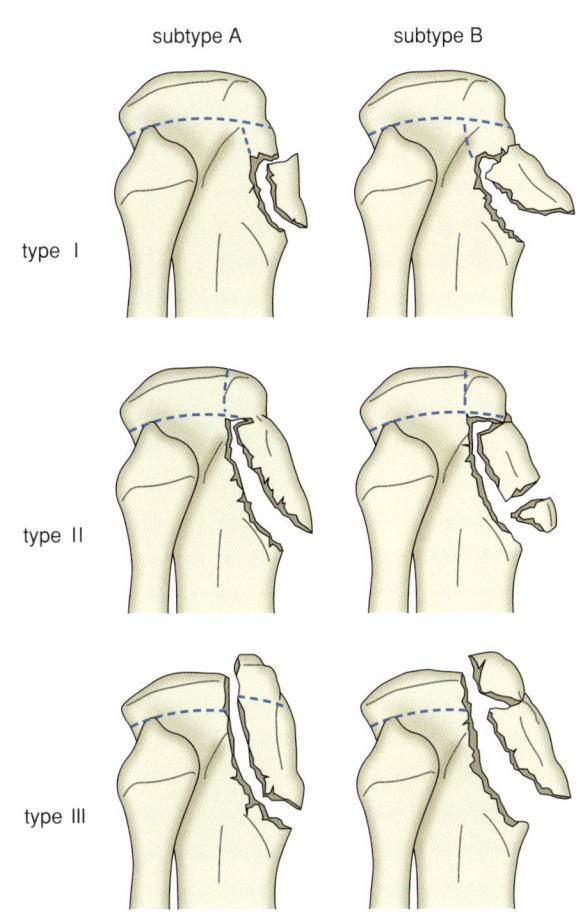

図33 Watson-Jones 分類の Ogden による改変
subtype A：粉砕がないもの
subtype B：粉砕があるもの
type I：二次骨化核の損傷
type II：骨折線が二次骨化核の近位と近位脛骨骨端線を通るもの
type III：骨折線が近位脛骨骨端線を通過し膝関節内に及ぶもの

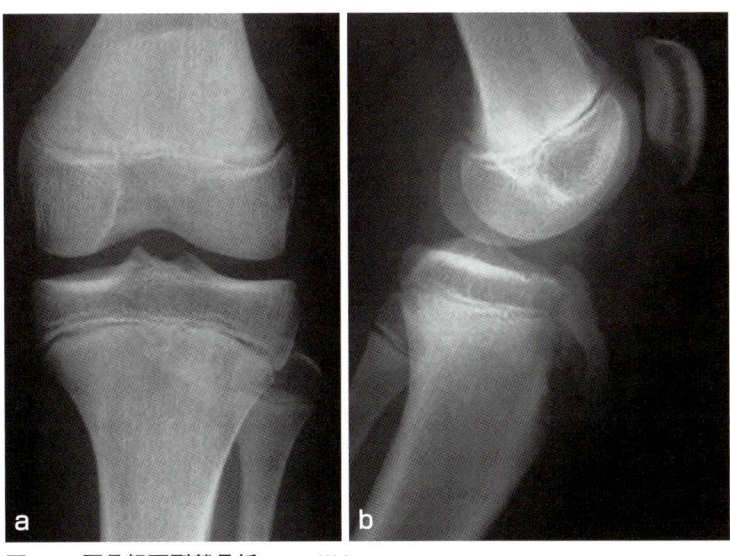

図34 脛骨粗面裂離骨折 type IIIA
a：正面像
b：側面像

各論4　下肢の外傷

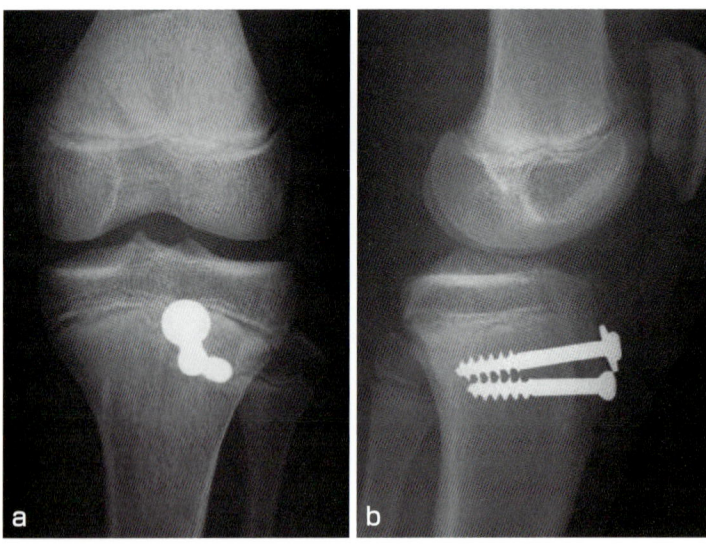

図35　脛骨粗面裂離骨折 type IIIA
cancellous screw による固定
a：正面像
b：側面像

■ 治療法

転位が軽度であれば保存的治療を考慮する．膝関節伸展位で大腿から足尖までギプス固定を約6週間行う．ギプス固定をしていれば部分荷重は可能である．

絶えず筋の緊張の影響を受ける部分であるため，転位があれば手術を行う．縦切開で骨折部を展開し，骨軟骨片を整復後 cancellous screw で固定する（**図35**）．Type IIIでは関節鏡を行い，整復位の確認とともに半月損傷の治療も行う．約4週間の外固定をし，部分荷重訓練を行う．その後可動域訓練を開始する．

❖ 文献

1) Sponseller S : Fracture of the tibial spine. pp1295-1300（Rockwood Jr CA : Fracture in Children），Lippincott-Raven, Philadelphia, 1996.
2) Meyers MH, McKeever FM : Fracture of the intercondylar eminence of the tibia. J Bone Joint Surg 52(8)-A : 1677-1684, 1970.
3) Zaricznyj B : Avulsion fracture of the tibial eminence : treatment by open reduction and pinning. J Bone Joint Surg 59(8)-A : 1111-1114, 1977.
4) Toye LR, Cummings DP, Armendariz G : Adult tibial intercondylar eminence fracture : evaluation with MR imaging. Skeletal Radiol 31(1) : 46-48, 2002.
5) McLenman JG : The role of arthroscopic surgery in the treatment of fractures of the intercondylar eminence of the tibia. J Bone Joint Surg 64(4)-B : 477-480, 1982.
6) Luger EJ, Arbel R, Eichenblat MS, et al : Femoral notchplasty in the treatment of malunited intercondylar eminence fractures of the tibia. Arthroscopy 10(5) : 550-551, 1994.
7) Wiley JJ, Baxter MP : Tibial spine fractures in children. Clin Orthop 255 : 54-60, 1990.
8) Lombardo SJ : Avulsion of a fibrous union of the intercondylar eminence of the tibia. A case report. J Bone Joint Surg 76(10)-A : 1565-1568, 1994.
9) Panni AS, Milano G, Tartarone M, et al : Arthroscopic treatment of malunited and nonunited avulsion fractures of the anterior tibial spine. Arthroscopy 14(3) : 233-240, 1998.
10) Horibe S, Shi K, Mitsuoka T, et al : Nonunited avulsion fractures of the intercondylar eminence of the tibia. Arthroscopy 16(7) : 757-762, 2000.
11) Mylle J, Reynders P, Broos P : Transepiphysial fixation of anterior cruciate avulsion in a child. Report of a complication and review of the literature. Arch Orthop Trauma Surg 112(2) : 101-103, 1993.
12) Park HJ, Urabe K, Naruse K, et al : Arthoroscopic evaluation after surgical repair of intercondylar eminence fractures. Arch Orthop Trauma Surg 127(9) : 753-757, 2007.
13) Nagamine R, Miura H, Bravo CV, et al : Anatomic variations should be considered in total knee arthroplasty. J Orthop Sci 5(3) : 232-237, 2000.
14) Houghton GR, Ackroyd CE : Sleeve fracture of the patella in children : a report of three cases. J Bone Joint Surg 61(2)-B : 165-168, 1979.

〈占部　憲〉

各論4　下肢の外傷

K 下腿骨骨幹部骨折

解剖学的特徴と軟部組織の評価

　下腿は大腿と異なり全周性に筋肉で覆われているわけではなく，脛骨の前内側1/3は皮膚の直下に存在するため，開放骨折になりやすい．また皮下骨折であっても，骨片による圧迫や皮膚の挫傷，骨膜との間における剥離などの損傷を受けやすく，腫脹や骨片による圧迫によって水疱形成，皮膚壊死のリスクが高い．水疱形成は広範な軟部組織損傷のサインであるので，この状態ではいかなる手術的操作も加えるべきではない．この場合，コンパートメント症候群に注意しながら鋼線牽引か創外固定で腫脹の軽減，軟部組織の安定化を待つべきである．過牽引になるとコンパートメント内圧が上昇するので決して過牽引にならないこと，アライメントを正して骨折端による内部からの皮膚の圧迫を避けること，などの注意をしながら皮膚のしわが戻るまで待機する．特に遠位1/3は軟部組織の伸展性が乏しく血行も不良なため，この部の開放骨折は皮膚壊死，感染をきたしやすい．

　下腿では脛骨と腓骨の間に強靭な骨間膜が存在する．比較的これに近接しながら，その前後を前脛骨動脈と腓骨動脈，後脛骨動脈が下降する（**図1, 2**）[1]．転位の著しい骨折では骨間膜が損傷されていることが多く，血管損傷のリスクも高いので，下腿骨骨折では常に動脈の拍動の有無を調べるべきである．また近位部では，前脛骨動

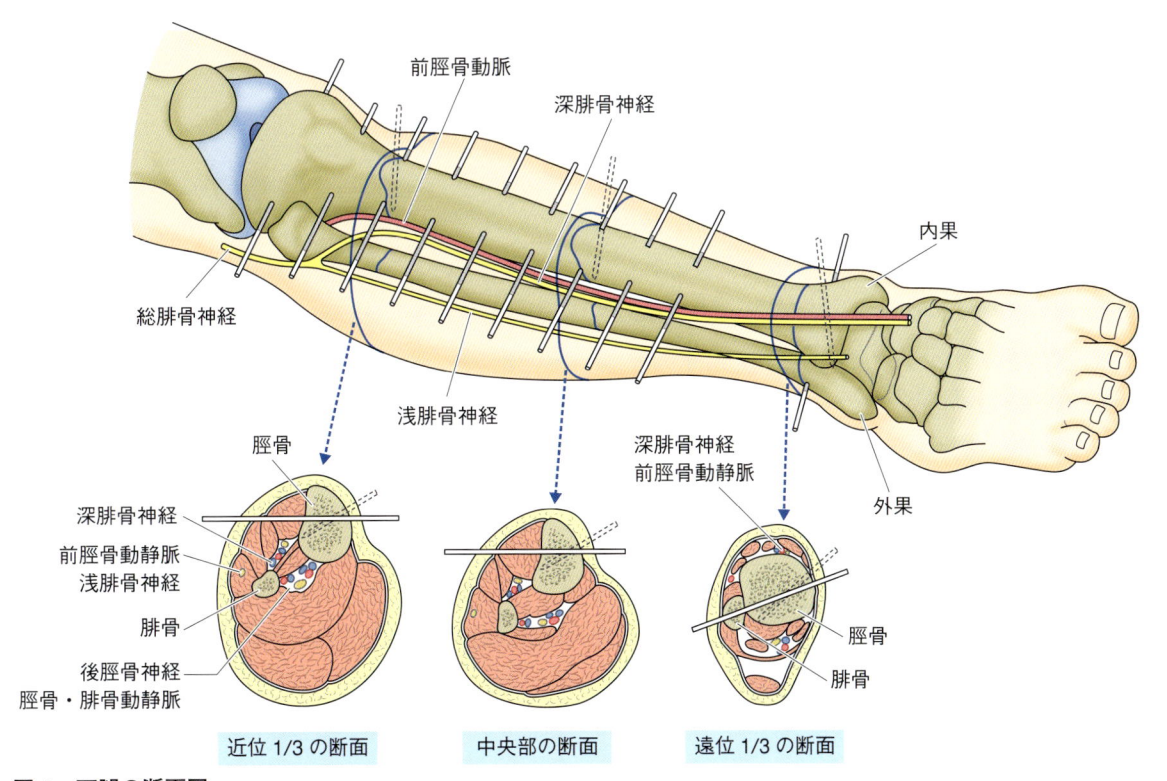

図1　下腿の断面図
〔Heppenfeld S, deBoer P：Surgical Exposures in Orthopaedics. 3rd ed, Lippincott Wiliams & Wilkins, Philadelphia, 2003から〕

各論4　下肢の外傷

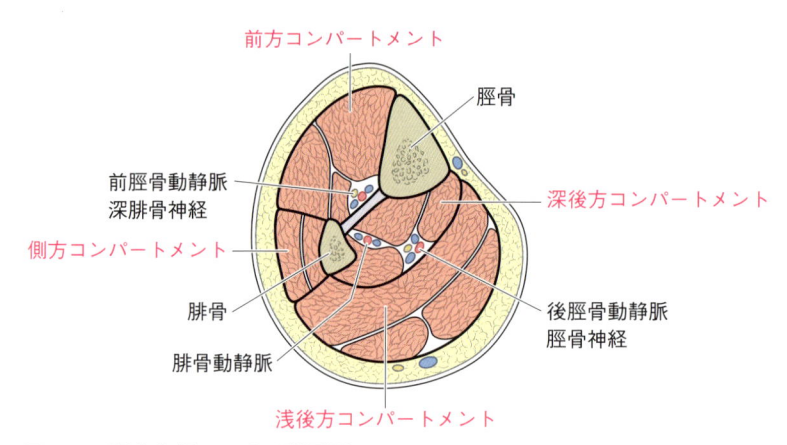

図2　下腿中央部における断面図
4つのコンパートメントを示す．前方と深後方コンパートメントには重要な神経血管が含まれている．

脈と後脛骨動脈の分岐部で損傷が起こると修復がきわめて困難である．

脛骨骨折に多く発生する急性期の合併症にコンパートメント症候群（compartment syndrome）がある．その原因は，骨折による出血，腫脹などであり，主要な血管が存在する前方コンパートメント（anterior compartment）と深後方コンパートメント（deep posterior compartment）に発生しやすい（図2）．腫脹が強い例では特に注意を要する．

受傷原因

下腿は外傷を受ける機会が多く，この部の骨折は日常診療でしばしば遭遇する骨折であり，前述の理由で開放骨折の発生頻度が高い．

介達外力によるものと直達外力によるものがある．介達外力によるものは，スキーや跳躍を伴うスポーツの際に足部が固定された状態で，体重がかかったまま上体にねじれが加わって発生する．比較的低エネルギー外傷で，したがって螺旋骨折になることが多く，開放骨折の頻度も低い．脛骨と腓骨は疲労骨折〔fatigue（stress）fracture〕の好発部位である[2]．脛骨近位1/3に起こる走者骨折（running fracture）と遠位1/3に起こる跳躍骨折（jumping fracture）とが有名である．骨粗鬆症などの代謝性疾患を基盤にして起こる骨折を不顕性骨折（occult fracture）あるいは脆弱性骨折〔fragility（insufficiency）fracture〕と呼んで，正常の骨質の人に起こる疲労骨折と区別する[2]．

直達外力によるものは，ほとんどが交通事故や高所からの転落，重量物による圧挫など高エネルギー外傷によるもので，軟部組織の損傷を伴う開放骨折の頻度が高い．骨折型も横骨折や粉砕骨折の頻度が高い．その結果，しばしば感染を発症して治療に難渋することがある．

診断と分類

皮下組織が乏しく，皮膚上から骨折部を直接触れることができるので，完全骨折の診断は容易である．また，疲労骨折などの不完全骨折であっても骨折局所における圧痛（Malgaigne疼痛），踵を殴打して骨折部に疼痛を誘発する軸圧痛の存在で比較的容易に診断可能である．治療法決定のための診断には，膝関節と足関節を含めた2方向単純X線撮影が不可欠である．

> **Point**
> チェックポイント
> ① 変形，腫脹の程度
> ② 開放創の有無と汚染の程度
> ③ 受傷からの経過時間（特に開放骨折では重要）
> ④ 循環障害の有無
> ⑤ 感覚，運動障害の有無
> ⑥ 隣接関節の損傷の有無
> ⑦ 筋・腱・靱帯損傷の有無
> ⑧ コンパートメント症候群の有無

特に開放骨折になりやすい下腿骨骨折では，受傷後の経過時間は重要なチェックポイントである．また血管損傷，コンパートメント症候群は緊急手術の適応であるので見逃してはならない．

1）画像検査

治療方針を決定するために2方向単純X線検査は不可欠である．直達外力による粉砕骨折では，しばしば膝関節あるいは足関節に骨折線が及ぶので，X線写真は必ず膝と足関節を含めて撮影する必要がある．下腿骨骨幹

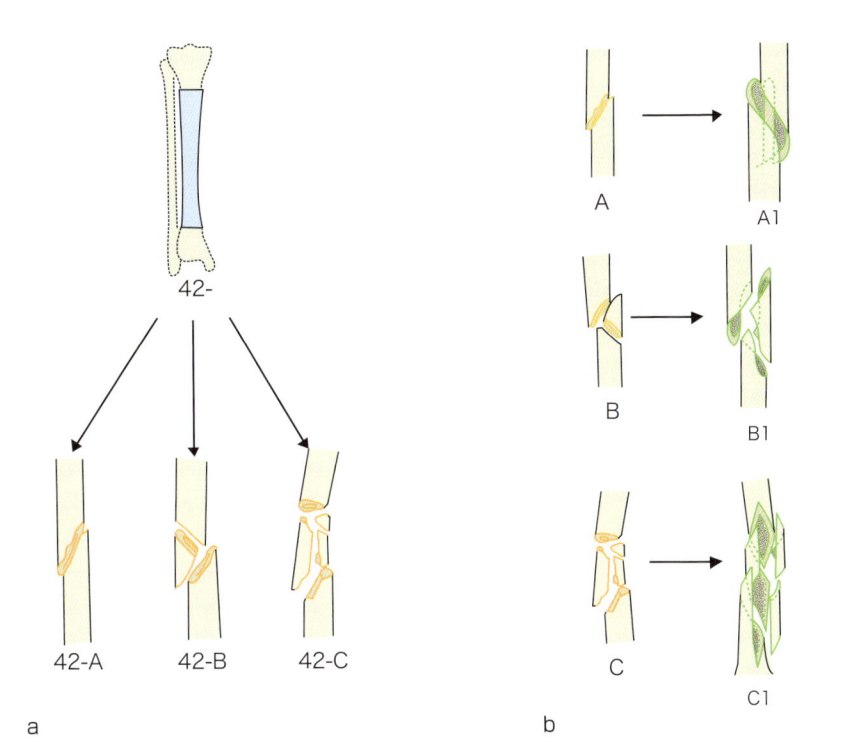

図3 下腿骨骨折のAO/OTA分類
下腿骨骨幹部を示す(4：下腿骨，2：骨幹部)．A：単純骨折，B：楔状骨折，C：複雑骨折．
骨折型A，B，Cを各々1～3群に分類する．
A1：単純・螺旋骨折，A2：単純・斜骨折(≧30°)，A3：単純・横骨折(＜30°)
B1：楔状・螺旋骨折，B2：楔状・屈曲骨折，B3：楔状・多骨片骨折
C1：複雑・螺旋骨折，C2：複雑・分節骨折，C3：複雑・不規則骨折
〔Müller ME, et al：The Comprehensive Classification of Fractures of Long Bone. Springer-Verlag, Berlin, 1990 から〕

部骨折の診断と治療法決定のためには，通常，単純X線検査で十分であるが，膝や足関節に及ぶ骨折では関節部のCTを必要とすることがある．

血管損傷が疑われる場合には血管造影を行う．

2）血液検査

軟部組織の腫脹が強く，コンパートメント症候群が疑われる場合には，特有の灼熱感を伴う激しい疼痛とストレッチサイン(stretch sign)，足指の毛細血管のrefilling，足背動脈の拍動などをチェックするとともに，血液検査でGOT，GPT，CPK，LDHなどの時間的な推移をみるべきである．

3）下腿骨骨幹部骨折の分類

大腿骨骨幹部骨折の項でも述べたが，最近はAO/OTA分類が共通言語として世界中の整形外科医，外傷外科医の間で広く用いられている(図3)[3]．この分類では整復後の2つの主骨片の接触状態によってA，B，Cの3型に分類する．すなわち接触が90％以上のものをA(単純骨折)，部分的な接触しかないものをB(楔状骨折)，主骨片がまったく接触しないものをC(複雑骨折)に分類し，さらにこれらの3つの型の骨折を1～3群に分類する．AからCに向かって受傷時のエネルギーが大きくなり，骨折の重症度も増し，同じ骨折型では1から3に向かって重症度が上がる．

> **Pitfall**
> AO/OTA分類における複雑骨折(complex fracture)は，従来の粉砕骨折(comminuted fracture)を意味する用語であり，開放(複雑)骨折〔open(compound) fracture〕とは異なるので注意を要する．

■ 合併症

1）血管・神経損傷

下腿骨骨折における血管・神経損傷の頻度は，大腿骨骨折に比べて高い．足部の冷感，足指の毛細血管のrefillingや足背動脈，後脛骨動脈の拍動を触診で確認するが，触知が困難な場合にはドプラ血流計を用いて確認するべきである．

この部位では神経と血管が併走しており，血管損傷がある患者では神経損傷を合併していることが多いので，足部の感覚，自動運動をみることによって神経損傷を見

各論 4　下肢の外傷

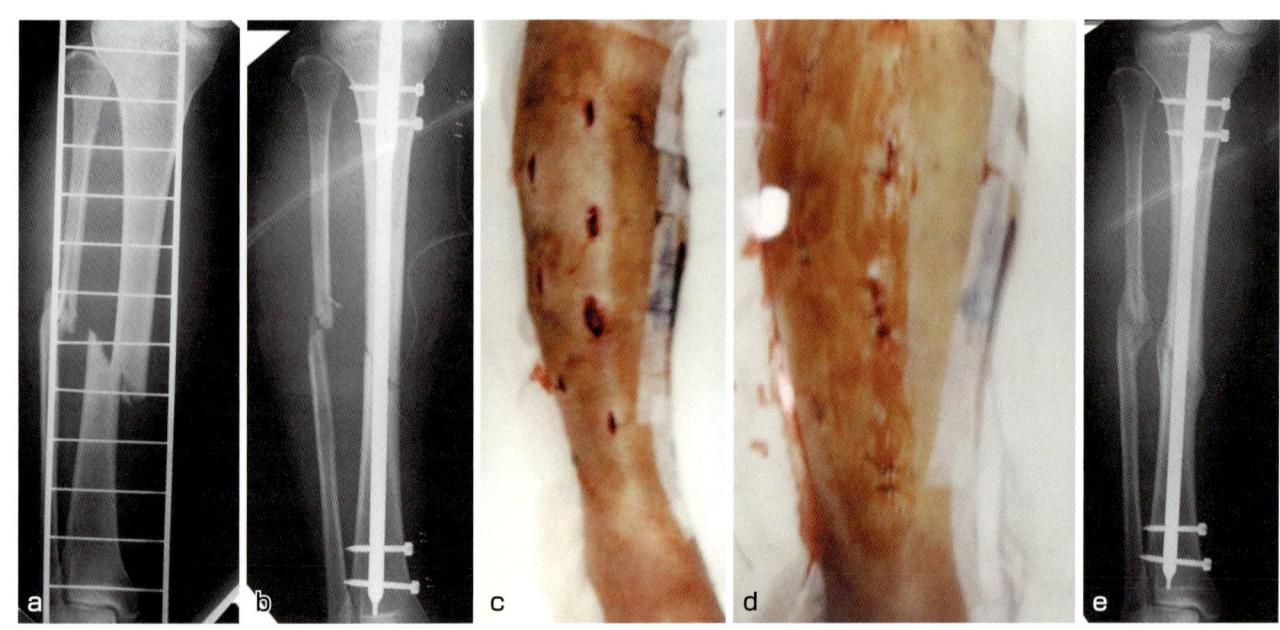

図4　66歳，男性．バイクで走行中転倒して受傷し，直後に当院救命救急センターに搬送された．Gustilo type II の開放骨折．骨折型は AO 42-A-2．
a：受診時X線写真
b：デブリドマン後，unreamed nail による即時髄内釘固定が行われた．
c：当日夜間に腫脹が増大するとともに疼痛が増強し，strech sign が陽性になったため，筋膜切開を施行した．術前の GOT：81，GPT：118，CK：696 と軽度上昇しているのみであった．
d：筋膜切開後，急速に腫脹が消退したため，1週間後に切開創を閉鎖した．
e：6か月後，骨癒合が進行している．足関節の機能は正常である．

逃さないように注意する．特に開放骨折では血管・神経損傷を伴うことが多い．重度の開放骨折では，救急の現場で患肢を温存可能か，即時切断かの判断を問われることがしばしばある．この点に関しては総論-第3章に詳しく記載されているので，ここでは省略する．

2）隣接関節の損傷

膝関節，足関節に骨折が及ぶことがあるので，X線撮影は必ずこれらの関節を含めて行うべきである．関節内に骨折が及んでいる例では，さらに関節を中心にX線撮影を行い，関節部骨折のタイプを検討するべきである．また，骨折がなくても膝関節の靱帯損傷を伴うことがあるので，骨折部を固定した後に関節の安定性を確認する必要がある．

3）軟部組織損傷

被覆する軟部組織の少ない下腿前面の皮膚が損傷されると開放骨折になる．開放骨折については総論-第3章を参照されたい．

4）コンパートメント症候群

下腿は前方，側方，深後方，浅後方の4つのコンパートメントに分けられ，前方と深後方コンパートメントの障害が多い（図2）．受傷後急速に腫脹が増大する場合には，コンパートメント症候群の発生に注意して観察を怠ってはならない．特に12〜48時間以内に発生するので注意を要する．皮膚の光沢を伴う腫脹，水疱形成がみられる場合には，疼痛（pain），蒼白（pallor），異常感覚（paresthesia），麻痺（paralysis），脈拍触知不能（pulselessness）などの5P徴候を確認する．疼痛は骨折に伴う疼痛をはるかにしのぐ灼熱感を伴う激痛で，通常鎮痛薬が無効なほどである．また，足指を他動的に動かすと当該コンパートメントに激痛を訴える（stretch sign）場合には診断は確実である．脈を触れない状態はコンパートメント症候群の終末期の症状なので，脈拍が触れている間に緊急に筋膜切開によって減圧しないと筋肉の壊死，神経の非可逆性の障害によって機能を喪失する[4]．

通常，症状と局所所見から診断は容易であるが，意識障害を有する患者では補助診断としてコンパートメント内圧の測定によって筋膜切開の適応を判断するが，内圧による適応決定にはまだ議論があるところであり，あくまで補助診断の一方法であると考えるべきである[5,6]．内圧が30 mmHg を超える場合にはコンパートメント症候群発症のリスクが高いので，継続的に内圧を測定し

て，上昇傾向があれば筋膜切開を行う．あるいは拡張期血圧との差が 20 mmHg 以下のときには積極的に減圧する適応である．臨床検査では GOT，GPT，CK，LDH などが上昇し，ミオグロビン尿をみることがある．

適切な時期に筋膜切開が行われた場合には，コンパートメント内の筋肉が膨隆するが，血流が再開することによって 2，3 日で急速に元のボリュームになる．1 週間以内に切開創を閉鎖することが可能で機能障害を残すこともない（図 4）．腫脹の軽減が遅れると切開創周囲の軟部組織が退縮して縫合閉鎖できなくなるが，このときには遊離皮膚移植を行って閉鎖する．

治療

治療の考え方

下腿骨幹部骨折に対する治療の基本的な考え方は，粉砕骨折であっても解剖学的な整復にこだわることなく，機能を念頭に置いて上下の関節のアライメントを整えることである．そのために，①骨長，②軸アライメント，③回旋の 3 つを矯正することに全力を集中する．自由度の大きな股関節を有する大腿骨と異なり，膝関節と足関節は多少の回旋や内外反を伴うものの，その基本的な運動は屈伸のみと考えてよい．したがって，角状変形や回旋変形の残存は関節機能に大きく影響するので注意を要する．

成人の下腿骨骨折の治療は保存的治療が原則とされてきたが，Böhler の二関節固定の原則に基づく外固定（external immobilization）は，変形癒合，遷延癒合，偽関節など骨折部に起こる問題もあるが，骨に起因する問題以外に，長期間の外固定によって得られた骨癒合後に，関節拘縮，骨・筋萎縮，循環障害による反射性交感神経性ジストロフィー（図 5）などの合併症が高率に発生するため，Salmiento による機能的ギプスあるいは装具療法が導入された．しかし，1980 年代から横止め髄内釘法（interlocking nailing；ILN）が普及するに伴って髄内釘固定の適応が拡大され，早期運動，早期社会復帰を目指して髄内固定法を第一選択にする施設が増加している．

> **Point**
> 長管骨骨幹部骨折における整復とは，骨長，アライメント，回旋を矯正して上下の関節の機能を回復する機能的整復であり，関節内骨折における解剖学的整復とは異なることを銘記するべきである．

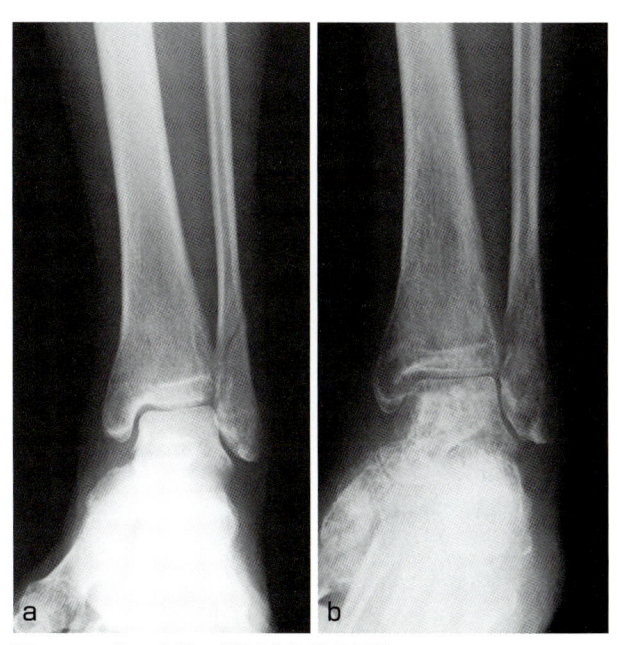

図 5 54 歳，女性．腓骨遠位端骨折後の RSD
軽度の転位であったため，他院でギプス包帯による保存的治療で骨癒合が得られたが，著明な骨萎縮と軟部組織の腫脹，荷重時の疼痛が持続するために来院した．
a：受傷直後
b：6 か月後

1 保存的治療

長下肢ギプス包帯あるいは副子による外固定，鋼線牽引による牽引療法などがあるが，前述の理由から成人の下腿骨骨幹部骨折で最終的な治療となることは少なくなり，手術までの待機期間に用いられるようになっている．

保存的治療の欠点を克服するべく Salmiento らによって開発された functional cast/brace による機能的治療法は，隣接関節をある程度動かしながら荷重する方法で，長下肢ギプスによる関節拘縮，筋萎縮などを予防することが可能な優れた方法である[7]．下腿骨骨幹部骨折の治療によい適応であり広く用いられてきたが，変形癒合や遷延癒合が発生することがあり，治療期間中，細心の注意が要求される．

Salmiento によると，すべての脛骨骨幹部骨折が適応であるが，一般的には転位のない骨折あるいは徒手整復によって整復可能で安定性が確保される骨折，腓骨骨折を伴わない螺旋骨折などが適応と考えられている．

2 手術的治療

骨折部を内固定する方法にはプレート固定，髄内釘固定，創外固定などが用いられるが，上下の主骨片に横止めねじが挿入可能な例はすべて横止め髄内釘法が第一選

各論4　下肢の外傷

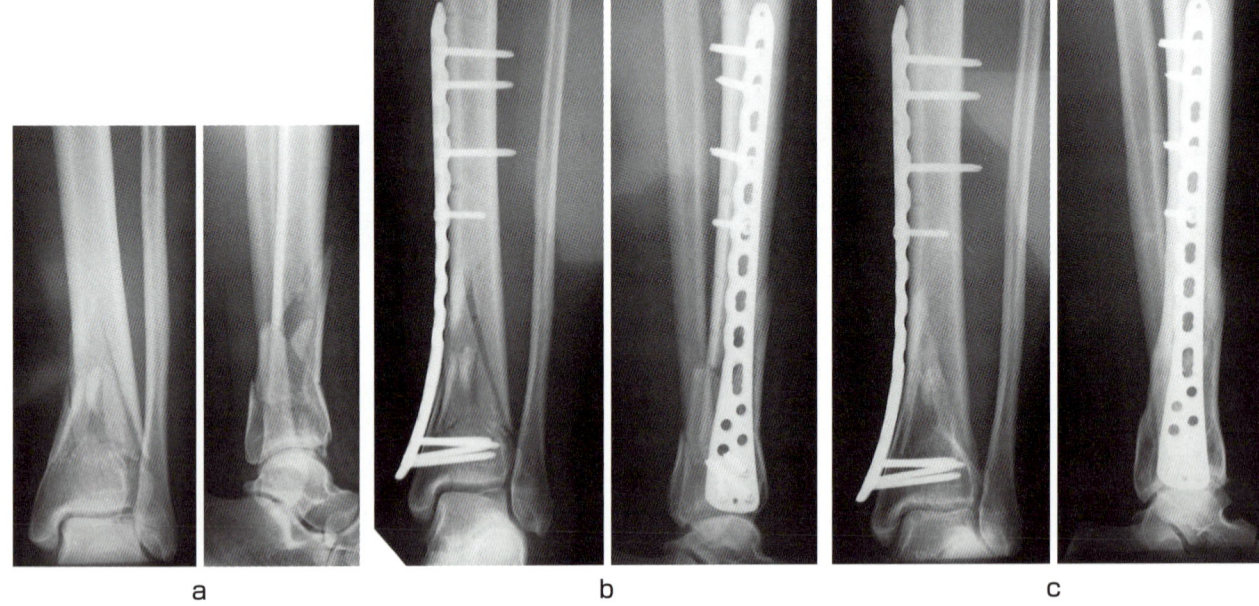

図6　47歳，女性．ロッククライミング中に転落して受傷した．MIPOで固定した脛骨遠位部粉砕骨折．骨折型はAO 43-A-3.
a：受診時X線像
b：術直後
c：術後6か月

択となる．

1) プレート固定法

　プレート固定法はMüllerらによるAO compression plateの導入によって確立された方法で，わが国でも広く用いられてきた[8]．しかし粉砕骨片を含めて解剖学的に整復し，ラグスクリューやtension deviceを用いて骨片間圧迫を加え，強靱なプレートで圧迫固定するために起こる外仮骨を形成しない骨癒合形態，すなわち直接骨癒合（direct fracture healing）が問題となったことは総論と大腿骨骨幹部骨折の項で述べたとおりである．

　私たちは現在，下腿骨骨幹部骨折新鮮例をプレートで固定することはほとんどない．プレート骨接合術の適応は骨端部，骨幹端部に及ぶ骨折で髄内釘では固定できない症例に対してLCPやbuttress plateを用いる場合のみである．骨幹端部の粉砕骨折は骨折部を展開せず，indirect reductionの後に小切開からプレートを滑り込ませて固定する最小侵襲プレート骨接合術（MIPO）のよい適応である（図6）．

2) 髄内釘固定法

　本来，骨幹部の横骨折，短い斜骨折はKüntscher原法でもよいが，回旋固定性に不安が残るため，私たちはすべての骨折型に対してstatic interlockingを行うことを原則としており，骨折部の疼痛，創の疼痛が軽減したら自由に荷重歩行を許可している．また骨折部の安定性確保の観点から，原則としてリーミングを行う．このように早期荷重歩行を行わせるためには力学的強度の高い十分に太いネイルを用いる必要があり，unreamed nailingは，多発外傷患者に対する早期の髄内固定，開放骨折に対する即時あるいはsecond look時の内固定のみを適応としている（図7,8）．

3　髄内釘固定の実際

1) 術前準備

　大腿骨骨折の項で述べたとおりである．整復位を保持しながら術前準備を行うために，踵骨に鋼線を挿入して直達牽引を行うか，ギプス副子で外固定する．下腿骨は皮膚の直下に存在するため，牽引方向を誤ると骨折端で皮膚を圧迫するので注意を要する．多発外傷患者，特に生命の危機に瀕している重症外傷患者では，骨折部は創外固定として生命維持臓器の治療を優先する．生命の危機を脱したら骨折に対するdefinitiveな治療を行う．このような管理のしかたをダメージコントロール手術（damage control surgery；DCS）と呼ぶ．

K. 下腿骨骨幹部骨折

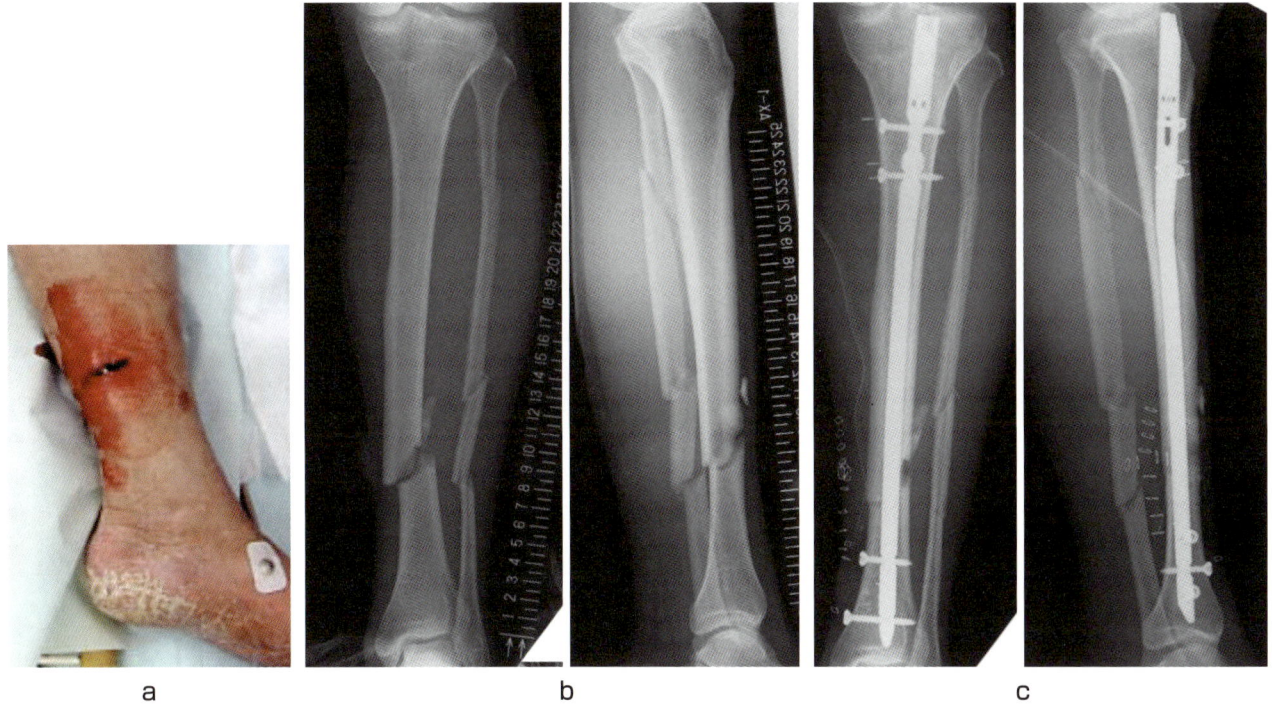

　　　a　　　　　　　　　　　　　　　　b　　　　　　　　　　　　　　　　c

図7 71歳，男性．バイクで走行中，交差点で乗用車と衝突して受傷した下腿開放骨折（Gustilo type II）と同側転子下皮下骨折
脛骨はAO 42-B-2，腓骨はC-2である(a, b)．デブリドマン後，unreamed nailで固定した(c)．遠位の骨髄腔拡大部であったため，遠位横止めスクリューはクロスに3本挿入した．

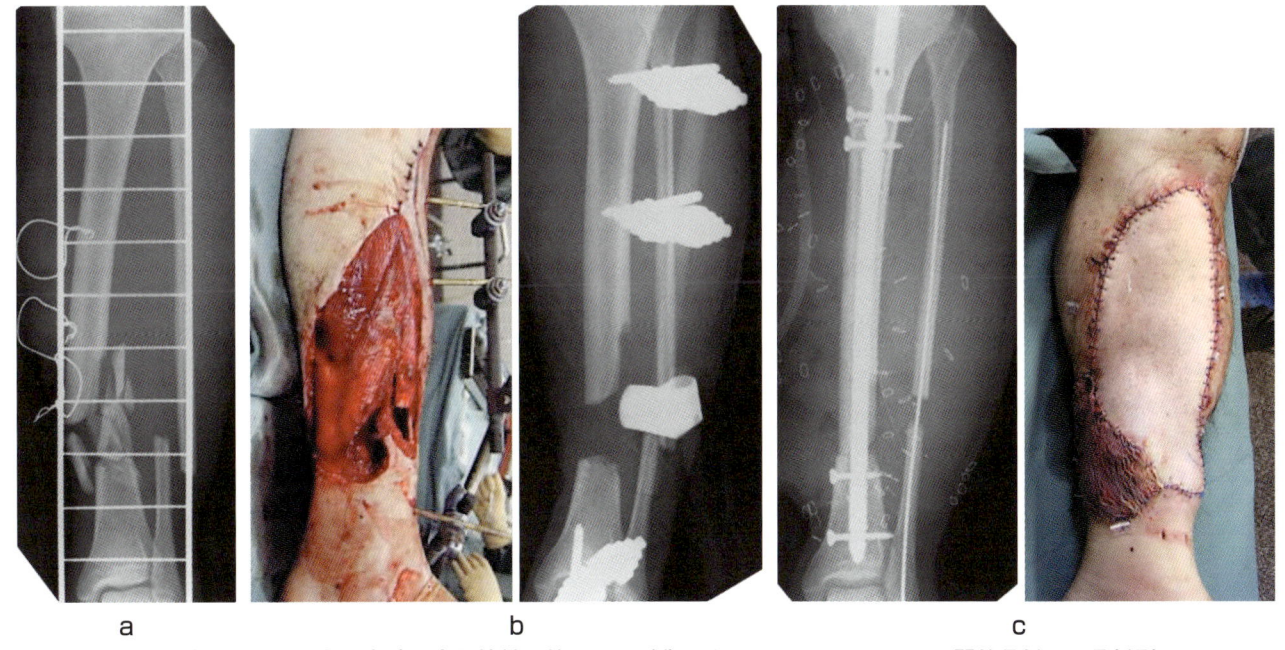

　　　a　　　　　　　　　　　　　　　　b　　　　　　　　　　　　　　　　c

図8 22歳，男性．バイクで走行中乗用車と接触し挟まれて受傷した．Gustilo type IIIBの開放骨折で，骨折型はAO type 32-C-3．
a：受診時X線写真
b：遊離骨片を含めて汚染された組織を切除し，デブリドマン後創外固定を行い開放処置とした．
c：3日後second look時に骨欠損部は短縮して上下の骨片を密着させて髄内釘で内固定し，ヒラメ筋，腓腹筋弁と分層植皮で被覆し感染は発症していない．遠位の横止めスクリューはクロスに3本挿入した．

各論4　下肢の外傷

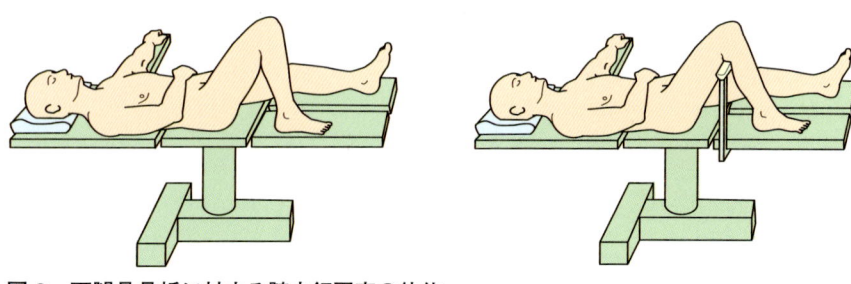

図9　下腿骨骨折に対する髄内釘固定の体位
〔Müller ME, et al : Manual of Interrnal Fixation Recommended by AO Group. 2nd ed, Springer-Verlag, Berlin, 1979 から〕

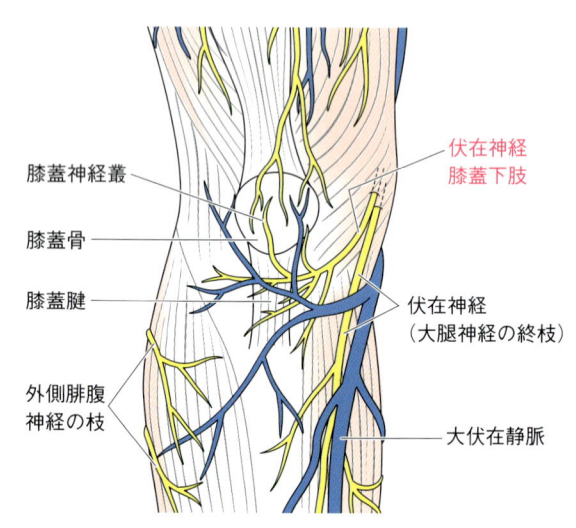

図10　膝関節前面の神経分布
〔Netter FH : Netter Collection of Medical Illustrations. Vol.8, Muskuloskeletal System. MediMedia USA, 1990. 杉岡洋一監修：ネッター医学図譜．筋骨格系，丸善，東京，2005 から〕

> **Pitfall**
> 術前処置として鋼線牽引を行う場合には，骨折端による皮膚の圧迫に注意する．

2）手術台と患者の体位

　通常，鋼線牽引である程度の整復位が得られているので，牽引手術台の必要はない．X線透視可能な手術台に仰臥位とし，大腿遠位部の下に支持器を置くか，膝関節を90°以上に屈曲した状態で手術を行う（図9）[9]．C-armによるX線透視が使用可能であることを手洗前に確認しておく．リーミングの際，発熱による皮質骨の壊死を避けるために駆血帯は絶対に使用してはならない．

> **Pitfall**
> Reamed nailing では発熱による骨壊死の危険があるので，駆血帯の使用は禁忌である．

3）皮膚切開と挿入点(entry point)の作成

　膝蓋骨と脛骨結節の中央より少し近位に3〜5cmの横切開を加え，膝蓋腱の腱膜を同線上で横切開する．横切開を用いる理由は，大伏在神経膝蓋下枝の損傷を避けるためと（図10）[10]，瘢痕が目立たないからである．続いて膝蓋腱の内側1/3部を縦に切開して脛骨近位部を展開する．これは，脛骨骨髄腔の延長線上に一致するポイントが膝蓋腱の内側1/3部であるからである．このポイントは人工膝関節置換術時の脛骨トレーを設置する際の脛骨機能軸の目安にもなるところである．ここはきわめて注意を要するところであり，脛骨近位部骨折に対して膝蓋腱の中央あるいは内側から髄内釘を挿入すると膝関節が外反位や内反位になりやすい．

　内側1/3で縦切開した膝蓋腱を左右に分けると，ちょうど脛骨の骨軸に一致する骨面が現れるので，脛骨結節と脛骨関節面の中央より少し近位部の皮質骨をオールで開窓する（図11）．オールは先端を前方に向けて骨髄内に深く挿入する．骨折部が近位に存在する場合，近位骨片が屈曲し，後方の皮質骨にオールの先端が刺さることがあるので，助手が近位骨片を強く後方に押し込んで保持しておくことが大切である．ガイドワイヤが容易に骨折部まで進められることを確認する．

> **Pitfall**
> 膝蓋腱の内側1/3が脛骨骨軸と一致する．
> 近位骨幹部骨折では，前方凸変形をきたしやすい．

4）ガイドワイヤの挿入

　脛骨骨折では薄い皮膚を通して骨折部を触れることが可能であるので，整復は比較的容易である．助手が整復位を保持し，術者は先端にオリーブの付いたガイドワイヤを遠位骨髄腔に誘導する．軟部組織の厚い大腿骨に比べると整復は容易である．ガイドワイヤが遠位骨髄内に入るとざらざらした感触を手に感じることができる．滑

K. 下腿骨骨幹部骨折

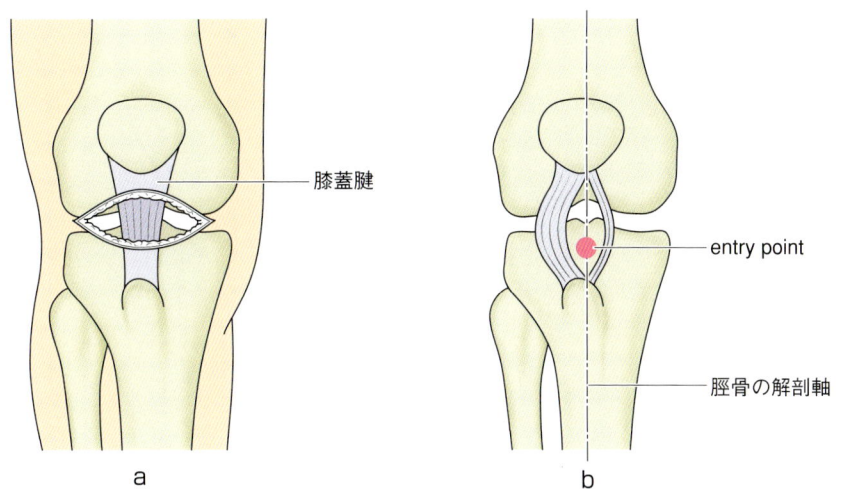

図11 脛骨骨折に対する髄内釘挿入時の entry point の作成
皮膚切開は横切開がよい．脛骨の解剖軸（骨軸）は脛骨結節の内側 1/3 を通る．
髄内釘を回旋させずに骨髄腔に挿入するためには，膝蓋腱の内側 1/3 を縦切開する．

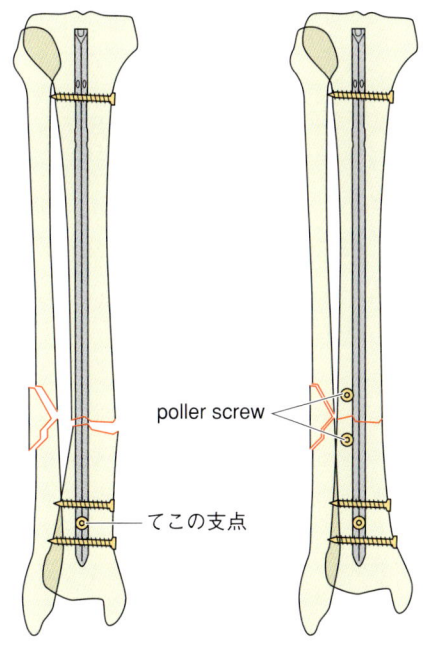

図12 Poller screw による整復位の保持
〔Rüedi TP, et al, eds : AO Principles of Fracture Management. George Thieme Verlag, Stuttgart, 2000 から〕

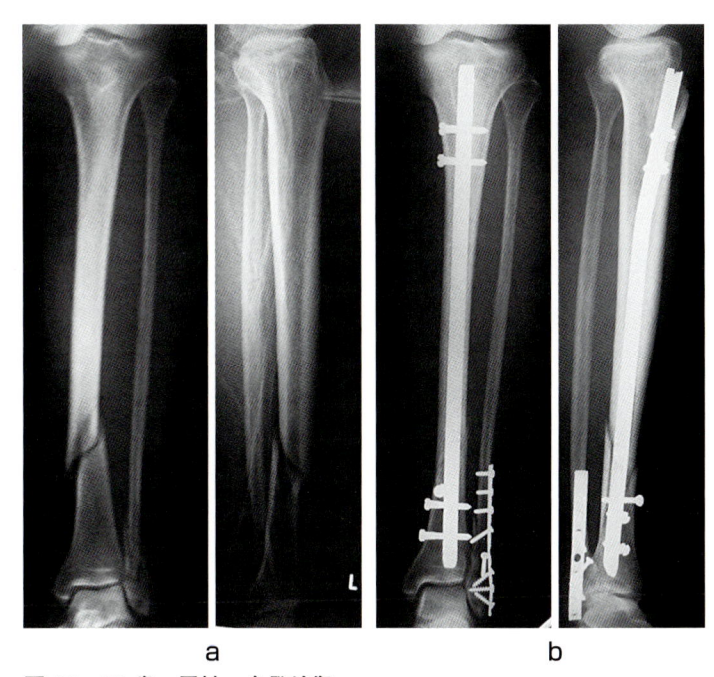

図13 62歳，男性．多発外傷
外反傾向にある遠位骨片の内側に poller screw を挿入し，ガイドワイヤを誘導してリーミングの後に cylinder nail で固定した．

るように進む場合には骨髄腔に入っていないので透視で確認する必要がある．ガイドワイヤの先端は2方向で脛骨遠位 epiphyseal scar の中央に打ち込んで固定する．遠位部の骨髄腔拡大部の骨折では角状変形を起こすおそれがあるので，poller screw（blocking screw）を挿入してガイドワイヤを誘導するとよい（図12, 13）[9]．Poller screw は骨折部の転位方向を十分に理解し，それをブロックする位置に挿入する必要がある[11]．

Unreamed nailing では，この段階でネイルそのものを挿入することになる．十分な長さと挿入可能な径の unreamed nail を選択して打ち込むが，決して無理をしてはならない．もしも髄内釘が皮質骨に咬み込んで抵抗が大きくなったら，無理に打ち込まず，小さな径のネイルに替えるべきである．Unreamed nailing ではリーミングをした場合よりも術中骨折が多いので，注意を要する．

各論4　下肢の外傷

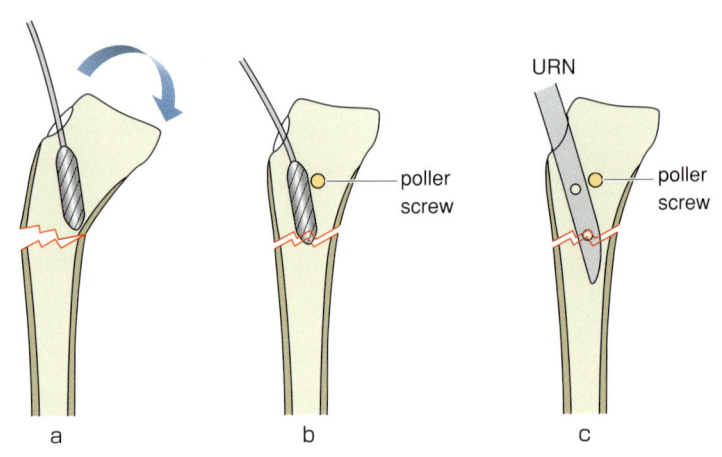

図14　前額面における poller screw の利用
脛骨近位骨幹部骨折では骨折部で屈曲変形をきたしやすいので(a)，ガイドワイヤやリーマ，unreamed nail の誘導のために前額面で poller screw を挿入すると良好なアライメントが得やすい(b)．Unreamed nailing の際には特に屈曲転位の強制が必要で，poller screw が有効である(c)．

> **Pitfall**
> Unreamed nailing では reamed nailing より術中骨折の頻度が高い．

5) リーミング

大腿骨骨折と同様に軟部組織を巻き込まないように注意する．膝関節屈曲位でリーミングするので，横切開の皮膚の近位部をリーマで損傷しないように保護する．また膝関節過屈曲位で緊張する膝蓋腱を損傷してはならない．近位骨幹部骨折では近位骨片が屈曲するので，リーマで entry point の遠位皮質を掘削したり，骨折部近位の後方皮質骨を掘削すると髄内釘を挿入した際に骨折部の屈曲変形が残ったままとなるので，骨折部の前方凸変形を矯正して，正しいアライメントを保った状態でリーミングしなくてはならない(図14a)．脛骨近位骨幹部の骨髄腔は広いので特に注意を要する．ガイドワイヤやリーマが偏心性にならないように，必要に応じて前額面に poller screw を挿入してアライメントを矯正する(図14b)．リーマが骨折部を通過する際には，骨折部を破砕するおそれがあるので無理に回転させてはならない．整復位の保持が困難な場合には，単純骨折では先端の尖った整復鉗子(point forceps)で経皮的に骨折部を整復して把持するとよい．

リーミングは，鋭利な刃のリーマを用いて，必ず0.5mm ごとに段階的にサイズを上げて，無理な圧をかけずにやさしく行うべきである．また使用する髄内釘の径より1mm大きな径までリーミングする．

6) 髄内釘の挿入

まず，オリーブ付きガイドワイヤを先端のスムーズなガイドワイヤに入れ替えて，同様に遠位の epiphyseal scar の中央に打ち込んで固定する．術前計画と術中の透視で選択された長さと太さの髄内釘を target device の付いた打ち込み器に連結し，ガイドワイヤに沿わせて打ち込んでいく．骨折部を通過するときは，助手に整復位を保持させてゆっくりと打ち込んで遠位骨髄腔に入ったら回旋変形を起こさないように整復位を確認して，遠位 epiphyseal scar を目安にできるだけ深く打ち込んでいく．Unreamed nailing の際には，前項のガイドワイヤの挿入で述べたように，骨折部における屈曲転位を矯正しないで挿入すると，後方皮質骨を破砕する頻度が高くなるので注意を要する．助手による徒手整復が困難な場合には poller screw が有効である(図14c)．また屈曲変形を残したまま近位骨片を横止めすると，膝関節の伸展制限と疼痛の原因になることがある．骨髄腔拡大部の骨折では，良好なアライメントで固定された場合でも，術後に再転位を起こすことがあるので，再転位が危惧される場合には，必要に応じてあらかじめ poller screw を挿入するべきである．

7) 横止めスクリューの挿入

近位横止め用の target device を用いて近位骨片の横止めを行い target device を取り外す．膝関節を伸展し遠位横止めスクリューはX線透視下に用手的に挿入する．この際，手術台上に置いた枕か台に下腿を乗せてC-arm を水平にセットすると，反対側の下腿が透視の

K. 下腿骨骨幹部骨折

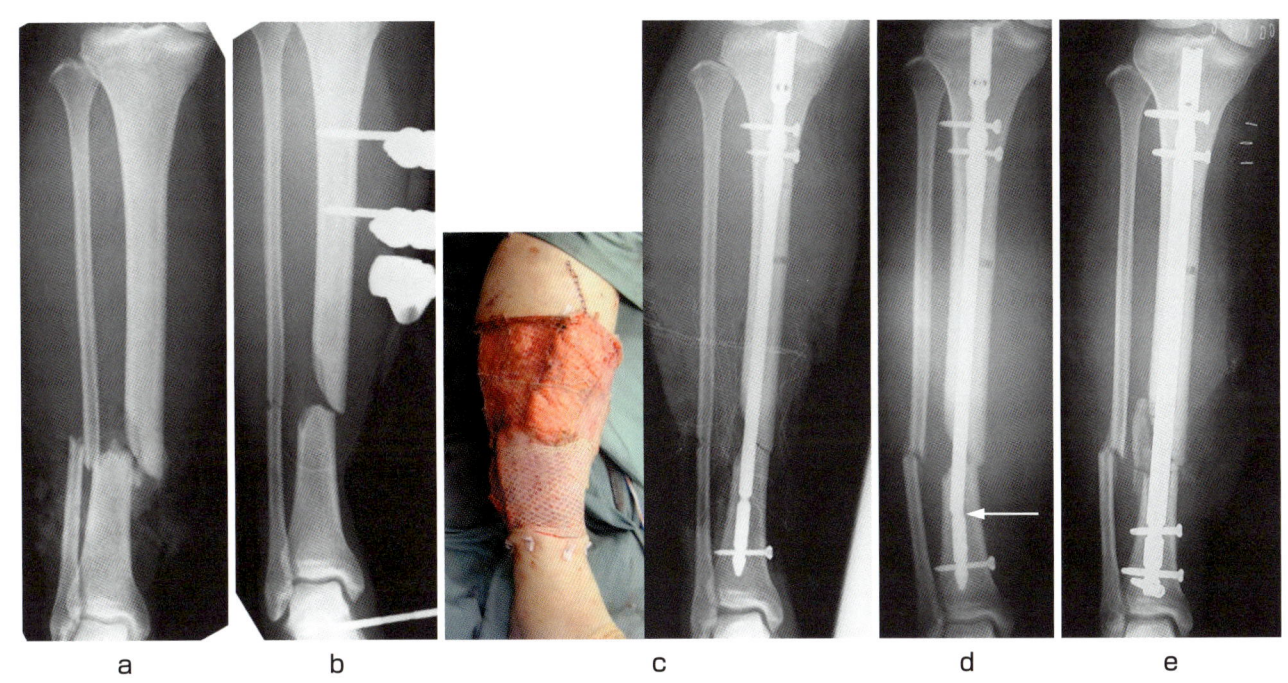

図15 32歳，女性．バイク走行中に転倒して受傷したGustilo type IIIB 開放骨折．血管・神経損傷および他臓器の損傷はない．
a：受診時
b：搬送直後にデブリドマン後創外固定を行い，創は開放処置とした．
c：2日後にunreamed nailによる固定とヒラメ筋・腓腹筋弁とmesh skin graftで創を閉鎖した．
d：骨癒合傾向がみられないため骨移植術を予定していたが，4か月後，遠位横止め孔でネイルが折損した（矢印）．
e：リーミングして太いネイルに入れ替えると同時に，自家骨移植を行った．

妨げにならない．ここで再度回旋をチェックして助手に患肢をしっかり保持させて，横止め孔が正円にみえるようにC-armを操作して固定する．決して患肢を回転させて横止め孔を探してはならない．骨表面にポンチ孔を作成してX線軸の方向にドリリングし，適切な長さの横止めスクリューを挿入する．

Unreamed nailingでは骨とネイルの間に間隙があり，がたつきがあると考えるべきであり，横止めは必須である．最近は多方向に横止め可能な孔を有する髄内釘が増えているので，角状変形をきたしやすい遠位骨髄腔拡大部の骨折に対しては1方向の横止めではなく，多方向に挿入するほうがより良好な安定性が確保できる．開放骨折の早期の固定にはunreamed nailが用いられることが多いが，前にも述べたように開放骨折では癒合が遷延することが多い．

十分な太さのネイルを用いることが困難なunreamed nailではネイルが折損するリスクが高いので，3～4か月以上経過しても架橋仮骨の形成がみられない場合には，reamed nailへの変換を考慮するべきである（図15）．細いunreamed nailで内固定された遷延癒合骨折に対して，架橋仮骨が形成されていない段階でのダイナマイゼーション（dynamization）は，回旋不安定性の原因になり偽関節を形成したり，インプラントの破損の原因になるので禁忌である．癒合が遷延した骨折に対するダイナマイゼーションの有効性について議論があるが，本来，ダイナマイゼーションは形成された架橋仮骨の成熟を促すためになされるものであり，骨折端が萎縮傾向にある場合には無効であることを銘記するべきである．仮骨の架橋が認められる場合でも，回旋不安定性をきたさないようにdynamic holeの横止めスクリューは残しておくべきである．

Pitfall
① 大伏在神経の損傷を避けるために，皮膚切開は横切開がよい．
② 脛骨解剖軸は脛骨結節（膝蓋腱）の内側1/3を通る．
③ 近位骨幹部骨折では近位骨片が屈曲転位しやすいので，助手は骨折部のアライメントを正しく保持する．必要に応じてpoller screwを利用する．
④ Unreamed nailingではねじ横止めは必須である．
⑤ 架橋仮骨が形成されていない骨折部にダイナマイゼーションは禁忌である．

8）後療法

術後の外固定は不要である．横止め髄内釘で固定すると術後早期に骨折部の疼痛は消失し，ネイル挿入部の膝

各論 4　下肢の外傷

前面の創部の疼痛のみとなるので，早期の荷重歩行が可能となる．私たちは特別なリハビリテーションプログラムを用意していない．単純骨折では患者が荷重歩行可能になればいつでも全荷重方向を許可している．以前調査したところでは，新鮮下腿骨骨折単独の症例の86%が2週間以内に全荷重歩行が可能になっていた[12,13]．粉砕の強い骨折では，術後早期は杖を使用して1/3～1/2部分荷重とし，架橋仮骨が形成されたら全荷重を許可するようにしている．

開放骨折，外傷性切断，即時切断術の適応については，総論-第3章に詳しく記載されているので参照されたい．

文献

1) Hoppenfeld S, deBoer P : Surgical Exposures in Orthopaedics. 3rd ed, Lippincott Williams & Wilkins, Philadelphia, 2003.
2) Pentecost RA, et al : Fatigue, insufficiency and pathological fractures. JAMA 187 : 1001-1004, 1964.
3) Müller ME, et al : The Comprehensive Classification of Fractures of Long Bone. Springer-Verlag, Berlin, 1990.
4) Rorabeck CM, et al : Anterior compartment syndrome complicating fractures of the shaft of the tibia. J Bone Joint Surg 58-A : 549-560, 1976.
5) Mubarak SJ, et al : The wick catheter technique for measurement of intramuscular pressure. A new research and clinical tool. J Bone Joint Surg 58-A : 1016-1020, 1976.
6) Matsen FA, et al : Diagnosis and management of compartmental syndrome. J Bone Joint Surg 62-A : 286-291, 1980.
7) Salmiento A, Latta LL : Closed Functional Treatment of Fractures. Springer-Verlag, Berlin, 1981.
8) Müller ME, et al : Manual of Internal Fixation Recommended by AO Group. 2nd ed, Springer-Verlag, Berlin, 1979.
9) 糸満盛憲，日本語版総編集：AO法骨折治療．医学書院，東京，2003.
10) Netter FH：Netter Collection of Medical Illustrations. Vol. 8, Musculoskeletal System. MediMedia USA, 1999. 杉岡洋一監修：ネッター医学図譜．筋骨格系，丸善，東京，2005.
11) Stedtfeld H-W, et al : The logic and clinical application of blocking screws. J Bone Joint Surg 86-A : 17-25, 2004.
12) 糸満盛憲，ほか：髄内釘に螺子横止め法を用いた下肢長管骨骨折の治療成績．整・災外 22 : 925-935, 1979.
13) 山本真，ほか：髄内釘による骨折手術．南江堂，東京，1989.

（糸満盛憲）

各論4　下肢の外傷

L　足関節骨折（果部骨折）

　足関節は，下腿や足が固定された状態で回旋，側方，長軸方向の力などの介達外力が加わって，あるいは直達外力によって損傷を受ける．下肢外傷のうち最も頻度の高い骨折である．

　治療の目的は足関節の完全な機能回復である．そのためには，関節面の解剖学的整復位を得て二次性関節症への進行を防ぎ，強固な固定によって早期の関節運動を可能にすることで，日常生活に復帰できる十分な安定性を獲得することである．自由度の少ない足関節では特に大切な関節内骨折の治療の原則である．転位のない安定した骨折はギプス固定などの保存的治療が選択されるが，著しい関節面の転位を伴う不安定型骨折においては，保存的治療は困難で観血的整復内固定を必要とする．

■ 解剖学的特徴

　足関節の安定性は，骨性構成体と靱帯群によって維持されている．骨性構成体は2つの靱帯複合体によって安定化されている．

1）遠位脛腓靱帯複合体
・前脛腓靱帯：前脛骨結節と外果とを結合．
・後脛腓靱帯：より強固で後脛骨結節と外果とを結合．
・骨間靱帯：腓骨切痕で脛骨と腓骨を結合し，靱帯結合より近位では骨間膜と連続している．

2）側副靱帯
　距骨の内外反を制御．
・外側側副靱帯：前距腓靱帯，踵腓靱帯，後距腓靱帯．
・内側側副靱帯（三角靱帯）：表層では脛踵靱帯，深層では前，後脛距靱帯．

■ 受傷原因

　下腿または足部のいずれかが固定された状態で，下腿と足との間に回旋力や捻転力が加わって発生する．転落など急激に重力が加わった場合にも発生する．

　Lauge-Hansen は足関節骨折の受傷機序を明確に述べている[1]．

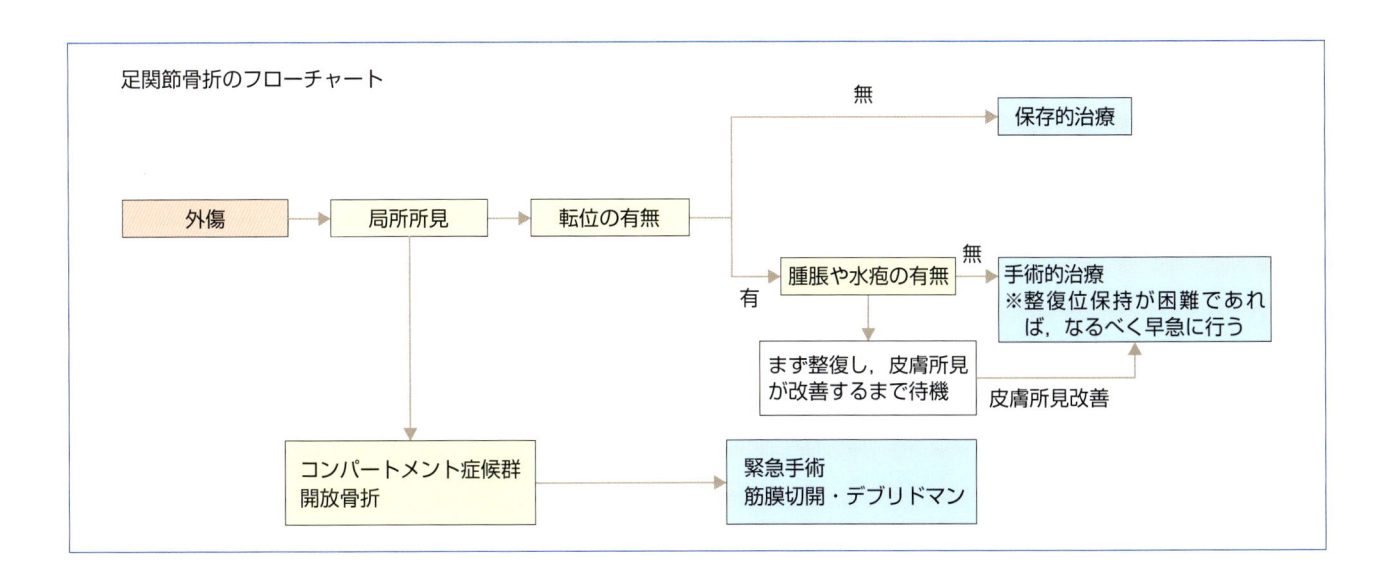

足関節骨折のフローチャート

各論 4　下肢の外傷

　Pronation（回内）やsupination（回外）は固定された足部の肢位を示し，adduction（内転），abduction（外転），eversion（外がえし）は足部に加わる外力の種類を示す．

・足部の回外：足関節の内側への回旋と後足部の内転，前足部の内がえしの複合で内転・内旋あるいは内がえしと呼ばれる．

・足部の回内：足関節の外側への回旋と後足部の外転，前足部の外がえしの複合で外転・外旋あるいは外がえしと呼ばれる．

　また，受傷時の足の位置による効果を次のように説明している（図1）．

　回外足（supination）では内側靱帯は外傷の初期には弛緩しているため，まず外側構成体が傷害される．回内足（pronation）では逆である．内側靱帯が緊張しているため，まず内側構成体が傷害された後に，外側構成体が障害される．

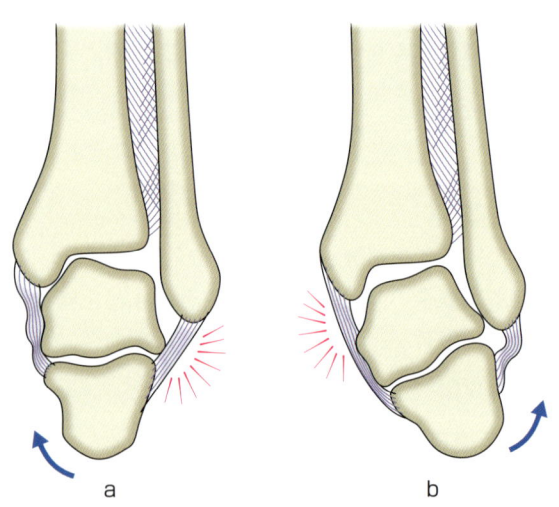

■ 診断

　受傷機序を詳細に問診する．足関節の変形や腫脹，圧痛部位，皮下出血の存在に留意する．靱帯損傷を合併している可能性があるため，特に三角靱帯，脛腓靱帯，外側靱帯の圧痛の有無を確認する．診断は単純X線像で行う．

　単純X線像での評価には足関節正面像，側面像と両果を結ぶ軸がフィルム面と平行になるように下腿を20°内旋したmortise viewで遠位脛腓靱帯結合部を正確に観察する必要がある．側面像やmortise viewで認められる腓骨骨折の短縮や転位の程度は重要で，mortise viewで脛骨腓骨線，すなわち遠位脛骨と腓骨外果の軟骨下骨は連続した線であり，短縮回旋によってこの線が破綻する（図2）．

　距腿角は83±4°であり，距骨と脛骨天蓋（mortise）間の関節裂隙は内果と距骨内側の間隙と等しく，内側関節裂隙の開大は転位を示している．

■ 分類

1）Lauge-Hansen 分類（図3）

（1）回外-内転（supination-adduction）（図4）

①腓骨の裂離横骨折が靱帯結合の遠位部に生じるか，あるいは外側靱帯の断裂が発生する．

②引き続き内転力が作用すると，距骨に押されて内果に縦骨折が生じ，距骨滑車の内側方向への亜脱臼によって関節面が陥入する．

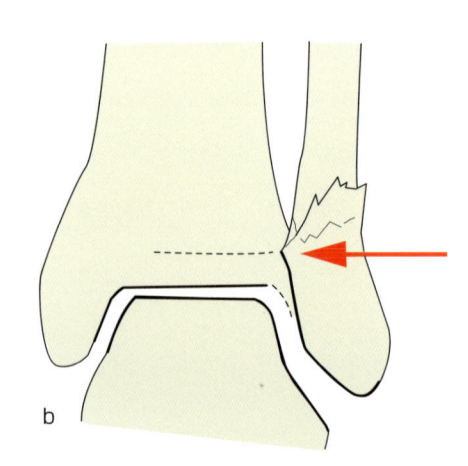

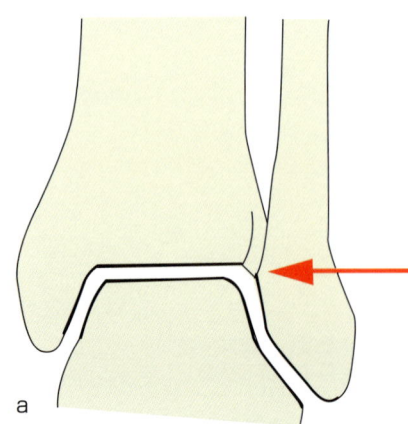

図1　足部の位置による効果
a：回外位では内側靱帯の弛緩と外側靱帯の緊張
b：回内位では内側靱帯の緊張と外側靱帯の弛緩
〔Sehatzker J, Tile M 著，平澤泰介訳：骨折 理論的治療と実際．改訂第2版．シュプリンガー東京，東京，p560，1998から〕

図2　脛骨腓骨線の位置関係
a：脛骨と腓骨の軟骨下骨は正常では同じ高さにあり，距骨との関節裂隙も同じ幅である．
b：脛骨腓骨線の破綻は外果の転位を意味している．

L. 足関節骨折（果部骨折）

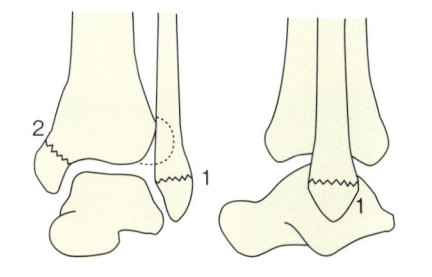

(1) supination-adduction. SA型

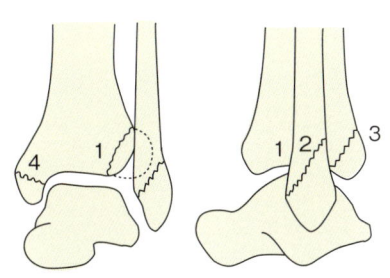

(2) supination-eversion. SE型

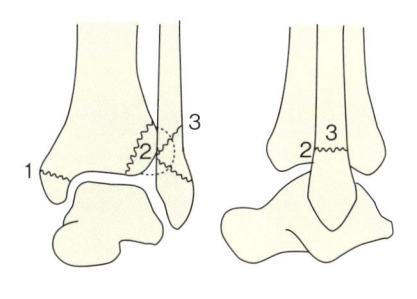

(3) pronation-abduction. PA型

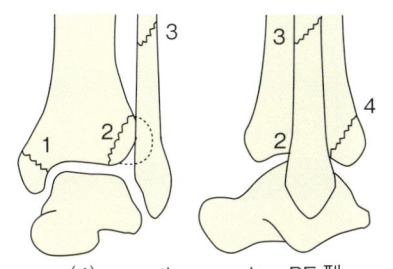

(4) pronation-eversion. PE型

(5) pronation-dorsiflexion. PD型

図3 Lauge-Hansen分類

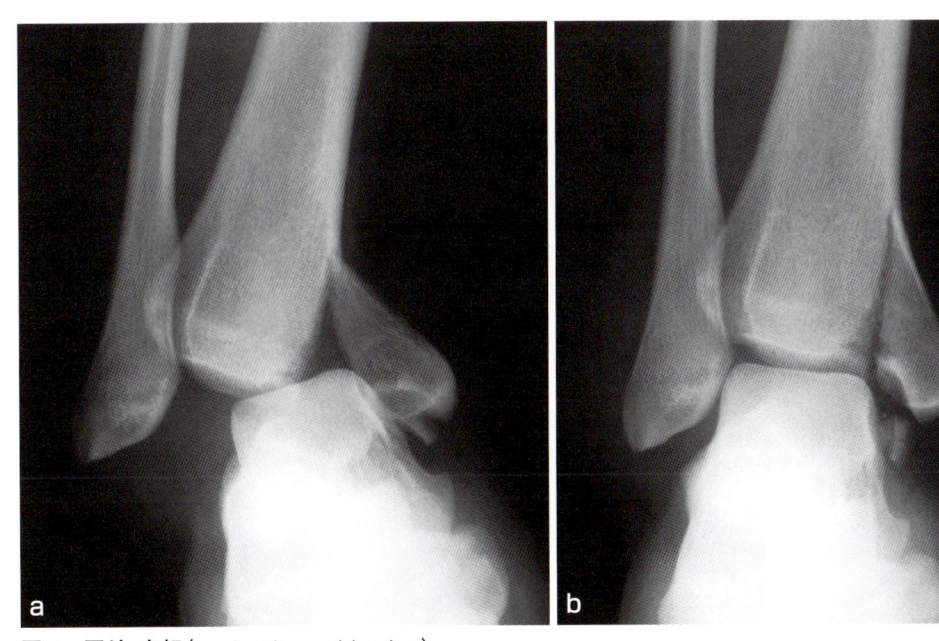

図4 回外-内転（supination-adduction）
a：単純X線正面像．足関節の脱臼骨折．
b：整復後．外側側副靱帯断裂と内果の縦骨折，脛骨天蓋の関節内骨片．

(2) 回外-外がえし（supination-eversion）（図5）
①前方靱帯結合の断裂，腓骨前方骨折，あるいは脛骨前方結節の裂離骨折．
②関節レベル，あるいはそれより近位での遠位前内側から後外側上方に向かう腓骨の螺旋骨折．
③後脛腓靱帯断裂あるいは後果骨折．
④内果の裂離あるいは三角靱帯断裂．

(3) 回内-外転（pronation-abduction）（図6）
足部が回内し，三角靱帯が緊張している状態での受傷．
①三角靱帯断裂あるいは内果裂離骨折．
②前脛腓靱帯断裂あるいは付着部での裂離．
③靱帯結合部かそれより近位での腓骨斜骨折．

(4) 回内-外がえし（pronation-eversion）（図7）
①内果骨折または三角靱帯断裂．

各論4　下肢の外傷

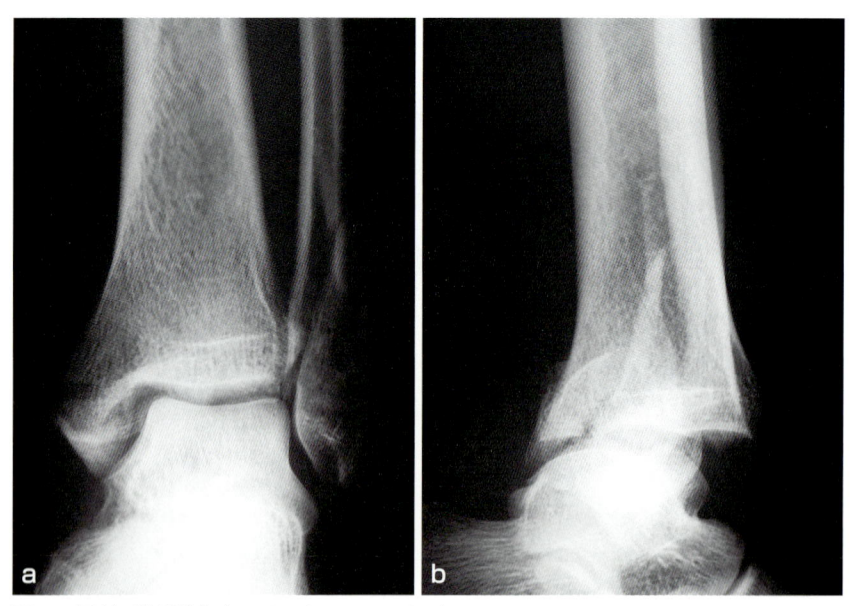

図5　回外-外がえし（supination-eversion）
a：単純X線正面像．腓骨の遠位内側から後外側上方に向かう骨折．
b：単純X線側面像．後果骨折を伴い，距骨の亜脱臼を認める．

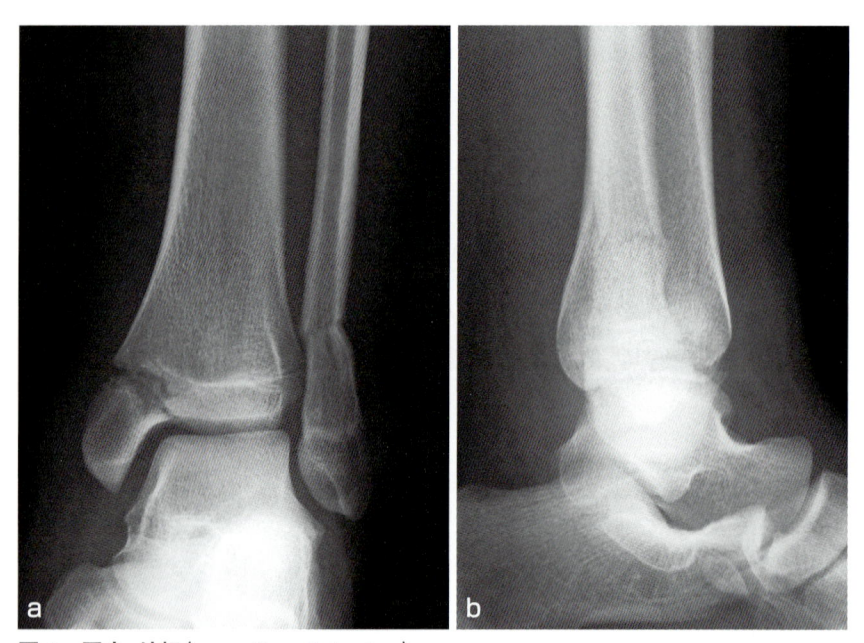

図6　回内-外転（pronation abduction）
a：単純X線正面像．内果の骨折と靱帯結合部よりやや近位での腓骨の骨折．
b：単純X線側面像．腓骨の斜骨折を認める．

②前脛腓靱帯断裂または付着部での裂離．
③靱帯結合部かそれより近位での前上方から後下方への腓骨の螺旋骨折．
④後脛腓靱帯断裂あるいは脛骨後部結節での骨折．

（5）回内-背屈（pronation-dorsiflexion）
回内位に固定された状態で足関節に背屈力が加わる．
①内果基部の骨折．
②距骨の前方への亜脱臼による脛骨下端部の骨折．
③腓骨の幹部骨折．
④脛骨後部の横骨折．

2）AO分類[4,5]（図8）

腓骨骨折の位置に基づいた分類である．Type Aは靱帯結合より遠位の骨折，type Bは靱帯結合部での骨折，type Cは靱帯結合部より近位での骨折である．

L. 足関節骨折（果部骨折）

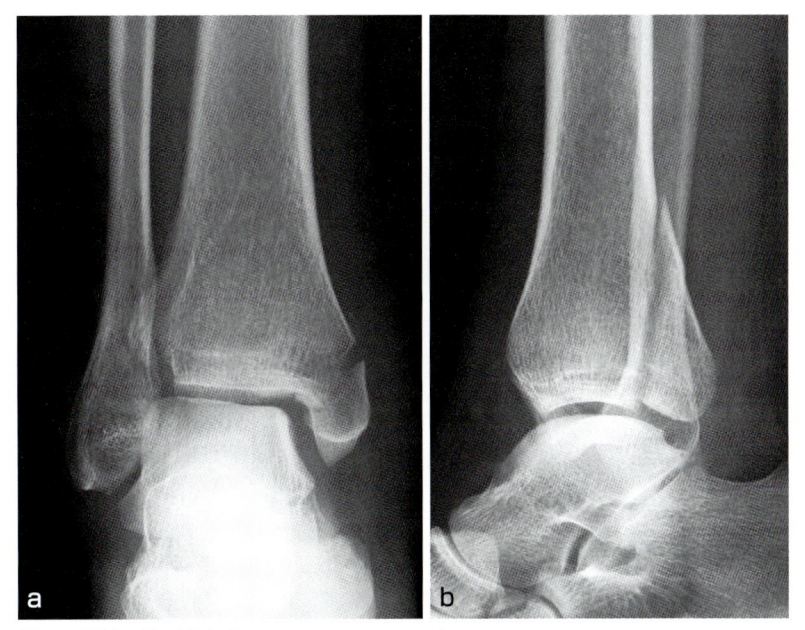

図7 回内-外がえし（pronation-eversion）
a：単純X線正面像．内果骨折．
b：単純X線側面像．関節面1/3を含む後果骨折．

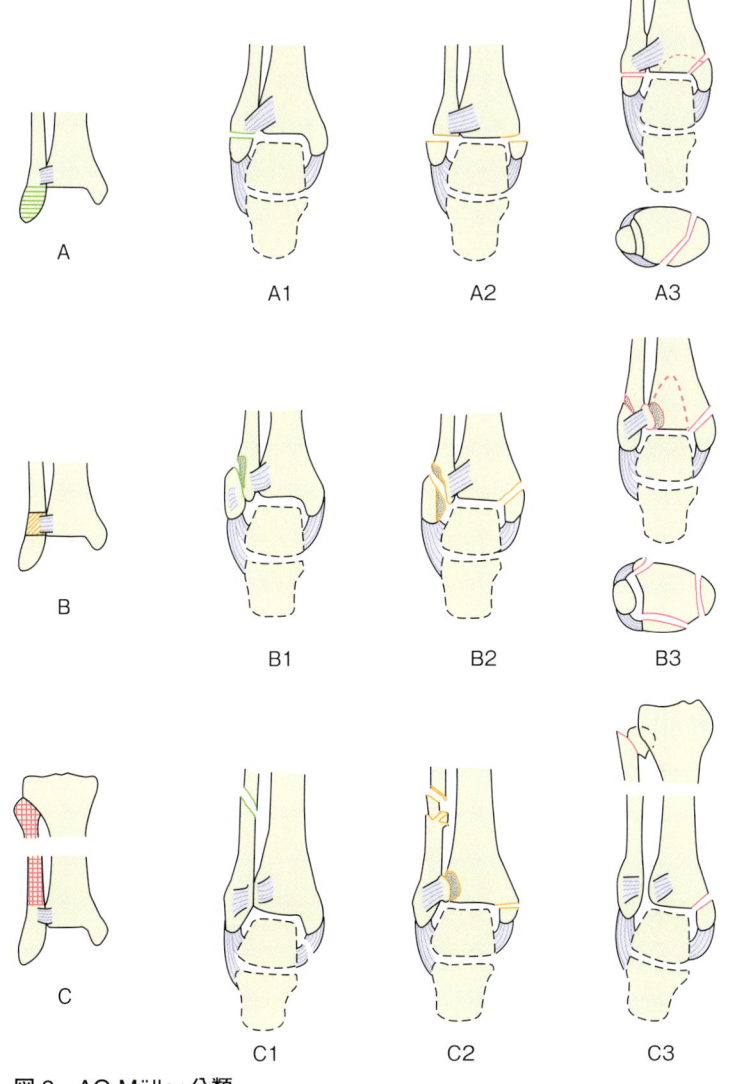

図8 AO Müller分類

各論4　下肢の外傷

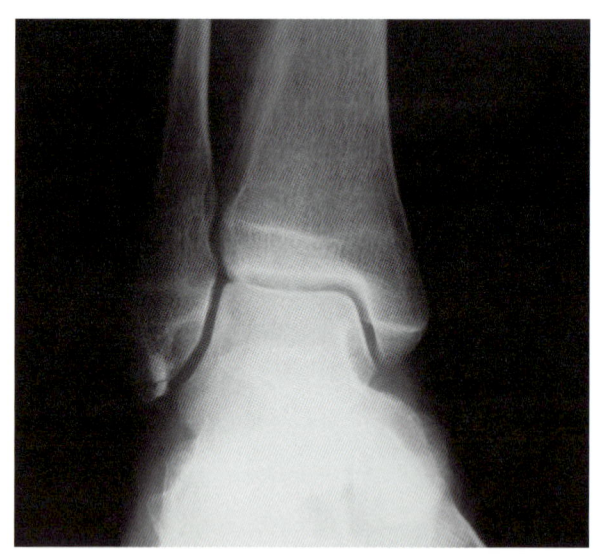

図9　AO type A 骨折
単純X線正面像．脛腓靱帯より遠位，腓骨遠位の裂離骨折．

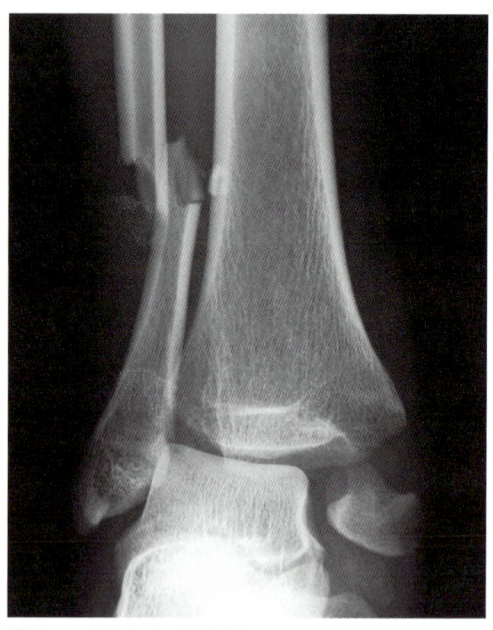

図11　AO type C 骨折
単純X線正面像．腓骨は関節レベル（脛腓靱帯）より近位での骨折．脛腓間距離は開大し，脛腓靱帯は断裂している．内果の横骨折を伴う．

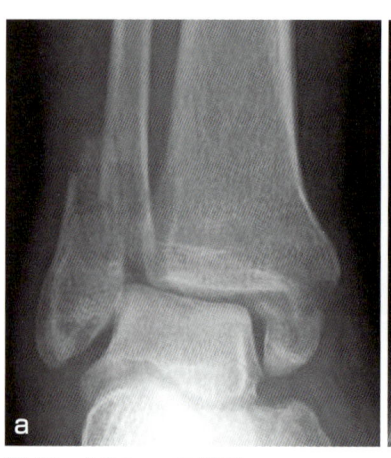

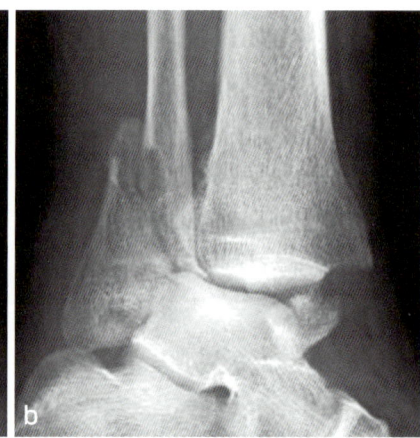

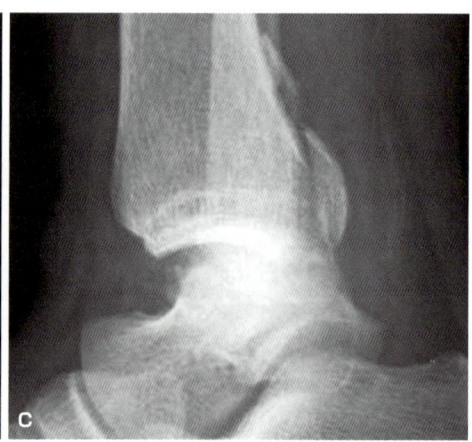

図10　AO type B 骨折
a：単純X線正面像．腓骨の関節レベル（脛腓靱帯）での骨折．
b：単純X線斜位．腓骨の斜骨折と内果の横骨折．
c：単純X線側面像．距骨が後方へ亜脱臼し，後果骨折を生じる．

（1）Type A 骨折：靱帯結合より遠位での損傷（図9）
　足部が回外し，距骨に内転力が加わって生じる．外側側副靱帯の損傷，結合靱帯より遠位での腓骨裂離骨折，または脛骨天蓋のレベルかわずかに遠位部での外果横骨折が起こる．引き続き，内がえしが持続すると距骨はさらに傾き，内果の垂直骨折と脛骨関節面内側の陥入（marginal impaction）を伴った骨折が生じる．

（2）Type B 骨折：靱帯結合レベルでの損傷（図10）
　一般的には足部が回外して軸圧が加わって生じる．最初に腓骨の斜骨折が足関節の高さで生じる．骨折は前下方から後上方に向かい，さらに距骨の外旋が加わると外果は後方へ転位する．次いで脛骨後縁に骨折（Volkmann骨折）を生じ，最後に距骨が後方へ亜脱臼すると内側機構が破綻する（三角靱帯断裂あるいは内果の横骨折）．

（3）Type C 骨折：靱帯結合より近位での損傷（図11）
　足部が回内し，内側機構が緊張下にある状態で外旋力が加わる．まず，三角靱帯断裂あるいは内果裂離骨折を生じる．さらに距骨に外旋が加わると，腓骨を軸として捻れ，前脛腓靱帯と骨間靱帯の断裂を生じる．このとき脛骨が脱臼し脛骨は腓骨から離開する．後脛腓靱帯が断裂し腓骨の介達骨折を生じる．

Point
チェックポイント
① 変形や腫脹の程度
② 皮膚の状態(水疱形成や皮膚壊死など)
③ 血管損傷や神経損傷の有無(足背動脈の触知, 爪床の色調, 足関節や足趾の麻痺や感覚障害)
④ コンパートメント症候群の存在

治療

治療法の選択

自由度の少ない足関節窩の不適合は許容性に乏しい. 正常な解剖学的再建と安定性の保持を目標に治療方針を決定すべきである.

1) Type A 骨折

靱帯結合部より遠位での外果単独骨折では保存的治療が可能である. 腓骨の骨癒合が得られるまで6週間前後のギプス固定(walking cast)を行う. しかし, 内果周囲に圧痛や皮下出血などの臨床所見を認め, 三角靱帯が損傷している場合は回旋不安定を生じることがあり手術的治療を必要とする.

2) Type B, C 骨折

靱帯結合かそれより上方での腓骨単独骨折では, 転位がほとんどなく, かつ後方や内側に損傷がなければ保存的治療を選択できる.

ギプス固定を6週間前後行い, 良好な結果が期待できる. 臨床所見で圧痛や皮下出血を両果に認め, X線像で距骨の外反を含む腓骨の短縮や転位, 距骨の亜脱臼, 内果, 後果の骨折や関節裂隙の開大がある場合は手術的治療を選択すべきである. 正確な解剖学的整復を得ることで, 変形癒合や二次性関節症の発生を防がなければならない.

手術の適応
① 開放骨折やコンパートメント症候群の合併.
② 大きな転位を伴うか, あるいは整復後に安定した整復位が保持できない.
③ 脛骨天蓋や距骨滑車の骨軟骨損傷を伴う.

術前計画と手術のタイミング

手術時期やインプラントの選択, 進入法や後療法について術前に検討しておく.

手術は受傷後できるだけ早期に行うべきであるが, 足関節骨折では足関節周囲に皮膚損傷を伴うことが多く, 必ずしも受傷後早期に手術を行えるわけではない. よって, 手術時期の決定については周囲の軟部組織の状態を確認しなければならない. 著明な皮下の浮腫や水疱形成が存在する場合は, 待機的に改善を待って手術を行うべきである. 亜脱臼や脱臼を愛護的に整復して, 患部を挙上, 冷却しシーネ固定で安静にしておき, 水疱が消失し挫傷が上皮化してから手術を行うほうが安全である.

体位は仰臥位とし駆血帯を使用して無血野で行う. 時に後果に大きな骨片が存在したり, 後果が粉砕している場合は腹臥位のほうが容易なこともある.

皮膚切開

1) 外側進入法

腓骨に対して外側のプレート固定が必要な場合は, 骨折部直上ではなく腓骨の前方あるいは後方を切開する. このようにすることで皮膚壊死などが生じても内固定材は軟部組織で覆われたままになる. 前方進入では浅腓骨神経, 後方進入では腓腹神経に注意する.

2) 内側進入

果部の後方あるいは前方に沿って行う. 両果部の手術を必要とする場合は外側切開を後方寄りに加えて, 両切開間の皮膚をできるかぎり多くするように心がけなければならない.

伏在神経や静脈には十分に注意する.

3) 後方進入

アキレス腱と腓骨筋腱の間から進入するが, 腓腹神経には十分に注意する.

手術と内固定

足関節機能の保全に不可欠な指標となる腓骨の長さを再建するために, ほとんどの症例ではまず腓骨の再建を行う. 断裂した三角靱帯や骨軟骨片が介在し腓骨の整復が困難な場合は先に内側を展開しておく.

1 Type A 骨折—靱帯結合部よりも遠位での骨折

横骨折である外果を整復し, tension band として1/3

各論 4　下肢の外傷

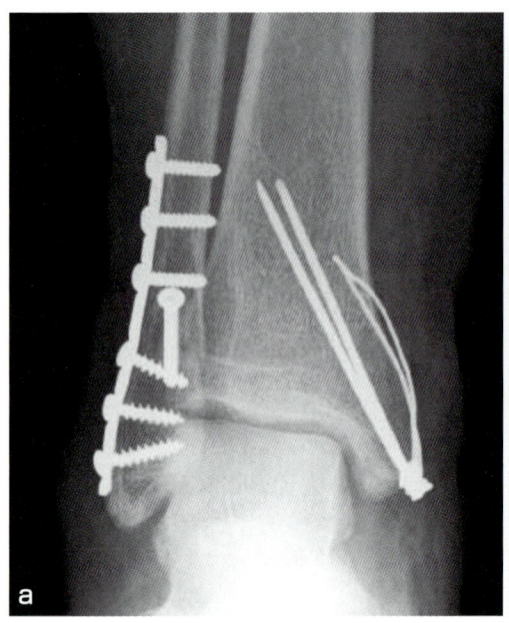

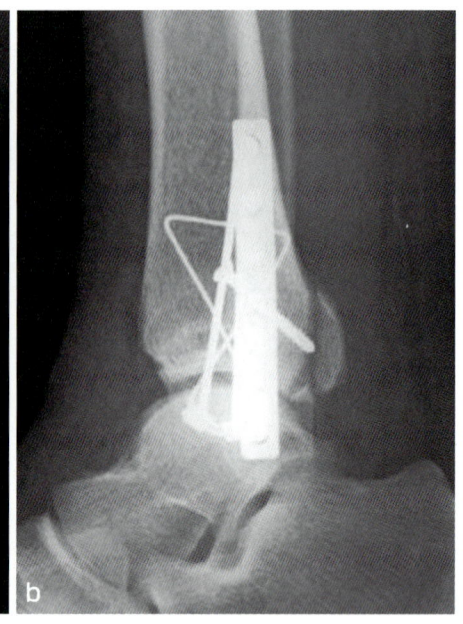

図12　Type B 骨折（図10の症例）の治療例
a：単純X線正面像．まず腓骨を整復，前方よりラグスクリューを挿入し1/3円プレートを中和プレートとした．内果はAI pin-sleeve systemでtension band固定した．
b：単純X線側面像．後果は関節面にわずかに及ぶ程度なので固定していない．

円プレートで固定する．外果先端部の裂離骨折ではtension band wiringが有用である．

外側靱帯の断裂があり足関節が不安定な場合は靱帯を縫合する．

Type A 損傷で内果骨折があれば，通常は垂直剪断力による骨折である．前内側から内果を展開し，三角靱帯の断裂部から関節内を確認し小骨片は取り除く．脛骨天蓋の内側関節面や距骨滑車の関節面を注意深く評価する．転位，陥入した関節内骨折を整復し骨欠損部には骨移植を行い，固定する．Kirschner鋼線で仮固定し，骨折線に垂直にラグスクリューを挿入して圧迫固定する．さらに支持ワッシャーや短いプレートを用いることで骨折部はより安定する．粉砕骨折であれば，buttress plateを併用することで骨折部の再転位を予防する．

2　Type B 骨折─靱帯結合部での骨折

この骨折では外側構成体を強固に固定することで足関節の安定性を得るため，通常は腓骨の整復固定を最初に行う．腓骨が整復できない場合は内果部に断裂した三角靱帯が嵌頓している可能性があるため，まず内果部を展開し嵌頓した軟部組織を取り除く必要がある．

外果は後上方に転位して短縮し，かつ外旋している．本骨折では解剖学的な腓骨長の再建と回旋変形を整復することが重要である．

愛護的な牽引と足部の内旋で整復し，整復鉗子を用いて仮固定を行う．前脛腓靱帯レベルでの腓骨前縁の状態を評価し整復されているかを確認する．骨折部には通常，3.5 mmの皮質骨スクリューと1/3円プレート，4.0 mm海綿骨スクリューを用いて固定する．前方から後方へ3.5 mmの皮質骨スクリューをラグスクリューとして挿入し，中和プレートとして1/3円プレートを腓骨外側面に固定する．外果遠位部には固定性をより強固にするために海綿骨スクリューをタッピングなしで挿入する．また，骨折部が単純でなく粉砕や骨粗鬆症が強く前方からのラグスクリューで安定性が得られない場合は，1/3円プレートを腓骨後方から設置して支持プレートとして用いることで，後方への再転位を防止することができる．できればラグスクリューもプレートを通して挿入する（図12）．

後方部の損傷（後外側骨片または後果骨折）については，腓骨が解剖学的整復位を正確に得られれば，後脛腓靱帯によって外果と結合している後外側骨片も整復されることが多い．しかし，骨片が関節面の20％以上を占める例では内固定を考慮し，1/3以上であれば適応である．また，距骨の後方への亜脱臼を認める場合は内固定を考慮すべきである．固定には前方から後方へのラグスクリューの挿入か，あるいは後外側進入によって直視下で骨片を後方からのラグスクリューで固定する．前方からのスクリューの挿入では骨片は脛骨後外側に位置することを念頭に置き，挿入する際の方向に注意する．

L. 足関節骨折（果部骨折）

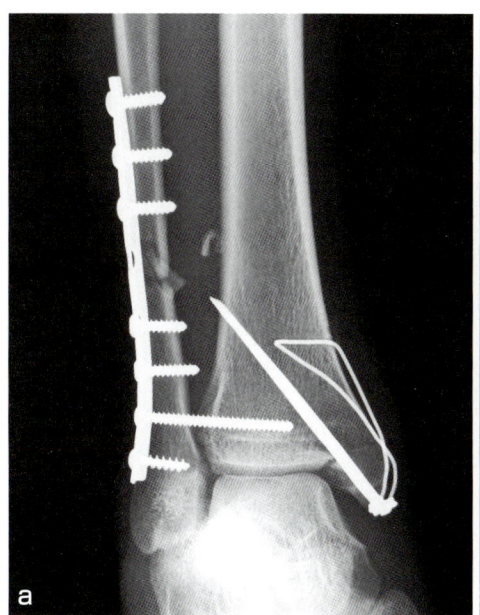

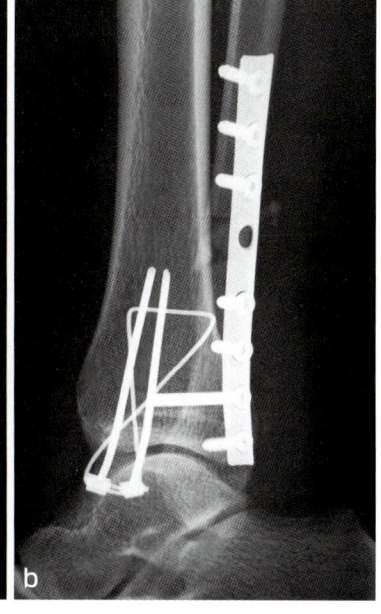

図13 Type C 骨折（図11の症例）の治療例
a：単純X線正面像．腓骨の短縮を整復しプレート固定．脛腓靱帯断裂にはポジショニングスクリューを挿入し固定．内果は AI pin-sleeve system で tension band wiring 固定．
b：単純X線側面像

　三角靱帯損傷は必ずしも縫合を必要とするわけではないが，腓骨整復後も内側関節裂隙の開大を認める場合や，腓骨の整復が困難で内果と距骨の間に断裂した三角靱帯が介在していると考えられる場合には，内果を展開し介在物を取り除き三角靱帯を縫合する．内果の骨折に対しては，骨片が十分に大きな場合はキャニュレイテッドスクリューなどを平行に2本挿入し固定する．骨片が小さければ1本のスクリューと Kirschner 鋼線で固定するか，あるいは tension band wiring で固定する（図12）．

Pitfall
まずは腓骨の短縮や回旋転位を整復し，可能ならラグスクリューで骨折部を固定してプレートを用いる．内果骨折に対して tension band wiring 固定を行う場合は，Kirschner 鋼線の先端は必ず対側の皮質骨を貫通させる．

3 Type C 骨折—靱帯結合部より近位の骨折

　基本的には type A，B と同様に，まず腓骨の整復固定を行う．腓骨はラグスクリューと 1/3 円プレートを用いて固定し，腓骨長や回旋変形を修復する．内果についても type B 骨折と同様な固定をする．
　次に脛腓靱帯結合の安定性を評価する．腓骨および内果が再建された後に足関節外旋位ストレス撮影で内側関節裂隙が 2 mm 以上開大を認めるか，健側と比較して明らかな脛腓靱帯結合の不安定が疑われる場合は，正確に整復して脛腓間にポジショニングスクリュー（positioning screw）を挿入する．脛骨天蓋に平行に 3.5 mm 皮質骨スクリューを挿入して固定する．スクリュー挿入時は必ず足関節を最大背屈位とする．背屈位とすることで距骨体部の幅の広い前方部分が関節窩に接し狭小化を防ぎ，足関節に背屈制限を残さないためである．ポジショニングスクリュー使用下では可動域訓練は術後早期から許可するが，スクリューの折損を防ぐために抜去する6週までは免荷とする（図13）．

Pitfall
ポジショニングスクリューを挿入する際は必ず足関節を背屈させる．また，術後に挿入したまま荷重すると折損の可能性があるので，ポジショニングスクリュー挿入時は免荷とする．

術後管理

　術後は尖足予防のため足関節を中間位でシーネ固定とする．血栓・塞栓症予防のため，患者にはできる早期から足趾の自動運動を行うように指導する．術後に得られた内固定の安定性や創部の状態，患者の全身的要素などから判断し足関節の自動運動，立位訓練，荷重歩行を検討する．固定性にもよるが，部分荷重が可能な患者に対しては，創部が安定すれば体重の 1/3 程度の荷重から開始する．高齢者や粉砕例ではギプス固定下に荷重を開始する．

各論 4　下肢の外傷

筆者の推奨する方法

術前計画を慎重に行い，進入法やインプラントを選択しておく．まず腓骨の整復固定を行った後に，内果を固定する．後果は関節面の 25％ 以上を占める骨折であれば前方からのスクリュー固定とする．腓骨骨折にはラグスクリューとプレート（1/3 円プレートや LCP など）を用いる．内果骨折には AI pin-sleeve system で tension band 固定[6]とする．AI pin-sleeve は Kirschner 鋼線とは違い，必ずしも対側の皮質を貫通させる必要はない．

文献

1) Lauge-Hansen N : Ankel Brud I. Genetisk diagnosis of reposition. Dissertation, Munksgaard, Copenhagen, 1942.
2) Lauge-Hansen N : Fractures of the ankle Ⅱ. Combined experimental-surgical and experimental-roentgenologic investigation. Arch Surg 60 : 957-985, 1950.
3) Lauge-Hansen N : Fractures of the ankle Ⅱ. Genetic roentgenologic diagnosis of fractures of the ankle. Am J Roent 71 : 456-471, 1954.
4) Müller ME, Nazarian S, Koch P, et al : The Comprehensive Classification of Fractures of Long Bones. Springer-Verlag, Berlin, 1990.
5) AO Müller : Electronic Long Bone Fracture Classification. AO publishing, Thieme, 2001.
6) 糸満盛憲，関口昌和，泉敏弘，内山勝文，本部純子，蔵本孝一：新しい tension band wiring system（pin-sleeve system）の開発．臨整外 34（6）: 735-744, 1999.

（相川　淳）

Ambroise Paré 自身の下腿開放骨折

15 世紀中頃の Paré 自身の経験である．

Ambroise Paré はある患者を診にパリ近郊の村に馬で出かけたが，川を渡る舟に馬を乗せようとして鞭を当てたところ，驚いた馬に蹴られて足関節から 4 横指近位の左下腿の開放骨折を負った．骨折端は服と乗馬靴を破って飛び出していた．当時，開放骨折は切断するのが最良の救命法であったので彼はひどく失望した．開放創は小さかったので，Paré は同行していた外科医 Richard Hubert に依頼し，近くの農家で傷を剃刀で拡げ下肢を牽引して整復させ，指で異物や骨片を摘出してもらった．傷は包帯で被覆し副木で固定された．その状態で自宅に帰って傷の処置を始めた．当時，開放創は焼きごてで焼くか，熱した油を注いで消毒していたが，ひどい炎症を起こすことが分かっていたので，Paré はオンファス輝石の粉末とローズウォーター，少量の酢を混ぜた冷たい蜜蝋を傷口に塗布したところ，6 日間で創の臭気が消えて腫脹も消失した．圧迫包帯には Hippocrates が推奨するオキシコドンと芳香剤を滲みこませて，創の乾燥と異臭を防止した．しかし，創部に膿瘍が形成されて 11 日目に高熱を発し，遊離した骨片が創縁を圧迫し骨折端を離開させていたのでこれを摘出した．これによって 7 日間続いた発熱も収まり，創が治癒して，やがて骨折も癒合して跛行もなく完全に治癒したことを，Paré は神に感謝した．

〔JF Malgaigne's Oeovers compètes d'Ambroise Paré. 1960〕

（糸満盛憲）

各論4　下肢の外傷

M 下腿遠位部骨折（pilon 骨折）

　下腿骨遠位骨幹端から足関節にまで及ぶ骨折である pilon 骨折は，脛骨の粉砕骨折と足関節天蓋部の関節内骨折を認めるため治療には難渋することが多い．治療は，関節面の再建と下腿の軸アライメントの再建および軟部組織の修復の状況に左右されるため，受傷後早期に骨折の状態を正確に把握する必要がある．開放創の有無や足部の感覚，足背動脈の触知など，コンパートメント症候群は常に念頭に置いて初期治療を行うべきである．

■ 受傷原因

　スキーなどの低エネルギー外傷は下腿骨遠位部と足関節に剪断力が加わって起こり，軟部組織の損傷を伴わない単純な骨折であることが多い．一方，高所からの転落などの高エネルギー外傷では軸方向への圧迫が加わり，高度な軟部組織の損傷（開放骨折）とともに，関節面の陥入を起こし，しばしば著しい粉砕が生じる．

■ 診断

　診断は単純 X 線像によって行う．外力の大きさによって症状は異なるが，下腿から足部にかけての腫脹と疼痛，変形を認める．水疱形成や循環障害による皮膚の色調変化があり，時にコンパートメント症候群を併発することがあるので神経所見の出現に注意し，足背動脈や後脛骨動脈の拍動は必ず確認する．高エネルギー外傷の場合は開放創を伴うこともある．

　単純 X 線正面像と側面像のほかに，必要なら足関節の正面，側面両斜位の X 線撮影を行う．関節面の粉砕の評価に CT 検査が重要である．3D-CT なども参考に治療計画を検討する（図1）．また，治療後に関節軟骨の評価に MRI は有用である．

■ 分類

　Rüedi と Allgöwer[1] の脛骨遠位部骨折の分類は骨折の転位に基づいており，予後や治療方針を決定するのに役立つ．

Rüedi と Allgöwer の脛骨遠位部骨折の分類
Grade Ⅰ：関節面に転位のない関節内骨折
Grade Ⅱ：粉砕はないが著しい関節の適合不良を伴う関節内骨折
Grade Ⅲ：著しく粉砕した関節内骨折

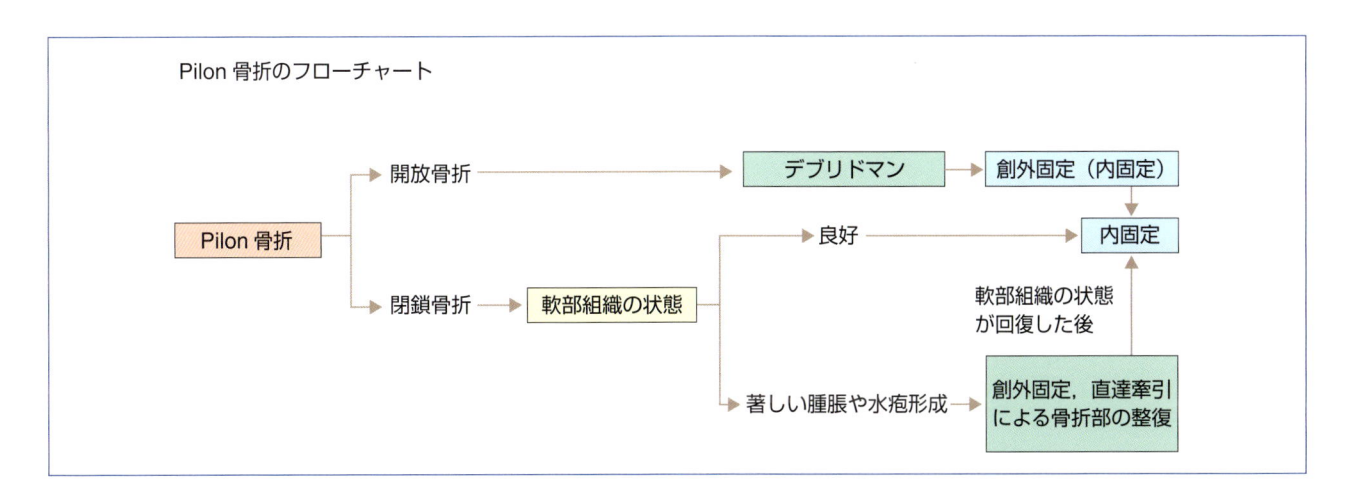

Pilon 骨折のフローチャート

各論4　下肢の外傷

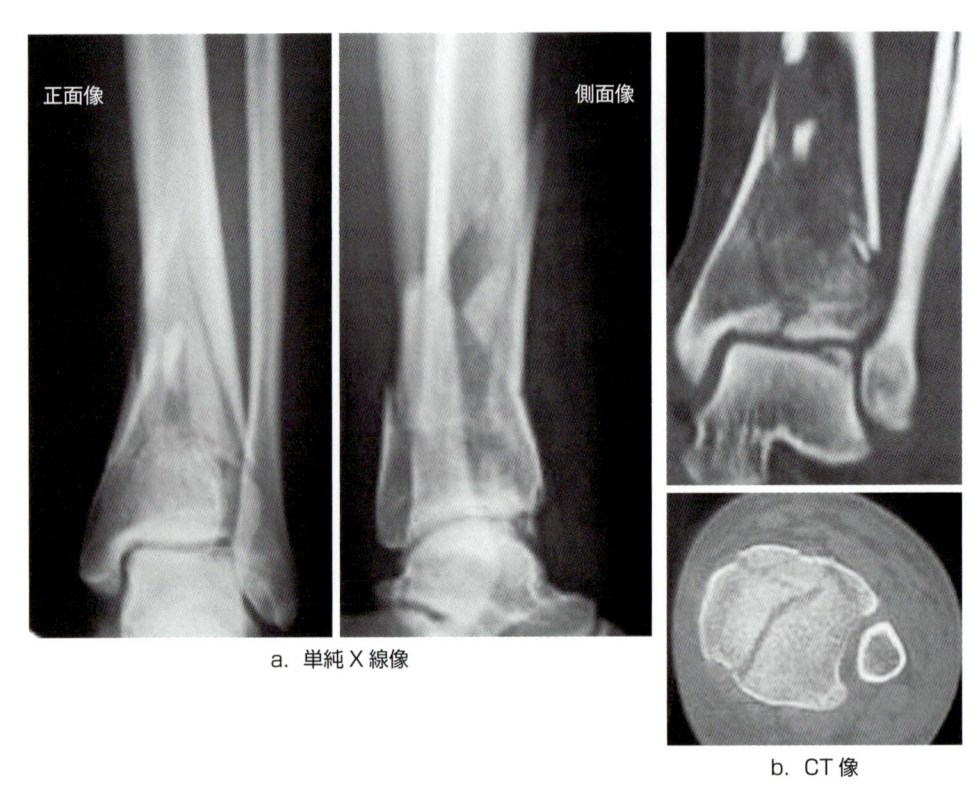

図1　Pilon骨折
a. 単純X線像
b. CT像

また，最近ではAO Müller分類（図2）も広く受け入れられている．

AO Müller 分類（図2）

Type A：関節外骨折．
Type B：関節面の一部分のみを含む部分的な関節内骨折で他の部分は正常で脛骨軸と連続性を有する．
Type C：関節面が粉砕し脛骨軸から分離している完全な関節内骨折．

治療

初期には外傷の急性期の治療に準じて行う．患部を安静にし，挙上して冷却する．その間に骨折の状態を単純X線像やCT画像から把握する．コンパートメント症候群や開放骨折を伴う場合は減張切開や創部のデブリドマンを行う．

転位のない骨折や関節面の転位が2 mm以下の小さな転位の場合は保存的治療が選択される．ギプス固定を6週間行い，その後にPTB装具などを装着し歩行訓練を開始していく．

上記のように転位のない，あるいは関節面の転位がごくわずかである以外，この骨折の最善の治療は観血的整復内固定術である．脛骨遠位端の関節面の再建を慎重に行わなければならない．

手術の適応

関節面の転位が大きな症例（2 mm以下は保存的治療）．

1）手術時期の決定

手術時期の決定に際しては軟部組織の状態を確認しなければならない．著しい腫脹や水疱形成がない場合は受傷後早期に内固定を行ってもよい．開放骨折の場合はまず創部のデブリドマンを行うとともに，骨折部の安定性を得るために一時的に創外固定を行う．後日，創部の状態が回復してから内固定にするほうがよい．通常は手術まで7日間程度待機したほうが安全である．腫脹が消退し水疱が乾くまでの間は患肢を挙上し，踵骨での直達牽引や創外固定を用いて軟部組織の回復を促し，骨折部での短縮や転位の増強を予防する．

2）進入法（図3）

まず，腓骨への進入は腓骨稜の後方に皮切を行う．浅腓骨神経に注意しなければならない．脛骨への進入は脛骨前面のすぐ外側で直線状に加え，足関節を越えて内果の前方を通って内側にカーブさせる．腓骨骨折のための

M. 下腿遠位部骨折（pilon骨折）

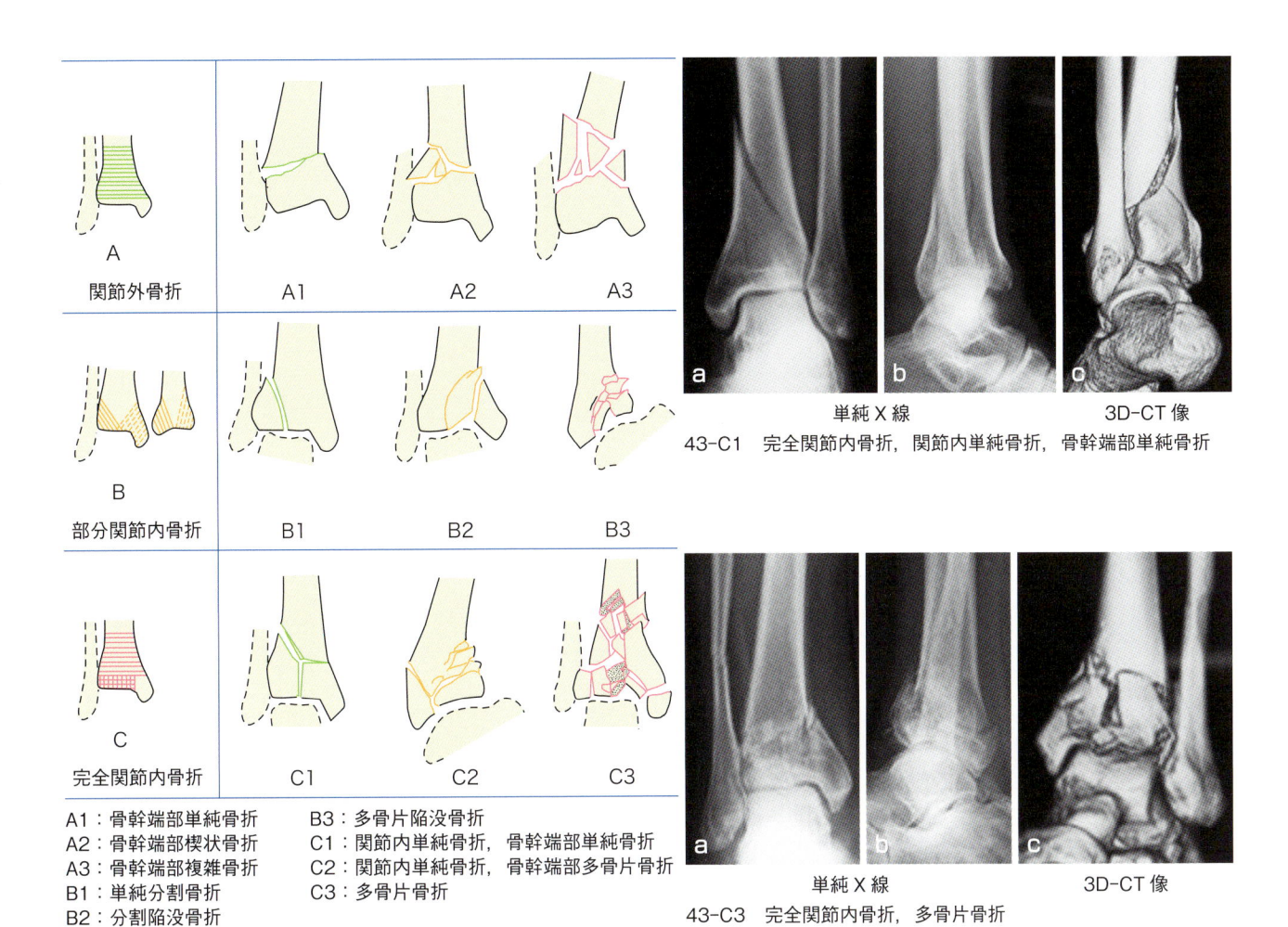

図2 脛骨遠位端骨折のAOの包括的分類

A 関節外骨折
- A1：骨幹端部単純骨折
- A2：骨幹端部楔状骨折
- A3：骨幹端部複雑骨折

B 部分関節内骨折
- B1：単純分割骨折
- B2：分割陥没骨折
- B3：多骨片陥没骨折

C 完全関節内骨折
- C1：関節内単純骨折，骨幹端部単純骨折
- C2：関節内単純骨折，骨幹端部多骨片骨折
- C3：多骨片骨折

43-C1 完全関節内骨折，関節内単純骨折，骨幹端部単純骨折
単純X線　／　3D-CT像

43-C3 完全関節内骨折，多骨片骨折
単純X線　／　3D-CT像

皮切との間はできるだけ広くする（少なくとも7～8 cmは必要）。骨片の血流を温存するために骨膜を愛護的に扱い，展開は最小にする。

3）手術の選択

開放骨折や軟部損傷が著しい場合は段階を踏んで対処する。創部のデブリドマンを行い第一段階の固定として，創外固定器を用いた一時的な関節架橋固定やハイブリッド創外固定器の使用，Kirschner鋼線やキャニュレイテッドスクリューなどで関節面のみ整復して創外固定を併用する，などの治療を行った後に，創部や皮膚の状態が改善したうえで最終的な観血的整復内固定に移行する。

4）手術手技（図4）

Pilon骨折の再建は次の4つの原則に基づいて行う。
1) 腓骨の再建
2) 脛骨関節面と骨幹端の整復
3) 骨欠損部への充填（自家骨や同種骨，人工骨など）
4) 支持プレートによる固定

1 腓骨の再建

単純な骨折であれば，整復鉗子で整復を保持した後，腓骨外側あるいは後方から1/3円プレートを当てて固定する。粉砕の強いpilon骨折では腓骨長の再建，回旋，軸の獲得が重要である。脛骨の外側関節面の骨片は腓骨と結合しているため，腓骨長を正しく再建することが脛骨の関節内骨片を整復するカギとなる。粉砕が強くより強固な固定を要する場合は，LCPやLC-DCPを選択する。また，腓骨周囲の軟部組織の状態が悪い場合は，腓骨遠位端から髄腔内にKirschner鋼線やRushピンを刺入する方法もある。

2 脛骨関節面の再建

腓骨固定後，脛骨関節面の再建を行う。

多数の関節面骨片があり，骨幹端の粉砕が大きい場合は，創外固定器などを併用して最初に長さと軸を仮固定しておくことで，関節面の複雑な骨折の整復が容易になる。

関節内の骨片を整復して解剖学的な関節適合性を再建

各論 4　下肢の外傷

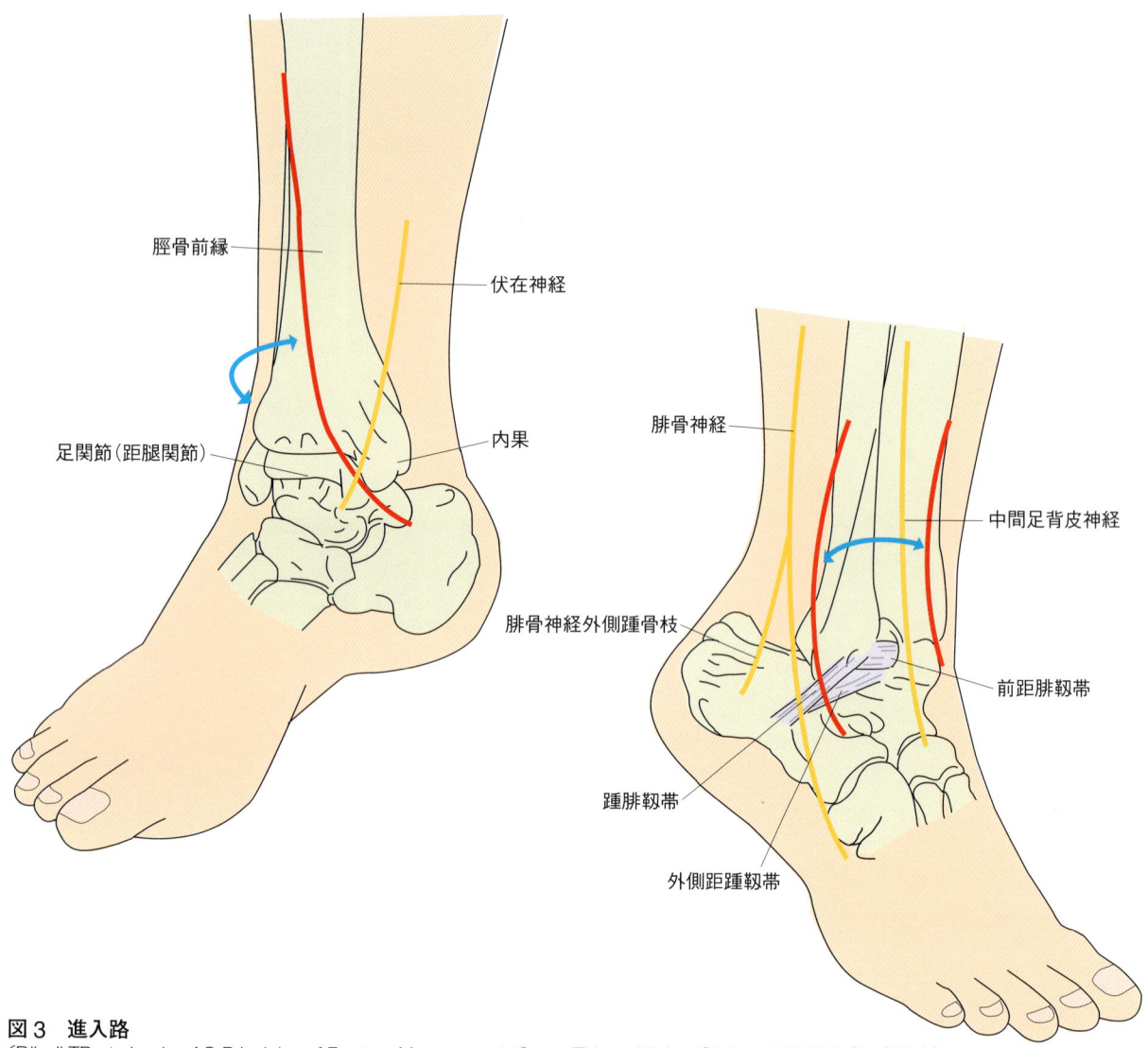

図 3　進入路
〔Rüedi TP, et al, eds : AO Principles of Fracture Management. Gorge Thieme Verlag, Stuttgart, 2000 から一部改変〕

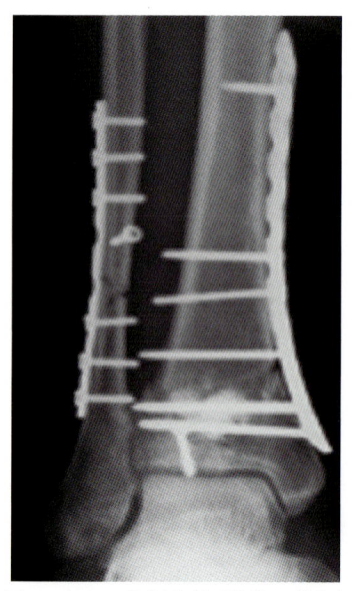

図 4　Pilon 骨折術後（単純 X 線像）
腓骨を再建後，関節面を整復し，プレート固定とした．骨欠損部には人工骨を充填している．

するために，距骨の関節面を鋳型とする．陥入した骨片も骨片打ち込み器などを用いてすべて整復した後に，Kirschner 鋼線を刺入し仮固定する．これは後にキャニュレイテッドスクリューで骨片間の圧迫固定をしやすくするためである．すでに解剖学的に整復された腓骨と下脛腓靱帯で連結されている前外側骨片を，前脛骨動脈の損傷に注意しながら整復し仮固定する．最終的な固定の前に単純 X 線撮影で確認しなければならない．

3　骨移植

関節面の整復操作を行っている間に，できれば腸骨から海綿骨を採取しておく．陥没した関節面を整復する操作に伴って骨欠損を生じた骨折部位には骨移植を行う．欠損部が大きく自家骨のみでは対応が困難な場合は，同種骨あるいはリン酸カルシウムペーストなどの人工骨移植を併用する．骨性の支持が不安定な場合は皮質骨を支柱として用いる．

M. 下腿遠位部骨折（pilon 骨折）

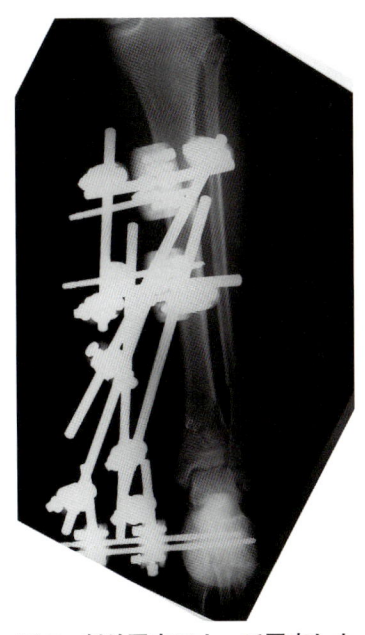

図5 創外固定によって固定した pilon 骨折
開放骨折であったため，デブリドマンを施行後，一時的に創外固定を行いアライメントを保持した．

4 脛骨内側皮質の支持プレート

T型あるいはクローバー型のプレートを用いるのが一般的である．骨欠損が大きい場合や骨粗鬆症の強い症例に対してはLCPプレートを用いる．また，脛骨関節面骨片の固定には，海綿骨スクリューやキャニュレイテッドスクリューをプレートとは別に挿入する．

プレートは骨の形状に合わせて脛骨内側あるいは前方に設置するが，周囲の軟部組織の状態や欠損部を考慮し行う．

1) 皮膚と軟部組織の状態が悪い場合

骨軟部組織が著しく損傷された状況下では，これまでに述べた通常の手技で再建を行うことは不可能で個々の症例に応じて対処する．

関節面のみをKirschner鋼線やキャニュレイテッドスクリューで固定し，創外固定器やハイブリッドリング型創外固定器を併用してアライメントを整復しておき，二期的に内固定を計画する（図5）．

2) 創閉鎖

2つの切開創に緊張がかからず閉鎖できるなら，吸引ドレーンを留置して縫合閉鎖する．前方関節包を閉鎖するが，筋膜はコンパートメント症候群を予防するため縫合しなくてもよい．両方の創を閉鎖すると，いずれかの創に過度の緊張が加わり皮膚壊死を合併してしまう可能性がある場合は脛骨側のみ閉創し，腓骨側は一部開放しておく．腓骨側は腓骨の後方に皮切を行っていればプレートは皮弁で被覆され問題となることは少ない．後日，縫合するか遊離皮膚移植を行えばよい．

> **Point**
> Pilon骨折は受傷後なるべく早期にアライメントを整復しておく必要がある．開放骨折の場合はデブリドマン後，創外固定などを用いて整復する．開放骨折でなくとも下腿のアライメントだけは整復しておき，後日，軟部組織の状態が回復したうえで内固定を行うべきである．創外固定などが不可能であれば少なくとも直達牽引は行うべきである．

3) 術後管理

手術後は尖足位予防のため，足関節中間位でシーネ固定とし患肢は挙上する．骨質がよく，術者が安定性のある内固定が得られたと判断できれば，術翌日からドレーンを抜去し足関節の自動運動を行う．荷重は術後3週前後から部分荷重を開始し，腫脹が消退した後にPTB装具を着用して歩行訓練を行う．臨床経過やX線像で骨折部の状態を十分に確認したうえで，術後8〜12週で全荷重とする．

4) 合併症

Pilon骨折の治療では軟部組織の損傷から生じる合併症が多く，表層感染や皮膚壊死の発生がある．受傷時から適切な初期治療（開放骨折時のデブリドマンや水疱などを認める皮膚の処置，抗菌薬投与など）を行わないと早期から深部感染を招き，内固定ができずに下肢切断といった悲惨な経過をたどることもある．また，遷延癒合や偽関節の発生は0〜22%と報告され，粉砕の程度や固定性などに大きく依存する[2]．術後成績に影響を及ぼす因子として，年齢や骨移植の有無，より正確な整復，合併症の発生などがあげられる．

文献

1) Rüedi T, Allgöwer M : Fractures of the lower end of the tibia into the ankle joint. Injury 1 : 92-99, 1969.
2) Bonar SK, Marsh JL : Unilateral external fixation for severe pilon fractures. Foot Ankle 14(2) : 57-64, 1991.

（相川　淳）

各論4　下肢の外傷

N　足関節捻挫，靱帯損傷，脱臼

足関節の生理的可動範囲を越える運動や非生理的方向への運動が強制されることによって引き起こされる関節包や靱帯の損傷である．

靱帯損傷は，その程度によって以下のように分類される．

靱帯損傷の程度による分類
- Grade I：靱帯の過伸展状態で腫脹や痛みは軽度であり，機能障害や機械的不安定性がないもの．
- Grade II：靱帯の部分断裂で中等度の腫脹と圧痛を伴うもの．
- Grade III：靱帯の完全断裂で著明な腫脹と圧痛があり，機能障害や機械的不安定性があるもの．

■ 受傷原因

多くの場合は，足部の内がえし捻挫（回外内旋強制）によって起こる外側靱帯損傷で，外がえし捻挫（回内外旋強制）では三角靱帯損傷が起こるが，三角靱帯の構造はきわめて強靱であるため完全断裂はまれである．

■ 症状，検査

受傷機序を詳細に問診する．内がえし捻挫か，あるいは外がえし捻挫であるのかを問診し，歩容と腫脹や皮下出血の部位を確認する．

新鮮例では軽度の損傷であれば歩行は可能であることが多い．重症例では荷重歩行は困難で著明な腫脹や発赤があり，局所固定や冷却処置などの初期治療が重要である．

陳旧例では靱帯不全状態にあり，足関節の不安定性が問題になる．長時間立位や歩行が困難となり，繰り返される亜脱臼が滑膜炎や軟骨損傷を引き起こす原因となる．

単純X線像では，足関節の正面，側面，両斜位の4方向で骨折の有無を同時に確認する．ストレスX線撮影は前方および内反ストレスをかける方法が一般的である（図1）．内反ストレスX線正面像から距骨傾斜角が5°以上，前方引き出しストレスX線で患健差が3 mmあるいは10％以上の場合，陽性となる．しかし，新鮮例では局所安静が重要なため，また保存的治療が選択されることがほとんどなので，受傷直後のストレス撮影はほとんど行われない．ストレスをかけることによって疼痛が増強し，患者が力を入れて抵抗するため，ストレス撮影は必ずしも正しい情報を提供してくれないことがある．陳旧例では前距腓靱帯不全を伴う外側靱帯損傷などの，不安定性の確認に有用である．

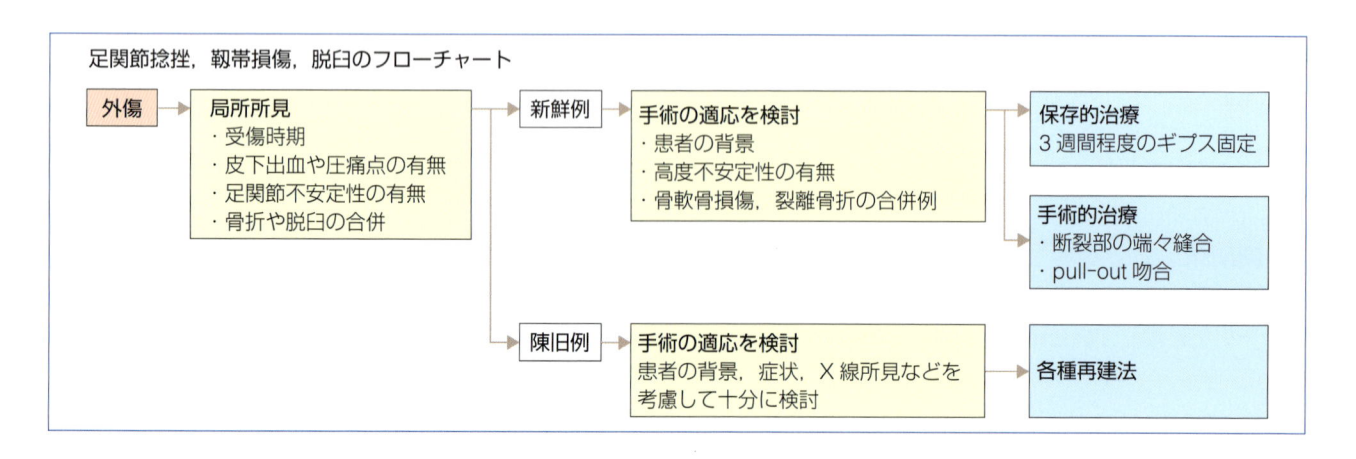

足関節捻挫，靱帯損傷，脱臼のフローチャート

外傷 → 局所所見
- 受傷時期
- 皮下出血や圧痛点の有無
- 足関節不安定性の有無
- 骨折や脱臼の合併

新鮮例 → 手術の適応を検討
- 患者の背景
- 高度不安定性の有無
- 骨軟骨損傷，裂離骨折の合併例

→ 保存的治療
3週間程度のギプス固定

→ 手術的治療
- 断裂部の端々縫合
- pull-out 吻合

陳旧例 → 手術の適応を検討
患者の背景，症状，X線所見などを考慮して十分に検討

→ 各種再建法

N. 足関節捻挫, 靱帯損傷, 脱臼

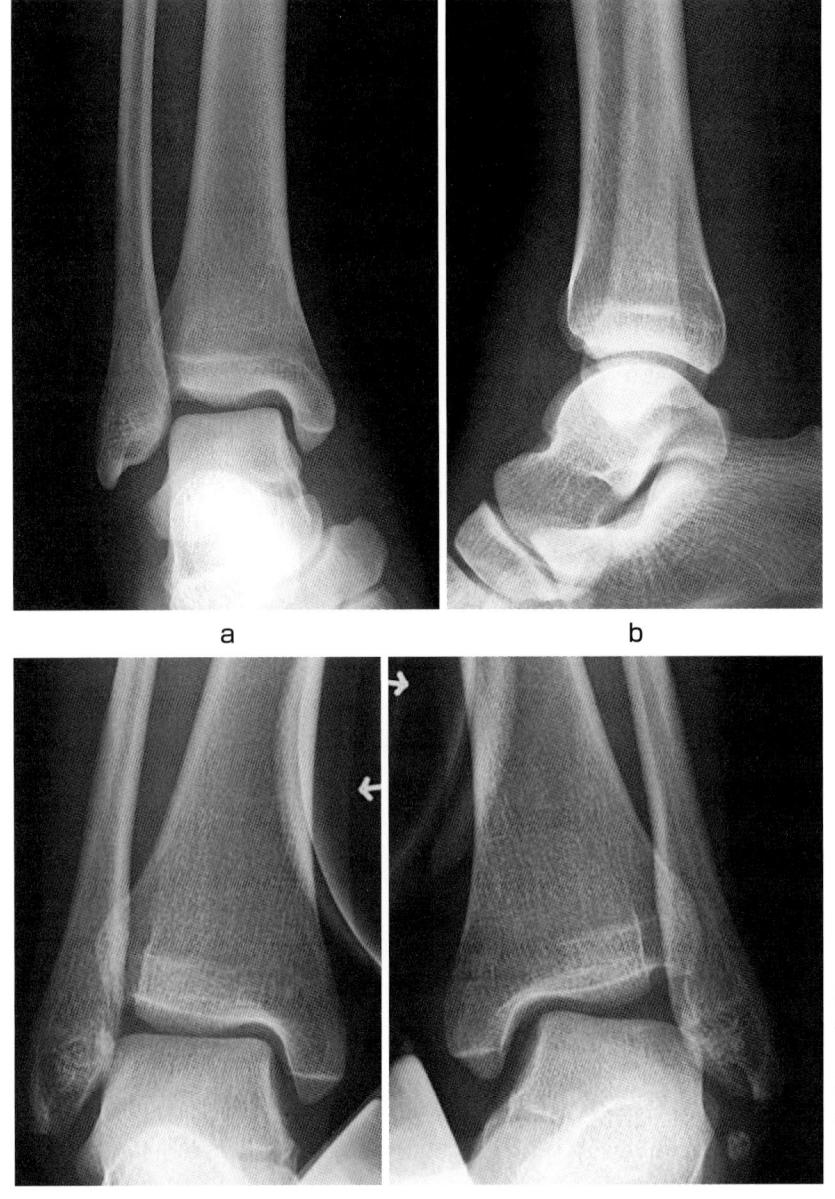

図1 足関節X線像
a: 正面像. 外側側副靱帯断裂で外側関節裂隙の開大を認める.
b: 側面像. 前方にやや不安定性を認める.
c: 内反ストレスX線像. 内反ストレスで外側側副靱帯の断裂が確認できる. 外側側副靱帯断裂(右図).

その他, MRIは骨挫傷や骨軟骨の評価に有用で, CTは単純X線像のみでは診断が困難な微小な骨片を描出できる. 近年, MRIの普及で関節造影検査は行われなくなってきたが, 造影剤の漏出によって損傷部位が確認できるなど有用な検査である.

診断

1) 外側靱帯損傷

(1) 新鮮例

内がえし捻挫に伴って生じる. 前距腓靱帯, 踵腓靱帯, 後距腓靱帯の損傷で, 大きな外力で靱帯損傷が広範囲に及ぶと足関節は脱臼する. 前距腓靱帯あるいは踵腓靱帯に一致して圧痛を認める. 外果周辺に出血斑があり, 足関節の外側不安定性(前方引き出しテスト, 内反テスト: 図2)が確認できる.

(2) 陳旧例

繰り返す内がえし捻挫によるもので, 外側靱帯機能不全のため亜脱臼を繰り返し, 滑膜炎や距骨滑車の骨軟骨損傷を伴うことがあるので, 画像の読影には注意を要する. 距腿関節面の前方に骨棘を形成し, 背屈時にインピンジされることがある. 足根洞や関節裂隙にも圧痛があり, 不安定性の確認は容易である. 単純X線像で関節症性変化が確認できる.

2) 三角靱帯損傷

内果周辺の腫脹と圧痛があるが, 完全断裂はまれである. 完全断裂すると, 脱臼し腫脹が増強する(また, 後脛骨筋腱が内果関節内に陥入すると徒手整復が困難にな

各論 4　下肢の外傷

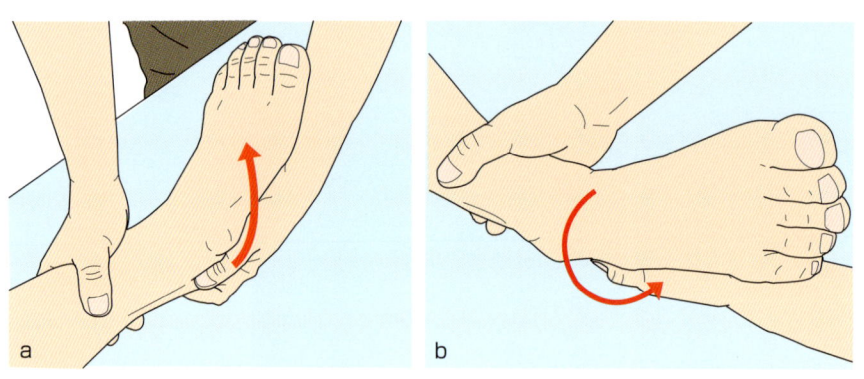

図2　足関節不安定テスト
a：前方引き出しテスト．下腿遠位を固定し踵骨を前方に引き出す．
b：内反テスト．足関節を内反強制し不安定性を確認する．

る）．単純X線像で内果関節裂隙の開大を認め，内果先端の裂離骨折を伴うことがある．外力が大きく三角靱帯が完全に断裂した場合には，腓骨の骨折や遠位脛腓靱帯結合の損傷を伴うことがあるので注意を要する．X線正面像で整復位にある場合でも，ストレス撮影でこれらの損傷が明らかになることがある．

> **Point**
> チェックポイント
> ① 受傷原因（内がえしあるいは外がえし）
> ② 受傷からの経過時間
> ③ 皮下出血の場所や足関節周囲の圧痛点
> ④ 単純X線像での関節裂隙の開大，脱臼，亜脱臼，骨折の有無
> ⑤ ストレスX線撮影による不安定性の有無

治療

1　外側靱帯損傷

1）新鮮例

保存的治療が選択されることが多い．しかし，損傷の程度や患者の活動性，年齢，職業などを十分に考慮して治療法を選択すべきである．

> **手術の適応**
> 患者と十分に話し合ったうえで，以下の要因を検討して手術的治療の適応を決定する．
> ・患者の背景：早期社会復帰やスポーツ活動への参加など
> ・容易に脱臼・亜脱臼をきたす高度不安定例
> ・骨軟骨損傷や裂離骨折を合併している例

（1）保存的治療

損傷が軽度な症例はサポーターなどによる固定を行う．GradeⅢ，Ⅳの症例に対してはギプス固定が基本であるが，患部の腫脹が著明になるため冷却や弾性包帯などによる固定，患部の挙上といった初期治療が重要である．新鮮外傷に対する応急処置の原則 RICE：安静（Rest），冷却（Icing），圧迫（Compression），挙上（Elevation）を忘れてはならない．ギプス固定は膝下から足尖部までとし，足関節の軸が膝に対して約20°外旋していることを考慮したうえで，足関節を屈伸中間位固定とする．ギプス固定後は荷重を許可し，固定期間は3～4週間とする．

> **Point**
> 外傷応急処置の基本は RICE（Rest，Icing，Compression，Elevation）である．

> **Pitfall**
> 冷却や局所の安静，挙上などの初期治療が重要である．足関節のギプス固定は膝正面に対して20°外旋していることを念頭に置き，中間位で固定する．

（2）手術的治療

外果前方から下端に沿った弓状切開で前距腓靱帯と踵腓靱帯を確認する．浅腓骨神経側枝に注意しながら関節包に達すると断裂した関節包が確認できる．関節包の内側に前距腓靱帯があり，断裂部位を同定し縫合する．断裂した靱帯部分は非吸収糸で縫合する．また断裂部位が距骨や腓骨の付着部であれば，Kirschner鋼線を用いて骨孔を開け，pull-out法によって縫縮する．踵腓靱帯が踵骨側で断裂している場合は腓骨筋腱があり展開が困難である．

できるだけ解剖学的位置に整復し，腓骨筋腱腱鞘に縫

N. 足関節捻挫，靱帯損傷，脱臼

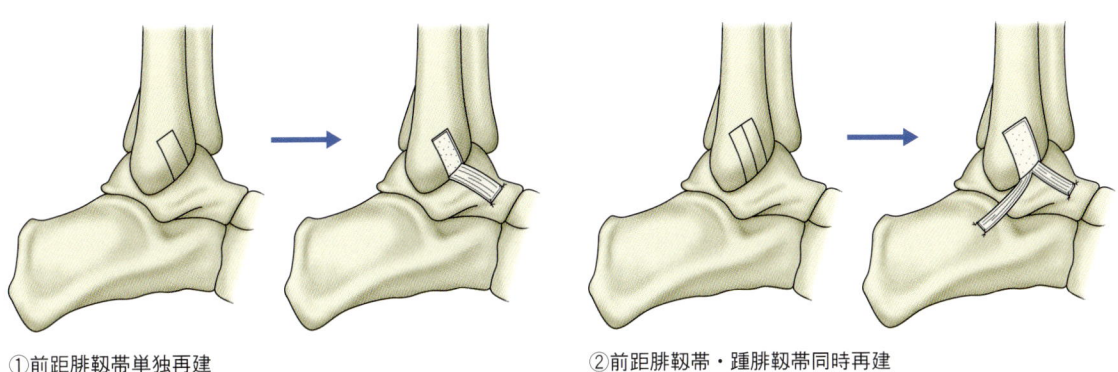

① 前距腓靱帯単独再建　　　　　　　　② 前距腓靱帯・踵腓靱帯同時再建

図3　代表的な足関節外側靱帯再建法（Glas法）
骨膜を翻転する．
〔増原建二監修：図説 足の臨床 改訂版．メジカルビュー社，東京，p229, 230, 1998 から〕

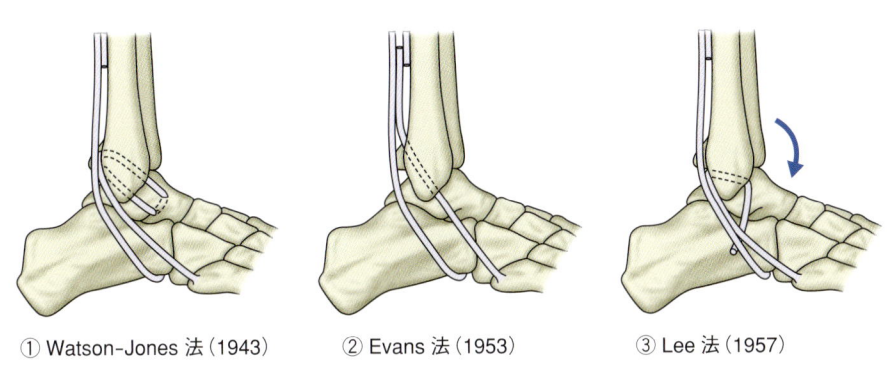

① Watson-Jones 法（1943）　② Evans 法（1953）　③ Lee 法（1957）

図4　遊離腱による半裁短腓骨筋腱の再建

合する．
　術後はギプス固定を行い，2週間後には歩行ギプスで荷重を許可する．術後4週でギプスを除去する．スポーツ活動への復帰はサポーターを装着して6週以降とする．

2）陳旧例
（1）保存的治療
　再捻挫や不安定性の予防にサポーターを装着させる．
（2）手術的治療
　比較的良好な遺残靱帯が存在すれば瘢痕部を切除して端々縫合する．縫合による修復が困難な場合には骨孔を通して pull-out 法などで縫着して再建する．遺残靱帯が菲薄化し十分な再建靱帯の緊張が得られない場合は，伸筋腱支帯を腓骨に縫着する Gould 法[1]や腓骨骨膜を翻転して補強に用いる Glas 法[2]（図3）が有用である．遊離腱による再建では半裁短腓骨筋腱（Watson-Jones 法[3]や Evans 法[4]，Lee 法[5]など：図4），長掌筋腱，半腱様筋腱，薄筋腱，骨付き膝蓋腱などが用いられている[6-9]．
　また，人工靱帯による再建は早期にスポーツ復帰が可能であるが，一方で滑膜炎などの発症も懸念されている．
　術後4週間ギプス固定とする．荷重は3週以降に部分荷重から開始し，受傷前のスポーツ活動への復帰は術後3か月以降とする．

> **Pitfall**
> 多くの再建法があり，遺残靱帯の状況によって検討すべきである．靱帯が残存している場合は縫縮術や前進術を選択し，残存していなければ短腓骨筋腱を利用する再建術が一般的である．

2 内側靱帯損傷

　多くは保存的に治療される．果部骨折を合併している場合でも，良好な整復位が保持できれば保存的治療が適応となる．しかし，後脛骨筋腱や断裂した断端が関節内に嵌頓し整復位が得られない症例は手術的治療の適応となり，一次修復術を行う．

筆者の推奨する方法

・新鮮例
　局所安静や挙上，冷却などの初期治療後，3週間のギプス固定を行う．足関節の動きをギプス包帯で抑制することでほとんど疼痛が消失するので，荷重は疼痛に合わ

各論 4　下肢の外傷

せて部分荷重を歩行ギプスで許可する．ギプス除去後，サポーターを装着し 6 週以降からスポーツ活動への復帰を目指す．

　新鮮例で早期社会復帰や競技レベルのスポーツ参加を希望する場合や，安定した整復位が保持できない症例については観血的に靱帯再建を行う．端々縫合か骨への pull-out 固定を行う．

文献

1) Gould N, et al : Early and late repair of lateral ligament of the ankle. Foot Ankle 1 : 84-89, 1980.
2) Gras E, et al : Periosteal flap reconstruction of the external ankle ligament. Result of a follow-up study. Unfallchirurg 88 : 219-222, 1985.
3) Watson-Jones R : Fracture and Joint Injuries. Churchill Livingston, Philadelphia, pp1157-1175, 1976.
4) Evans GA, et al : Acute rupture of the lateral ligament of the ankle. J Bone Joint Surg 66-B : 209-212, 1984.
5) Lee HG : Surgical repair in reccurrent dislocation of the ankle. J Bone Joint Surg 39-A : 828-834, 1957.
6) Okuda R, et al : Reconstruction for chronic lateral ankle instability using the palmaris longus tendon : Is reconstruction of the calcaneofibular ligament necessary? Foot ankle Int 20 : 714-720, 1999.
7) Solakoglu C, et al : Late-term reconstruction of lateral ankle ligaments using a split peroneus brevis tendon graft (Colville's technique) in patients with chronic lateral instability of the ankle. Int Orthop 27 : 223-227, 2003.
8) Sugimoto K, et al : Reconstruction of the lateral ankle ligaments with bone-patellar tendon graft in patients with chronic ankle instability : A preliminary report. Am J Sports Med 30 : 340-346, 2002.
9) 大関覚：足関節 足関節外側側副靱帯損傷の解剖学的再建術．pp142-149（落合直之編：新 OS NOW 8．関節不安定症の手術療法―靱帯再建を中心に），メジカルビュー社，東京，2000．

　　　　　　　　　　　　　　　　　（相川　淳）

各論4　下肢の外傷

O 足根骨骨折・脱臼

1 距骨骨折

距骨骨折は比較的まれな骨折であるが，治療には困難を伴う．骨折に続発して生じる障害は，阻血性骨壊死や不完全な整復による変形癒合である．壊死部に荷重が加わることで滑車が陥没し変形性関節症が続発し，不完全な整復は距骨下関節の不適合を残し大きな機能障害の原因となる．したがって，距骨骨折には適切な診断と状況を把握した適切な治療の選択が重要である．距骨骨折に続発する阻血性骨壊死や変形性関節症を予防しうる治療が必要である．

■ 解剖学的特徴

距骨はその表面の60％を関節軟骨に覆われており，筋肉や腱の付着部をもたない．距骨への血行は後脛骨動脈，前脛骨動脈および腓骨動脈から受けている．後脛骨動脈から分岐した足根管動脈は，距骨の前方に隣接して走行し距骨体部に多数の分枝が入り込む．さらに，足根洞に続いて距骨頚部下方に血管の層を形成し足根洞の血管と吻合する．距骨体部内側を栄養する血行は後脛骨動脈や足根管動脈から分岐し三角靱帯の内側表面を走行する．多くの骨折患者では距骨体部の血行をこの血管が維持しているため，三角靱帯の深部線維の温存に注意し，距骨への内側進入によって血流を途絶しないようにしなければならない．前脛骨動脈から続いている足背動脈は距骨頚部上面に分枝を出し，腓骨動脈からの分枝は後脛骨動脈と吻合し距骨周囲の後方に血管叢を形成する(図1)．

距骨頭内側は足背動脈の分枝が入り込み，外側には足根洞の動脈に吻合している動脈枝が血液を供給している．また，距骨体部では足根管の吻合動脈が後面を除く外側1/3と上部を除いた中1/3に血液を供給し，三角靱帯動脈より内側1/3に供給されている(図1)．

以上のことから，最も主要な血行は頚部後方から供給されているため，距骨頚部単独骨折では血行障害を起こすことは少ない．体部には豊富な血液が供給されており，三角靱帯内側表面を走行する血管が骨折や脱臼あるいは外科的に損傷されなければ，距骨体部は壊死にならないのである．

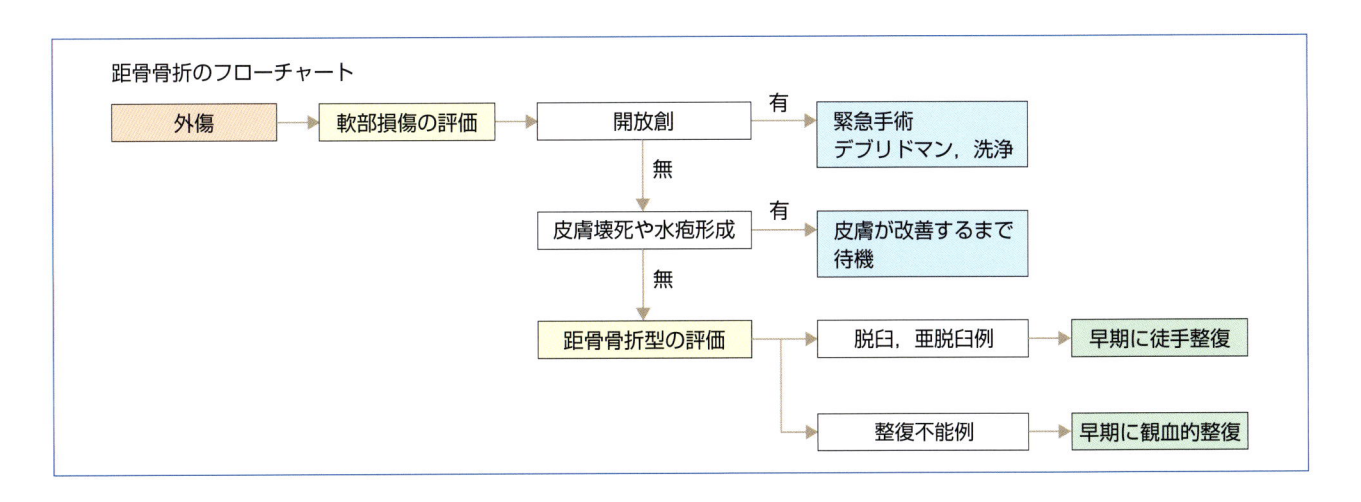

距骨骨折のフローチャート

外傷 → 軟部損傷の評価 → 開放創 —有→ 緊急手術　デブリドマン，洗浄
　　　　　　　　　　　　　↓無
　　　　　　　　　　　皮膚壊死や水疱形成 —有→ 皮膚が改善するまで待機
　　　　　　　　　　　　　↓無
　　　　　　　　　　　距骨骨折型の評価 → 脱臼，亜脱臼例 → 早期に徒手整復
　　　　　　　　　　　　　　　　　　　→ 整復不能例 → 早期に観血的整復

各論 4　下肢の外傷

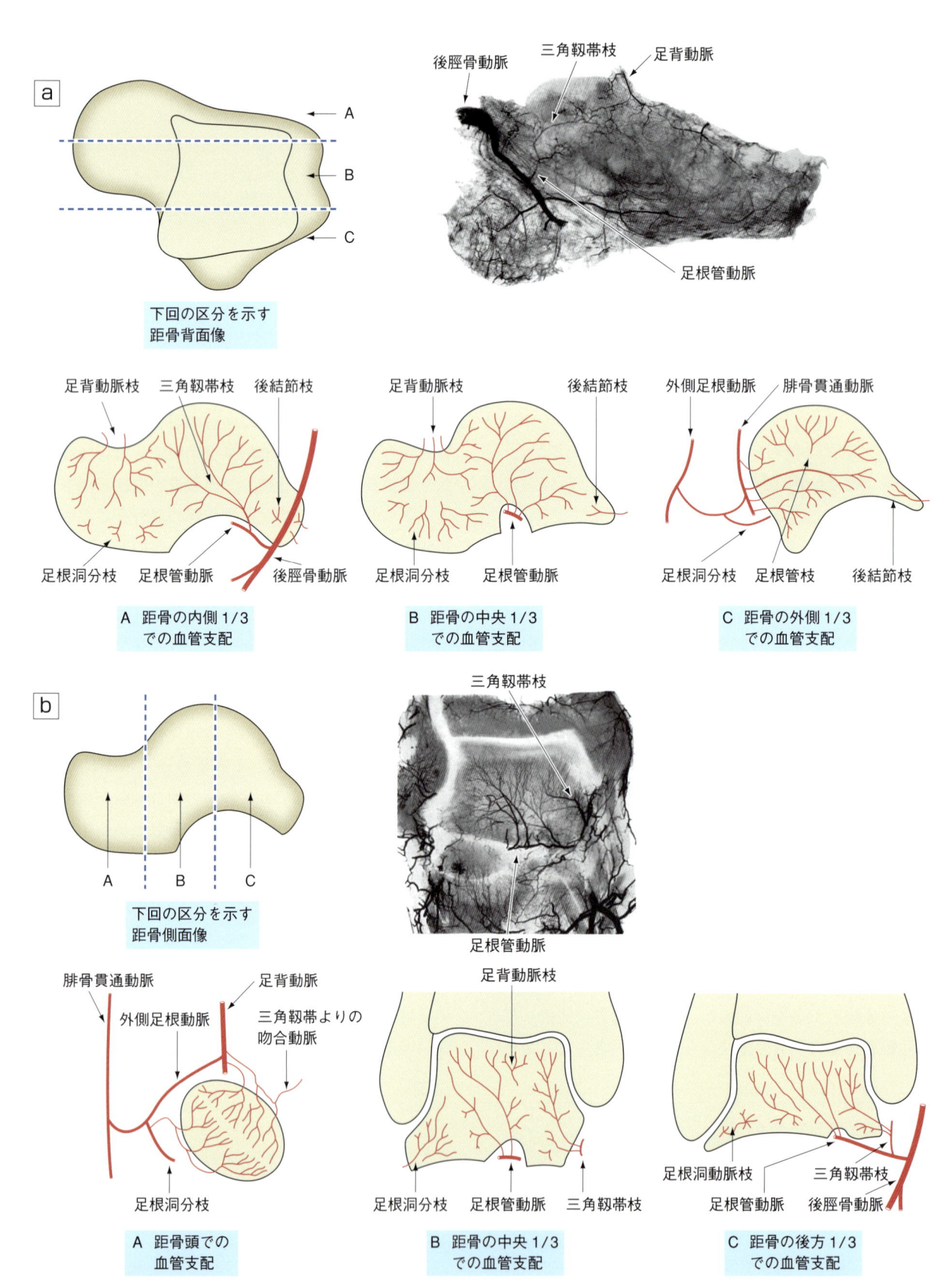

図 1　距骨の解剖，血流
a：矢状面での距骨への血行
b：冠状面での距骨への血行
〔Mulfinger GL, Trueta J：The blood supply of the talus. J Bone Joint Surg 52-B：160-167, 1970 から改変〕

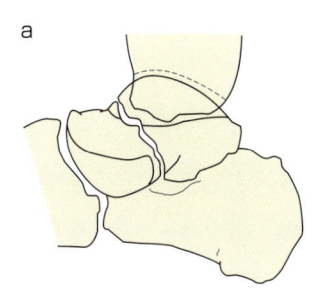

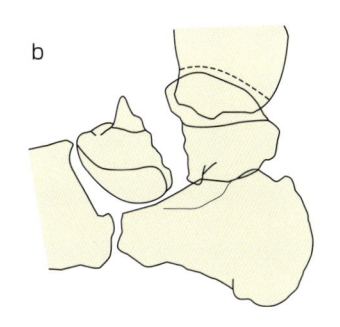

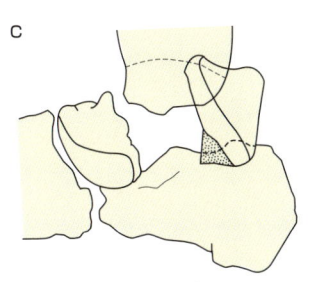

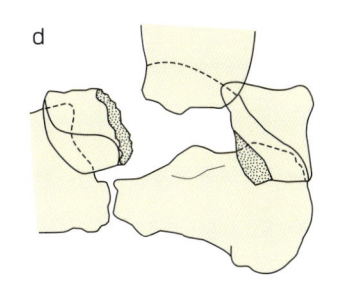

図2 Hawkins 分類
a：脱臼のない type Ⅰ
b：距骨下関節脱臼の type Ⅱ
c：距骨下・距腿関節脱臼の type Ⅲ
d：距骨下・距腿・距舟関節脱臼の type Ⅳ（Canale による追加）
〔図 d：Canale ST, Kelly FB：Fractures of the neck of the talus. Long-term evaluation of seventy-one cases. J Bone Joint Surg 60-A：143-156, 1978 から〕

■ 受傷原因

1）距骨骨折

古くは "aviator's astragalus"（飛行機乗りの距骨）とも呼ばれた骨折で，飛行機事故に伴って方向舵棒に足部が背屈され発生したように，足部に強い背屈力が加わり距骨頚部骨折が生じる．転落や交通事故によって足関節が過背屈され，距骨頚部と脛骨前縁が衝突し骨折する．

2）距骨滑車骨軟骨骨折

足関節捻挫によって発生する．足関節が内がえし強制され外側靱帯損傷が起こり，さらに底屈が加わり距骨滑車内側後方が脛骨関節面に衝突する．逆に背屈が加わると滑車の外側前方が腓骨と衝突し，骨軟骨骨折を生じる．

■ 分類

Hawkins の分類が広く用いられている．また，Canale は距骨下関節，距腿関節および距舟関節の3つすべてが脱臼した4型を追加している．

Hawkins 分類（図2）

Type Ⅰ：転位のない距骨頚部の垂直骨折
Type Ⅱ：転位のある距骨頚部骨折で，距骨下関節の亜脱臼または脱臼を伴う．
Type Ⅲ：転位のある距骨頚部骨折で，距骨下関節と足関節両方の距骨体部の脱臼を伴う．

距骨体部骨折の分類は Sneppen 分類[3]があり，形態と発生機序から6型に分類している．

Sneppen 分類

a) compression fracture
b) coronal shearing fracture
c) sagittal shearing fracture
d) fracture in the posterior tubercle
e) fracture in the lateral tubercle
f) crush fracture

さらに，これに滑車部の骨軟骨骨折を加えた Mann の分類[4]もある．

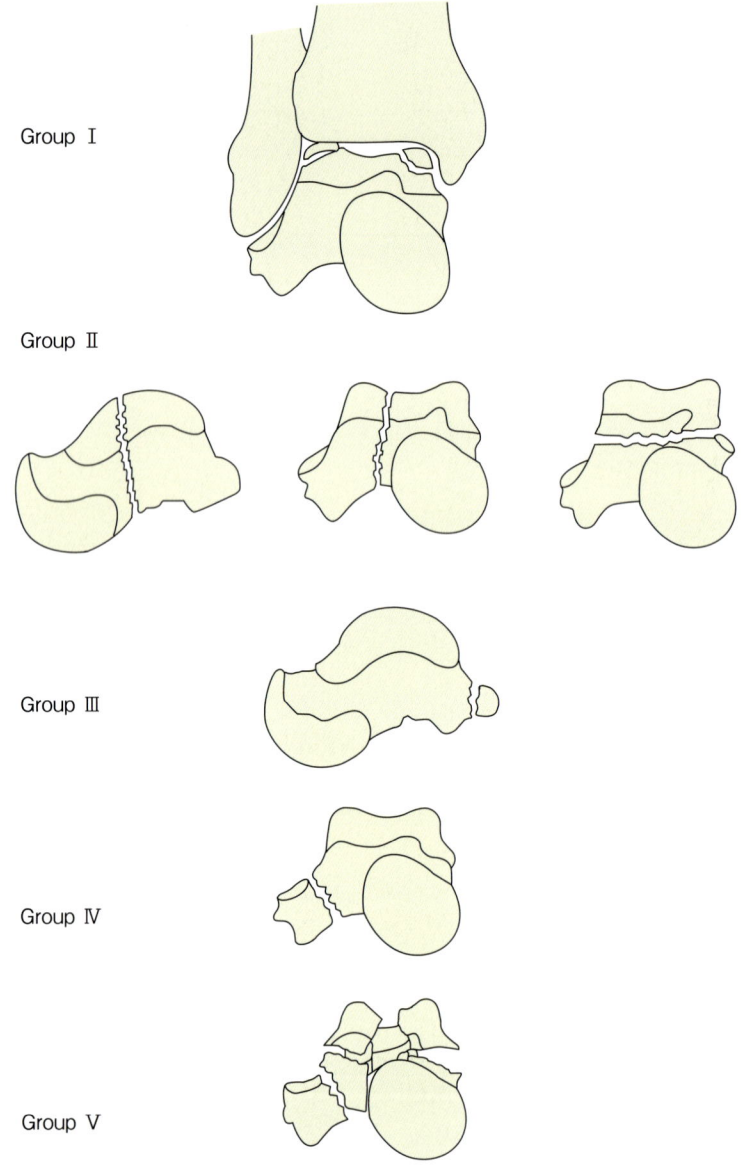

図3 Mannによる距骨体部骨折の分類

Mann 分類（図3）

- Group Ⅰ：滑車部骨軟骨骨折
- Group Ⅱ：滑車部の圧迫骨折
  滑車部の前額面剪断骨折
  滑車部の矢状面剪断骨折
- Group Ⅲ：後結節骨折
- Group Ⅳ：外側結節骨折
- Group Ⅴ：粉砕骨折

Berndt-Harty 分類（図4）

- Stage Ⅰ：小範囲の軟骨下骨の圧迫
- Stage Ⅱ：部分的骨軟骨片の離開
- Stage Ⅲ：骨軟骨片の完全な離開があるが，病巣部にとどまっている．
- Stage Ⅳ：骨軟骨片が離開し，関節内に遊離している．

滑車部骨軟骨骨折には発生機序，様式によって，BerndtおよびHarty分類がある．

■ 診断

距骨周囲の著明な疼痛と腫脹を認める．距骨体部が後方へ脱臼した場合はNaumann's sign（長母趾屈筋が引き伸ばされて母趾が屈曲位に固定され伸展不能となる）を認める．

O. 足根骨骨折・脱臼

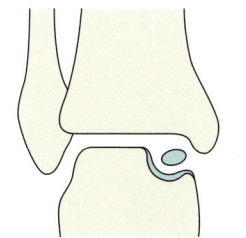

Stage I	Stage II	Stage III	Stage IV
骨軟骨の圧迫	骨軟骨の不完全離開	骨軟骨の完全離開	骨片の移動

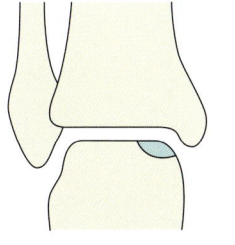

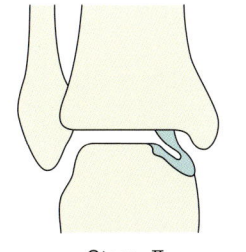

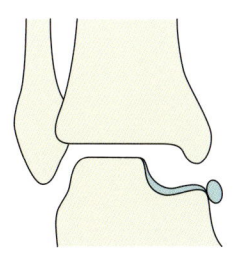

図4　距骨滑車骨軟骨骨折のBerndt-Harty分類

　X線像によって診断は確定するが，骨折線が不鮮明な場合や滑車部骨折が疑われる場合はMRI像が有用である．転位が大きく距骨周囲との位置関係が確認できない場合はCT像が必要である．また，滑車部骨折では損傷部が距骨後方に多く認められるため，足関節底屈位でのX線撮影で明らかになることが多い．

Point
チェックポイント
① 距骨周囲の圧痛の有無と皮膚所見，神経障害や循環障害の有無
② Naumann's signの有無
③ 骨折型と部位（距骨頚部，体部，滑車部）
④ 画像診断（単純X線，CT像，滑車部骨軟骨骨折を疑ったら底屈位での単純X線像）

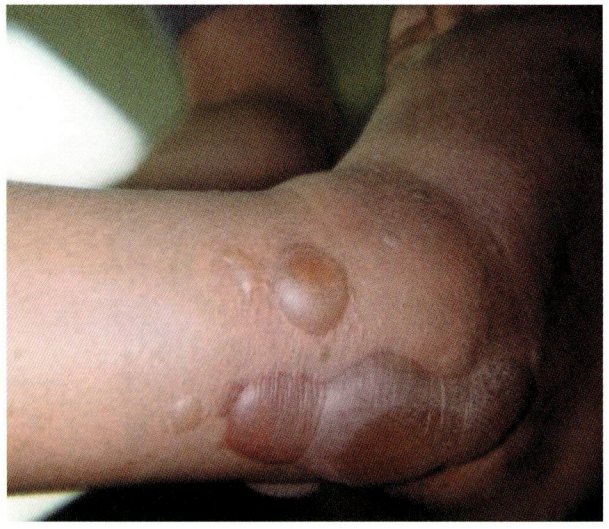

図5　距骨骨折時の皮膚所見
足関節周囲に広範な水疱形成を認める．

治療

　骨折の治療に先立ち，まず距骨骨折の状態を詳細に把握する．後足部の単純X線写真は正面像，側面像，両斜位像に特殊な距骨頚部撮影などの方法で撮影する．また必要に応じてCT像を加えて評価する．特に後足部は軟部組織が損傷されやすいので注意深く検討する．開放創の有無，非開放性であれば水疱形成（図5）や皮膚壊死の所見の有無で手術時期や進入法を選択する．

　転位のない距骨体部骨折や頚部骨折はギプス固定で良好な結果を期待できるが，転位のある場合は可能なかぎり早急に解剖学的整復位を得る必要がある．特に距骨体部が後方へ脱臼している場合は突出した体部が内果後方に存在することが多く，二次的に神経損傷や動静脈損傷を引き起こすことがある．したがって距骨体部の整復は緊急を要する．徒手整復手技で軟部組織の損傷を悪化させないように注意する．全身麻酔下に後足部を牽引するが，脱臼例では徒手整復は困難であることが多く，早期に観血的整復を検討すべきである．

手術の適応
① 開放創を伴う．
② 徒手整復が得られない．
③ 神経血管損傷を伴う．
④ 頚部，体部骨折とも転位を伴う骨折．
⑤ Berndt-Harty分類 stage III，IVの骨軟骨骨折．

1　距骨頚部骨折（図6）

　前外側進入では距骨頚部の骨折部に容易に到達でき，三角靱帯表面付近の血行を損傷する危険性が少ないのが利点である．また，前内側進入は内果骨折を伴ったり，距骨体部が後方へ脱臼している場合に有用である（図7）．内果骨折がない場合は内果の骨切りを行うが，三角靱帯の果部と距骨への付着部は温存するように細心の注意を払う．

　骨折部を慎重に整復した後，解剖学的に整復が得られているかどうかを，直視下またはX線透視下に慎重に

各論 4　下肢の外傷

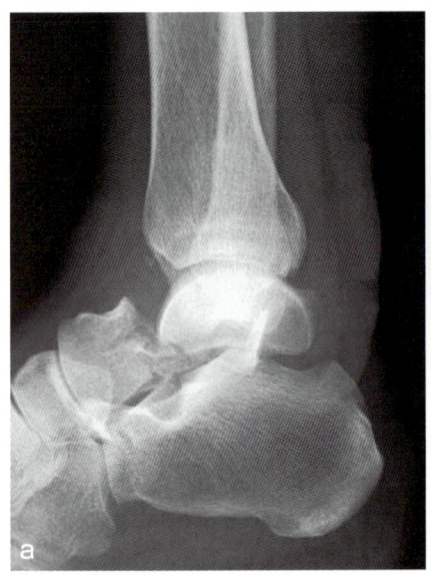

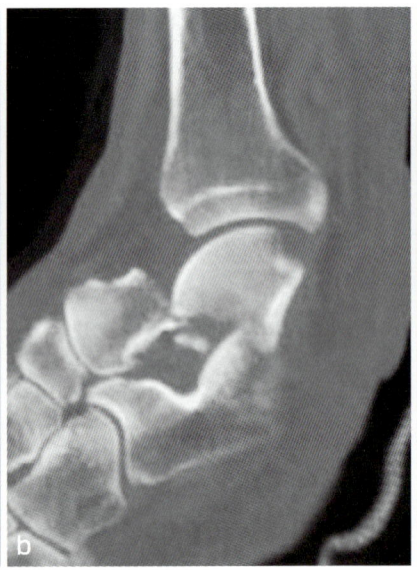

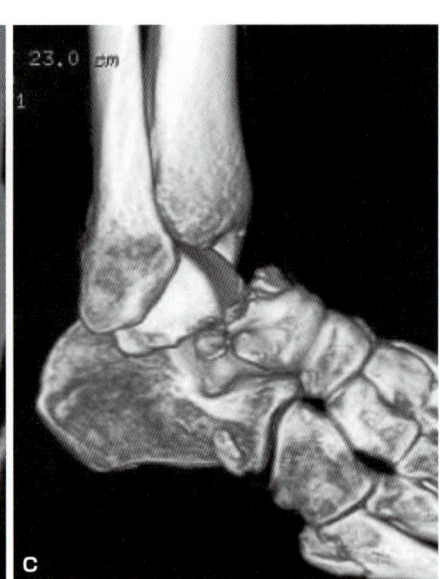

図6　距骨頚部骨折
CT像や3D-CTの活用により，詳細に転位の程度が把握できる．
a：単純X線像
b：CT像
c：3D-CT像

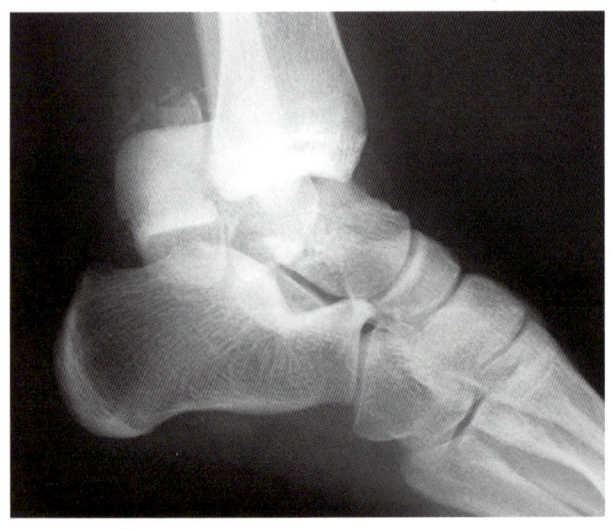

図7　距骨頚部骨折
体部は後方に脱臼している．

判断する．距骨下関節の適合性を注意深く評価し，必要なら距骨下関節を展開する．整復位が確認できたらKirschner鋼線で仮固定する．高度粉砕例ではKirschner鋼線を最終固定として用いることもある．通常はラグスクリューを骨折面にできるだけ垂直になるように挿入し，骨折部に圧迫力をかけて固定する．スクリューは4.0か6.0 mmの海綿骨スクリュー，または3.5 mmの皮質骨ラグスクリューを用いる．また，Kirschner鋼線に沿わせて挿入できるキャニュレイテッドスクリューは手技的に容易で有用である．高度粉砕例では骨欠損部に骨移植を要する．距骨内側面が粉砕されている場合は圧迫スクリューで骨折部が内反しないように注意する．内果骨切り部や内果骨折部は解剖学的に整復し，通常の方法（1/3円プレートやtension band wiring，スクリューなど）で固定する（図8）．

　腱や関節は軟部組織で被覆すべきであるが，緊張下に創閉鎖してはならない．緊張が強ければ，創部は縫合せず形成外科的処置が行える時期まで待機する．術後5日ほどで創閉鎖や皮膚移植を行う．

2　距骨体部骨折（図9）

　非転位型なら通常6～8週のギプス固定とする．転位を伴った骨折では，距骨周囲の関節適合性を保つために解剖学的に整復し強固な内固定を行う．体部がバラバラに粉砕している場合は疼痛や皮膚の状態を考慮しながら，脛骨踵骨固定などのような二次的再建術が必要になることもある．特にMann分類group VIでは距骨壊死の確率がきわめて高いため，最初から距骨下関節固定を適応とする意見もある．

3　滑車部骨軟骨骨折

　Stage分類に基づいて治療法が選択される．

> **Point**
> **滑車部骨軟骨骨折の治療**
> **Stage I**：保存的治療を選択する．4～6週のギプス固定を行い免荷とする．

O. 足根骨骨折・脱臼

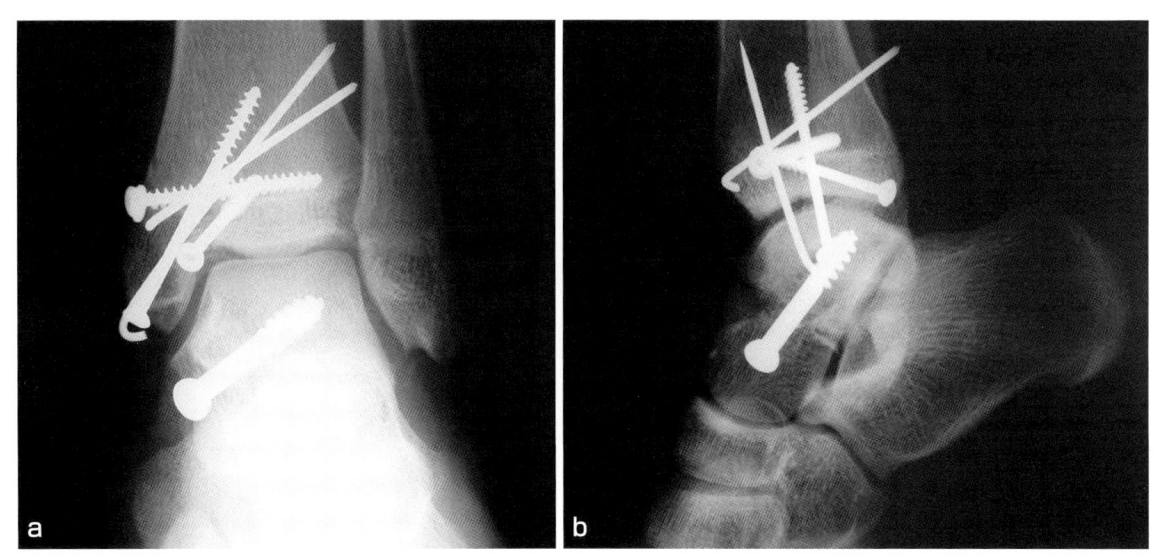

図8 距骨骨折術後単純X線像
距骨骨折は内側から進入し海綿骨スクリューで前方から固定．粉砕した内果はKirschner鋼線とスクリューで固定した．
a：正面像
b：側面像

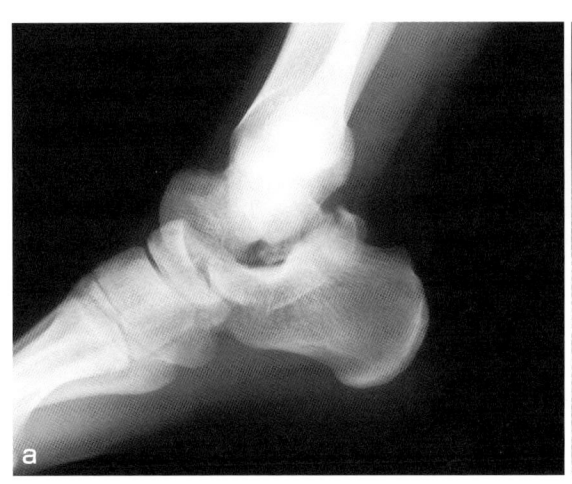

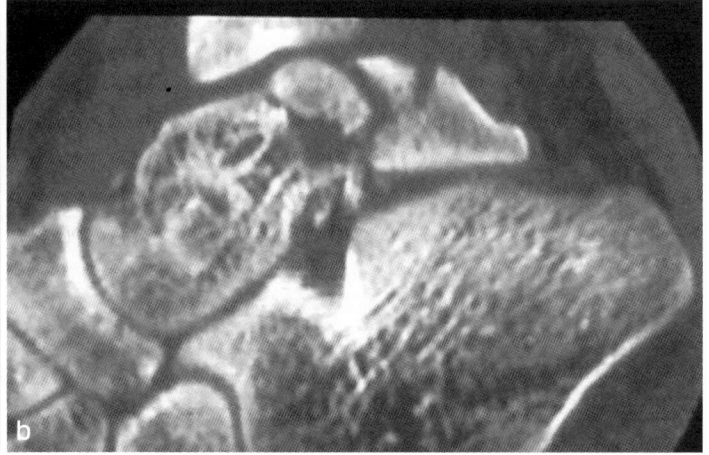

図9 距骨体部骨折
a：単純X線像．距骨体部骨折．距舟関節の脱臼を伴う．
b：CT像．脱臼整復後．体部の圧壊を認める．

- **Stage Ⅱ**：ギプス固定で免荷とし，骨癒合が得られない場合は関節鏡視下に損傷部のドリリングを行う．
- **Stage Ⅲ**：10歳代なら保存的治療で骨癒合が期待できるが，成人では手術的治療が必要になる．骨片が小さければ損傷部のドリリングを行い，骨片が大きい場合は骨釘や吸収ピンで固定する．
- **Stage Ⅳ**：遊離骨軟骨片が小さければ骨片摘出と骨折部のドリリングを行う．大きい場合は骨折部をドリリングした後，整復可能なら骨片を整復し骨折部を骨釘や吸収ピンで固定する．整復が困難な場合はmosaic plastyや自家軟骨培養移植を検討する．

■ 距骨骨折の予後

距骨体部の阻血性骨壊死は損傷の程度や治療法によって左右される最も重大な合併症であり，予後に多大な影響を与える．頚部骨折のうち，Hawkins分類typeⅠでは0～13％，typeⅡでは20～50％，typeⅢでは80～100％の発生率が報告されている．

壊死の発生は受傷後6～8週のX線像で早期に予知が可能で，X線正面像で距骨ドームの軟骨下骨の萎縮の結果示される骨吸収像は，血行が存在していることを意味する(Hawkins' sign)(図10)．距骨体部の血行が途絶すると骨吸収は起こりえないのである．したがって，阻血性骨壊死は，X線像で軟骨下骨の骨吸収像が術後6～8週以降も認められず距骨体部は均一な骨硬化像を示す．

骨シンチグラフィやMRIは血流の変化を同定するのに役立つ．

各論 4　下肢の外傷

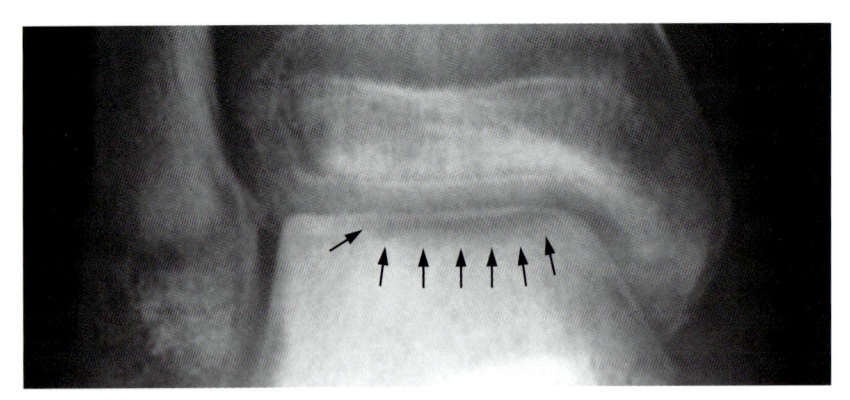

図 10　Hawkins' sign
X線正面像で軟骨下骨の骨吸収像を認め，血流が保たれている．

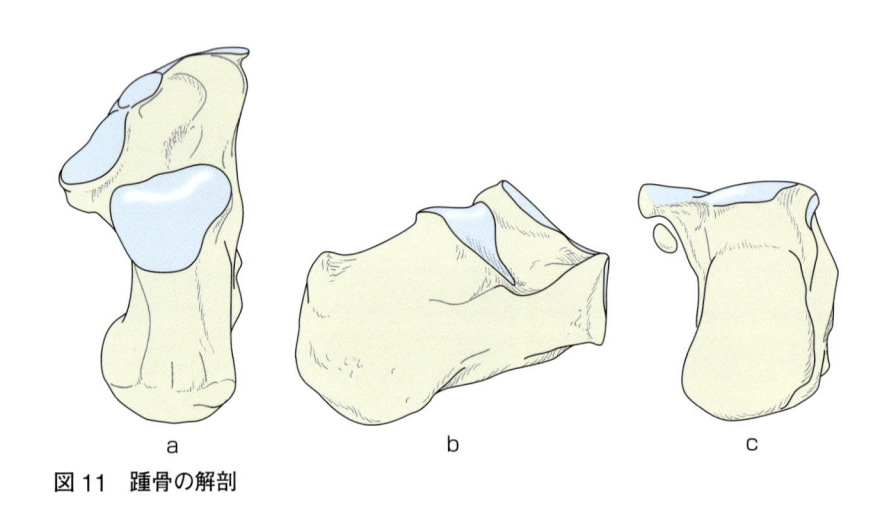

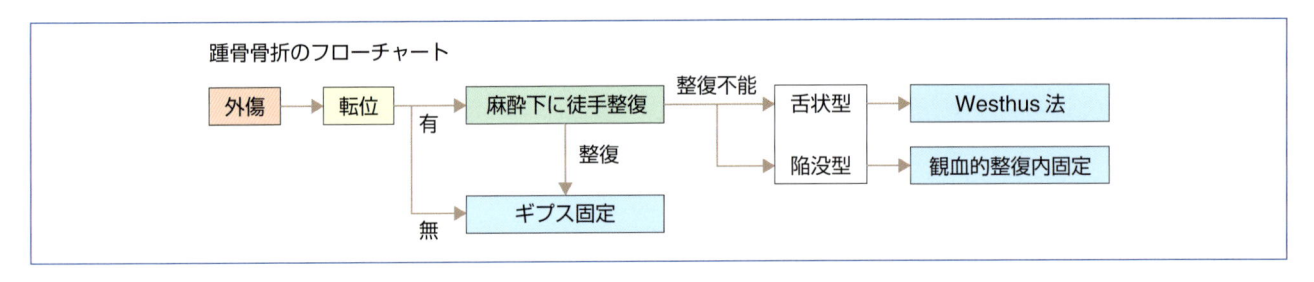

図 11　踵骨の解剖

踵骨骨折のフローチャート

外傷 → 転位　有 → 麻酔下に徒手整復 → 整復不能 → 舌状型 → Westhus 法
　　　　　　　　　　　　　　　　　　　　　　　　陥没型 → 観血的整復内固定
　　　　　　　　　　　　　　　　　→ 整復 → ギプス固定
　　　　　無 → ギプス固定

阻血性骨壊死が出現した場合は長期間免荷歩行が必要となる．PTB 装具で免荷歩行として，距骨滑車の陥没を防ぐ．単純 X 線足関節正面像で距骨の軟骨下骨に骨吸収像が出現し，血行が再開するまでは非荷重とする．

2　踵骨骨折

踵骨骨折は足根骨骨折の中で，最も頻度の高い骨折である．その治療は解剖学的整復位と臨床成績が必ずしも一致せず，治療困難になることがある．遺残変形を残すと現職への復帰が困難となり，また関節面の整復不良例では荷重時の疼痛の原因となり外傷性関節症へと進行する．

高所からの転落などで起こるため，脊椎骨折や下肢のほかの部位の損傷を伴うことも多い．

解剖学的特徴

踵骨は足根骨の中で最大の骨で，その解剖は複雑である．4つの関節面が存在し，距骨下関節の後方関節部分と載距突起の中央関節部分を含む踵骨後方部分は，距骨洞と足根管によって踵骨前方部分と区別される．また，踵骨前方部分は小さな距骨下関節の前方関節部分と踵立方関節の鞍状関節からなる（図 11）．

踵骨の解剖学的特徴は軟部組織の被覆である．体重負

O. 足根骨骨折・脱臼

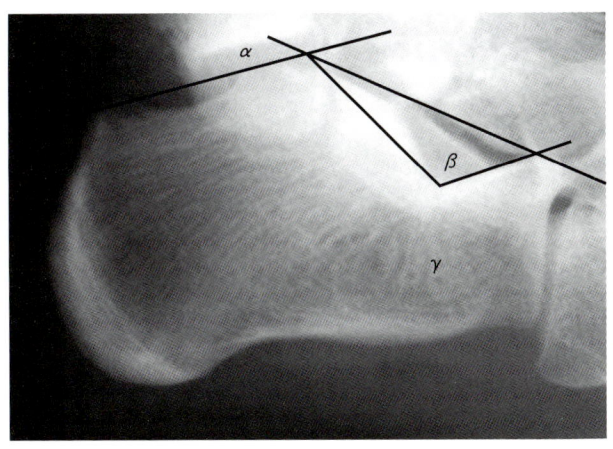

図12 踵骨の解剖学的特徴
α：Böhler角．踵骨隆起上縁と後距踵内部上縁を結ぶ線と，後距踵内部上縁と前距踵関節上縁を結ぶ線とのなす角．
β：crucial angle
γ：neutral triangle

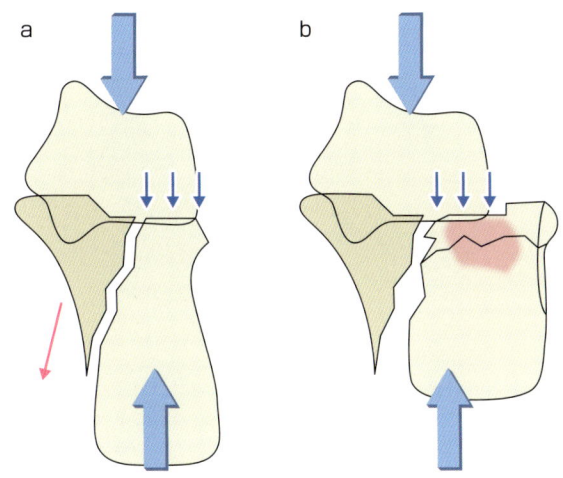

図14 前額面からみた踵骨骨折の発生機序
〔Sanders R：Intra-articular fractures of the calcaneus：present state of the art. J Orthop Trauma 6：252-265, 1992 から〕

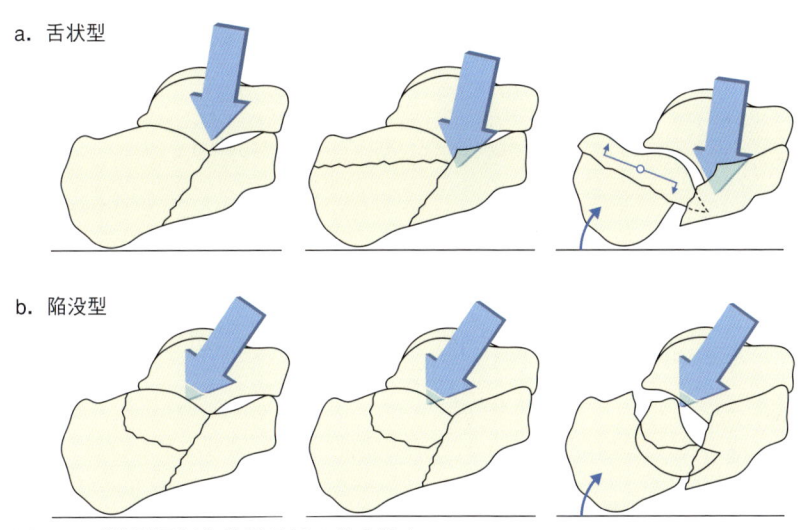

a. 舌状型

b. 陥没型

図13 舌状型骨折と陥没型骨折の発生機序
〔高倉義典，北田力編：図説 足の臨床 改訂版．メジカルビュー社，東京，pp199-204, 1998から〕

荷を受けている骨はheel padを除いて皮下に存在しているため，軟部組織損傷は治療の際に重要な問題となることがある．Heel padは脂肪組織からなる複合構造をもっており，線維性結合によって骨と結びついている．

側面から後距踵関節と前中距踵関節とのなす角度をcrucial angleといい，その真下の骨梁が最も少ない部分がneutral triangleである．Böhler角は20°〜40°が正常範囲で，骨折の転位の程度を評価する（図12）．

■ 受傷原因

関節外骨折の裂離骨折では足の内がえしや転倒が原因となることが多い．足部が固定された状態で背屈力が加わると，アキレス腱の牽引力で付着部の踵骨隆起に裂離骨折を生じる．また，前足部に内がえし強制が加わると二分靱帯に大きな力が加わり，踵骨の前方突起に裂離骨折を生じる．

踵骨骨折のほとんどは高所からの転落や交通事故によるものが多い．Essex-Lopresti[6]は受傷機序から踵骨骨折を分類している．舌状型骨折ではcrucial angleに垂直な力が加わり，距骨の外側突起がハンマーのように作用して骨折を生じる．また，陥没型では前上方から後距踵関節に垂直に力が加わり骨折が生じると述べている（図13）．また，Sanders[7]は距骨を介した軸圧によって，載距突起と踵骨隆起の間に骨折が生じ，さらに外力が加わり踵骨の短縮と横径の増大によって外側壁が膨隆し，後距踵関節が陥没すると報告している（図14）．

各論 4　下肢の外傷

Ⅰ 関節外骨折

a

b

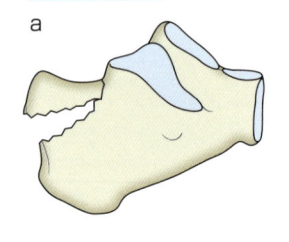

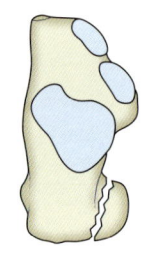

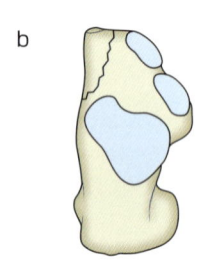

Ⅱ 関節内骨折

a　b

c　d

e

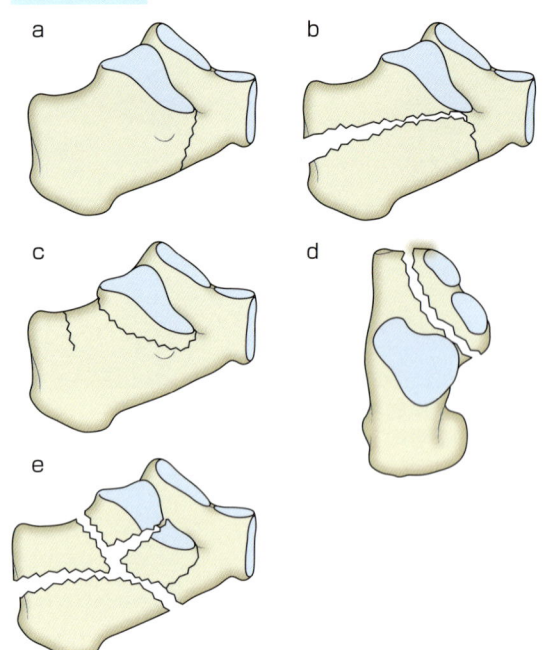

図 15　Essex-Lopresti 分類
〔高倉義典，北田力編：図説 足の臨床 改訂版．メジカルビュー社，東京，pp193-204，1998 から〕

分類

骨折の分類は，骨折の治療適応や予後が判断できることが重要である．踵骨骨折におけるいずれの分類も後距踵関節を含む関節内骨折と関節外骨折に大別している．

Essex-Lopresti 分類（図 15）

Ⅰ 関節外骨折
　a) 踵骨隆起骨折
　b) 踵立方関節に骨折線が及ぶ
Ⅱ 関節内骨折
　a) 転位なし
　b) 舌状型
　c) 陥没型
　d) 載距突起単独型
　e) 粉砕型

その他に Böhler 分類[3] や Watson-Jones 分類[9] などがある．

CT による骨折の損傷度についての分類には Sanders 分類がある．

Sanders 分類（図 16）

Type Ⅰ：転位のない骨折
Type Ⅱ：1 本の骨折線
Type Ⅲ：2 本の骨折線
Type Ⅳ：3 本の骨折，粉砕骨折

Sanders は後距踵関節を冠状面で内側から外側へ三分割し，骨折線の本数と部位で分類している．Type Ⅰでは保存的治療，type Ⅱでは観血的整復固定，type Ⅲでは予後が悪く，後に距骨下関節固定を要することがあり，type Ⅳでは一次的に距骨下関節固定の選択を推奨している．

診断

足部痛が著明である．裂離骨折の場合，歩行は可能であるが，転落などの高エネルギー外傷では踵をつくことはできない．高度の腫脹と皮下出血斑を認める．皮下にある骨が皮下組織や皮膚に衝撃を加えると，皮膚の損傷や血流障害を生じ，水疱形成や皮膚壊死を引き起こす．特に内側部の構造が剪断されて引き伸ばされる．足底部は圧迫力を受けるが，外側部にはほとんど傷害がないことが多く，水疱形成は内側部に多い．踵骨骨折ではしばしば足部のコンパートメント症候群をきたすため，神経血管の評価は重要である．

単純 X 線像は足部正面像，斜位像，踵骨側面像（図 17a），軸射像，Anthonsen 斜位像（図 17b）を撮影し，それぞれの肢位で骨折の有無と，詳細な形態と転位の方向

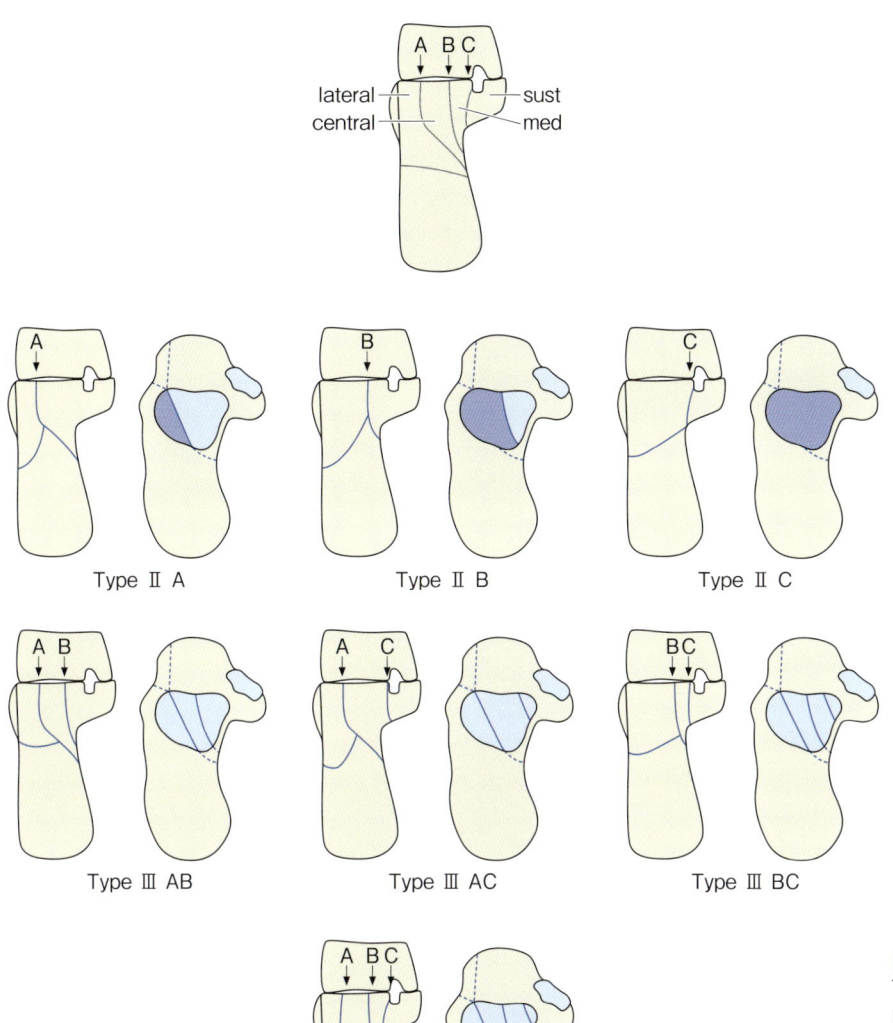

O. 足根骨骨折・脱臼

図16 SandersのCT像による分類
Type Ⅰ：骨折線の数とは関係なく，骨片転移のないもの．
Type Ⅱ：1本の骨折線
Type Ⅲ：2本の骨折線
Type Ⅳ：3本の骨折線，粉砕骨折．
〔Sanders R：Intra-articular fractures of the calcaneus：present state of the art. J Orthop Trauma 6：252-265, 1992 から〕

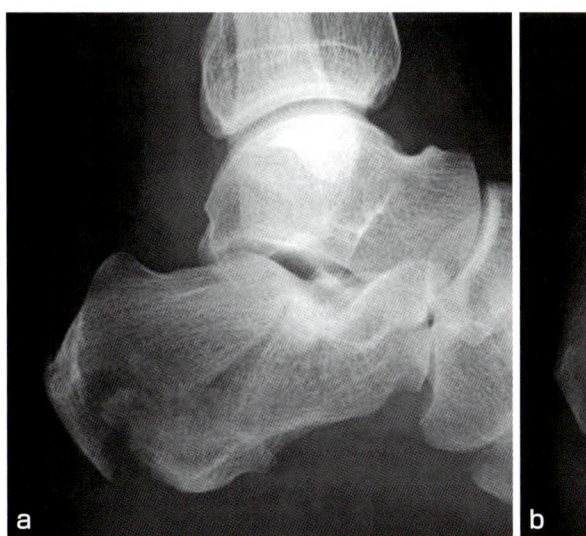

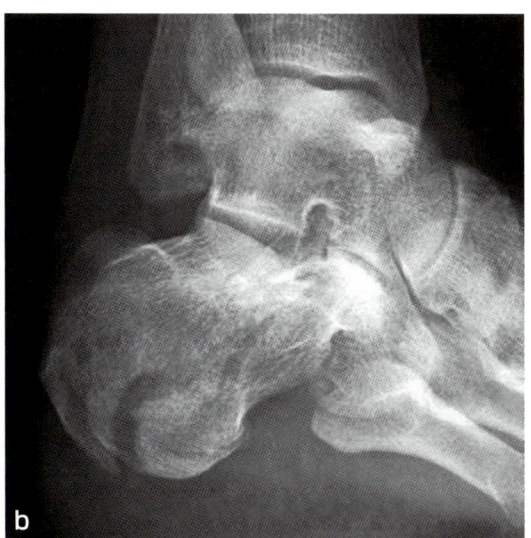

図17 踵骨骨折単純X線像
a：踵骨側面像
b：Anthonsen撮影像

各論 4　下肢の外傷

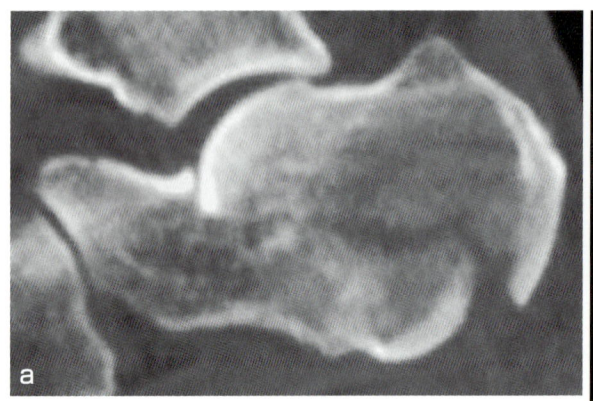

図 18　踵骨骨折の CT 像
a：側面像
b：軸射像

や程度などを確認する．足部正面像，斜位像では踵骨前突起骨折や二分靱帯の裂離骨折を，外側斜位像では前方関節面を描写し，ほかの足根骨骨折の有無を確認することができる．踵骨側面像では Böhler 角を計測し，Anthonsen 斜位像では後距踵関節の転位，軸射像では踵骨横径の増大が確認できる．踵骨は不規則な形態であるので，さらに詳細な情報を得るために CT 像（図 18）は不可欠である．骨折の転位，外方変位，角状変形，関節面での骨片の陥入や後方の関節面の破綻が理解でき，軸射像では踵立方関節の状態や粉砕の程度などの情報が理解できる．

Point
チェックポイント
① 受傷原因，受傷からの経過時間
② 骨折型，転位の有無と程度
③ 皮膚所見，コンパートメント症候群の併発

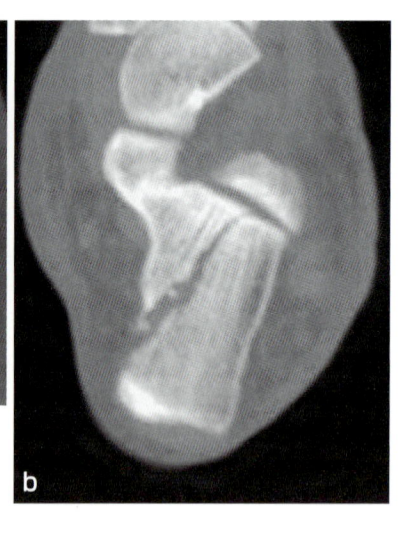

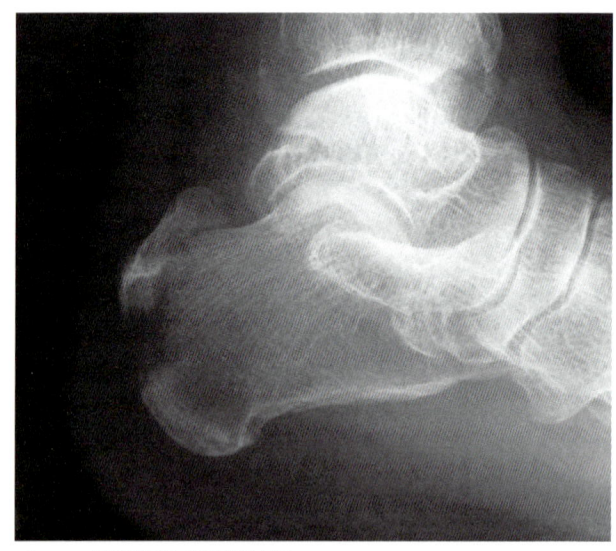

図 19　踵骨隆起の裂離骨折

治療

1) 関節外骨折

踵骨隆起骨折や前方突起骨折で転位のない場合はギプス固定を選択する．踵骨隆起の裂離骨折では足関節は軽度尖足位で固定する．前方突起骨折は転位がない例が多く，ほとんどが 4 週程度のギプス固定でよい．踵骨隆起骨折で転位が著しく，整復位の保持が困難な場合は手術的治療の適応になる（図 19）．下腿三頭筋の牽引力が強くスクリューやステープル単独での固定は失敗する可能性があるため，軟鋼線や人工靱帯を併用する．載距突起の固定にはキャニュレイテッドスクリューでの圧迫固定が有用である．

2) 関節内骨折
(1) 保存的治療
①**ギプス固定**：転位のない骨折にはギプス固定が選択される．
②**早期運動療法**：早期運動療法は，関節拘縮と骨萎縮を予防し，運動によって後距踵関節の整復を期待して受傷後早期から歩行させながら治療する方法で，Lance らによって報告された．踵部をくりぬいた下腿歩行ギプスで固定する Graffin 法や，踵部にスポンジラバーを入れ尖足位のギプス固定を行い徐々に踵を下ろしていく Barnard 法などがある（図 20）．
③**徒手整復法**：大本法[12]（図 21）がよく知られている．患者を腹臥位とし膝関節を 90°屈曲位として，術者は患者の足元に立ち踵骨を両手で包み込むように両手指

O. 足根骨骨折・脱臼

を組む．助手は患側の大腿部を押さえ込む．術者は両手で骨折部を挟み込むように圧迫を加えながら，強く上方に牽引しながら踵骨を数回，内外反して整復する．

④Westhus法[14]：Steinmann ピンを転位した後方の踵骨隆起骨片に挿入して，X線透視下にピンを押し下げて整復する．整復が得られたら，もう1本のSteinmann ピンを後方から挿入しピンごとギプスに巻き込んで整復位を保持する（図22）．

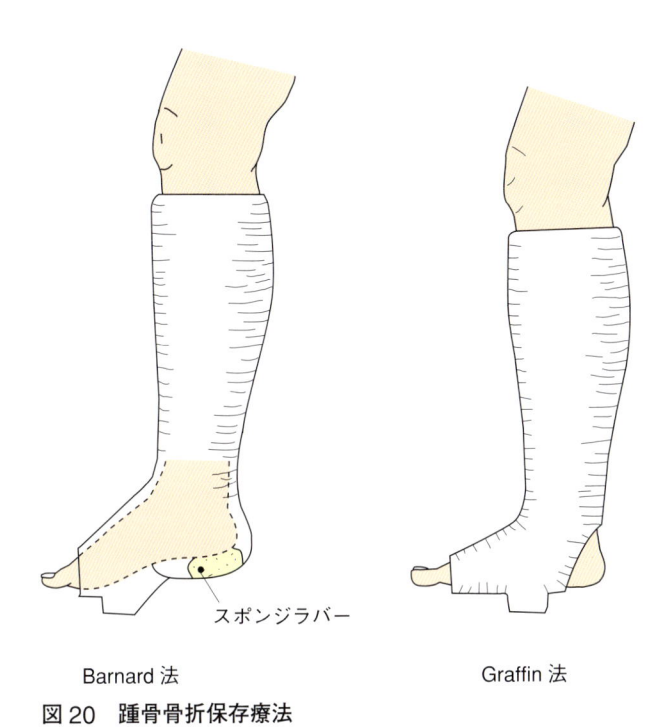

(2) 手術的治療

受傷後早期に，脊椎麻酔や硬膜外麻酔下に大本法によって徒手整復を行う．整復することで骨折部周囲の皮膚損傷を軽減し，コンパートメント症候群を予防する．軟部組織の状態が安定した後，観血的整復内固定術を行う．

外側進入が一般的である（SandersのL字切開，図23）．この進入の利点は踵骨結節や外側壁，後距踵関節関節面を展開でき，踵立方関節だけではなく後距踵関節を確認できることである．しかし，載距突起部の骨折は直視下に確認できないため，X線透視下に整復を行わなければならない．外果後方の腓腹神経に注意しながら，長短腓骨筋腱を腱鞘とともに，あるいは腱鞘を切開し全層の軟部組織弁を上方に挙上する．踵骨の外側壁を露出し，踵立方関節まで展開する．骨膜下に剥離を行うと粉砕された皮質骨の処置が困難となるため，骨膜は皮弁側ではなく踵骨側に残るように骨膜上を剥離するほうが安全である．踵腓靱帯は，後距踵関節整復時の指標になるので停止部から剥離せず温存する．

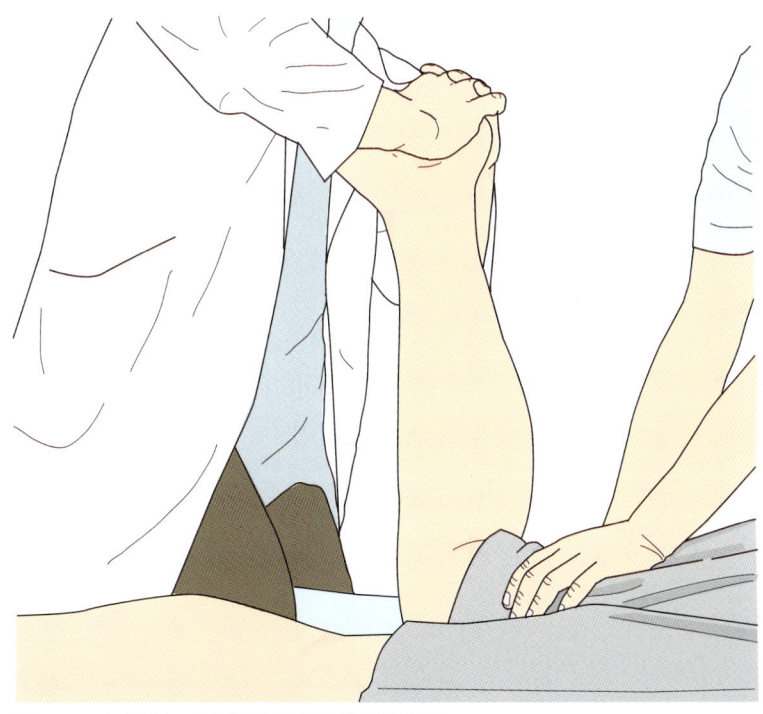

図20　踵骨骨折保存療法
Barnard法　　スポンジラバー　　Graffin法

図21　大本法による踵骨骨折の徒手整復法
脊椎麻酔もしくは硬膜外麻酔下に行う．患者を腹臥位とし膝を90°屈曲させ，術者は両手を組み踵骨に手掌を当て，骨折部を両手で強く挟むと同時に上方に持ち上げながら，踵部に内外反を加えて整復する．助手は大腿部が持ち上がらないようにベッドに固定する．

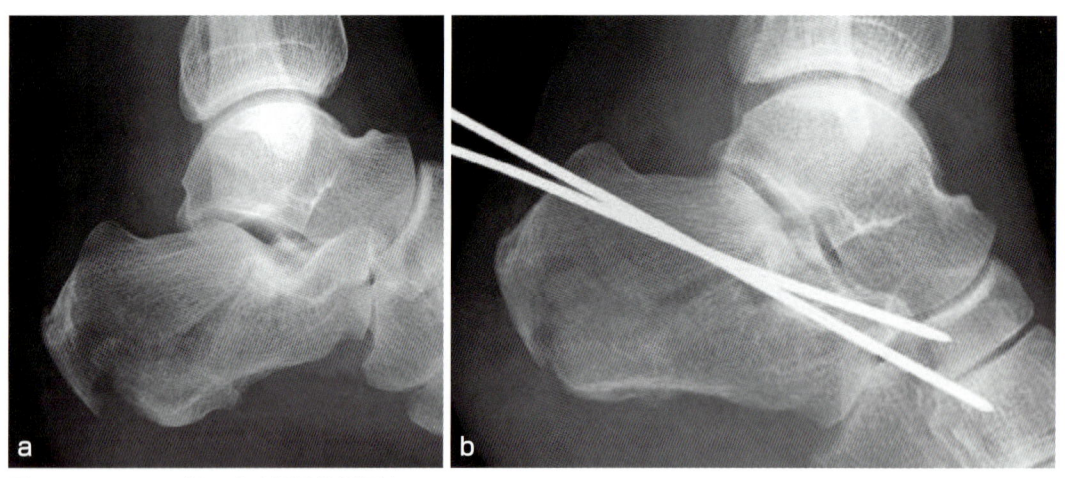

図22　Westhus法による踵骨骨折固定
Steinmannピンで固定後，距骨下関節面が整復されている．
a：骨折時
b：治療時

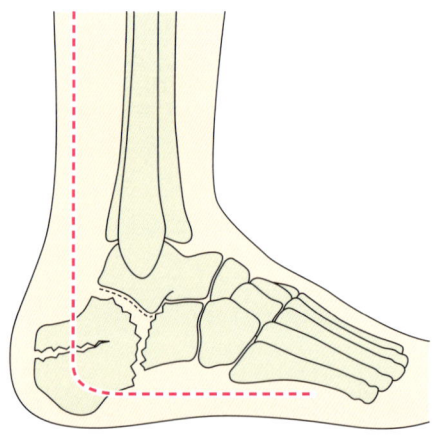

図23　Sandersの外側進入法
足底部に平行な部分はなるべく足底部に近い皮膚を切開する．
〔Sanders R：Intra-articular fractures of the calcaneus：present state of the art. J Orthop Trauma 6：252-265, 1992 から〕

①整復[14]
・舌状型骨折：外側骨片は外側に偏位して底屈方向に回転している．Böhler角を指標にしながら外側骨片にKirschner鋼線やSteinmannピンを刺入して骨片を背屈方向に回転させて整復する．関節面が多骨片の場合は中央の骨片が整復されずに残ることが多いので，関節面を注意深く観察し，距骨関節面を指標にする．
・関節陥没型：踵骨後方骨片は前外側に偏位し内反している．また，踵骨の外側壁は膨隆し距骨外側突起は外壁の内側に嵌頓している．したがって，後距踵関節関節外側部は底屈方向へ回転し，踵骨外側壁と後距踵関節内側部の間に落ち込んでいる．後距踵関節の外側関節面の整復には，膨隆している外側壁を一度さらに外側に引き出し，底屈し落ち込んでいる外側関節面を距骨関節面に合わせるまで背屈させ持ち上げる．整復が困難な場合は距骨の後距踵関節面を基準にする．次いで，外側壁を整復する．内側壁の整復が困難な場合は，内果下端の下後方から進入し，神経血管束に注意しながら内側壁に達しエレバトリウムなどで整復する．
・粉砕型：後距踵関節面が粉砕されている場合は，その修復は困難であることが少なくない．関節面を陥没型と同様に整復し，整復操作によって生じた踵骨内の骨欠損部に対しては自家骨移植や同種骨移植あるいはリン酸カルシウム骨ペーストを充填する．

②固定法
Kirschner鋼線による仮固定後，外側からプレート固定を行う．プレート固定を行う際に載距突起をスクリューでとらえることが大切である（図24）．粉砕高度な場合はIlizarov創外固定器も有用な方法である[16]．

(3) 関節固定術
後距踵関節が粉砕し転位が著しい場合には一期的な距踵関節固定術[17]を選択せざるをえないことがあるが，適応については十分に検討すべきである．

> **Point**
> 踵骨骨折は受傷後早期から腫脹が強くなり水疱形成などの皮膚所見を伴いやすいため，十分な冷却や局所安静といった初期治療が重要である．脊椎麻酔あるいは硬膜外麻酔下に大本法で整復を試み，皮膚症状が改善した後に観血的整復内固定を行う．
> 足部外側のL字状の皮切はなるべく足底部に近い場所にする．
> プレート固定時には外側から挿入したスクリューが載距突起

O. 足根骨骨折・脱臼

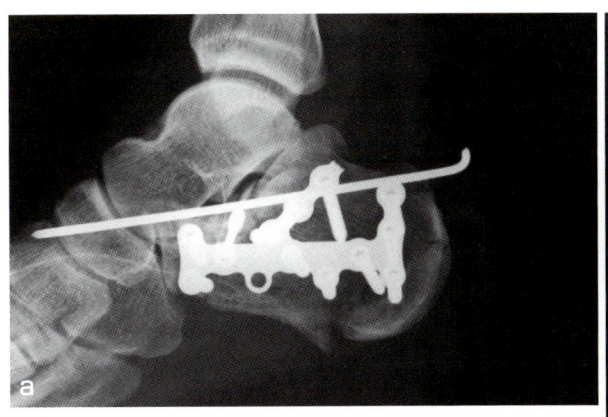

図24 関節陥没型骨折術後
a：単純X線側面像，プレート固定後．
b：軸射像．載距突起にスクリューを挿入している．

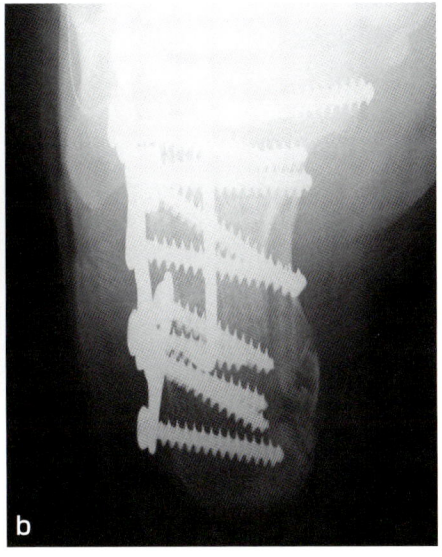

をとらえることが重要である．踵骨の横径を整復し術後の腓骨筋腱炎などの合併症を防止する．

筆者が推奨する方法

転位がない骨折にはギプス固定を行い，早期から荷重運動を開始する．

転位が存在する場合は大本法によって受傷後早期に整復操作を行い，舌状型骨折はWesthus法に準じた方法で固定し，陥没型および粉砕型はプレートによる固定を行う．粉砕の程度が強くても一期的には関節固定術は行わない．

③ 足根骨脱臼骨折

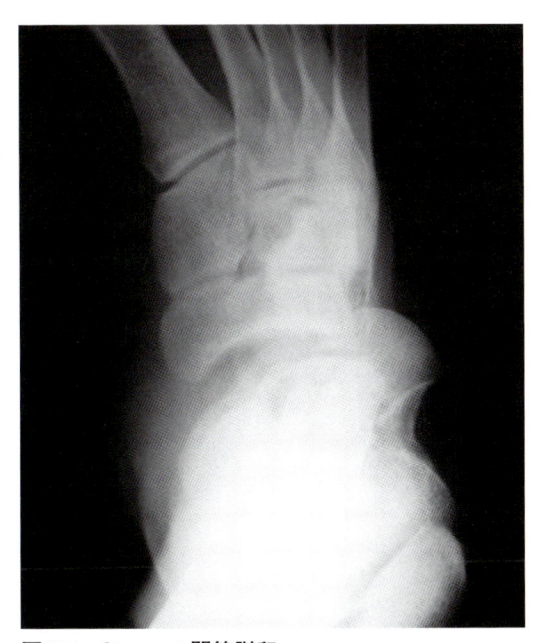

図25 Chopart関節脱臼

1 Chopart関節脱臼骨折

■ 受傷原因・分類

高所からの転落やオートバイでの交通事故による発生が多い．

受傷機序と脱臼骨折については，MainとJowettによって詳細に報告されている．

Main-Jowett分類

① **内側型**：内転や内がえし力が舟状骨あるいは距骨頭にかかり，立方骨か踵骨の裂離骨折を伴って脱臼が起こる．

② **軸圧型**：足部が底屈位にあり中足骨を通じて外力が加わり，楔状骨に伝わり舟状骨の骨折を伴った脱臼を起こす．

③ **外側型**：外転や外がえしによって前足部が外側へ転位し，舟状骨の裂離骨折と立方骨あるいは踵骨の圧迫骨折を伴う．また，高所からの転落などでは距舟関節と距踵関節が脱臼し，踵立方関節は正常な場合もある．

④ **底屈型**：高所からの転落などによって前足部が底屈強制されて起こり，前足部がChopart関節から足底に脱臼する．また，距舟関節と距踵関節が脱臼し，踵立方関節が正常な場合もある．

⑤ **粉砕型**：オートバイによる交通事故によって，舟状骨と立方骨が粉砕し，距骨骨頭や踵骨前方部にも骨折が及ぶことがある．

各論4　下肢の外傷

中足部骨折，Chopart関節脱臼骨折のフローチャート

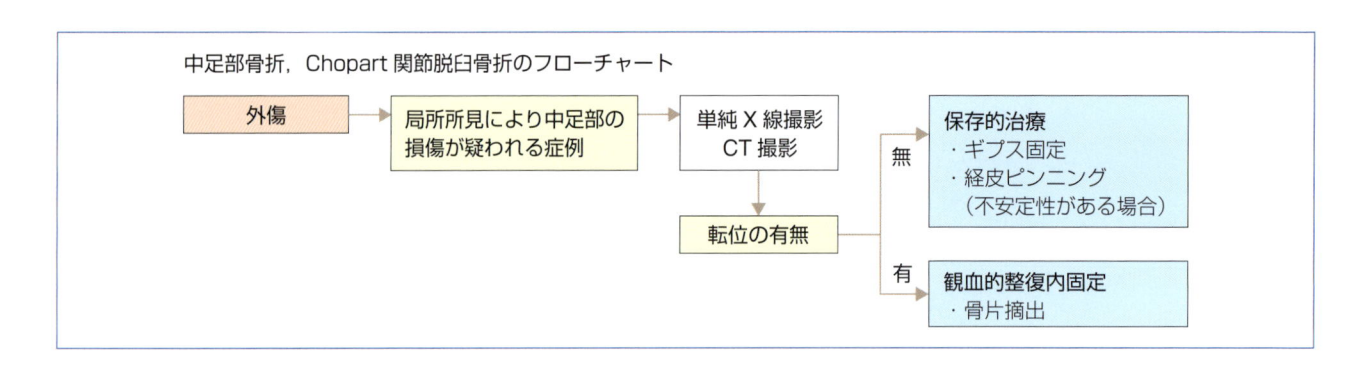

外傷 → 局所所見により中足部の損傷が疑われる症例 → 単純X線撮影 CT撮影 → 転位の有無
- 無 → 保存的治療
  ・ギプス固定
  ・経皮ピンニング
  （不安定性がある場合）
- 有 → 観血的整復内固定
  ・骨片摘出

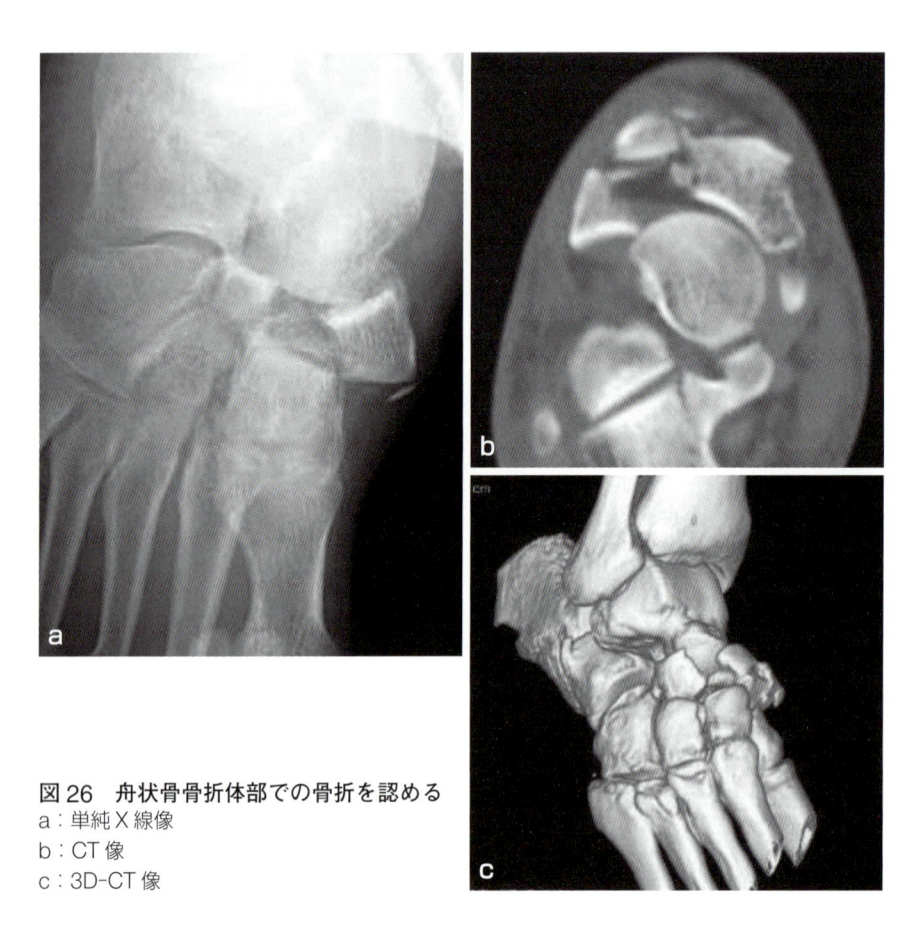

図26　舟状骨骨折体部での骨折を認める
a：単純X線像
b：CT像
c：3D-CT像

■ 診断

受傷機序や中足部局所の変形や腫脹が存在したら単純X線写真で確認する．

単純X線像は足部正面，側面，斜位像を撮影し，転位の状態や舟状骨，立方骨の骨折に注意する（図25）．詳細に骨折を確認するためにはCT検査も有用である．

■ 治療

麻酔下に徒手整復を行い，不安定であればKirchner鋼線で経皮的に固定する．整復が困難な場合は観血的に整復する．外側足背進入あるいは内側足背進入法を用い

る．立方骨などの圧迫骨折を伴っている場合は整復後，必要に応じて骨移植を行う．また，一期的に踵立方関節固定を行うこともある．

2　舟状骨骨折

1）結節部骨折

外がえし強制によって，後脛骨筋腱の牽引力が加わり裂離骨折を生じる．

2）背側近位関節縁骨折

内がえし強制によって，距舟靱帯に引っ張られ裂離骨

O. 足根骨骨折・脱臼

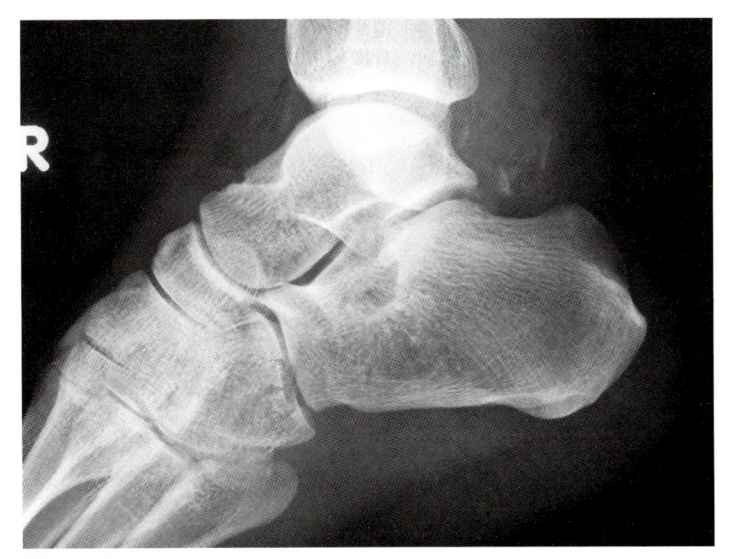

図27 立方骨骨折
踵立方関節で立方骨関節面の陥没を認める．

折を生じる．

3）体部骨折

前足部が外転，内転強制された場合や底屈を強制された場合，および直達外力によって舟状骨体部骨折を生じる．

■ 診断

診断は単純X線像で行う．背底，側面，斜位の3方向を撮影する．転位がない場合はCT像で明らかとなる場合もあるので，舟状骨付近に強い疼痛や腫脹を認める症例では画像を詳細に読影しなければならない．

■ 治療

通常は保存的治療を選択するが，舟状骨体部骨折で転位の強い症例には観血的整復内固定や，骨欠損部に対して骨移植を検討する．

保存的治療では4週間前後のギプス固定を行う．時に背側近位裂離骨折で疼痛が残存する場合は，骨片摘出が有効である場合がある．

❸ 立方骨骨折

1）外側遠位端裂離骨折

足部が内がえし強制されて生じる．

2）体部骨折（Nutcracker fracture）

前足部が外転するような外力が加わり，立方骨が踵骨と第4, 5中足骨に挟まれ陥没骨折が生じる．

■ 診断

立方骨部に限局した圧痛を認める．立方骨骨折を疑ったら，単純X線の背底，側面，斜位の3方向とCT撮影を行う．

■ 治療

裂離骨折や転位のない立方骨体部骨折ではギプス固定を行う．関節面の陥没やChopart関節の亜脱臼を伴う場合は観血的整復固定の適応である．

文献

1) Mulfinger GL, Trueta J : The blood supply of the talus. J Bone Joint Surg 52-B : 160-167, 1970.
2) Hawkins LG : Fractures of the neck of the talus. J Bone Joint Surg 52(5)-A : 991-1002, 1970.
3) Sneppen O, et al : Fracture of the body of the talus. Acta Orthop Scand 48 : 317-324, 1977.
4) Mann AR : Surgery of the Foot. C.V.Mosby, St. Louis, 1986.
5) Berndt AL, Harty M : Transchondral fractures (Osteochondritis dissecans) of the talus. J Bone Joint Surg 41-A : 988-1020, 1959.
6) Essex-Lopresti : The mechanism, reduction-technique, and results in fractures the os calcis. Am J Orthop Surg 14 : 290-298, 1993.
7) Sanders R, Fortin P, DiPasquale T, et al : Operative treatment in 120 displaced intraarticular calcaneal fractures : result using a prognostic computed tomography scan classifi-

cation. Clin Orthop 290 : 87-95, 1993.
8) 高倉義典, 北田力編：図説 足の臨床 改訂版. メジカルビュー社, 東京, pp199-204, 1998.
9) Böhler L : Diagnosis, pathology and treatment of fractures of the os calcis. J Bone Joint Surg 13 : 75-89, 1931.
10) Watson-Jones R : Fractures and Joint Injuries. Churchill Livingstone, Edinburgh, pp1157-1175, 1976.
11) Lance EM, et al : Fractures of os calcis. A follo-up study. J Orthop Trauma 4 : 15-56, 1993.
12) Omoto H, et al : A new method of manual reduction for intra-articular fracture of the calcaneus. Clin Orthop 177 : 104-111, 1983.
13) Westhus H : Ein neue Behandlungmethode der Calcaneusfracturen. Z Chir 62 : 995-1002, 1935.
14) 大関覚：踵骨骨折に対する観血的整復と内固定術. OS NOW 15 : 191-203, 2003.
15) Sarrafin SK : Anatomy of the Foot and Ankle. Descriptive, Topographic, Functional. Lippincott, Philadelphia, 1983.
16) 阿久津武志, ほか：踵骨関節内骨折に対する観血的治療. 関東整災誌 32 : 283-287, 2001.
17) 柏木大治：踵骨骨折の診断と治療. 整形外科 15 : 1213-1229, 1964.
18) Main BJ, Jowett RL : Injuries of the midtarsal joint. J Bone Joint Surg 57-B : 474-482, 1975.

(相川　淳)

Osteosynthesis の先駆者たち

骨折を手術的に整復して金属によって固定することを初めて試みた勇敢な外科医は, ドイツの von Langenböck (1810-1887) である. 1878 年に銀メッキした鉄の錐を大転子から大腿骨頭内に打ち込んで固定したが, 不幸にして患者は感染して死亡した. 同じ頃, イギリスの Lane, ベルギーの Lambotte も, 初めは鉄のプレートやねじ, ピンなどを用いたが, 錆による瘻孔を形成して感染を起こしたため失敗し, 金メッキを施したが, 結果は必ずしも思わしいものではなかった. ちなみに, Osteosynthesis は Lambotte の造語である.

(糸満盛憲)

各論4　下肢の外傷

P 前足部骨折・脱臼

1 Lisfranc 関節脱臼骨折

Lisfranc 関節は3個の楔状骨と立方骨および中足骨間の関節であり，第2楔状骨が短く，第2中足骨基部が長くなっており，第1と第3楔状骨に挟まれて主に内外側方向の安定性が保たれている．第1, 2, 3中足骨はそれぞれ第1, 2, 3楔状骨と，第4, 5中足骨は立方骨との関節を形成している．横断面では第2楔状骨・第2中足骨を頂点とする足背凸の横アーチを形成している．

Lisfranc 関節脱臼骨折は，足部への重量物の落下による直達外力や，足部が底屈位で MTP 関節から着地するような縦軸方向への介達外力によって生じることが多い．直達外傷では局所の軟部組織損傷や開放性損傷を伴い，高エネルギー外傷では中足骨や足根骨などの骨傷を合併することも多い[1-3]．Lisfranc 関節より遠位の血流，足趾の動きや感覚にも注意を要する．

■ 分類

Hardcastle らによる分類[1]（図1）がよく用いられる．

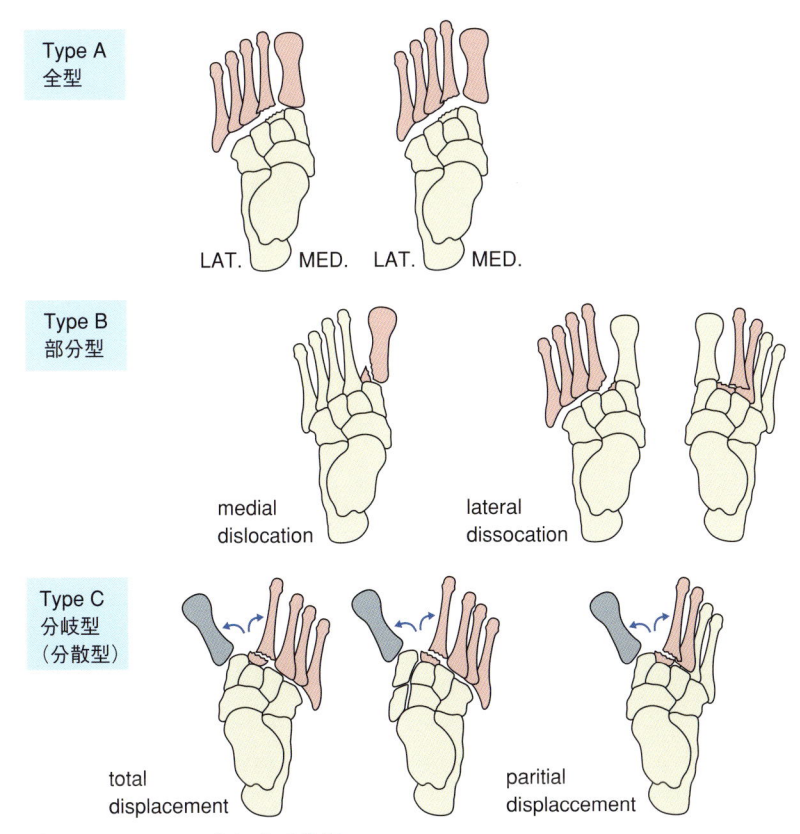

図1　Hardcastle らによる分類

各論4　下肢の外傷

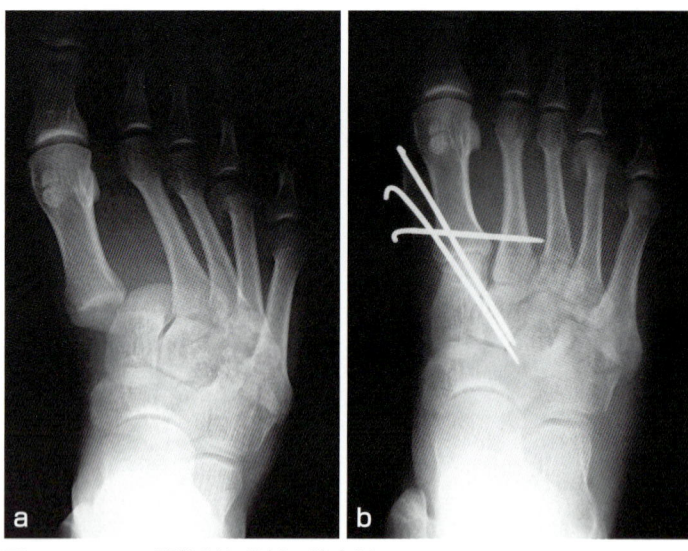

図2　Lisfranc関節脱臼骨折の治療例
a：受傷時単純X線像
b：術後単純X線像

Hardcastleらによる分類

- **全型**：前足部全体が矢状面，冠状面あるいはその混合における脱臼で，第2中足骨基部の骨折を伴うことが多い．
- **部分型**：母趾のみが内側に脱臼するものを内側型，母趾以外が全部あるいは部分的に脱臼するものを外側型としている．
- **分岐型（分散型）**：母趾が内側に，母趾以外が全部あるいは一部が外側に脱臼するものである．

■ 診断

Lisfranc関節部に疼痛，圧痛，腫脹および変形がみられる．単純X線像では足根骨や中足骨が重なり合うように撮影されて判断が困難なことがあるので，正確な正面・側面の2方向に両斜位像も加えて撮影する．2 mm以上の転位がないと単純X線像では診断が困難なことがあり[4]，単純X線像でLisfranc関節の脱臼骨折が明らかでなくとも，これを疑った場合にはCTによって脱臼や骨折の詳細な評価を行う．亜脱臼の場合は臨床症状が典型的でなく，画像所見での診断が困難なことが多いので健側との比較を要することも多い．

■ 治療

前足部を牽引，内反，内転など脱臼の型に合わせた整復を試みる．整復位の保持が困難なことが多く，経皮的にKirschner鋼線で固定する（図2）．徒手整復が不可能な場合や，関節部分に骨片や靱帯が介在して徒手整復が困難な場合は観血的に整復する．第2中足骨がこの関節の鍵であるので，この部の正確な整復と固定が重要であり，第2中足骨の整復がなされれば，ほかの整復操作は比較的容易となることが多い．整復後は骨折・脱臼に対してはKirschner鋼線のほかにスクリューで固定をすることもある．

> **Point**
> 第2中足骨の正確な整復と固定が重要である．

2　中足骨骨折

成因としては，重量物の落下や自動車のタイヤに轢かれるなどの急性外力による骨折と，繰り返し加わる慢性的な外力による疲労骨折がある．前足部を捻る介達外力で発生することもあり，第5中足骨基部に付着する短腓骨筋腱による牽引により裂離骨折も多い．直達外傷では局所の軟部組織損傷や開放性損傷を伴うことがある．

■ 診断

前足部に疼痛，圧痛，腫脹および変形がみられる．単純X線撮影は正面・側面に両斜位を加えた4方向撮影を行う．側面では像が重なって骨折の判断が困難なことが多い．疲労骨折の初期では単純X線像で骨折の判断が困難なことも多く，疼痛の発生から3週程度してから仮骨が出現してくる．疲労骨折の初期には，MRIや骨

P. 前足部骨折・脱臼

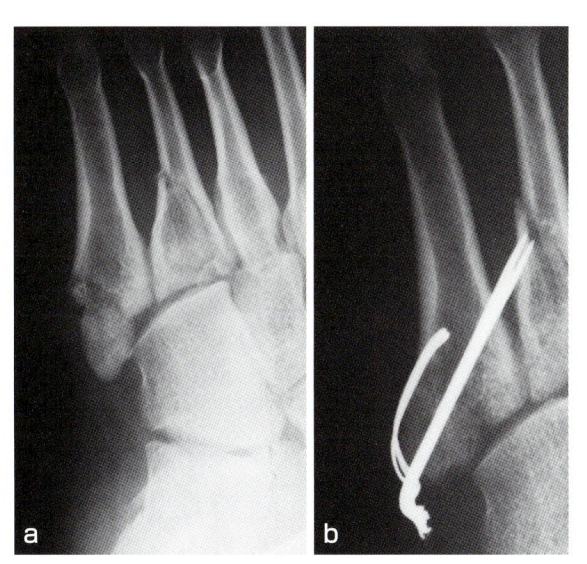

図3　第5中足骨基部骨折の治療例
a：受傷時単純X線像
b：術後単純X線像

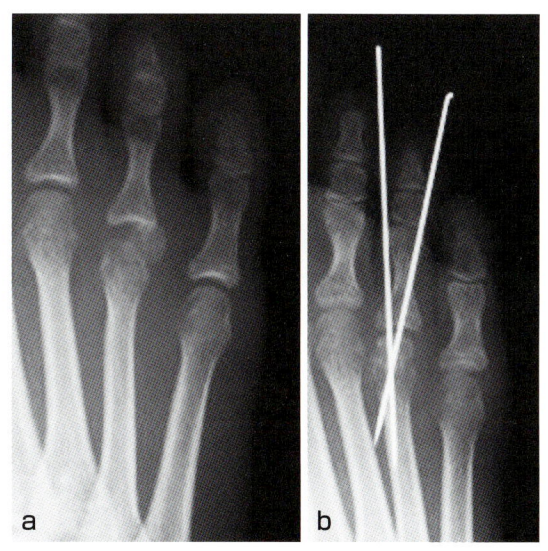

図4　第4中足骨頭骨折の治療例
a：受傷時単純X線像
b：術後単純X線像

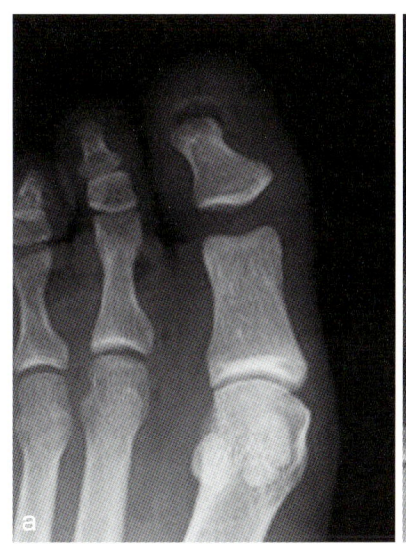

図5　母趾IP関節脱臼の治療例
a：受傷時単純X線像
b：術後単純X線像

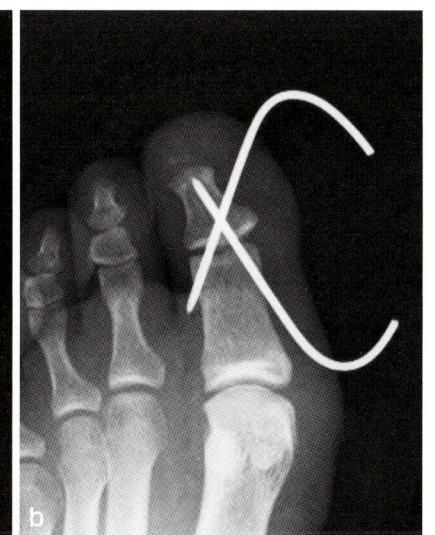

シンチグラフィが有用である．

　第5中足骨基部から15〜20 mm遠位の骨幹部の疲労骨折をJones骨折と呼び，第5中足骨基部裂離骨折（いわゆる下駄履き骨折）と区別される．

治療

　転位のないものに対してはギプスやシーネ固定による保存的治療を行う．転位が軽度のものでは趾を牽引して整復を行う．転位の強いものや介在物によって整復困難な場合は観血的に整復し，Kirschner鋼線などで固定を要する（図3, 4）．第1中足骨ではKirschner鋼線によるクロス固定を行うことが多く，他の中足骨骨幹部骨折ではKirschner鋼線による髄内固定が行われる．第5中足骨基部の裂離骨折である下駄履き骨折では骨癒合が悪く，手術的治療を選択することも多い．整復しKirschner鋼線と軟鋼線によるtension band wiringやスクリュー固定を行う．

❸ 足趾骨骨折・脱臼

　骨折の成因としては重量物落下による直達外力や，打

撲，捻挫による．足趾においては趾骨が2個のみしか存在しないことがあり，この場合には骨折線か関節かの判断が困難なことがある．この場合には疼痛，圧痛および腫脹などの臨床症状と単純X線像からの慎重な診断を要する．

脱臼は壁を蹴ったときなどに母趾の背屈強制によって第1中足趾節関節の背側脱臼がまれにみられる．

治療

骨折では転位のないものに対しては4週程度のアルミシーネ固定による保存的治療を行う．転位の強いものは麻酔下に整復し，Kirschner鋼線で一時的固定を要することもある（図5）．末節骨骨折では爪下血腫を形成し疼痛の原因となることが多いので，18Gの注射針で爪に穴を開けて血腫を除去する．

脱臼では徒手的な牽引によって整復されることが多いが，種子骨が嵌入した場合には徒手整復が困難となり観血的な整復が必要となる．整復後はアルミシーネで3週程度の固定を行う．

文献

1) Hardcastle PH, Reschauer R, Kutscha E, et al : Injuries to the tarsometatarsal joint ; Incidence, classification and treatment. J Bone Joint Surg 64-B : 349-356, 1982.
2) Myerson MS, Fisher RT, Burgess AR, et al : Fracture dislocation of the tarsometatarsal joints : End results correlated with pathology and treatment. Foot Ankle 6 : 225-242, 1986.
3) Myerson MS : The diagnosis and treatment of injury to the Lisfranc joint complex. J Bone Joint Surg 81-B : 756-763, 1999.
4) Lu J, Ebraheim NA, Skie M, et al : Radiographic and computed tomographic evaluation of the Lisfranc dislocation : A cadaver study. Foot Ankle Int 18 : 351-355, 1997.

（藤田　護）

各論4　下肢の外傷

Q アキレス腱損傷

■ 解剖学的特徴

アキレス腱（踵骨腱）は，下腿の腓腹筋とヒラメ筋が形成する最も厚く強い腱であり，踵骨に停止する．腓腹筋とヒラメ筋は，退化した足底筋とともに下腿浅後区画で下腿三頭筋を形成する．起立や歩行などの運動時に緊張と弛緩を繰り返し，走る場合に大きな張力がかかる．

■ 受傷原因

これまでアキレス腱断裂は30歳以降の男性に多く発生し，スポーツ活動中に受傷することが多い外傷とされてきた．しかし，わが国では大規模な調査によって集計されたアキレス腱断裂受傷者の疫学的研究報告がない．フィンランドのOulu大学の報告[1]では，1979～1990年では人口10万人あたりのアキレス腱断裂発生は4.2人であったが，1991～2000年では10万人あたり15.2人と増加している．また，スコットランドの報告[2]では1981年の発生数が10万人あたり4.7人に対し，1994年では6.3人と有意に増加している．このように海外の統計調査研究によると，アキレス腱断裂は人口10万人に対して6～37人程度の発生があり，国や地域による差異が大きいとされているが，発生数は近年増加傾向にあるとする報告が多い．

年齢は30～40歳代で最も多く受傷しており，男性に多い傾向は認めるものの断定しえない[3]．受傷側はやや左側に多く[4]，受傷の季節的偏りは明確でない[5,6]．スポーツ活動中の受傷が多く，特に若年者にその傾向が顕著であり，高齢層ではむしろ日常活動中での受傷が多い[6,7]．スポーツ種目ではバドミントン，バレーボール，サッカー，テニスなど球技やラケット使用競技での受傷頻度が高い[8,9]．

アキレス腱断裂発生病態には，臨床的観点から「加齢と腱変性の関与」「受傷様式と肢位」「柔軟性，基礎疾患，石灰沈着との関連性」などがあげられるものの，エビデンスレベルの高い研究は存在しない．たとえば，剣道における後ろ足の受傷のように，特異性を認めるスポーツ種目や動作などの報告は，ケースリポートにとどまりエビデンスレベルとしては低い．一方，アキレス腱断裂の基盤には，腱の変性が存在する[10]と考えられており，これを示唆する臨床所見の1つに「腱の肥厚」がある．近年では，超音波検査を用いて非断裂側アキレス腱の前後径を計測して対照群との比較検討が行われており，アキレス腱断裂群の腱は肥厚していることが判明している[11,12]．

また，副腎皮質ホルモンの局所および全身投与など，薬剤の中にはアキレス腱断裂を誘発する可能性のある物質が存在すると考えられている．しかし，副腎皮質ホルモンとアキレス腱断裂との関連を言及する報告にエビデンスレベルの高いものはない．アキレス腱断裂を誘発する可能性が高い薬物としてfluoroquinoloneやシプロフロキサシンなどの抗菌薬が報告されており，信頼性は高い[13,14]．

■ 診断

傷害の治療に際しては，診断が重要であることはアキレス腱断裂においても例外ではない．アキレス腱断裂を疑う場合，特徴的な受傷時のエピソード，局所所見で陥没の触知，Simmonds Thompson（squeezing）testなどの理学的検査所見（図1）が参考にされ，ほとんどの症例において診断可能である．しかし，正確な診断のための症状，他覚的所見，画像検査法などの科学的根拠に基づいて行われていないのが現状である．

日本整形外科学会では，2007年5月にアキレス腱断裂診療ガイドラインを示し，その中でアキレス腱断裂の診断のための4つのステップを提唱している．

各論 4　下肢の外傷

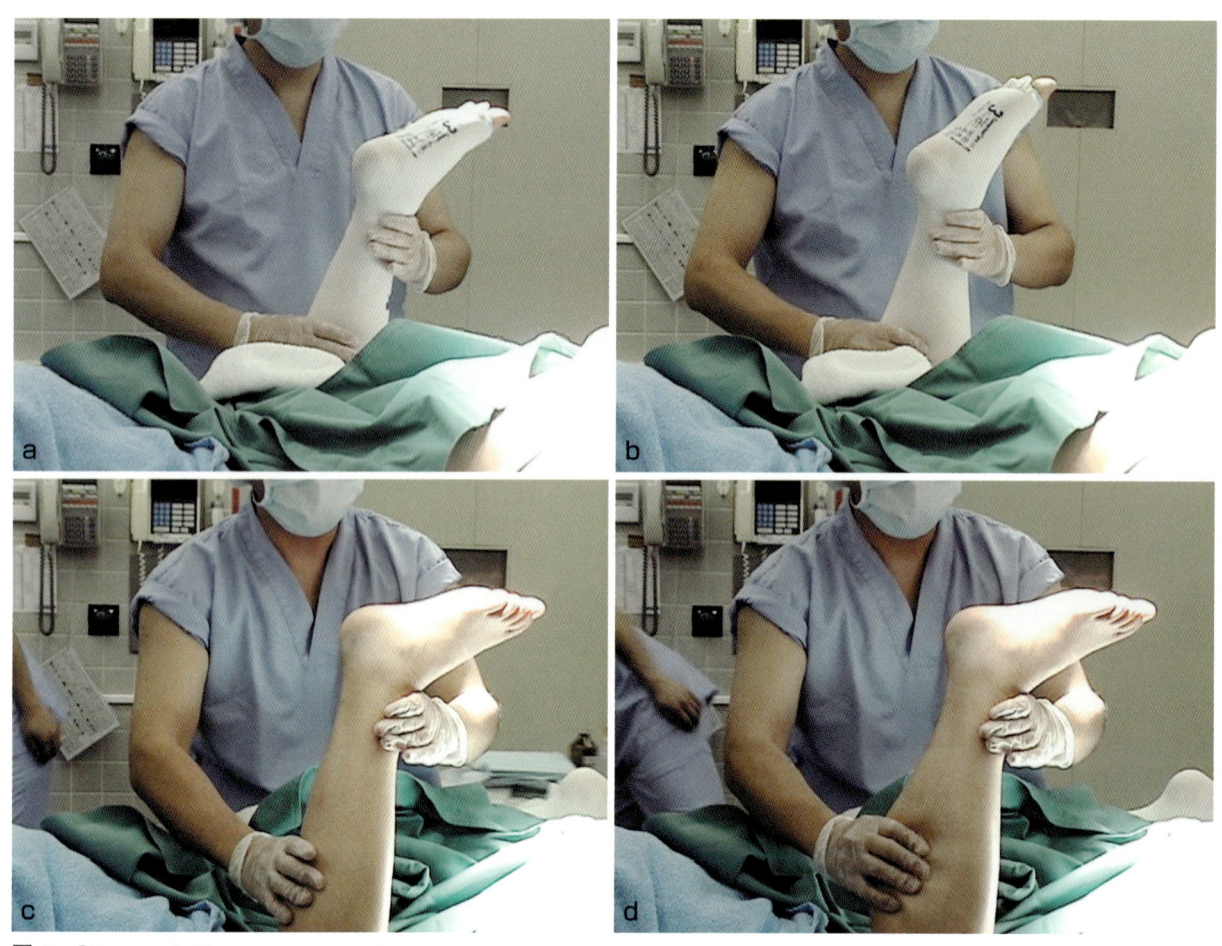

図1　Simmonds Tompson squeezing test
腹臥位，膝屈曲位または伸展位で行い，下腿後面中 1/3 を圧搾した際に足関節は底屈を示す（a, b）．しかし，アキレス腱が断裂していると足関節は底屈せず，これを陽性とする（c, d）．

> **Point**
> **アキレス腱断裂の診断のための 4 step**
> First step：医療面接（問診）
> Second step：理学所見
> Third step：画像検査
> Fourth step：鑑別診断

1) First step〔医療面接（問診）〕

医療面接では，受傷時の特徴的な表現（アキレス腱部を蹴られた，ボールが当たった，pop 音の聴取など）はあるか，アキレス腱部痛はあるか，階段昇降やつま先歩行は可能か，跛行はあるか，などを問診する．

2) Second step（理学所見）

理学所見では，アキレス腱断裂部の陥没を触知するか，つま先立ちは可能か，徒手検査〔Simmonds Thompson test, Knee flexion test（Matles test）など〕は陽性か，などがあげられ補助診断として有用である．アキレス腱断裂によって足関節底屈筋力は低下してつま先立ちが不能になる．しかし足底筋，趾屈筋，後脛骨筋は正常に働くため足関節底屈自動運動は可能である．完全断裂の症例においても約 1/3 の症例で歩行は可能であり[15]，また局所で足底筋を触知するために不全断裂と見誤らないよう注意を要する．また，100 例 102 足においてアキレス腱が断裂していても歩行は 36.3% で可能であると報告されており[16]，このため，まれに断裂が見逃されることがあるので注意が必要である．

Simmonds Thompson test は腹臥位で膝伸展または屈曲位で行い，下腿後面中 1/3 を圧搾した際に足関節が底屈しなければ（図 1b, d）陽性とする．Knee flexion test は，腹臥位で診察台の端から足部を出し，足関節を底屈位にしたまま自動運動で膝を 90° まで屈曲させる．正常では底屈位を保持できるが，中間位や軽度背屈位に落ち込んだら陽性であり，新鮮例，陳旧例ともに検出可能なサインである．

3) Third step（画像検査）

アキレス腱断裂の診断に有用な画像検査として，first

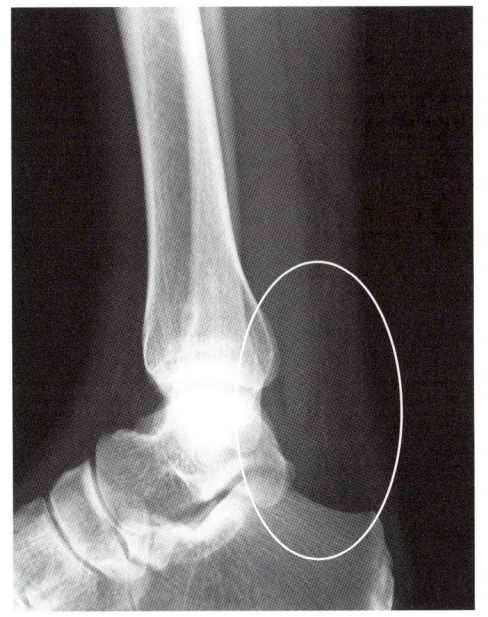

図2　Kager's sign
長拇趾屈筋，アキレス腱，踵骨陰影で囲まれる三角部を Kager's triangle と呼ぶ．アキレス腱断裂では，この三角部が消失するか不明瞭になり，これを Kager's sign 陽性と呼んでいる．

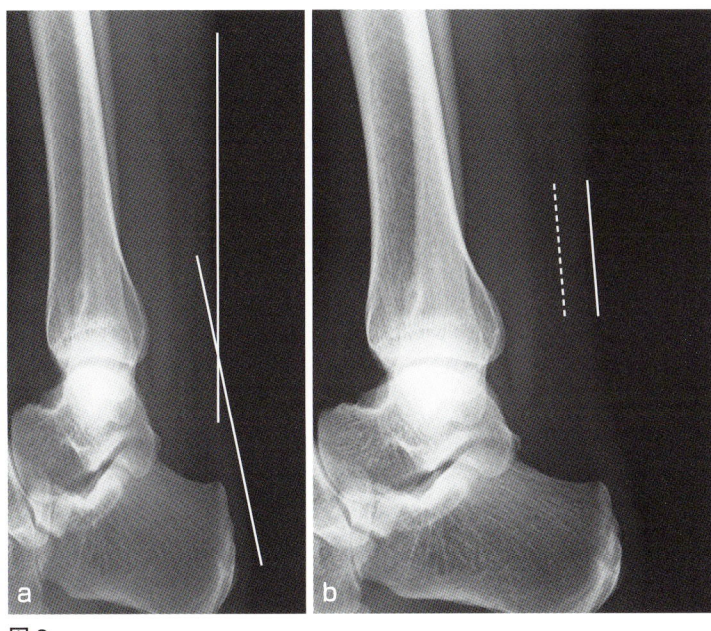

図3
a：Toygar's angle；後方皮膚表面がなす角度を Toygar's angle と呼び，アキレス腱が断裂すると 150°以下になる．
b：Arner's sign；アキレス腱が断裂すると，アキレス腱辺縁陰影と皮膚陰影が平行にみえない．この状態を Arner's sign 陽性と呼んでいる．

choice：単純 X 線検査，computed tomography（CT），second choice：超音波検査，third choice：MRI などがあげられる．単純 X 線の正常足関節側面像において透亮像としてみられる後方の三角部が Kager's triangle である（図2）．三角部の前縁は長拇趾屈筋，後縁はアキレス腱，下縁は踵骨で構成される．アキレス腱断裂ではこの三角部が消失するか不明瞭になり，これを Kager's sign 陽性と表現し，診断の指標になりうる．また，Toygar's angle（後方皮膚表面がなす角度が 150°以下で断裂が示唆される）（図3a）や Arner's sign 陽性（アキレス腱辺縁陰影と皮膚陰影が平行にみえない状態）（図3b）などが診断の手助けになりうる．

CT，超音波検査，MRI などの検査は補助診断として有益であり，また保存療法や手術療法におけるアキレス腱の修復状態を画像的に把握することによって機能訓練を含めた術後治療方針の決定などにきわめて有用である．また，これらの画像所見は治療成績も反映されるのでフォローアップの手段としての価値が高い．

4) Fourth step（鑑別診断）

アキレス腱断裂と鑑別すべき疾患として，アキレス腱炎・アキレス腱周囲炎，アキレス腱付着部裂離骨折，アキレス腱付着部障害，腓腹筋挫傷，腓腹筋内側頭筋腱移行部の断裂，腓骨筋腱脱臼，後脛骨筋腱炎・長拇趾屈筋腱炎などがあげられる．これらの疾患の臨床的特徴を踏まえて鑑別を行う．

治療

アキレス腱断裂の治療法は，保存的治療と手術的治療に大別されるが，いずれも再断裂率は低く，合併症さえ発生しなければどのような治療方法が行われても長期的にみれば差はない．

1 保存的治療

固定期間はおおむね 6 週間程度行った後，短下肢装具療法を導入して治療する方法が主流になってきている．杏林大学医学部整形外科で推奨する方法[17]は，受傷後受診した時期が断裂後 5 日以内の新鮮アキレス腱皮下断裂が適応となる．足関節は最大強制底屈位で膝下ギプス固定を 2 週間行う．固定肢位を足関節自然下垂位に変更して，さらに膝下ギプス固定を 2 週間行う（受傷後 2〜4 週）．固定肢位を足関節軽度底屈位に変更して，さらに膝下ヒール付ギプス固定を 2 週間行う（受傷後 4〜6 週）．この頃から積極的な全荷重歩行を行わせる．その後 4 週間の短下肢装具を装着して全荷重歩行を行う（受傷後 6〜10 週）．装具除去後（受傷後 11 週以降），両足つま先立ち訓練を開始し可能になった時点でジョギング，自転車，水泳を許可し，患足の片足つま先立ちができるよう

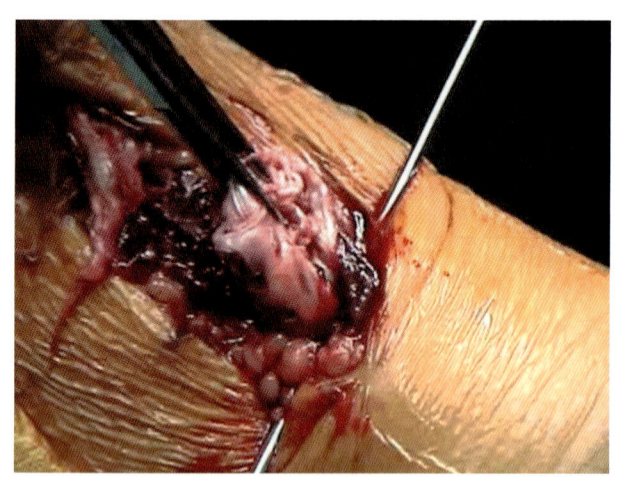

図4 アキレス腱断裂部の近位断端
アキレス腱近位断端部に腱把持鉗子をかけて牽引している.

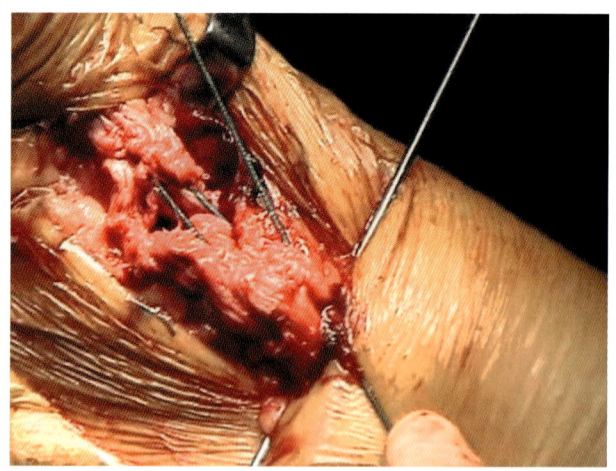

図5 アキレス腱断裂部の主縫合
6 strand modified Kessler 法による腹側縫合の様子.

になったらスポーツを許可する.

2 手術的治療

　手術的治療には統一された方法はないが，最近の動向でも手術的治療を有用とする意見が多い．経皮縫合術はMaとGriffithの報告以来，手術的治療と保存的治療の中間的な位置づけとして広く行われている．経皮縫合術の問題は神経損傷などの合併症の発生であり，さまざまな工夫がなされている.

　一方，端々縫合術は最も普遍的な方法であるが，縫合法に工夫がなされ，装具を併用した後療法による安全性が向上し，活動性が高い症例には有用である．端々縫合術は，Bunnel法，Kessler法，Kirchmayer法，Savage法などがあげられ，縫合法の工夫として補助縫合を組み合わせて行われるようになった．端々縫合術以外では，Triple Bundle法（Marti法）が行われている．この方法は，アキレス腱断端の近位側を内外側の2束にして遠位断端を挟み込む方法で縫合するもので，従来法よりもギプス固定期間の短縮や後療法が早期から行えるなど多数報告されている.

筆者の推奨する方法

1) 6 strand modified Kessler 法と hemi-circumferential cross stitch 法によるアキレス腱縫合術

　私たちは，断裂腱縫合法に改良を加え，強固に縫合する窪田らの方法[18]を採用し，ギプス固定を行わずに手術翌日から自・他動運動を開始するなど，術後後療法を工夫することによって早期社会復帰を可能としている．

2) 6 strand modified Kessler 法による主縫合と hemi-circumferential cross stitch 法による補助縫合

(1) 麻酔法と手術体位

　麻酔は腰椎麻酔，硬膜外麻酔の単独あるいは併用麻酔を用いる．患肢の大腿近位にエアータニケットを装着した後に，患者を腹臥位にする．胸壁部と骨盤部の下には縦長のパッドを両側に入れ，呼吸時の胸部・腹部運動を確保する．膝接地部にはパッド，足関節の下には枕を置き，膝関節は約40°屈曲位，足関節自然下垂位とする．

(2) 手術手技

　断裂部を中心にアキレス腱内側に約6cmの縦切開を行う．下腿筋膜はアキレス腱中央で切開し断裂部を確認する．断裂部の血腫を除去後，近位端（図4）を腱把持鉗子で把持し，腓腹筋筋腹を近位から遠位に圧搾しながら近位端を遠位方向に引き下げることによって腱の断端を合わせる．5号エチボンド糸で 6 strand modified Kessler 法をアキレス腱の腹側に1本（図5），アキレス腱の背側の内外側に1本ずつ置き，足関節中間位で断端部を寄せるように縫合糸を締めて縫合する．パラテノンを可及的に戻して腱断裂部を覆うように3-0ナイロン糸で縫合する．その後，1本の針付き3-0ナイロン糸を用いて腱の浅層のみ hemi-circumferential cross stitch（図6）を行い補助縫合とする．下腿筋膜，皮下組織，皮膚を縫合して手術を終了する．術直後，足関節自然下垂位でギプスシーネ固定を行う．

(3) リハビリテーション

　術後1日からギプスシーネを除去し，ベッド上で自動運動による足関節可動域訓練を開始する．疼痛に合わせ

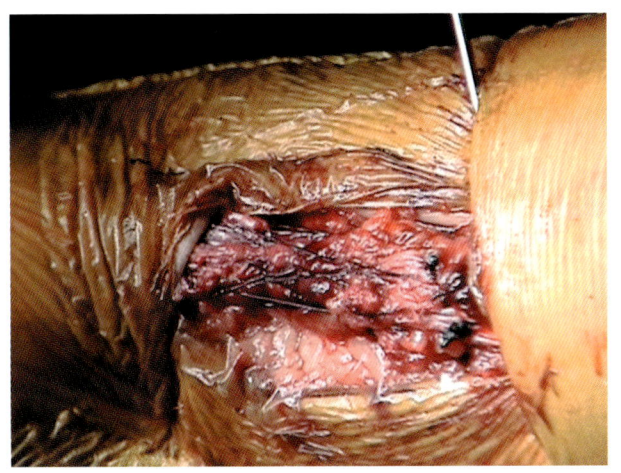

図6 hemi-circumferential cross stitch による補助縫合
hemi-circumferential cross stitch による縫合後外観．パラテノンの可及的縫合の後に行う．

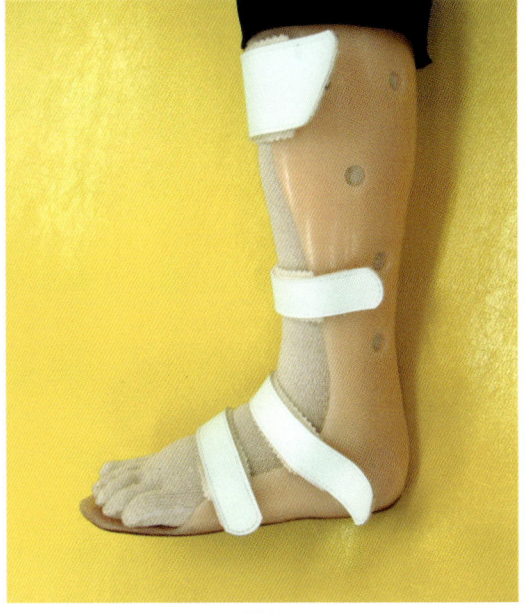

図7 踏み返し予防の硬性装具
来院時，可及的に装具採型することで，早期装具装着して早期からの荷重歩行を可能としている．

て可能であれば，安全帯などを使った足関節可動域訓練も取り入れる．足関節中間位保持が可能になった時点（術後3〜5日）から，手術前に採型，作製した踏み返し予防の硬性装具（図7）を装着して荷重歩行訓練を開始し，階段昇降が可能になった時点で退院許可とする（術後5〜7日）．術後6〜8週の時点で装具を除去する．装具除去後に両足つま先立ち訓練を開始し，術後3か月で軽度のランニングを許可する．スポーツ活動への復帰はおおむね術後6か月までには許可している．

文献

1) Pajala A, Kangas J, Ohtonen P, et al : Rerupture and deep infection following treatment of total Achilles tendon rupture. J Bone Joint Surg 84-A : 2016-2021, 2002.
2) Maffulli N, Waterston SW, Squair J, et al : Changing incidence of Achilles tendon rupture in Scotland. Clin J Sport Med 9 : 157-160, 1999.
3) Nyyssonen T, Luthje P : Achilles tendon ruptures in South-East Finland between 1986-1996, with special reference to epidemiology, complications of surgery and hospital costs. Ann Chir Gynaecol 89 : 53-57, 2000.
4) Houshian, Tscherning T, Riegels-Nielsen P : The epidemiology of Achilles tendon rupture in a Danish county. Injury 29 : 651-654, 1998.
5) Levi N : The incidence of Achilles tendon rupture in Copenhagen. Injury 28 : 311-313, 1997.
6) Leppilahti J, Puranen J, Orava S : Incidence of Achilles tendon rupture. Acta Orthop Scand 67 : 277-279, 1996.
7) Jozsa L, Kvist M, Balint BJ, et al : The role of recreation sport activity in Achilles tendon rupture. A clinical, pathoanatomical, and sociological study of 292 cases. Am J Sports Med 17 : 338-343, 1989.
8) Moller Astrom M, Westlin N : Increasing incidence of Achilles tendon rupture. Acta Orthop Scand 67 : 479-481, 1996.
9) 中山正一郎，三馬正幸，杉本和也，ほか：アキレス腱断裂の年齢別の特徴について．中部整災誌 39 : 1461-1462, 1996.
10) Kannus P, Jozsa L : Histopathological changes preceding spontaneous rupture of a tendon. J Bone Joint Surg 73-A : 1507-1525, 1991.
11) Nehrer S, Breitenseher M, Brodner W, et al : Clinical and sonographic evaluation of the risk of rupture in the Achilles tendon. Arch Orthop Trauma Surg 116 : 14-18, 1997.
12) Bleakney RR, Tallon C, Wong JK, et al : Long-term ultrasonographic features of the Achilles tendon after rupture. Clin J Sport Med 12 : 273-278, 2002.
13) van der Linden PD, Sturkenboom MC, Herings RM, et al : Fluoroquinolones and risk of Achilles tendon disorders : case-control study. BMJ 324 : 1306-1307, 2002.
14) Chhajed PN, Plit ML, Hopkins PM, et al : Achilles tendon disease in lung transplant recipients : association with ciprofloxacin. Eur Respir J 19 : 469-471, 2002.
15) Kuwada GT : Diagnosis and treatment of Achilles tendon rupture. Clin Podiatr Med Surg 2 : 633-652, 1995.
16) 林光俊：アキレス腱皮下断裂の保存的治療法．日整会誌 62 : 471-484, 1988.
17) 林光俊，石井良章：新鮮アキレス腱皮下断裂の保存療法．JPN J Sports Sci 15 : 373-378, 1996.
18) 窪田秀明，占部憲，岩本幸英：アキレス腱断裂に対する術後早期自動運動療法．整・災外 48 : 461-641, 1999.

〈成瀬康治〉

資料

資料

資料1　関節可動域評価基準
①上肢測定

部位名	運動方向	参考可動域角度	基本軸	移動軸	測定肢位および注意点	参考図
肩甲帯 shoulder girdle	屈曲 flexion	20	両側の肩峰を結ぶ線	頭頂と肩峰を結ぶ線		
	伸展 extension	20				
	挙上 elevation	20	両側の肩峰を結ぶ線	肩峰と胸骨上縁を結ぶ線	背面から測定する．	
	引き下げ（下制） depression	10				
肩 shoulder（肩甲帯の動きを含む）	屈曲（前方挙上） forward flexion	180	肩峰を通る床への垂直線（立位または座位）	上腕骨	前腕は中間位とする．体幹が動かないように固定する．脊柱が前後屈しないように注意する．	
	伸展（後方挙上） backward extension	50				
	外転（側方挙上） abduction	180	肩峰を通る床への垂直線（立位または座位）	上腕骨	体幹の側屈が起こらないように90°以上になったら前腕を回外することを原則とする．⇨［その他の検査法］p579参照	
	内転 adduction	0				
	外旋 external rotation	60	肘を通る前額面への垂直線	尺骨	上腕を体幹に接して，肘関節を前方90°に屈曲した肢位で行う．前腕は中間位とする．⇨［その他の検査法］p579参照	
	内旋 internal rotation	80				
	水平屈曲 horizontal flexion（horizontal adduction）	135	肩峰を通る矢状面への垂直線	上腕骨	肩関節を90°外転位とする．	
	水平伸展 horizontal extension（horizontal abduction）	30				
肘 elbow	屈曲 flexion	145	上腕骨	橈骨	前腕は回外位とする．	
	伸展 extension	5				

〔日本整形外科学会，日本リハビリテーション学会，1995から〕

資料1　関節可動域評価基準
①上肢測定（続き）

部位名	運動方向	参考可動域角度	基本軸	移動軸	測定肢位および注意点	参考図
前腕 forearm	回内 pronation	90	上腕骨	手指を伸展した手掌面	肩の回旋が入らないように肘を90°に屈曲する．	
	回外 supination	90				
手 wrist	屈曲（掌屈）flexion（palmarflexion）	90	橈骨	第2中手骨	前腕は中間位とする．	
	伸展（背屈）extension（dorsiflexion）	70				
	橈屈 radial deviation	25	前腕の中央線	第3中手骨	前腕を回内位で行う．	
	尺屈 ulnar deviation	55				

②手指測定

部位名	運動方向	参考可動域角度	基本軸	移動軸	測定肢位および注意点	参考図
母指 thumb	橈側外転 radial abduction	60	示指（橈骨の延長上）	母指	運動は手掌面とする．以下の手指の運動は，原則として手指の背側に角度計をあてる．	
	尺側内転 ulnar adduction	0				
	掌側外転 palmar abduction	90			運動は手掌面に直角な面とする．	
	掌側内転 palmar adduction	0				
	屈曲（MCP）flexion	60	第1中手骨	第1基節骨		
	伸展（MCP）extension	10				
	屈曲（IP）flexion	80	第1基節骨	第1末節骨		
	伸展（IP）extension	10				

〔日本整形外科学会，日本リハビリテーション学会，1995から〕

資料

資料1　関節可動域評価基準
②手指測定（続き）

部位名	運動方向	参考可動域角度	基本軸	移動軸	測定肢位および注意点	参考図
指 fingers	屈曲（MCP）flexion	90	第2〜5中手骨	第2〜5基節骨	⇨［その他の検査法］p579参照	
	伸展（MCP）extension	45				
	屈曲（PIP）flexion	100	第2〜5基節骨	第2〜5中節骨		
	伸展（PIP）extension	0				
	屈曲（DIP）flexion	80	第2〜5中節骨	第2〜5末節骨	DIPは10°の過伸展をとりうる.	
	伸展（DIP）extension	0				
	外転 abduction		第3中手骨延長線	第2, 4, 5指軸	中指の運動は橈側外転, 尺側外転とする. ⇨［その他の検査法］p579参照	
	内転 adduction					

③下肢測定

部位名	運動方向	参考可動域角度	基本軸	移動軸	測定肢位および注意点	参考図
股 hip	屈曲 flexion	125	体幹と平行な線	大腿骨（大転子と大腿骨外顆の中心を結ぶ線）	骨盤と脊柱を十分に固定する. 屈曲は背臥位, 膝屈曲位で行う. 伸展は腹臥位, 膝伸展位伸展で行う.	
	伸展 extension	15				
	外転 abduction	45	両側の上前腸骨棘を結ぶ線への垂直線	大腿中央線（上前腸骨棘より膝蓋骨中心を結ぶ線）	背臥位で骨盤を固定する. 下肢は外旋しないようにする. 内転の場合は, 反対側の下肢を屈曲挙上してその内転下を通して内転させる.	
	内転 adduction	20				
	外旋 external rotation	45	膝蓋骨より下ろした垂直線	下腿中央線（膝蓋骨中心より足関節内外果中央を結ぶ線）	背臥位で, 股関節と膝関節を90°屈曲位にして行う. 骨盤の代償を少なくする.	
	内旋 internal rotation	45				

〔日本整形外科学会, 日本リハビリテーション学会, 1995から〕

資料1

資料1　関節可動域評価基準
③下肢測定（続き）

部位名	運動方向	参考可動域角度	基本軸	移動軸	測定肢位および注意点	参考図
膝 knee	屈曲 flexion	130	大腿骨	腓骨（腓骨頭と外果を結ぶ線）	屈曲は股関節を屈曲位で行う．	
	伸展 extension	0				
足 ankle	屈曲（底屈）flexion（plantar flexion）	45	腓骨への垂直線	第5中足骨	膝関節を屈曲位で行う．	
	伸展（背屈）extension（dorsiflexion）	20				
足部 foot	外がえし eversion	20	下腿軸への垂直線	足底面	膝関節を屈曲位で行う．	
	内がえし inversion	30				
	外転 abduction	10	第1，第2中足骨の間の中央線	同左	足底で足の外縁または内縁で行うこともある．	
	内転 adduction	20				
母指（趾）great toe	屈曲（MTP）flexion	35	第1中足骨	第1基節骨		
	伸展（MTP）extension	60				
	屈曲（IP）flexion	60	第1基節骨	第1末節骨		
	伸展（IP）extension	0				
足指 toes	屈曲（MTP）flexion	35	第2〜5中足骨	第2〜5基節骨		
	伸展（MTP）extension	40				
	屈曲（PIP）flexion	35	第2〜5基節骨	第2〜5中節骨		
	伸展（PIP）extension	0				
	屈曲（DIP）flexion	50	第2〜5中節骨	第2〜5末節骨		
	伸展（DIP）extension	0				

〔日本整形外科学会，日本リハビリテーション学会，1995から〕

資料

資料1　関節可動域評価基準
④体幹測定

部位名	運動方向		参考可動域角度	基本軸	移動軸	測定肢位および注意点	参考図
頚部 cervical spines	屈曲（前屈）flexion		60	肩峰を通る床への垂直線	外耳孔と頭頂を結ぶ線	頭部体幹の側面で行う．原則として腰かけ座位とする．	
	伸展（後屈）extension		50				
	回旋 rotation	左回旋	60	両側の肩峰を結ぶ線への垂直線	鼻梁と後頭結節を結ぶ線	腰かけ座位で行う．	
		右回旋	60				
	側屈 lateral bending	左側屈	50	第7頚椎棘突起と第1仙椎の棘突起を結ぶ線	頭頂と第7頚椎棘突起を結ぶ線	体幹の背面で行う．腰かけ座位とする．	
		右側屈	50				
胸腰部 thoracic and lumbar spines	屈曲（前屈）flexion		45	仙骨後面	第1胸椎棘突起と第5腰椎棘突起を結ぶ線	体幹側面より行う．立位，腰かけ座位または側臥位で行う．股関節の運動が入らないように行う．⇨［その他の検査法］p579参照	
	伸展（後屈）extension		30				
	回旋 rotation	左回旋	40	両側の後上腸骨棘を結ぶ線	両側の肩峰を結ぶ線	座位で骨盤を固定して行う．	
		右回旋	40				
	側屈 lateral bending	左側屈	50	ヤコビー（Jacoby）線の中点にたてた垂直線	第1胸椎棘突起と第5腰椎棘突起を結ぶ線	体幹の背面で行う．腰かけ座位または立位で行う．	
		右側屈	50				

〔日本整形外科学会，日本リハビリテーション学会，1995から〕

資料1　関節可動域評価基準
⑤その他の検査法

部位名	運動方向	参考可動域角度	基本軸	移動軸	測定肢位および注意点	参考図
肩 shoulder（肩甲骨の動きを含む）	外旋 external rotation	90	肘を通る前額面への垂直線	尺骨	前腕は中間位とする．肩関節は90°外転し，かつ肘関節は90°屈曲した肢位で行う．	
	内旋 internal rotation	70				
	内転 adduction	75	肩峰を通る床への垂直線	上腕骨	20°または45°肩関節屈曲位で行う．立位で行う．	
母指 thumb	対立 opposition				母指先端と小指基部（または先端）との距離（cm）で表示する．	
指 fingers	外転 abduction		第3中手骨延長線	2, 4, 5指軸	中指先端と2, 4, 5指先端との距離（cm）で表示する．	
	内転 adduction					
	屈曲 flexion				指尖と近位手掌皮線（proximal palmar crease）または遠位手掌皮線（distal palmar crease）との距離（cm）で表示する．	
胸腰部 thoracic and lumbar spines	屈曲 flexion				最大屈曲は，指先と床との間の距離（cm）で表示する．	

⑥顎関節計測

顎関節 temporo-mandibular joint	開口位で上顎の正中線で上歯と下歯の先端との間の距離（cm）で表示する．左右偏位（lateral deviation）は上顎の正中線を軸として下歯列の動きの距離を左右ともcmで表示する．参考値は上下第1切歯列対向縁線間の距離5.0 cm，左右偏位は1.0 cmである．

〔日本整形外科学会，日本リハビリテーション学会，1995から〕

資料

資料2-①　クリニカルパス（オーバービュー）

◆医療者用
北里大学整形外科（オーバービュー）

全人工股関節置換術（THAパス）

適応基準

・THA手術を行う症例（人工股関節置換術・人工骨頭置換術）

ID

		月　日 入院日	月　日 手術当日（前）	月　日 手術当日（後）	月　日 術後1日目	月　日 術後2日目
アウトカム（到達目標）	患者状況	術前検査が終了している 禁煙ができる 転倒・転落しない 術前の準備ができる 不安・疑問を何でも質問できる 感染徴候がない	夜間十分な睡眠が取れた 前投薬内服後転倒しない	VSが安定している 疼痛がVASで2以下にコントロールできている 創出血がない	合併症を起こさず 早期離床ができる 脱臼・転倒をしない	
	活動		前投薬内服後はベッド上安静が守れる	ベッド上安静 患肢挙上，外転中間位が守れる	足下垂ができる 車椅子乗車ができる	
	知識教育	手術方法，危険性，合併症，後療法について理解が得られている	家族がロビーで待機できる	家族が帰宅できる 脱臼肢位を理解し注意しながら生活できる		
	起こりうる合併症			貧血（Hbが8.0以上ある） 神経循環障害 DVT 感染 脱臼		
	その他					
タスク（実施内容）	検査	身長体重測定		採血（返血後）231	採血　231　245	
	処置	患者用パス持参の確認 必要物品確認 手術同意書，承諾書の確認 リハビリ依頼 MMT測定	検温 前投薬内服 点滴留置 健肢弾性ストッキング装着 ストレッチャーにて出棟	検温・神経循環障害の観察 ・帰室直後 ・30分後1時間後 ・その後適宜 体位変換介助	検温（4検） 食事摂取1/2以上でヘパロック	検温（3検） BT抜去 ドレーン抜去 消毒（月・水・木・土）
	薬剤	持参薬登録 薬ナース管理へ 夕からバイアスピリン100mg内服	前投薬内服 出棟時抗菌剤持参 バイアスピリン100mg 2T2×	抗菌剤投与（3回/日） 硬膜外麻酔薬持続投与 鎮痛剤内服・坐薬	抗菌剤投与（2回/日） 硬膜外麻酔薬抜去	ヘパロック抜去
	安静度（リハビリ）		前投薬内服後ベッド上安静 ベッド・鏡・枕の準備		足下垂 車椅子 筋力トレーニング	CPM開始
	清潔	入浴	洗面・歯磨き	うがい・歯磨き	清拭（着替え）	
	排泄	浣腸（9時の手術）	浣腸（2件目以降）	BTにて管理		自尿確認
	食事	21時30分以降禁飲食	禁飲食	麻酔科指示で飲水・食事開始		
	教育指導	術前オリエンテーション 麻酔科医師術前診察 OR看護師術前訪問 患者・家族へのI・C 転倒転落アセスメント評価	前投薬内服後安静指導 Ns Call指導 家族に貴重品管理の説明 待機場所の説明	脱臼肢位，良肢位の指導 足関節のROM	日常生活での注意点 筋力トレーニング指導	
	追加指示 その他					

パス指示医師サイン（　　　）　　担当看護師サイン（　　　）

資料2

主治医（　　）　受持医（　　）

除外基準	退院基準
・再置換術の場合 ・RA で多関節に障害が多い場合 ・消化管出血がある	・1本ロフストで歩行及び階段昇降が可能 ・疼痛なく日常生活が送れる ・継続したリハビリの必要性が理解できる

月　　日 術後3日目	月　　日 術後4日目	月　　日 術後5日目	月　　日 術後6日目	月　　日　～　月　　日 術後7日目～退院（20日以内）
→				退院に向け、リハビリができる 退院後の生活に自信が持てる →
				退院日が決定できる
立位がとれる		歩行器歩行→両ロフスト歩行→片ロフスト歩行		片ロフスト歩行ができる
危険防止しながらADLが拡大できる	歩行が開始できる	歩行がADLに取り入れられる	2本杖でADLが拡大できる	1本杖でADLが獲得できる
				退院後の生活をイメージできる →
→	→			→
				→
	MRV採血 or 採血 231　245			採血（術後7日目）231　245 レントゲン（術後7日目）
	→ 検温（1検） →			
	→ 創部カラヤヘッシブ貼付 弾性ストッキング除去			→ 抜糸（術後13日目） MMT測定（術後7・14日目）
				→ 術後7日目の朝まで →
出棟リハビリ開始 歩行器歩行・両ロフスト・片ロフスト歩行				応用動作（階段・坂道・屋外・浴槽） →
				→ 術後7日目まで
	→ 清拭・シャワー →			→ 抜糸、創部確認後入浴
				→ 必要物品の準備 （手すり・ベッド・杖・シャワー椅子） パンフレットによる退院指導 靴下履きのパンフレット 身体障害者手帳の説明
自力体交指導 薬自主管理指導				

北里大学病院整形外科　2003.11作成（注：このクリニカルパスは2009年3月まで使用，それ以降改訂される）

資料

資料2-②　クリニカルパス（患者用）

🔶 患者用

人工骨頭・人工股関節置換術を受けられる_____様の入院治療計画書

手術日　　月　　日　　時　　分

持ち物		手術前日 （　/　）	手術当日（　/　） 手術前
□ T字帯　1枚 □ ふたのあるストロー付きコップ □ マジックハンド（あると便利） 〈北里マート，地下の売店で購入できます〉 □ 円柱型ウエットティッシュ →使用後靴下をはく道具を作ります □ パジャマ □ 大きめのパンツ （トランクス，ひもつきパンツも可） □ リハビリ用の動きやすい服と靴 □ 普段飲んでいる薬とその説明書 □ 小銭などを入れるひも付きの袋 →お部屋を離れる時に使用します □ 弾性ストッキング →入院後病棟で採寸して渡します ☆貴重品は持参しないでください☆	食事	○ 常食です ○ 消灯後（21：30）から飲んだり食べたりできません	○ 引き続き飲んだり食べたりできません
	安静度 清潔	○ いつも通りに過ごしてください ○ 朝入浴されなかった方は，入院後入浴します	○ 麻酔科から処方された薬を飲んだ後はベッド上安静になります ○ 朝，検査着に着替えます
	薬 注射	○ 夕から血栓予防の薬が開始になります	○ 朝から点滴開始です ○ 麻酔科から処方された薬を飲みます
	検査 処置	○ 1番目の手術の方は消灯頃浣腸をします	○ 2番目以降の方は午前10時頃までに浣腸をします
	リハビリ	○ 理学療法士が診察にきます	
	説明	○ 手術前後の流れを説明します ○ 麻酔科医と手術室の看護師の訪問があります ○ 医師より手術についての説明があります	☆ 手術が終わるまでの間，家族の方は6Fのロビーでお待ちください．ロビーを離れる時は行き先を看護師に伝えてください
	その他	初めて行うこと（足下垂・車椅子乗車・自分での横向き・シャワー入浴など）は，	

退院後にあると便利なもの・・・・・ベッドシャワー用の椅子（介護用）

＊入院から退院までの間，ネームバンドをつけます

※入院する際，この用紙を必ず持参してください．不明な点がありましたら，病棟までお越しください

医師サイン　　　　　　　　　担当看護師サイン_____

北里大学病院6C病棟

資料2

手術当日（　/　） 手術後	術後1・2日目 （　/　）（　/　）	術後3日目（　/　）～退院（　/　）まで ☆術後3週間以内または抜糸後に退院となります
○ 帰室後，医師の指示，お腹の動きを確認してから飲水が開始になります 　看護師が説明します	○ 食事療法を行っていなければ，食事に制限はありません ○ 水分を多めに取りましょう	○ 体重増加は股関節には大敵です 　間食は控えましょう
○ ベッド上安静です ○ 横向きをする時は，看護師が足を持って行います	○ 車椅子に乗れます ○ 体の向きは看護師が変えます	○ 歩行練習が始まります ○ 2本杖になったら車椅子は終了です ○ 自分で枕を挟んで体の向きを変えられます ○ キズに保護テープを貼った場合はシャワー浴が開始になります ○ 退院前に入浴の方法を指導します
○ 薬は必要に応じて看護師が渡します ○ 痛い時は鎮痛剤を使用しますので，我慢せずに看護師に伝えてください	○ 点滴は終わります ○ 抗菌剤の点滴は術後2日で終わりです	○ 血栓予防の薬は術後1週目の昼で終わりです ○ 薬について薬剤師より毎週木曜日に説明があります
○ 手術中から尿の管と，背中に麻酔用の管が入ります ○ 手術した関節に血が溜まらないように管が入ります	○ 痛み止めの薬が出ます ○ 手術の翌日採血があります（貧血・炎症所見） ○ 背中の管を抜きます ○ 必要時キズの消毒があります ○ 尿の管を抜きます ○ 術後2日目にキズの管を抜きます	○ 術後3日目または4日目，7日目（あとは適宜）に採血があります ○ 週1回レントゲンがあります ○ 消毒は月・水・木・土に行います ○ 術後4日目前後でキズを保護するテープを貼ります ○ 術後13日目に抜糸をします ○ 抜糸の翌日，キズに問題がなければガーゼを除去します
○ 足首の運動は積極的に行いましょう ○ 手術してない足は自由に動かせます ○ 深呼吸をしましょう	○ 理学療法士が病棟に来てリハビリをします ○ 車椅子に乗る練習をします ○ キズの管が抜けたら器械で股関節を動かす運動をします （術後1週間　1回/日　30分行います）	○ リハビリ室での訓練を開始します ○ 歩行練習が開始になります 　歩行器→2本杖→1本杖の順に進みます ○ リハビリ室で習ったことは病棟でも行いましょう ○ 積極的に運動に取り組みましょう ○ 応用動作（坂道・階段・外歩き）を行います
○ ご家族に医師より手術の結果についての説明があります	○ 脱臼しやすい動作（足を組む・横座り・股関節を90度以上曲げる）をしてはいけません．病棟の廊下のパネルや「入院のご案内」に入っているパンフレットを参考にしてください	○ 退院の準備（ベッド・シャワー用の椅子・手すりなど）は，早めに行いましょう ○ リハビリ室で退院に向けての応用動作を習い，杖をついての退院となります ○ 受持ちの看護師が退院後の生活のパンフレットに沿って説明を行います ○ 身体障害者手帳取得の手続きができます
看護師が一緒に行います		

2004年6月改訂（注：このクリニカルパスは2009年3月まで使用，それ以降改訂される）

資料

資料2-③a　クリニカルパス（日めくり）

全人工股関節置換術　日めくりパス

ID

手術当日　　月　　日

主治医		受け持ち医	
時間	V-No	記事	サイン

アウトカム（到達目標）

（術前）
- 夜間十分な睡眠が取れる
- 前投薬内服後転倒しない

（術後）
- V/S が安定している
- 疼痛が VAS で 2 以下にコントロールできる
- 創出血がない
- 神経・循環障害がない

タスク（実施内容）			実施・評価			
			その他サイン	深	日	準
観察項目	（術後）	全身状態が安定している				
		下肢術直後フローシート使用				
		KT　38.5℃以下　P　50回以上120回以下/分				
		Bp　80 mmHg 以上　180 mmHg 以下				
		SPO$_2$　酸素（有）＞95％（無）90％				
		尿量＞60 mL/3H				
		創からの出血がない				
		ドレーンからの排液量が返血後 100 mL/H 以下である				
		ドレーン返血後 Hb が 8.0 以上ある				
		神経循環障害がない				
		大腿四頭筋の収縮ができる				
		水分が摂取できる				
		食事が摂取できる				
		屯用の鎮痛剤使用下で，持続する痛みが VAS で 2 以下である				
治療・検査・処置・薬剤	（術前）	点滴留置				
		前投薬の内服（　　：　　）				
		浣腸（2件目以降）反応便確認				
		健側弾性ストッキングの装着（患肢分オペ室持参）				
		出棟時抗菌剤持参（2回分）				
		検査着に更衣する				
		ストレッチャーにて出棟				
		ベッド・鏡・枕の準備				
	（術後）	術後（帰室後抗菌剤投与）				
		ドレーン返血（ドレーンの圧は Dr 指示）				
		疼痛時指示の鎮痛剤使用				
		バイアスピリン 100 mg の内服				
活動	（術前）	禁飲食（朝・昼）				
		前投薬内服後ベッド上安静				
	（術後）	ベッド上安静・患肢挙上・外転中間位の保持ができる				
		体位交換ができる（Ns 介助）				
教育・指導		前投薬内服後ベッド上安静，Ns Call 指導				
		家族に貴重品管理の説明				
		家族に待機場所の説明				
		脱臼肢位に気をつけることができる				
		変化があれば Ns に伝えることができる				
追加指示			指示出サイン	指示受サイン		
				Ns サイン		

総合評価・コメント

パス（　達成　・　継続　・　中止　）
医師サイン（　　　　　）

北里大学病院　整形外科　2004年12月改訂（注：このクリニカルパスは2009年3月まで使用，それ以降改訂される）

資料2-③b　クリニカルパス（日めくり）

全人工股関節置換術　日めくりパス

ID

術後9日目〜12日目

アウトカム（到達目標）

- 歩行がADLに取り入れられる
- 脱臼・転倒しない
- 感染徴候がない
- 退院後の生活がイメージできる

	タスク（実施内容）	実施・評価			
		その他サイン	深	日	準
観察項目	創状態：発赤がない				
	腫脹がない				
	熱感がない				
	浸出がない				
治療・検査・処置・薬剤	カラヤチェック（月・水・木・土）				
	鎮痛剤内服（朝・昼・夕）				
活動	脱臼肢位に注意しながら生活できる				
	（　杖）がADLに取り入れられる				
	（　　）で出棟ができる				
	（　杖）で歩行ができる				
	筋力トレーニングが自主的に行える				
	シャワー浴が自立して行える				
	退院に向けての準備が始められる				
	応用動作ができる（階段・坂道・外歩き）				
教育・指導	受持ち看護師による退院指導				
	必要物品の準備（手すり・ベッド・杖・シャワー椅子）				
	身体障害者手帳の申請の説明				

追加指示	指示出サイン	指示受サイン		

主治医　　　受け持ち医

時間	V-No	記事	サイン

総合評価・コメント

Nsサイン　　パス（達成・継続・中止）
医師サイン（　　　　）

北里大学病院　整形外科　2004年12月改訂（注：このクリニカルパスは2009年3月まで使用，それ以降改訂される）

資料

資料 2-③c　クリニカルパス（日めくり）

全人工股関節置換術　日めくりパス

ID

術後 15 日目〜退院まで

アウトカム（到達目標）

・歩行が ADL に取り入れられる
・脱臼・転倒しない
・退院後の生活がイメージできる

	タスク（実施内容）	実施・評価			
		その他サイン	深	日	準
観察項目	脱臼肢位注意できているか				
	退院後の生活がイメージできる				
	抜糸済み創に異常がない				
治療・検査・処置・薬剤	鎮痛剤内服（朝・昼・夕）				
活動	1本杖（　　）歩行ができる				
	杖歩行で出棟できる				
	応用動作ができる（階段・坂道・外歩き）				
	階段練習ができる				
	自立して入浴ができる				
	退院に向けての準備が整う				
	筋力トレーニングが自主的に行える				
教育・指導	受持ち看護師による退院指導				
	必要物品の準備（手すり・ベッド・杖・シャワー椅子）				
	PT による入浴指導				
	身体障害者手帳の申請の説明				

主治医　　受け持ち医

時間	V-No	記事	サイン

追加指示		指示出サイン	指示受サイン		

総合評価・コメント

Ns サイン　　　パス（ 達成 ・ 継続 ・ 中止 ）
　　　　　　　　医師サイン（　　　　　）

北里大学病院　整形外科　2004 年 12 月改訂（注：このクリニカルパスは 2009 年 3 月まで使用，それ以降改訂される）

（高平尚伸）

索引

和文

2-part 骨折の固定法　310
2 方向牽引法　450
3D-CT　100
3-part 骨折の固定法　311
4C sign　73
4-part 骨折の固定法　312
5P 徴候　123, 141, 516
6 strand modified Kessler 法　570
γ-nail　441
γ-nail 型髄内固定法　412

あ

アキレス腱の解剖学的特徴　567
アキレス腱損傷　567
　──の受傷原因　567
　──の診断　567
　──の治療　569
アキレス腱断裂診療ガイドライン　567
アキレス腱縫合術　570
アルミニウムホイル被覆療法　368
亜脱臼　203
阿部の分類　340
足（あし）→足（そく）も見よ
足関節の解剖学的特徴　525
足関節骨折　525
　──の手術の適応　531
　──の受傷原因　525
　──の診断　526
　──の治療　531
足関節脱臼　540
足関節捻挫　540
　──，靱帯損傷，脱臼のフローチャート　540
圧挫症候群　61, 103, 115
　──の治療　118
圧痛　98
圧電現象　25
圧迫の前負荷　164
圧迫骨折　94, 107
圧迫骨接合術　18
圧迫プレート　19, 168
圧迫プレート固定　167

圧迫力　94
安定型骨盤輪損傷　377

い

インターロッキングネイル　415
インピンジメント症候群　310
インフォームドコンセント　200
インプラントを用いた整復　154
異常可動性　99
異常性感症　390
異方性　93
意識障害の原因　54
意識レベルの評価　54
石黒法　364, 367
板状無気肺　114
一過性神経伝導障害　125

う

烏口鎖骨靱帯の修復，再建　291
烏口突起骨折　298
内がえし捻挫　540
運動器不安定症　230
運動神経伝導速度　127
運動麻痺　126

え

エコノミークラス症候群　113
エノキサパリンナトリウム　134
会陰部
　──の支柱　436
　──の皮下出血　378
円筒釘　440
炎症性細胞浸潤　34
遠位脛腓靱帯複合体　525

お

オステオン　29

応力　92
応力-歪み曲線　92
横位診断　247
大本法　556

か

カルシウム恒常性　32
カルシトニン　32
下大静脈フィルター　132
下腿遠位部骨折　535
　──の手術の適応　536
　──の診断　535
　──の治療　536
下腿骨幹部の解剖学的特徴　513
下腿骨幹部骨折　513
　──の合併症　515
　──の受傷原因　514
　──の診断　514
　──の治療　517
　──のチェックポイント　514
下被膜動脈　405, 419
加齢による薬物動態の特徴　234
果部骨折　525
架橋プレート　174
荷重分担　263
荷重分担分類　258
画像診断，頚椎の　50
介達外力　94, 206
介達牽引　151, 160
回外-外がえし　527
回外-内転　526
回内-外がえし　527
回内-外転　527
回内-背屈　528
回復期リハビリテーション　197
改良 Frankel 分類　250
海綿骨　30
開放骨移植　184
開放骨折　40
　──の重症度分類　68
　──の治療の原則　24, 66
開放性関節損傷の治療　210
開放性気胸　51

587

索引

開放性損傷　125
解剖学的整復　150
解剖頚骨折　297
外固定
　── の基本　6
　── の歴史　4
外傷の初期評価　48
外傷患者の初期診療手順　48
外傷性肩関節脱臼・脱臼骨折　302
外傷性股関節脱臼　395
外傷性骨壊死　140, 204
外傷性骨化性筋炎　141
外傷性骨関節症　143
外傷性骨髄炎の治療原則　189
外傷性骨折　92
外傷性ショックの診断　51
外傷性大腿骨頭壊死症　401
外傷性膝関節脱臼　472
　── のX線学的分類　473
　── の合併症　474
　── の手術の適応　474
　── の受傷原因　472
　── の診断　473
　── の治療　474
　── のチェックポイント　473
　── のフローチャート　472
外傷性肘関節脱臼　320
外旋反張テスト　481
外側靱帯損傷
　── の手術の適応　542
　── の診断　541
　── の治療　542
外側仙骨動静脈　374
外側側副靱帯　478
外側直線不安定性, 膝靱帯の　481
外尿道口からの出血　378
外反ストレステスト　489
外反肘　341
外力
　── の作用方向による骨折の分類　106
　── の方向と骨折形態　94
角度安定性　429, 451
片側骨盤の頭側転位　389
肩(かた)→肩(けん)も見よ
肩関節の解剖学的特徴　302
肩関節脱臼の手術の適応　304
肩関節後方脱臼に対する徒手整復法　304
肩関節前方脱臼に対する徒手整復法　304
肩関節脱臼骨折の手術の適応　306
肩関節脱臼・脱臼骨折
　── の受傷原因　302
　── の診断　302
　── の治療　304
　── のチェックポイント　303
　── のフローチャート　302
滑車骨折　321
　── の診断　321
　── の治療　321

　── の特徴　321
滑車部骨軟骨骨折　550
合併症
　──, 下腿骨骨幹部骨折の　515
　──, 外傷性膝関節脱臼の　474
　──, 寛骨臼骨折の　395
　──, 脛骨プラトー骨折の　506
　──, 小児上腕骨顆上骨折の　338
　──, 小児上腕骨外顆骨折の　341
　──, 小児大腿骨近位部骨折の　422
　──, 大腿骨遠位部骨折の　457
　──, 大腿骨骨幹部骨折の　427
　──, 両前腕骨骨折の　349
完全骨折　105
完全損傷, 血管の　122
患肢温存　86
換気の維持　50
間質成長　223
間接的(二次性)骨癒合　164, 430
寛骨臼の解剖学的特徴　391
寛骨臼骨折　391
　── の合併症　395
　── の手術の適応　393
　── の受傷原因　391
　── の診断　391
　── の治療　392
感覚障害　126
感染　40
感染性偽関節の治療　182
感染予防　59, 65
管腔臓器損傷　58
関節
　── の開放性損傷　209
　── の開放性損傷の治療　210
関節可動域　192
関節可動域評価基準　574
関節外骨折　105
関節外靱帯の保存的治療　217
関節陥没型　588
関節鏡が効果的な骨折　357
関節血症　98
関節拘縮　143, 458
関節線維症　484
関節内骨折　40, 98, 105, 204
　── の治療　206
関節内骨折治療の基本　23
関節内靱帯の保存的治療　217
関節部損傷　202
関節リウマチ患者　230
観血的整復　152
観血的整復固定術　337
観血的整復内固定　451

き

ギプス包帯　4, 156
気道確保　49

基質　92
基節骨骨折　364
　── の治療　364
亀裂骨折　105
機能障害　99
機能装具療法　315
機能的ギプス包帯　160
機能的評価　250
偽関節　137, 177, 357, 423
　── の定義　137
　──, 生物学的活性のない　179
逆 Colles 骨折　353
逆 Mauck 法　490
逆 Monteggia 骨折　351
逆行性髄内釘固定法　452
逆行性動脈皮弁　368
弓状の曲線　362
急性期患者管理のモニタリング　55
急性期リハビリテーション　197
急性呼吸促迫症候群　113
急性骨髄炎　186
急性塑性変形　105, 222
球海綿体筋反射　245
距骨の解剖学的特徴　545
距骨滑車骨軟骨骨折　547
距骨頚部骨折　549
距骨骨折　545
　── の手術の適応　549
　── の受傷原因　547
　── の診断　548
　── の治療　549
　── のチェックポイント　549
　── のフローチャート　545
距骨体部骨折　550
胸・腰椎移行部の生体力学的特徴　261
胸・腰椎回旋損傷の治療　267
胸・腰椎楔状圧迫骨折の治療　265
胸・腰椎伸延損傷の治療　267
胸・腰椎損傷　254
　── の治療　260
胸・腰椎破裂骨折の治療　265
胸腔ドレーンの挿入　50
胸鎖関節の解剖学的特徴　286
胸鎖関節脱臼　286
　── のX線学的分類　287
　── の手術の適応　288
　── の受傷原因　286
　── の診断　287
　── の診断のための撮影法　287
　── の新鮮症例　288
　── の治療　287
　── のチェックポイント　287
　── のフローチャート　286
胸鎖関節脱臼陳旧性症例　288
胸鎖関節脱臼反復性症例　288
胸椎の生体力学的特徴　261
胸椎・腰椎
　── の解剖学的構造　238

―― の生体力学的特徴　240
胸椎椎弓根スクリューの挿入点　273
強直　143
強度　92
矯正ギプス包帯　160
局所静脈内ブロック　354
局所皮弁　368
近位指節間関節脱臼骨折　365
金属製固定材料　157
筋移行　292
筋萎縮　143
筋・腱損傷　119
筋節　245
筋断裂　119
筋電図検査　127
筋弁充填術　188
筋膜切開　62, 129
緊張性気胸　50, 426

く

クリニカルパス　198, 580
空気駆血帯　454
空気止血帯　54
屈曲・回旋脱臼骨折　257
屈曲骨折　94, 106
屈曲・伸延脱臼骨折　258
屈曲力　94

け

下駄履き骨折　565
外科頚 2-part 骨折　311
外科頚骨折　297
経カテーテル的動脈塞栓術　381
経口気管挿管　49
経動脈性塞栓術　101
経皮的ピンニング　335
脛骨埋め込み法　487
脛骨顆間隆起の解剖学的特徴　495
脛骨顆間隆起骨折　495
　―― の X 線学的分類　495
　―― の受傷原因　495
　―― の診断　495
　―― の治療　496
脛骨近位骨端線損傷　509
脛骨近位部骨折　495
脛骨骨幹部開放骨折の治療　77
脛骨骨孔法　487
脛骨粗面裂離骨折　510
脛骨プラトーの解剖学的特徴　498
脛骨プラトー骨折　498
　―― の受傷原因　498
　―― の X 線学的分類　499
　―― の合併症　506
　―― の診断　499

―― の治療　501
脛腓骨癒合術　184
頚椎
　―― の画像診断　50
　―― の保護　49
頚椎損傷　57
頚部の解剖学的区分　57
頚部開放創　56
頚部基部骨折　420
頚部骨折　420
血液浄化法　118
血管運動障害　127
血管造影　101
血管損傷　57, 122
血管損傷診断のためのアルゴリズム
　　　　123
血管柄付き骨移植　181
血管柄付き皮弁術　459
血行再建術　474
血腫形成　34
血栓予防法　115
血栓溶解療法　115
楔状圧迫骨折　257
月状骨周囲脱臼　363
肩(けん)→肩(かた)も見よ
肩甲棘骨折　297
肩甲骨の解剖学的特徴　294
肩甲骨関節窩骨折　297
　―― の Ideberg 分類　296
肩甲骨頚部骨折　296
肩甲骨骨折　294
　―― の X 線学的分類　295
　―― の手術の適応　296
　―― の受傷原因　294
　―― の診断　295
　―― の治療　296
　―― のチェックポイント　295
肩甲骨体部骨折　296
肩鎖関節
　―― の解剖学的特徴　289
　―― の修復, 再建　291
肩鎖関節脱臼　289
　―― の Rockwood 分類　289
　―― の X 線学的分類　289
　―― の手術の適応　290
　―― の受傷原因　289
　―― の診断　289
　―― の治療　290
　―― のチェックポイント　289
肩峰下インピンジメント　298
肩峰骨折　298
牽引　160
　―― による整復　151
牽引手術台を用いる整復　153
牽引法　450
牽引療法　334
腱
　―― の構造　215

―― の組織構造　214
腱移行術　121
腱延長術　120
腱切り術　120
腱固定術　121
腱前進法　119
腱損傷　214
　―― の治療　216
腱断裂　119, 358
腱剥離術　121
腱縫合法　119
減張切開　129, 474

こ

コハク酸メチルプレドニゾロンナトリウム
　　　　251
コバルトクロム合金　158
コラーゲン線維　214
コンサルト
　――, 産婦人科専門医への　58
　――, 脳外科専門医への　54
コンパートメント症候群
　　　23, 62, 117, 128, 347, 428, 499, 516
　―― の治療　118
コンパートメント内圧測定　128
呼吸の評価　50
股関節
　―― の解剖学的特徴　395
　―― の関節包と靱帯　400
股関節後方脱臼の整復　397
股関節前方脱臼の整復　398
股関節脱臼
　―― の手術の適応　398
　―― の受傷原因　395
　―― の診断　396
　―― の治療　396
股関節脱臼・骨折　391
広域抗菌薬投与　124
抗凝固療法　132
抗菌薬含有セメントビーズ充填法　188
抗菌薬混入リン酸カルシウムセメント充填
　法　188
抗リン脂質抗体症候群　234
拘縮　143
後外側回旋不安定性, 膝靱帯の　482
後外側支持機構損傷の治療　491
後頚部動脈　401
後索障害　247
後斜靱帯　477
後十字靱帯　477
後内側回旋不安定性, 膝靱帯の　482
後腹膜実質臓器損傷　57
後腹膜出血　373
後方直線不安定性, 膝靱帯の　482
後方引き出しテスト　480, 486
後方要素単独損傷　258

589

索引

高位診断　244
高エネルギー外傷　63, 94, 206
高エネルギー外傷患者のチェックポイント
　　　426
高カリウム血症　118
高気圧酸素療法　189
高齢者骨折　228
高齢者骨折治療の基本　23
喉頭・気管損傷　57
硬性コルセット　270
鉤骨片摘出術　362
鋼線牽引　160
鋼線刺入法　337
合成Xa阻害剤　133
剛性　92
骨（こつ）→骨（ほね）も見よ
骨移植　140
骨移動　182
骨移動法　83
骨萎縮　143
骨延長　182
骨化中心の出現時期　419
骨幹　29
骨幹端　29
骨幹端部骨折　105
骨幹部骨折　105
骨形成蛋白　25
骨欠損への対処　80
骨挫傷　101, 202
骨再建　189
骨細切法　180
骨シンチグラフィ　101
骨髄炎　185
　── の治療　188
　── の分類　185
骨髄内輸液路の確保　53
骨折　94
　── の固定法　156
　── の整復法　150
　── の治癒過程　34
　── の治癒に要する期間　156
　── の分類　105
骨折治癒に影響を及ぼす因子　39
骨折治療の基本　22
骨折病　143, 428
骨折部の安定化　72
骨接合術の歴史　7
骨穿孔法　180
骨粗鬆症　229, 394, 425
骨組織の力学的特性　92
骨代謝　30
骨単位　429
骨単位性骨癒合　429
骨端　28
骨端線　223
骨端線損傷　224
骨端部骨折　105
骨付き膝蓋腱　484

骨頭の骨化中心　418
骨頭壊死の分類, Ratliffによる　422
骨頭下骨端線離開　420
骨軟骨移植術　469
骨軟骨骨折　105
骨盤
　── の安定性　373
　── の外傷　372
　── の解剖学的特徴　372
　── のバイオメカニクス　372
　── の用手的不安定検査法　378
骨盤後腹膜出血　379
骨盤骨折
　── に合併した神経損傷　389
　── の簡易固定法　379
　── の受傷原因　375
　── の診断　377
　── の創外固定法　380
　── の治療　379
　── の内固定法　383
骨盤骨折後の疼痛　389
骨盤周囲の靱帯　372
骨盤出口部撮影　378
骨盤内パッキング　381
骨盤入口部撮影　378
骨盤変形　389
骨盤輪の脆弱性骨折　375
骨盤輪損傷の分類　375
骨バンク　45, 218
骨微細構造　94
骨片間の圧迫　429
骨膜　29
骨モデリング　30, 36
骨癒合不全に関与する因子　178
骨リモデリング　30, 36

さ

避けられた外傷死　48
鎖骨
　── の解剖学的特徴　280
　── の形態　280
鎖骨遠位端骨折固定用Scorpion®　284
鎖骨遠位端骨折の治療　282
鎖骨遠位端切除　292
鎖骨骨幹中央部骨折の治療　282
鎖骨骨折　280
　── のX線学的分類　281
　── の手術の適応　282
　── の受傷原因　280
　── の診断　281
　── のチェックポイント　281
　── の転位のメカニズム　281
坐骨神経損傷　395, 396
挫傷　119
挫創　119
再生医療　25

再造形　36
最小侵襲手術　234
最小侵襲プレート骨接合術　355, 518
擦過傷　119
三角筋の機能不全　298
三角筋大胸筋間進入法　310
三角靱帯損傷の診断　541
三角線維軟骨複合体　353
三次元画像構築法　100
産婦人科専門医へのコンサルト　58

し

シーツ緊縛法　380
シートベルト損傷　257, 461
シクロオキシゲナーゼ　38
ショックの重症度評価　53
ショックパンツ　380
シリンダネイル　440
ジョイスティック法　155
四肢切断　54
四肢動脈損傷　59
止血　51
死冠　374
死腔の管理　188
指尖部の解剖学的特徴　368
指尖部損傷　368
　── の診断　368
　── の治療　368
脂肪塞栓症候群　103, 110, 428
　── の症状　110
　── の診断基準　111
　── の治療　112
　── の臨床症状　111
脂肪滴　99, 206
自家腱　484
自家骨移植　175, 417
自律神経障害　127
軸索断裂　125
湿潤療法　119
膝（しつ）→膝（ひざ）も見よ
膝窩筋　478
膝蓋腱損傷　492
膝蓋腱断裂の治療　493
膝蓋骨の解剖学的特徴　460
膝蓋骨骨折　460
　── のX線学的分類　461
　── の手術の適応　463
　── の受傷原因　460
　── の診断　461
　── の治療　462
　── のチェックポイント　462
　── のフローチャート　460
膝蓋骨軸射像　467
膝蓋骨裂離骨折　510
膝蓋靱帯再建術　510
膝蓋跳動　478

膝伸展機構の解剖学的特徴　492
膝伸展機構損傷
　── の受傷原因　492
　── の診断　492
　── の治療　492
斜膝窩靱帯　477
灼熱痛　143
尺骨骨幹部骨折の治療　351
尺骨骨折　350
　── の受傷原因　350
　── の診断　350
　── の治療　351
　── の特徴　350
手根骨骨折　359
　── ・手指骨折・脱臼　359
　── ・手指骨折・脱臼のフローチャート　359
手根骨脱臼骨折　362
　── の受傷原因　362
　── の診断　362
　── の治療　363
手指，手関節，肘関節の拘縮　357
手指屈筋腱断裂
　── の受傷原因　367
　── の診断　368
　── の治療　368
手指腱の解剖学的特徴　366
手指伸筋腱断裂
　── の受傷原因　366
　── の診断　367
　── の治療　367
腫脹　98
受傷機序・病歴の聴取　56
受傷時断裂音　482
舟状骨骨折　359, 560
　── の受傷原因　359
　── の診断　359
　── の治療　360, 561
　── の分類　360
習慣性脱臼　203
出血の制御　53
出血性ショック　98, 426
術式の選択，上腕骨近位部骨折の　310
循環の評価　51
初期診療手順，外傷患者の　48
小児
　── の骨折　222
　── の骨折治療の基本　24
　── の骨端線損傷　222
　── の骨の特徴　222
　── の上腕骨顆上骨折　331
　── の大腿骨近位部骨折のフローチャート　418
　── の膝関節周囲の解剖学的特徴　506
小児上腕骨顆上骨折
　── のX線学的分類　332
　── の合併症　338
　── の受傷原因　332

　── の治療　333
　── の特徴　331
　── の分類　332
小児上腕骨外顆骨折
　── のX線学的診断　339
　── の合併症　341
　── の受傷原因　339
　── の治療　340
　── の特徴　339
　── の分類　339
小児上腕骨内側上顆骨折
　── のX線学的診断　343
　── の受傷原因　342
　── の治療　343
　── の特徴　342
　── の分類　343
小児大腿骨近位部の解剖学的特徴　418
小児大腿骨近位部骨折
　── のX線学的分類　420
　── の合併症　422
　── の受傷原因　419
　── の診断　419
　── の治療　421
小児の膝関節周囲骨端線損傷　506
　── のX線学的分類　507
　── の診断　507
　── の治療　507
小児肘関節周囲骨折の特徴　329
小児肘関節周囲骨折・脱臼　329
小児肘周辺骨折の合併損傷　330
掌側脱臼骨折，PIP関節の　366
踵骨骨折　552
　── の解剖学的特徴　552
　── の受傷原因　553
　── の診断　554
　── の治療　556
　── のチェックポイント　556
　── のフローチャート　552
踵骨前方突起骨折　556
踵骨隆起骨折　556
上気道閉塞　426
上肢の開放骨折の治療　78
上殿動静脈　374
上被膜動脈　401, 419
上腕骨遠位部粉砕骨折　318
　── のAO/ASIF分類　318
　── の治療　318
　── の特徴　318
上腕骨外顆骨折，小児の　339
上腕骨近位端骨折　229
上腕骨近位部
　── の解剖学的特徴　307
　── の血行　308
上腕骨近位部骨折　307
　── のAO分類　309
　── の手術の適応　310
　── の受傷原因　307
　── の術式の選択　310

　── の診断　309
　── の治療　310
上腕骨骨幹部の解剖学的特徴　313
上腕骨骨幹部骨折　313
　── のAO分類　314
　── の手術の適応　315
　── の受傷原因　313
　── の診断　313
　── の髄内釘固定法　315
　── の治療　315
　── のプレート固定　316
　── のフローチャート　313
上腕骨小頭骨折　321
　── の診断　321
　── の治療　321
　── の特徴　321
　── の分類　321
上腕骨内側上顆骨折　320
　──，小児の　342
　── の診断　321
　── の治療　321
　── の特徴　320
静脈移植　474
静脈血栓塞栓症　130, 235
静脈路の確保　53
食道損傷　57
心タンポナーデ　426
神経移行術　128
神経移植術　128
神経外剥離　127
神経周膜　125
神経上膜　125
神経鞘細胞　125
神経断裂　125
神経内剥離　127
神経内膜　125
神経剥離術　127
神経縫合術　127
真の偽関節　138
深部静脈血栓症　130, 234, 235, 428, 436
　── のガイドライン　134
人工関節周囲骨折　230
人工腱　120
人工骨　455
　── の移植　417
人工骨頭置換術　403, 408, 412
人工骨補塡材　234
人工真皮　368
人工靱帯　484
人工膝関節置換術　457
腎臓損傷　58
靱帯機能，Müllerの分類　214
靱帯性裂離骨折　122
靱帯損傷　121, 214, 540
　── の治療　217
　── の分類　481

索引

す

ステロイド大量療法　61
ステンレス鋼　157
ストレッチサイン　515
スプリングプレート法　394
スライス骨折　257
スワンネック変形　367
水疱形成　98
錐体路徴候　247
随意性脱臼　203
髄節　244
髄内固定，脂肪塞栓症候群発症後の　112
髄内釘　170
　——の挿入点　171
髄内釘固定　430
滑り孔　19

せ

セラミックス　158
ゼロポジション牽引　304
正中神経障害　357
生体内吸収性材料　158
生物学的活性　40, 178
成長軟骨板　28, 223
静止軟骨細胞層　29
静的テンションバンド　169
整復鉗子による整復　153
整復不能脱臼　203
整復用ディストラクタ　437
脆弱性骨折　97, 230, 514
脊髄　243
　——の内部構造　244
脊髄視床路障害　247
脊髄ショック　247
脊髄損傷　249
脊柱再建手術　261
脊柱支持靱帯　241
脊椎 instrumentation 手術　272
脊椎・脊髄の解剖　238
脊椎・脊髄損傷
　——の診断　244
　——の評価　61
脊椎損傷
　——の手術的治療　270
　——の保存的治療　269
切創　119
舌状型骨折　558
絶対的安定性　23, 163, 429
仙骨骨折　388
　——の分類　388
仙腸関節脱臼　385
仙腸関節脱臼骨折　385
剪断骨折　94, 107
剪断脱臼骨折　258
剪断力　94
線維性仮骨形成　35
遷延癒合　137, 177
全身性炎症反応症候群　172
全身的抗菌薬　71
前外側回旋不安定性，膝靱帯の　482
前外側進入　310
前十字靱帯　477
前進皮弁　368
前足部骨折・脱臼　563
前内側回旋不安定性，膝靱帯の　482
前方除圧法　265
前方直線不安定性，膝靱帯の　482
前方引き出しテスト　480
前腕骨骨折・脱臼　347

そ

阻血性壊死　458
組織内骨化　34
蘇生処置　49
早期運動療法　22
早期骨端線閉鎖　424
走者骨折　514
相対的安定性　163
創外固定　161, 175, 451
　——の基本　24
　——の適応　161
創外固定器　175
　——の種類　161
創内固定器　169
創閉鎖のタイミング，開放骨折に対する　79
総腓骨神経損傷　473
増殖軟骨細胞層　29
即時髄内釘法　74
即時切断　86
足（そく）→足（あし）も見よ
足趾骨折・脱臼　565
足趾骨折・脱臼治療　566
足根骨骨折・脱臼　545
足根骨脱臼骨折　559
外がえし捻挫　540
損傷修復　31
損傷状態の記録　71

た

ダイナマイゼーション　39, 523
ダイヤルテスト　481
ダッシュボード損傷　396, 426, 445, 460, 472
ダメージコントロール手術　85, 518
多臓器損傷　72
多臓器不全　74
多発外傷　60, 455
打撲　202
体温管理　55
体幹支持筋群　243
待機的創閉鎖が勧められる例　79
退院目標　199
大結節 2-part 骨折　311
大腿骨遠位部骨端線損傷　508
大腿骨遠位部開放骨折の治療　76
大腿骨遠位部骨折　445
　——の AO 分類　447
　——の X 線学的分類　446
　——の解剖学的特徴　445
　——の合併症　457
　——の受傷原因　445
　——の診断　446
　——の治療　449
　——のチェックポイント　448
　——のフローチャート　450
大腿骨外側顆の notch　482
大腿骨近位部の解剖学的特徴　400
大腿骨近位部骨折　400
　——，小児の　418
大腿骨頚部骨折　403
　——の X 線学的分類　404
　——の手術の適応　406
　——の受傷原因　403
　——の診断　404
　——の治療　406
　——のチェックポイント　405
大腿骨頚部/転子部骨折診療ガイドライン　403
大腿骨骨幹部の解剖学的特徴　425
大腿骨骨幹部開放骨折の治療　74
大腿骨骨幹部骨折　396, 425
　——の合併症　427
　——の手術の適応　430
　——の受傷原因　426
　——の診断　426
　——の治療　428
大腿骨骨折患者のチェックポイント　426
大腿骨粗線　425
大腿骨転子下骨折　414
　——の X 線学的分類　414
　——の手術の適応　415
　——の受傷原因　414
　——の診断　414
　——の治療　415
　——のチェックポイント　414
大腿骨転子部骨折　409
　——の X 線学的分類　409
　——の手術の適応　410
　——の受傷原因　409
　——の診断　409
　——の治療　410
　——のチェックポイント　409
大腿骨頭の栄養血管　401
大腿骨頭壊死　422

和文索引

大腿骨頭後頚部動脈　419
大腿骨頭骨折　401
　── のX線学的分類　402
　── の手術の適応　402
　── の受傷原因　401
　── の診断　401
　── の治療　402
　── のチェックポイント　402
大腿二頭筋　478
大腿四頭筋腱断裂の縫合法　492, 493
大腿四頭筋損傷　492
大腿四頭筋断裂の治療　492
大腿神経麻痺　396
大量洗浄　72
大量輸液　118
第4腰神経　374
第5中足骨基部裂離骨折　565
第5腰神経　374
脱衣　55
脱臼　203
　── の治療　204
脱臼骨折　98, 105, 203, 205, 257
　── の治療　206
単純X線検査　100
単純牽引法　304
端側縫合　119
端々縫合　119
弾性係数　92
弾性ストッキング　132
弾性包帯　132

ち

チーム医療　196
チタンおよびチタン合金　158
知覚神経伝導速度　127
恥骨上アプローチ　383
致死的胸部外傷の処置　50
遅発性尺骨神経麻痺　342
中手骨基部骨折　363
中手骨頚部骨折　364
中手骨骨幹部骨折　364
中手骨骨折　363
　── の受傷原因　363
　── の診断　363
　── の治療　363
中枢神経障害の評価　54
中節骨骨折　365
　── の治療　365
中足骨骨折　564
　── の診断　564
　── の治療　565
中足部骨折, Chopart関節脱臼骨折のフローチャート　560
肘（ちゅう）→肘（ひじ）も見よ
肘頭骨折　324
　── の診断　326

　── の治療　326
　── の特徴　324
　── の分類　324
肘内障　343
　── の受傷原因　343
　── の診断　344
　── の治療　345
　── の特徴　343
長管骨の構造と機能　28
長期透析患者　230
長経路徴候　247
張力　94
超急性期の救命処置　49
腸脛靱帯　478
腸腰動静脈　374
跳躍骨折　514
聴取すべき病歴の内容（AMPLE）　56
直圧法　304
直接骨癒合　168, 518
直接的（一次性）骨癒合　429
直達外力　94, 206
直達牽引　151, 160
陳旧性脱臼　203

つ

槌指　366
椎間運動の三次元解析　261
椎間板　241
椎弓根スクリュー　272
椎弓切除　265
椎体の圧迫骨折　229

て

テンションデバイス　168
テンションバンド固定　169
テント状T波の出現　62
デコルティケーション　180
デブリドマン　72, 185
　── の基本操作　72
　── のタイミング　72
　── の手順　73
低出力超音波パルス（療法）　42, 178
低侵襲プレート骨接合術　160
低分子ヘパリン　115, 134
程度による骨折の分類　105
転位の種類　107
転位方向による骨折の分類　107
転子貫通骨折　421
転送の判断　55
転倒リスク　231
電気仮骨　25
電気刺激　40
電磁場パルス刺激　40

と

徒手筋力テスト　192
徒手整復　150, 153, 334
疼痛　98
等方性　93
糖尿病患者　230
頭蓋内圧亢進の制御　55
頭部・顔面の診察　56
橈骨遠位端骨折　229, 352
　── のAO分類　353
　── の解剖学的特徴　352
　── の手術の適応　355
　── の受傷原因　353
　── の診断　353
　── の治療　354
　── の分類　353
橈骨近位骨折の治療　352
橈骨骨折　351
　── の受傷原因　352
　── の診断　352
　── の治療　352
　── の特徴　351
橈骨頭・頚部骨折　322
　── の診断　323
　── の治療　323
　── の特徴　322
　── の分類　322
同種移植骨　403
同種腱　484
同種骨の骨釘　469
同種骨移植　455
動静脈瘻　122
動的絶対的安定性　169
動的テンションバンド　169
動脈痙縮　122
動脈血酸素飽和度　51
動脈瘤　122
動揺胸郭　51
特殊な撮影方向　64
特殊な撮影方法　100

な

内陰部動静脈　374
内・外反ストレステスト　479
内固定　163
　── の歴史　7
内側靱帯損傷の治療　543
内側側副靱帯　477
内側大腿回旋動脈　401
内側直線不安定性, 膝靱帯の　481
内腸骨動静脈　374
内軟骨性骨化　35
内反股　423

593

索引

内反肘 341
内反肘変形 338
軟骨形成 35
軟部組織の修復法 79
軟部組織再建 80
軟部組織修復のタイミング 79
軟部組織損傷 428

に

二関節固定の原則 6, 156, 517
二重束再建術 487
二点識別テスト 127
肉眼的脂肪滴 99
肉芽組織治癒療法 80
日常生活動作 145, 192
尿のアルカリ化 118
尿道損傷 58

ね

ネイル
　―― の原理 170
　―― の挿入点 433
　―― のサイズの決定方法 432
捻り力 94
捻挫 202, 481
捻転骨折 94, 107

の

脳外科専門医へのコンサルト 54
脳ヘルニア 426

は

ハイブリッド創外固定法 502
ハンギングキャスト法 315
ばね様固定 204
破骨細胞 30
破裂骨折 107, 257
播種性血管内凝固症候群 117
馬尾 243
背側脱臼骨折, PIP 関節の 365
肺血栓塞栓症 113, 130, 235, 428
　―― の症状 113
　―― の診断 114
　―― の治療 115
　―― の予防 115
肺血栓塞栓症/深部静脈血栓症(静脈血栓塞栓症)予防ガイドライン 235
肺水腫 117
麦穂[包]帯 5
発汗機能検査 127

発汗障害 127
薄筋腱 484
反射 245
反射性交感神経性異栄養症 143
反射性交感神経性ジストロフィー 517
反張膝検査 479
反復性脱臼 203
半腱様筋腱 484
半膜様筋 477

ひ

ビタミン D 32
ピン挿入路感染 76
ピンレス創外固定 80
引き寄せ鋼線締結法 326, 464
引っかけ整復法 151
皮下出血斑 98
皮質骨 29
皮膚損傷 119, 428
皮膚分節 245
肥大軟骨細胞層 29
非ステロイド性消炎鎮痛薬 39
飛行機乗りの距骨 547
疲労骨折 96, 230, 514
腓腹筋内側頭 477
微細な動き 164
　――, 骨折部の 39
膝(ひざ)→膝(しつ)も見よ
膝関節の解剖学的特徴 472
膝関節骨軟骨の解剖学的特徴 467
膝関節骨軟骨骨折 467
　―― の X 線学的分類 467
　―― の受傷原因 467
　―― の診断 467
　―― の治療 468
　―― のチェックポイント 468
　―― のフローチャート 467
膝関節靱帯
　―― の外側構造 478
　―― の解剖学的特徴 477
　―― の内側構造 477
膝関節靱帯損傷 477
　―― の受傷原因 478
　―― の診断 478
　―― の治療 482
膝関節脱臼の様式 472
膝くずれ 478, 482
膝靱帯損傷 396
肘(ひじ)→肘(ちゅう)も見よ
肘関節脱臼
　―― の手術の適応 320
　―― の診断 320
　―― の治療 320
　―― の特徴 320
　―― の分類 320
肘関節部骨折・脱臼, 成人の 318

病的骨折 95, 229

ふ

フォーク状変形 353
フォンダパリヌクスナトリウム 133
フットポンプ 132
ブレード・ネイルプレート 410
プレートの基本的な 5 つの機能 168
プレート固定 451
プロトロンビン時間 132
不安定型骨盤輪骨折 388
不安定型骨盤輪損傷 377
不顕性骨折 97, 514
不全骨折 105
不全損傷, 血管の 122
負荷-変形曲線 92
部位による骨折の分類 105
副甲状腺ホルモン 32
腹腔内実質臓器損傷 57
複合性局所疼痛症候群 143
　―― の診断基準 144
複合組織移植 181
複合損傷, 屈曲伸延損傷と破裂骨折の 257
複合不安定性, 膝靱帯の 482
複合負荷 94
粉砕型 588
粉砕骨折 107

へ

ヘパリン 133
閉鎖性持続洗浄療法 188
閉鎖性損傷 126
閉鎖動静脈 374
変形 99
変形性関節症 143, 357
変形癒合 137, 357
変動電磁場刺激 40

ほ

ボクサー骨折 363
ボタン穴変形 367
ポアソン比 92
ポジショニングスクリュー 533
ポリ-L-乳酸スクリュー 403
保存的治療
　――, 関節外靱帯の 217
　――, 関節内靱帯の 217
包括的骨盤骨折分類 376
膀胱損傷 58
膀胱直腸障害 390
膨隆骨折 105

和文索引

頬づえ釘骨接合術 408
勃起障害 390
骨（ほね）→骨（こつ）も見よ
骨
　——の恒常性維持機構 32
　——の構造 28
　——のバイオメカニクス 92

ま

マドンナ 441
麻痺の分類 250
膜性骨化 34
末梢神経の再生 126
末梢神経障害，骨折に続発する 126
末梢神経障害度分類 125
末梢神経損傷 124
末節骨骨折 365
　——の治療 365
慢性骨髄炎 186, 187

み

ミエリン鞘 125
ミオグロビン 117
見落としの回避 60

む・め

無髄神経線維 125
メチシリン耐性黄色ブドウ球菌 185

も

モザイクプラスティー 469
モニタリング，急性期患者管理の 55

や

ヤング率 93
薬理学的疼痛機序判定試験 144

ゆ

有鉤骨 361
　——の解剖学的特徴 361
有鉤骨鉤部骨折 361
有鉤骨骨折の治療
有鉤骨体部骨折 361
有窓ギプス包帯 160
遊離腱移植術 120
遊離自家骨移植 180
遊離皮弁 368, 459
誘発筋電図 127
歪み 92

よ

腰仙神経幹 374
腰仙椎移行部の損傷 389
腰椎の生体力学的特徴 262
腰椎椎弓根スクリューの挿入点 273
横止め髄内釘法 428

ら

ラグスクリュー 165
　——の固定力 167

り

リーミング時の注意 172
リガメントタキシス 174, 265, 353, 499
リハビリテーション 441, 455
　——の意義 193
リモデリング過程 30
リン恒常性 33
立方骨骨折 561
　——の治療 561
隆起骨折 222
両側恥骨枝骨折 377
両前腕骨骨折 347
　——のAO分類 348
　——の解剖学的特徴 347
　——の合併症 349
　——の手術の適応 349
　——の受傷原因 347
　——の診断 347
　——の治療 348
　——の分類 348
両側プラトー骨折 498
輪状甲状靱帯切開 50
隣接関節の損傷 428
臨床検査 103, 186

る・れ

類骨形成 34
レトラクタによる整復 153
轢音 99
裂離骨折 94, 107

ろ

ロッキング症状 478
ロングフライト症候群 113
老人性内反股 425

わ

ワルファリン 132
若木骨折 105, 222
腕神経叢ブロック 354

索引

欧文

A

ABCDE アプローチ　49
abnormal mobility　99
abrasion　119
absolute stability　23, 163, 429
ACL　477
ACL 再建術　474
ACL 損傷
　——の手術の適応　484
　——の治療　482
ACL 付着部裂離骨折　497
activities of daily living　145, 192
acute plastic bowing　105
acute plastic deformation　222
acute respiratory distress syndrome
　　　　　　　　　　　　74, 113
ADL　145, 192
Advanced Trauma Life Support　48
AI pin-sleeve system　534
Allis 法　397
Allman 分類　287
American Medical Association (AMA)
　——の定義　121
　——の分類　481
AMPLE　56
anatomical plate　451
anatomical reduction　150
angular stability　429
ankylosis　143
anterior cruciate ligament　477
anterior drawer test　480
anterior knee pain　484
anterior (coronoid) fad pad　339
antero-lateral approach　310
Anthonsen 斜位像　554
anti-phospholipid syndrome　234
AO compression plate　518
AO condyle plate　451
AO Müller 分類，脛骨遠位端骨折の　536
AO/ASIF 分類，上腕骨遠位部粉砕骨折の
　　　　　　　　　　　　　　318
AO/OTA 骨盤骨折分類　377
AO/OTA 分類　108
　——，下腿骨骨幹部骨折の　515
　——，大腿骨骨幹部骨折の　427
AO 圧迫プレート　428
AO 財団　19
AO 分類
　——，足関節骨折の　528

　——，上腕骨近位部骨折の　309
　——，橈骨遠位端骨折の　353
　——，両前腕骨骨折の　348
ARDS　74, 113
Arner's sign　569
arthrofibrosis　484
artificial tendon　120
ASIA 機能障害尺度　251
ATLS　48
Augustine 法　490
aviator's astragalus　547
AVPU 法　54
avulsion fracture　94, 107
axonotmesis　125

B

Bado の分類（Monteggia 骨折）　350
balanced suspension traction 法　450
Barnard 法　556
Barthel Index　233
Barton 骨折　353
Battle's sign　56
Baumann 角　338
beads pouch 法　71
bending　94
bending fracture　94, 106
Bennett 脱臼　363
Berndt-Harty 分類　548
Bier's block　354
black eyes　56
blocking screw　173, 433, 521
BMP　25, 45
Böhler の原則　22, 159
Böhler 角　553
Böhler 分類　554
Böhler 法　269
bone atrophy　143
bone bruise　101, 202
bone morphogenetic protein　25
bone morphogenic protein　45
bone transport　182
Bosworth 法　283, 291
Brav 分類　396
bridging　355
bridging plate　174
buckle fracture　105
Bunnel 法　570
burst fracture　107, 257
butterfly fracture　377
buttress plate　451, 502

C

Cadenat 変法　291
cancellous bone　30
cannulated cancellous hip screw　406
capacitively coupled electric fields　40
causalgia　143
CCEF　40
CCEF 刺激　40
CCHS 法　406, 408
cervicotrochanteric fracture　420
Chance 骨折　257
Chauffeur 骨折　354
Chopart 関節脱臼骨折　559
　——の受傷原因　559
　——の診断　560
　——の治療　560
CHS　407
CHS 法　411
CHS/DHS 法　407
closed reduction 法　367
Codivilla 法　492
Colles 骨折　353
Colton の分類　324
combination hole　169, 429
combined loading　94
comminuted fracture　107
compartment syndrome　128
complete fracture　105
complex regional pain syndrome　143
composite graft　181
compression　94
compression fracture　94, 107
compression hip screw　407, 411
compression plate　19
compression preload　164
compression test　131
condylo-cephalic nailing　412
contracture　143
contused wound　119
contusion　119, 202
corona mortis　374
corrective cast　160
cortical bone　29
cortical step sign　174
COX2 由来 PGE_2　39
coxa vara　423
crack fracture　105
Craig の分類法，鎖骨骨折　281
crepitation　99

欧文索引

crescent fracture　385
CRPS　143
　──の診断基準　144
crucial angle　553
crush syndrome　116
CT　100
cylinder nail　440

D

damage control surgery　60, 85, 172, 518
dashboard injury　396
DCP　169
DCS　60, 85, 172, 451, 518
deep vein thrombosis　130, 234, 235
definitive treatment　59
deformity　99
delayed union　137, 177
Delbet の分類　420
Delbet-Colonna の分類　420
delto-pectral approach　310
Dennis 分類　255, 388
dermatome　245
devitalized tissue の切除　73
Dewar 法　292
DHS　407
diameter difference sign　174
diaphyseal fracture　105
DIC　117, 234
direct (primary) fracture healing
　　　　　　　　168, 429, 518
direct traction　160
dislocation　203
displaced fat pad sign　339
disseminated intravascular coagulation (DIC)　117, 234
Doppler arterial pressure index　59
double incision approach　130
DPI　59
Drahtextension　160
drug challenge test　144
DVT　130, 234, 235, 436
dyaphysis　29
dynamic absolute stability　169
dynamic compression plate　169, 502
dynamic compression 法　169
dynamic condylar screw (DCS)　451
dynamic hip screw (DHS)　407
dynamic patella stabilizing brace　468
dynamic tension band　169
dynamization　40, 164, 523

E

early closure　79
early total care　85

effusion test　479
elastic modulus　92
Elmslie-Trillat 法　469
Ender ピン　412, 415
Endo button 法　121
entry point　433, 436
epiphyseal fracture　105
epiphyseal line　223
epiphyseal plate　223
epiphysis　28
Essex-Lopresti 分類　554
ETC　85
Evans の分類　409
Evans 法　543
excoriation　119
external fixation　161
external fixator　175
external neurosis　127
extraarticular fracture　105

F

FAST　52
fat embolism syndrome (FES)　110
fat pad sign　339
fatigue (stress) fracture　96, 514
FES　110
fibula-pro-tibia procedure　184
fix and flap プロトコール　80
flail chest　51
focused assessment with sonography for trauma　52
Foucher 法　364
four compartment parafibular approach
　　　　　　　　129
fracture disease　6, 143, 428
fracture dislocation　105, 203, 205
fragility (insufficiency) fracture　514
Frankel 分類　250
free tendon graft　120
Frykman 分類　353
functional brace　315
functional cast　160

G

Galeazzi 骨折　351
　──の治療　352
Ganga Hospital injury severity score　70
Garden の分類　405
GCS　54, 233
Gilula line　362
giving way　478, 482
Glasgow Coma Scale　54, 233
Glas 法　543
Gould 法　543

Graffin 法　556
Grantham 分類　321
gravity test　480
greenstick fracture　105, 222
growth plate　28, 223
Gustilo type ⅢB 脛骨開放骨折の治療　80
Gustilo 分類　68

H

habitual dislocation　203
Hankin 法　320
Hannover Fracture Scale '98　68, 86
Hansson ピン法　407
Hardcastle らの分類　563
Havers 管　29
Hawkins の分類　547
heel pad　553
Hematoma block　354
hemi-circumferential cross stitch 法　570
hemoarthrosis　98
Herbert 分類　360
HFS-98　86
high energy trauma　63
Hippocrates 法　304
Hohl 分類　499
Hole 分類　446, 448
Holmberg 分類　333
Homan's sign　131
Hughston's external rotation recurvatum test　481
hypovolemia　116

I

Ideberg 分類，肩甲骨関節窩骨折の　296
ilio-lumber artery/vein　374
Ilizarov 創外固定器　558
ILN　428
IMN　74
incised wound　119
incomplete fracture　105
indirect (secondary) fracture healing
　　　　　　　　164, 430
indirect traction　160
inferior retinacular artery　405, 419
inlet view　378
in-out-in 法　273
Insall-Salvati 法　492
insufficiency fracture　97, 230
interlocking nail (ILN)　428
internal fixation　163
internal fixator　169
internal iliac artery/vein　374
internal pudendal artery/vein　374
interstitional growth　223

索引

intertrochanteric fracture　421
intra-articular fracture　105, 204
intrafocal ピンニング　355
intramedullary nailing(IMN)　74, 412
intraneural neurosis　127
irreducible dislocation　203
IVC フィルター　132

J

Japan Advanced Trauma Evaluation and Care(JATEC)　48
Japan Coma Scale　54, 233
JATEC　48
JCS　54, 233
Jefferson 骨折　107
Jerk test　481
jersey finger　368
Jones 骨折　565
joystick 法　155
Judet-Letournel 分類　391, 396
jumping fracture　514

K

Kager's sign　569
Kapandji 法　155
Katz Index　233
Kessler 法　570
Kirchmayer 法　570
knee flexion test　568
knuckle sign　114
Kocher-Langenbeck approach　394
Kocher 法　304
Kyuro 装具　484

L

Lachman test　479, 495
lag screw　165
late segmental collapse　204, 401
lateral collateral ligament(LCL)　478
lateral sacral artery/vein　374
Lauge-Hansen 分類　526
Lavine 法　320
LC-DCP　169
LCL　478
LCL 損傷の治療　491
LCP　169, 429, 451, 456
LCP-DF　456
LCP-distal femur　456
Lee 法　543
less invasive stabilization system(LISS)　451
less invasive stabilization system-distal femur(LISS-DF)　456
lesser trochanter shape sign　174
ligamentotaxis　174, 265, 353, 499
ligamentous injury　121
limited contact-DCP　169
linea aspera　425
LIPUS　42, 178
Lisfranc 関節脱臼骨折　563
　——の診断　564
　——の治療　564
LISS　451
LISS-DF　456
LMWH　115
locking compression plate(LCP)　169, 429, 451
locking compression plate system　456
locking plate　22, 429
long tract sign　247
loss of function　99
low intensity pulsed ultrasound　42, 178
low molecular weight heparin(LMWH)　115
LP　429

M

Madonna　441
Main-Jowett 分類　559
Malgaigne 圧痛　98
Malgaigne 疼痛　514
malunion　137
Mangled Extremity Severity Score (MESS)　86
Mann の分類　547
manual muscle test(MMT)　192
manual reduction　153
Marti 法　570
Mason-Morrey 分類　322
Mason 分類　322
Matles test　568
matrix　92
Mauck 法　490
MCL　477
MCL 損傷の治療　488
MCV　127
medial collateral ligament　477
Melone 分類　353
MESS　86
metaphyseal fracture　105
metaphysis　29
methicillin-resistant *Staphylococcus aureus*(MRSA)　185
methylprednisolone sodium succinate　251
micromotion　164, 430
micromovement　39
Milch 分類　340
mini-incision plate osteosynthesis(MIPO)　430
minimally invasive plate osteosynthesis　23, 163, 234, 355, 456, 518
MIPO　23, 163, 234, 316, 355, 430, 456, 518
MMT　192
modified Stoppa アプローチ　383
Monteggia 骨折　350
　——の治療　351
mortise view　526
motor nerve conduction velocity　127
MPSS　251
MRI　100
MRSA　185
multiple pinning　232
muscle rupture　119
musculotendinous injury　119
myelotome　244
myotome　245

N

Naumann's sign　548
needle manometer 法　128, 142
Neer 分類　308, 446, 448
neurapraxia　125
neurotmesis　125
neutral triangle　553
Neviaser 法　291
non-bridging　355
non-responder　53
non-spanning　355
nonunion　137, 177, 423
N-test　480
N-test 変法　481
nursemaid's elbow　343

O

O'Donnoghue による捻挫の分類　121, 214
obturator artery/vein　374
occult fracture　514
open book　373
open reduction and internal fixation (ORIF)　163, 145
Orthopaedic Trauma Association(OTA)　109
ossification center　418
osteochondral fracture　105
osteon　29, 429
osteonal fracture healing　429
osteonecrosis　422
OTA　109
outlet view　378

欧文索引

P

pain 98
Papineau 法 184
parathyroid hormone 32
PCL 477
PCL 損傷
　—— の手術の適応 487
　—— の治療 485
Pearson アタッチメント 450
pelvic binder 380
pelvic clamp 381
perineal pillar 436
periosteum 29
Perren の歪み説 164
Perthes 病 423
Pfannenstiel 383
PFN 417, 441
Phemister 変法 291
piano key sign 289
pilon 骨折 535
　—— の治療 539
　—— のフローチャート 535
pin-sleeve system 326, 327, 466
Pipkin 分類 396, 402
PIP 関節脱臼骨折 365
　—— の受傷原因 365
　—— の診断 365
　—— の治療 365
Pivot shift test 481
plate-like atelectasis 114
PLLA 158
Poisson's ratio 92
POL 477
poller screw 173, 433, 438, 521
positioning screw 533
posterior column artery 401
posterior column branch 419
posterior cruciate ligament 477
posterior drawer test 480
posterior oblique ligament 477
posterior (olecranon) fad pad 339
posttraumatic osteoarthritis 143
postural reduction 法 269
premature closure of growth plate 424
preventable trauma death 48
primary survey 49
pronation-abduction 527
pronation-dorsiflexion 528
pronation-eversion 527
prothrombin time 132
proximal femoral nail 417, 441
pseudoarthrosis 137, 177
PT 132
PTE 113, 130, 235
PTH 32

pull-out (縫合) 法 488, 492, 543
pulled elbow 343
pulmonary thromboembolism 113, 130, 235
Pulvertaft 法 119
push-pull technique 154
pyramidal sign 247

Q

QOL 193
quadriceps active test 480, 486
quality of life 193

R

range of motion (ROM) 192
reamed nailing (RN) の実際 436
recurrent dislocation 203
reduction forceps 153
reflex 245
reflex sympathetic dystrophy (RSD) 143
relative stability 163
retractor 153
reverse Monteggia's fracture 351
RICE 121, 217, 542
Riseborough-Radin 分類 318
Risser table 269
Rockwood 撮影 (40°仰角撮影) 287
Rockwood 分類 462
　——，肩鎖関節脱臼の 289
ROM 192
Roy-Camille 法 274
RSD 143
running fracture 514

S

sagging 徴候 480, 486
Salter-Harris 分類 224, 342, 507
Sanders 分類 554
Savage 法 570
SBT 83
Schatzker 分類 499
Schwann 細胞 125
Scorpion® による骨接合術の手技 284
SCV 127
second look 64, 185
second look デブリドマン 74
secondary intension 80
secondary survey 56
Seddon 分類 125
segmental bone transport 83
Segond 骨折 482

Seinsheimer 分類 414, 446, 448
Semmes-Weinstein test 127
sensory nerve conduction velocity 127
shear 94
shearing fracture 94, 107
short femoral nail 234
sidewipe 損傷 78
Simmonds Thompson (squeezing) test 567
Sinding-Larsen-Johansson 病 462
SIRS 172
six-hour rule 72
skeletal traction 151, 160
skin injury 119
skin traction 151, 160
skipped incision approach 130
skyline view 467
sleeve 骨折 462, 510
sliding hip screw 234
sliding hole 19
slit catheter 法 142
Smith-阿部分類 333
Smith 骨折 353
Sneppen 分類 547
snow storm appearance 112
spanning 355
spasm 122
spinal segment 244
spinal shock 247
sprain 202, 481
static tension band 170
Stewart-Milford 分類 396
Stieda 陰影 489
stiffness 92
Stimson 法 304, 397
straddle fracture 377
strain 92
strength 92
stress 92
stress fracture 97
stress-strain curve 92
stretch sign 499, 515
stretch test 128
subluxation 203
　—— of the annular ligament 343
Sudeck 骨萎縮 143
Sunderland 分類 125
superior gluteal artery/vein 374
superior retinacular artery 401, 419
supination-adduction 526
supination-eversion 527
swelling 98
systemic inflammatory reaction syndrome (SIRS) 172

索引

T

TAE　101, 381
tangential osteochondral fracture　467
tenderness　98
tendon laceration　119
tendon lengthening　120
tendon rupture　119
tendon suture　119
tendon transfer　121
tenodesis　121
tenolysis　121
tenotomy　120
tension　94
tension band wiring　19, 326, 464
tension device　168, 429
tertiary survey　60
TFCC　353
third look　185
Thomas スプリント　450
Thompson-Epstein 分類　396
Thompson 法　458
three column theory　255
Thurston-Holland sign　226, 508
tibial inlay technique　487
tide mark　467
Tinel 徴候　125, 126
TKR　457
torsion　94
torsion fracture　94, 107
torus fracture　222
Toygar's angle　569
traction　160
traction table　153
transcatheter arterial embolization（TAE）　101, 381
transcervical fracture　420
transepiphyseal fracture　420
transient responder　53
transtibial tunnel technique　487
triple bundle 法　570
true pseudarthrosis　138
two column theory　254

two-point discrimination　127

U

unreamed IMN　74
unreamed intramedullary nailing　74
unreamed nailing
　──の実際　431
　──の適応　431
unreduced dislocation　203
URN　431

V

vacuum-assisted closure（VAC）　80
valgus stress test　479
varus stress test　479
venous thromboembolism　130, 235
Virchow の 3 徴　113
Volkmann 管　30
Volkmann 拘縮　141, 338, 349
　──の分類　142
Volkmann 骨折　530
voluntary dislocation　203
VTE　130, 235

W

Wacker の 3 徴　114
Wadsworth 分類　340
walking cast　531
Waller 変性　125
Watermark's sign　114
Watson-Jones 分類　343, 511, 554
Watson-Jones 法　543
Weaver-Dunn 法　292
Weber の牽引療法　161
Weber 分類　139
wedge compression fracture　257
Weinstein 法　274
Weitbrecht の retinaculum　405
Westhues 法　557

wick catheter 法　142
Wilkins 分類　333
window of opportunity　63
windowed cast　160
Wolff の法則　31, 163, 182
working length　171, 430
Wrinkle test　127

X

X 線学的診断
　──，上腕骨外顆骨折の　339
　──，上腕骨内側上顆骨折の　343
X 線学的分類
　──，外傷性膝関節脱臼の　473
　──，胸鎖関節脱臼の　287
　──，脛骨プラトー骨折の　499
　──，脛骨顆間隆起骨折の　495
　──，肩甲骨骨折の　295
　──，肩鎖関節脱臼の　289
　──，鎖骨骨折の　281
　──，膝蓋骨骨折の　461
　──，小児の膝関節周囲骨端線損傷の　507
　──，小児大腿骨近位部骨折の　420
　──，上腕骨顆上骨折の　332
　──，大腿骨遠位部骨折の　446
　──，大腿骨頚部骨折の　404
　──，大腿骨転子下骨折の　414
　──，大腿骨転子部骨折の　409
　──，大腿骨頭骨折の　402
　──，膝関節骨軟骨骨折の　467

Y

Young's module　93
Young-Burgess 分類　375

Z

Zuggurtung 法　464
Z 形成術　459